U0324938

本草释名考订

戴自中题

程超寰 著

中国中医药出版社
·北 京·

图书在版编目（CIP）数据

本草释名考订/程超寰著. —北京：中国中医药出版社，2013.7
ISBN 978 - 7 - 5132 - 1473 - 5

Ⅰ.①本… Ⅱ.①程… Ⅲ.①本草—中医名词—研究
Ⅳ.①R281

中国版本图书馆 CIP 数据核字（2013）第 116100 号

中 国 中 医 药 出 版 社 出 版
北京市朝阳区北三环东路 28 号易亨大厦 16 层
邮政编码 100013
传真 010 64405750
三河市文昌印刷装订厂印刷
各地新华书店经销
*
开本 787×1092 1/16 印张 46.75 字数 1444 千字
2013 年 7 月第 1 版 2013 年 7 月第 1 次印刷
书 号 ISBN 978 - 7 - 5132 - 1473 - 5
*
定价 165.00 元
网址 www.cptcm.com

如有印装质量问题请与本社出版部调换
版权专有 侵权必究
社长热线 010 64405720
购书热线 010 64065415 010 64065413
书店网址 csln.net/qksd/
官方微博 http://e.weibo.com/cptcm

内容提要

本书是一部对本草药名进行释义和考证的专著。全书共收载中药945种。这个数字包括了几乎所有的常用中药、近年来研究较多和国内部分地区习用的主要中草药。每个篇目收载的内容包括来源、异名、植（动、矿）物名、性味与归经、功能与主治、释名考订等6项。

本书的作者长期从事本草药名研究，在广搜博采古今文献和民间流传的基础上，经过多年去粗取精、去伪存真的编集和整理，将散见于浩瀚书海和民间的本草药名汇于一帙。在此基础上，作者以历代本草的论述为依据，结合药物的特性和现代科学知识，借助训诂、音韵、文字等方法，探究语源典故，订正讹误附会，对本书收载的本草药名进行了名义训释和考证，藉此发皇古义，融会新知，为正名辨物提供依据。本书收载的所有中文名均注明文献或地域出处。为方便检索，本书的书末附有中文名索引、拉丁名索引及分类索引。

本书对中医师、中药师、中医药科技工作者，对大、中专医药院校的师生以及从事中药产供销管理的人员都将是一部实用的中药药名工具书；对广大中医药爱好者也会是一部有益的参考书。

前　言

世谓神农尝百草，一日而遇七十毒。自人类认识药物的那一刻起，同时也就有了药名。但最初的药名都是口耳相传的。进入奴隶社会以后，开始有了早期的文字——甲骨文、金文，药物的名称也开始以文字的形式流传于世。后随着人类对大自然认识的不断加深，本草的品种越来越丰富，本草的药名（包括异名）也就越来越多了。千百年来，这些药名流传于乡里民间、医林药肆，散见于卷帙浩繁的经史子集、本草方书、动植矿志、医药典籍之中。随着岁月的流逝，它们中有的已被历史尘封和湮没，有的则历经沧桑，至今仍活跃于医籍药志，并为医家所沿用。

本草的药名是如何命名的？它们的本义又是什么？这是千百年来困扰人们并不断引起争鸣的问题。宋代两位医药学家苏颂和陈承的"绵黄芪"名义之争，就是古代较为著名的一次关于药名释义的争论。由于年代久远，且许多药物的命名明显出自文人之手，故不少药名的名义幽深隐秘，不易究殚。有些药物虽来自民间，所谓"藕皮散血起自庖人，牵牛逐水近出野老"，但究其名义，仍颇为费解。药名，或者说是一种符号，品种繁多的药物通过这些不同的符号而得以区别。然而，它又不仅仅是一种符号。可以说，每一个药名的命名都是对药物某种物性或特征的高度概括。明代医药学家卢子颐谓："古人命名立言，虽极微一物，亦有至理存焉。"李时珍在他的不朽著作《本草纲目》的"凡例"中亦云："药有数名，今古不同。但标正名为纲，余皆附于释名之下，正始也。"又云："诸品首以释名，正名也。"可见，古代先贤们对药物的命名及其释义是非常重视的。这些药名出自不同的朝代，带着不同年代的特征；它们历经数千年，裹挟着岁月的风尘。本草药名以其丰富的内涵，成为中国传统文化的一个特殊载体。它的文献名反映了我国灿烂的古代文化，它的地方名反映了我国辽阔的疆土地域，它的商品名反映了历代中药商品经济的发展，它的植（动、矿）物名则反映了现代科学对中药的探索和整理。所以，收集和整理本草药名，探索药名的涵义，研究它的命名规律和对生产实践的指导作用，实在是一件很有意义的事情。

作者从事中药工作凡四十余年，对药名研究情有独钟。其间，作者对本草药名进行了长期的收集和整理。在此基础上，以历代本草的论述为依据，结合药物的特性和现代科学知识，借助训诂、音韵、文字等方法，探究语源典故，订正讹误附会，对本草药名进行了名义训释和考证，最后汇于一帙，写成本书。

《本草释名考订》共收载中药 945 种，其中植物药 786 种，动物药 82 种，矿物药 67 种，以及传统作单味中药使用的加工制成品 10 种。这个数字包括了几乎所有的常用中药、近年来研究较多和国内部分地区习用的主要中草药。本书对中医师、中药师、中医药科技工作者，对大、中专医药院校的师生以及从事中药材产供销管理、药品检验、中药配方、中药仓贮管理等工作的人员都将是一部实用的中药药名工具书；对广大中医药爱好者也会是一部有益的参考书。由于专业水平有限，编纂工作量大，疏漏和不足之处在所难免，敬请读者提出宝贵意见，以便在再版时进行修订。

程超寰

2013 年 6 月

凡　例

一、本书以中药的正名为辞目,下分来源、异名、植(动、矿)物名、性味与归经、功能与主治、释名考订等6项依次叙述。

二、正名。凡《中华人民共和国药典》(一部,2010年版,以下简称"《中国药典》")正文收载的中药,一律以《中国药典》所载名称为正名。《中国药典》未收载者,则采用历代本草常用或现时通用的合用药名为正名。在每条辞目的左上角,标有一个3位数的数字,它是本书所载中药正名的顺序号,也是本书中该条目所有中文名、拉丁名的索引号。辞目的右上角所标,为正名的汉语拼音。

三、异名。包括原名、别名、地方名、商品名、俗名、土名、外来语音译名、处方通用名等,少数中药因释义需要还收载了少数民族的汉文音译名。

四、植(动、矿)物名。指符合本条中药来源说明的植(动、矿)物的名称。原则上选用现代植(动、矿)物学专著的合用名称为正名。其后并附该植(动、矿)物的异名。为节省篇幅,凡植物以全株(草)、动物以全体入药者,其异名资料一概归入"异名"项。植物名和动物名后为拉丁学名。矿物名后注拉丁名。凡《中国药典》(2010版)收载者,其拉丁名均以《中国药典》为准;无合适拉丁名者,则选用英文名(后加注一个星号"＊",以示区别)。

五、本书收载的中药正名、异名及植(动、矿)物的异名后,均注明该名的文献出处或地域出处。文献出处不限于药学专著,并适当考究始载之文献。其名出于古文献者,大多为原始出处;所列现代文献则多指本书所引文献,不一定是原出。文献以年代先后为序排列。地域出处多指该药名在地方的使用范围。所列地名按行政区划级别从大到小排列。

六、性味与归经、功能与主治。原则上以《中国药典》的记载为依据。《中国药典》未收载的,则以《中药大辞典》、《中华本草》或《全国中草药汇编》等专著的记载为基础予以简述。"性味与归经"项若资料来源缺无,所涉内容暂缺。为突出本书为药名专著,药物的用法、用量、炮制、毒性、配伍、禁忌等均从略;若上述内容与释名有关,则概在释名考订项中予以叙述。

七、释名考订。以历代本草的论述为基础,结合所释中药及其原植(动、矿)物的特性,探考语源典故,订正讹误附会,为正名辨物提供依据。

八、目录。按药名的笔画及字数多少为序排列。①药名首字笔画少的排列在前,笔画多的排列在后。②对首字笔画相同的药名,以首字起首的笔形按一(横)、丨(竖)、丿(撇)、丶(点)、乛(折)为序排列。③对首字字形相同的药名按组成药名的字数多少为序排列,字数少的排列在前,字数多的排列在后。④对首字字形及组成药名的字数均相同的药名,以药名第二个字的笔画多少为序排列,笔画少的排列在前,笔画多的排列在后;如药名第二个字的字形仍相同,则以相同的方法比较药名的第三个字,以此类推。

九、索引。本书正文后附有以下索引:①中文名索引;②拉丁学名索引(包括植物拉丁学名索引,动物拉丁学名索引、矿物拉丁名索引);③分类索引。中文名索引由首字检字表及笔画索引两部分组成。笔画索引的排列方式同目录,唯首字笔画相同的药名以首字起首第一、二笔的笔形按一、丨、丿、丶、一为序排列。列入各索引的所有中文名及拉丁名后面的索引号均为相应中药正名的顺序号而非页码。索引中凡异物同名者以相应的顺序号归在同一药名下,其中如含中药正名,则该名的顺序号以黑体标出,以方便检索。在"释名考订"项中出现的中文名和拉丁名,本书各索引一律不作收载依据。

十、根据国务院发(1993)39号《关于禁止犀牛角和虎骨贸易的通知》,犀角和虎骨已停止药用。本书收载犀角(包括广角)和虎骨,旨在保存古代药名资料,历史地、尽可能全面地探索古人对药名的命名规律和原始意义。有关记述仅供参考。

十一、字体。本书所用字体,按照1964年文字改革出版社出版的《简化字总表》(第二版)进行简化。"释名考订"项在训释形、音、义关系时需用繁体字或古文字,少数字在应用意义上可能产生混乱或尚无规范简体字者,仍采用繁体字。

目　录

一　画

二　画

三　画

六 画

七 画

八 画

一 画

001 一叶萩 yiyeqiu 《中国药用植物志》

【来源】 为大戟科植物叶底珠的嫩枝叶或根。

【异名】 小粒蒿、横子、粉条、老鼠牙、马扫帚牙、小孩拳（《中国药用植物志》），八颗叶下珠（《浙江天目山药用植物志》），花蒂条、老米饮、假金柑藤（《全国中草药汇编》），山扫条（《简明中医辞典》），大鲤鱼泻子（《浙江药用植物志》），金柑（《江西药用植物名录》），狗杏条（东北、内蒙古、甘肃），狗舌条（东北、湖南），花扫条（辽宁、甘肃），山帚条（吉林），红根扫帚（山东），叶下珠（浙江），孩儿拳（安徽）。

【植物名】 叶底珠 *Securinega suffruticosa*（Pall.）Rehd.

【性味与归经】 味辛、苦，性微温；有小毒。

【功能与主治】 祛风活血，益肾强筋。用于风湿腰痛，四肢麻木，阳痿，小儿疳积，面神经麻痹，小儿麻痹后遗症。

释名考订

萩，又名萧。《说文解字·艸部》："萩，萧也。从艸，秋声。"《尔雅·释草》："萧，萩。"郭璞注："即蒿。"《诗·王风·采葛》："彼采萧兮，一日不见，如三秋兮。"本品单叶互生，叶腋开花结果，因称叶底珠、叶下珠。一叶而有花有果，俨如独立一株，故名一叶萩。蒴果三棱状扁球形，因呼孩儿拳，象形也。种子卵形，黄褐色，以形似而称大鲤鱼泻子。枝可扎帚，故有花蒂条、山帚条、山扫条、马扫帚牙诸名。

002 一枝黄花 yizhihuanghua 《植物名实图考》

【来源】 为菊科植物一枝黄花的全草。

【异名】 野黄菊（《南宁市药物志》），山边半枝香、洒金花（《江西民间草药》），千根黐（《闽南民间草药》），荙子草、小白龙须、黄花马兰、大败毒、红柴胡（《湖南药物志》），黄花细辛、黄花一枝香（《广西中药志》），红胶苦菜（《闽东本草》），土泽兰、铁金拐（《泉州本草》），一枝香、大叶七星剑（《广东中药》），肺痈草（《江西草药》），钓鱼杆柴胡、土柴胡、汗马兰、红箭杆菜、疔疮药（《贵州草药》），金边菊（广州部队《常用中草药手册》），地玉参、洋花草、劳力草、三黄草、白金钗、黄花儿、金锁匙（《浙江民间常用草药》），黄花一条香（《福州中草药》），朝天一柱香、一枝箭（《湖南农村常用中草药手册》），金柴胡（《南川常用中草药手册》），山厚合、老虎尿（《全国中草药汇编》），黄花草（江苏、浙江、广西、广东、湖南、山东），蛇头王（上海、江苏、浙江、广西），黄花仔（浙江、福建、广东），满山黄（江苏、浙江、江西），蛇头黄、山白菜、六叶七星剑（广东、广西），一柱香、金花草（湖南、广东），竹叶柴胡（广西、贵州），百根草（福建、广东），百条根（福建、浙江），一枝枪（江西、湖南），白百条根（浙江、安徽），黄花仔草、黄花菜、溪边黄、蛋花黄、千金黄、黄花母（福建），黄花蚁、黄花老虎尿、金汤匙、山黄菊、黄花骨草（广东），黄花箭、开喉剑、小柴胡、小救驾（湖南），黄花虎、一朵黄花（江西），金星草、草里藏金（广西），金钗串（浙江），黄柴胡（四川）。

【植物名】 一枝黄花 *Solidago decurrens* Lour.

【性味与归经】 味辛、苦，性凉。归肺、肝经。

【功能与主治】 清热解毒，疏散风热。用于喉痹，乳蛾，咽喉肿痛，疮疖肿毒，风热感冒。

释名考订

一茎直立，多无分枝；头状花序聚于茎上部，排成窄长圆锥状，花黄，故名一枝黄花。多生山坡草地、林下灌丛中，开花季节呈一片黄色，因称满山黄、溪边黄、草里藏金。功能清热解毒，中医临床多用于喉证，金锁匙、开喉剑等因以得名。其解热之功同柴胡，故有诸"柴胡"名。

二 画

003 十大功劳叶 shidagonglaoye《本草再新》

【来源】为小檗科植物阔叶十大功劳的叶。

【异名】功劳叶（《饮片新参》）。

【植物名】阔叶十大功劳 *Mahonia bealei*（Fort.）Carr.

【性味与归经】味苦，性寒。归肺、肝、肾经。

【功能与主治】清虚热，燥湿，解毒。用于肺痨咯血，骨蒸潮热，头晕耳鸣，腰膝酸软，湿热黄疸，带下，痢疾，风热感冒，目赤肿痛，痈肿疮疡。

释名考订

十大功劳之名最早见于清《本经逢原》（1695 年），为冬青科植物枸骨的俗名。其后，《本草纲目拾遗》（1765 年）载名"十大功劳叶"，经考，其所指原植物也是冬青科枸骨（见"枸骨叶"条）。

《植物名实图考》（1848 年）将"枸骨"和"十大功劳"分列为两条。根据其在"十大功劳"条下的描述，并观其附图，应是小檗科植物阔叶十大功劳 *Mahonia bealei*（Fort.）Carr. 和细叶十大功劳 *Mahonia fortunei*（Lindl.）Fedde。从此以后，就有了两种十大功劳叶。为了便于区别，现习惯上将冬青科枸骨的叶称作"功劳叶"（《中国药典》以"枸骨叶"之名收载），将小檗科十大功劳属植物的叶（多以阔叶十大功劳的叶入药）称作"十大功劳叶"。阔叶十大功劳的叶同冬青科枸骨的叶在外形上颇为相似，这可能是两者在"十大功劳"名称上出现混淆的原因。

004 丁香 dingxiang《药性论》

【来源】为桃金娘科植物丁香的花蕾。

【异名】丁子香（《齐民要术》），丁香结（陆龟蒙《丁香》诗），支解香、瘦香娇（侯宁极《药谱》），拣丁香（《普济方》），雄丁香（《本草蒙筌》），公丁香（《本草原始》），洋丁香（《秘传花镜》），情客（《西溪丛语》），百结花（《山堂肆考》），公丁（江西《中草药学》），百结（《中国花经》），大花丁香、紫丁香（《常用中药名辨》），山丁香、花丁香、玫瑰子、百里香（《本草药名集成》），丁字香（天津），小叶丁香（广西）。

【植物名】丁香 *Eugenia caryophyllata* Thunb.

异名：丁香树（《药材学》）。

【性味与归经】味辛，性温。归脾、胃、肺、肾经。

【功能与主治】温中降逆，补肾助阳。用于脾胃虚寒，呃逆呕吐，食少吐泻，心腹冷痛，肾虚阳痿。

释名考订

丁香以其花蕾形似钉子、香气浓郁而得名。宋《开宝本草》曰："按广州送丁香图，树高丈余，叶似栎叶，花圆细，黄色，凌冬不凋……子如钉，长三四分，紫色。"又《齐民要术》曰："鸡舌香俗人以其似丁子，故呼为丁子香。""丁"，即"钉"，金文写作"↑"，象形。朱骏声《说文通训定声》："丁……象形。今俗以钉为之。"《雷公炮炙论》："丁香有雌雄。雄者颗小，雌者大如山萸。"按雷氏所称"颗小"的"雄者"实为花蕾，即本品，故丁香又称公丁香、雄丁香。所云"大如山萸"的"雌者"实为它的果实，乃称母丁香、雌丁香。参见"母丁香"条。

005 丁公藤 dinggongteng 广州空军《常用中草药手册》

【来源】 为旋花科植物丁公藤或光叶丁公藤的藤茎。

【异名】 包公藤（广州空军《广州中草药手册》），麻辣仔藤、斑鱼烈、班无烈、猪母嚼（广东）。

【植物名】（1）丁公藤 *Erycibe obtusfolia* Benth.

异名：麻辣子（《海南植物志》）。

（2）光叶丁公藤 *Erycibe schmidtii* Craib

【性味与归经】 味辛，性温；有小毒。归肝、脾、胃经。

【功能与主治】 祛风除湿，消肿止痛。用于风湿痹痛，半身不遂，跌扑肿痛。

释名考订

丁公藤之名始见于《南史》记载的一则民间传说：孝子解叔谦，其母有疾，到处访医求药而不得。后遇一伐木老翁，赠之以丁公藤，云能疗风，并示以渍酒法，其母服之立愈。《南史》以后，《开宝本草》、《图经本草》、《经史证类备急本草》及《本草纲目》等对丁公藤都有记载，但均未列作正名而仅为丁公寄或南藤等项下的别称，且其植物形态及产地与现今所用之丁公藤有很大差别。《本草拾遗》云：丁公藤，"始因丁公用有效，因以得名"。这里所说的丁公藤是指"南藤"，即胡椒科植物石南藤。至于本品为什么也会被称作丁公藤，则暂无可考，或因两者均用于风湿痹痛而致张冠李戴。丁公藤是壮族传统用药，用于治疗风湿骨痛，系"冯了性药酒"的主药。

006 人参 renshen 《神农本草经》

【来源】 为五加科植物人参的根及根茎。

【异名】 人衔、鬼盖（《神农本草经》），神草、黄参、玉精、血参、土精、人微（《吴普本草》），皱面还丹、海腴、地精（《广雅》），紫团参（《新修本草》），上党人参、潞州人参、百尺杵（《本草图经》），新罗人参（《济生方》），百济参、羊角参、白条参、辽东参（《本草蒙筌》），上党参、金井玉阑、孩儿参、辽参（《本草纲目》），清河人参（《外科正宗》），萝卜七（《植物分类学报》），人精、人祥（《中草药》），棒槌（东北）。

【植物名】 人参 *Panax ginseng* C. A. Mey.

【性味与归经】 味甘、微苦，微温。归脾、肺、心、肾经。

【功能与主治】 大补元气，复脉固脱，补脾益肺，生津养血，安神益智。用于体虚欲脱，肢冷脉微，脾虚食少，肺虚喘咳，津伤口渴，内热消渴，气血亏虚，久病虚羸，惊悸失眠，阳痿宫冷。

释名考订

人参，古名人薓。《说文解字·艸部》："薓，人薓，药草，出上党。"朱骏声《说文通训定声》："字亦作蓡、作参。今俗以参为之。"《本草纲目》释人参名曰："人薓年深，浸渐长成者，根如人形，有神，故谓之人薓、神草。薓字从薓，亦浸渐之义。薓即浸字，后世因字文繁，遂以参星之字代之，从简便尔。"文中"薓字从薓"一语似有不通，但从下文"薓即浸字"一语来看，当为"薓字从浸"之误。按"浸"，古"浸"字。《集韵·侵韵》："浸，浸淫渐渍。或作浸。"《字汇补·宀部》："浸，《字林》与浸同。""浸"字的字形与"薓"字相近似，在书写或刊印过程中是有可能出错的。如果我们将"薓字从薓"一语改作"薓字从浸"，则下面的文字就都能读通了："薓字从浸，亦浸渐之义。

潈即浸字……"古书多用假借字。不过,著者以"薆"作"潈"字之借,又引申为"浸"和"浸渐",最后将"参"字训释为"年深,浸渐长成",这未免太过穿凿。"薆"、"潈"两字读音不同,词义迥异,殊难相通,诚如段玉裁所言:"言假借必依声托事。薆、潈音类远隔。古文假借尚属偶尔,今则更不当尔也。"再说,与人参一起始见于《神农本草经》的,还有丹、沙、元、紫、苦诸参,这些"参"又当作何释义呢?《范子计然》曰:"人参出上党,根如人者善。"人参因其根如人形而得名。"参"字的本义,从广义上说就是药的意思;从狭义上来解释,应是对具有某种特征的一部分根类药材的总称。《急就篇》第四章"远志、续断、参、土瓜"颜师古注:"参,谓人参、丹参、紫参、玄参、沙参、苦参也。"唐玄应《一切经音义》引《说文解字》则表述得更清楚:"参,苦草也。其类有多种,谓丹参、玄参等也。凡此所称引,都谓参乃其名。"

《本草纲目》又云:"《别录》一名人微,微乃薆字之讹也。其成有阶级,故曰人衔。其草背阳向阴,故曰鬼盖。其在五参,色黄属土,而补脾胃、生阴血,故有黄参、血参之名。"《云笈七签》卷二曰:"太初时,虽有日月,未有人民。渐始初生,上取天精,下取地精,中间和合,以成一神,名曰人也。"人参以"人"为名,得地之精灵,故有土精、地精之名。

在古代,人参以产于上党者为道地药材,因称上党人参。上党,治所在今山西省长治市及黎城县的一部分。长治壶关东南有山,名紫团山。据《潞安志》,"山顶常有紫气,团团如盖,旧产人参",故名紫团参。潞州为上党古之州府,故有潞州人参之名。

人参在东北地区有"棒槌"之称。据考清初曾有规定,禁止百姓上山采挖人参,故山农讳言"参"字。由于人参的外形颇似捣衣用的棒槌,且早在古代人参就因形似而有"百尺杵"之称,于是"棒槌"就成了人参信手拈来的隐名。

007 人中白 renzhongbai 《日华子本草》

【来源】 为人尿自然沉结的固体物。

【异名】 溺白垽(《名医别录》),溺垽(《本草经集注》),白秋霜(《积善堂经验方》),万年霜(《医学纲目》),秋白霜(《医学入门》),秋冰(《本草纲目》),粪霜(《王圣俞手集》),人中末(《外科正宗》),尿壶垢、尿干子(《四川中药志》),人尿白、尿白碱(《简明中医辞典》)。

【性味与归经】 味咸,性凉。归肺、心、膀胱经。

【功能与主治】 清热降火,止血化瘀。用于肺痿劳热,吐血,衄血,喉痹,牙疳,口舌生疮,诸湿溃烂,烫火伤。

释名考订

本品为人尿自然沉结的固体物,色白,乃名人中白、人尿白。白秋霜、秋白霜者,并后世廋隐之名耳。

008 人中黄 renzhonghuang 《日华子本草》

【来源】 为甘草末置竹筒内于人粪坑中浸渍一定时间后的制成品。

【异名】 甘草黄(《医林纂要·药性》),甘中黄(《现代实用中药》)。

【性味与归经】 味甘、咸,性寒。归心、胃经。

【功能与主治】 清热,凉血,解毒。用于伤寒热病,大热烦渴,热毒斑疹,丹毒,疮疡。

释名考订

本品为甘草末置竹筒内于人粪坑中浸渍一定时间后制得,色黄,故名人中黄。世俗讳之,乃呼甘草黄、甘中黄。

009 人参叶 renshenye 《增订伪药条辨》

【来源】 为五加科植物人参的叶。

【异名】 人参苗（《卫生易简方》），参叶（《本草从新》）。

【植物名】 人参 *Panax ginseng* C. A. Mey.

【性味与归经】 味苦、甘，性寒。归肺、胃经。

【功能与主治】 补气，益肺，祛暑，生津。用于气虚咳嗽，暑热烦躁，津伤口渴，头目不清，四肢倦乏。

释名考订

"人参"之名义参见本书"人参"条。《增订伪药条辨》曰："人参叶，乃辽东真参之叶。"简称参叶。《本草纲目拾遗》谓："参叶，辽参之叶也。"按市售参叶有两种：一种系真正的人参之叶，即本品。另一种则为五加科植物竹节参 *Panax japonicus* C. A. Mey. 或其同属多种近缘植物的叶。参见"参叶"条。

010 人参芦 renshenlu 《本草蒙筌》

【来源】 为五加科植物人参的根茎。

【异名】 参芦、竹节参（《本经逢原》），人参蒂（《上海市中药饮片炮制规范》）。

【植物名】 人参 *Panax ginseng* C. A. Mey.

【性味与归经】 味甘、微苦，性温。归胃、脾、肺经。

【功能与主治】 升阳举陷，涌吐。治脾虚气陷，久泻，脱肛，虚人痰涌胸膈。

释名考订

"人参"之名义参见本书"人参"条。《说文解字·艸部》吴善述校订："药之近根者曰芦。"本品为人参的根茎，与根相连，故名人参芦。简作参芦。碗状茎痕交互排列，状似竹节，因称竹节参。

011 入地金牛 rudijinniu 《本草求原》

【来源】 为芸香科植物两面针的根或枝叶。

【异名】 金牛公、两边针（《岭南采药录》），上山虎、花椒刺、胡椒笻（《广西中兽医药用植物》），出山虎、入山虎（《陆川本草》），山胡椒刺（《中国药用植物图鉴》），鲎壳刺、黄根、鸟踏刺（《台湾药用植物志》），双背针（《文山中草药》），马药、下山虎、金牛母（海南岛《常用中草药手册》），鞋底笻（《南方主要有毒植物》），红心刺刁根、两背针、双面刺、双面针（《全国中草药汇编》），鸟不踏、猫公刺、叶下穿针（《福建药物志》），鸟不宿（福建、台湾），落地金牛、胡椒刺、鞋底刺、两便针（广东），鸟不居、鲎壳针、猫椒刺（福建），出山钩、单面针（广西）。

【植物名】 两面针 *Zanthoxylum nitidum* (Roxb.) DC.

异名：蔓椒、豕椒（《神农本草经》），猪椒、彘椒、狗椒（《名医别录》），稀椒（《本草经集注》），金椒（《本草图经》），山椒（《广州植物志》），野花椒（《中国药用植物图鉴》），崖椒（《台湾药用植物志》），红花椒（《南方主要有毒植物》），红倒钩簕、大叶猫枝簕（《全国中草药汇编》），山胡椒（《福建药物志》），光叶花椒（《浙江药用植物志》），鸡胡椒、牛兽勒（广东），胡椒簕、大叶椒簕（海南），藤椒（四川）。

【性味与归经】 味苦、辛，性平；有小毒。归肝、胃经。

【功能与主治】 活血化瘀，行气止痛，祛风通络，解毒消肿。用于跌扑损伤，胃痛，牙痛，风湿痹痛，蛇虫咬伤；外治烧烫伤。

释名考订

本品以蔓椒之名始载于《神农本草经》。《名医别录》称猪椒、彘椒、狗椒。《本草纲目》曰：

"蔓椒野生林箐间，枝软如蔓，子、叶皆似椒。"又云："此椒蔓生，气息如狗、彘，故得诸名。"《本草经集注》名豨椒。"豨"，《方言》卷八："猪……南楚谓之豨。"其茎、枝、叶皆有刺，叶轴背面及小叶中脉两面都有钩状皮刺，故有两面针、两边针、双面刺、双面针诸名。鸟不踏、鸟不居者，亦以其茎枝多棘刺而得名。古时民间多有"金精化牛"的传说，因视为祥瑞，故多藉以为名。如南朝梁任昉《述异记》卷上载："（洞庭山）上有天帝坛山，山有金牛穴，吴孙权时，令人掘金，金化为牛，走上山，其迹存焉。"北魏郦道元《水经注·浙江水》曰："县南江侧有明圣湖，父老传言，湖有金牛，古见之，神化不测，湖取名焉。"本品之根圆柱形，表面黄棕色，具鲜黄色或黄褐色皮孔突起；横断面皮部有稍具光泽的深黄色斑点；木部灰黄色。本品以根之黄色为说，因称黄根。以黄根喻之，乃有出山虎、入山虎、入地金牛之名。

012 八月札 bayuezha 《饮片新参》

【来源】 为木通科植物木通、三叶木通或白木通的果实。

【异名】 燕覆子（《新修本草》），燕菖子、乌覆子（《食疗本草》），畜菖子、拿子（《本草拾遗》），覆子（《日华子本草》），桴棪子（《食性本草》），预知子（《开宝本草》），野木瓜、八月楂（《救荒本草》），木通子（《本草汇言》），八月瓜（《分类草药性》），压惊子（《医林纂要·药性》），八月炸（《南京民间药草》），羊开口、玉支子（《中药志》），野毛蛋（《安徽药材》），冷饭包（《浙江中药手册》），野香蕉（《江苏省植物药材志》），木通实（《药材学》），腊瓜［《湖南科技情报（医药卫生）》3：44，1973］，八月果（《全国中草药汇编》），挪子、拿瓜（《新华本草纲要》），五风藤瓜（《本草药名集成》），拉拉果（浙江），牛卵子（江西）。

木通：八月公公、八月子（《浙江民间常用草药》），木通果、牵藤瓜、牛母瓜、石瓜（四川），黄狗卵子、野茄子（江苏），山地瓜、山黄瓜（山东），裂卵果、牛卵袋（安徽）。

三叶木通：八月柞（《华北经济植物志要》），哪瓜、木王瓜（江西、湖南），诈瓜（江西），八月丸（湖南），牛皮瓜（陕西）。

白木通：八月栌、地海参（《广西中兽医药用植物》），八月地瓜（《中药大辞典》），哪瓜、水王瓜、炸瓜、木王瓜、木老瓜（湖南），小八月楂、小八月瓜（湖北），六角楂、羊腰子果（云南），老驴蛋（陕西），牛广瓜（贵州）。

【植物名】 （1）木通 *Akebia quinata* (Thunb.) Decne.

（2）三叶木通 *Akebia trifoliate* (Thunb.) Koidz.

（3）白木通 *Akebia trifoliata* (Thunb.) Koidz. var. *australis* (Diels) Rehd.

【性味与归经】 味苦，性寒。归肝、胆、胃、膀胱经。

【功能与主治】 疏肝理气，活血止痛，散结，利尿。用于脘胁胀痛，痛经经闭，痰核痞块，小便不利。

释名考订

本品为木通的果实，故名木通子、木通实。果形如瓜，遂有诸"瓜"名。果熟期8月，因称八月果、八月瓜；果实成熟后会自动开裂，乃名八月炸，声转而为八月札。

预知子一名始见于宋《开宝本草》，曰："预知子有皮壳，其实如皂荚子。"并曰："相传取子二枚缀衣领上，遇有蛊毒，则闻其有声，当预知之，故有诸名。"其说近乎虚妄。木通古称通草。在《本草纲目》预知子条"释名"项下，记有圣知子、圣先子、盍合子、仙沼子等异名；但在通草（按即"木通"）条"释名"项下，却注明"子名燕覆"，并在"集解"项引苏恭、陈藏器、苏颂等，称木通的果实名燕覆子、乌覆子、畜菖子、拿子、桴棪子等，唯独没有预知子、圣知子等名。可见，《本草纲目》并不认为预知子和木通源于同一植物。预知子究为何物，李时珍语焉不详。明《本草蒙筌》称："预知子，世无此物。"清《本草从新》的作者吴仪洛也认为预知子"只是空存，近日世间已无此物"，并将预知子从他的著作中毅然删去。《本草纲目拾遗》不同意上述说法，认为预知子即天球草，"此草似预知子，近时人罕用，而吴氏遵程（即吴仪洛）著《从新》，以预知子为近日所无，真不知即天球草也，世不用，而草医又易以他名"。近代据考证，本草所称预知子的原植物为葫芦科植物盒子草 *Actinostemma tenerum* Griff.，亦即《本草纲目拾遗》所称的天球草。至于木通的果实为什么会被称作预知子，则暂无可知，只能留待以后作进一步考证。参见"盒子草"条。

013 八角莲 bajiaolian 《中药志》

【来源】为小檗科植物六角莲或八角莲的根茎。

【异名】鬼臼、爵犀、马目毒公、九臼（《神农本草经》），天臼、雀犀、马目公、解毒（《吴普本草》），术律草（《丹房镜源》），羞天花、羞寒花（《益部方物略记》），害母草（《本草图经》），八角盘（《通志》），独脚莲、独荷草（《土宿本草》），旱荷（《庚辛玉册》），璚田草、山荷叶、山荷草、鬼药、唐婆镜（《本草纲目》），金星八角（汪连仕《草药方》），独脚连、草八角、马目夺公、红孩儿、独脚一枝莲、干荷、八角连（《本草纲目拾遗》），金魁莲（《分类草药性》），八角七、八角兵盘七（《全国中草药汇编》），八角金盘（江西、浙江），独角莲（江西），九龙盘（陕西）。

六角莲：旱八角、叶下花（《贵阳民间药草》），马眼莲（《广西中药志》），白八角莲（《贵州草药》），金盘三七（陕西）。

八角莲：红八角莲（《广西药用植物名录》），千斤锤（《福建中草药》），独荷莲（《中草药土方土法战备专辑》），八角乌（南药《中草药学》），金边七（湖南、湖北），独荷叶、金边八角莲、八角荷（四川），窝儿七、神仙碗（陕西）。

【植物名】（1）六角莲 *Dysosma pleiantha*（Hce.）Woods.

异名：台湾鬼臼（《中国种子植物分类学》），郑氏八角莲（《中药材科技》），独叶一枝花（《广西中兽医药用植物》），梨子草（《贵州草药》），毛八角莲（《广西植物名录》），八角莲（《全国中草药汇编》），一把伞（云南、四川、广西），一碗水（湖北、陕西），荷叶三七、荷叶莲（湖南），水八角莲（贵州），叶下珠（陕西），叶下果（广西）。

（2）八角莲 *Dysosma versipellis*（Hce.）M. Cheng

异名：八角莲草（《植物名实图考》），江边一碗水（《湖南药物志》），独叶一枝花、一把伞（广东、广西），八卦莲（福建、湖南），一碗水（湖北、陕西）。

【性味与归经】味苦、辛，性凉；有毒。归肺、肝经。

【功能与主治】清热解毒，化瘀消肿。用于痈肿疮疖，咽喉肿痛，跌打损伤，癥积。

释名考订

八角莲始载于《神农本草经》，原名鬼臼。根茎横生，数个至十数个连成结节状，每一结节呈圆盘形，大小不一，上方具大型圆凹状茎痕，据陶弘景，本品"九臼相连"，故名鬼臼、九臼等。茎生叶1片，有时2片，盾状着生，状如荷叶，故有独荷草、独脚莲、旱荷、山荷叶诸名。叶片圆形，通常6~9深裂或浅裂，裂片先端尖锐呈角状，因称八角莲、六角莲、八角盘。《本草纲目》曰："此物有毒，而白如马眼，故名马目毒公。杀蛊解毒，故有犀名。"又曰："新苗生则旧苗死，故有……害母诸名。"

014 八角茴香 bajiaohuixiang 《本草品汇精要》

【来源】为木兰科植物八角茴香的果实。

【异名】舶上茴香（《脚气治法总要》），大茴香（《卫生杂兴》），舶茴香、八角珠（《本草纲目》），八角香、八角大茴（《本草求真》），八角（《本草求原》），原油茴（《药材资料汇编》），八角茴、大八角（《药材学》），广茴香（《中药鉴别手册》），大料、五香八角（《全国中草药汇编》），龙州八角（《广西混杂品考证》），大茴、角茴香（《本草药名集成》），大红果、大造果（广西），广大茴（湖北），广大香（四川）。

【植物名】八角茴香 *Illicium verum* Hook. f.

【性味与归经】味辛，性温。归肝、肾、脾、胃经。

【功能与主治】温阳散寒，理气止痛。用于寒疝腹痛，肾虚腰痛，胃寒呕吐，脘腹冷痛。

释名考订

本品为常用调味品，北方通称"大料"，南方通称"五香八角"。《本草纲目》谓其"形色与中国茴香（按即伞形科茴香）迥别，但气味同耳"。故有茴香之名。其果实多以八个菁葖果聚合成八角放射状，因得"八角"之称。果形较伞形科茴香为大，故名大茴香，以别之。菁葖果内有种子一粒，光亮如珠，遂称八角珠。本品原从海外引进，《本草图经》谓"入药多用番舶者"，舶茴香、舶上茴香乃因以得名。海外引进者多以广州为集散地，因呼广茴香。

015 儿茶 ercha 《杂病源流犀烛》

【来源】为豆科植物儿茶去皮枝、干的干燥煎膏。

【异名】孩儿茶（《饮膳正要》），乌爹泥、乌叠泥、乌丁泥（《本草纲目》），孩茶（《良朋汇集》），粉儿茶（《中国药学大辞典》），黑色儿茶、培克儿茶（叶三多《生药学》），亚克沙阿仙药（《中国植物图鉴》），粉口儿茶、亚沙阿仙药（《中国主要植物图说·豆科》），儿茶膏（《中药形性经验鉴别法》），乌爷泥、阿仙乐（《中国药用植物图鉴》），铁儿茶（《中医大辞典》中药分册），黑儿茶（《浙江药用植物志》），方茶（《湖南省中药材炮制规范》）。

【植物名】儿茶 *Acacia catechu* （L. f.） Willd.

【性味与归经】味苦、涩，性微寒。归心、肺经。

【功能与主治】活血止痛，止血生肌，收湿敛疮，清肺化痰。用于跌扑伤痛，外伤出血，吐血衄血，疮疡不敛，湿疹、湿疮，肺热咳嗽。

释名考订

儿茶，《本草纲目》称乌爹泥、乌叠泥、乌丁泥。李时珍曰："乌爹或作乌丁，皆番语，无正字。"儿茶为豆科儿茶树的枝干经煎熬浓缩而成。据《本草纲目》，古代儿茶的加工方法，"是细茶末入竹筒中，坚塞两头，埋污泥沟中，日久取出，捣汁熬制而成"。恐系讹传之谬。煎膏呈厚糊状，故有"膏"之称。表面棕褐色或黑褐色，遂有黑儿茶、铁儿茶诸名，兼与方儿茶相区别。孩儿茶之名始见于《饮膳正要》。明《五杂俎·物部》释曰："俗因治小儿诸疮，故名孩儿茶也。"后简作"儿茶"。

016 九里香 jiulixiang 《岭南采药录》

【来源】为芸香科植物九里香或千里香的叶和带叶嫩枝。

【异名】满山香、千里香（《生草药性备要》），五里香（《陆川本草》），水万年青（《南宁市药物志》），七里香（《除害灭病爱国卫生运动手册》），千枝叶、千只眼跌打、臭千只眼（《云南中草药》），千只眼（《文山中草药》），过山香（《福建中草药》）。

九里香：万年青、不怕打（广西）。

千里香：青香木（《云南中草药选》），九秋香、万里香（《全国中草药汇编》），九树香、九霄香、过天香（广东），十里香（台湾），小万年青（广西），七路香（云南玉溪）。

【植物名】（1）九里香 *Murraya paniculata* （L.） Jack. var. *exotica* （L.） Huang

异名：小九里香（《植物分类学报》），中华九里香（《广西药用植物名录》），小叶九里香（《云南种子植物名录》）。

（2）千里香 *Murraya paniculata* （L.） Jack.

异名：月橘（《中山传信录》），九里香（《广州府志》），石辣椒、黄金桂、山黄皮（《全国中草药汇编》）。

【性味与归经】味辛、微苦，性温；有小毒。归肝、胃经。

【功能与主治】行气止痛，活血散瘀。用于胃痛，风湿痹痛；外治牙痛，跌扑肿痛，虫蛇咬伤。

释名考订

花极芳香，远处即可闻及。"九里"、"千里"、"满山"、"过山"等，极言其香的程度。为常绿灌木或小乔木，分枝甚多，因称"千枝叶"，讹为"千只眼"。用于跌打损伤有效，乃称"千只眼跌打"。

017 九香虫 jiuxiangchong 《本草纲目》

【来源】为蝽科昆虫九香虫的全体。

【异名】黑兜虫（《本草纲目》），瓜黑蝽（蔡邦华《昆虫分类学》），瓜里春（《标准药性大字典》），屁板虫（《药材资料汇编》），臭屁虫（《中药志》），酒香虫、臭大姐（《中药材手册》），屁斑虫、五香虫（《四川中药志》），椿象（《内蒙古药用动物》），褐黄黑龟虫（《南充常用中草药》），屁巴虫、打屁虫（四川、山西），屁爬虫（湖北、四川），放屁虫（广西、江苏）。

【动物名】九香虫 *Aspongopus chinensis* Dallas

【性味与归经】味咸，性温。归肝、脾、肾经。

【功能与主治】理气止痛，温中助阳。用于胃寒胀痛，肝胃气痛，肾虚阳痿，腰膝酸痛。

释名考订

本品虫体呈六角状椭圆形似肚兜，色棕黑，故名黑兜虫。成虫能放出臭气，因有屁板虫、臭屁虫、臭大姐、打屁虫诸名。"九香"者，反语也。又名酒香虫，"酒"犹"九"之声转。此虫为蝽科昆虫，幼虫和成虫均能食害瓜类植物，故名瓜黑蝽，讹为瓜里春。

018 九节菖蒲 jiujiechangpu 《中药志》

【来源】为毛茛科植物阿尔泰银莲花的根茎。

【异名】外菖蒲、九节小菖蒲（《药物出产辨》），九节离（《河南中药手册》），节菖蒲（《中药材手册》），太原菖、陕西菖、九节菖、京菖蒲（《药材学》），九节夫（《中国药用植物图鉴》），鸡爪莲（《陕西中药志》），金玄参（《陕甘宁青中草药选》），寸菖蒲（《中药材品种论述》），九节石菖蒲（《上海市中药饮片炮制规范》），石菖蒲（天津、河南、内蒙古、山西、宁夏、湖北），建菖蒲（湖南、湖北、四川、贵州），京玄参（四川、陕西），穿骨七、太原菖蒲（湖北），九节难（山西），小菖蒲（四川）。

【植物名】阿尔泰银莲花 *Anemone altaica* Fisch. ex C. A. Mey.

【性味与归经】味辛，性温。归心、肝、脾经。

【功能与主治】开窍化痰，醒脾安神。用于热病神昏，癫痫，失眠健忘，耳鸣耳聋，胸闷腹胀，食欲不振；外治痈疽疮癣。

释名考订

本品以"菖蒲"为名，但现代本草研究的结果证示，这完全属于误称。按菖蒲为天南星科植物，始载于《神农本草经》，列为上品。菖蒲有水菖蒲和石菖蒲之分。古人认为，石菖蒲在药用上要优于水菖蒲，并尤以"一寸九节者良"。石菖蒲中的道地药材，因此被称为"九节菖蒲"。但是，近代在全国大部分地区市售的九节菖蒲并不是天南星科的石菖蒲，而是毛茛科阿尔泰银莲花 *Anemone altaica* Fisch. ex C. A. Mey. 的根状茎（即本品）。这种"九节菖蒲"在历代本草中均无记载，且无论从植物基原、药材性味，还是从化学成分、药理作用等方面来看，都不属于菖蒲类药物。它之被称为九节菖蒲，盖因其根状茎细瘦而多节，与"一寸九节"有相符之处，故被误作九节菖蒲。在文献上，最早把阿尔泰银莲花的根状茎混称为九节菖蒲的是陈仁山的《药物出产辨》。据该书记载："菖蒲以产四川者为最……又有一种名外菖蒲者，即九节小菖蒲，味略辛而不甚香，嚼之有辛辣味，产陕西汉中、河南禹州。"经检，这种"九节小菖蒲"，指的就是阿尔泰银莲花的根状茎。这是中药中名实不符一个较为典型的例子。

019 九头狮子草 jiutoushizicao 《植物名实图考》

【来源】为爵床科植物九头狮子草的全草。

【异名】接骨草、土细辛（《植物名实图考》），万年青、铁焊椒、绿豆青、王灵仁（《分类草药性》），辣叶青药（《贵州民间方药集》），尖惊药（《贵阳民间药草》），化痰青、四季青、三面青、菜豆青、铁脚万年青（《四川中药志》），咳风尘、晕病药（《贵州草药》），九节篱（湖南、广东），咳嗽草、青射草、天青菜、野青仔、肺痨草（福建），狮子草、小青草、竹叶青（江西），尖叶青药、大叶青药、小青药（云南），路边青（广西），青泽兰（四川），辣椒七（湖南），青药（贵州），小青（江苏）。

【植物名】九头狮子草 *Peristrophe japonica* (Thunb.) Bremek.

【性味与归经】味辛、微苦、甘，性凉。

【功能与主治】祛风清热，凉肝定惊，散瘀解毒。用于感冒发热，肺热咳喘，肝热目赤，小儿惊风，咽喉肿痛，痈肿疔毒，乳痈，聤耳，瘰疬，痔疮，蛇虫咬伤，跌打损伤。

释名考订

本品聚伞花序集生于枝梢的叶腋，花常多簇同生，每一花下有大小 2 片叶状苞片相托，蓬茸，攒簇极密，以形状之，呼作九头狮子草。"九"者，极言其多。绿豆青、三面青、竹叶青、尖叶青药等，皆以其茎叶色深绿，故名。"尖惊药"者，"惊"疑为"青"之声讹。其叶形与辣椒叶相似，又称辣叶青药。根细长，须根黄白色，《植物名实图考》云："俚医以其根似细辛，遂呼土细辛。"功能止咳化痰，咳风尘、化痰青等因以得名。

020 刀豆 daodou 《救荒本草》

【来源】为豆科植物刀豆的种子。

【异名】挟剑豆（《酉阳杂俎》），刀豆子（《滇南本草》），大戈豆（《本草求原》），大刀豆（《分类草药性》），龙爪豆（《义乌县志》），刀夹豆（《标准药性大字典》），葛豆（《中国主要植物图说·豆科》），关刀豆（《广西中兽医药用植物》），刀鞘豆（《陆川本草》），刀巴豆（《四川中药志》），马刀豆（《闽东本草》），白凤豆、刀板仁豆（《台湾药用植物志》），刀培豆（《江西草药》），刀坝豆（《全国中草药汇编》），关豆、洋刀豆、虎爪豆、菜刀豆（台湾），水流豆（广东），刀把豆（四川），野刀豆（云南）。

【植物名】刀豆 *Canavalia gladiata* (Jacq.) DC.

【性味与归经】味甘，性温。归胃、肾经。

【功能与主治】温中，下气，止呃。用于虚寒呃逆，呕吐。

释名考订

刀豆始载于明《救荒本草》，以其果荚形如刀鞘而得名。为一年生缠绕草质藤本，三出复叶形似爪，故名龙爪豆。段成式《酉阳杂俎》云："乐浪有挟剑豆，荚生横斜，如人挟剑。"故名。果实硕大，大刀豆、马刀豆因以得名。

021 **了哥王** liaogewang 《岭南采药录》

【来源】为瑞香科植物南岭荛花的茎叶。

【异名】九信菜（《生草药性备要》），鸡仔麻、山黄皮、鸡杜头、九信药（《岭南采药录》），桐皮子（《中国药用植物志》），鸡儿麻、铁乌散、山石榴、千年矮（《广西中兽医药用植物》），山雁皮（《中药志》），乌子麻（《陆川本草》），雀仔麻、地棉、假黄皮（《岭南草药志》），山六麻（《闽东本草》），雀儿麻、地巴麻、毒鱼藤、山棉皮、火索木、曝牙郎（《广西中药志》），小叶金腰带、石谷皮（江西《草药手册》），山豆了（广州部队《常用中草药手册》），金腰带（《福建中草药》），贼裤带、偷鸡打、白棉儿、野麻朴、山络麻（《浙江民间常用草药》），铁骨伞（《广西中草药》），死鸡仔、鸡断肠、山麻皮（《南方主要有毒植物》），石棉皮、指皮麻、狗信药（《全国中草药汇编》），了哥麻、消山药（《广西植物志》），九虎药、海山虎、消山虎、刁仔麻、鬼仔麻、狗屎麻、狗屎藤（广东），雀麻木、鸡儿苦麻、豆九麻、地麻（广西），千下锤、黄皮子（江西）。

【植物名】南岭荛花 *Wikstroemia indica*（L.）C. A. Mey.

异名：大黄头树、地棉麻树、九信草（《中国药用植物志》），蒲苍（《中国树木分类学》），铺银草（《福建民间草药》），山棉根树（《中国药用植物图鉴》），埔银（《岭南草药志》），山埔银（《泉州本草》），狗颈树、蒲仑（《南方主要有毒植物》），山埔苍（《全国中草药汇编》），黄皮树（江西），鬼辣椒（广西），狗信草（广东）。

【性味与归经】味苦、辛，性寒；有毒。归肺、肝经。

【功能与主治】清热解毒，散瘀逐水。用于肺热咳嗽，疟腮，发颐，疮疖痈疽，风湿痹痛，鼓胀。

释名考订

本品始载于《生草药性备要》，原名九信菜。《岭南采药录》始有了哥王之称。了哥，鸟名，即鹦哥，亦即秦吉了。《本草纲目·禽部三》曰："秦吉了，即了哥也。"明徐渭《青藤书屋文集》十二《题画》诗："雷雨垂垂翠色繁，古松荫里了哥喧。"《生草药性备要》曰："九信菜有毒，能杀人，不可乱服，此药毒狗，犬食必死。"故名狗信药。信药，即信石，亦即砒石。狗信药者，谓其毒性剧甚。《岭南采药录》曰："其子红色。八哥、雀爱食之。"但鸟类误食后即身麻中毒而死，故有鸡仔麻、了哥麻、雀儿麻、乌子麻诸名。了哥王者，了哥食之即中毒而亡。"王"为"亡"之声转。

三　画

022 **三七** sanqi 《本草纲目》

【来源】为五加科植物三七的根及根茎。

【异名】山漆、金不换（《本草纲目》），血参（《医林纂要·药性》），人参三七、佛手三漆、苏三七（《本草纲目拾遗》），参三七（《本草便读》），田漆、田三七（《伪药条辨》），田七（《岭南采药录》），旱三七（《中药志》），广三七、贡三七（《广西混杂品考证》），滇七、汉三七（《中药材品种论述》），狗头三七（《中药材商品知识》），蜈蚣七（广西、云南），田七参、田州三七（广西），猴三七（湖北），三七参（山西），滇三七（云南），盘龙七（四川）。

【植物名】三七 *Panax notoginseng*（Burk.）F. H. Chen

【性味与归经】味甘、微苦，性温。归肝、胃经。

【功能与主治】散瘀止血，消肿定痛。用于咯血，吐血，衄血，便血，崩漏，外伤出血，胸腹刺痛，跌扑肿痛。

释名考订

三七始载于《本草纲目》。关于三七的释名，几百年来曾引发众多注家的争鸣。有称三七之名乃言其功，治金疮三至七天必完好如初者；有称因三七的生长期较长，至少需栽培三年后方能入药，而以生长七年者为上品云。《本草纲目》曰："彼人言其叶左三右四，故名三七，盖恐不然。或云本名山漆，谓其能合金疮，如漆粘物也，此说近之。"《本草纲目拾遗》则引《宦游笔记》曰："三七生广西南丹诸州番峒中，每茎上生七叶，下生三根，故名三七。"诸说均嫌牵强。清人赵翼《檐曝杂记》谓三七"三桠七叶，其根如萝卜"，此说与三七的植物形态最相吻合，堪为三七合适的释义。

三七为五加科人参属植物，其茎叶气味均似人参，故名参三七。古人以其盛产于广西，而以右江的田州府为集散地，故有田七和田三七之称。本品亦盛产于云南，乃呼滇七、滇三七。旱三七者，为与菊科土三七（俗称水三七）相区别。功能散瘀止血，多用于血证，因称血参。金不换者，李时珍曰："贵重之称也。"

023 三棱 sanleng 《本草拾遗》

【来源】为黑三棱科植物黑三棱的块茎。

【异名】京三棱（《开宝本草》），荆三棱（《博济方》），红蒲根（《本草图经》），石三棱（《普济方》），草三棱（《本草品汇精要》），光三棱（《药材资料汇编》）。

【植物名】黑三棱 *Sparganium stoloniferum* Buch.－Ham.

异名：三棱草（《千金翼方》），麂子草、三棱子草（云南），牙舌草（湖北）。

【性味与归经】味辛、苦，性平。归肝、脾经。

【功能与主治】破血行气，消积止痛。用于癥瘕痞块，痛经，瘀血经闭，胸痹心痛，食积腹痛。

释名考订

三棱，以性状而得名。叶丛生，线形，背面具纵棱，全叶观之若具三棱，故有其名。

024 三叉虎 sanchahu 《广西药用植物名录》

【来源】为芸香科植物三叉苦的茎、叶或根。

【异名】三丫苦、三丫苦叶（《岭南采药录》），三桠苦（《广西中兽医药用植物》），三桠虎（《岭南草药志》），三脚赶（《海南植物志》），三叉叶（广东、广西、云南），三岔叶（云南、广西），跌打王、白云香、出山虎、千斤不倒（广西），山芥叶、假鹰爪、上山虎（海南），鸡脚苦、叉虎根（广东），消黄散、三权苦（云南），肺炎草、三丫虎（福建）。

【植物名】三叉苦 *Evodia lepta*（Spr.）Merr.

异名：三枝枪（广州部队《常用中草药手册》），小黄散（《云南中草药》），斑鸠花（《中国高等植物图鉴》），鸡骨树、三叶鸡骨树（广东），三叶莲、白银树（福建），鸡肉树（云南），细叶三葛菜（台湾）。

【性味与归经】味苦，性寒。归肺、心、肝经。

【功能与主治】清热解毒，消肿止痛。用于感冒发热，瘟疫时毒，乳蛾，喉痹，咽喉肿痛，痈肿疮毒，跌扑肿痛，风湿痹痛，皮肤瘙痒。

释名考订

本品因三出复叶对生而多以"三"冠名。"丫"、"桠"、"叉"、"岔"皆为分叉之义。"鸡脚"、"鹰爪"，以形似而名。跌打王、肺炎草，以功能而名。其味苦，因呼三叉苦、三桠苦、鸡脚苦。"苦"、"虎"一声之转，而称三叉虎、三丫虎。

025 三分三 ^sanfensan^《中药形性经验鉴别法》

【来源】为茄科植物三分三的根或叶。

【异名】大搜山虎（《云南中草药》），野旱烟（《昆明民间常用草药》），山茄子、山野烟（《云南中草药选》），藏茄、山烟（《西藏植物志》），野烟（四川），藏茄子（云南）。

【植物名】三分三 *Anisodus acutangulus* C. Y. Wu et C. Chen ex C. Chen et C. L. Chen

【性味与归经】味苦、辛，性温；有大毒。归肝、肾、脾、胃、大肠经。

【功能与主治】祛风除湿，解痉止痛。用于风湿痹痛，震颤麻木，跌打伤痛，腰痛，胁痛，脘腹挛痛。

释名考订

三分三在云南民间用作解痉镇痛药。据《中药形性经验鉴别法》记载："当地使用，认为剂量不可超过三分三厘，否则可能中毒，故名。"搜山虎，喻其毒性猛烈。叶似烟叶，故有野烟诸名。

026 三白草 ^sanbaicao^《新修本草》

【来源】为三白草科植物三白草的地上部分。

【异名】水木通（《本草纲目拾遗》），水伴深乌、白面骨、白面姑（《广西中兽医药用植物》），过塘莲（《南宁市药物志》），五路白、白水鸡（《福建民间草药》），三点白、水牛草、水九节莲（《江西民间草药》），白花莲、白叶莲（《江西民间草药验方》），一白二白（《湖南药物志》），田三白、土玉竹、白黄脚（《闽东本草》），猢狲草、水竹叶、猢狲骨头草、半叶白、半张叶、种田白、水竹、田丁白、大水白、状元花、白头翁、白头草、三张白、三白叶、三白头（《浙江民间常用草药》），五叶白、白桔朝、白花照水莲（《福建中草药》），白鱼腥草（《湖南农村常用中草药手册》），天性草（《中草药治肿瘤资料选编》），白蛇骨（《云南中药资源名录》），三叶白（浙江、江西、广东、福建），白面菇（广东、广西、云南），钻地风、箭地风（广东、广西），白花叶（江西、福建），五路叶白、三白莲、不田白、白光脚、冰糖草（福建），水边兰、水藕叶、过水蜈蚣（广东），二百草、一百二百、二白草（陕西），接骨丹、接骨草（湖北），过山塘、过山龙（江西），三白苕（四川），形态叶（江苏），白舌骨（贵州），水接骨（重庆）。

【植物名】三白草 *Saururus chinensis* (Lour.) Baill.

【性味与归经】味甘、辛，性寒。归肺、膀胱经。

【功能与主治】利尿消肿，清热解毒。用于水肿，小便不利，淋沥涩痛，带下；外治疮疡肿毒，湿疹。

释名考订

此草茎梢花穗下的三片叶（或二片叶）常于夏初时逐渐变为白色，呈花瓣状，故名三白草、二白草，俗作三白叶、三张白、一白二白等。叶白乃与季节相应，因称天性草。本品多生于沟边、池塘边等浅水或近水处，故多以"莲"相称。白水鸡、水牛草等，亦以其涉水之性而得名。功能利水消肿，因呼水木通。

027 三颗针 ^sankezhen^《分类草药性》

【来源】为小檗科植物拟豪猪刺、小黄连刺、细叶小檗或匙叶小檗等同属数种植物的根。

【异名】铜针刺（《天宝本草》），刺黄连（《贵州药用植物目录》），刺黄柏（陕西、云南、甘肃）。

拟豪猪刺：猫儿刺、老鼠刺（陕西、甘肃）。

小黄连刺：小三颗针（《云南中草药》），小黄连、鸡足黄连、三爪黄连（云南），土黄连（四川）。

细叶小檗：刺黄芩（《北方常用中草药手册》），刺黄檗、黄刺皮（甘肃）。

匙叶小檗：黄檗（新疆）。

【植物名】（1）拟豪猪刺 *Berberis soulieana* Schneid.

异名：猫刺小檗（《中药志》），假豪猪刺（《中药大辞典》），康定小檗（《云南种子植物名录》），豪猪刺（《中国药典》）。

（2）小黄连刺 *Berberis wilsonae* Hemsl.

异名：威氏小檗、川西小檗（《中国药用植物志》），金花小檗（《中国高等植物图鉴》），小叶小檗（《秦岭植物志》）。

（3）细叶小檗 *Berberis poiretii* Schneid.

异名：波氏小檗（《中国药用植物志》），泡小檗（《东北植物检索表》），酸醋溜（《北方常用中草药手册》），针雀（《中国高等植物图鉴》），狗奶子、红狗奶子、刺溜溜（东北、河北）。

（4）匙叶小檗 *Berberis vernae* Schneid.

异名：西北小檗（《青藏高原药物图鉴》）。

【性味与归经】味苦，性寒；有毒。归肝、胃、大肠经。

【功能与主治】清热燥湿，泻火解毒。用于湿热泻痢，黄疸，湿疹，咽痛目赤，聤耳流脓，痈肿疮毒。

释名考订

本品为小檗属（*Berberis*）多种植物的根。此类植物枝上多生有三分叉如针的尖刺，故名三颗针。木部黄色至鲜黄色，化学成分含小檗碱，功能清热、燥湿、泻火解毒，以形、性并似之而有"黄连"、"黄柏"诸名。

028 干姜 ganjiang 《神农本草经》

【来源】为姜科植物姜的干燥根茎。

【异名】白姜（《三因方》），川干姜（《传信适用方》），均姜、干生姜（《本草纲目》），白干姜（《中药材手册》），泡姜（《常用中药名辨》），犍干姜（《本草药名集成》），淡干姜（上海、山西）。

【植物名】姜 *Zingiber officinale* Rosc.

【性味与归经】味辛，性热。归脾、胃、肾、心、肺经。

【功能与主治】温中散寒，回阳通脉，温肺化饮。用于脘腹冷痛，呕吐泄泻，肢冷脉微，寒饮喘咳。

释名考订

本品系以鲜姜晒干而成，故名干姜。李时珍曰："干姜以母姜造之。今江西、襄、均皆造，以白净结实者为良，故人呼为白姜，又曰均姜。"古法炮制干姜多以水浸泡。陶弘景曰："凡作干姜法：水淹三日，去皮置流水中六日，更刮去皮，然后晒干，置瓷缸中酿三日，乃成。"泡姜之名盖取于此。经水浸泡后，辛辣之味大减，故又称淡干姜。商品以四川犍为县产者质量最佳，因呼犍干姜。

029 干漆 ganqi 《神农本草经》

【来源】为漆树科植物漆树的树脂经加工后的干燥品。

【异名】桼（《说文解字》），漆渣（《药笼小品》），陈漆（《普济方》），陈漆渣（《幼幼集成》），火漆（《本草纲目拾遗》），黑漆（《中国药学大辞典》），漆底、漆脚（《中药材手册》），漆滓（《本草药名集成》），家漆（浙江）。

【植物名】漆树 *Toxicodendron vernicifluum*（Stokes）F. A. Barkl.

异名：楂苗（《中国树木分类学》），山漆、大木漆（《中国高等植物图鉴》）。

【性味与归经】味辛，性温；有毒。归肝、脾经。

【功能与主治】破瘀通经，消积杀虫。用于瘀血经闭，癥瘕积聚，虫积腹痛。

释名考订

李时珍曰："许慎《说文》云：漆本作桼，木汁可以髹物，其字象水滴而下之形也。"《玉篇·木部》曰："桼，木汁，可以髹物，今为漆。"按"桼"为"漆"之初字，从"木"；后从"氵"而为"漆"。本品为漆树树脂的干燥品，故名干漆。以陈久者为良，因称陈漆、陈漆渣。古时商品多收集漆缸壁或底部粘着的干渣充药，故亦称漆渣、漆底、漆脚、漆淬等。漆树有楂苗之名，"楂"，同"楂"，名义亦当由"渣"字演化而来。

---

030 **土三七** ^{tusanqi} 《滇南本草》

【来源】为菊科植物菊叶三七的根或全草。

【异名】三七草（《本草纲目》），金不换（《秘方集验》），见肿消、乳香草、奶草（《本草纲目拾遗》），泽兰、叶下红（《辰溪县志》），散血草、和血丹（《简易草药》），赛三七（《质问本草》），天青地红（《植物名实图考》），破血丹（《分类草药性》），血牡丹（《天宝本草》），紫三七（《南京民间药草》），血七、血格答（《贵州民间方药集》），白田三七、白田七草（《中国土农药志》），水三七（《河北药材》），铁罗汉、乌七（《湖南药物志》），鸡血七、红当归（《四川中药志》），山漆（《本草推陈续编》），九头狮子草（《昆明药用植物调查报告》），散血丹、红背三七（广州部队《常用中草药手册》），大伤药（《贵州草药》），饭饱草、啊呀草、高五脚茎（《浙江民间常用草药》），菊三七、菊叶三七（《上海常用中草药》），汉三七（《广西植物名录》），癫头九子（《昆明民间常用草药》），紫背三七（《全国中草药汇编》），狗头三七（《浙江药用植物志》），血三七（江西、贵州、湖南、云南、湖北），血当归（贵州、四川、云南、湖北），土当归（四川、贵州、云南），艾叶三七（福建、湖南），破血草（广东、湖南），白田七、九头七、盘龙七、牛头七、牛头漆（云南），土山七、番三七、菜三七、香三七（福建），野田七、狗头七、大叶土三七（江西），紫蓉三七、萝卜三七（湖南），黄花三七、菊花三七（浙江），红三七、万肿消（江苏），三七、山田七（广西），小土三七（贵州），东北水三七（黑龙江），鲜三七（北京），秋三七（安徽），草三七（上海）。

【植物名】菊叶三七 *Gynura segetum*（Lour.）Merr.

【性味与归经】味甘、微苦，性温。

【功能与主治】散瘀止血，解毒消肿。用于吐血，衄血，尿血，便血，功能性子宫出血，产后瘀血腹痛，大骨节病；外治跌打损伤，痈疖疮疡，蛇虫咬伤，外伤出血。

释名考订

土三七之名始见于《滇南本草》。为多年生草本，宿根肉质肥大，有三七之功；叶似菊，故有土三七、菊叶三七诸名。叶背色紫，叶下红、天青地红、紫背三七等因以得名。根茎呈拳形团块状，具瘤状突起及须根，状如动物之头，因得狗头三七、九头狮子草诸称。喜生沟边等下湿地，乃呼水三七。功能散瘀止血、解毒消肿，遂有见肿消、散血草、破血丹诸名。

---

031 **土木香** ^{tumuxiang} 《本草图经》

【来源】为菊科植物土木香的根。

【异名】青木香（《本草衍义》），祁木香（《河北药材》），藏木香（《中国药典》），木香（河北）。

【植物名】土木香 *Inula helenium* L.

异名：黄花菜（《中药大辞典》）。

【性味与归经】味辛、苦，性温。归肝、脾经。

【功能与主治】健脾和胃，行气止痛，安胎。用于胸胁、脘腹胀痛，呕吐泻痢，胸胁挫伤，岔气作痛，胎动不安。

释名考订

土木香之名最早见于《本草图经》。《蜀本草》谓孟昶苑中尝种"木香"。《本草图经》云："恐亦是土木香种也。"《本草衍义》云："尝自岷州出塞，得生青木香，持归西洛。叶如牛蒡，但狭长，茎高三四尺，花黄，一如金钱，其根则青木香也。生嚼之极清香，尤行气。"岷州即今甘肃。直至现在，甘肃仍有将菊科土木香 Inula helenium L. 的根称作"青木香"者。《本草衍义》所称从塞外得到的"青木香"应与此种为同一类型。又据报道，近代，在木香、川木香货源紧缺时，有些地区即将上述菊科植物的根以"土木香"之名代木香药用。而在东北、华北有些地区，又曾有将这种植物的根作"青木香"药用者。历史的和现实的问题迫切需要为菊科旋覆花属（Inula）这种植物的根正名。《中国药典》（一部）从 1985 年版起对它正式作了收载，并将中药的正名定为"土木香"。

本品系藏族习用药，因称藏木香。栽培于河北安国，安国古称祁州，故本品又名祁木香。

032 土贝母 tubeimu 《本草从新》

【来源】为葫芦科植物土贝母的块茎。

【异名】茼、贝母（《证类本草》），土贝（《百草镜》），大贝母（《本草纲目拾遗》），藤贝（《四川中药志》），藤贝母（《鄂西草药名录》），地苦胆、草贝（《陕西中草药》），猪屎贝（浙江、湖北），猪矢贝（浙江），土大贝（山东青岛），垒贝（湖北利川）。

【植物名】土贝母 Bolbostemma paniculatum（Maxim.）Franquet

异名：假贝母、野西瓜（《中国高等植物图鉴》），野瓜蒌（《青岛中草药手册》），华北盒子草（南药《中草药学》），小叶合子草（《云南种子植物名录》）。

【性味与归经】味苦，性微寒。归肺、脾经。

【功能与主治】解毒，散结，消肿。用于乳痈，瘰疬，痰核。

释名考订

本品药用块茎，"形大如钱"（《百草镜》），与贝母相似，故名"土贝"、"土贝母"、"大贝母"。其味苦，形似动物之胆，因称地苦胆。为草质藤本，因呼藤贝。块茎由数个至十余个肉质肥厚的白色鳞叶聚生而成，故有垒贝之称。猪屎贝者，亦以其形似而得名。

033 土牛膝 tuniuxi 《本草图经》

【来源】为苋科植物牛膝野生种的根及根茎。

【异名】冶牛膝（《五十二病方》），杜牛膝（《卫生易简方》），野牛夕（《中药处方名辨义》），野牛膝（江苏、山东、四川），红牛膝（江西、四川、云南），白土牛膝（浙江、四川），野牛克膝（陕西），白牛膝（湖南），土牛夕（山东）。

【植物名】牛膝 Achyranthes bidentata Bl.

【性味与归经】味甘、微苦、微酸，性寒。归肝、肾经。

【功能与主治】活血祛瘀，泻火解毒，利尿通淋。用于经闭，跌打损伤，风湿关节痛，痢疾，白喉，咽喉肿痛，疮痈，淋证，水肿。

释名考订

李时珍曰："牛膝处处有之，谓之土牛膝，不堪服食，惟北土及川中人家种莳者为良。"可见，土牛膝是为各地野生的牛膝。冶牛膝，"冶"，通"野"。朱骏声《说文通训定声·颐部》："冶，叚借为野。"《论衡·言毒》曰："毒螫渥者，在虫则为蝮蛇蜂虿，在草则为巴豆冶葛。"在同一文中，还有

"草木之中，有巴豆、野葛，食之凑懣，颇多杀人"之语，则"冶葛"即"野葛"可知矣。土牛膝异物同名品甚多，现时各地所用之土牛膝除野生牛膝外，尚有柳叶牛膝 *Achyranthes longifolia*（Makino）Makino、粗毛牛膝 *A. aspera* L.、钝叶土牛膝 *A. aspera* L. var *indica* L.、日本牛膝 *A. japonica* Nakai 等。

034 土荆皮 tujingpi《药材资料汇编》

【来源】为松科植物金钱松的根皮或近根树皮。

【异名】罗汉松皮（汪连仕《采药书》），土槿皮（《疡医大全》），荆树皮（《中国药用植物志》），金钱松皮（《药材学》），山槿树皮（《中药材品种论述》）。

【植物名】金钱松 *Pseudolarix kaempferi* Gord.

异名：金松、水树（《中国树木分类学》），金叶松、水松（《中国裸子植物志》），荆皮树（《全国中草药汇编》），落叶松、金树（江西），杉罗松（安徽），天枞（湖北）。

【性味与归经】味辛，性温；有毒。归肺、脾经。

【功能与主治】杀虫，疗癣，止痒。用于疥癣瘙痒。

释名考订

本品是晚近发展起来的中药新品种，功能杀虫止痒，用于皮肤疥癣。与木槿皮（川槿皮）功能相似而基原不同，故名土槿皮。本品的原植物为落叶乔木，叶在长枝上螺旋状散生，在短枝上15～30簇生，向四周辐射平展，至秋后呈金黄色，圆如铜钱，因得金钱松之名。金树、金松、金叶松诸名义同。"土荆皮"名义不详。锦葵科植物木槿花又名木荆花，则土荆皮或为土槿皮之声转。

035 土茯苓 tufuling《滇南本草》

【来源】为百合科植物光叶菝葜的根茎。

【异名】禹余粮、白余粮（《本草经集注》），草禹余粮（《本草拾遗》），刺猪苓（《本草图经》），过山龙、硬饭（《朱氏集验医方》），仙遗粮（《滇南本草》），土萆薢（《本草会编》），冷饭团（《卫生杂兴》），山猪粪、山地栗、过冈龙（《本草纲目》），山牛（《本经逢原》），冷饭头（《生草药性备要》），山归来（《有用植物图说》），久老薯（《广西中兽医药用植物》），地胡苓、狗老薯、饭团根、硬饭头薯（《广西中药志》），山遗粮（广州部队《常用中草药手册》），红草薢、毛尾薯、川草薢（《中药材手册》），土苓（《四川中药志》），山硬硬、奇良、白葜、连饭（《浙江民间常用草药》），山奇良（《全国中草药汇编》），金钢果（《青岛中草药手册》），红土茯苓（《广西混杂品考证》），粉红苓（《中药正别名》），千斤力（《云南中药资源名录》），土茯（《广东中药志》），狗朗头、尖光头（《常用中草药彩色图谱》），山猪肥（《本草药名集成》），红土苓（广东、湖南、湖北、安徽、浙江、四川、福建、广西、江苏），奇粮、硬饭头（广东、山东、江西、浙江），山奇粮、仙奇良（浙江、江西），地茯苓（湖南、广西），山猪仔、铁孩儿、山尾薯、猪屎团、糯饭子（福建），狗卵子、烂饭头、鲜奇良（江西），冷饭陀、进山虎（湖南），见风消、狗佬薯（广西），黄草薢、花草薢（云南），狗朗薯（广东）。

【植物名】光叶菝葜 *Smilax glabra* Roxb.

异名：土茯苓（《中国植物志》），蓝果土茯苓（《广西植物名录》），光菝葜（《滇南本草》整理本），羊舌藤（浙江、江西），花藤、龙须菜、金刚藤（云南），山骨藤（海南），硬饭藤（福建），金刚豆藤（贵州）。

【性味与归经】味甘、淡，性平。归肝、胃经。

【功能与主治】解毒，除湿，通利关节。用于梅毒及汞中毒所致的肢体拘挛，筋骨疼痛；湿热淋浊，带下，痈肿，瘰疬，疥癣。

释名考订

传说"昔禹行山乏食，采此充粮而弃其余"，故名禹余粮。仙遗粮之名义并同。因矿物药中亦有名为"禹余粮"者，本品为植物药，乃呼"草禹余粮"，以别之。《本草纲目》云："茯苓、猪苓、山地栗，皆象形也。"形肖茯苓而非茯苓，乃名土茯苓。土萆薢、山猪粪、冷饭团、硬饭头等，亦以其形似而名之。块茎之形类薯，久老薯，毛尾薯、狗老薯等因以得名。

036 土香薷 tuxiangru 《浙江民间常用草药》

【来源】为唇形科植物香薷的全草。

【来源】野鱼香、火胡麻（《贵州民间药物》），德昌香薷（《中药志》），香茸（《中国药用植物图鉴》），红薄荷（《广西药用植物名录》），臭荆芥、水荆芥（《北方常用中草药手册》），山荆芥、偏头草（《青岛中草药手册》），香茹（《陕甘宁青中草药选》），香薷草、臭藿香、鸡冠香薷、相思香、瞌睡草（《全国中草药汇编》），蚂蝗痧、野芝麻、野芭子、野坝蒿、坝子菜（《云南种子植物名录》），水芳花、山苏子（黑龙江、吉林、河北、山西、福建、山东），蜜蜂草（福建、辽宁、甘肃、河北），臭香麻、荆芥、小荆芥、真荆芥（辽宁、甘肃、河北），半边苏、野苏（浙江、云南、贵州），野紫苏（四川、浙江、湖南），牙刷草（安徽、浙江镇海），边枝花、偏枝花、半边花、野薄荷、土红藿香、土薄荷、大叶薄荷、甜白药草、鸡苏、土藿香（浙江），土荆芥、野荆芥、野藿香、野油麻、苏麻、野油麻树、大叶香薷（湖南），臭香薷、痱子草、香草、香茹草（四川），野香薷、偏荆芥、半脸荆芥、偏脸荆芥（河南），排香草、假紫苏、细薄荷（广西），假香薷、野香苏（云南），北香薷（辽宁），青龙刀香薷（黑龙江），偏芥（陕西）。

【植物名】香薷 Elsholtzia ciliata (Thunb.) Hyland.

【性味与归经】味辛，性微温。归肺、胃经。

【功能与主治】发汗解暑，化湿利尿。用于夏季感冒，中暑，泄泻，小便不利，水肿，湿疹，痈疮。

释名考订

"香薷"之名义及其药用品种的演变历史，参见本书"香薷"条。类属香薷而非正品，故名土香薷。野紫苏、野藿香、野薄荷、野荆芥者，均以其野生且植株形似而得名。茎呈紫褐色，因呼土红藿香、红薄荷。假穗状花序顶生或腋生，花小而密，偏向花序一侧着生，以此而有偏头草、偏枝花、半边苏、半边花诸名。牙刷草、青龙刀香薷、偏脸荆芥等，亦因其花偏一侧而得名。

037 土常山 tuchangshan 《本草图经》

【来源】为虎耳草科植物腊莲绣球或伞形绣球的根。

【异名】三百头牛药（《肘后备急方》），白常山、白花常山（《湖南药物志》），鸡跨裤（《贵州中草药名录》）。

腊莲绣球：鸡垮垮（《中药材品种论述》），思茅腐皮（湖北）。

伞形绣球：常山、黄山吊（浙江）。

【植物名】（1）腊莲绣球 Hydrangea strigosa Rehd.

异名：硬毛八仙花（《中国种子植物分类学》），腊莲（《中国树木分类学》），硬毛绣球、癞疬树、癞痢花（《四川中药志》），癞痢树（《中药材品种论述》），大叶土常山、大叶老鼠竹（《浙江天目山药用植物志》），羊耳朵树（《中国高等植物图鉴》），腊莲八仙花（《秦岭植物志》），癞疬（四川）。

（2）伞形绣球 Hydrangea angustipetala Hayata

异名：伞形绣球花（《中国植物图鉴》），伞形八仙花（《中国种子植物分类学》），伞花八仙（《浙江天目山药用植物志》），伞花绣球、绣球八仙（《全国中草药汇编》）。

【性味与归经】味辛、酸，性凉。

【功能与主治】截疟，消食，清热解毒，祛痰散结。用于疟疾，食积腹胀，咽喉肿痛，皮肤癣癞，疮疖肿毒，瘿瘤。

释名考订

本品与虎耳草科常山植物形态相似，截疟功能相近，故名土常山。

《本草图经》"蜀漆"条记曰："今天台山出一种草，名土常山，苗叶极甜，人用为饮香，其味如蜜，又名蜜香草。"另据《植物名实图考》所载4种土常山之二云："土常山，丛生，绿茎圆节，长叶相对，深齿粗纹。夏时茎梢开四圆瓣白花，花落结子如黄粟米，累累满枝。"根据以上两书所述特征，又考《植物名实图考》土常山附图，所指者应为虎耳草科绣球属（*Hydrangea*）植物。现市售土常山，一般多指该属植物腊莲绣球或伞形绣球的根。

葛洪《肘后备急方》云：席辩刺史尝言：岭南俚人解蛊毒药，并是常用之物，畏人得其法，乃言三百头牛药……久与亲狎，乃得其详。三百头牛药，即土常山也。

038 土鳖虫 tubiechong《江苏中药名实考》

【来源】为鳖蠊科昆虫地鳖或冀地鳖的雌虫全体。

【异名】䗪虫、地鳖（《神农本草经》），土鳖（《名医别录》），过街（《埤雅》），簸箕虫（《本草衍义》），蚵蚾虫（《袖珍方》），地鳖虫、地蜱虫（《鲍氏小儿方》），山蜻螂（《本草求原》），地乌龟（《分类草药性》），土元（《中药形性经验鉴别法》），臭虫母、盖子虫（《河北药材》），土别虫、土虫坑（《药材学》），节节虫、蚂蚁虎（《江苏药材志》），土别（《四川中药志》），婆婆虫（《北方常用中草药手册》），土虫（《吉林中草药》），老婆虫（《本草药名集成》），地别（湖南）。

地鳖：苏土虫（《中药志》），臭土鳖（《北方常用中草药手册》），臭虫母子（《甘肃中草药手册》），土别子（内蒙古）。

冀地鳖：汉土虫（《中药志》）。

【动物名】（1）地鳖 *Eupolyphaga sinensis* Walker

（2）冀地鳖 *Steleophaga plancyi*（Boleny）

【性味与归经】味咸，性寒；有小毒。归肝经。

【功能与主治】破血逐瘀，续筋接骨。用于跌打损伤，筋伤骨折，血瘀经闭，产后瘀阻腹痛，癥瘕痞块。

释名考订

土鳖虫始载于《神农本草经》，原名䗪虫、地鳖，列为中品。喜生长于阴湿的松土中，《本草经集注》曰："形扁扁如鳖，故名土鳖。"地鳖之名义同。形亦如龟，乃呼地乌龟。地蜱者，"蜱"为"鳖"之音转。土元，"元"，或为"鼋"之省写。鼋亦鳖类。《本草衍义》曰："今人呼为簸箕虫，亦象形也。"此虫体有节，背板如盖，小有臭气，故又有节节虫、盖子虫、臭虫母等俗称。《本草纲目》引陆农师云："䗪逢申日则过街，故名过街。"恐系附会之言。入药惟用雌虫，因称婆婆虫、老婆虫。

039 土一枝蒿 tuyizhihao《文山中草药》

【来源】为菊科植物云南蓍的全草。

【异名】西南蓍（《中药志》），刀口药、刀口伤皮、细杨柳、蒿子跌打、四乱蒿（《云南中草药》），千叶蓍（《云南中草药选》），马茴香、飞天蜈蚣、一支蒿（《云南思茅中草药选》），野一枝蒿、白花一支蒿（《文山中草药》），西南蓍草（《四川常用中草药》），蓍草（《全国中草药汇编》），一枝蒿（湖北、四川、云南、贵州），蜈蚣草（广西、云南），乱头发、茅草一枝蒿、茴香一枝蒿（云南），蜈蚣蒿（湖北）。

【植物名】云南蓍 *Achillea wilsoniana* Heimerl ex Hand. – Mazz.

【性味与归经】味辛、麻、苦，性微温；有毒。

【功能与主治】祛风除湿，散瘀止痛，解毒消肿。用于风湿疼痛，胃痛，牙痛，跌打瘀肿，经闭腹痛，痈肿疮毒，蛇虫咬伤。

释名考订

本品为蓍属植物，主产于西南各省，故有西南蓍、云南蓍、西南蓍草诸名。《说文解字·艸部》曰："蓍，蒿属。"土一支蒿，又名野一枝蒿、白花一支蒿、茅草一枝蒿、茴香一枝蒿，《尔雅·释草》郭璞注："春时各有种名，至秋老成，皆通呼为蒿。"故本品多有"蒿"之名。蓍属植物高山蓍 *Achillea alpine* L.（药材"蓍草"）使用年久，在华北、西北广大地区被称作一枝蒿。本种较蓍草晚出，多生西南地区，乃呼土一支蒿。叶片长线形，羽状全裂，裂片椭圆状披针形，以形似而有蜈蚣草、蜈蚣蒿、飞天蜈蚣、乱头发诸名。功能散瘀止痛，用于跌打损伤有效，因得刀口药、蒿子跌打诸称。

040 大麦 damai 《名医别录》

【来源】 为禾本科植物大麦的颖果。

【异名】 麰（《广雅》），稞麦、麳麦（《本草经集注》），牟麦（《本草纲目》），牟（《天工开物》），饭麦、赤膊麦（《医林纂要·药性》）。

【植物名】 大麦 *Hordeum vulgare* L.

异名：草大麦（山西、山东），谷麦（四川、山东）。

【性味与归经】 味甘，性凉。归脾、肾经。

【功能与主治】 健脾和胃，宽肠，利水。用于腹胀，食滞泄泻，小便不利。

释名考订

"麦"之名义参见本书"小麦"条。《天工开物·乃粒·麦》云："凡麦有数种。小麦曰来，麦之长也；大麦曰牟，曰穬……"大麦，《本草纲目》曰："麦之苗粒皆大于来，故得大名。牟亦大也，通作麰。"《诗·周颂·思文》云："贻我来牟，帝命率育。"毛《传》曰："牟，麦。"《字汇·牛部》曰："牟，大麦也。"后作"麰"。《广雅·释草》曰："大麦，麰也。"可为粥饭，呼作饭麦。其外稃与颖果相连，看似果仁外露，故有稞麦、赤膊麦诸称。

041 大青 daqing 《名医别录》

【来源】 为马鞭草科植物大青的茎叶。

【异名】 大青叶（《新修本草》），山大青叶（《中药材品种论述》），苦菜叶、淡亲家婆叶、淡婆婆叶（湖南），臭茉叶子、臭菜叶（广西），长刀叶（广东），大青木叶（湖北），臭叶（江西），野芝麻叶（安徽），青叶（福建）。

【植物名】 大青 *Clerodendron cyrtophyllum* Turcz.

异名：淡婆婆（《植物名实图考》），山漆、青草心、山尾花（《中国药用植物志》），路边青（《广西中兽医药用植物》），山皇后（《泉州本草》），鬼点灯（《广西药用植物名录》），臭大青（《安徽中草药》），臭叶树（《湖南农村常用中草药手册》），红秋风吹（《浙南本草新编》），青心草、大叶青、木本大青（《全国中草药汇编》），鬼灯火（《中药大辞典》），路边草（《简明中医辞典》），山大青、大青树（《中药材品种论述》），石蚌跌打（《云南种子植物名录》），臭冲柴（江西、福建、湖南），鸭公青（江西、广西、广东），羊咪青、鸡屎青、猪屎青（广东、广西），臭青（安徽、湖南），野靛青（浙江、四川），山靛青（江苏、浙江），牛舌枫（江西、广东），木大青（浙江、福建），狗屎木、鸡屎菜、鸡屎木、牛屎青、羊尾青（广西），长叶臭梧桐、尖叶臭梧桐、臭桐白、烂溏鸡屎树、臭梧桐（浙江），臭树、臭柴、臭树青、大青臭（福建），臭皮柴、臭枝柴、鸭屎树、绿豆青（湖南），鸡屎木、鸭屎青（广东），牛耳青、靛青（江苏），大青木（湖北），牛皮青（江西），臭草柴（安徽）。

【性味与归经】 味苦，性寒。归胃、心经。

【功能与主治】清热解毒，凉血止血。用于外感热病所致热盛烦渴，咽喉肿痛，口疮，黄疸，热毒痢，急性肠炎，痈疽肿毒，衄血，血淋，外伤出血。

释名考订

大青始载于《名医别录》，《新修本草》、《本草图经》等均有记载。本种叶片较大，《本草纲目》谓"其茎叶皆深青"，故名大青。按商品大青异物同名品甚多，现今以十字花科菘蓝 *Isatis indigotica* Fort. 的叶为全国大青叶的主流品种。但据考证，古代本草所载之大青叶，其原植物并不是菘蓝，而是马鞭草科大青（即本品）。以大青之叶入药，因称大青叶。又因其植株有异臭味，故有臭大青、臭叶树、猪屎青、臭树青诸名。

042 大枣 dazao 《神农本草经》

【来源】为鼠李科植物枣的果实。

【异名】枣（《诗经》），壶（《尔雅》），干枣、美枣、良枣（《名医别录》），木蜜（《广记》），红枣（《三因方》），干赤枣（《宝庆本草折衷》），北枣（《瑞竹堂经验方》），胶枣（《日用本草》），南枣（《食物本草》），白蒲枣（《花镜》），无刺枣、要枣（《中国东北经济树木图说》），长枣（《果树栽培技术手册》），枣子（河北、山东、山西），红枣子（上海、浙江、湖南），大红枣（上海、内蒙古、山东），鸡心红枣、山红枣（广西），牙枣、沙枣（江苏），小枣（河北），白乌枣（上海），刺枣（四川），半官枣（浙江），圆枣（山东青岛）。

【植物名】枣 *Ziziphus jujuba* Mill

【性味与归经】味甘，性温。归脾、胃、心经。

【功能与主治】补脾胃，益气血，安心神，调营卫，和药性。用于脾胃虚弱，气血不足，食少便溏，倦怠乏力，心悸失眠，妇人脏躁，营卫不和。

释名考订

《本草纲目》曰："按陆佃《埤雅》云：大曰枣，小曰棘。棘，酸枣也。枣性高，故重朿；棘性低，故并朿。朿音次。枣、棘皆有刺针，会意也。""枣"，古字作"棗"。枣树和酸枣的枝条上都有粗直的托叶刺，故"棗"字和"棘"字都由两个"朿"字组成。"朿"（音 cì），为"刺"之古字。《说文解字·朿部》云："朿，木芒也。象形。读若刺。"徐锴《系传》云："从木形，左右象刺生之形也。"王筠《句读》谓："枣高，故重之；棘卑且丛生，故并之。"意即：枣树高大，故"棗"字由两个"朿"字重叠而成；酸枣低矮且丛生，故"棘"字由两个"朿"字并立而成。"棗"和"棘"都为会意字。

枣生树上，味甜如蜜，故名木蜜。美枣、良枣亦味甘美之义。枣采收于秋季，成熟时红色，因称红枣。果实肥大，乃有大枣之名。

043 大黄 dahuang 《神农本草经》

【来源】为蓼科植物掌叶大黄、唐古特大黄或药用大黄的根及根茎。

【异名】将军（李当之《药录》），黄良、火参、肤如（《吴普本草》），蜀大黄（《药性论》），锦纹大黄（《千金要方》），锦文、牛舌大黄、紫地锦纹（《本草纲目》），生军（鲍相璈《验方新编》），锦黄（《幼幼集成》），川军（《药物生产辨》），锦纹（《药材学》），香大黄（《中药材品种论述》），香结（湖北），西军（山西）。

掌叶大黄：土番大黄（《本草图经》），北大黄、铨水大黄（《中药材品种论述》），西大黄、西锦纹（《常用中药名辨》），金大黄（湖北利川）。

唐古特大黄：西大黄（《本草述》），土番大黄、西藏大黄（徐国钧《药用植物学与生药学》），瓜叶大黄、野黄、唐固大黄（楼之岑《生药学》），甘肃大黄（《药材学》），马蹄大黄（南药《中草药学》），北大黄、西宁大黄、雅黄、凉黄、狗头大黄（《中药材品种论述》），西锦纹（《常用中药名辨》）。

药用大黄：大黄茎（《新修本草》），川大黄（《太平圣惠方》），大大黄（《中国药用植物志》），马蹄黄（《中药形性经验鉴别法》），马蹄大黄、南大黄（《中药志》），药大黄（《药材学》），上海大黄、广东大黄、云南大黄（徐国钧《药用植物学与生药学》），雅黄（《中药材品种论述》），紫茎大黄、马绵黄（四川），土大黄（湖北利川）。

【植物名】（1）掌叶大黄 *Rheum palmatum* L.

异名：葵叶大黄、天水大黄（《中药志》）。

（2）唐古特大黄 *Rheum tanguticum* Maxim. ex Balf.

异名：鸡爪大黄（《中药志》）。

（3）药用大黄 *Rheum officinale* Baill.

异名：四川大黄（南药《中草药学》）。

【性味与归经】味苦，性寒。归脾、胃、大肠、肝、心包经。

【功能与主治】泻下攻积，清热泻火，凉血解毒，逐瘀通经，利湿退黄。用于实热积滞便秘，血热吐衄，目赤咽肿，痈肿疔疮，肠痈腹痛，瘀血经闭，产后瘀阻，跌打损伤，湿热痢疾，黄疸尿赤，淋证，水肿；外治烧烫伤。

释名考订

大黄以形大色黄而得名。陶弘景曰："大黄，其色也。将军之号，当取其骏快也。"李杲曰："推陈致新，如戡定祸乱，以致太平，所以有将军之号。"既为"将军"，则以产地及炮制方法为说，乃有川军、生军诸名。川军者，因本品多产于四川，故名。攻泻之力以生用者为最强，而有生军之称。大黄平整的横切面可见有暗红橙色菊花形星点排列成环圈或作不规则散布，这些星点及不规则黄色至棕色的线纹，呈缎面织锦样纹理，因称锦文，亦作锦纹、锦纹大黄，简称锦黄。大黄为蓼科植物，供药用的正品大黄，其植物来源为掌叶大黄 *Rheum palmatum* L.、唐古特大黄 *Rheum tanguticum* Maxim. ex Balf. 和药用大黄 *Rheum officinale* Baill. 三种。三者在植物分类上均属掌叶组，在药材分类上均属锦纹大黄，又都有香气，故又名香大黄。各种大黄的品质，均以外表黄棕色者为佳，因呼黄良。青海、甘肃所产者商品称西大黄，又称北大黄；四川产者名南大黄。葵叶大黄、鸡爪大黄以叶形为名，川大黄、铨水大黄以产地为名，西宁大黄以商品集散地为名。甘肃武威古称凉州，野生于凉州的大黄名凉黄。凉黄系不经去皮加工的原皮大黄，形如狗头，故又称狗头大黄。南大黄采收后经产地加工，根茎中心收缩陷成马蹄形，因得马蹄大黄之名。

044 **大蒜** dasuan 《本草经集注》

【来源】为百合科植物蒜的鳞茎。

【异名】葫（《名医别录》），胡蒜（崔豹《古今注》），独头蒜（《补缺肘后方》），小蒜（《外台秘要》），蒜瓣、独颗蒜（《太平圣惠方》），大蒜头（《洪氏集验方》），独蒜（《普济方》），青蒜（《滇南本草》），荤蒜（《本草纲目》），大蒜瓣（《外科大成》），独囊蒜（《本草述》），蒜头（《药材学》）。

【植物名】蒜 *Allium sativum* L.

【性味与归经】味辛，性温。归脾、胃、肺、大肠经。

【功能与主治】解毒消肿，杀虫，止痢。用于痈肿疮疡，疥癣，肺痨，顿咳，泄泻，痢疾。

释名考订

本品始载于《名医别录》，原名"葫"。《本草纲目》曰："按孙愐《唐韵》云：张骞使西域，始得大蒜……大蒜出胡地，故有胡名。"按"蒜"为象形字，古时原指一种由山蒜（蒚）移栽并经人工长期培植的葱属植物。《本草纲目》曰："蒜字从祘（音蒜），谐声也。又像蒜根之形。"葫自西域传入后，以其气与蒜相类且"根茎俱大而瓣多"而被称作大蒜，而原来的蒜则被改呼为小蒜，以别之。陶弘景曰："今人谓葫为大蒜，蒜为小蒜，以其气类似也。"《名医别录》曰："大蒜……独子者入药尤佳。"故古方多称独蒜、独颗蒜、独头蒜。古人将葱蒜韭薤之类通称为"荤菜"，认为它们皆辛熏之物，生食增恚，熟食发淫，有损性灵。《说文解字·艸部》曰："荤，臭菜也。"《仪礼·士相见礼》郑玄注："荤，辛物，葱薤之属。"关于"荤菜"的品种范围，佛家、道家、方术家各有所定，不尽相同。但无论哪一家，大蒜则一概被名列其中。故此，大蒜又名荤蒜。

045 大蓟 daji 《本草经集注》

【来源】 为菊科植物蓟的地上部分。

【异名】 马蓟（《范汪方》），虎蓟（陶弘景），刺蓟、山牛蒡（《日华子本草》），鸡项草、千针草（《本草图经》），刺蓟菜（《救荒本草》），鸡脚刺（《滇南本草》），野红花（《本草纲目》），茨芥（《本草述》），牛触嘴、鼓椎（《医林纂要·药性》），鸡姆刺（《质问本草》），刺儿菜（《本草纲目拾遗》），恶鸡婆（《草木便方》），鬼蓟（《现代实用中药》），大牛喳口、山萝卜（《贵州民间方药集》），猫蓟、老虎胭（《广西中兽医药用植物》），猪姆刺、六月霜、蚁姆刺（《福建民间草药》），牛口刺（《浙江中药手册》），刺萝卜（《民间常用草药汇编》），马刺蓟（《中药志》），牛刺口、牛口蓟（《民间药与验方》），牛刺芳菜、芳菜、鸟不扑（《江西民间草药验方》），刺秸子、马刺草（《中药材手册》），鸡角刺（《泉州本草》），驴扎嘴、马刺刺（《山西中药志》），野刺菜、铁刺艾、刺楷子（《药材学》），土红花（《四川中药志》），灰蓟（《植物分类学报》），牛口舌、老虎刺、草鞋刺、刷把头（《广西中药志》），牛不嗅、猪妈菜（《闽东本草》），大青青菜（广州部队《常用中草药手册》），六月冻、牛生刺、牛不食、牛酸菜、山满菜、刺芥菜、水牛刺、牛口舌刺（《浙江民间常用草药》），老牛错（《中国沙漠地区药用植物》），大七七毛、驴插口、驴起口（《青岛中草药手册》），大刺儿菜、牛喳口、鸡母刺（《全国中草药汇编》），海南蓟（《中药材品种论述》），老牛挫口、婆婆丁（东北），牛戳嘴（江西、浙江、上海），大刺刺菜（山东、安徽），大刺盖（四川、贵州），刺菜（福建、浙江），牛枝箭、牛芝芳、老鼠箭、牛不食草、山老鼠箭、猪哥刺头、猫仔刺头、牛炸口、牛枝勒菜、猫枝箭、剪刀菜（广东），牛刺箭草、箭草、红毛帚、勒莎草、老虎卵、芳柴（江西），大刺家草、牛倒刺、裂婆兜、刺刺菜、千口针、毛凶菜（湖南），老鸦刺、老虎草、牛刺鼻、千针菜、猪母刺、牛母刺（福建），驴刺口、老牛扁口、大七七菜、驴齐口（山东），戳人蓟草、六轮台、大蓟姆、牛戳刺（上海），大恶鸡、刺盖草、刺红花（四川），刺青菜、大小蓟（广西），山刺儿菜、刺角牙（河南），牛刺芽、牛鼻刺（安徽），小牛喳口、雷公菜（贵州），马利草、抱母鸡刺（云南），鸡公刺（浙江），扎扎嘴（河北），大恶鸡婆（重庆），地蜈蚣（陕西），鬃刺薯（海南）。

【植物名】 蓟 *Cirsium japonicum* Fisch. ex DC.

【性味与归经】 味甘、苦，性凉。归心、肝经。

【功能与主治】 凉血止血，散瘀解毒消痈。用于衄血，吐血，尿血，便血，崩漏，外伤出血，痈肿疮毒。

释名考订

大蓟始载于《名医别录》，与小蓟合条。头状花序生于枝端集成圆锥状，总苞钟状如发髻。《本草纲目》曰："蓟犹髻也，其花如髻也。曰虎、曰猫，因其苗状狰狞也。曰马者，大也。牛蒡，因其根似牛蒡根也。鸡项，因其茎似鸡之项也。千针、红花，皆其花状也。"《本草经集注》云："大蓟是虎蓟，小蓟是猫蓟。"犹以"虎"状大蓟之大，以"猫"状小蓟之小。《本草经考注》曰："凡高大刚刺非常之物以虎名之，虎杖、虎蓟之类似也。"按本品叶片的边缘呈齿状，齿端具刺；总苞片先端有短刺，故本品多有"刺"之名。牛触嘴、恶鸡婆、驴刺口、牛不嗅、鸟不扑等，亦皆因其多刺而得名。《本草述》中又名茨芥。"茨"，音cí。《尔雅·释草》曰："茨，蒺藜。"蒺藜为蒺藜科植物，其果皮有尖刺，"茨"因作"刺"解。本品多有"竻"之名。"竻"，也作"簕"，为方言用字。原指竹上的刺。两广一带把长刺的竹称作竻竹，或写作簕竹。宋周去非《岭外代答·竹》曰："竻竹，其上生刺，南人谓刺为竻。"本品多刺，故有竻菜、簕草、老鼠簕、牛刺竻菜诸名。老虎脷者，"脷"亦两广方言，指动物的舌头。传说虎的舌面及舌尖上舌蕾呈刺状，以此喻指本品多刺。鼓椎者，"椎"通作"槌"，因花枝形似，故名。此草形多诡异，因呼鬼蓟。

046 大风子 ^dafengzi 《本草衍义补遗》

【来源】为大风子科植物泰国大风子或海南大风子的种子。

【异名】大枫子（《本草品汇精要》），风子（《疮疡经验全书》），麻风子（《全国中草药汇编》）。

泰国大风子：驱虫大风子（《台湾药用植物志》）。

海南大风子：乌壳子（《全国中草药汇编》）。

【植物名】（1）泰国大风子 *Hydnocarpus anthelminticus* Pier. ex Laness.

异名：暹罗大风子树（李承祜《药用植物学》），大风子树（《药材学》）。

（2）海南大风子 *Hydnocarpus hainanensis*（Merr.）Sleum.

异名：米糠加、青蓝木（《广西药用植物名录》），龙角、高根、龙角木、海南麻疯树（海南），米康茄、尾加木（广西）。

【性味与归经】味辛，性热；有毒。归肝、脾经。

【功能与主治】祛风燥湿，攻毒杀虫。用于麻风，杨梅疮，疥癣，酒皶鼻，痤疮。

释名考订

大风子始载于元代朱丹溪《本草衍义补遗》，为外来药，以后诸家本草都有收载。《本草纲目》云："能治大风疾，故名。"因属木类，而作"大枫子"。用治麻风病有效，乃称麻风子。

047 大血藤 ^daxueteng 《简易草药》

【来源】为木通科植物大血藤的藤茎。

【异名】血藤（《本草图经》），红藤（《景岳全书》），红皮藤（《任城日记》），千年健（《简易草药》），血通（《血证论》），大活血（《植物名实图考》），过山龙（《中国药用植物志》），五花血藤（《贵州民间方药集》），蕨心藤（《广西中兽医药用植物》），赤沙藤（《浙江中药手册》），血木通（《中药志》），穿尖龙、半血莲、过血藤、血灌肠、花血藤（《湖南药物志》），黄梗藤、八卦藤、黄鸡藤、血陈根、红牛鼻陈（《闽东本草》），山红藤（广州部队《常用中草药手册》），五花七、五花血通、大血通（《陕西中草药》），红血藤、红菊花心、黄省藤、八挂藤、鱼藤（《浙江民间常用草药》），黄爽藤（《浙南本草新编》），血风藤（《广东中药志》），鸡血藤（东北、华北、北京、陕西、山东、湖北、福建、四川、江西），活血藤（陕西、江苏、安徽、江西、福建、河南、湖南、广西），牛麻藤（湖北、四川），海风藤、黄香绳、黄散肠、卦藤、黄藤、白藤、黄菊花心、花心血藤（浙江），梅藤、半绷藤、大红（广西），大活藤、五香血藤（贵州），血管藤、碗藤（安徽），省藤、缚藤（湖南），老鸦棉藤、化血丹（四川），大活血藤、风藤（江西），红木通（湖北），小红藤（云南），钻地风（重庆）。

【植物名】大血藤 *Sargentodoxa cuneata*（Oliv.）Rehd. et Wils.

【性味与归经】味苦，性平。归大肠、肝经。

【功能与主治】清热解毒，活血，祛风止痛。用于肠痈腹痛，热毒疮疡，经闭，痛经，跌扑肿痛，风湿痹痛。

释名考订

本品为落叶木质藤本，长可达10m。茎圆柱形，直径可达3cm，砍断时有红色液汁渗出。《植物名实图考》云："掘出曝之，紫液浸润。浸酒一宿，红艳如血。"故名大血藤。红藤、血藤、大红藤者，其名义同。木部黄白色，因称黄藤、白藤。有多数细孔状导管作散孔型排列，射线呈放射状，《植物名实图考》称此为"菊花心"，故有五花血藤、花心血藤、黄菊花心诸名。功能活血祛风，用于风湿痹痛、跌扑肿痛有效，千年健、大活血、活血藤等因以得名。

048 大青叶 daqingye 《新修本草》

【来源】 为十字花科植物菘蓝的叶。

【异名】 蓝叶（《本草正》），蓝菜（柴裔《食鉴本草》），靛青叶、板蓝根叶（《中药材手册》），蓝靛叶、板蓝（《药材学》），菘大青（《中药材品种论述》），草大青叶（《本草药名集成》），大蓝叶（江苏），青叶（山西）。

【植物名】 菘蓝 *Isatis indigotica* Fort.

【性味与归经】 味苦，性寒。归心、胃经。

【功能与主治】 清热解毒，凉血消斑。用于温病高热，神昏，发斑发疹，痄腮，喉痹，丹毒，痈肿。

释名考订

商品大青叶的异物同名品甚多，其基原植物除十字花科菘蓝 *Isatis indigotica* Fort. 外，还有爵床科马蓝 *Strobilanthes cusia*（Nees）O. Ktze.、蓼科蓼蓝 *Polygonum tinctorium* Ait.、马鞭草科大青 *Clerodendron cyrtophyllum* Turcz. 及豆科木蓝 *Indigofera tinctoria* L. 等多种，而以十字花科菘蓝（即本品）的叶为全国大青叶的主流品种。但据考证，古代本草所载之大青叶其原植物并不是菘蓝，而是马鞭草科大青。以大青之叶入药，因称大青叶。"大青"者，《本草纲目》谓"其茎叶皆深青"，故名。

李时珍曰："蓝凡五种，各有所治。"菘蓝为"五蓝"之一，故有蓝叶、蓝菜、大蓝叶诸名。"蓝"，李时珍引陆佃《埤雅》云："《月令》：仲夏令民无刈蓝以染。郑玄言：恐伤长养之气也。然则刈蓝先王有禁，制字从监，以此故也。"这倒是古代以法治农、禁止乱砍乱伐、保护自然资源的一个典型例证。

049 大青盐 daqingyan 《中药志》

【来源】 为卤化物类石盐族湖盐的结晶体，主含氯化钠（NaCl）。

【异名】 盐（《五十二病方》），戎盐（《神农本草经》），胡盐（《名医别录》），秃登盐、阴土盐（《新修本草》），石盐、寒盐、冰石（《石药尔雅》），羌盐（《日华子本草》），鹾（《集韵》），青盐（《太平圣惠方》），君王盐、崖盐（《矿物性中药之研究》），岩盐（《地质矿物学大辞典》）。

【矿物名】 湖盐 Halitum

【性味与归经】 味咸，性寒。归心、肾、膀胱经。

【功能与主治】 清热，凉血，明目。用于吐血，尿血，牙龈肿痛出血，目赤肿痛，风眼烂弦。

释名考订

大青盐始载于《神农本草经》，原名戎盐。《日华子本草》曰："西番所食者，故号戎盐、羌盐。"各家本草对戎盐记述甚详，但所记颜色不尽相同，有青、赤、白、黑、紫、紫白、青黑等多种。这是因产地及来源不同而造成所含杂质不同的缘故。在习惯上，入药唯用青、白色者，故名青盐。相对而言，青盐药材的颗粒明显要比食盐为大，故青盐又呼大青盐。君王即王。按"王"有"大"之义，《广雅·释诂一》曰："王，大也。"故君王盐亦因其粒大而得名。《新修本草》曰："戎盐即胡盐，沙州名秃登盐，廓州名为阴土盐，生河岸山坂之阴土石间。"故名。大青盐多形成于干涸含盐盆地和现代盐湖中，为盐湖中化学沉积而成，故有湖盐之名；亦存在于不同地质年代的沉积层中，因称石盐、崖盐和岩盐。晶体呈立方体状，青白色或暗白色，半透明，具玻璃样光泽，以形似寒冰而得冰石、寒盐诸名。

050 大腹皮 ^{dafupi}（侯宁极《药谱》）

【来源】 为棕榈科植物槟榔的果皮。

【异名】 槟榔皮（孙思邈），槟榔壳（《外台秘要》），草东床（侯宁极《药谱》），腹皮（《本经逢原》），大腹毛（《医林纂要·药性》），茯毛（《会约医镜》），大腹绒（《中国药学大辞典》），槟榔衣（《药材资料汇编》），腹毛（山西、湖南），伏毛（湖南），槟榔毛（山西）。

【植物名】 槟榔 *Areca catechu* L.

【性味与归经】 味辛，性微温。归脾、胃、大肠、小肠经。

【功能与主治】 行气宽中，利水消肿。用于湿阻气滞，脘腹胀闷，大便不爽，水肿胀满，脚气浮肿，小便不利。

释名考订

本品为槟榔的果皮，因称槟榔皮、槟榔壳、槟榔衣。《本草纲目》云："大腹以形名，所以别鸡心槟榔也。"其皮多毛，故名大腹绒、大腹毛。茯毛、伏毛，为腹毛省写之谬。草东床之名巧用了郗太傅求婿的典故，以"东床"隐"坦腹"含指"大腹皮"之名，令人击节。

051 大飞扬草 ^{dafeiyangcao}《岭南采药录》

【来源】 为大戟科植物飞扬草的带根全草。

【异名】 乳门草、乳汁草、土奶奶（汪连仕《草药方》），大飞羊（《生草药性备要》），神仙对座草、大号乳仔草、蚝刈草、猫仔癀、大乳草、木本奶草、金花草（《福建民间草药》），过路蜈蚣、蚂蚁草（《闽南民间草药》），大乳汁草、奶子草、九歪草（广州部队《常用中草药手册》），假奶子草、癣药草（《南方主要有毒植物》），脚癣草（《云南中草药》），毛飞扬（《广西本草选编》），奶母草（《中药大辞典》），催乳草（《浙江药用植物志》），大奶浆草（《贵州中草药名录》），大飞扬（福建、浙江、云南、广西），节节花（江西、福建、广东、广西），飞扬（四川、江西、福建），白乳草、蜻蜓草（福建、广东），乳草（广东、广西），奶浆草（四川、云南），奶草（福建、广西），奶汁草（云南、广西），乳仔草（广东、台湾），大样乳汁草、大号乳汁草、乳花草、乳子草（广东），狮子草、高地锦草、小夜关门（湖南），大地锦、白奶汁草（江西），飞羊草、大奶汁草（广西），飞天蜈蚣（浙江），大本乳仔草（台湾）。

【植物名】 飞扬草 *Euphorbia hirta* L.

【性味与归经】 味辛、酸，性凉；有小毒。归肺、膀胱、大肠经。

【功能与主治】 清热解毒，利湿止痒，通乳。用于肺痈，乳痈，痢疾，泄泻，热淋，血尿，湿疹，脚癣，皮肤瘙痒，疔疮肿毒，牙疳，产后少乳。

释名考订

全体含白色乳汁，故有"乳汁"、"奶汁"、"乳草"、"奶草"诸名。其叶对生，以形喻之，而称神仙对座草。飞扬草、蜻蜓草等，亦以其叶对生状似飞翔之翅膀而得名。全体被毛，因称毛飞扬。同属植物中另有含白乳而叶小之"小飞扬"，相对而名，本品乃呼"大飞扬"，以别之。脚癣草、催乳草以功能为名。草呈匍匐状，茎被粗毛，以形似而有过路蜈蚣之称。

052 大豆黄卷 ^{dadouhuangjuan}《神农本草经》

【来源】 为豆科植物大豆的黑皮种子经发芽后晒干而成。

【异名】 大豆卷（《本草经集注》），大豆蘖、黄卷（崔禹锡《食经》），大豆黄（《千金要方》），卷蘖、豆黄（《食疗本草》），黄卷皮（《本草图经》），豆蘖（《本草纲目》），豆黄卷（《长沙药解》），菽蘖（《本经疏证》），豆卷（《本草便读》），清水豆卷、清豆卷（《上海市中药饮片炮制规范》）。

【植物名】大豆 *Glycine max*（L.）Merr.

【性味与归经】味甘，性平。归脾、胃、肺经。

【功能与主治】解表祛暑，清热利湿。用于暑湿感冒，湿温初起，发热汗少，胸闷脘痞，肢体酸重，小便不利。

释名考订

本品为大豆的黑皮种子经发芽后晒干而成，子叶黄色、肥厚，胚根细长、卷曲，故名黄卷、大豆卷、大豆黄卷。大豆蘖者，《字正通·米部》曰："蘖，同糵。"《说文解字·米部》："糵，牙米也。"段玉裁注："芽米谓之糵。"徐锴《系传》："麦糵，麦芽也。"本品为大豆之芽，故有豆蘖、菽蘖、大豆糵诸名。在发芽前须经清水淘洗和浸泡，因称清水豆卷，简作清豆卷。

053 大叶蛇总管 dayeshezongguan 《广西中草药》

【来源】为唇形科植物显脉香茶菜的全草。

【异名】脉纹香茶菜（《南京民间药草》），山薄荷、铁菱角（《浙江中药资源名录》），脉叶香茶菜（《广西本草选编》），蓝花柴胡（湖南、广西、贵州），大驴尾草、蛇总管、小水薄荷（广西），雪花草（湖北），野藿香（河北）。

【植物名】显脉香茶菜 *Rabdosia nervosa*（Hemsl.）C. Y. Wu et H. W. Li

【性味与归经】味微辛、苦，性寒。

【功能与主治】利湿和胃，解毒敛疮。用于急性肝炎，消化不良，脓疱疮，湿疹，皮肤瘙痒，烧烫伤，蛇虫咬伤。

释名考订

本品为多年生草本。民间以为可通治蛇伤，故名蛇总管；叶大，乃呼大叶蛇总管。为香茶菜属植物，叶脉明显，因称显脉香茶菜。聚伞花序于茎顶组成疏松的圆锥花序，以形似而呼野藿香。大驴尾草，亦因其花序之形粗似而得名。单叶对生，叶形似薄荷，故名山薄荷。其地下块茎具有棱角的团块，以形似而称铁菱角。茎、叶、花、果均密被微柔毛，蒙蒙然状若积雪，故有雪花草之名。

054 万年青 wannianqing 《本草新编》

【来源】为百合科植物万年青的根及根茎。

【异名】千年润（《履巉岩本草》），苫（《花镜》），千年苫（《本草从新》），屋周（《质问本草》），万年青根（《药性考》），开口剑、斩蛇剑（《植物名实图考》），牛尾七、冲天七（《草木便方》），白河车（《江苏省植物药材志》），铁扁担（《江西草药》），开喉剑、海带青（《湖南农村常用中草药手册》），开口箭、千年蕴（南药《中草药学》），九节连（《中药大辞典》），白重楼、铁棕桐（《浙江药用植物志》），竹根七（《陕西药用植物调查》），青龙胆（《贵州植物药调查》），万年肥、诸总管、搜山虎（《贵州中草药名录》），包谷七（贵州、四川、湖南），包谷漆、苞谷七、海带七（湖南），千尾七根、千年运（上海），开喉箭（湖北），斩龙剑（湖南常德）。

【植物名】万年青 *Rohdea japonica*（Thunb.）Roth

异名：冬不凋草（汪连仕《采药书》），野郁蕉（福建、湖南），四季青、状元红（福建），老蛇莲、山苞谷（四川），鹅不吃（湖南）。

【性味与归经】味苦、微甘，性寒；有小毒。归肺、心经。

【功能与主治】清热解毒，强心利尿，凉血止血。用于咽喉肿痛，白喉，疮疡肿毒，蛇虫咬伤，心力衰竭，水肿鼓胀，咯血，吐血，崩漏。

释名考订

本品始载于《履巉岩本草》，原名千年润。《本草纲目拾遗》云：万年青，"取其四季长青，故有长春之义"。千年润、冬不凋草，名义并与此同。清陈淏子《花镜》卷五："万年青，一名蒀，阔叶丛生，深绿色，冬夏不萎。""蒀"，蒀蒀，葱郁苍翠之貌，亦言称本品凌冬不凋，有四季长青之义。以叶之形、色为名，湖南民间呼作海带青。《植物名实图考》谓，九江俚医"隐其名，称为开口剑，或谓能治蛇伤，亦呼为斩蛇剑"。《本草纲目拾遗》又云，"夏则生蕊如玉黍状"，故名山苞谷；"入冬则结子红色"，因称状元红。开喉剑者，因其擅治喉证且叶长如剑形，故名。本品之根茎形似蚤休且有清热解毒之功，故有"重楼"、"河车"诸称。

055 山药 shanyao（侯宁极《药谱》）

【来源】为薯蓣科植物薯蓣的根茎。

【异名】诸薯（《山海经》），薯预（《山海经》），薯蓣、薯豫、山芋（《神农本草经》），诸薯、山羊、玉延、修脆（《吴普本草》），诸（《山海经》郭璞注），土诸（《名医别录》），土薯（《药性论》），生薯药（《食医心鉴》），山薯、山诸（《本草图经》），王诸（《杂要诀》），薯药、天公掌、玉杵（《清异录》），薯蕷（《本草纲目》），怀山药（《饮片新参》），野山豆（《江苏省植物药材志》），山板薯（《广西中药志》），扇子薯、佛掌薯（《药材学》），白苕（《四川中药志》），山蓣（《中国药用植物图鉴》），家山药、竹根薯、竹蒿薯、毛面薯（《湖南药材手册》），山薯蓣（《全国中草药汇编》），淮山药（《中药材商品知识》）。

【植物名】薯蓣 Dioscorea opposita Thunb.

异名：儿草（《吴普本草》），延草（《兼名苑》）。

【性味与归经】味甘，性平。归脾、肺、肾经。

【功能与主治】补脾养胃，生津益肺，补肾涩精。用于脾虚食少，久泻不止，肺虚喘咳，肾虚遗精，带下，尿频，虚热消渴。

释名考订

山药原名诸薯，最早见于《山海经》。王念孙《广雅疏证》曰："诸与蓣同。"又曰："今之山药也。根大，故谓之蓣薯，蓣薯之言'储与'也。"又名薯豫、薯预、薯蓣、薯蕷、薯药，但字不一，或同音假借，或音近字变，或相传之讹耳。《山海经》郭璞注："今江南单呼为'诸'，音储，语有轻重耳。"《吴普本草》中有山羊、修脆、玉延诸名。山羊，疑为山芋之讹也。修脆，修者长也，言其根长而质脆。玉延，延亦长也。《尔雅·释诂上》曰："延，长也。""玉"，谓其根肉洁白如玉。《清异录》又名玉杵。杵，春米或捣衣用的棒槌。山药根茎长圆柱形如杵，故有其名。

山药以薯蓣之名收载于《神农本草经》，列为上品。《本草衍义》曰："薯蓣因唐代宗名预（豫），避讳改为薯药；又因宋英宗讳（曙），改为山药。"此说影响较大，至今仍有流传。《广雅疏证》对此质疑云："此谓'药'字改于唐，'山'字改于宋。案韩愈《送文畅师北游诗》云：'山药煮可掘。'则唐时已呼山药，别国异言古今殊语，不必皆为避讳也。"《辞源》也不同意避讳说，并列举《宣和书谱》载晋王羲之草书《山药帖》和唐韦应物《郡斋赠王卿》诗中有"山药寒始华"之句的例子，指出："是山药之名，晋唐已有，非始于宋代。"据本草考证，山药作为药名出现在本草始见于侯宁极著《药谱》，该书成于后唐天成四年（929 年），比宋英宗赵曙的在位年限（1064～1067 年）要早一百多年。这些例子足证避讳之说不确。关于山药之名的释义，明王世懋《瓜菜疏》云："薯蓣本山中野植……故名山药"；同朝人徐献忠著《吴兴掌故集》亦云："山药，本名薯蓣，以山土所宜，故名山药。"训释虽较平直，但应可采信。

山药为常用中药，习惯认为河南产者品质最佳。由于各县产品多集中于沁阳县（旧称怀庆府），故有怀山药之称。

056 山奈 shannai 《本草纲目》

【来源】为姜科植物山奈的根茎。

【异名】三奈子（《海上方》），三赖（《本草品汇精要》），三奈、山辣（《本草纲目》），三藾（《南越笔记》），沙姜（《岭南采药录》），山赖、山芳、三辣（《本草药名集成》），砂美姜（华南），土麝香（云南）。

【植物名】山奈 *Kaempferia galangal* L.

【性味与归经】味辛，性温。归胃经。

【功能与主治】行气温中，消食，止痛。用于胸膈胀满，脘腹冷痛，饮食不消。

释名考订

山奈之名始见于《本草纲目》，异名山辣、三奈。《本草品汇精要》又名三赖。此外，山奈还有三藾、山赖、山芳、三辣等别称，读音皆相谐近。李时珍曰："山奈俗讹为三奈，又讹为三赖，皆土音也。或云：本名山辣，南人舌音呼山为三，呼辣如赖，故致谬误。"气芳香，"入合诸香用"，因呼土麝香。

057 山莓 shanmei 《浙江天目山药用植物志》

【来源】为蔷薇科植物山莓的果实。

【异名】悬钩子（《本草拾遗》），沿钩子（《日用本草》），薅子（《本草纲目》），山泡子（《浙江天目山药用植物志》），荞麦泡子（湖北），伏盆子（湖南），山芦子（河北），黄莓（四川）。

【植物名】山莓 *Rubus corchorifolius* L. f.

异名：茒（《尔雅》），木莓（《尔雅》郭璞注），树莓（《日华子本草》），山莓悬钩子（《华北树木志》），三月泡（福建、四川、湖南、湖北、广西、贵州），吊杆泡（广东、广西），栽秧泡（湖北、贵州），对嘴泡（贵州、四川），四月泡、龙船泡、三叶泡、九蕳泡、三月乌泡、插田泡、树乌泡（湖南），三月薅、薅秧薅、对嘴薅、薅秧泡（四川），山扬泡、插秧泡、老鸦泡（湖北），大本火梅刺、山泡刺（福建），吊尿泡、三角刺（广西），大麦泡、刺儿泡（陕西），牛奶泡、撒秧泡（贵州），五月泡（广东），树泡泡（江苏），高脚莳田泡（江西）。

【性味与归经】味酸、微甘，性平。

【功能与主治】醒酒止渴，化痰解毒，收涩。用于醉酒，痛风，丹毒，烫火伤，遗精，遗尿。

释名考订

山莓，古称茒。《尔雅·释草》曰："茒，山莓。"郭璞注："今之木莓也，实似薅莓而大，亦可食。"悬钩子，《本草纲目》曰："茎上有刺如悬钩，故名。""悬"、"沿"一声之转，因称沿钩子。属莓一类植物，故有诸"莓"之名。薅子，《尔雅·释草》曰："薅，廆。"郭璞注："廆，即莓也。"诸"泡"之称，皆为"薅"之音近借字。喜生于向阳山坡、山谷潮湿处，乃有山莓、山泡子之名。果期为农历 3~5 月，故有三月泡、四月泡诸名。其时正合大麦收割和端午划龙船时节，大麦泡、龙船泡因以得名。

058 山楂 shanzha 《本草衍义补遗》

【来源】为蔷薇科植物山里红或山楂的果实。

【异名】朹、槺梅（《尔雅》），朹子（《尔雅》郭璞注），羊梂、鼠查（《本草经集注》），赤爪实、赤爪、赤楂（《新修本草》），鼠楂梂（《本草拾遗》），棠梂子（《本草图经》），赤枣子（《桂海虞衡志》），山里红果、酸枣、鼻涕团、柿楂子（《百一选方》），山里果儿、山里果子（《履巉岩本草》），茅楂（《日用本草》），猴楂（《世医得效方》），山查（《丹溪心法》），映山红果（《救荒本草》），棠梨子（《全幼心鉴》），海红（《本草品汇精要》），山里果（《食鉴本草》），赤枣、棠杌子、山楂实（《本草纲目》），山楂肉（《鲁府禁方》），朹梅（《群芳谱》），酸梅子、山梨（《中国树木分类学》），酸查（《山东中药》），山梨果（《河南中药材手册》），野涩梨（《湖南药材手册》），棠棣子、红果子（《全国中草药汇编》），楂肉（《常用中药名辨》），楂饼（《上海市中药饮片炮制规范》）。

山里红：山楂石榴（《山东树木志》），山楂果（《北方常用中草药手册》），红果、山果子（北京、河北），棠球（河北）。

山楂：山櫨、山枣红、山梨红、猴抓子（《中国东北经济树木图说》），山楂果（《中国药用植物图鉴》），山里红（东北、山东、云南）。

【植物名】（1）山里红 *Crataegus pinnatifida* Bge. var. *major* N. E. Br.

异名：赤爪草（《新修本草》），大果山楂（《中国东北经济树木图说》），大山楂（东北、江苏），棠棣（河北）。

（2）山楂 *Crataegus pinnatifida* Bge.

异名：赤爪草（《新修本草》），羽裂山楂（《中国东北经济树木图说》），裂叶山楂（内蒙古）。

【性味与归经】味酸、甘，性微温。归脾、胃、肝经。

【功能与主治】消食健胃，行气散瘀，化浊降脂。用于肉食积滞，胃脘胀满，泻痢腹痛，瘀血经闭，产后瘀阻，心腹刺痛，胸痹心痛，疝气疼痛，高脂血症。

释名考订

《本草纲目》曰："山楂味似楂子，故亦名楂。世俗皆作查字，误矣。"按"楂"，原作"櫨"。《说文解字·木部》曰："櫨，果似梨而酢。"桂馥《义证》："櫨，字又作楂。"山楂生于山野，味酢似楂子，故名。《尔雅·释木》："朹，檕梅。"即山楂。但"朹"字俗多讹作"棣"。李时珍曰："棣乃栎实，于朹何关？……自晋、宋以来，不知其原，但用查、棣耳。"鼠查、猴櫨、茅櫨者，《本草纲目》云："此物生于山原茅林中，猴、鼠喜食之，故又有诸名也。"赤枣子以形似而得名，一声之转，呼作"赤爪实"。映山红、山里红者，皆以山楂生于山野且果呈红色，故名。其味酸涩，酸梅子、酸查、柿櫨子、野涩梨等因以得名。

059 山豆根 ^{shandougen}《开宝本草》

【来源】为豆科植物越南槐的根及根茎。

【异名】解毒、黄结（《本草纲目》），大山豆根（《经验方》），广豆根（《中药志》），豆根、苦豆根、粉豆根（《中药材手册》），小黄连、岩黄连（《贵州草药》），南豆根（《新华本草纲要》）。

【植物名】越南槐 *Sophora tonkinensis* Gagnep.

异名：柔枝槐（《中国高等植物图鉴》）。

【性味与归经】味苦，性寒；有毒。归肺、胃经。

【功能与主治】清热解毒，消肿利咽。用于火毒蕴结，乳蛾喉痹，咽喉肿痛，牙龈肿痛，口舌生疮。

释名考订

"山豆根"之名朴拙无华，组成药名的三个字可谓一字一珠，凡生长环境、外形特征、药用部位一名涵盖，字字达意，一如《本草图经》所释："山豆根生剑南山谷……苗蔓如豆，根以此为名。"《中国药典》1977 年版将防己科植物蝙蝠葛的根茎收载入典，药材名为北豆根，意为"北方用的山豆根"。而后本品乃有"南豆根"之名，以与"北豆根"相区别。南豆根，本品产广西、广东、云南、贵州等南方地区，故名。习惯认为广西产者质量最佳，因称广豆根。根茎表面黄褐色，呈不规则结节状，而名黄结。味极苦，因呼苦豆根，简作豆根。

060 山茱萸 shanzhuyu 《神农本草经》

【来源】 为山茱萸科植物山茱萸的果肉。

【异名】 蜀枣（《神农本草经》），魁实、鼠矢、鸡足（《吴普本草》），思益、寇实（《名医别录》），山萸肉（《小儿药证直诀》），实枣儿（《救荒本草》），肉枣（《本草纲目》），枣皮（《会约医镜》），山萸（《嵩崖尊生全书》），萸肉（《医学衷中参西录》），净萸肉（《常用中药名辨》），蜀酸枣（《本草药名集成》），药枣（浙江、四川、山西），酸枣皮（四川、湖北），红枣皮（浙江），芋肉（安徽），山芋肉（山西）。

【植物名】 山茱萸 Cornus officinalis Sieb. et Zucc.

异名：枣皮树（浙江淳安）。

【性味与归经】 味酸、涩，性微温。归肝、肾经。

【功能与主治】 补益肝肾，收涩固脱。用于眩晕耳鸣，腰膝酸痛，阳痿遗精，遗尿尿频，崩漏带下，大汗虚脱，内热消渴。

释名考订

山茱萸始载于《神农本草经》，列为中品。"茱萸"之名义参见本书"吴茱萸"条。多生于海拔400～1500m的山区丘陵地带，《本草经集注》谓"出近道诸山中"，故名山茱萸。核果椭圆形，无毛，成熟时红色，形、色均似小枣，故有诸"枣"名。入药用果肉，因称萸肉、山萸肉。果肉干燥后多呈干瘪皱缩状，形似果皮，遂有枣皮之称。

061 山茶花 shanchahua 《本草纲目》

【来源】 为山茶科植物红山茶的花。

【异名】 茶花（《本草纲目》），红茶花（《分类草药性》），宝珠花（《现代实用中药》），宫粉花、包株花（《药材学》），川茶花、小茶花（《观赏树木学》），宝珠山茶花（《本草药名集成》），宝珠茶花（上海、浙江），寿星花（四川），包珠花（江苏），耐冬花（山东青岛）。

【植物名】 红山茶 Camellia japonica L.

异名：宝珠茶、海榴茶、石榴茶、踯躅茶、串珠茶、一捻红、千叶红、千叶白（《本草纲目》），晚山茶（《花镜》），曼陀罗树（《广群芳谱》），宝珠山茶、白秋茶（《本草纲目拾遗》），耐冬（《青岛木本植物名录》），海榴、海石榴（《新华本草纲要》），山茶（《中国高等植物图鉴》）。

【性味与归经】 味甘、苦、辛，性凉。归肝、肺、大肠经。

【功能与主治】 凉血止血，散瘀消肿。用于吐血，衄血，咳血，肠风便血，血痢，血淋，血崩，烫伤，跌扑损伤。

释名考订

山茶，《本草纲目》曰："其叶类茗，又可作饮，故得茶名。"山土所宜，故名山茶。花大红色，因称红山茶、红茶花。以花蕾长大尚未开放者为佳，商品称为宝珠山茶、宝珠花、宝珠山茶花。

062 山海螺 shanhailuo 《本草纲目拾遗》

【来源】 为桔梗科植物羊乳的根。

【异名】 地黄（《名医别录》），白河车（王安卿《采药录》），牛奶子、奶乳、乳夫人、奶树（《植物名实图考》），四叶参（《江苏南部种子植物手册》），白蔹肉、山胡萝卜（《东北药用植物志》），乳薯（《江西民间草药》），土党参（《广西中药志》），奶萝卜（《湖南农村常用中草药手册》），蛤蟆党参（《北方常用中草药手册》），通乳草、奶奶头（《南京地区常用中草药》），奶党（《湖北中草药志》），乳头薯（《全国中草药汇编》），乳参（《简明中医辞典》），羊乳参（《中药材品种论述》），白马肉（东北），奶参（山东、福建、湖南、广东），天海螺（浙江、上海），奶浆萝卜（河南、湖南），奶薯（江西、广东），牛奶参（湖南、山东），猪婆奶（江西、湖南），奶婆婆、羊奶参、庐山党参、奶婆娘、乳母（江西），萝卜三七、奶尖尖、牛附子（湖南），四叶党参、笑天海螺（浙江），白蹄参、薯莨头（广东），狗头蛋、狗头党（北京），狗参、狗头参（辽宁），奶芋（福建），羊乳根（上海），角参（贵州）。

【植物名】羊乳 *Codonopsis lanceolata*（Sieb. et Zucc.）Trautv

异名：奶树（《植物名实图考》），叶党参（《东北植物检索表》），乳藤子（福建），乳树、五爪龙（广东），奶叶藤（广西），羊角菜（浙江）。

【性味与归经】味甘、辛，性平。归脾、肺经。

【功能与主治】补气养阴，解毒消肿，排脓，通乳。用于神疲力乏，头晕头痛，肺痈，乳痈，肠痈，疮疖肿毒，喉蛾，瘰疬，产后乳少，白带，蛇虫咬伤。

释名考订

山海螺之名始见于《本草纲目拾遗》，云："其根皮有绉旋纹，与海螺相似，而生于山，故名。"其根形如参，叶多四片簇生，因称土党参、土洋参、四叶参。形又肖萝卜，故有"萝卜"诸称。汪连仕《采药书》云："苗蔓生，根如萝卜，味多臭……"因呼臭萝卜。羊乳根、牛奶参、奶参等，皆因其根茎多白汁而得名。民间多用于产后乳少，乃得通乳草之称。

063 山慈菇 shancigu 《本草拾遗》

【来源】为兰科植物杜鹃兰、独蒜兰或云南独蒜兰的假鳞茎。

【异名】鹿蹄草（《经验方》），山茨菰（《百一选方》），慈姑（《乾坤秘韫》），山茨菇（《滇南本草》），山慈姑（《疮疡经验全书》），朱姑、鬼灯檠（《本草纲目》），毛姑（《本草从新》），毛慈姑（《药材资料汇编》），算盘七、人头七、大白及、水球子、泥宾子、三七笋（《全国中草药汇编》），彩配兰（《浙江药用植物志》），假贝母、草贝母（《云南中药资源名录》），茅菇、猪心姑（《本草药名集成》），冰球子、泥冰子（四川）。

杜鹃兰：处姑、白地栗、白毛姑（《药材学》），四川毛慈姑（《中药材商品知识》），茅菰（《本草药名集成》），土田七、竹叶三七、竹叶贝母、连珠七、毛菇、独大蒜、蛇藏珠（湖南），十三九子不离母、三道箍（贵州），茨菇、茅茨菇（山西），毛茹菇（上海）。

独蒜兰：茅慈菇（《全国中草药汇编》），独蒜兰毛慈姑、贵州冰球子（《中药材商品知识》），岩寿桃、一粒珠、岩慈姑（浙江），石仙桃、千年棕、桃子金（陕西），活血珠、金扣子（湖北），土贝母、扣子七（湖南）。

云南独蒜兰：糯白芨、小白芨（《云南中草药》），独菇（《贵州药用植物目录》），茅慈菇（《全国中草药汇编》），止血果、蒜白及（云南），独蒜（贵州）。

【植物名】（1）杜鹃兰 *Cremastra appendiculata*（D. Don）Makino

异名：金灯花（《本草拾遗》），无义草、试剑草（《酉阳杂俎》），山兰（《新华本草纲要》），朝天一柱香（贵州）。

（2）独蒜兰 *Pleione bulbocodioides*（Franch.）Rolfe

异名：朱兰独蒜兰（《陕西中草药》），瓶状独蒜兰（《全国中草药汇编》），大独蒜兰（《中药材科技》），扁叶兰、独叶一枝花（浙江）。

（3）云南独蒜兰 *Pleione yunnanensis* Rolfe

异名：独叶白芨（《云南中草药》），滇独蒜兰（《云南种子植物名录》）。

【性味与归经】味甘、微辛，性凉。归肝、脾经。

【功能与主治】清热解毒，化痰散结。用于痈肿疔毒，瘰疬痰核，蛇虫咬伤，癥瘕痞块。

释名考订

古今对山慈菇品种的记述和使用都较混乱。直至现今，各地所售之山慈菇异物同名品仍很多。经整理，其中有本草依据者可分为两类：一类是光慈姑（百合科老鸦瓣的鳞茎）；另一类是毛慈姑（兰科杜鹃兰、独蒜兰或云南独蒜兰的假鳞茎）。本草考证的结果认为，应以兰科植物杜鹃兰的假鳞茎为传统药用山慈菇的正品。

《本草纲目》释"山慈菇"名曰"根状如水慈姑"，故名。按"水慈姑"即泽泻科植物慈姑或野慈姑的球茎。《本草纲目》曰："慈姑，一根岁生十二子，如慈姑之乳诸子，故以名之。"杜鹃兰球茎之形与慈姑颇为相似，故亦以"慈姑"为名。

兰科杜鹃兰的假鳞茎呈圆球形，表面具不规则的细皱纹；腰部具 2 ~ 3 圈微突起的环节（俗称"腰带"），节上有鳞叶干枯腐烂后留下的黄色丝状毛须（维管束），毛慈姑乃因以得名。百合科老鸦瓣的鳞茎呈圆锥形，表面光滑无皱纹，腰部无环节和丝状毛须，故名光慈姑。

《中国药典》从 1990 版起已将兰科杜鹃兰、独蒜兰和云南独蒜兰的假鳞茎收载入典，药材名为"山慈菇"。后两种植物在历代本草中均未见记载。其假鳞茎性状类似杜鹃兰，但不及杜鹃兰饱满；顶端明显突起，有的呈长瓶颈状，即上部尖、下部成盘状，膨大部无突起环节。商品将杜鹃兰的假鳞茎称作"毛慈姑"，将独蒜兰及云南独蒜兰的假鳞茎通称为"冰球子"。冰球子者，假鳞茎总体近球形，断面角质，半透明类冰，故有其名。

064 千日红 qianrihong 《花镜》

【来源】为苋科植物千日红的花序。

【异名】百日红、千金红、百日白（《中国药用植物志》），千日白、千年红（《江苏省植物药材志》），吕宋菊（《陆川本草》），滚水花（《南宁市药物志》），沸水菊（《广西中药志》），长生花（《上海常用中草药》），蜻蜓红、球形鸡冠花（《福建中草药》），万年红（南药《中草药学》），火球花（《云南种子植物名录》），千日娇（《广东中药志》），杨梅花（上海、浙江），滚水菊、绒枣花、红菊（广东），沸水花、八月红、滚水红（广西），园子花、粗糠花（福建），千糟白花、烫烫红（浙江）。

【植物名】千日红 *Gomphrena globosa* L.

【性味与归经】味甘、微咸，性平。归肺、肝经。

【功能与主治】止咳平喘，平肝明目。用于支气管哮喘，急、慢性支气管炎，百日咳，肺结核咯血，头晕，视物模糊，痢疾。

释名考订

头状花序球形或长圆形，单生或两三并生于枝顶，小苞片紫红色，以形、色两者求之而称火球花、杨梅花。本品之花夏开而至冬不蔫，故有千日红、千日白、百日红、百日白、千年红、万年红、千日娇、长生花诸名。

065 千叶蓍 qianyeshi 《东北植物检索表》

【来源】为菊科植物蓍的全草。

【异名】西洋蓍草（《祁州药志》），锯草（《华北经济植物志要》），欧蓍（《东北植物检索表》），洋蓍草（《中国药用植物图鉴》），一支蒿、一苗蒿、蜈蚣蒿（《陕西中草药》），欧蓍草、一苗蒿（《北方常用中草药手册》），蓍草（《全国中草药汇编》），多叶蓍（南药《中草药学》），一支箭、白蜈蚣、雪花菊、飞天蜈蚣、千年蓍（湖南），千锯草、西洋花蓍（内蒙古），雷公草、蜈蚣草（四川），蛇咬草（陕西），长虫草（宁夏）。

【植物名】蓍 *Achillea millefolium* L.

【性味与归经】味辛、微苦，性凉；有毒。

【功能与主治】祛风，活血，止痛，解毒。用于风湿痹痛，跌打损伤，血瘀痛经，痈肿疮毒，痔疮出血。

释名考订

本品为蓍属植物，原产欧洲，故名欧蓍、洋蓍草。旧时欧美概称"西洋"，本品因称西洋蓍草。叶片长圆状披针形，二至三回羽状全裂。裂片多数，状若叶片无数，故有千叶蓍之名。叶片全裂形似锯片，因有锯草之称；又似百足之虫，长虫草、蜈蚣草、飞天蜈蚣等因以得名。千年蓍，疑为千叶蓍之音讹。或谓，蓍草有长寿之义。陆佃《埤雅》有谓"草之多寿者，故字从耆"，《博物志》更有"蓍千岁而三百茎"之说。故若以长寿释此名，义亦通。

066 千年健 qiannianjian 《本草纲目拾遗》

【来源】为天南星科植物千年健的根茎。

【异名】千年见（《药材资料汇编》），绫丝线（《中药志》），一包针（《广西药用植物名录》），千颗针、丝棱线（《全国中草药汇编》），香芋、团芋（《云南中药资源名录》），年健（山西、湖北、湖南、江苏、安徽），大千年健（云南、广西），假笋芋（海南），年见（山西），山藕（广西百色），越南平丝芋（云南红河）。

【植物名】千年健 *Homalomena occulta*（Lour.）Schott

异名：平丝草（《海南植物志》），美人姜、美兰香（广东）。

【性味与归经】味苦、辛，性温。归肝、肾经。

【功能与主治】祛风湿，壮筋骨。用于风寒湿痹，腰膝冷痛，拘挛麻木，筋骨痿软。

释名考订

本品以功能为名而称千年健。音讹作"千年见"。叶似芋叶，故有诸"芋"名。根茎圆柱形，表面红棕色或黄棕色，粗糙，有多数黄白色的纤维束，以形似而称绫丝线。根茎切面具众多黄色散在的筋脉点（即纤维束），有的呈针刺状，俗称一包针，又呼千颗针。

067 千里光 qianliguang 《本草图经》

【来源】为菊科植物千里光的全草。

【异名】千里及（《本草拾遗》），千里急、黄花演（《本草图经》），眼明草（《履巉岩本草》），九里光（《滇南本草》），金钗草（《医便》），九里明（《生草药性备要》），黄花草（《本草纲目拾遗》），千里明、九里及（《植物名实图考》），九岭光（《草木便方》），一扫光（《分类草药性》），百花草（《广西中兽医药用植物》），九龙光（《广州植物志》），九龙明（《四川武隆药用植物图志》），七里光（《江西民间草药》），九领光（《中国药用植物图鉴》），野菊花、天青红、白苏杆（《湖南药物志》），一粒珠、王母钗、龙莓草（《泉州本草》），光明草（《陕西中草药》），箭草、青龙梗、木莲草（《浙江民间常用草药》），软藤黄花草（《福建中草药》），千家药（《江西景德镇草药》），黄花枝草、粗糠花（《滇南本草》整理本），风灯草（《贵州植物志》），怒江千里光（《西双版纳植物名录》），黄花母（福建、江西），九龙冠、九月白、九里宫、走马疳、短子九里光（湖南），竹根青、红花九里明、百里明、黄花九里明（广西），气煞郎中草、九里香（浙江），黄花蒿、黄花仔（福建），金花草（广东）。

【植物名】千里光 *Senecio scandens* Buch. – Ham. ex D. Don

【性味与归经】味苦，性寒。归肺、肝经。

【功能与主治】清热解毒，明目，利湿。用于痈肿疮毒，感冒发热，目赤肿痛，泄泻痢疾，皮肤湿疹。

释名考订

本品始载于《本草拾遗》，原名千里及。《本草图经》有名千里光，并谓千里及、千里光"盖一物也"。至明，《本草纲目》将千里及和千里光合并记述。《本草图经》又名千里急，《滇南本草》称为九里光，《生草药性备要》呼作九里明，《植物名实图考》则名千里明、九里及，《滇南本草图谱》曰："'光'、'明'义同，'千'、'九'音近，而'及'、'急'……并从一声转讹，以'及'为正，喻其恢复目力，可及千里也。"

068 千金子 qianjinzi 《开宝本草》

【来源】为大戟科植物续随子的种子。

【异名】千两金、菩萨豆（《日华子本草》），续随子（《开宝本草》），拒冬实（《本草图经》），联步（《斗门方》），拒冬子（《本草汇言》），滩板救（《湖南药物志》），小巴豆（《山西中草药》），打鼓子（《云南中草药选》），土巴豆（甘肃、云南、湖北），狗打子、大狗子、大鼓子（云南）。

【植物名】续随子 *Euphorbia lathyris* L.

异名：拒冬（《开宝本草》），半枝莲（《本草纲目拾遗》），看园老（《贵州草药》），一把伞、百药解、千金药解（《云南药用植物名录》），千层楼、铁蜈蚣（《中药大辞典》），仙人对座草（《西藏植物志》），神仙对座草（《云南种子植物名录》），降龙草（《陕西中药名录》），上莲下柳、铁挂耙（广西），续随（四川），鹦哥抱蛋（甘肃），蛇形草（陕西）。

【性味与归经】味辛，性温；有毒。归肝、肾、大肠经。

【功能与主治】泻下逐水，破血消癥，外用疗癣蚀疣。用于二便不通，水肿，痰饮，积滞胀满，血瘀经闭；外治顽癣，赘疣。

释名考订

千金子始载于《蜀本草》，原名续随子。《本草图经》曰："苗如大戟，初生一茎，茎端生叶，叶中复出数茎相续。"按续随子为二年生草本，高可达1m。初生时一茎直立，之后单叶交互对生，叶中复出数茎，茎端又续生数叶，如此展转叠加，次第相随，因称续随子。联步之名殆出此义。拒冬，为"冬月始长"之义。《本草图经》曰："秋种，冬长，春秀，夏实，故名拒冬。"千金子，当是言其神效。本品多用于诸重急症。方书有谓，凡"蛇咬肿闷欲死"者，"脐腹胀痛不可忍，诸药不效者"，续随子服之"立效"，堪称"千两金"不换之"菩萨豆"，故有"千金"之名。或谓千金子当作"千茎子"，盖本品分枝多而得此名，亦为一说。"滩板"犹"瘫板"，因病卧床也，本品服之可救，故名滩板救。

069 川乌 chuanwu 《金匮要略方论》

【来源】为毛茛科植物乌头的母根。

【异名】鸡毒（《淮南子》），乌头、乌喙、奚毒、即子（《神农本草经》），千秋、果负、毒公、耿子、帝秋（《吴普本草》），土附子（《日华子本草》），川乌头、草乌头（侯宁极《药谱》），龙州乌头（《证类本草》），淮乌（《类编朱氏集验方》），绵川乌（《活幼心书》），竹节乌头、金鸦（《本草纲目》），老兖（《中药材手册》），乌兜、耗子头（《贵州草药》），黑乌药、大乌药（《甘肃中草药手册》），大川乌（《中药处方名辨义》），大麻药（广西）。

【植物名】乌头 *Aconitum carmichaeli* Debx.

异名：堇（《庄子》），茛（《尔雅》），莨（《吴普本草》），独白草（《续汉书》），鸳鸯菊（《本草纲目》），断肠草（《新疆药材》），庐山乌头（《中国药用植物图鉴》），九子不离母（四川、云南），关东乌头（湖北），五毒（河南）。

【性味与归经】味辛、苦，性热；有大毒。归心、肝、肾、脾经。

【功能与主治】祛风除湿，温经止痛。用于风寒湿痹，关节疼痛，心腹冷痛，寒疝作痛及麻醉止痛。

释名考订

本品以乌头之名始载于《神农本草经》，列为下品。陶弘景曰："形似乌鸟之头，故谓之乌头。"《本草纲目》云："乌头有两种"：川乌头和草乌头，"出彰明者即附子之母，今人谓之川乌头是也"；"乌头之野生于他处者，俗谓之草乌头"。按古之彰明，即今四川省江油市，为我国古代人工栽种乌头之地，至今仍为我国附子的主产地之一。乌头栽培于四川彰明，故名川乌头，简称"川乌"，并与"野生于他处"之草乌头相区别。

奚毒，《淮南子》作"雞（鸡）毒"，曰："夫天下之物，莫凶于鸡毒。"高诱注云："鸡毒，乌头也。"又名"毒公"，皆以其性大毒，故名。乌头之苗，古称堇、茛。《尔雅》郭璞注："乌头……江东呼为堇。""茛"，为"堇"一声之转。

070 川芎 chuanxiong 《千金翼方》

【来源】为伞形科植物川芎的根茎。

【异名】山鞠穷（《左传》），芎䓖（《神农本草经》），香果（《吴普本草》），胡䓖（《名医别录》），马衔芎䓖（《本草经集注》），川元蔥（侯宁极《药谱》），雀脑芎、京芎（《本草图经》），抚芎（《传信适用方》），贯芎（《珍珠囊》），台芎（《本草蒙筌》），西芎、鞠穷（《本草纲目》），正川芎（《幼幼集成》），川芎䓖、西抚芎、川抚芎（《常用中药名辨》），川䓖（《上海市中药饮片炮制规范》），西川芎、家川芎（《本草药名集成》）。

【植物名】川芎 *Ligusticum chuanxiong* Hort.
异名：小叶川芎（《中药志》），细叶川芎（贵州）。

【性味与归经】味辛，性温。归肝、胆、心包经。

【功能与主治】活血行气，祛风止痛。用于胸痹心痛，胸胁刺痛，跌扑肿痛，月经不调，经闭痛经，癥瘕腹痛，头痛，风湿痹痛。

释名考订

川芎始载于《神农本草经》，原名芎䓖，列为中品。《本草纲目》曰："人头穹窿穷高，天之象也。此药上行，专治头脑诸疾，故有芎䓖之名。以胡戎者为佳，故曰胡䓖。古人因其根节状如马衔，谓之马衔芎䓖。后世因其状如雀脑，谓之雀脑芎。其出关中者，呼为京芎，亦曰西芎……出天台者，为台芎；出江南者，为抚芎，皆因地而名也。"在诸多产地中，以四川产者产量大、品质优。金元以来，医家乃奉川产者为道地药材，川芎之名遂逐渐取代芎䓖而成为本品的正名。

071 川木香 chuanmuxiang 《中国药典》

【来源】为菊科植物川木香或灰毛川木香的根。

【异名】木香（《中国高等植物图鉴》）。
川木香：铁杆木香、槽子木香（《中药鉴别手册》），南木香（湖南、湖北）。

【植物名】（1）川木香 *Vladimiria souliei* （Franch.）Ling
（2）灰毛川木香 *Vladimiria souliei* （Franch.）Ling var. *cinerea* Ling
异名：灰背川木香（《中国高等植物图鉴》），木里木香（《中国植物志》）。

【性味与归经】味辛、苦，性温。归脾、胃、大肠、胆经。

【功能与主治】行气止痛。用于胸胁脘腹胀痛，肠鸣腹泻，里急后重。

释名考订

本品为商品木香之一，主产于四川，故名川木香。川木香的根呈圆柱形，习称"铁杆木香"；或呈纵槽状半圆柱形，习称"槽子木香"。灰毛川木香叶下灰白色，被薄蜘丝状毛或绵毛，因称灰毛川木香、灰背川木香。

072 川木通 chuanmutong《中国药物标本图影》

【来源】为毛茛科植物小木通或绣球藤的藤茎。

【异名】淮木通（《中药志》），海通、海木通（《中药材商品知识》），大木通、小木通（《本草药名集成》），花木通（云南、陕西、广西、湖北、四川），油木通、木通、白木通（四川），广木通（上海）。

小木通：紫木通（《滇南本草》），粗糠藤、铁马鞭（《贵州草药》），大川木通（《全国中草药汇编》），三叶木通（《中药材品种论述》），威灵仙（浙江、湖南、广西、四川、云南），铁脚灵仙、小黑药（湖南、云南），蜀木通、三叶藤、万年藤（四川），威灵生、九连芥（湖南），黄防己、毒鱼藤（云南），铁耙齿、藤通（广西），野淮通（湖北），水木通（广东），猪糠藤（贵州）。

绣球藤：淮通（《中国药用植物图鉴》），柴木通（湖北、四川），老龙须、清风藤、金凤藤（陕西），九十九条根、金钱木通（四川）。

【植物名】（1）小木通 *Clematis armandii* Franch.

异名：皮翁铁线莲（《中国药用植物志》），山木通（《中国树木分类学》），类山木通（《广西植物名录》），竹叶木通（广西），大叶木通（云南）。

（2）绣球藤 *Clematis montana* Buch. – Ham.

异名：四喜牡丹（《植物名实图考》），四朵梅（《天宝本草》），大淮通、山铁线莲（《经济植物手册》），四季牡丹（《中国经济植物志》），白花绣球藤、三角枫（《中药材品种论述》），山木通、白花木通、毛木通（四川）。

【性味与归经】味苦，性寒。归心、小肠、膀胱经。

【功能与主治】利尿通淋，清心除烦，通经下乳。用于淋证，水肿，心烦尿赤，口舌生疮，经闭乳少，湿热痹痛。

释名考订

川木通为毛茛科铁线莲属（*Clematis*）多种植物藤茎的统称，主要有绣球藤、小木通等。木质藤本，茎圆柱形，有空隙或空洞；具清热、利尿、下乳等功效。其形、性均似木通，故以"木通"为名。主产于四川，为西南、西北地区习用品，通称"川木通"，以有别于主产于辽宁、黑龙江、吉林的"关木通"（现已取消药用标准）。商品规格以藤茎的粗细不同分为两种：茎的直径在 1.6cm 以上者称大木通，在 1.0cm 以下者称小木通。

073 川贝母 chuanbeimu《滇南本草》

【来源】为百合科植物川贝母、暗紫贝母、甘肃贝母或梭砂贝母的鳞茎。

【异名】莔（《诗经》），黄莔（《管子》），蝱（《尔雅》），贝母、空草（《神农本草经》），贝父、药实（《广雅》），苦花、苦菜、勤母（《名医别录》），川贝（《百草镜》），尖贝母（《常用中药名辨》），松贝、青贝、尖贝、炉贝（《本草药名集成》），京川贝（上海），川尖贝（湖北），雅贝（四川大凉山）。

川贝母：小贝、鸡心贝（云南）。

暗紫贝母：珍珠贝（《中药材品种论述》），正松贝（四川）。

甘肃贝母：岷贝（《中药志》），米贝、桃儿贝（《中药材品种论述》）。

梭砂贝母：知贝、虎皮贝、虎皮川贝、黄炉贝、白炉贝（四川），雪山贝（云南），高山贝（青海），知母（四川康定）。

【植物名】（1）川贝母 *Fritillaria cirrhosa* D. Don

异名：卷叶贝母（《中国高等植物图鉴》），黄花贝母（《西藏常用中草药》）。

（2）暗紫贝母 *Fritillaria unibracteata* Hsiao et K. C. Hsia

异名：冲松贝（《中国植物志》），松贝母（《中药志》），乌花贝母（《四川中药志》）。

（3）甘肃贝母 *Fritillaria przewalskii* Maxim.

异名：西北贝母（《全国中草药汇编》），波氏贝母（青海）。

（4）梭砂贝母 *Fritillaria delavayi* Franch.

异名：梭砂贝（《中国经济植物志》），德氏贝母、梭砂贝母（《中药志》），炉贝母（《中药鉴别手册》）。

【性味与归经】 味苦、甘，性微寒。归肺、心经。

【功能与主治】 清热润肺，化痰止咳，散结消痈。用于肺热燥咳，干咳少痰，阴虚劳嗽，痰中带血，瘰疬，乳痈，肺痈。

释名考订

贝母始载于《神农本草经》，列为中品。《尔雅·释草》云："莔，贝母。""莔"，通"蝱"。《说文解字·艸部》段玉裁注："《诗》：'言采其蝱'。《毛传》曰：'蝱，贝母。'《释艸》、《说文》作莔。莔，正字；蝱，假借字也。"陆玑《诗疏》："蝱，今药草贝母也。"《本草纲目》曰："根状如蝱也。"《尔雅》郭璞注：贝母，"根如小贝，圆而白，花叶似韭"。陶弘景曰："形如聚贝子，故名贝母。"贝子，即贝齿，《本草纲目》称"小白贝也"。

明代以前，历代本草对贝母的记载均未明确分立川贝母、浙贝母专条。至明，《本草汇言》有谓贝母以"川者为妙"；《本草正》则于"贝母"条后另立"土贝母"（即"浙贝母"）条。此后，贝母始有川、浙之别。至清，《本草纲目拾遗》曰：贝母"出川者曰川贝，出象山者名象贝"。

作为商品药材，川贝母为产于四川及其邻近省数种贝母鳞茎的统称。川贝母在采收后，按鳞茎大小及药材性状特征的不同分为松贝、青贝、尖贝等规格。松贝因药材川贝旧时以四川松潘为集散地而得名；青贝为药材川贝产于青海者；尖贝之名得自川贝鳞茎的外观性状：鳞茎呈桃形或心形，外层两瓣鳞叶紧紧抱合，顶端闭口而尖，故名尖贝。作为商品川贝母来源之一的炉贝，其原植物为梭砂贝母。炉贝主产于四川、青海和云南。四川产者多集散于康定，该地旧称打箭炉，相传为三国时代诸葛亮南征打箭之处，故有炉贝之称。

074 川牛膝 chuanniuxi 《本草正义》

【来源】 为苋科植物川牛膝的根。

【异名】 甜川牛膝、白牛膝（《全国中草药汇编》），川牛七、川七（《中药材商品知识》），川膝（《常用中药名辨》），贡膝、川牛夕（《中药正别名》），牛膝（四川、贵州、云南），甜牛膝、拐牛膝（四川、云南），大牛膝（四川、贵州），龙牛膝（四川、江西），肉牛膝、家牛膝、天全牛膝、都牛膝、米心牛膝（四川），千把钩、拐膝（云南）。

【植物名】 川牛膝 *Cyathula officinalis* Kuan

异名：糯芝花（《贵州草药》），毛药、红毛药（《贵州中草药名录》）。

【性味与归经】 味甘、微苦，性平。归肝、肾经。

【功能与主治】 逐瘀通经，通利关节，利尿通淋。用于经闭癥瘕，胞衣不下，跌扑损伤，风湿痹痛，足痿筋挛，尿血血淋。

释名考订

川牛膝之名最早见于明《滇南本草》，书中有"白牛膝强筋之功甚于川牛膝"之句。但此处所指的川牛膝究竟是指产于四川的牛膝属（*Achyranthes*）牛膝，还是指杯苋属（*Cyathula*）之川牛膝，由于未有形态说明，很难考订其原植物。直至近现代，张寿颐《本草正义》（1932 年）所观察到的当时市售的一种"其形甚大而性质空松"的川牛膝，才得见现代商品川牛膝的真品。植株茎节处膨大似牛膝，故以"牛膝"为名；主产于四川，因称川牛膝。习惯认为以四川天全县产者最佳，故又名天全牛膝。川牛膝药材的外形多大幅度扭曲呈拐杖状，因呼拐膝、拐牛膝。断面棕黄色，可见有断续排列成数圈的黄色小点（维管束），故有米心牛膝之称。川牛膝根味甘，乃谓甜牛膝、甜川牛膝，以与源于同属植物头花杯苋的麻牛膝相区别。按麻牛膝味麻而苦，又名麻苦牛膝，常混在川牛膝中，误作川牛膝出售，其性味功能与川牛膝不同，不可混淆。

075 川射干 chuanshegan 《中国药典》

【来源】为鸢尾科植物鸢尾的根茎。

【异名】鸢头（《本草经集注》），鸢根（《蜀本草》），扁竹根（《普济方》），土黄姜（《中国土农药志》），土知母（《四川中药志》），土田七（《广西药用植物名录》），铁扁担（江苏、安徽），充射干、蛇头知母、算巴根（四川），土射干、搜山狗（陕西），野三七（浙江）。

【植物名】鸢尾 *Iris tectorum* Maxim.

异名：屋顶鸢尾（《中国植物学杂志》），蓝蝴蝶（湖南、湖北、广东、广西、浙江），搜山虎（湖北、湖南、云南），蝴蝶兰（河北、广东），扁把草、偏地草、老鹰尾、老君扇、扇柄草（湖南），赤利麻、开口箭、一枝箭（广西），老鸦扇、扁竹花、紫蝴蝶（陕西），扁竹兰、九把刀（云南），大救驾（湖北），豆豉草（贵州）。

【性味与归经】味苦，性寒。归肺经。

【功能与主治】清热解毒，祛痰，利咽。用于热毒痰火郁结，咽喉肿痛，痰涎壅盛，咳嗽气喘。

释名考订

本品始载于《蜀本草》，曰："此草叶名鸢尾，根名鸢头，亦谓之鸢根。"《本草图经》谓：鸢尾"叶似射干，布地而生"。似射干而非射干，故名土射干、充射干。主产于四川，因呼川射干。断面又似知母，故称土知母。根茎较短，肥厚，常呈蛇头状，乃有蛇头知母之称。

076 川楝子 chuanlianzi 《本草正》

【来源】为楝科植物川楝的果实。

【异名】楝实（《神农本草经》），练实（《本草经集注》），金铃子、仁枣（侯宁极《药谱》），楝子（《太平圣惠方》），川苦楝子（《博济方》），苦楝子（《本草图经》），川苦楝（《脚气治法总要》），川练子（《三因方》），石茱萸（《宝庆本草折衷》），楝树果（《外科正宗》），川楝树子（《中华本草》），川楝实（湖北、四川、贵州），苦楝实、苦楝果（贵州）。

【植物名】川楝 *Melia toosendan* Sieb. et Zucc.

异名：川楝树（《中药志》），苦楝（四川、云南），大果苦楝、大苦楝树（广西）。

【性味与归经】味苦，性寒；有小毒。归肝、小肠、膀胱经。

【功能与主治】疏肝泄热，行气止痛，杀虫。用于肝郁化火，胸胁、脘腹胀痛，疝气疼痛，虫积腹痛。

释名考订

"楝"之名义参见本书"苦楝子"条。据本草考证，古代所谓的楝包括苦楝、川楝两种。现楝（苦楝）的果实称苦楝子，川楝的果实称川楝子。苦楝以其味苦，故名；川楝则强调主产于四川。金铃子者，《本草纲目》曰："其子如小铃，熟则黄色。名金铃，象形也。"

077 广角 guangjiao 《全国中草药汇编》

【来源】 为犀科动物黑犀、白犀的角。

【异名】 兕角、柱角、天马角（《中药材手册》），非洲犀角（《全国中草药汇编》），广犀角（《常用中药名辨》）。

【动物名】（1）黑犀 *Rhinoceros bicornis* L.

异名：双角犀（《全国中草药汇编》），玄犀（《本草药名集成》）。

（2）白犀 *Rhinoceros simus* Cottoni

异名：方吻犀（《全国中草药汇编》）。

【性味与归经】 味酸、咸，性寒。归心、肝经。

【功能与主治】 清热，凉血，定惊，解毒。用于伤寒温疫热入血分，惊狂，烦躁，谵妄，斑疹，发黄，吐血，衄血，下血，痈疽肿毒。

释名考订

近代药用犀角有两种。一种为暹罗角，为犀科动物印度犀、爪哇犀和苏门犀的角。这三种犀牛均产自亚洲，故暹罗角又称亚洲犀角，商品称犀角。另一种取自产于非洲的黑犀和白犀，因称非洲犀角。此角过去多经由广东进口，故商品称广角。广角，《中药材手册》称兕角。《尔雅·释兽》云："兕，似牛。"郭璞注："一角，色青，重千斤。""兕"，音 sì，古作"㷀"。"犀"和"㷀"均为象形字。《本草纲目》曰："犀字，篆文象形。""㷀"，《说文解字·㷀部》段玉裁注："谓上象其头，下象其足尾也。"若依郭璞所注，"兕角"所指显然不应是广角，因为黑犀和白犀都是双角犀。另有一说，谓兕即雌犀。《集韵·旨韵》云："兕，一说雌犀也。"李时珍则认为，"兕"和"犀"只是古今、南北读音不同而已，"大抵犀、兕是一物，古人多言兕，后人多言犀；北音多言兕，南音多言犀，为不同耳"。

犀牛是国际上重点保护的濒危野生动物。根据国务院 1993 年 5 月 29 日《关于禁止犀牛角和虎骨贸易的通知》，本品已被禁止使用。参见"犀角"条。

078 广枣 guangzao 《实用蒙药学》

【来源】 为漆树科植物南酸枣的果实。

【异名】 人面子（《南方草木状》），建枣（《闽南书志》），羊矢子（《植物分类学报》），四眼果（《中药志》），冬东子（《四川中药志》），南酸枣、山楝（《浙江民间常用草药》），五眼果（《广西中草药》），山枣子（南川《常用中草药手册》），鼻涕果、货郎果（《全国中草药汇编》），羊矢果（南药《中草药学》），广酸枣（《中药材》），五眼睛果（云南、贵州、广东），酸枣（广西、四川、贵州），山枣（广东、湖北、浙江），鼻子果（云南、广西），连麻果、反眼子、醋酸果（广东），流鼻枣、枣子（福建），山桉果（广西），酸枣子（贵州），山枣皮（江西），五眼铃子（浙江）。

【植物名】 南酸枣 *Choerospondias axillaries*（Roxb.）Burtt et Hill

异名：山枣树（《中药志》），酸醋树（《植物分类学报》），酸枣树、连麻树（《全国中草药汇编》），四眼果树（《中药材品种论述》），鼻子树（云南、贵州、广西），酸枣木、小苦楝木、反眼子木、山枣木（广西），鼻涕树、棉麻树、醋酸树、厚皮树（广东），五眼果树（云南），鱼岭树（福建）。

【性味与归经】 味甘、酸，性平。归心、肝经。

【功能与主治】 活血行气，养心安神。用于气滞血瘀，胸痹作痛，心悸气短，心神不安。

释名考订

广枣为漆树科植物南酸枣的果实。形似大枣而味酸，故名酸枣。产于浙江、福建、广东、广西、云南、贵州、四川等南方省区，为区别于鼠李科酸枣，遂称南酸枣、广酸枣，简作广枣。核果椭圆形或倒卵形，成熟时黄色，形似楝子，故有山楝之名。果肉味酸带甜，有黏滑质感，因呼鼻涕果。核坚硬，骨质，顶端有 5 个（偶有 4 或 6 个）明显的小孔，五眼果、四眼果、五眼睛果、五眼铃子等因以得名。

079 广藿香 guanghuoxiang《广州植物志》

【来源】为唇形科植物广藿香的地上部分。

【异名】藿香（《名医别录》），蕙草、熏草（《南方草木状》），蒙州藿香（《本草图经》），印度百秋里（叶三多《生药学》），百秋李（《中国药用植物图鉴》），刺蕊草、枝香（广东），南藿香（上海），海藿香（海南）。

【植物名】广藿香 *Pogostemon cablin*（Blanco）Benth.

【性味与归经】味辛，性微温。归脾、胃、肺经。

【功能与主治】芳香化浊，和中止呕，发表解暑。用于湿浊中阻，脘痞呕吐，暑湿表证，湿温初起，发热倦怠，胸闷不舒，寒湿闭暑，腹痛吐泻，鼻渊头痛。

释名考订

广藿香在明代以前称藿香。藿，原为豆叶之称。《广雅·释草》云："豆角谓之荚，其叶谓之藿。"《本草纲目》曰："豆叶曰藿，其叶似之，而草味芳香，故曰藿香。"藿香全株有浓郁的香气。梁江淹《藿香颂》曰："桂以过烈，麝以太芬。摧沮天寿，夭折人文。谁及藿香，微馥微熏，摄灵百仞，养气清芬。"藿香始载于汉杨孚《异物志》，云："藿香，交趾有之。"其后《南方草木状》云："出交趾九真诸国。"《本草图经》云："藿香……今岭南郡多有之。"按岭南、交趾、九真均为古地名，岭南在今两广境内，交趾、九真均在今越南境内。上述文献所述之"藿香"均为本条所载之广藿香，即 *Pogostemon cablin*（Blanco）Benth.。至明，《滇南本草》始见有"土藿香"之名。经考证，为同科植物 *Agastache rugosa*（Fisch. et Mey.）O. Ktze.。为区别两者，现代植物分类学将后者改称为"藿香"，前者改称为"广藿香"。

080 广金钱草 guangjinqiancao《中药通报》（1：26，1959）

【来源】为豆科植物广金钱草的地上部分。

【异名】龙鳞草（《岭南采药录》），金钱草（《中国主要植物图说·豆科》），广东金钱草（《岭南草药志》），假花生、马蹄草、银蹄草（《南宁市药物志》），落地金钱、铜钱草（广州部队《常用中草药手册》），马蹄香（《广东中药志》），午时灵（华南），落地金钱草（广东、广西），铜钱花、铺地金钱、一面锣、金钱肺金草、白侧耳根、水侧耳根、古铜钱（广西），铜钱射草、老虎耳、假地豆、月姑草、金钱落地环（广东），铜钱沙、金子草（海南）。

【植物名】广金钱草 *Desmodium styracifolium*（Osb.）Merr.

【性味与归经】味甘、淡，性凉。归肝、肾、膀胱经。

【功能与主治】利湿退黄，利尿通淋。用于黄疸尿赤，热淋，石淋，小便涩痛，水肿尿少。

释名考订

本品为两广地区常用草药，因其叶近圆形而似钱币，乃称金钱草。后行销至两广以外地区，为与四川大金钱草（过路黄）相区别，特称之为"广金钱草"。《岭南草药志》载："现代缪永祺谓金钱草治膀胱结石，甚为奇效，原文载《医林一谔》第 6 期。"文中所称的"金钱草"即为本品。龙鳞草、一面锣、老虎耳等，亦以其叶形相似而得名。

081 广零陵香 guanglinglingxiang 《广西中药志》

【来源】 为报春花科植物灵香草的全草。

【异名】 蒙州零陵香（《本草图经》），排草（《植物名实图考》），陵草（《中药材手册》），香草、零陵香、熏草（《广西中药志》），闹虫草、驱虫草、驱蛔虫草（《云南中草药选》），熏衣草（《广西本草选编》），满山香（《全国中草药汇编》），灵香、平南香（《中药大辞典》），平南草（《中药材品种论述》），尖叶子、打虫草、云香草（云南），广陵香、广草（上海），佩兰（广西），七里香（台湾）。

【植物名】 灵香草 *Lysimachia foenum - graecum* Hance

【性味与归经】 味辛、甘，性平。归肺、胃经。

【功能与主治】 解表，止痛，行气，驱蛔。用于感冒头痛，咽喉肿痛，牙痛，胸腹胀满，蛔虫病。

释名考订

零陵香之名始见于《本草拾遗》，曰："熏草即零陵香也，生零陵山谷，叶似罗勒。"《本草图经》云："零陵香生零陵山谷，今湖岭诸州皆有之，多生下湿地。叶如麻，两两相对，茎方，气如蘼芜，常以七月中旬开花，至香。古所谓熏草是也。"按此描述，此草应为唇形科植物。其后诸家本草对零陵香的描述以及《本草图经》所附"濠州零陵香"图、《植物名实图考》所附"零陵香"图，均与唇形科植物罗勒 *Ocimum basilicum* L. 或圣罗勒 *Ocimum sanctum* L. 的外形特征相似。但现今以罗勒作零陵香者，仅见于江浙地区。圣罗勒则仅在四川、广东、台湾及海南岛有分布。经考证，古代药用零陵香比较肯定的有两种，一种为唇形科罗勒属（*Ocimum*）植物；另一种为报春花科植物灵香草 *Lysimachia foenum - graecum* Hance，《本草图经》所附"蒙州零陵香"图即此种。目前市售之商品零陵香主要为后者，即报春花科灵香草。

本品为多年生草本，具浓郁香气，故有香草、熏草、灵香草诸名。平南草、平南香，以产于广西平南而得名。功能驱蛔杀虫，驱虫草、闹虫草、驱蛔虫草等因以得名。

082 广东土牛膝 guangdongtuniuxi 广州空军《常用中草药手册》

【来源】 为菊科植物华泽兰的根或全草。

【异名】 斑骨相思、土牛膝、多须公、六月霜（《生草药性备要》），刘寄奴（《植物名实图考》），白须公（《本草求原》），牛舌大黄、小罗伞、鱼鳞菜（《岭南采药录》），大泽兰、大斑早、斑刀根、斑麻、大腿七、斑爪、白花莲、飞机草（《广西中兽医药用植物》），华佩兰（《中药志》），六月雪（《陆川本草》），白花泽兰（《江西草药》），大麻（《广西中草药》），石辣、白花姜（《南方主要有毒植物》），泽兰（河南、山东、江西、广东），野升麻、秤杆草、兰草（广东、广西），佩兰（江苏、浙江），广土牛膝、百根草、土牛夕（广东），搬倒甑、泽山七、麻脚消（湖南），孩儿草、土升麻（广西），白兰叶、山俭婆（江西），红茎八月白（浙江），对叶蒿（云南），水泽兰（贵州），野马追（江苏盱眙）。

【植物名】 华泽兰 *Eupatorium chinense* L.

【性味与归经】 味苦、甘，性凉；有毒。

【功能与主治】 清热，利咽，凉血散瘀，解毒消肿。用于咽喉肿痛，白喉，吐血，血淋，赤白下痢，跌打损伤，痈疮肿毒，蛇虫咬伤，水火烫伤。

释名考订

根形与牛膝相似，主要用于喉证，从形、性两者求之，称作土牛膝。主产于广东，故名广东土牛膝，兼与苋科土牛膝相区别。为多年生草本或半灌木，单叶对生，因称对叶蒿；以其形似，又称飞机草。六月开小白花，头状花序多数生于枝顶，因呼小罗伞，象形也。远眺之如霜似雪，故有六月霜、六月雪诸名。又如"甑"被"搬倒"后撒落的饭粒，故称搬倒甑（"搬倒甑"之名义参见本书"虎杖"条对"攀倒甑"的释义）。根细长繁密，断面色白，乃有多须公、白须公诸名。

083 女贞子 nüzhenzi 《本草正》

【来源】为木犀科植物女贞的果实。

【异名】女贞实（《神农本草经》），冬青子（《济急仙方》），爆格蚤（《分类草药性》），白蜡树子（《中药形性经验鉴别法》），胖型女贞子、瘦型女贞子（《中药志》），爆蚍蚤子、大爆蚍蚤、虫树子（《四川中药志》），鼠梓子（《广西中药志》），冬青树子、水蜡树子（《北方常用中草药手册》），女真子（《中药材商品知识》）。

【植物名】女贞 Ligustrum lucidum Ait.

异名：桢（《诗经》），桢木（《山海经》），鼠梓（《尔雅》），苦楸（陆玑《诗疏》），女贞木（《典术》），冻青（《救荒本草》），冬青、蜡树（《本草纲目》），万年枝（《花镜》），小叶冻青（《医林纂要·药性》），将军树（《临安县图经》），樆楸、虎梓（《诗毛氏传疏》），水蜡树（《植物名实图考》），亮叶女贞（《经济植物学》），大女贞（《中国植物图鉴》），女桢（《中国药用植物志》），唐鼠梓（《诗草木今释》），青蜡树、白蜡树、大叶蜡树（《中国植物志》），大腊叶、水桢（《广西中兽医药用植物》），贞女、山瑞香、冻青树（《中国药用植物图鉴》），大叶女贞（江苏、广西、云南），冬青树（江苏、安徽、贵州）。

【性味与归经】味甘、苦，性凉。归肝、肾经。

【功能与主治】滋补肝肾，明目乌发。用于肝肾阴虚，眩晕耳鸣，腰膝酸软，须发早白，目暗不明，内热消渴，骨蒸潮热。

释名考订

本品始载于《神农本草经》，原名女贞实，列为上品。为常绿灌木或乔木。《本草纲目》曰："此木凌冬青翠，有贞守之操，故以贞女状之。"又名冬青。晋苏彦《女贞颂》序云："女贞之木，一名冬青。负霜葱翠，振柯凌风。"故名。冻青，为冬青之声转。按药材四季青的原植物亦名冬青，古时又称冻青树，与女贞异物同名。李时珍曰："冬青即今俗呼冻青树者……东人因女贞茂盛，亦呼为冬青，与冬青同名异物，盖一类二种尔。"女贞又为介壳虫科昆虫白蜡虫的寄主。民间在立夏前后取白蜡虫卵裹置于女贞树枝条上，半月以后其虫孵化出，延缘枝上，乃分泌白蜡。李时珍曰："近时以放蜡虫，故俗呼为蜡树。"

084 小麦 xiaomai 《名医别录》

【来源】为禾本科植物小麦的种子。

【异名】秾（《尔雅》），來、芒谷（《说文解字》），麦种（《吴普本草》），䴬（《广雅》），麸麦（《中国药用植物图鉴》），淮小麦（《上海市中药饮片炮制规范》），麦子（山东），淮麦（上海）。

【植物名】小麦 Triticum aestivum L.

【性味与归经】味甘，性凉。归心、脾、肾经。

【功能与主治】养心，益肾，除热，止渴。用于脏躁，烦热，消渴，泄利，痈肿，外伤出血，烫伤。

释名考订

《说文解字·麦部》曰："麥，芒谷。秋穜厚薶，故谓之麥。"《玉篇·麦部》："麥，有芒之谷。秋种夏熟。"按古之"麦"字本作"來"，为象形字。《说文解字·來部》曰："來，周所受瑞麦來麰，一來二缝，象芒束之形。"古人认为此物是上苍所赐，"天所来也"，后因被假借为来、去的来（來）。而"來"作为麦的本义反倒被湮没了，又产生了"麥"、"秾"等字来取代"來"字。《说文解字》徐灏《注笺》："古来麦字只作'來'，假借为行来之来，后为借意所专，别作'麳'、'秾'，而'來'

之本义意废矣。"李孝定《甲骨文字集释》云:"'來'、'麥'当是一字。'夕'……于此但象麥根。"

《天工开物·乃粒·麦》云:"凡麥有数种。小麥曰來,麥之长也;大麥曰牟,曰穬……"《农政全书·谷部下》云:"《尔雅》曰:'大麥,麰;小麥,秣。'"《广雅·释草》:"大麥,麰也;小麥,麳也。"

085 小草 xiaocao 《神农本草经》

【来源】为远志科植物远志或卵叶远志的地上部分。

【异名】葽绕、蕀蒬(《尔雅》),棘菀、细草(《神农本草经》),线儿草(《尔雅义疏》),青小草(《江苏药用植物志》),西小草、远志小草、远志苗(上海),小鸡苗(山西),小鸡草(山东),小青草(江苏)。

【植物名】(1) 远志 *Polygala tenuifolia* Willd.

(2) 卵叶远志 *Polygala sibirica* L.

【性味与归经】味辛、苦,性平。归肺、心经。

【功能与主治】祛痰,安神,消痈。用于咳嗽痰多,虚烦,惊恐,梦遗失精,胸痹心痛,痈肿疮疡。

释名考订

远志的地上部分称"小草",又名"细草",以茎叶细小而得名。葽绕者,妖娆之谓也。远志草茎细小,随风摇曳,故得葽绕之名。《尔雅义疏》曰:"(远志)茎叶俱绝细,俗名线儿草。"

086 小蓟 xiaoji 《本草经集注》

【来源】为菊科植物刺儿菜的地上部分。

【异名】猫蓟(《本草经集注》),刺蓟(《日华子本草》),青刺蓟、千针草(《本草图经》),刺蓟菜(《救荒本草》),野红花(《本草纲目》),刺儿菜(《本草纲目拾遗》),青青菜、姜姜菜、枪刀菜(《医学衷中参西录》),刻叶刺儿菜(《中药志》),荠荠毛(《山东中药》),蓟蓟芽(《药材学》),刺角菜、木刺艾、刺杆菜、刺刺芽、刺杀草(《江苏植物药材志》),小恶鸡婆、刺萝卜(《四川中药志》),小蓟菜(《本草推陈》),小鸡角刺、白鸡角刺(《泉州本草》),刺芥菜、白刺菜根、尖刀草、水牛刺、牛巴刺、牛皮刺、山芥菜、牛口刺、红花头、白野红花(《浙江民间常用草药》),小蓟姆、刺儿草、牛戳刺、刺尖头草(《上海常用中草药》),刺草(《甘肃中草药》),大刺儿菜(《中国高等植物图鉴》),七七毛、青七菜(《青岛中草药手册》),曲曲菜、刺芽(《陕甘宁青中草药选》),荠荠菜、小牛扎口(《全国中草药汇编》),刺菜芽、姜姜芽、刺儿叶、刺儿蓟、小刺头(《本草药名集成》),扎扎嘴(华北),大小蓟(北京、河北、山西),刺菜(河北、浙江),蓟蓟毛、七七菜、济济菜(山东),小刺菜、细叶蓟(贵州),刺刺菜(江苏),茨茨菜(安徽)。

【植物名】刺儿菜 *Cirsium setosum* (Willd.) MB.

【性味与归经】味甘、苦,性凉。归心、肝经。

【功能与主治】凉血止血,散瘀解毒消痈。用于衄血,吐血,尿血,血淋,便血,崩漏,外伤出血,痈肿疮毒。

释名考订

小蓟始载于《名医别录》,与大蓟同条。《本草乘雅半偈》云:"与大蓟根苗相似,但不若大蓟之肥大耳。"故名小蓟。《本草经集注》谓:"大蓟是虎蓟,小蓟是猫蓟。"亦互以大、小蓟之形作比照。《本草图经》云:"小蓟根……当二月苗初生二三寸时,并根作茹,食之甚美。"故本品多有"菜"之名。张锡纯《医学衷中参西录》曰:"小蓟,山东俗名姜姜菜,'姜'字当为'蓟'字之转音;奉天俗名枪刀菜,因其多刺如枪刀也。"曲曲菜、荠荠菜、刺刺菜、七七菜、济济菜等,释义并同姜姜菜。

参见"大蓟"条。

087 小檗 xiaobo 《新修本草》

【来源】为小檗科植物黄芦木等多种同属植物的根和茎、枝。

【异名】子檗（《本草经集注》），山石榴（《新修本草》），刺黄柏、三颗针（《陕西中草药》），刺刺溜、刺黄连（《全国中草药汇编》），狗奶根（《长白山植物志》），刺黄檗（山西、陕西），三棵针、山黄檗、山黄柏（内蒙古），刀口药、黄连（黑龙江），黄柏（宁夏），二黄连（河北张家口），刺拐棒（吉林延边）。

【植物名】黄芦木 Berberis amurensis Rupr.

异名：东北小檗（《经济植物手册》），黑水小檗（《中国药用植物志》），大叶小檗（《东北植物药图志》），阿穆尔小檗（《华北经济植物志要》），雀心（《华北树木志》），刺檗（《山东树木志》），狗奶子（东北），黄檗树（宁夏）。

【性味与归经】味苦，性寒。归大肠、心、肝经。

【功能与主治】清热燥湿，解毒。用于肠炎，痢疾，慢性胆囊炎，急、慢性肝炎，无名肿毒，丹毒，湿疹，烫伤，目赤，口疮。

释名考订

小檗为小檗属（Berberis）多种植物的总称。这些植物以小树（灌木）、皮黄而苦、多刺、可以染黄等为其共同特征。檗，原指芸香科植物黄檗（即中药黄柏），《神农本草经》称檗木。《说文解字·木部》云："檗，黄木也。"宋曾慥《类说·雌黄》云："古人写书皆用黄纸，以檗染之，所以辟蠹，故曰黄卷。"黄檗色黄，可以染黄，而小檗类植物也都具备这一特性。《本草拾遗》云："凡是蘖木，皆皮黄。"《植物名实图考》曾记曰："《图经》谓有一种刺檗，多刺可染，不入药用……盖不知其名，姑以色黄而名曰蘖。"可见，小檗以其色黄如黄檗而有"檗"之名。小檗、子檗者，则以其树形小于黄檗，其皮"状如檗皮而薄小"，故名。

088 小茴香 xiaohuixiang 《本草蒙筌》

【来源】为伞形科植物茴香的果实。

【异名】蘹香（《药性论》），蘹香子（《新修本草》），茴香（《千金要方》），茴香子（《开宝本草》），香子（《太平圣惠方》），土茴香（《本草图经》），野茴香（《履巉岩本草》），北茴香（《类编朱氏集验方》），怀香子（《奇效良方》），川茴香（《医学纲目》），草蘹香（《本经逢原》），大茴香（《朱氏集验医方》），谷茴香、谷香（《现代实用中药》），慈谋勒（《河北药材》），小怀香（《药材学》），小香（《四川中药志》），谷茴（南药《中草药学》），瘪谷香、西小茴、瘪茴香（《中药处方名辨义》），瘪谷茴香、小茴香子（《常用中药名辨》），瘪角茴香（《上海市中药饮片炮制规范》），川谷茴（《本草药名集成》），南茴、南茴香、南小茴（东北），小茴（甘肃、四川、湖北、山西）。

【植物名】茴香 Foeniculum vulgare Mill.

异名：茴香菜（《千金·食治》），香丝菜（《植物名实图考》），丁香草（福建泉州）。

【性味与归经】味辛，性温。归肝、肾、脾、胃经。

【功能与主治】散寒止痛，理气和胃。用于寒疝腹痛，睾丸偏坠，痛经，少腹冷痛，脘腹胀痛，食少吐泻。

释名考订

本品始载于《药性论》，原名蘹香。《本草纲目》曰："俚俗多怀之衿衽咀嚼，恐蘹香之名，或以此也。"苏颂曰："蘹香，北人呼为茴香，声相近也。"茴香，"茴"为形声字，声符兼表意。孙思邈曰："煮臭肉，下少许，即无臭气，臭酱入末亦香，故曰回（茴）香。"即去除臭气，回复香气之意。

大、小茴香者，李时珍曰："结子大如麦粒，轻而有细棱，俗呼为大茴香，今惟以宁夏出者第一。其他处小者，谓之小茴香。"但"小茴香"之今释，应是相对于八角茴香而言。八角茴香又名大茴香，与之相比较，则本品的颗粒要小得多，故名小茴香。自北宋起，八角茴香自番舶来，名"舶上茴香"。本品为本土自产，因称土茴香、野茴香，以与舶来之茴香相区别。谷香、谷茴、瘪谷香者，因本品形似谷粒，故名。茴香植株具强烈香气，叶四至五回羽状全裂，末回裂片呈丝状，因得香丝菜之名。

089 小通草 xiaotongcao 《四川中药志》

【来源】 为旌节花科植物喜马山旌节花、中国旌节花或山茱萸科植物青荚叶的茎髓。

【异名】 旌节花（《广群芳谱》），实心通草、通草棍（《中药材手册》），小通花、鱼泡桐（《四川中药志》），山通草（《广西药用植物名录》），四川通草（《台湾药用植物志》），通草丝（《山西中药炮制规范》），通棍（《本草药名集成》），通草梗、通条（湖北），通草（湖南）。

【植物名】（1）喜马山旌节花 *Stachyurus himalaicus* Hook. f. et Thoms.

异名：通草树、通条树（《亨利氏中国植物名录》），通草花（《药材学》），喜马拉雅旌节花（《中国高等植物图鉴》），西域旌节花（《云南植物志》），西域通条树（《中药材品种论述》），牛奶奶、大金刀（湖南），通条草、小花通通草（四川），小通台（贵州），西藏旌节花（广西）。

（2）中国旌节花 *Stachyurus chinensis* Franch.

异名：通条叶、锦茄儿花（《中国树木分类学》），中华旌节花（《云南植物志》），通草树（湖北、湖南），珍珠通、坑青、金珠链、盏盏新（浙江），抱耳环、通花（四川），山麻皮（安徽）。

（3）青荚叶 *Helwingia japonica* (Thunb.) Dietr.

【性味与归经】 味甘、淡，性寒。归肺、胃经。

【功能与主治】 清热，利尿，下乳。用于小便不利，淋证，乳汁不下。

释名考订

本品以枝条的髓部入药，较通草为细而有通草之功效，故名小通草、小通花。茎髓呈细圆柱形，因称通草棍。《广群芳谱》有名旌节花。旌节，为古代使者所持的节，以为凭信。《周礼·地官·掌节》孙诒让《正义》："《后汉书·光武纪》李注云：'节，所以为信也。以竹为之，柄长八尺，以旄牛尾为其眊，三重。'……《司常》云：'析羽为旌。'旌节，盖即以竹为樟（竿），又析羽缀樟以为节。"本品植物的穗状花序形似古之旌节，故有旌节花之名。

090 小野鸡尾 xiaoyejiwei 《昆明民间常用草药》

【来源】 为中国蕨科植物野鸡尾金粉蕨的全草或叶。

【异名】 海风丝、草莲（《植物名实图考》），日本乌蕨（《中国主要植物图说·蕨类植物门》），仙鸡尾、金粉蕨（《广西中兽医药用植物》），野雉尾（《蕨类名词及名称》），水金鸡尾、金鸡尾（《贵州民间药物》），石孔雀尾（《陆川本草》），鸡尾草、野鸡尾草（《四川中药志》），细叶金鸡尾、野黄连、吊金草（《湖南药物志》），线鸡尾草、小叶金花草、光棍药、黑蕨（《广西中药志》），土黄连（《浙江天目山药用植物志》），霍乱草（《广西药用植物名录》），小叶野鸡尾、乌韭、凤凰标（《江西草药》），凤尾莲（《福建中草药》），水黄连（《甘肃中草药手册》），人头发、金花草、串鱼草（《云南中草药选》），六零草（《广西中草药》），小鸡尾草、小蕨萁（《四川常用中草药》），火伤蕨（《广西实用中草药新选》），乌蕨、中华金粉蕨（《中国高等植物图鉴》），日本金粉蕨（《四川植物志》），野鸡尾（湖南、江西、广西、陕西），小雉尾草（浙江、湖南、安徽），解毒蕨（云南、广西），凤凰尾（湖南、江西），小叶凤尾草（广东、福建），小野雉尾草（江西、江苏），孔雀尾（福建、云南），地柏枝（四川、贵州），小野鸡尾草（广西、甘肃），小金花草（广西、浙江），野云连、线鸡尾、白线鸡尾、大叶凤凰路鸡（湖南），凤尾蕨、火汤蕨、仙鹤尾（广西），草黄连、山黄连（四川），马尾丝、小本凤尾莲（台湾），小叶狼萁（浙江），小叶鸡尾（江西），亮叶乌蕨（云南），细叶路其（广东），毛黄连（陕西）。

【植物名】野鸡尾金粉蕨 *Onychium japonicum*（Thunb.）O. Kuntze

【性味与归经】味苦，性寒。归心、肝、肺、胃经。

【功能与主治】清热解毒，利湿，止血。用于风热感冒，咳嗽，咽痛，泄泻，痢疾，小便淋痛，湿热黄疸，吐血，咳血，便血，痔血，尿血，疮毒，跌打损伤，蛇虫咬伤，烫火伤。

释名考订

本品叶形似野鸡之尾羽，故有"野鸡尾"、"野雉尾"诸名。美言之，而称"凤尾"、"孔雀尾"。叶柄细长、叶片细碎，以形似而称海风丝、马尾丝、人头发。根茎细长，略弯曲，黄棕色或棕黑色，形似黄连，故以"黄连"之名相称。霍乱草、解毒蕨，以功能为名。广西民间有以本品治疗烫火伤，火汤蕨、火伤蕨乃因以得名。

091 飞廉 feilian 《神农本草经》

【来源】为菊科植物丝毛飞廉或节毛飞廉的全草或根。

【异名】飞轻（《神农本草经》），天荠、伏猪、伏兔、飞雉、木禾（《名医别录》），飞廉蒿（《千金翼方》），老牛错（《黑龙江中药》），红花草、刺打草、雷公菜（《湖南药物志》），飞帘（苏医《中草药手册》），刺盖（《全国中草药汇编》），大蓟（西北），刺萝卜（四川），老牛锉（内蒙古）。

丝毛飞廉：小蓟（《玉龙山药用植物》），刺针草（江苏），白牛口刺、白花大蓟（浙江），铺地蜈蚣、马刺蓟、牛扎口（陕西），恶鸡婆、刺芭草（四川），大刺刺芽（安徽），大牛喳口（贵州）。

节毛飞廉：藏飞廉（《全国中草药汇编》），刺飞廉（南药《中草药学》），利刺飞廉（《中药大辞典》），红马刺（《云南药用植物名录》）。

【植物名】（1）丝毛飞廉 *Carduus crispus* L.

（2）节毛飞廉 *Carduus acanthoides* L.

【性味与归经】味微苦，性凉。

【功能与主治】祛风，清热，利湿，凉血止血，活血消肿。用于感冒咳嗽，头痛眩晕，泌尿系感染，乳糜尿，白带，黄疸，风湿痹痛，吐血，衄血，尿血，月经过多，功能性子宫出血，跌打损伤，疔疮疖肿，痔疮肿痛，烧伤。

释名考订

飞廉始载于《神农本草经》，列为上品。《本草纲目》曰："飞廉，神禽之名也。其状鹿身豹文，雀头蛇尾，有角，能致风气。此草附茎有皮如箭羽，复疗风邪，故有飞廉、飞雉、飞轻诸名。"其茎有翅，翅有尖刺，以锉喻之，而称"老牛锉"，讹为"老牛错"；"牛"者，显其大者也。飞帘者，"帘"为"廉"之同音借字。

092 马宝 mabao 《饮片新参》

【来源】为马科动物马胃肠道中所生的结石。

【异名】鲊答（《辍耕录》），马粪石（《药材学》），马结石（《四川中药志》），马肚石（广西）。

【动物名】马 *Equus caballus orientalis* Noack

异名：家马（《山东药用动物》）。

【性味与归经】味甘、咸、微苦，性凉；有小毒。归心、肝经。

【功能与主治】镇惊化痰，清热解毒。用于惊痫癫狂，痰热内盛，神志昏迷，吐血衄血，恶疮肿毒。

释名考订

马宝为马胃肠道中所生的结石。"马"，篆文为象形字。《说文解字·马部》："象马头髦尾、四足之形。"鲊答，亦作"鲊苔"。明陶宗仪《辍耕录·祷雨》载："往往见蒙古人之祷雨者……惟取净水一盆，浸石子数枚而已。其大者若鸡卵，小者不等。然后默持密呪，将石子淘漉玩弄，如此良久，辄有雨……石子名曰鲊答，乃走兽腹中所产，独牛马者最妙。"据此，"鲊答"或为蒙古语所称。此物稀贵难得。《本草纲目》曰："鲊答、狗宝同一类也。但生于狗腹者，为狗宝耳。"生于马腹者，则呼马宝。

093 马勃 ^{mabo}《名医别录》

【来源】 为灰包科真菌脱皮马勃、大马勃或紫色马勃的子实体。

【异名】 马疕（《名医别录》），马窟、马窟勃（《本草经集注》），马疕菌（《蜀本草》），灰菇、灰菰（《经验良方》），马屁包（《袖珍方》），香末菇（《本草药性大全》），乌龙菌（《医学入门·本草》），牛屎菰（《本草纲目》），灰包菌（《中药形性经验鉴别法》），药包（《河北药材》），马庇包（《中药材手册》），灰包、马粪包（《药材学》），忽雷炮（《河南中药手册》），人头菌、牛屎菌、大气菌、灰菌（《南宁市药物志》），鸡肾菌、地烟、马勃菌（《广西中药志》），鬼馒头、山蟹、牛屎拍、马屁（《浙江民间常用草药》），马屁泡、马皮包（《北方常用中草药手册》），马囊包、刀创药（《青岛中草药手册》），马勃绒、轻马勃、地呼雷、呼雷泡（《本草药名集成》），马疕勃（江苏），马屁勃（山西）。

脱皮马勃：北马勃（《中药材商品知识》），马尾勃、杜马勃（西北），马皮泡（青海、宁夏、四川、河北），马泡（甘肃、安徽），灰包子、灰马勃、白马勃（四川），马泡灰、灰泡、灰婆婆（江苏），马尾菌、浮马勃（青海），马泡菌、狗头灰（广西），灰包包（甘肃），鬼点灯（安徽），灰马包（山东），马蜂包（河北）。

大马勃：灰马包（山东）。

紫色马勃：南马勃（《中药志》），牛屎菇（《中国药用真菌》）。

【植物名】（1）脱皮马勃 *Lasiosphaera fenzlii* Reich.

异名：脱被毛球马勃（《真菌名词及名称》），脱皮毛球马勃（《中国真菌总汇》）。

（2）大马勃 *Calvatia gigantea*（Batsch ex Pers.）Lloyd

异名：大颓马勃（《中药大辞典》），大秃马勃（《中国真菌总汇》），巨马勃（《中国药用真菌》），无柄马勃（《中国药用真菌图鉴》）。

（3）紫色马勃 *Calvatia lilacina*（Mont. et Berk.）Lloyd

异名：紫颓马勃（《中药大辞典》），紫马勃（《广西植物》），紫色秃马勃（《中国真菌总汇》），有柄马勃（《中国药用孢子植物》）。

【性味与归经】 味辛，性平。归肺经。

【功能与主治】 清肺利咽，止血。用于风热郁肺咽痛，音哑，咳嗽；外治鼻衄，创伤出血。

释名考订

马勃入药始见于《名医别录》，曰："生园中久腐处。"陶弘景曰："俗呼马窟勃是也。紫色虚软，状如狗肺，弹之粉出。""窟"，同"屁"。《集韵·至韵》云："屁，《字林》：'下出气也'，或作窟。"故马窟、马窟勃即马屁、马屁勃。以"屁"名马勃，乃言指马勃为轻虚微贱之物。宋赵鼎臣《竹隐畸士集·上许冲之启》云："笼中丹桂，并溲勃以兼收；幕下红莲，杂兼葭而俱进。"语中"溲"为牛溲，即牛遗，为车前草别名；"勃"为马勃。溲勃并称，并反衬丹桂，足见在古人眼中马勃之贱。《名医别录》有"马疕"之名。"疕"殆"庀"之误。"庀"，通"庇"。《集韵·纸韵》云："庀，或作庇。""庇"又为"屁"之假借。故马疕、马庇包均为马勃。

马勃以性状为名。"马"为大之义。《本草纲目·介部·马刀》曰："俗称大为马。"马勃的子实体呈硕大的类球形或扁球形，《本草衍义》谓马勃"有大如斗者，小亦如升杓"。"勃"，粉末或粉状物。缪启愉《齐民要术校释》云："粉末叫做'勃'。"本品体轻虚，弹之见粉尘如烟，因以"勃"为名。灰包、地烟，名义并同"勃"。马勃为真菌子实体，潘之恒《广菌谱》载："马勃，亦菌类也。"以此而有菇、菰、菌诸名。

094 **马尾连** maweilian 《本草纲目拾遗》

【来源】为毛茛科植物金丝马尾连、昭通唐松草、高原唐松草、多叶唐松草等的根及根茎。

【异名】马尾黄连（四川、云南）。

高原唐松草：草黄连（云南）。

多叶唐松草：金丝黄连（《四川中药志》），铁柴胡（南药《中草药学》），草黄连、土黄连、金丝马尾（云南）。

【植物名】　（1）金丝马尾连 *Thalictrum glandulosissimum*（Finet et Gagnep.）W. T. Wang et S. H. Wang

异名：多腺唐松草（《中药志》）。

（2）昭通唐松草 *Thalictrum glandulosissimum*（Finet et Gagnep.）W. T. Wang et S. H. Wang var. *chaotungense* W. T. Wang et S. H. Wang

（3）高原唐松草 *Thalictrum cultratum* Wang

异名：蚊子花（云南）。

（4）多叶唐松草 *Thalictrum foliolosum* DC.

异名：多叶白蓬草（《四川中药志》），水黄连（《云南种子植物名录》），蚊子草、筛子花（云南）。

【性味与归经】味苦，性寒。归心、肝、大肠经。

【功能与主治】清热燥湿，泻火解毒。用于湿热泻痢，黄疸，疮疡肿毒，目赤肿痛，感冒发热，癌肿。

释名考订

本品始载于《本草纲目拾遗》。须根细密，形似马尾；色黄味苦性寒，功同黄连，故称马尾黄连，简作马尾连。

095 **马齿苋** machixian 《本草经集注》

【来源】为马齿苋科植物马齿苋的地上部分。

【异名】马苋（《本草经集注》），马齿草（《雷公炮炙论》），五行草（《本草图经》），马齿菜（《太平圣惠方》），马齿龙芽（《宝藏论》），五方草、长命菜、九头狮子草（《本草纲目》），灰苋（《洞天奥旨》），马踏菜（《本草易读》），酱瓣草、安乐菜（柴裔《食鉴本草》），酸苋（《医林纂要·药性》），豆板菜（《草药新纂》），瓜子菜（《岭南采药录》），长命苋、酱瓣豆草（《中国药用植物志》），蛇草（《南京民间药草》），酸味菜（《贵州民间方药集》），猪母菜、狮子草（《福建民间草药》），耐旱菜（《中药志》），地马菜（《江苏省植物药材志》），马蛇子菜、蚂蚁菜（《东北药用植物志》），酸米菜、长命菜（《中国药用植物图鉴》），朱羽菜、五彩云（《泉州本草》），和尚菜、吴知了草、猪母花、紫马苋、猪娘苋、瓜子瓣菜、爬地苋（《浙江民间常用草药》），马勺菜（《北方常用中草药手册》），马食菜、胖胖草（《陕甘宁青中草药选》），姜马齿菜（《青岛中草药手册》），猪母耳（《浙南本草新编》），瓜仁菜（《全国中草药汇编》），老鼠耳、五色苋（《本草药名汇考》），马苋菜（东北），瓜子苋（浙江、福建、云南），酱板草（上海、浙江、湖南），马蜂菜、晒不死（安徽、河南），猪母草、猪母乳（福建、台湾），瓜子金（福建、云南），长寿菜（河北、江西），麻绳菜（云南、北京），鱼鳞菜（广东、广西），酸菜（福建、浙江），五行菜（上海、福建），蚬壳菜、蚬肉菜、酸甜菜、红猪母菜、狗头狮草、鼠齿草、酸仔菜、猪母酸（广东），五色菜、狮岳菜、猪母苋、白母猪菜、白母猪乳菜、豆片菜、孝花菜、荸辣菜（福建），酱瓣头草、马菜、安乐草、猪酸酸、酱败草、纯阳菜、猪长草、马子菜（江苏），马屎苋、酸咪菜、马屎菜（贵州），小瓜子菜、马齿苋菜、豆瓣菜（云南），牛舌头草、猪沙沙草（上海），蚂蚱菜、马舌菜（山东），长生草、打不死（四川），五方菜、肥猪菜（海南），瓜子草（广西），蚂舌菜（黑龙江），瓜米菜（陕西），瓜子板草（浙江），马士菜（甘肃），马齿（河南），马生菜（河北），发米菜（湖南），妈蔺菜（北京），马牙菜（湖北），耐暑草（江西）。

【植物名】 马齿苋 *Portulaca oleracea* L.

【性味与归经】 味酸，性寒。归肝、大肠经。

【功能与主治】 清热解毒，凉血止血，止痢。用于热毒血痢，痈肿疔疮，湿疹，丹毒，蛇虫咬伤，便血，痔血，崩漏下血。

释名考订

李时珍曰：马齿苋，"其叶比并如马齿，而性滑利如苋，故名……其性耐久难燥，故有长命之称"。可作野菜，"人多采苗煮晒为蔬"，故又名马齿菜。讹为马屎菜、马士菜、马子菜。其味酸，而称酸苋、酸菜、酸米菜。亦可作猪饲料，因称猪纯草、猪长草、肥猪菜。为一年生草本，多生于田野路边，茎圆柱形，下部平卧，布地而生，故有爬地苋、马踏菜诸名。上部斜生或直立，多分枝，叶互生或近对生，肥厚多汁，花常 3~5 朵簇生于枝端，蓬茸，攒簇甚密，以形状之，呼作九头狮子草。以叶形相似为说，乃有瓜子苋、老鼠耳、鱼鳞菜、豆瓣菜诸称。苏颂曰："又名五行草，以其叶青、梗赤、花黄、根白、子黑也。"古人从阴阳五行学说出发，有各种附会比况的解释。以木、火、土、金、水为五行，青、赤、黄、白、黑则为与五行相对应的五色。又名五方草，亦取五行之义。五方，为东、南、西、北、中。

096 马钱子 ^maqianzi^《本草纲目》

【来源】 为马钱科植物马钱的种子。

【异名】 苦实把豆儿（《飞鸿集》），番木鳖、苦实把豆、火失刻把都（《本草纲目》），番木鳖子（《鲁府禁方》），苦实（《本草原始》），番鳖（《嵩崖尊生全书》），马前（《串雅补》），马前子（《外科证治全书》），牛眼（《本草求原》），大方八（《中药材手册》），伏水（《湖南省中药材炮制规范》），马蹄子、优牛子（《本草药名集成》），牛艮（广西），翻白子（天津），方八（上海），番瓜子（河北张家口）。

【植物名】 马钱 *Strychnos nux – vomica* L.

异名：番木鳖树（《药材学》），马钱树、马钱子树（《中国药用植物图鉴》），印度马钱（《中草药》）。

【性味与归经】 味苦，性温；有大毒。归肝、脾经。

【功能与主治】 通络止痛，散结消肿。用于跌打损伤，骨折肿痛，风湿顽痹，麻木瘫痪，痈疽疮毒，咽喉肿痛。

释名考订

马钱子为外来药，始载于《本草纲目》，又名番木鳖。李时珍曰："番木鳖生回回国。""苦实把豆儿"、"火失刻把都"，皆为外来语之音译名。《本草纲目》释"马钱子"名曰："状似马之连钱，故名马钱。"语中所称"马之连钱"，为指马身上如同连钱状的毛纹。《南史·梁纪·简文帝》云："项毛左旋，连钱入背。"按马钱子种子扁圆形，表面密被具丝状光泽的银色细茸毛；茸毛自中央向四周匍匐生长并呈辐射状排列，状如"马之连钱"，故有其名。"马前"，为马钱之音讹。

《本草纲目》曰：马钱"蔓生，夏开黄花。七八月结实如栝楼，生青熟赤，亦如木鳖。其核小于木鳖而色白。"本品出于番邦，其形又"亦如木鳖"，"番木鳖"之名当由此得之。但是，李时珍所言"蔓生，夏开黄花，七八月结实如栝楼"等特征及《本草纲目》的附图所示，与葫芦科木鳖 *Momordi-*

ca cochinchinensis（Lour.）Spreng. 的形态相似，仅"其核小于木鳖而色白"这一特征与本种相符。可见，李时珍当时并未能在形态上将马钱子和木鳖子区别开来。据此而论，"番木鳖"之名当属误出。

097 马兜铃 madouling 《雷公炮炙论》

【来源】为马兜铃科植物北马兜铃或马兜铃的果实。

【异名】马兜零（《蜀本草》），马兜苓（《珍珠囊》），兜铃实（《本草纲目》），兜铃（《本草述钩元》），马虎铃铛（《青岛中草药手册》），青木香果（《中药正别名》），马斗令（《本草药名集成》），马斗铃、斗令（东北、河北），臭瓜蛋（山西）。

北马兜铃：玉皇瓜（《沈阳县志》），葫芦罐（《东北药用植物志》），臭铃铛（《河北药材》），臭瓜蒌、臭罐罐、吊挂篮子（《中国植物志》），臭葫芦（《常用中草药图谱》），臭瓜瓜（山西、陕西），臭罐子（北京），老婆罐（内蒙古）。

马兜铃：水马香果（《江苏省植物药材志》），青藤香果、蛇果（《四川中药志》），臭豹子（安徽）。

【植物名】（1）北马兜铃 *Aristolochia contorta* Bge.

异名：圆叶马兜铃（《中国药用植物图鉴》），三角草（山东）。

（2）马兜铃 *Aristolochia debilis* Sieb. et Zucc.

异名：南马兜铃（《中药材品种论述》），箭头草（湖南）。

【性味与归经】味苦，性微寒。归肺、大肠经。

【功能与主治】清肺降气，止咳平喘，清肠消痔。用于肺热喘咳，痰中带血，肠热痔血，痔疮肿痛。

释名考订

宋《本草衍义》释"马兜铃"名曰："蔓生附木而上，叶脱时其实尚垂，状如马项之铃，故得名也。"按本品果实成熟时下垂，其状也确如马颈项上所系之铃。但是，"兜"字在汉语中并无"颈项"之义。将马兜铃训作"马项之铃"，似未的当。

徐锴《系传》曾认为马兜铃以形似饲马器具笯而得名，曰："笯，饮马器也，臣锴曰药用马笯铃此也。"桂馥《义证》亦云："《南史》载马兜山，云南饲马之筐即马兜也。"又云："今云南人编竹筐挂附上，以饲马，即马兜铃也。"按古代确有马笯此物，为用于装喂马饲料的器具。但"铃"字当作何解呢？以竹编之"马笯"而解"马兜铃"，似亦不妥。

今人有以"脰"解"兜"字者。"脰"有颈项之义，与"兜"一声，以"兜"为"脰"字之借，认为马兜铃即"马脰铃"。此说解决了"兜"字之疑，释义也是合理的。但是，马兜铃出现在本草文献中的诸多异名，如马兜零、马兜苓、兜铃等，"铃"字有"零"、"苓"等变化，但"兜"字则始终未变；"脰"字也从未在马兜铃的药名中出现过。故以"马脰铃"解作"马兜铃"，犹嫌牵强。

另有一释。《史记·魏公子传》"而北境传举烽"裴骃《集解》引汉文颖："作高木橹，橹上作桔槔，桔槔头兜零，以薪置其中，谓之烽。常低之，有寇即火燃举之以相告。"《后汉书·光武纪》建武十二年"修烽燧"注引《广雅》："兜零，笼也。"可见，文颖注中所称"兜零"，乃是古代烽火台燃烧柴草的铁笼，上悬铁索，平时"常低之"，"有寇即火燃举之以相告"。兜零亦作"兜铃"，明梵琦《居庸关》诗曰："渠答自今收战马，兜铃无复堡边烽。"按马兜铃的果实为蒴果，呈倒广卵形或椭圆状倒卵形，先端圆形而微凹，具6棱；成熟时蒴果由基部向上沿室间开裂成6瓣，其果柄也同时撕裂成6条，呈丝状。这时的马兜铃就像一个由六根绳索牵拽着的箩筐，也像烽火台桔槔上悬着的铁笼（兜零）。可见，中药马兜铃以形似古代烽火台的兜零而得名。"马"，是"大"的意思。《本草纲目》"马蓼"条释名项曰："凡物大者，皆以马名之。"寇宗奭《本草衍义》亦云："汴人谓大者为马。"马兜零果形硕大，故以"马"字冠名。"马兜零"又作"马兜铃"。"零"与"铃"原是同音假借，但因本品之形又似铃铛，且相比较而言，世人对铃铛的认知比对烽火台的兜零要深得多。随着时间的推移，"马兜铃"之名便逐渐取代了"马兜零"，并最终成为本品的正名。而对药名中"铃"字的释义，则被很直觉地理解为形似铃铛；"马"字在药名中的释义也就很自然地变成了马匹的马。就这样，马兜铃之名义就由形似古代烽火台的兜零变成了"马项之铃"。

马兜铃花通常在清晨开放，开放时发出腐臭气味，以吸引昆虫（通常是蝇类）为其传播花粉。马兜铃因而气特异，有臭瓜蛋、臭铃铛、臭罐罐、臭豹孚子诸名。

098 马蔺子 malinzi 《新修本草》

【来源】为鸢尾科植物马蔺的种子。

【异名】蠡实（《神农本草经》），荔实（《名医别录》），马楝子（《本草图经》），马帚子（《中国药用植物图鉴》），马莲子（《河北中草药手册》），马连子（《陕甘宁青中草药选》），马管子（福建），铁扫帚子（河北）。

【植物名】马蔺 Iris lactea Pall. var. chinensis (Fisch.) Koidz.

异名：旱蒲（《礼记》），剧草、豕首、三坚（《神农本草经》），荔（《说文解字》），马薤（《礼记》郑玄注），马荔（《子虚赋》张注），蠡草（《吕氏春秋》高诱注），马莲（《释草小记》），华马蔺（《青海常用中草药手册》），马连（东北、华北、西北），紫雪草、蓝花草（安徽），铁扫手（福建），山必博（浙江），马莲草（陕西），箭杆风（湖南）。

【性味与归经】味甘，性平。归肝、脾、胃、肺经。

【功能与主治】清热利湿，解毒杀虫，止血定痛。用于黄疸，淋浊，小便不利，肠痈，虫积，疟疾，风湿痛，喉痹，牙痛，吐血，衄血，便血，崩漏，疮肿，瘰疬，疝气，痔疮，烫伤，蛇伤。

释名考订

本品始载于《神农本草经》，名"蠡实"。《名医别录》称"荔实"。《说文解字·艸部》："荔，艸也。似蒲而小，根可作刷。"为多年生草本。须根长而坚硬，叶条形，根可制刷子。《吕氏春秋·仲冬纪》云："芸始生，荔挺出。"高诱注："荔，马荔。"《礼记·月令》："仲冬荔挺出。"郑玄注云："荔，马薤也。"按"马"有大之义。荔，叶似薤而大，故名马薤。《本草图经》曰："马蔺子北人讹为马楝子，《广雅·释草》云：'马薤，荔也。'高诱云：'荔挺出，荔草挺出也。'讲礼者不识，呼为荔挺。"然《广雅疏证》云："荔草又名荔挺也……莛、挺古同声而通用，《说文》云：'莲，茎也。'荔草抽茎作花，因谓之荔莛矣。"又云："蠡、蔺、荔一声之转……马荔犹马蔺也。马蔺又转为马莲。"《颜氏家训》云："人或种于阶庭，呼为旱蒲。"《广雅疏证》云："盖荔草似蒲而生旱地，故以为名。"

099 马蹄金 matijin 《广西中兽医药用植物》

【来源】为旋花科植物马蹄金的全草。

【异名】荷包草（《百草镜》），肉馄饨草（《眼科要览》），金锁匙（《本草纲目拾遗》），小马蹄草（《贵州民间方药集》），螺丕草（《福建民间草药》），酒杯窝、小马蹄七（《广西中兽医药用植物》），小金钱草、小迎风草、小碗碗草（《四川中药志》），金挖耳、鸡眼草、小灯盏菜（《广西中药志》），螺丝草（《贵州草药》），小元宝草（《上海常用中草药》），小蛤蟆碗（《浙江民间常用草药》），九连环（《四川常用中草药》），惊风草（《丽江中草药》），月亮草（《全国中草药汇编》），小毛钱、半边莲（《云南种子植物名录》），黄疸草（江苏、浙江、江西、福建、湖南、广东、广西、贵州、云南），小马蹄金（江苏、江西、广东、贵州、云南、四川），落地金钱（浙江、福建、贵州），金钱草、玉馄饨（江苏、浙江），小铜钱草、小半边钱（湖南、广西），地蓬草、小灯盏窝（江西、福建），镜面草、遍地锦（福建、广东），小灯盏（广西、四川），马蹄草（湖南、云南），小金莲、小铜钱、细铜钱草、细马蹄草、山细铜钱、黄胆草、星子草、马脚草（湖南），软枝马蹄金、田螺草、老鼠耳、光面草、和尚头草、腹水草、马蹄香（福建），九节草、金马蹄草、连环草、铁金钱、小马蹄、小地蓬草、金马蹄（四川），小金钱、小叶马蹄草、铁灯盏、小叶积雪草、小叶缺碗叶、缺灯盏（江西），铺地金钱、遍地金钱、满天星、四川小金钱草、酒窝草、酒窝菜（广西）、小虾蟆碗、蒲包草、螺厣草、铜钱草、羊皮筋（浙江）、过墙风、蚬壳草、钮子草、小马香、黄食草（广东）、半边钱、马蹄黄、小挖耳草（云南）、马茶金（台湾）。

【植物名】 马蹄金 *Dichondra repens* Forst.

【性味与归经】 味苦、辛，性凉。

【功能与主治】 清热，解毒，利水，活血。用于黄疸，痢疾，砂石淋痛，白浊，水肿，疔疮肿毒，跌打损伤，蛇虫咬伤。

释名考订

本品以荷包草之名始载于《本草纲目拾遗》。叶片肾形至圆形而小，先端宽圆形或微缺，基部阔心形，形似马蹄，又似古钱，故名马蹄金、小金钱草、小铜钱草。为多年生匍匐小草本，茎细长，蔓延贴地而生，以形似而称铺地金钱、遍地锦。叶形又如荷包、馄饨、元宝，故有荷包草、肉馄饨草、小元宝草诸名。功能利水退黄，腹水草、黄疸草因以得名。

100 马鞭草 mabiancao 《名医别录》

【来源】 为马鞭草科植物马鞭草的地上部分。

【异名】 马鞭（《新修本草》），龙牙草（《本草图经》），衡州马鞭草（《证类本草》），凤颈草（《本草纲目》），紫顶龙芽（《本草纲目拾遗》），铁马鞭（《草木便方》），狗牙草、雁颈草（《中国药用植物志》），鹤膝风、苦练草（《广西中兽医药用植物》），紫顶龙芽草（《药材学》），顺捋草（《南宁市药物志》），七星兰、小铁马鞭（《四川中药志》），仙鹤草（《中国药用植物图鉴》），退血草、铁马莲（《湖南药物志》），田鸟草、铁扫手（《闽东本草》），狗尾巴、五枝香、酒药草、疳积草、刀口草（江西《草药手册》），马板（广州部队《常用中草药手册》），铁洗帚、山荆芥、风虎草、土荆芥、野荆芥（《浙江民间常用草药》），红藤草（《上海常用中草药》），燕尾草（《云南中草药选》），白马鞭（《全国中草药汇编》），狗咬草（《福建药物志》），铁扫帚（华东、中南），蜻蜓饭、蜻蜓草（浙江、福建、广东、广西），马鞭梢（云南、四川、贵州），透骨草（陕西、江苏、安徽），顺律草（广东、广西、福建），疟马鞭（湖北、湖南），马鞭痧（云南、广西），铁钓竿（福建、台湾），铁骨柳、耳把草、茶米草、萤草（福建），大仙鹤草、银顶龙芽草、马鞭子、马鞍梢（云南），土马鞭、凤颈草、疟子鞭（广东），兔骨草、大曲草、官司草（安徽），铁扫把、马咬草（江西），龙牙凤颈、大铁马鞭梢（四川），兔子草、疟疾草（江苏），顺勒草、顺刺草（广西），铁马线、散血草（湖南），狗咬药（北京），狗鞭子（河北），九节鞭（浙江）。

【植物名】 马鞭草 *Verbena officinalis* L.

【性味与归经】 味苦，性凉。归肝、脾、肾经。

【功能与主治】 活血散瘀，解毒，利水，退黄，截疟。用于癥瘕积聚，痛经经闭，喉痹，痈肿，水肿，黄疸，疟疾。

释名考订

马鞭草始载于《名医别录》。为多年生草本。穗状花序顶生及腋生，长可达25cm；花小，每花具一苞片，有粗毛。《新修本草》云："穗类鞭鞘，故名马鞭。"《开宝本草》则曰："云似马鞭鞘，亦未近之。其茎生紫花如马鞭节。"故以为名。又《本草纲目》云："龙牙、凤颈，皆因穗取名。"开紫色小花，故又称紫顶龙芽。穗形似荆芥，因称土荆芥、山荆芥、野荆芥。又如车前之穗，车前在江、浙、沪一带有"打官司草"之名，故本品亦称"官司草"。临床用治疟疾有效，疟马鞭、疟子鞭、疟疾草等因以得名。

四　画

101 王瓜 wanggua 《神农本草经》

【来源】为葫芦科植物王瓜的果实。

【异名】钩、藈姑（《尔雅》），土瓜（《神农本草经》），菟、王菟（《说文解字》），钩瓟、黄菟瓜（《尔雅》郭璞注），雹瓜（《太平圣惠方》），老鸦瓜（《本草图经》），野甜瓜、马雹儿（《丹溪心法纂要》），马剥儿（《医学入门》），马㼎瓜、公公须（《本草纲目》），长猫瓜（《中药志》），吊瓜（《浙江中药手册》），杜瓜、鸽蛋瓜（《福建民间草药》），苦瓜莲、小苦兜（《江西民间草药验方》），山冬瓜、水瓜（《闽东本草》），野黄瓜、鸭屎瓜（《广西药用植物名录》），假苦瓜（广州部队《常用中草药手册》），栝楼（江苏、浙江、上海），山苦瓜（湖南、广东），假栝楼（浙江、江西），羊果、江瓜、瓜楼、节瓜、木瓜楼、老鼠瓜（湖南），鸟瓜、苦瓜（浙江），野苦瓜、马溜瓜（广东），毛冬瓜、土丝瓜（江西），山黄瓜、土木瓜（广西），老虎瓜、假瓜楼（贵州）。

【植物名】王瓜 *Trichosanthes cucumeroides* (Ser.) Maxim.

异名：全缘栝楼（《植物分类学报》），大瓜楼菜、牛皮菜（湖南），山丝瓜藤（广西）。

【性味与归经】味苦，性寒。归心、肾经。

【功能与主治】清热，生津，消瘀，通乳。用于消渴，黄疸，噎膈反胃，经闭，乳汁滞少，痈肿，慢性咽喉炎。

释名考订

王瓜始载于《神农本草经》，但历代本草对王瓜的记述不止一种，包括了王瓜和赤瓟。《尔雅·释草》云："钩，藈姑。"郭璞注："钩瓟也。一名王瓜。实如瓝瓜，正赤，味苦。"郝懿行《义疏》："钩、藈、姑俱声相转。古读瓜如姑，是姑即瓜也。钩瓟亦叠韵字。"皆为"瓜"之义。瓜似鼋子，熟则色赤，鸦喜食之，故俗名雹瓜、老鸦瓜。《本草纲目》云："土瓜其根作土气，其实似瓜也。或云根味如瓜，故名土瓜……一叶之下一须，故俚人呼为公公须。"王瓜味苦，故名苦瓜。有名马雹儿。"马"者大之义，马雹儿意即"大雹儿"，音转而为马剥儿。王瓜，《本草纲目》谓"王字不知何义"。今按，"王"亦大之义。《广雅·释诂一》云："王，大也。"《周礼·天官·㿝人》："春献王鲔。"郑玄注："王鲔，鲔之大者。"清钱大昕《十驾斋养新录·王女》："女萝之大者谓之王女，犹王彗、王刍，鱼有王鲔，鸟有王雎也。"瓜，则有王瓜。

102 王不留行 wangbuliuxing 《神农本草经》

【来源】为石竹科植物麦蓝菜的种子。

【异名】不留行、王不流行（《吴普本草》），奶米（《救荒本草》），王不留（《本草纲目》），麦蓝子（《甘泉县志》），留行子（《中国药学大辞典》），妈不流（《河南中药手册》），剪金子（《新华本草纲要》），不母留、不留子（河北），麦连子（河南），王不留行子（四川），翘翘子（江苏），豆蓝子（甘肃）。

【植物名】麦蓝菜 *Vaccaria segetalis* (Neck.) Garcke

异名：禁宫花、剪金花（《日华子本草》），剪金草（《本草图经》），金剪刀草（《稗史》），金盏银台（《本草纲目》），胖婆娘腿（《河南中药手册》），大麦牛（《江苏药材志》），王母牛（《山东中草药手册》），道灌草、王牡牛（《中药大辞典》），吊心草（《中药材商品知识》），伤力草、金盏银盆（安徽），灯盏窝、兔儿草（江苏），灯笼草（广西），山瞿麦（湖南）。

【性味与归经】味苦，性平。归肝、胃经。

【功能与主治】活血通经，下乳消肿，利尿通淋。用于经闭，痛经，乳汁不下，乳痈肿痛，淋证涩痛。

释名考订

本品始载于《神农本草经》，列为上品。"多生麦田中"（《本草纲目》），"叶似菘蓝"（《蜀本草》），故名麦蓝菜。为肝经血分之药，其性走而不守，有活血通经、下乳消肿之功。古时民间有"穿山甲、王不留，妇人服了乳长流"之语。李时珍曰："此物性走而不住，虽有王命不能留其行，故名。"奶米、妈不流，皆以其通乳之性而得名。

103　天冬 tiandong 《药品化义》

【来源】为百合科植物天冬的块根。

【异名】天蘴冬（《尔雅》），天门冬（《神农本草经》），满冬（《尔雅》郭璞注），筵门冬、管松、百部、地门冬、无不愈（《抱朴子》），大当门根（《石药尔雅》），蘴冬（《本草纲目》），倪铃（《标准药性大字典》），寸金（《广西中兽医药用植物》），牛虱仔（《广东中药志》），九子十弟、地马庄（《陕甘宁青中草药选》），明天冬（重庆、山西），儿多母苦、三百棒、小三百棒、十爹崽、七姊妹、千家萝卜、十二根（湖南），九十九条根、刺萝卜、明冬（四川），山安慈、山乳（福建），多母母、十姐妹（广西），十二弟兄（云南），土百部（甘肃），山罗卜（浙江）。

【植物名】天冬 Asparagus cochinchinensis (Lour.) Merr.

异名：蘴、颠棘（《尔雅》），蘠、蘠靡（《说文解字》），颠勒（《神农本草经》），女木（《广雅》），浣草、淫羊食（《抱朴子》），万岁藤、婆罗树（《救荒本草》），天棘（《本草纲目》），白罗杉（《植物名实图考》），多仔婆（《广西中兽医药用植物》），天冬草（《中国药用植物图鉴》），多儿母（《贵州草药》），丝冬、赶条蛇（《全国中草药汇编》），八百崽（《中药大辞典》），乳薯（《新华本草纲要》），千条蜈蚣、狮子草（江西、安徽），小叶青（江西、福建），飞天蜈蚣（江西、湖南），碎叶门冬（浙江）。

【性味与归经】味甘、苦，性寒。归肺、肾经。

【功能与主治】养阴润燥，清肺生津。用于肺燥干咳，顿咳痰黏，腰膝酸痛，骨蒸潮热，内热消渴，热病津伤，咽干口渴，肠燥便秘。

释名考订

天冬，《神农本草经》作"天门冬"，《尔雅》名"天蘴冬"。关于"蘴"字的释义，参见本书"麦冬"条。

天门冬一名天棘，又名颠棘、颠勒。《尔雅义疏》云："勒即棘也……勒、棘，字通。""颠"，泛指物体顶部。《六书故·人三》云："头之上为颠，引之则山有颠，木亦有颠。凡高之所极皆曰颠。"《史记·武帝本纪》："东上泰山，山之草木叶未生，乃令人上石立之泰山颠。"天门冬始载于《神农本草经》，《名医别录》曰："生奉高山谷。"清《本草崇原》曰："始出奉高山谷，此山最高，上奉于天，故曰天、曰颠。藤引蔓延，茎稍有刺，故曰天棘。"按奉高山为泰山古称。《诗·鲁颂·閟宫》："泰山岩岩，鲁邦所瞻。"古人奉泰山为高之所极。本品生奉高山谷，上奉于天，其形、性均类麦门冬，故名天门（蘴）冬，简作天冬。

《本草纲目》曰："《尔雅》云：蘴，颠棘也。因其细叶如蘴，有细棘也……其形与治肺之功颇同百部，故亦名百部也。"茎柔弱，因称女木。可浣衣，乃呼浣草。《尔雅·释草》郭璞注云："门冬，一名满冬。"《义疏》："蘴、满声亦相转。"块根长圆呈簇生状，多仔婆、八百崽、九十九条根等因以得名。

104 天麻 ^{tianma}《雷公炮炙论》

【来源】 为兰科植物天麻的块茎。

【异名】 鬼督邮（《神农本草经》），阎狗（《吴普本草》），赤箭根（《本草别说》），羊角天麻、酱瓜天麻（《本草纲目》），瓜天麻（《本草原始》），冲天麻（《本草汇言》），明天麻（《临证指南医案》），荔枝天麻〔《本草药品实地之观察（华北之部）》〕，水洋芋（《中药形性经验鉴别法》），定风草根、足麻（《药材学》），山土豆（《北方常用中草药手册》），箭麻（《中华本草》），仙人脚（《本草药名集成》），明麻（四川、湖南），木浦（云南），回龙子（河南），赤麻（湖北），土地豆（吉林），天芋（四川）。

【植物名】 天麻 *Gastrodia elata* Bl.

异名：赤箭、离母（《神农本草经》），神草（《吴普本草》），独摇芝（《抱朴子》），赤箭脂、定风草（《药性论》），合离（《酉阳杂俎》），合离草、独摇（《本草图经》），赤箭芝（《本草纲目》），自动草（《湖南药物志》），赤天箭（《中国高等植物图鉴》），滇东天麻（《云南药用植物名录》），独采芝（《本草药名集成》），马尿苔（四川）。

【性味与归经】 味甘，性平。归肝经。

【功能与主治】 息风止痉，平抑肝阳，祛风通络。用于小儿惊风，癫痫抽搐，破伤风，头痛眩晕，手足不遂，肢体麻木，风湿痹痛。

释名考订

天麻始载于《神农本草经》，原名赤箭，列为上品。《新修本草》曰："茎似箭竿，赤色。端有花，叶赤色，远看如箭有羽。"故名赤箭。

古人将赤箭归入"芝类"。《尔雅》郭璞注："芝，一岁三华，瑞草。"在古人眼中，它是一种吉祥之草、神奇之草，甚至还有几分怪异。陶弘景曰："赤箭亦是芝类……有风不动，无风自摇。如此，亦非俗所见。"《抱朴子》称赤箭为独摇芝，曰："独摇芝生高山深谷之处，所生左右无草。"苏颂曰："此草下根如芋魁，有游子十二枚周环之，以仿十二辰也。去大魁数尺，皆有细根如白发，虽相须而实不相连，但以气相属尔……殆其种类时有神异者而如此尔。"古人认为，天麻以其神奇，是神仙服食之品。宋《梦溪笔谈》称天麻为"草药上品，除五芝之外，赤箭为第一，此神仙补理、养生上药。"清《本草崇原》则谓天麻"功同五芝，力倍五参，为仙家服食之上品"。古人眼中的天麻是如此神异，以致它的一些异名也由此得名。《本草纲目》曰："独摇、定风以性异而名，离母、合离以根异而名。"赤箭在《吴普本草》中有"神草"之名。陶弘景谓天麻"根如人足"，而在产区，天麻则被称为"仙人脚"。甚至连天麻的外皮（块茎的表皮组织）也被称之为"龙皮"。凡此种种，反映了古人对天麻的神化和推崇。天麻之名始见于《雷公炮炙论》。"天"者，天然、天成、天工、天赐之谓也。"麻"，《尔雅》曰："大鼗谓之麻。"鼗（音 táo），乐器名，即长柄的摇鼓，俗称拨浪鼓。《周礼·春官·小师》郑玄注："鼗如鼓而小。持其柄摇之，旁耳还自击。"此鼓以摇为事，赤箭擅摇，故有"麻"之名。

在《神农本草经》中，天麻又名"鬼督邮"。李时珍释曰："鬼督邮以功而名。"督邮，原为汉置官名，为郡守佐吏，专掌督察纠举所领县的违法之事。李时珍称鬼督邮"专主鬼病，犹司鬼之督邮也。"古时候，几乎所有的神经和精神疾病，如现代医学所称的癫痫、精神分裂症、忧郁症、神经衰弱等，都被认为与鬼有关，统称为"鬼病"。例如，《医学入门》以"鬼哭穴"治疗"鬼魅狐惑，恍惚振噤"，《备急千金要方》用"茯神汤"治疗"见鬼妄语，有所见闻，心悸跳动，恍惚不定"等。天麻功能平肝息风止痉，用于头痛眩晕，小儿惊风，癫痫抽搐等。《本草纲目》称其主"杀鬼精物，蛊毒恶气"，《开宝本草》谓其治"语多恍惚，善惊失志"。这些病证，完全符合古代中医所称的"鬼病"。

在本草中，以"鬼督邮"作为异名的药物不下四五种，其中较为著名者为萝藦科的徐长卿。这四五种中药的功能主治，除天麻外，几乎都和"鬼病"不沾边。那么，它们为什么也被称作"鬼督邮"

呢？《本草纲目》"鬼督邮"条释名曰："此草独茎而叶攒其端，无风自动，故曰鬼独摇草，后人讹为鬼督邮尔。"将天麻同徐长卿作一下比较，我们可以看到，它们在植物形态上有一个共同特征，即一茎直立，无分枝，花序顶生。天麻因此有赤箭之名，徐长卿也有一枝箭、一支香、一枝竹诸称。这样的形态特征会将植株的重心抬得很高，使它们容易"树大招风"、"无风自动"，故它们又都有一个"独摇草"的异名。后民间将独摇草谑称为"鬼独摇草"，最后，"鬼独摇"又被讹为"鬼督邮"。在中草药中，菊科植物杏香兔耳风和金粟兰科植物银线草也都有"鬼督邮"之名；伞形科重齿毛当归虽无"鬼督邮"之名，但有"独摇草"之称。经检，它们的植物形态都具备上述一茎直立、无分枝、花序顶生的特征。杏香兔耳风又名一支枪、一支香、一支箭等，在江西民间被称作"鬼督邮"。银线草虽无"一支箭"之类的异名，但早在五代后蜀的《蜀本草》中，对它就有"茎似细箭杆，高二尺以下，叶生茎端状伞盖"的描述。经本草考证，认为它就是唐《新修本草》中新增的"鬼督邮"。重齿毛当归是中药独活的原植物。陶弘景云：此草"一茎直上，不为风摇，故曰独活"。《名医别录》谓"此草得风不摇，无风自动，故名独摇草"。对此，晋王羲之《杂帖》曰："独活有风不动，无风自摇。天下物理，岂可以意求。"表达了强烈的质疑意向。

105 天葵 tiankui 《滇南本草》

【来源】 为毛茛科植物天葵的地上部分。

【异名】 紫背天葵（《雷公炮炙论》），雷丸草（《外丹本草》），紫背天葵草、紫背鹿衔草（《滇南本草》），夏无踪（《植物名实图考》），老鼠屎草（《江苏省植物药材志》），菟葵、夏无纵（《中国药用植物图鉴》），旱铜钱草（《湖南药物志》），天葵草（《上海常用中草药》），蛇不见（江苏、浙江），旱田草（广西桂林）。

【植物名】 天葵 *Semiaquilegia adoxoides*（DC.）Makino

【性味与归经】 味甘，性微寒。

【功能与主治】 解毒消肿，利水通淋。用于瘰疬，疝气，小便淋痛，蛇虫咬伤。

释名考订

天葵之名最早见于《本草图经》。《尔雅·释言》："葵，揆也。揆，度也。"《诗·墉风·定之方中》："揆之以日，作于楚室。"朱熹注："树八尺之臬，而度其日出入之景，以定东西；又参日中之景，以定南北也。"按本品春时开花，初夏即枯，秋时复苗，凌冬不萎，犹测度四季天时之标杆，故名天葵。为多年生草本，基生叶丛生，为三出复叶，背面紫色，因称紫背天葵。《植物名实图考》谓：天葵"春时抽茎开花，立夏即枯"。乃呼夏无踪。民间多用以治蛇虫咬伤，蛇不见因以得名。

106 天仙子 tianxianzi 《本草图经》

【来源】 为茄科植物莨菪的种子。

【异名】 莨菪子（《神农本草经》），莨蓎子（《本草经集注》），莨菪实（《箧中方》），牙痛子（《本草原始》），小颠茄子（《岭南采药录》），要命桃子（《河北药材》），大山烟子（《药材学》），熏牙子（《陕西中药志》），烟子（《陕甘宁青中草药选》），山烟子（东北、内蒙古），浪当子（湖北），大天仙子（河北），浪荡子（四川），米罐子（甘肃），唐葱莨菪子（西藏），疙瘩子（青海）。

【植物名】 莨菪 *Hyoscyamus niger* L.

异名：横唐（《神农本草经》），行唐（《名医别录》），狼蓎（《本草经集注》），浪荡（《本草图经》），秦川莨菪（《政和本草》），蒤（《玉篇》），蔄蓎（《本草纲目》），黑莨菪［《本草药品实地之观察（华北之部）》］，铃铛草（《中药志》），山大烟、野大烟（《中药大辞典》），山烟、老牛醋（东北），牙痛草（陕西、甘肃、宁夏、青海），马铃草（西藏），野烟（四川），木碗子草（青海），麻性草（湖南）。

【性味与归经】 味苦、辛，性温；有大毒。归心、胃、肝经。

【功能与主治】解痉止痛，平喘，安神。用于胃脘挛痛，喘咳，癫狂。

释名考订

"莨菪"，为叠韵连绵词。《本草纲目》曰："莨菪一作蔄蓎。其子服之，令人狂狼放宕，故名。"也作莨蓎、狼蓎、浪荡、浪当等，并"莨菪"之声转。又名横唐、行唐。"唐"，《尔雅·释宫》云："庙中路谓之唐。"《神农本草经》云：莨菪子"使人健行，见鬼，多食令人狂走，久服轻身，走及奔马"。服食本品中毒，能蔽其神明，令人狂走，甚至横行于宗庙寺宇，故有横唐、行唐之名。《本草图经》称"天仙子"，此名当亦源于其迷乱之功。叶形近似烟叶，故名山烟、野烟。花萼筒状钟形，以形似而称铃铛草、马铃草。古代本草记载本品主齿痛，用于烧熏虫牙，牙痛子、熏牙子因以得名。

107 天仙藤 tianxianteng 《本草图经》

【来源】为马兜铃科植物马兜铃或北马兜铃的地上部分。

【异名】都淋藤、三百两银药（《肘后方》），兜铃苗（《太平圣惠方》），马兜铃藤（《普济方》），青木香藤（《本草备要》），长痧藤（《南京民间药草》），香藤（《浙江中药手册》），臭拉秧子、痒辣菜（《江苏省植物药材志》），兜铃藤（《本草药名集成》）。

马兜铃：痧药（江西、四川、贵州），木香根藤、天星藤、天苏藤、长沙藤（江苏），三百银药、香米藤、虾蟆藤（福建），痧药草（上海）。

北马兜铃：小木通（甘肃），后娘藤（山东），马斗铃蔓子（山西），两金藤（河北）。

【植物名】（1）马兜铃 *Aristolochia debilis* Sieb. et Zucc.

（2）北马兜铃 *Aristolochia contorta* Bge.

【性味与归经】味苦，性温。归肝、脾、肾经。

【功能与主治】行气活血，通络止痛。用于脘腹刺痛，风湿痹痛。

释名考订

天仙藤名义不详。为草质藤本，根为青木香，果实为马兜铃，故有青木香藤、马兜铃藤之名。《肘后方》作都淋藤，"都淋"为"兜铃"之音转。"三百两银药"是隐语。苏颂引《肘后备急方》云：席辩刺史尝言：岭南俚人解蛊毒药……畏人得其法，乃言三百头牛药，或言三百两银药。久与亲狎，乃得其详……三百两银药，即马兜铃藤也。天仙藤之名义，殆亦隐语欤？

108 天名精 tianmingjing 《神农本草经》

【来源】为菊科植物天名精的全草。

【异名】荋薽、豕首（《尔雅》），麦句姜、虾蟆蓝（《神农本草经》），刘懵草（《异苑》），天芜菁（《小品方》），天门精、玉门精、彘颅、蟾蜍兰、觐、地菘、天蔓菁（《名医别录》），葵松、鹿活草（《新修本草》），杜牛膝（《圣济总录》），皱面草（《履巉岩本草》），皱面地菘草（《卫生家宝方》），鹤虱草（《伤寒蕴要》），母猪芥（《孙天仁集效方》），蚵蚾草（《经效济世良方》），活鹿草（《本草蒙筌》），狐狸腺（《本草纲目》），土牛膝（《本草崇原》），鸡踝子草（《本草正义》），野烟草、牛儿打架（《中国土农药志》），山烟、野叶子烟、癫格宝草（《贵州民间方药集》），挖耳草（《四川中药志》），癫蛳草（《中国植物图鉴》），癫头草、臭草（《上海常用中草药》），金挖耳草（《云南中草药》），烟袋锅（《烟台中草药》），地菘（《中国高等植物图鉴》），野烟（陕西、湖南、浙江、贵州、江西），癫蛤蟆草（江苏、上海、浙江），地松（江西、上海），癫团草（浙江、广东），野烟叶（安徽、贵州），烟管头草、烟头草、烟斗草、青毛草（四川），臭狐娘草、野烧酒、野芥菜（浙江），臭婆娘、有地菊（福建），癫木树、娃儿草（云南），臭花娘子、皱面叶（湖南），山菊花（山东），烟管头子（江苏），烟斗菊（广东），野青菜（广西）。

【植物名】天名精 *Carpesium abrotanoides* L.

【性味与归经】味辛，性寒。归肝、肺经。

【功能与主治】清热解毒，祛痰，杀虫，凉血止血。用于乳蛾，喉痹，湿热黄疸，疟疾，虫积，血淋，皮肤痒疹。

释名考订

天名精始载于《神农本草经》，列为上品。《新修本草》曰："《别录》一名天蔓菁，南人名为地菘，叶与蔓菁、菘菜相类，故有此名。其味甘辛，故有姜称。"李时珍则曰："天名精乃天蔓菁之讹也。"叶脉明显，叶面凹凸不平，故有皱面草、癞格宝草、癞蛤蟆草诸名。《本草纲目》谓："状如蓝，而蛤蟆好居其下，故名蛤蟆蓝。"恐系附会之说。全株气特异，《本草纲目》称："其气如豕彘，故有豕首、彘颅之名。"《新修本草》则谓："香气似兰，故又名蟾蜍兰。"李时珍将两者对气味描述的差异比之为"巴人食负蠜（蚱蜢），南人食山柰"，各有所好。《尔雅》名"茢薽"，《名医别录》有"觐"之称。《尔雅义疏》曰："觐、薽声形俱近，故致讹矣。"《异苑》云："宋元嘉中，青州刘憬射一獐，剖五脏以此草塞之，蹶然而起。"因以得名刘憬草，讹为鹿活草、活鹿草。《本草纲目》云："昔人谓之活鹿草，俗人因其气臊，讹为狐狸臊。"果实为鹤虱，本品因称鹤虱草。

109 天花粉 tianhuafen 《雷公炮炙论》

【来源】为葫芦科植物栝楼或双边栝楼的根。

【异名】栝楼根（《神农本草经》），蒌根（《雷公炮炙论》），白药（《本草图经》），瑞雪（《本草纲目》），天瓜粉（《重庆堂随笔》），花粉（《增订伪药条辨》），苦栝楼根（《中药材手册》），屎瓜根（《四川中药志》），玉露根（《中药材商品知识》）。

栝楼：瓜蒌根（《简便单方》），栝蒌粉、蒌粉（《药材学》），屎冬瓜根、屎瓜蒌根（《湖南药材手册》），吊瓜根、雄蒌根（《中药正别名》），乌瓜根、大圆瓜根（《中药正别名集》），吕瓜根、栝楼粉、栝蒌根、地楼根（《本草药名集成》），栝楼蛋根（河南），苦瓜根（江苏），山瓜蒌根（山东），生牛蛋子根（辽宁）。

双边栝楼：双边栝楼根（《中药志》），中华栝楼根（《中华本草》），双边花粉（《本草药名集成》），川花粉（四川）。

【植物名】（1）栝楼 *Trichosanthes kirilowii* Maxim.

（2）双边栝楼 *Trichosanthes rosthornii* Herms

【性味与归经】味甘、微苦，性微寒。归肺、胃经。

【功能与主治】清热泻火，生津止渴，消肿排脓。用于热病烦渴，肺热燥咳，内热消渴，疮疡肿毒。

释名考订

天花粉不是粉。清《本草正义》谓："药肆之所谓天花粉者，即以蒌根切片用之，有粉之名，无粉之实。"天花粉的块根中含多量淀粉，古代民间多于冬日掘取后带水磨细，去滓澄清，几经换水漂至无味后曝干作粉。天花粉被称作"粉"，当由此义。此粉中医名为"玉露霜"，有益胃生津的作用，适量加糖，调制成糊状服，对老、幼及病后调理有效。"天花"，为雪花的别称，兹有诗为证：唐熊孺登《雪中答僧书》诗云："八行银字非常草，六出天花尽是梅。"宋陆游《剑南诗稿》十二《拟砚台观雪》诗云："山川灭没雪作海，乱坠天花自成态。"等等。由此可见，鲜根可以作粉，其粉洁白如雪，雪花别称天花，其根乃谓天花粉。《本草纲目》中天花粉又名瑞雪，可为此释佐证。《本草图经》中有名"白药"，称天花粉"皮黄肉白"，亦以色白为说。

清王学权《重庆堂随笔》另有一释，曰："栝楼实一名天瓜，故其根名天瓜粉，后世讹瓜为花，然相传已久，不可改矣。"此释以天花为天瓜之讹，亦为一说。聊记于此，以资博识。

110 天竺黄 tianzhuhuang 《开宝本草》

【来源】 为禾本科植物青皮竹或华思劳竹等秆内的分泌液经干涸凝结而成的块状物。

【异名】 竹黄（《蜀本草》），竹膏（《开宝本草》），天竹黄（《本草衍义》），竹糖（《增订伪药条辨》），天竺竹黄（南药《中草药学》），竺黄（《上海市中药饮片炮制规范》）。

【植物名】（1）青皮竹 *Bambusa textiles* McClure

异名：山青竹、地青竹（广东），小青竹（广西）。

（2）华思劳竹 *Schizostachyum chinense* Rendle

异名：薄竹（《拉汉种子植物名称》）。

【性味与归经】 味甘，性寒。归心、肝经。

【功能与主治】 清热豁痰，凉心定惊。用于热病神昏，中风痰迷，小儿痰热惊痫、抽搐、夜啼。

释名考订

天竺黄之名始载于《开宝本草》，曰："按《临海志》云：生天竺国。"故名天竺黄。天竺，印度古称。唐玄奘《大唐西域记》卷二《滥波国》云："详夫天竺之称，异议纠纷，旧云身毒，或贤豆，今从正音，宜云印度。"天竺黄，又作天竹黄、竹黄。韩保升曰："《图经》云：竹节间黄白者，味甘，名竹黄。"宋释赞宁《笋谱》云："镛竹笋出广州……其内出黄，可疗风痰疾。名天竹黄。"《本草纲目》曰："竹黄生南海镛竹中。此竹极大，又名天竹。"又曰："本草作天竺者，非也。"按"竺"，即"竹"。《广雅·释草》："竺，竹也。"王念孙《疏证》："竺、竹同声字，方言有重轻，故又谓竹为竺也。"

111 天胡荽 tianhusui 《千金·食治》

【来源】 为伞形科植物天胡荽的全草。

【异名】 鸡肠菜（《千金·食治》），石胡荽（《四声本草》），鹅不食草（《食性本草》），破钱草、千里光、千光草（《滇南本草》），野园荽（《本草纲目》），地光钱草（《邵武府志》），翳草（《医林纂要·药性》），滴滴金（《生草药性备要》），铺地锦（《潮州府志》），肺风草（《质问本草》），积雪草、破铜钱（《植物名实图考》），满天星（《草木便方》），明镜草（《分类草药性》），翳子草、盘上芫茜（《岭南采药录》），落地金钱（《贵州民间方药集》），花边灯盏（《广西中兽医药用植物》），过路蜈蚣草、鱼察子草（《福建民间草药》），地星宿（《贵阳民间草药》），小叶金钱草、小叶破铜钱、小叶钱凿草、野芹菜、克麻藤（《江西民间草药验方》），细叶钱凿口（《广州植物志》），天星草、猫爪草（《南宁市药物志》），鸡肠草（《中国药用植物图鉴》），盆荽（《生草药实用撮要》），遍地青、铜钱草、四片孔（《湖南药物志》），盆上芫茜、假芫茜（《广东中药》），伤寒草、鼠迹草（《广西中药志》），小金钱（《江西草药》），金珠草、九头胡椒、羊皮筋、老鸦碗、花金钱（《浙江民间常用草药》），遍地锦、蔡达草、地钱草（《福建中草药》），星秀草（《云南药用植物名录》），落地梅花、遍地金（《浙江药用植物志》），小金钱草（江西、湖南、上海、浙江、陕西），小叶铜钱草（江西、广东、安徽），雨点草（贵州、湖北、湖南），小铜钱草（安徽、贵州），镜面草（四川、陕西），盆上芫荽（广东、广西），金钱草（江西、浙江），钱凿草、崩大碗、钱凿菜、鱼鳞草、龙灯碗、大叶鹅不食、过路蜈蚣、桂花草、细种老公根、铺地金钱、铺地满天星（广东），光面钱、细叶金钱、细地星钱、地锦草、八卦草、百花草、细叶地钱、光钱草、引水草（福建），星子草、遍地金钱、地光钱、锅钉草（湖南），花灯盏、灯盏菜、小花绿灯盏、花边灯盏菜（广西），烂金钱、小叶遍地香、小叶花金钱（江西），小马蹄草、地芜荽（云南），母鸡草、九头胡荽（浙江），鹅仔草（海南），移星草（江苏），蒙翳草（安徽），破铜钱草（上海），星宿草（四川）。

【植物名】 天胡荽 *Hydrocotyle sibthorpioides* Lam.

【性味与归经】 味辛、微苦，性凉。

【功能与主治】 清热利湿，化痰止咳，解毒消肿。用于黄疸，痢疾，水肿，淋病，目翳，喉肿，痈肿疮毒，跌打损伤。

释名考订

本品为多年生草本。"其状类胡荽"（《千金·食治》），故名天胡荽。茎细长纤弱，以形似而称鸡肠菜。破铜钱、钱凿草、花边灯盏、崩大碗等，皆因其叶片近圆形且边有浅裂如缺刻，故名。多匍匐于地成片生长，故有遍地金、遍地青、铺地金钱诸名。叶片表面无毛，叶背及叶柄顶端疏被白柔毛，以此而有光面钱、镜面草、地光钱草诸称。擅治目翳，翳草、翳子草、移星草、千里光等因以得名。

112 天南星 tiannanxing 《本草拾遗》

【来源】 为天南星科植物天南星、一把伞南星或东北天南星的块茎。

【异名】 半夏精（侯宁极《药谱》），鬼蒟蒻（《日华子本草》），蛇头天南星（《履巉岩本草》），南星（《珍珠囊补遗药性赋》），虎膏（《本草纲目》），蛇芋（《植物名实图考》），蛇包谷（《昆明药用植物调查报告》），山苞米（《辽宁主要药材》），野芋头（《中药材手册》），三棒子、药狗丹（《河北药材》），大扁老鸦芋头（《山东中药》），斑杖（《南宁市药物志》），蛇六谷（《浙江农药志》），蛇木芋（《南方主要有毒植物》），白南星、山棒子（《全国中草药汇编》）。

天南星：虎骨、鬼蒟（《本草新注》），野磨芋（《中国土农药志》），广东南星（《广西植物名录》），山磨芋（四川、浙江），土南星（福建、江西），狗爪南星、母子半夏、狗爪半夏、虎掌半夏、麻芋子、大半夏、螃蟹七（四川），蛇头蒜、蛇篡头（广东），老鸹芋头、大天落星（山东），天老星（辽宁），蛇枕头（福建），猪包谷（湖南），马面毒（江西），双隆芋（广西），狗药（浙江）。

一把伞南星：川南星（《履巉岩本草》），麻芋（《峨眉山之药用植物》），猪包谷（《中国药用植物图鉴》），老蛇包谷（《贵州草药》），野苞谷（《陕甘宁青中草药选》），大野芋头、蛇包豆（《中草药中毒与急救》），蛇苞谷（甘肃、浙江、江西、湖北、湖南、四川、贵州、云南），野磨芋（浙江、广西、云南），刀口药、狗玉米、闹狗药、山包谷（云南），野包谷（甘肃），大半夏（陕西），大罗星（河北），血南星（四川），粉南星（湖北），蛇芋头（湖南），山磨芋（江西），山蕃芋（广东），土南星（广西）。

东北天南星：天光星（《中国药用植物图鉴》），天老星（东北），天落星、大天落星（山东），大药狗丹（河北）。

【植物名】（1）天南星 *Arisaema heterophyllum* Bl.

异名：异叶天南星（《中国药典》），独脚莲（江苏、浙江、江西、陕西），半边莲（四川、湖北），七角莲（广西、广东），独叶一枝枪、独角莲、青杆独叶一枝枪、天凉伞（浙江），锁喉莲、蛇头草、转珠莲（湖北），羽叶南星（广西），打蛇棒（江西），刀剪草（青海），独足伞（四川），花柄伞（广东）。

（2）一把伞南星 *Arisaema erubescens* (Wall.) Schott

异名：天南星（《植物名实图考》），近缘天南星（《全国中草药汇编》），一把伞（云南、广西、江西），打蛇棒（福建、江西），天星一把伞（陕西、浙江），铁骨伞、独角莲、蛇舌草（湖北），独足伞、独足莲（四川），轮生南星（云南），铁脚莲（江苏），刀剪草（青海），独脚莲（安徽）。

（3）东北天南星 *Arisaema amurense* Maxim.

异名：东北南星（《中国植物志》），紫苞天南星（《东北药用植物志》），阔叶南星（《青岛中草药手册》），长虫草（吉林），羹匙菜（辽宁）。

【性味与归经】 味苦、辛，性温；有毒。归肺、肝、脾经。

【功能与主治】 燥湿化痰，祛风止痉，散结消肿。用于顽痰咳嗽，风痰眩晕，中风痰壅，口眼㖞斜，半身不遂，癫痫，惊风，破伤风。生品外用治痈肿，蛇虫咬伤。

释名考订

天南星之名始载于《本草拾遗》。《本草纲目》曰："南星因根圆白，形如老人星状，故名南星。"

肉穗花序形似蛇头，又似苞谷，故有蛇包谷、山苞米、山棒子、蛇头天南星诸名。《开宝本草》谓："叶似蒟叶，根如芋。"蛇芋、蛇木芋、野芋头等因以得名。叶常单一，叶片鸟足状分裂呈伞状，故有诸伞名。参见"虎掌"条。

113 天浆壳 tianjiangqiao 《现代实用中药》

【来源】为萝藦科植物萝藦的果壳。

【异名】雀瓢（陆玑《诗疏》），斫合子（《本草拾遗》），婆婆针扎儿、合钵儿（《救荒本草》），婆婆针袋儿（《袖珍方》），羊婆奶、婆婆针线包（《本草纲目》），天将壳（《饮片新参》），哈喇瓢（《东北药用植物志》），萝藦荚（《药材学》），野羊角（《湖南药物志》），浆浆罐头、闭口封（《浙江民间常用草药》），和尚瓢、初风瓢（《安徽中草药》），赖瓜瓢（《天津中草药》），羊角瓢（《青岛中草药手册》），老鸹瓢（《长白山植物药志》），蛤蜊瓢、老刮瓢、鹤光瓢（东北），老人瓢（华东），浆罐头（华北），麻雀棺材、羊角（上海、天津、湖北），萝藦壳（安徽），癞巴壳（江苏），萝藦果壳（湖北），老鸹飘（辽宁），针线包（黑龙江）。

【植物名】萝藦 *Metaplexis japonica*（Thunb.）Mak.

【性味与归经】味甘、辛，性平。

【功能与主治】补虚助阳，止咳化痰。用于体质虚弱，痰喘咳嗽，百日咳，阳痿，遗精，麻疹透发不畅；外治创伤出血。

释名考订

本品为植物萝藦的果壳，故名萝藦荚、萝藦壳。表面有疣状突起，因称癞巴壳、赖瓜瓢。章炳麟《新方言·释动物》云："'癞'者以（皮）多痹瘰。""天浆"者，甘美饮料或浆汁之谓也。苏轼《食荔枝》诗："炎云骈火实，瑞露酝天浆。"萝藦全株具乳汁，故有其名。《本草拾遗》曰："雀瓢是女青别名，叶盖相似，以叶似女青，故兼名雀瓢。"李时珍则认为，"其实嫩时有浆，裂时如瓢，故有雀瓢、羊婆奶之称"。果实中之浆汁雀或喜食，若一端开裂，雀钻入后恐不易退出，故有麻雀棺材之称。种子扁平，先端具白色绢质种毛，婆婆针扎儿、婆婆针袋儿、婆婆针线包等因以得名。陈藏器曰："汉高帝用子傅军士金疮，故名斫合子。"

114 天葵子 tiankuizi 《分类草药性》

【来源】为毛茛科植物天葵的块根。

【异名】紫背天葵子（《医宗汇编》），紫背天葵根、千年老鼠屎（《本草纲目拾遗》），小乌头（《植物学大辞典》），金耗子屎（《贵州民间方药集》），千年耗子屎、地丁子（《贵阳民间药草》），老鼠子（《江苏省植物药材志》），天去子、野乌头子、散血珠（《湖南药物志》），天葵根（《江西草药》），老鸦粪、天羊屎、一粒老鼠屙、千年老鼠屙、老鼠屙（《浙江民间常用草药》），散血球（《全国中草药汇编》），老鼠屎（浙江、江西、陕西、福建、湖南），一粒金丹、老鼠奶、独立老鼠屎（浙江），小乌芋（湖北），耗子屎（四川），老鼠子屎（江苏）。

【植物名】天葵 *Semiaquilegia adoxoides*（DC.）Makino

【性味与归经】味甘、苦，性寒。归肝、胃经。

【功能与主治】清热解毒，消肿散结，利水通淋。用于痈肿疔疮，乳痈，瘰疬，目赤肿痛，咽痛，热淋，石淋，蛇虫咬伤。

释名考订

本品为天葵的块根，药材呈不规则形或长圆形颗粒状，形如子实，故名天葵子。《本草纲目拾遗》有名"千年老鼠屎"，曰：天葵"有根，根下有子，年深者其子大如指，俗呼千年老鼠屎，以其形黑皮粗如鼠屎状也"。在各地，天葵子还有不少类似的异名，如"一粒老鼠屙"（浙江）、"耗子屎"（四川)、"老鼠子屎"（江苏）、"金耗子屎"（贵州），等等。在浙江民间，也有称其为"老鸦粪"、"天羊屎"者。名虽各异，但释义同耳。

115 天山雪莲 tianshanxuelian 《中国药典》

【来源】为菊科植物大苞雪莲花的地上部分。

【异名】雪莲（《西北域记》），雪莲花、雪荷花（《本草纲目拾遗》），新疆雪莲花（《全国中草药汇编》），荷莲（《中国高等植物图鉴》），雪荷（新疆）。

【植物名】大苞雪莲花 *Saussurea involucrata* Kar. et Kir.

【性味与归经】味微苦，性温。归肝、肾经。

【功能与主治】维吾尔医：补肾活血，强筋骨，营养神经，调节异常体液，用于风湿性关节炎，关节疼痛，肺寒咳嗽，肾与小腹冷痛，白带过多等。

中医：祛风胜湿，温肾助阳，活血通经。用于风湿痹痛，腰膝酸软，阳痿宫冷，小腹冷痛，月经不调。

释名考订

雪莲花品种较多，皆因生于终年积雪的高山地带、花序似莲花而得名。本种因主要分布于新疆天山等高山区，故名天山雪莲、新疆雪莲花。苞片大而色白，因称大苞雪莲花。莲者荷也，故有雪荷、雪荷花诸称。

116 元宝草 yuanbaocao 《本草从新》

【来源】为金丝桃科植物元宝草的全草。

【异名】茅草香子（《简易草药》），灯台、相思、双合合（《植物名实图考》），对叶草（《草木便方》），对月草（《分类草药性》），对月莲（《贵州民间方药集》），小黄心草、宝心草、瓦心草（《广西中兽医药用植物》），当归莲（《中药志》），叫叫草（《民间常用草药汇编》），排草、对经草（《江西民间草药》），穿心草（《江苏省植物药材志》），红旱莲、宝塔草（《浙江民间草药》），蜻蜓草（《杭州药用植物志》），佛心草（《四川中药志》），大对叶草、合掌草、王不留行草（《中国药用植物图鉴》），蛇开口、蟊子草、荞子草、野旱烟、叫珠草、烂肠草（《湖南药物志》），对莲、离根香、当归草、小连翘（《泉州本草》），土柴胡（《广西药用植物名录》），对口莲、大叶对口莲、铃香（《江西草药》），红元宝（广州部队《常用中草药手册》），蛇喳口（《贵州草药》），叶抱枝（《福建中草药》），尖金花、大甲母猪香（《广西民间常用草药》），帆尾草、大号千层塔、金香（《浙江民间常用草药》），王不留（南药《中草药学》），大对月草（江西、四川、湖北、湖南、广东、广西），王不留行（湖南、湖北、广西），刘寄奴（湖南、贵州），帆船草（云南、广西），穿心箭（江西、浙江），蜡烛灯台、飞鹤草、大还魂、白象狮子草、马蹄草、大叶野烟子（浙江），散血丹、排香草、大叶防风草、神仙对坐草、六月开花六月死（江西），大金花、护心草、对对草、急奶草（四川），对口草、对耳草、穿心连、红叶草（广西），哨子草、叫叶草、上天梯（湖南），对莲草、大还魂草、黄花对莲（福建），大对月莲、对口茶、大叶对经草（云南），大刘寄奴、癫子草、对口红（陕西），黄叶连翘、蛇草（安徽），蛇喳草、香排草（贵州），对坐草（台湾），空心草（江苏）。

【植物名】元宝草 *Hypericum sampsonii* Hance

【性味与归经】味苦、辛，性寒。归肝、脾经。

【功能与主治】清热解毒，通经活络，凉血止血。用于小儿高热，痢疾，肠炎，吐血，衄血，月经不调，白带，目翳，风湿痹痛，创伤出血，跌打损伤，乳痈，烫伤，蛇虫咬伤。

释名考订

元宝草以叶形为名。单叶对生，叶片长椭圆状披针形，先端钝圆，两叶基部完全连生，两端向上略斜，使全形呈元宝状，故名。又似船形，因称帆船草、帆尾草。双合合、对对草、对叶草、对月莲、对口草、对耳草、蜻蜓草、飞鹤草等，亦因其单叶对生之形而得名。相思，会意也。茎单生，直立，贯穿叶中心，乃呼穿心草、穿心箭、穿心连、叶抱枝。单叶交互对生，《本草纲目拾遗》引《百草镜》谓，"元宝草……穿茎直上，或五六层，或七八层"，灯台、蜡烛灯台、宝塔草、上天梯、大号千层塔等因以得名。刘寄奴者，湖南西部、贵州东部地区以此草作刘寄奴用，遂有其称。民间用治风湿痹痛、蛇虫咬伤、目翳、乳痈等，故有红血散、散血丹、蛇草、蛇喳草、翳子草、急奶草诸名。

117 无名异 wumingyi 《雷公炮炙论》

【来源】 为氧化物类类金红石族矿物软锰矿。

【异名】 土子（《盛京通志》），干子（《本草求真》），秃子（《青海药材》），铁砂（《药材学》），黑石子（《四川中药志》），土豆子、砂戈豆（《青岛中草药手册》），无名土（浙江）。

【矿物名】 软锰矿 Pyrolusitum

【性味与归经】 味甘，性平。归肝、肾经。

【功能与主治】 祛瘀止血，消肿止痛，生肌敛疮。用于跌打损伤，金疮出血，痈肿疮疡，水火烫伤。

释名考订

无名异始载于《雷公炮炙论》，谓"无名止楚，截指而似去甲毛"。《外丹本草》云："无名异，阳石也。昔人见山鸡被网损其足，脱去，衔一石摩其损处，遂愈而去。乃取其石理伤折，大效，人因传之。"文献所记当属传说，其真实性已无从考证，但无名异在中医临床上用于治疗跌打损伤、骨折等疾患疗效显著，却是不争的事实。那么，无名异究属何物？它为什么有"无名异"这样一个奇怪的药名呢？《本草纲目》曰："无名异，廋词也。"廋词，又名廋语，或作隐语，亦称谜语。元周密《齐东野语》云："古之所谓廋辞，即今之隐语，而俗所谓谜。"无名异，古人留给后世的一个费解之谜。

在古本草中，有关无名异性状的记载并不多。归纳一下，大致是：生于石上，状如黑石炭；大者如黑褐色弹丸，小者如黑石子；"用以煮蟹，杀腥气；用于煎炼桐油，收水气；涂剪剪灯，则灯自断"，如此等等。从古人描述的这些特性看，此物理应是矿物，它有金属特征（呈半金属光泽），于是有铁砂之名；又似非金属（有土腥气），故又名土子、无名土。从杀腥气、收水气、灯自断等特性来分析，它还应具有较强的氧化性。按古代本草的分类方法，矿物药大致分为金、银、铜、铁、锡、铅、汞、土、泥、灰、粉、丹、霜、砂、玉、石、盐、矾、硝诸类。那么，那个"黑石子"应该归入哪一类呢？好像哪一类都无法归入。经现代矿物学研究分析，无名异为氧化物类类金红石族矿物软锰矿，按古人对矿物药的分类方法，它似应归入"锰"类。但是，古人并不识锰。在自然界中，锰是以软锰矿、硬锰矿、水锰矿、菱锰矿等形式存在的，没有自然锰。我国古代也没有使用锰合金和以锰矿石进行冶炼的记载，甚至连"锰"这个汉字还是在近代才有的。这样，那个"黑石子"就成了无法归属、难以命名的"异类"。"无名异"之名遂在无奈中应运而生。

118 无花果 wuhuaguo 《救荒本草》

【来源】 为桑科植物无花果的果实。

【异名】 阿驵、阿驿、底珍（《酉阳杂俎》），天生子（《滇南本草》），映日果（《便民图纂》），优昙钵（《广州志》），蜜果（《群芳谱》），文仙果（《草木便方》），奶浆果（《湖南野生植物》），品仙果（《民间常用草药汇编》），文先果、明目果（《全国中草药汇编》），挣桃（《浙江药用植物志》），树地瓜、天瓜、家地瓜（四川），对嘴果（安徽），暗花生（湖南），隐花果（云南），文光果（福建），"安居尔"（维吾尔族）。

【植物名】 无花果 Ficus carica L.

【性味与归经】 味甘，性凉。归肺、胃、大肠经。

【功能与主治】清热生津，健脾开胃，解毒消肿。用于咽喉肿痛，燥咳声嘶，乳汁稀少，肠热便秘，食欲不振，消化不良，泄泻，痢疾，痈肿，癣疾。

释名考订

在古人的认识中，无花果是一种被涂上了神秘色彩的植物。无花果为隐花植物，古人不知，以为其不花而实，或天然而生，或映日而成，故有无花果、天生子、映日果诸名。"优昙钵"原为佛教传说中的一种花名，语出《法华经》，谓此花"三千年一现"，霎时即谢。后人以为无花果之花难得一现，也如优昙钵那样瞬间即敛，遂以此名附会。鲜果含白浆，味至鲜美，因称蜜果、奶浆果。以其神异，以其鲜美，应是神仙服食之品，文仙果、品仙果乃得其名。无花果约在唐代传入我国，至今已历1300余年。"阿驵（音 zù）"之名源自波斯语，义不详。今维吾尔语称无花果为"安居尔"，发音与"阿驵"相近，则无花果经丝绸之路传入我国以此可为佐证。

119 无患子 wuhuanzi 《本草拾遗》

【来源】为无患子科植物无患子的种子。

【异名】穗子（《多能鄙事》），木患子、肥珠子、油珠子、菩提子（《本草纲目》），木思子（《本草新注》），圆肥皂、桂圆肥皂（《现代实用中药》），猴儿皂、黄木子（《中国药用植物志》），苦枝子、洗手果（《广西中兽医药用植物》），木桄子、油患子（《中国树木分类学》），川滇无患子（《四川中药志》），油皂果（《贵州中草药名录》），桂肥皂（《南方主要有毒植物》），肥皂子（《青岛中草药手册》），苦患子、洗衫子（《全国中草药汇编》），圆眼皂荚（浙江、江苏），圈圆皂、圆眼肥皂、桂圆皂（浙江），洗衫果、洗手仔（广东），黄目子、目浪子（台湾），野肥珠、圆皂角（安徽），肥子皂（福建），肥皂果（云南），洗衣子（湖南），肥皂荚（江西）。

【植物名】无患子 *Sapindus mukorossi* Gaertn.

异名：桓（《山海经》），拾栌木（崔豹《古今注》），糇娄、栌木（《篆文》），噤娄、无患树（《本草拾遗》），拾栌鬼木（《中华古今注》），卢鬼木、鬼见愁（《本草纲目》），黄目树（《台湾府志》），木槵树（《广西中兽医药用植物》），木患树（《四川中药志》），圆浪树（《中国油脂植物手册》），眼浪树（《南方主要有毒植物》），肥皂树（浙江、江西），苦患树、苦子树（海南），黄木树（四川），桂圆皂树（浙江），木眼树（广东），肥猪子树（福建），洗衫子树（江西）。

【性味与归经】味苦、辛，性寒；有小毒。

【功能与主治】清热，祛痰，消积，杀虫。用于喉痹肿痛，肺热咳喘，声哑，食滞，疳积，蛔虫腹痛，滴虫性阴道炎，癣疾，肿毒。

释名考订

陈藏器引崔豹《古今注》云："昔有神巫曰瑶眂，能符劾百鬼，得鬼则以此木为棒，棒杀之。世人相传以此木为器，用以厌鬼魅，故号曰无患。人又讹为木患也。""桓"，《本草拾遗》曰："患字声讹也。"《本草纲目》曰："俗名鬼见愁。道家禳解方中用之，缘此义也。释家取为数珠，故谓之菩提子。""山人呼为肥珠子、油珠子，因其实如肥油而子圆如珠。"果近球形如目，橙黄色，因称黄目树。《篆文》有谓"实好去垢"，故有圆肥皂、洗手果、洗衫子诸名。

120 无漏子 wulouzi 《本草拾遗》

【来源】为棕榈科植物海枣的果实。

【异名】波斯枣（《本草拾遗》），番枣（《岭表录异》），千年枣（《开宝本草》），金果、苦鲁麻枣、万年枣（《辍耕录》），万岁枣（《大明一统志》），无漏果、藏枣（《本草纲目拾遗》），枣椰子（《中国树木分类学》），伊拉克蜜枣（《新华本草纲要》），仙枣（云南）。

【植物名】海枣 *Phoenix dactylifera* L.

异名：窟莽树（《酉阳杂俎》），海棕木（《岭表录异》），凤尾蕉（《辍耕录》）。

【性味与归经】味甘，性温。归脾、肺经。

【功能与主治】益气补虚，消食除痰。用于气虚羸弱，食积不化，咳嗽有痰。

释名考订

本品以海枣之名始见于《南方草木状》。无漏子之名则见于《本草拾遗》。"无漏"，为古埃及语 bunnu 之译音。《本草纲目》曰："千年、万年言其树性耐久也；曰海、曰波斯、曰番，言其种自外国来也；金果，贵之也；曰棕、曰蕉，象其干、叶之形也。番人名其木曰窟莽，名其实曰苦鲁麻枣。苦（鲁）麻、窟莽，皆番音相近也。"今按，"窟莽"、"苦鲁麻"皆为外来语之音译。前者之语源为波斯语 xurmain，后者之语源为波斯语 xurma。本品状类干枣，味至甘美，因称仙枣。

121 云母 yunmu 《神农本草经》

【来源】为硅酸盐类云母族矿物白云母。

【异名】云华、云珠、云英、云液、云沙、磷石（《神农本草经》），银精石（《石药尔雅》），云母石（《本草便读》），云粉石（《中药形性经验鉴别法》），千层玻（《四川中药志》），滑皮脸石（《青岛中草药手册》），千片石、云精石（《本草药名集成》），千层纸（甘肃）。

【矿物名】白云母 Muscovitum

【性味与归经】味甘，性温。归心、肝、肺经。

【功能与主治】安神镇惊，敛疮止血。用于心悸，失眠，眩晕，癫痫，久泻，带下，外伤出血，湿疹。

释名考订

《本草纲目》曰："按《荆南志》云：华容方台山出云母，土人候云所出之处，于下掘取，无不大获……据此，则此石乃云之根，故得云母之名。"当属附会之言。云母，盖因其玻璃样或珍珠样光晕如云彩而得名。本品为页片状集合体，沿其侧面边缘可层层剥离成很薄的透明页片，故有千层玻、千层纸、千片石诸名。

122 云芝 yunzhi 《中国药用真菌》

【来源】为多孔菌科真菌彩绒革盖菌的子实体。

【异名】杂色云芝（《真菌名词及名称》），木云芝（《孢子植物名称》），千层蘑、彩纹云芝（《云南中药资源名录》），彩云革盖菌、瓦菌（《药用真菌图鉴》）。

【植物名】彩绒革盖菌 Coriolus versicolor（L. ex Fr.）Quel.

【性味与归经】味甘，性平。归心、脾、肝、肾经。

【功能与主治】健脾利湿，清热解毒。用于湿热黄疸，胁痛，纳差，倦怠乏力。

释名考订

本品多由性状得名。菌盖常数个作覆瓦状叠生且左右相连，因称瓦菌、千层蘑。革质，表面密生细绒毛，呈灰、白、褐、蓝、紫、黑等多种颜色，故有彩绒革盖菌之名。彩色绒毛构成云纹状同心环纹，云芝、彩纹云芝、杂色云芝、彩云革盖菌等因以得名。参见"灵芝"条。

123 云实 yunshi 《神农本草经》

【来源】为豆科植物云实的种子。

【异名】员实、天豆（《吴普本草》），羊石子、马豆（《本草图经》），药王子（湖北、安徽），云实籽、铁场豆（福建）。

【植物名】云实 *Caesalpinia decapetala*（Roth）Alston

异名：云英（《名医别录》），草云母（《新修本草》），臭草、羊石子草（《本草图经》），老虎尖刺（《滇南本草》），杉刺（《本草纲目》），水皂角（《植物名实图考》），四时青（《分类草药性》），枯刺、蛇结茨（《中国主要植物图说·豆科》），虎头刺、倒挂刺、阎王刺、爬墙刺（《云南药用植物名录》），斗米虫树、倒搭刺、山油皂（《浙江药用植物志》），牛王刺（四川、湖北、安徽、贵州），百鸟不宿、蛇不过（湖南、安徽），猫爪刺（广西、贵州），黄牛刺（四川、浙江），倒挂牛（陕西、浙江），霸王刺（四川、云南），倒爪刺、牯牛刺、倒拉牛（安徽），黄花刺（贵州），千年鸟不落（湖南），百鸟不站树（浙江），倒钩刺（四川）。

【性味与归经】味辛，性温。

【功能与主治】解毒除湿，止咳化痰，杀虫。用于痢疾，疟疾，慢性气管炎，小儿疳积，虫积。

释名考订

本品始载于《神农本草经》，列为上品。《吴普本草》名员实。《本草纲目》云："员亦音云，其义未详。"今按，"员"、"云"古字义同。《诗·郑风·出其东门》曰："出其东门，有女如云。虽则如云，匪我思存。缟衣綦巾，聊乐我员。"陆德明释文："员音云，本亦作云。"孔颖达疏："云、员，古今字，助句辞也。"故员实即云实。本品为攀援植物，荚果多结高处，云实、天豆或因以得名。《本草纲目》又云："豆以子形名。羊石当作羊矢，其子肖之故也。"称"马豆"者，以其粒大也。章炳麟《新方言·释言》云："古人于大物辄冠'马'字。"种皮棕黑色，质坚硬，乃呼铁场豆。树皮密生倒钩刺，故有阎王刺、爬墙刺、老虎尖刺诸名。

124 木瓜 mugua 《雷公炮炙论》

【来源】为蔷薇科植物贴梗海棠的果实。

【异名】楙（《尔雅》），木瓜实（《名医别录》），宣城花木瓜（《本草图经》），铁脚梨（《清异录》），宣州木瓜（《普济本事方》），宣木瓜（《普济方》），秋木瓜（《滇南本草》），杜木瓜、淳安小木瓜（《中国药用植物图鉴》），酸木瓜（《昆明药用植物调查报告》），香木瓜、木梨、铁梨（《北方常用中草药手册》），滇木瓜（《中药材品种论述》），资木瓜、淳木瓜、川木瓜（《本草药名集成》），小木瓜、红木瓜（江苏），大红木瓜（四川）。

【植物名】贴梗海棠 *Chaenomeles speciosa*（Sweet）Nakai

异名：贴梗木瓜、皱皮木瓜（《中国植物志》），铁脚海棠（《中药材品种论述》）。

【性味与归经】味酸，性温。归肝、脾经。

【功能与主治】舒筋活络，和胃化湿。用于湿痹拘挛，腰膝关节酸重疼痛，暑湿吐泻，转筋挛痛，脚气水肿。

释名考订

木瓜，因外形如瓜、果肉木质而得名。《本草纲目》曰："按《尔雅》云：楙，木瓜。郭璞注云：木实如小瓜，酢而可食。则木瓜之名取此义也。或云：木瓜味酸，得木之正气，故名。亦通。楙从林矛，谐声也。"按本品为明《群芳谱》所记载的"海棠四品"之一，称"贴梗海棠"。花梗短粗或近于无柄，花近贴梗而生，故名。为落叶灌木，枝干圆柱形，紫褐色或黑褐色，屈曲如铁丝；果实形态奇特，如若倒置生长的梨，因称"铁脚梨"。木瓜药材多呈纵剖成对半的长圆形，外表面紫红色或红棕色，有不规则的深皱纹，故名皱皮木瓜。

苏颂曰："木瓜处处有之，而以宣城者为佳。"宣木瓜、宣瓜、宣州木瓜乃因以得名。按宣城木瓜为木瓜的道地药材已有一千多年历史。南宋诗人杨万里有诗赞云："天下宣城花木瓜，日华沾露绣成花。何须堠子强呈界，句有琼琚先报衙。"诗中"句有琼琚"句语出《诗·卫风·木瓜》，曰："投我以木瓜，报之以琼琚。"今之木瓜以安徽宣城、湖北资丘和浙江淳安所产质量最好。四川产量最大。湖北资丘产者称资木瓜，浙江淳安产者称淳木瓜，四川綦江产者名川木瓜。

125 木耳 muer 《神农本草经》

【来源】　为木耳科真菌木耳或毛木耳的子实体。

【异名】　檽（《神农本草经》），木檽、桑上寄生（《本草经集注》），蕈耳（《药性论》），树鸡（《韩昌黎集》），黑木耳（《太平圣惠方》），檽（《集韵·虞韵》），木菌、木㮌、木蛾（《本草纲目》），云耳（《药性切用》），耳子（《四川中药志》），木茸（《中国药用植物图鉴》），光木耳（《中国药用真菌》），细木耳（贵州）。

【植物名】　（1）木耳 *Auricularia auricular*（L. ex Hook.）Underw.

（2）毛木耳 *Auricularia polytricha*（Mont.）Sacc.

【性味与归经】　味甘，性平。归肺、脾、大肠、肝经。

【功能与主治】　补气血，润肺，活血，止血，止痛。用于气虚血亏，四肢抽搐，肺虚咳嗽，咯血，吐血，衄血，崩漏，便秘。

释名考订

木耳始载于《神农本草经》，附于"桑根白皮"条下。《本草纲目》曰："木耳生于朽木之上，无枝叶，乃湿热余气所生。曰耳曰蛾，象形也。"黑褐色至褐色，因称黑木耳。檽，《篇海类编·花木类·木部》曰："檽，木耳。""檽"，从"木"、从"需"。按"需"为多音字，可分别读作 xū、nuò 和 ruǎn。发 ruǎn 音时，作柔软解。《集韵》："檽，柔也。通作㮌。"《本草纲目》云："曰檽，以软湿者佳也。"生长中的木耳为柔软的胶质，黏而富弹性，故有其名。㮌，名义与檽同。桑上寄生之名出于《本草经集注》，李时珍曰："木耳各木皆生，其良、毒亦必随木性，不可不审。"《药性论》则曰："古槐、桑树上者良，柘木者次之。其余树上，多动风气……闷人。"据此，桑上寄生应是木耳的道地药材。木耳多作菜蔬，味至鲜美，故名树鸡。木㮌，亦以味美为说。按㮌为菌名，《本草纲目》称"鸡㮌"。《正字通·土部》："㮌，土菌，高脚伞头，俗谓之鸡㮌。出滇南。"清陈鼎《滇游记》："蒙化府产鸡㮌菜，赤白两种，赤色味绝佳。"木菌、蕈耳者，李时珍谓："曰菌，犹蜠也，亦象形也。蜠乃贝子之名。或曰：地生为菌，木生为蛾。北人曰蛾，南人曰蕈。"

126 木香 muxiang 《神农本草经》

【来源】　为菊科植物木香的根。

【异名】　蜜香（《名医别录》），青木香（《本草经集注》），五香（《三洞珠囊》），五木香（《乐府诗集》），南木香（《世医得效方》），广木香（《普济方》），番木香（《药物出产辨》），唐木香（《中国北部之药草》），印木香、云南木香、云木香（《药材学》），五香一根草、木香神（《本草药名集成》），印度木香（天津）。

【植物名】　木香 *Aucklandia lappa* Decne.

【性味与归经】　味辛、苦，性温。归脾、胃、大肠、三焦、胆经。

【功能与主治】　行气止痛，健脾消食。用于胸胁脘腹胀痛，泻痢后重，食积不消，不思饮食。

释名考订

木香始载于《神农本草经》，列为上品。《本草纲目》云："木香，草类也。本名蜜香，因其香气如蜜也。缘沉香中有蜜香，遂讹此为木香尔。昔人谓之青木香。后人因呼马兜铃根为青木香，乃呼此为南木香、广木香以别之。"按古代的木香来源复杂，既有国内所产的菊科木香类，也有进口者，但以"从广州舶上来"、"形如枯骨者"质量最佳，故有番木香、广木香之称。广木香原产印度，经广州进口，现在我国云南地区有大量引种并供应市场，称作云木香。广木香与云木香两者植物来源相同，

均为菊科 *Aucklandia lappa* Decne. 的根，故《中国药典》统以"木香"之名命之。

127 木贼^{muzei}《嘉祐本草》

【来源】为木贼科植物木贼的地上部分。

【异名】川木贼（《医学纲目》），木贼草（《本草经疏》），锉草（《盛京通志》），节节草（《植物名实图考》），节骨草（《东北药用植物志》），擦草、无心草（《山西中药志》），响草、接骨草、笔杆草、笔筒草（《湖南药物志》），笔头草（《长白山植物药志》），笔管草（云南、浙江、湖南、陕西、甘肃、宁夏、青海），水木贼草（《炮制大法》），旱木贼（《中药材手册》），节股草（《药材学》），车轮草（江西《中草药学》），锉木草（青海），管草（甘肃）。

【植物名】木贼 *Equisetum hiemale* L.

【性味与归经】味甘、苦，性平。归肺、肝经。

【功能与主治】疏散风热，明目退翳。用于风热目赤，迎风流泪，目生云翳。

释名考订

本品地上茎直立，单一，中空，无叶（已退化成鳞片状），故名管草、无心草。孢子囊穗生于茎顶，长圆锥形，先端具小尖头，以形似而名笔头草、笔管草、笔杆草。茎节呈关节状，因称节节草、节骨草，讹为"接骨草"。地上茎表面有纵棱脊 20~30 条，棱脊上有疣状突起 2 行，其表皮细胞壁含大量硅质，故极粗糙，可用作木、骨、金属制品的磨光材料，"锉草"、"擦草"以此而得名。《本草纲目》曰："此草有节，面糙涩。治木骨者，用之磋擦则光净，犹云木之贼也。"文中所称之"贼"，字当作"克"、"制约"解。《淮南子·说山》："胶漆相贼，冰炭相息也。"《论衡·物势》云："天用五行之气生万物，人用万物作万事。不能相制，不能相使；不相贼害，不成为用。金不贼木，木不成用；火不铄金，金不成器，故诸物相贼相利。"按本品之茎表面粗糙，能磋擦木骨如金之贼木，故名木贼。

128 木通^{mutong}《药性论》

【来源】为木通科植物木通、三叶木通或白木通的藤茎。

【异名】通草、附支（《神农本草经》），丁翁（《吴普本草》），丁父（《广雅》），蓄藤（《本草经集注》），王翁、万年、万年藤（《药性论》），燕蕧、乌椟（《新修本草》），八月炸藤（《江苏药材志》），拿藤拿绳（《新华本草纲要》），八月瓜藤（山西、江苏、广东、广西、安徽），活血藤（江苏）。

木通：小木通、吊朴藤、五叶水耕绳、小叶五叶拿（《浙江民间常用草药》），野木瓜藤、预知子藤（《中药材品种论述》），五叶水沟绳、沙藤、山瓜藤、刀阔藤（浙江），裂瓜蔓子（山东），痄子颈藤（江苏吴县）。

三叶木通：大木通、三叶瓜藤、狗骨紫、九节风藤、三叶耕绳、花木通（《浙江民间常用草药》），三叶拿藤（浙江、江西），三叶络藤、落藤、罗藤（安徽），黄蜡骨藤、拉道藤（江西），拿藤、三叶拿绳（浙江），三叶藤（广西）。

白木通：牛卵藤、狗卵藤磅（《广西中兽医药用植物》），狗腰藤、杨扎藤、黄蜡骨藤（湖南），八月藤、百日瓜藤（四川），小木通、青防己（云南），拉道藤（陕西），三叶藤（广西），广血藤（湖北）。

【植物名】（1）木通 *Akebia quinata* （Thunb.） Decne.

异名：五叶木通（《全国中草药汇编》），落霜红（浙江）。

（2）三叶木通 *Akebia trifoliata* （Thunb.） Koidz.

异名：甜果木通（陕西、江苏）。

（3）白木通 *Akebia trifoliata* （Thunb.） Koidz. var. *australis* （Diels） Rehd.

异名：三叶挈藤（《植物名实图考》），三叶木通（安徽、广西），甜果木通（广西）。

【性味与归经】味苦，性寒。归心、小肠、膀胱经。

【功能与主治】利尿通淋，清心除烦，通经下乳。用于淋证，水肿，心烦尿赤，口舌生疮，经闭乳少，湿热痹痛。

释名考订

木通始载于《神农本草经》，原名通草，列为中品。李时珍曰："有细细孔，两头皆通，故名通草，即今所谓木通也。"按本品为木质藤本，茎中木质部散孔型导管粗大，断面可见众多细孔。据本草考证，至少《新修本草》止，本草中但名"通草"，所指者均为木通科木通（即本品）。唐代，民间又将五加科的通脱木称作"通草"，这样，就出现了同名异物现象。这种名实相混的情况延续了几百年。至南唐，陈士良《食性本草》首改本品的"通草"之名为"木通"。但在其后，宋《政类本草》对两药名的混乱情况仍未能澄清。直至元明，后世本草如《汤液本草》、《本草品汇精要》等，都明确以"木通"为本品之名，以"通草"为"通脱木"之名。"通草"的名称之混，至此始廓清。

129 木蓝 mulan 《本草图经》

【来源】为豆科植物木蓝的茎叶。

【异名】槐蓝（《本草拾遗》），小青叶、蓝靛（《本草纲目》），大蓝、大蓝青（《生草药性备要》），水蓝（《岭南采药录》），马蓝（《中国药用植物图鉴》），青仔草、野青靛（《福建中草药》），槐叶蓝（《中药材品种论述》），靛、豆靛（《云南种子植物名录》），大青叶（江西、福建），小青（福建、台湾），木菁、菁仔、小菁（台湾），马棘、蓝草（广东），火蓝（广西），漏血草（福建南平、闽清）。

【植物名】木蓝 Indigofera tinctoria L.

异名：印度蓝马棘（《中国主要植物图说·豆科》），印度蓝、野蓝枝子（《中国树木分类学》），野槐树（《中国药用植物图鉴》）。

【性味与归经】味微苦，性寒。

【功能与主治】清热解毒，凉血止血。用于乙型脑炎，腮腺炎，急性咽喉炎，淋巴结炎，目赤，口疮，痈肿疮疖，丹毒，疥癣，虫蛇咬伤，吐血。

释名考订

《本草纲目》曰："蓝凡五种，各有所治。"按本品原植物为五"蓝"之一，故亦以"蓝"为名。诸蓝均为草本，惟本品为小灌木，因称"木蓝"。奇数羽状复叶，形与槐似，而称槐蓝、槐叶蓝。在江西、福建等个别地区混称本品为"大青叶"，但因叶小，又称小青。漏血草者，以其凉血止血之功而得名。本品之叶多供制青黛，故名蓝靛、豆靛、野青靛。

130 木防己 mufangji 《药性论》

【来源】为防己科植物木防己的根。

【异名】毛木防己（《广州植物志》），白山番薯、广防己、青木香（《中国药用植物图鉴》），盘古风、乌龙（《湖南药物志》），土木香、牛木香（《浙江天目山药用植物志》），板南根（《台湾药用植物志》），紫背金锁匙、百解薯（广州空军《常用中草药手册》），黑木香、野番薯（《浙江民间常用草药》），杀毒、追风伞（《贵州草药》），春木香、百蛇基、八卦根（《湖南农村常用中草药手册》），小金葛、小葛子（《青岛中草药手册》），钻骨龙（《全国中草药汇编》），青檀香（《中药大辞典》），青藤仔、千斤坠、圆藤根、倒地铃、穿山龙（《福建药物志》），大防己、蓝田防己（《陕西中药名录》），土防己（陕西、浙江、广东、山东），金锁匙（广东、广西），青藤根（江苏、广东），白木香（浙江、江西），铁牛入石（福建、台湾），海葛子、山葛子、狗条子、狗葛子（山东），小暗消、小飘根、小接骨丹（云南），金石榄、甘榄、凤凰肠（广东），黑皮青木香、地盘龙（江西），青葛根（陕西），滇防己（河南），土巴戟（四川），防己（江苏），野防己（浙江），银锁匙（广西），山番薯（海南），牛入石（台湾）。

【植物名】木防己 *Cocculus orbiculatus* (L.) DC.

异名：青藤香（《阳春县志》），鼓儿藤（《中国树木分类学》），日本木防己（《拉汉英种子植物名称》），匍茎木防己、少花匍茎木防己（《植物分类学报》），小青藤（《中国药用植物图鉴》），大风藤、青藤（《贵州草药》），蛤蟆藤、古皮藤、枫藤、羊鼓藤、大股藤、田鸡藤、金丝钓蛤蟆（《浙江民间常用草药》），青风藤（《四川常用中草药》），箍箩药、水膏药、糯米藤（《安徽中草药》），瞒鼓藤、白金丝蛇、大肠藤（《浙南本草新编》），苦藤、绵纱藤（《浙江药用植物志》），老鼠藤、风藤（福建、湖南），黄鳝藤、惊风藤、毛风藤、石板藤（湖南），鼓仔藤、老鼠耳藤、铁线草、蔓鼓藤（福建），棉丝藤、青绳儿（浙江），小葛藤（江苏），白藤（陕西），细毛藤（云南），轮环藤（四川），野鸡钮藤（安徽滁县）。

【性味与归经】味苦、辛，性寒。归膀胱、肾、脾经。

【功能与主治】祛风除湿，通经活络，解毒消肿。用于风湿痹痛，水肿，小便淋痛，闭经，跌打损伤，咽喉肿痛，疮疡肿毒，湿疹，蛇虫咬伤。

释名考订

粉防己以质重、粉性大而得名。相对于粉防己，木防己质坚、不易折断，无粉性，具木质感，故冠"木"之名。

在本草中，"木防己"一名所指究为何物，是一个颇为复杂、颇费梳理的问题。

首先，是本草学中所说的"木防己"。防己始载于《神农本草经》，谓"一名解离，生川谷"。《名医别录》云："生汉中，二月八月采根，阴干。"吴普曰："木防己一名解离，一名解燕……茎蔓延如芄（葛），白根外黄似桔梗，内黑又如车辐解，二月八月十月采根。"这些都是关于防己的最早的文字记载。可见，我国最早使用的防己一名解离，一名解燕，产汉中，用根，具有"内黑如车辐解"的特征。从这些文字，特别是从"内黑如车辐解"的特征推断，此防己应是马兜铃科的汉中防己，亦即异叶马兜铃 *Aristolochia kaempferi* Willd. f. *heterophylla* (Hemsl.) S. M. Hwang。吴普所称的"木防己"，则是汉中防己的一个异名。至唐，陈藏器认为"木、汉二防己，即是苗根为名"，亦即以防己科粉防己 *Stephania tetrandra* S. Moore 的根为汉防己，以它的藤茎为木防己。明陈嘉谟《本草蒙筌》亦与陈藏器持相同的观点。据此，在唐、明两代，木防己名之所指，是为防己的藤茎。

其次，是植物学中所说的"木防己"。现代植物学文献以"木防己"作为防己科木防己 *Cocculus orbiculatus* (L.) DC. 的植物名。

其三，是商品药材学中所说的"木防己"。近代商品所谓的木防己，主要为马兜铃科的广防己 *Aristolochia fangchi* Y. C. Wu ex L. D. Chow et S. M. Hwang 和真正的汉中防己 *Aristolochia kaempferi* Willd. f. *heterophylla* (Hemsl.) S. M. Hwang，有时也包括防己科的木防己 *Cocculus orbiculatus* (L.) DC. 。广防己之名不见于历代本草，它是近百年来在广东地区应用的"防己"，亦销至外省，称之为"广防己"。清道光元年，广东的《阳春县志》物产部药之属就记载了这种防己，并称此为木防己。近年来，由于发现广防己所含马兜铃酸毒副作用较强，国家食品药品监督管理局已发文取消了广防己的药用标准。

131 木棉花 mumianhua 《生草药性备要》

【来源】为木棉科植物木棉的花。

【异名】木绵花、斑枝花（《汪右丞集》），攀枝花（《本草纲目》），琼枝（《梧浔杂佩》），斑芝花（福建）。

【植物名】木棉 *Bombax malabaricum* DC.

异名：斑枝树（《中国树木分类学》），木棉树（《台湾药用植物志》），英雄树（广东、广西、云南、福建），红棉（广东、广西），斑芝树、棉树、斑芝棉（台湾）。

【性味与归经】 味甘、淡，性凉。归大肠经。

【功能与主治】 清热利湿，解毒。用于泄泻，痢疾，痔疮出血。

释名考订

木棉首载于《本草纲目》，原名木绵，曰："木绵有草木二种"，一种为"似木之木绵"，一种为"似草之木绵"。经考，所谓"似木之木绵"即木棉科木棉，"似草之木绵"即锦葵科棉花。按"绵"，通"棉"。为与丝绵相区别，后"木绵"一律统称为"木棉"。本品为木棉科木棉，其植物成熟果实中有丝状绵毛，故有其名。为落叶大乔木。枝干幼时常有圆锥状的粗刺，老时则脱落，脱落处形成斑痕，故俗称斑枝花，讹为攀枝花、斑芝花。花生于近枝顶叶腋，先叶开放，花瓣肉质，大而色红，盛开时花朵满树，赤光辉映，蔚为壮观，故名英雄树。

132 木馒头 mumantou 《本草纲目》

【来源】 为桑科植物薜荔的果实（花序托）。

【异名】 木莲（《本草拾遗》），水馒头（《岭外代答》），鬼馒头（《本草纲目》），蔓头萝（《生草药性备要》），凉粉泡、曼头果（《广西中兽医药用植物》），文头果、糖馒头（《中国树木分类学》），鬼球（《药材资料汇编》），薜荔实、木莲蓬（《药材学》），馒头郎（《广州植物志》），牛奶子、牛奶柚、金柚奶、假秤锤、程邦子、水子（《福建民间草药》），木果蒲、胖朴（《浙江中药手册》），爬墙果、爬壁果（《四川中药志》），膀膀子（《湖南药物志》），馒头米壳（《广东中药》），膨泡、乌鸦馒头（《浙江天目山药用植物志》），烹泡子（《江西草药》），胖蓬、木莲果（《浙江民间常用草药》），乒碰（《浙南本草新编》），凉粉树果、馒头果（南药《中草药学》），广东王不留行（《中药鉴别手册》），薜荔果（广东、广西、湖南、上海、四川、湖北），凉粉果（湖南、广东、山东），凉粉子（湖南、江西），王不留行（广东、广西），文头榔（广东、海南），气木瓜、秤锤、石瓜蒌（安徽），馒头萝、文头螺（广东），凉粉球、乒乓子（江西），狗卵子、秤头果（广西），鬼臼（江苏），胖蒲（浙江），土馒头（上海），冰粉子（四川），爱玉子（台湾），乒抛（福建厦门）。

【植物名】 薜荔 *Ficus pumila* L.

【性味与归经】 味甘，性平。归肾、胃、大肠经。

【功能与主治】 补肾固精，清热利湿，活血通经，催乳，解毒消肿。用于肾虚遗精，阳痿，小便淋浊，久痢，痔血，肠风便血，脱肛，闭经，疝气，乳汁不下，咽喉痛，疟腮，痈肿，疥癣。

释名考订

《本草纲目》曰："木莲、馒头，象其实形也。"本品为隐花果，古人以为其"不花而实"，遂以"鬼"相称。气木瓜、秤锤、石瓜蒌者，皆以其形似而得名。其果实硕大而轻虚，如泡膨出，闽、浙、赣一带多以"膨泡"称之。"胖朴"、"胖蓬"、"乒碰"、"胖蒲"、"烹泡"、"乒乓"者，盖为方言依音用字。民间用于催乳，因药性相类而称王不留行。果实中子（瘦果）含多量黏液汁，故名牛奶子、牛奶柚。此子可以制凉粉，《植物名实图考》曰："木莲……俗以浸汁为凉粉，以解暑。"凉粉泡、凉粉子、凉粉果、凉粉球因以得名。参见"薜荔"条。

133 木槿花 mujinhua 《日华子本草》

【来源】 为锦葵科植物木槿的花。

【异名】 里梅花（《岭外代答》），朝开暮落花（《本草纲目》），疟子花（《群芳谱》），篱障花（《荆州府志》），花上花、重台（《花镜》），喇叭花（《中国树木分类学》），白玉花（《福建民间草药》），藩篱花、猪油花（《民间常用草药汇编》），打碗花（《江西中药》），桐树花、大碗花（《江苏省植物药材志》），白槿花（《中国药用植物志》），碗盖花、扁状花、苦松花（《中国经济植物志》），灯盏花、木荆花（《湖南药物志》），水锦花、白水锦花（《台湾药用植物志》），槿铃花、水槿壶花、新米花、饭碗花、旱莲花、水昌花、槿树花、三七花（《浙江民间常用草药》），白饭花、白面花（《福建中草药》），插金花（《恩施中草药手册》），笆壁花（《山东中草药手册》），木红花（《广西本草选编》），白水绵花、白棉花（《广东药用植物简编》），木葵花、木芙蓉（《丽江中草药》），鸡肉花（《全国中草药汇编》），肉花、白木锦花（《福建药物志》），白篱笆花（福建、广东），水槿花（浙江、广东），饭汤花（浙江、福建），白公牛花、白佛花、白锦葵花、白和尚花、白关门花、白奔篱花、红佛仔花、和尚花、公牛花、姑婆花、红肿花、水绵花（福建），佛桑花、白鸡肉花、园篱花、白佛桑花（广东），木藜花、碗盏花（湖南），白捣碗破花（浙江），稀饭花（贵州），盖碗花（广西）。

【植物名】木槿 Hibiscus syriacus L.

异名：舜（《诗经》），朝生（《诗毛氏传疏》），朝菌（《庄子》），椴、榇（《尔雅》），日及（《尔雅》郭璞注），藩篱草（《仁斋直指方》），赤槿（《南方草木状》），花奴（《本草纲目》），川木槿（《本草纲目拾遗》），茶金条（《诗草木今释》），木锦、桐树（《中国树木分类学》），平条树（《江苏植物药志》），篱沿树、清明篱（《中国药用植物图鉴》），芙蓉树、槿树（《中国经济植物志》），木桂花树、笆壁树、插刺树、菜花树（《湖南药物志》），枝槿（《广西药用植物名录》），槿漆头、金树扭、菜园篱、槿头树、幢篱、万年篱、红花槿（《浙江民间常用草药》），懒篱笆（《贵州草药》），千年篱（《浙南本草新编》），白牡丹（《中药大辞典》），白布篱、白水锦（《福建药物志》），拦杆篱、木槿条（安徽），碗杂花树、插柳树（湖南），鸡肉树、白花拦果篱（广东），白木槿（浙江），刺篱笆（贵州），藩篱树（江西）。

【性味与归经】味甘、苦，性凉。归脾、肺、肝经。

【功能与主治】清热利湿，凉血解毒。用于肠风下血，赤白下痢，痔疮出血，肺热咳嗽，咳血，白带，疮疖痈肿，烫伤。

释名考订

木槿始载于《本草拾遗》。"槿"，通"堇"。木槿，亦作木堇。《尔雅·释草》云："椴，木堇；榇，木堇。"陆德明《经典释文》："堇，本或作槿。""堇"，亦通"僅（仅）"。《集韵·稕韵》："僅，亦省（作堇）。"《汉书·地理志下》云："豫章出黄金，然堇堇物之所有。"颜师古注："堇，读曰僅。"木槿为落叶灌木，其花开后易谢，仅繁荣一时，故名木槿。《本草纲目》云："此花朝开暮落，故名日及。曰槿曰蕣，犹仅荣一瞬之义也。"朝菌，名义同日及，亦以花之朝开暮落为说。《庄子·逍遥游》："朝菌不知晦朔，蟪蛄不知春秋。"意为：朝菌朝生夕死，所以它不知一月中有月初（朔）和月底（晦）。蟪蛄过不了冬，所以不知有春秋。喇叭花、大碗花、碗盖花、灯盏花，以花之形为名；白玉花、白饭花、白面花、猪油花，以花之色为名。《本草衍义》曰："湖南北人家多种植为篱障。"故有藩篱花、篱障花、白篱笆花诸名。李时珍曰："川中来者，气厚力优，故尤有效。"因称川木槿。

134 **木蝴蝶** ^muhudie 《本草纲目拾遗》

【来源】为紫葳科植物木蝴蝶的种子。

【异名】千张纸、兜铃、三百两银药（《滇南本草》），玉蝴蝶（《张聿青医案》），破布子、白故子、海船果心（《中药形性经验鉴别法》），白玉纸（《中药志》），海船皮（《四川中药志》），千纸肉（《岭南草药志》），破固子（《中药通报》），白千层、纸肉、故纸、洋故纸、鸭船层纸（《广西中药志》），千层纸（《广西中草药》），满天飞（《全国中草药汇编》），云故纸（《兽医常用中药》），蝴蝶故纸（《湖南省中药材炮制规范》），白故纸（华东），破故纸（四川、云南），猪腰子、云故子（云南），白纸玉（海南），千层故纸（湖北）。

【植物名】木蝴蝶 Oroxylum indicum（L.）Vent.

异名：大刀树（《滇南本草》），海船（《云南中药资源名录》），朝简（广东、广西、云南、贵州），毛鸦船、老鸦船（四川），抓龙船（广西）。

【性味与归经】 味苦、甘，性凉。归肺、肝、胃经。

【功能与主治】 清肺利咽，疏肝和胃。用于肺热咳嗽，喉痹，音哑，肝胃气痛。

释名考订

本品始载于《滇南本草》，曰："此木实似扁豆而大，中实如积纸，薄似蝉翼，片片满中，故有兜铃、千张纸之名。"《本草纲目拾遗》曰："出广中，乃树实也。片片轻如芦中衣膜，色白似蝴蝶形。"木蝴蝶、玉蝴蝶乃因以得名。猪腰子者，《植物名实图考》曰："千张纸……子薄如榆荚而大，白色，形如猪腰。"故名。本品为蒴果，先端短尖，基部楔形，边缘稍内弯似船形，故又有海船果心、海船皮诸称。《植物名实图考》又曰："人呼为三百两银药者，盖其治蛊得效也。"此说恐无的当。按"三百两银药"之名最早见于晋《肘后方》，是为马兜铃藤茎天仙藤的别称。《本草纲目》马兜铃条曰："岭南人用治蛊，隐其名为三百两银药。"苏颂引《肘后方》云："席辩刺史尝言：岭南俚人解蛊毒药……畏人得其法，乃言三百头牛药，或言三百两银药。久与亲狎，乃得其详……三百两银药，即马兜铃藤也。"木蝴蝶的果实同马兜铃有相似的特征：种子多数、扁平，边缘具白色、膜质、半透明的宽翅。木蝴蝶因果实相似于马兜铃的这些特征而得兜铃、三百两银药之名。二名见于明《滇南本草》，该书同时还称木蝴蝶有"破蛊积……除血蛊、气蛊之毒"的功能。经检，历代本草均未见木蝴蝶治蛊功能的记载，《滇南本草》所言称，是为附会"岭南人用治蛊，隐其名为三百两银药"之说。

135 木鳖子 mubiezi 《开宝本草》

【来源】 为葫芦科植物木鳖的种子。

【异名】 木蟹（《开宝本草》），土木鳖（《医宗金鉴》），木别子（《中国药学大辞典》），壳木鳖（《药材资料汇编》），漏苓子（《中药志》），地桐子、藤桐子（《中药材手册》），鸭屎瓜子（《药材学》），方八（《简明中医辞典》），大方八（华东），金丝木鳖（北京），糯饭果（云南），藤桐米（贵州），土木鳖子（上海）。

【植物名】 木鳖 *Momordica cochinchinensis*（Lour.）Spreng.

异名：木必藤（《广西中兽医药用植物》），木鳖瓜（广州空军《常用中草药手册》），木鳖藤（《中药大辞典》），藤桐（《全国中草药汇编》），大叶木鳖子（《云南种子植物名录》），狗屎瓜、臭屎瓜（台湾），乌鸦爪（海南），小瓜蒌（广西），木别藤（广东）。

【性味与归经】 味苦、微甘，性凉；有毒。归肝、脾、胃经。

【功能与主治】 散结消肿，攻毒疗疮。用于疮疡肿毒，乳痈，瘰疬，痔瘘，干癣，秃疮。

释名考订

木鳖子始载于《开宝本草》，又名"木蟹"，曰："其核似鳖、蟹状，故以为名。"植株为多年生粗壮大藤本。卢子由曰："蔓草曰木，以用言也；实核曰鳖，以形举也。"至明，马钱子从海外引入，始载于《本草纲目》，别称"番木鳖"。其后，本品始有"土木鳖"之名，以有别于番木鳖。种子有坚硬外壳，因称"壳木鳖"，又与无壳之番木鳖进一步相区别。

136 五加皮 wujiapi 《神农本草经》

【来源】 为五加科植物细柱五加的根皮。

【异名】 追风使（《本草图经》），南五加皮（《增补万病回春》），红五加皮（《鄂西草药名录》），五谷皮、小号五加皮（《浙江民间常用草药》），五甲皮（四川）。

【植物名】 细柱五加 *Acanthopanax gracilistylus* W. W. Smith

异名：五加、豺漆（《神农本草经》），文章草（《巴蜀异物志》），五花（《雷公炮炙论》），五茄、豺节（《名医别录》），木骨、刺通（《本草图经》），白刺、金盐、五佳（《本草纲目》），五加蕀（《植物名实图考》），茨五甲（《草木便方》），五加刺（《广西中兽医药用植物》），倒勾刺（《中国土农药志》），五爪刺、白路刺（《浙江民间常用草药》），老虎镣、白笋树、五加花（《中药大辞典》），刺五加（四川、贵州、河南、浙江），五叶木（四川、河南），小五爪风（广东、广西），鸡脚风（广西、福建），五皮风（安徽、江西），大五爪龙、节花五加、大五加、鸡脚菜、刺五甲（云南），五花眉、强脚根、五加风、五加箣（福建），树五甲、毛五加、毛五甲（四川），红五加、苦刺头（贵州），五爪龙（广西），鸟不站（江西），五加枫（安徽），白簕树（广东），南五加（湖北）。

【性味与归经】味辛、苦，性温。归肝、肾经。

【功能与主治】祛风除湿，补益肝肾，强筋壮骨，利水消肿。用于风湿痹病，筋骨痿软，小儿行迟，体虚乏力，水肿，脚气。

释名考订

五加皮始载于《神农本草经》，列为上品。《本草纲目》曰："此药以五叶交加者良，故名五加……杨慎《丹铅录》作五佳，云一枝五叶者佳故也。"按五加的叶为掌状复叶，小叶多5，稀为3或4，此即所谓"五叶交加"。入药用其根皮，故名五加皮。浙江方言呼"加"为"谷"，因称五谷皮。萝藦科植物杠柳的根皮长期以来一直被误作五加皮入药，因其主产于北方，故又称北五加皮。为避免混淆，本品乃以南五加皮相称。追风使以功能为名。明《本草乘雅半偈》云，五加"茎类藤葛，高六七尺或丈余，枝茎交加，间有刺，因名白刺"；"十月采根，皮黄黑，肉白色，内骨坚劲，因名木骨"。五加在生长过程中，其果实的颜色随季节而变化，"四月花白子青，六月子转黑，得霜则红紫相间，文彩陆离"，故得文章草之名。《礼记·乐记》孔颖达疏："（五行之色）各依其行色成就文章而不错乱。"豺漆、豺节之名，《本草纲目》谓："不知取何义也。"近世有人训释云，五加根若荆根，硬如木骨坚如柴（豺）；漆者，黑色也，其根皮色黑，故名。《本草经考注》则曰："豺漆，恐豺膝讹，谓其茎有刺可畏也。"豺节之名义同，"节"为"膝"之音讹。两种释义虽有不同，但都是从五加外观性状的特征来阐释的。

137 五灵脂 wulingzhi 《开宝本草》

【来源】为鼯鼠科动物复齿鼯鼠的粪便。

【异名】药本（侯宁极《药谱》），寒号虫粪（《开宝本草》），寒号鸟粪（《药材学》），寒雀粪（《中药志》），灵脂块、糖灵脂、灵脂米、散灵脂（《本草药名集成》）。

【动物名】复齿鼯鼠 Trogopterus xanthipes Milne - Edwards

异名：盍旦（《诗经》），曷旦（《礼记》），渴鴠（《说文解字》），鶡鴠、鹖鴠（《方言》），侃旦（《广志》），寒号、鶡旦（郭璞），渴旦（唐诗），寒号虫（《开宝本草》），独春（《本草纲目》），寒号鸟（《中国动物图谱·兽类》），橙足鼯鼠（《中药志》），寒搭拉虫（《中药大辞典》）。

【性味与归经】味苦、甘，性温。归肝、脾经。

【功能与主治】活血，化瘀，止痛。用于胸胁、脘腹刺痛，痛经，经闭，产后血瘀疼痛，跌扑肿痛，蛇虫咬伤。

释名考订

复齿鼯鼠古称寒号虫，生活于高山岩石陡壁的石洞或石缝中，前后肢间有皮膜相连，擅攀爬，能滑翔，故古人以为是鸟类。杨雄《方言》卷八云："自关而西，秦陇之内谓之鹖鴠。"《诗经》作盍旦，《礼记》作曷旦，《说文解字》作渴鴠，《方言》作鶡鴠，《广志》作侃旦，唐诗作渴旦，皆随义借名，一声之转耳。郭璞云："鹖鴠，夜鸣求旦之鸟。"该兽白天睡觉，夜间外出活动。李时珍称鹖鴠"夏月毛盛，冬月裸体"，冬夜忍寒而号，因得寒号之名。

五灵脂始载于《开宝本草》，云："出北地，此是寒号虫粪也。"《本草纲目》曰："名五灵脂者，谓状如凝脂而受五行之灵气也。"五行，木、火、土、金、水，为古代所称构成各种物质的五种元素。中医理论认为，药莫不本于五行。本品既受五行之灵气，则五行之性皆附托于此矣。药本之名，盖出此义。

138 五味子 wuweizi 《神农本草经》

【来源】为木兰科植物五味子的果实。

【异名】菋、荎藸（《尔雅》），玄及（《吴普本草》），五味（《广雅》），会及（《名医别录》），北五味子（《本草纲目》），辽五味（《寿世保元》），辽五味子（《中国药用植物志》），五梅子（《辽宁主要药材》），北五味（东北、上海），乌梅子（东北），山花椒（陕西、甘肃），软枣子（山东）。

【植物名】五味子 Schisandra chinensis （Turcz.）Baill.

异名：朝鲜五味子（《中国树木分类学》），面藤（《中国药用植物志》），血藤（东北），山花椒秧（内蒙古）。

【性味与归经】味酸、甘，性温。归肺、心、肾经。

【功能与主治】收敛固涩，益气生津，补肾宁心。用于久嗽虚喘，梦遗滑精，遗尿尿频，久泻不止，自汗盗汗，津伤口渴，内热消渴，心悸失眠。

释名考订

五味子始载于《神农本草经》。《尔雅·释草》："菋，荎藸。"郭璞注："五味也，蔓生，子丛在茎头。""菋"，单名一从草"味"字，可见古人对其味的强调。称五味子者，以其具五味也。《新修本草》云："五味，皮肉甘、酸，核中辛、苦，都有咸味，此则五味具也。"荎藸，朱骏声《说文通训定声》云："双声连语，单呼曰'藸'，累呼曰'荎藸'耳。"五味子为木兰科植物五味子的果实。《蜀本草》曰：此物"蔓生。茎赤色，花黄、白，子生青熟紫，亦具五色"。五味子色、味俱五，古人谓其乃禀"五行之精"而生，功能"补不足，强阴，益男子精"（《本草纲目》）。五味子历来有两种，按产地粗分为南五味子和北五味子，本品产于东北及内蒙古、河北等地，故称北五味子。

139 五倍子 wubeizi 《本草拾遗》

【来源】为绵蚜科昆虫五倍子蚜或棓蛋蚜在其寄主漆树科植物盐肤木 Rhus chinensis Mill.、青麸杨 Rhus potaninii Maxim. 或红麸杨 Rhus punjabensis Stew. var. sinica （Diels）Rehd. et Wils. 叶上的虫瘿。

【异名】盐麸叶上球子（《日华子本草》），文蛤、百虫仓（《开宝本草》），川蚊蛤（《寿世保元》），木附子（《现代实用中药》），角倍、肚倍、菱倍、花倍、独角倍、蛋倍（《本草药名集成》），棓子、百药煎（河南、湖南、山西），漆倍子（四川），盐肤木倍子（广西），旱倍子（湖北）。

【动物名】（1）五倍子蚜 Melaphis chinensis （Bell）Baker

异名：五倍子内虫（《本草纲目》），昆虫角倍蚜（《中药大辞典》），角倍蚜、倍蚜（《中国药用动物志》），五倍子蚜虫、腻虫、蚜虫、倍牙、蜜虫（广西）。

（2）棓蛋蚜 Melaphis paitan Tsai et Tang

异名：五倍子内虫（《本草纲目》），倍蛋蚜（《中药大辞典》）。

【性味与归经】味酸、涩，性寒。归肺、大肠、肾经。

【功能与主治】敛肺降火，涩肠止泻，敛汗，止血，收湿敛疮。用于肺虚久咳，肺热痰嗽，久泻久痢，盗汗，消渴，便血痔血，外伤出血，痈肿疮毒，皮肤湿烂。

释名考订

五倍子是五倍子蚜寄生在盐肤木叶翅上形成的虫瘿。陈忆斋谓："此药结球叶底，小则如黍如粟，大则如菱如栗，故名五倍子。"此说似嫌附会。李时珍曰："五倍当作五棓，见《山海经》。"《山海经·中山经·中次六经》云："又西五十里曰橐山，其木多樗，多棓木。"按棓木即漆树科植物盐肤木。《山海经》郭璞注云："今蜀中有櫄木，七八月中吐穗。穗成，如有盐粉著状，可以酢羹。"郭注所谓的"穗"为櫄木的果实；"盐粉著状"物谓之麸，故名盐麸子。据《本草纲目》果部卷三十二"盐麸子"条，盐肤子异名"五櫄"。李时珍云："后人讹为五倍也。"又云："肤木即櫄木……叶上有虫，结成五倍子。"

　　商品按形状不同分为两类：角倍和肚倍。角倍又名菱倍、花倍，原动物为五倍子蚜；肚倍又名独角倍、蛋倍，原动物为倍蛋蚜。两者尽皆以形为名。

140 五爪金龙 wuzhaojinlong 《滇南本草》

　　【来源】为葡萄科植物狭叶崖爬藤的根或全株。

　　【异名】五爪藤、五爪龙（《滇南本草》），灯笼草、小红藤、雪里高、小五爪金龙、五虎下西山（《云南中草药》），红葡萄、乌蔹莓（《云南中草药选》），粉背崖爬藤（《全国中草药汇编》），白背崖爬藤（《云南种子植物名录》），下白崖白藤（《神农架中药资源名录》），八面风、小五爪龙、爬树藤、岩爬藤（云南）。

　　【植物名】狭叶崖爬藤 *Tetrastigma hypoglaucum* Planch.

　　【性味与归经】味辛，性温。

　　【功能与主治】祛风除湿，接骨续筋，散瘀消肿。用于风湿痹痛，跌打损伤，骨折筋伤，水火烫伤，无名肿毒，皮肤湿烂。

释名考订

　　五爪金龙始见于《滇南本草》，谓："五爪金龙，即五爪藤。"本品为攀援草质藤本，长 3~6m，性擅引蔓缠绕，美喻之，乃称"金龙"。鸟趾状复叶互生，小叶 5，以形似而呼"五爪"。生于山谷林中阴湿处，常攀援于树上或崖壁上，因称"崖爬藤"。小叶背面有白粉，故有白背崖爬藤、粉背崖爬藤诸名。浆果似葡萄，紫红色，遂呼红葡萄。同属植物中另有攀援木质藤本长达 15m 之"大五爪金龙"，相对而言，本品乃以"小五爪金龙"为名。

141 太子参 taizishen 《中国药用植物志》

　　【来源】为石竹科植物孩儿参的块根。

　　【异名】孩儿参（《饮片新参》），童参（《上海常用中草药》），双批七（《全国中草药汇编》），四叶参（山东），米参（湖北），童儿参（山东青岛）。

　　【植物名】孩儿参 *Pseudostellaria heterophylla*（Miq.）Pax ex Pax et Hoffm.

　　异名：鹁鸪腿幌子（《东北草本植物志》），异叶假繁缕（《中国高等植物图鉴》），异叶孩儿参（陕西），四叶菜、山菠菜（山东青岛）。

　　【性味与归经】味甘、微苦，性平。归脾、肺经。

　　【功能与主治】益气健脾，生津润肺。用于脾虚体倦，食欲不振，病后虚弱，气阴不足，自汗口渴，肺燥干咳。

释名考订

　　太子参之名始见于清吴仪洛所著《本草从新》，但所指为何物语焉不详。其后赵学敏《本草纲目拾遗》也有记载，称太子参为辽参即五加科人参之小者。赵氏并引张觐斋之言曰："称太子参者，乃参中之全枝而小者，是参客取巧之名也。"现代所用太子参为石竹科植物，是晚近发展的中药新品种，虽与《本草纲目拾遗》所言之太子参异科异种，但因其外形肖似人参且体亦细小，故自然地沿用了"太子参"的名称。孩儿参、童参、米参等，亦因其根体细小而名之。为多年生草本，单叶对生，茎下部的叶最小，向上渐大，在茎顶的叶最大，通常两对密接成 4 叶轮生状，故名四叶菜。

142 车前草 cheqiancao 《尔雅》郭璞注

【来源】为车前科植物车前或平车前的全草。

【异名】芣苢（《诗经》），马舄（《毛诗传》），芣苢（《尔雅》），陵舄（《列子》），当道（《神农本草经》），牛舌草（陆玑《诗疏》），牛遗、胜舄（《名医别录》），虾蟆衣（《尔雅》郭璞注），车荏（《集韵》），车轮菜、胜舄菜（《救荒本草》），蛤蟆草（《滇南本草》），地衣（《本草纲目》），虾蟆草（《简便单方》），钱贯草（《生草药性备要》），牛舄（《医林纂要·药性》），野甜菜（《草药新纂》），蟾蜍草、猪肚菜、灰盆草（《广西中兽医药用植物》），猪耳草（《青海药材》），驴耳朵菜（《东北药用植物志》），钱串草（《南宁市药物志》），打官司草（《江苏省植物药材志》），饭匙草、七星草、五根草、黄蟆龟草（《福建民间草药》），五斤草（《闽南民间草药》），田菠菜、医马草、马蹄草、鸭脚板（《湖南药物志》），牛甜菜、黄蟆叶（《上海常用中草药手册》），牛耳朵棵（《江苏验方草药选集》），倒荏（《青岛中草药手册》），田菠草（《中医大辞典》中药分册），蛤蟆草（南药《中草药学》），猪耳朵草（《简明中医辞典》），车轱辘菜（华北、东北），鞋底片（华北），猪耳朵（山西）。

车前：牛舌、虾蟇衣、地胆头、白贯草（《中国药用植物志》），霸王鞭（《诗草木今释》），长柄车前（《吉林省野生经济植物志》），淮南车前、衢州车前（《药材学》），车轮草（《中国药用植物图鉴》），咳麻草（《广西药用植物名录》），客妈叶、客妈兜（《贵州草药》），合苞菜（《北方常用中草药手册》），红白脚蟆衣、蛙蟆衣、蛙蟆叶穗、五芹草（《浙南本草新编》），驴耳朵草（东北），蛤蟆叶（四川、湖南、云南、陕西、江西），驴耳朵、猪耳朵棵、车辙子菜、车辙子棵（山东），老婆绩线、官司草、野田菜、野地菜（浙江），牛耳朵草、牛田菜、牛母菜（江苏），蛤蟆衣穗、踏不死（福建），车母草、插心草（湖南），尿不通、车皮草（江西），车轱辘草（北京），田贯草（广东），猪耳根棵（河南），癞蛤蟆草（上海），鲫鱼草（安徽），癞蛤蟆棵（云南），虾蟆菜（贵州），毛车前（四川）。

平车前：扁车前（《大兴安岭山脉的植物群落》），铺地车前（《兰州植物志》），牛舌头棵、荷包菜（河北），车前（北京），主根车前（山东），车铃菜（甘肃）。

【植物名】（1）车前 *Plantago asiatica* L.

（2）平车前 *Plantago depressa* Willd.

【性味与归经】味甘，性寒。归肝、肾、肺、小肠经。

【功能与主治】清热利尿通淋，祛痰，凉血，解毒。用于热淋涩痛，水肿尿少，暑湿泄泻，痰热咳嗽，吐血衄血，痈肿疮毒。

释名考订

本品最早见于《诗·周南·芣苢》，曰："采采芣苢，薄言采之。采采芣苢，薄言有之。采采芣苢，薄言掇之。采采芣苢，薄言捋之。采采芣苢，薄言袺之。采采芣苢，薄言襭之。"诗中所称"芣苢"，即车前。诗歌描画了妇女们采集车前子的劳动过程。"苢"为"苡"之古字，故"芣苢"亦作"芣苡"。《本草纲目》曰："按《尔雅》云：芣苡，马舄。马舄，车前。陆玑《诗疏》云：此草好生道边及牛马迹中，故有车前、当道、马舄、牛遗之名。舄，足履也。"牛舄、车轮菜、车轱辘菜诸名义同。《本草图经》曰："春初生，苗叶布地如匙面。"故名饭匙草。牛舌草、猪耳草、驴耳朵菜，亦以其叶形似而得名。《本草纲目》又曰："蛤蟆喜藏伏于下，故江东称为虾蟆衣。"虾蟆草、蛤蟆草、蟾蜍草等因以得名。穗状花序数条，花茎长，江、浙一带儿童常持此草花茎两两相对作勾拉游戏，戏称为"打官司"，本品故有打官司草之称。

143 瓦韦 wawei 《新修本草》

【来源】为水龙骨科植物瓦韦的全草。

【异名】剑丹（《植物名实图考》），七星草、骨牌草（《江苏省植物药材志》），金星草（《药材学》），金鸡尾（《四川中药志》），细骨牌草、大金刀（《湖南药物志》），七星剑（《浙江天目山药用植物志》），移星草、退星剑（《浙江民间常用草药》），骨牌伸筋、小舌头草（《湖南农村常用中草药手册》），排骨草（《青岛中草药手册》），小叶骨牌草（湖南、浙江、江西），子上叶（湖南、江西），小肺筋（贵州），小石韦（安徽），退星草（浙江），一枝枪（广西），寄生剑、金星石苇、石苇（福建泉州）。

【植物名】瓦韦 *Lepisorus thunbergianus*（Kaulf.）Ching

【性味与归经】味苦，性寒。

【功能与主治】清热解毒，利尿消肿，止血，止咳。用于尿路感染，肾炎，痢疾，肝炎，眼结膜炎，口腔炎，咽炎，肺热咳嗽，百日咳，咯血，尿血，痈疽发背。

释名考订

瓦韦始载于《新修本草》，附于"石韦"条下，云："生古瓦屋上者名瓦韦。"韦，熟皮。《正字通·韦部》："韦，柔皮。"本品叶片革质，多生于林中树干、石上或瓦缝中，故有其名。叶狭长，条状披针形，叶端短渐尖或锐尖头，以形似而有剑丹、大金刀、小舌头草诸名。又似雄鸡尾羽，乃呼金鸡尾。叶背面有黄色孢子囊群作纵向排列，似星，似眼，似骨牌点子，故有金星草、七星剑、千只眼、骨牌草诸称。

144 **瓦松** wasong 《新修本草》

【来源】为景天科植物瓦松的地上部分。

【异名】昨叶何草（《新修本草》），向天草（《庚辛玉册》），佛手草、百合草（《本草纲目拾遗》），屋上无根草（《经验良方》），铁脚婆罗门草、天王铁塔草（《本草新注》），干滴落（《东北药用植物志》），猫头草、瓦塔（《河北药材》），天蓬草（《中药材手册》），流苏瓦松（《江苏南部种子植物手册》），石莲花、厝莲（《福建民间草药》），瓦霜、瓦葱（《四川中药志》），酸塔、塔松、石塔花、酸溜溜、兔子拐杖、干吊鳖、狼爪子（《辽宁经济植物志》），瓦宝塔、岩松、屋松、高空草、岩笋、瓦玉（《浙江民间常用草药》），瓦鬃（《北方常用中草药手册》），瓦塔塔、酸酸（《甘肃中草药手册》），松塔（《陕甘宁青中草药选》），马虎爪（《青岛中草药手册》），狗指甲（《全国中草药汇编》），脚码鸭子、老婆指甲、羊蹄子（《山东经济植物》），瓦莲（《福建药物志》），酸窝窝（《内蒙古植物志》），瓦松花（《上海市中药饮片炮制规范》），塔景天（陕西、甘肃、宁夏），瓦莲花（四川、浙江），万年松、爪莲花（福建），老瓦松、屋瓦上松（湖北），屋瓦松（浙江），屋瓦花（四川）。

【植物名】瓦松 *Orostachys fimbriatus*（Turcz.）Berg.

【性味与归经】味酸、苦，性凉。归肝、肺、脾经。

【功能与主治】凉血止血，解毒，敛疮。用于血痢，便血，痔血，疮口久不愈合。

释名考订

《新修本草》云：瓦松"高尺余，远望如松栽，生年久屋瓦上"。故名。基生叶莲座状，遂有石莲花、瓦莲花诸名。闽南语称家或房屋为"厝"，本品生于屋瓦上，福建民间因称厝莲。基生叶肉质，匙状线形至倒披针形，边缘流苏状，故有流苏瓦松之称。《新修本草》谓其"叶似蓬"，天蓬草因以得名。总状花序紧密，下部有分枝组成尖塔形，因得瓦塔、瓦宝塔、塔景天、天王铁塔草诸名。本品之叶味酸，故民间呼作酸溜溜、酸窝窝。《新修本草》有名昨叶何草。昨叶，"昨"，与"酢"同。《周礼·春官·司尊彝》郑玄注："昨，读为酢。"《玉篇》云："酢，酸也。"故"昨叶"者，亦以叶之味酸为说。何草，"何"，为"荷"之本字。《说文解字·人部》段玉裁注："何，俗作荷。"本品多有"莲"之称，莲者荷也，故有"何草"之名。

145 **瓦楞子** walengzi 《本草备要》

【来源】为蚶科动物毛蚶、泥蚶或魁蚶的贝壳。

【异名】瓦屋子（《说文解字》），蚶壳（《本草拾遗》），瓦垄子（《丹溪心法》），蚶子壳（《本草蒙筌》），魁蛤壳（《本草品汇精要》），花蚬壳（《浙江中药手册》），血蛤皮（《山东中草药手册》），毛蚶皮（《青岛中草药手册》），瓦弄子、瓦垄（《东北动物药》），马蚶壳、瓦垄壳皮、垄蛤皮（《本草药名集成》），瓦垄蛤皮（山东），瓦弄（湖南）。

【动物名】（1）毛蚶 *Arca subcrenata* Lischke

异名：蚶（《本草拾遗》），垄蛤（《东北动物药》），毛蛤蜊（《中药材手册》），血蚶、毛蛤（《山东中药》），红螺（广西）。

（2）泥蚶 *Arca granosa* Linnaeus

异名：蚶（《本草拾遗》），蚶子（《中药材手册》），灰蛤（《药材学》），粒蚶、瓦垄蛤（《我国的海产贝类及其采集》），垄蛤（《中国药用动物志》），血蛤（山东）。

（3）魁蚶 *Arca inflata* Reeve

异名：魁陆（《尔雅》），魁蛤、复累（《说文解字》），蚶（《本草拾遗》），蚶子（《岭表录异》），伏老（《本草图经》），毛蛤（《山东中药》），血蚶（山东），大毛蛤（辽宁大连），赤贝（山东长岛）。

【性味与归经】味咸，性平。归肺、胃、肝经。

【功能与主治】消痰化瘀，软坚散结，制酸止痛。用于顽痰胶结，黏稠难咯，瘿瘤，瘰疬，癥瘕痞块，胃痛泛酸。

释名考订

《名医别录》载有魁蛤，一名魁陆；《本草拾遗》载有蚶。《本草纲目》将魁蛤与蚶合为一条，并引《尔雅》郭璞注云："魁陆即今之蚶也，状如小蛤而圆厚。"李时珍曰："魁者羹斗之名，蛤形肖之故也。"按羹斗即汤勺。郭璞《易洞林》有"太子洗马荀子骥家中以龙铜魁作食欻鸣"之句。蛤壳形如汤勺，故有"魁"之名。李时珍又曰："蚶味甘，故从甘。案《岭表录异》云：南中旧呼为蚶子。《尚书》卢钧以其壳似瓦屋之垄，改为瓦屋、瓦垄也。""楞"，用同"棱"，指为田间土垄。瓦楞，即瓦垄。按蚶壳呈扇形或三角形，其壳坚厚，壳表有数十条凸起的放射肋，状如瓦垄，故名瓦楞子。

146 牛黄 niuhuang 《神农本草经》

【来源】为牛科动物牛的胆结石。

【异名】瞿卢折娜（《金光明经》），生黄、散黄、慢黄、圆黄（《新修本草》），丑宝、黄（《本草纲目》），犀黄（《外科全生集》），西黄（《增订伪药条辨》），心黄（《中药材手册》），天然牛黄（《全国中草药汇编》），丑黄、阴兽当门（《本草药名集成》）。

【动物名】牛 *Bos taurus domesticus* Gmelin

异名：黄牛（《说文解字》），丑（《论衡·物势》），家牛、沙牛（山东、广西）。

【性味与归经】味甘，性凉。归心、肝经。

【功能与主治】清心，豁痰，开窍，凉肝，息风，解毒。用于热病神昏，中风痰迷，惊痫抽搐，癫痫发狂，咽喉肿痛，口舌生疮，痈肿疔疮。

释名考订

牛黄为牛的胆结石。黄，原是指它的色泽，但以后逐渐嬗变为结石的代称。《格物粗谈·兽类》云："牛有黄在胆。"《本草纲目》曰："牛之黄，牛之病也……其病在心及肝胆之间，凝结成黄。"牛黄物稀难得，自古就被视作药中之贵。《本草经集注》云："牛黄一子及三二分，好者值五六千至一万也。"所以，如马宝和狗宝那样，牛黄也被称之为"宝"，以示贵重。十二生肖以丑为牛，王充《论衡·物势》："丑，牛也。"李时珍曰："牛为丑，故隐其名。"乃名丑宝。

商品牛黄分为国产牛黄与进口牛黄两类。国产牛黄产于华北地区者称京牛黄，产于东北地区者称东牛黄，产于西北地区者称西牛黄。进口牛黄分为金山牛黄和印度牛黄两种：金山牛黄主产于阿根廷、乌拉圭、巴拉圭、智利、玻利维亚、墨西哥、加拿大等地，集散于美国旧金山，因称金山牛黄；印度牛黄主产于印度。按牛黄在牛体内生长的部位不同，其名称也不相同，生长于胆囊中的称胆黄，生长于胆管中的称管黄，生长于肝管中的称肝黄，市场上常见者大多为胆黄。

147 牛膝 niuxi 《神农本草经》

【来源】 为苋科植物牛膝的根。

【异名】 冶牛膝（《五十二病方》），百倍（《神农本草经》），牛茎（《广雅》），铁牛膝（《滇南本草》），怀州牛膝（《奇效良方》），山牛膝、脚斯蹬（《救荒野谱》），牛膝梢（《沈氏女科辑要笺正》），怀牛膝（《本草便读》），牛七（《广西中兽医药用植物》），山苋菜根（《药材学》），牛夕、红牛克膝（《中国药用植物图鉴》），鸡胶骨（《闽东本草》），牛髁膝（《全国中草药汇编》），怀膝（《常用中药名辨》），鼓槌风根（《本草药名集成》），淮牛膝（北京、广西、山西），牛磕膝、牛克膝（陕西、四川），牛盖膝、黏草子根根（贵州、云南），对节草根、红梗草根（上海），臭花娘子根、牛舌头根（江苏），牛胳膝盖（陕西），牛盖膝头（湖南），接骨丹（河南），牛骼膝（四川），牛膝台（贵州）。

【植物名】 牛膝 Achyranthes bidentata Bl.

异名：山苋菜、对节菜（《救荒本草》），苦茄草、牛虱草（《浙江民间常用草药》），野苋草（《北方常用中草药手册》），倒勾草（《青岛中草药手册》），鸡骨草（浙江、福建），牛鞭郎草、喉吧棵子、喉白草、透骨草、喉痹草、喉咙草、蛾子草（江苏），牛膝草、对节草、鼓槌草（浙江），疔疮草（福建），牛踝膝草（安徽）。

【性味与归经】 味苦、甘、酸，性平。归肝、肾经。

【功能与主治】 逐瘀通经，补肝肾，强筋骨，利尿通淋，引血下行。用于经闭，痛经，腰膝酸痛，筋骨无力，淋证，水肿，头痛，眩晕，牙痛，口疮，吐血，衄血。

释名考订

牛膝始载于《神农本草经》，列为上品。《本草经集注》云："其茎有节，似牛膝，故以为名。"牛茎，名义同牛膝。属苋科植物，茎直立，四棱形，茎节部膨大。牛膝的许多名称都与它的这些形态特征有关。《本草纲目》曰："《本经》又名百倍，隐语也。言其滋补之功如牛之多力也。其叶如苋，其节对生，故俗有山苋、对节之称。"《名医别录》谓其"生河内川谷及临朐"，陶弘景称"今出近道，蔡州者最大柔润"。按"河内"系指今河南省黄河以北的大部分地区，即古怀庆府治，包括沁阳、武陟、孟县、辉县、博爱一带；"临朐"属今山东省；"蔡州"为河南新蔡；所称"近道"，系指今江苏一带。可见牛膝很早就产于河南、山东、江苏等地，而以河南怀庆所产者为道地药材，故名怀牛膝。

148 牛角䚡 niujiaosai 《神农本草经》

【来源】 为牛科动物牛或水牛角中的骨质角髓。

【异名】 牛角䚡（《名医别录》），牛角胎（《本草纲目》），牛角笋（《医林纂要·药性》），角胎、角心（《青岛中草药手册》）。

【动物名】 (1) 牛 Bos taurus domesticus Gmelin

(2) 水牛 Bubalus bubalis Linnaeus

【性味与归经】 味苦，性温。归肝、肾经。

【功能与主治】 化瘀止血，收涩止痢。用于瘀血疼痛，吐血，衄血，肠风便血，崩漏，带下，痢下赤白，水泻，浮肿。

释名考订

《说文解字·角部》云："䚡，角中骨也。"王筠《释例》："牛羊之角，外骨冒内骨，虽相附丽而不能合一，其内骨名曰䚡。"胎"，包孕角内之谓也。形似竹笋，故称牛角笋。

149 牛蒡子 niubangzi 《本草图经》

【来源】为菊科植物牛蒡的果实。

【异名】恶实（《名医别录》），鼠黏子（《本草图经》），黍黏子（《珍珠囊》），大力子（《卫生易简方》），毛锥子（《贵州民间方药集》），毛然然子、黑风子（《青海药材》），大牛子（《山西中药志》），鼠尖子、弯巴钩子、万把钩（《江苏省植物药材志》），黏苍子（《辽宁主要药材》），牛子（《陕西中药志》），天龙子（东北），土大桐子（江苏），黏黏子（甘肃），口牛子（北京），黏耗子蛋（河北张家口）。

【植物名】牛蒡 Arctium lappa L.

异名：鼠黏草（《名医别录》），牛菜、夜叉头（《救荒本草》），蒡翁菜、蝙蝠刺、便牵牛（《本草纲目》），饿死囊中草（《医林纂要·药性》），鼠黏（《中国药用植物志》），鼠见愁（《中药材手册》），疙瘩菜（《中国药用植物图鉴》），老鼠捻（《中国油脂植物手册》），老鼠怕（《北方常用中草药手册》），关大力、北大力、关力子、杜大力、川大力、汉大力、泽大力（《本草药名集成》），黑萝卜（东北、山西），象耳朵（四川、贵州），老母猪耳朵（辽宁、黑龙江），老鼠愁（陕西），钩刺果草（上海）。

【性味与归经】味辛、苦，性寒。归肺、胃经。

【功能与主治】疏散风热，宣肺透疹，解毒利咽。用于风热感冒，咳嗽痰多，麻疹，风疹，咽喉肿痛，痄腮，丹毒，痈肿疮毒。

释名考订

牛蒡子始载于《名医别录》，原名恶实，列为中品。恶实，《本草纲目》曰："其实状恶而多刺钩，故名……术人隐之，呼为大力也。"《本草图经》曰："外壳如栗棥，小而多刺，鼠过之则缀惹不可脱，故谓之鼠黏子。"鼠黏子，音讹而为"黍黏子"。牛蒡子，"蒡"者，旁也。李时珍谓："其根叶皆可食，人呼为牛菜。"《本草原始》则曰："其根叶可饲牛。"牛喜食之，恋于其旁，故名"牛蒡"；放牛娃也因此而省心，"俚人谓之'便牵牛'"。其叶宽大似兽耳，故有象耳朵、老母猪耳朵诸名。

商品以东北产量大，称作关大力，又名北大力、关力子；浙江桐乡产者质佳，称作杜大力。旧时商品规格还有川大力，产四川；汉大力，又名泽大力，产湖北，集散于汉口。

150 毛茛 maogen 《本草拾遗》

【来源】为毛茛科植物毛茛的全草及根。

【异名】水茛、毛建（《肘后方》），毛建草、猴蒜（《本草拾遗》），天灸（《梦溪笔谈》），毛堇、自灸（《本草纲目》），鹤膝草、老虎草、犬脚迹（《中国药用植物志》），野芹菜（《福建民间草药》），辣子草、辣辣草（《民间常用草药汇编》），千里光、烂肺草（《中国药用植物图鉴》），三脚虎、水芹菜（《泉州本草》），毛蕲（《台湾药用植物志》），毛芹菜（江西、江苏、安徽、福建），老虎脚板草（浙江、江西、上海），狗脚迹（浙江、安徽、湖北），老虎脚爪草（上海、江苏），老虎脚底板（江苏、浙江），五虎草（浙江、湖北），鸭脚板（江西、广西），黄花草（浙江、湖南），毛老虎（江西、安徽），老虎爪草（甘肃、上海），老鼠脚底板、猫爪草、猫脚迹、九虫咬、辣草、虎爪草、毛鸭脚草（浙江），余毒草、水胡椒、蝎虎草、山芹菜、鸭母掌（福建），毛药芹、天灸草、虎脚板草、老虎脚迹草、瞌睡草（江苏），田知母、回回蒜、黄辣草、毛芥菜（湖南），毛脚鸡、狗脚板、鹅掌草、水老虎（江西），虎脚草、五角星草、毛香芹（上海），翳子草、翳子药、摆子药（贵州），毛野芹菜、猴子脚板、起泡草（湖北），老虎踢地板、山辣椒、辣辣椒（山东），小梅花草、假芹菜、黄花菜（广西），老虎爪、野鸭爪、黄疸草（安徽），小辣辣菜、鸭足草（四川），牙疼草（河南），黄花虎掌草

（云南）。

　　【植物名】毛茛 *Ranunculus japonicus* Thunb.

　　【性味与归经】味辛，性温；有毒。

　　【功能与主治】退黄，定喘，截疟，镇痛，消翳。用于黄疸，哮喘，疟疾，偏头痛，牙痛，鹤膝风，风湿关节痛，目生翳膜，瘰疬，痈疮肿毒。

释名考订

　　《本草纲目》草部"毛茛"条释曰："茛乃草乌头之苗，此草形状及毒皆似之。"故得"茛"之名。全株被毛，遂称毛茛。乌头又称"堇"（参见本书"川乌"条），本品乃呼毛堇，"茛"，为"堇"之声转。毛茛喜生于湿地、沟边、河岸旁及阴湿草丛中，故《肘后方》谓之水茛。又名毛建、毛建草，"建"乃"堇"之音讹。《本草纲目》又云："山人截疟，采叶授贴寸口，一夜作泡如火燎，故呼为天灸、自灸。"今亦称起泡草。利用其局部发赤起泡的特性，民间有不少单方或验方，如以鲜毛茛捣烂团成丸敷臂上用治黄疸，敷于膝眼用治鹤膝风；以毛茛鲜根和食盐少许杵烂敷于经渠穴用治牙痛，敷于印堂穴用治眼生翳膜等，黄疸草、鹤膝草、牙疼草、翳子药等因以得名。水芹菜、野芹菜者，以其全草之形似芹菜，故名。叶片掌状或五角形，所称犬脚迹、老虎脚爪草、老虎草等，均以叶形为名。味辛而温，故有猴蒜、辣子草、山辣椒、毛芥菜诸名。

151 毛冬青 maodongqing 《广西中草药》

　　【来源】为冬青科植物毛冬青的根。

　　【异名】米碎丹（《湖南药物志》），乌尾丁、痛树、六月霜（《广西中草药》），茶叶冬青（广州空军《常用中草药手册》），细叶青、白银柴、苦田螺、老鼠啃、山冬青、鸡毛柴、山桐油（《浙江民间常用草药》），水火药（《新编中医学概要》），野羚羊、羊饭根（《浙南本草新编》），喉毒药（《广西植物名录》），猫秋子草、毛雌子、美仔蕉、毛菜、六青、矮梯、耐糊梯（《福建药物志》），乌尾丹、山熊胆、水火丹（广东），雌鸡子樵、猪骨子樵、毛珠子旗（福建），古毛根、酸味木（广西），山羚羊（浙江温州）。

　　【植物名】毛冬青 *Ilex pubescens* Hook. et Arn.

　　异名：高山冬青（《湖南药物志》），火烙木（《广西药用植物名录》），毛披树（广州空军《常用中草药手册》），小叶冬青（湖南、浙江），细叶冬青、小叶野冬青、白细叶冬青、山红豆（浙江），米碎木、银灰木、女维树（广西），细叶白银香、毛梯树（广东），毛仔树、梯树（福建），青皮木、毛皮树（湖南），毛叶冬青（安徽）。

　　【性味与归经】味苦、涩，性寒。归心、肺经。

　　【功能与主治】清热解毒，活血通脉。用于风热感冒，肺热喘咳，喉头水肿，扁桃体炎，痢疾，冠心病，脑血管意外所致的偏瘫，血栓闭塞性脉管炎，丹毒，烫伤，中心性视网膜炎，葡萄膜炎，以及皮肤急性化脓性炎症。

释名考订

　　本品为冬青属（*Ilex*）植物，枝、叶、花萼等部位均密被短粗毛，故名毛披树、毛冬青。多生长于山坡灌丛或荒山草丛中，因称山冬青。花期5～7月，花序簇生于叶腋，花细小，淡紫或白色，以形似而称六月霜。果实球形似豆，熟时红色，因呼山红豆。山熊胆，以味苦而名之。本品用于扁桃体炎和水火烫伤有效，喉毒药、水火药等因以得名。

152 毛诃子 maohezi 《中国药典》

　　【来源】为使君子科植物毗黎勒的果实。

　　【异名】三果（《本草新注》），帕如拉（《中国药典》）。

【植物名】毗黎勒 *Terminalia bellirica*（Gaertn.）Roxb.

异名：毛诃树（《中药材》）。

【性味与归经】味甘、涩，性平。

【功能与主治】清热解毒，收敛养血，调和诸药。用于各种热症，泻痢，黄水病，肝胆病，病后虚弱。

释名考订

本品为使君子科植物毗黎勒的果实，系藏医习用药材。《新修本草》谓本品"树似胡桃，子形亦似胡桃，核似诃黎勒而圆短无棱"。《新修本草》所称"诃黎勒"，《金匮要略方论》记为诃黎勒，为本品同属植物诃子的果实，表面无毛。按本品的假核果形似诃子，但表面密被棕色绒毛，故名毛诃子。

《本草纲目》果部卷三十一"毗梨勒"条引《海药本草》云："珣曰：木似诃梨勒，而子亦相似，但圆而毗，故以名之。毗即脐也。"经检，《经史证类备急本草》"大观本"及"政和本"卷十三"毗梨勒"条引《海药本草》均无"毗即脐也"一语，此显为李时珍所注。"毗"，李时珍训作"脐"，但从上文"但圆而毗"及《雷公炮炙论》中"毗路勒个个毗"两句来分析，则"毗"字自当训"厚"。《诗·小雅·节南山》："天子是毗，俾民不迷。"《毛传》："毗，厚也。"按毗梨勒和诃梨勒"子亦相似"，但诃梨勒形偏椭圆，毗梨勒则"核似诃梨勒而圆短"，故看似"但圆而毗（厚）"。这就犹如高个子看似瘦，矮个子看似胖一样。在古文中，"毗"字确可作"肚脐"释，如《说文解字·囟部》云："𡘺，人脐也。今作毗。"但在"毗梨勒"一名中，李时珍以"毗即脐"为训，则似未的当。

153 毛大丁草 maodadingcao 《中国药用植物志》

【来源】为菊科植物毛大丁草的全草。

【异名】小一支箭（《滇南本草》），兔耳一枝箭、独叶一枝枪、金边兔耳（《本草纲目拾遗》），一枝香（《植物名实图考》），兔耳风、毛耳风（《草木便方》），白花白头翁（《中药形性经验鉴别法》），贴地风（《广西中兽医药用植物》），一炷香、白眉（《南宁市药物志》），头顶一枝香、贴地消（《江西民间草药》），四皮香、满地香、伏地老（《湖南药物志》），天灯芯、锁地虎（《福建中草药》），白花一支香、头顶一枝香、扑地香、磨地香（《全国中草药汇编》），踏地见（福建、广东），一支箭（云南、四川），铺地箭、牛皮草、癫痒药、七星草、草鞋藤（湖南），地枇杷、踏地燕、仆地虎、叶下红（福建），酒饼药、铺地娘、独脚跌打（广西），白蛇胆、大一枝箭（云南），巴地香、兔儿风（贵州），银高杯、一株香（浙江），兔耳草、马耳朵（四川），朝天一枝香（陕西）。

【植物名】毛大丁草 *Gerbera piloselloides*（L.）Cass.

【性味与归经】味苦、辛，性凉。

【功能与主治】清热解毒，宣肺止咳，行气活血。用于伤风咳嗽，胃脘胀痛，泄泻，痢疾，水肿，淋浊，疮疖肿毒，跌打肿痛，蛇虫咬伤。

释名考订

本品最早见于《滇南本草》，原名小一支箭，以根入药，为云南民间草药。多年生草本。全体被毛，花茎一枝直上，头状花序单生于花茎顶端，其形似钉，故名毛大丁。"丁"，古"钉"字。朱骏声《说文通训定声》云："丁……象形。今俗以钉为之。"小一支箭、一枝香、一炷香等皆以其一茎直上之形而得名。花白色，因呼白花一支香、白花白头翁。叶基生而近于地，故有贴地风、伏地老、锁地虎诸名。叶片质软而厚，长圆形或倒卵形，密被白色绵毛，以形似而有兔耳风、毛耳风、兔耳一枝箭诸称。

154 升麻 shengma 《神农本草经》

【来源】 为毛茛科植物大三叶升麻、兴安升麻或升麻的根茎。

【异名】 周升麻（《神农本草经》），周麻（《名医别录》），鸡骨升麻（《本草经集注》），鬼眼升麻（《本草品汇精要》），鬼脸升麻（《本草纲目》），绿升麻（《医学广笔记》），黑升麻（《药材学》），龙眼根（《全国中草药汇编》），空升麻（湖北）。

大三叶升麻：关升麻（《本草药名集成》），牦牛卡架、窟窿牙根、牦牛架根（东北）。

兴安升麻：牦牛卡架、黄老菜根、龙芽根（《中国药用植物图鉴》），北升麻（《本草药名集成》），龙牙根、苦老菜根、莽牛卡架、牦牛卡根、窟窿牙根、牦牛架根（东北），苦菜根（河北），臭麻（山西），苦力芽根（北京）。

升麻：川升麻（《卫生家宝产科备要》），西升麻（《本草药名集成》），臭麻（山西、河北），亳升麻（安徽），毛药（贵州），狗尾升麻（湖北），紫升麻（甘肃）。

【植物名】 （1）大三叶升麻 *Cimicifuga heracleifolia* Kom.

异名：苦力芽（东北）。

（2）兴安升麻 *Cimicifuga dahurica*（Turcz.）Maxim.

异名：地龙芽（《盛京通志》），苦龙芽菜（《铁岭县志》），东北升麻（《中国药用植物图鉴》），达呼尔升麻（《中药大辞典》），苦壮菜（东北），壮菜（北京、河北），苦菜秧、苦力芽、龙芽菜（河北）。

（3）升麻 *Cimicifuga foetida* L.

异名：马尿杆、火筒杆（《中药大辞典》），火麻草（四川）。

【性味与归经】 味辛、微甘，性微寒。归肺、脾、胃、大肠经。

【功能与主治】 发表透疹，清热解毒，升举阳气。用于风热头痛，齿痛，口疮，咽喉肿痛，麻疹不透，阳毒发斑；脱肛，子宫脱垂。

释名考订

《汉书·地理志》曰："益州郡有牧靡县。"颜师古注引李奇曰："靡，音麻。即升麻杀毒药所出也。"《水经》注：牧靡县南山"生牧靡，可以解毒。百卉盛放，鸟多误食乌喙，口中毒，必急飞往牧靡山，啄牧靡以解毒"。概言之：益州有牧靡县，产牧靡（一作升麻），为解毒药。据此分析：一，解毒药牧靡应是以产地牧靡为名；二，牧靡与升麻当为同物异名。另据《中国古今地名大辞典》（商务印书馆，1931 年版），牧靡县原作收靡县，汉置，《后汉志》作"牧靡"，晋作"牧麻"，宋齐因之。萨州曾士考（昌启）云："'牧'当是'收'讹。"据此，"牧靡"当是"收靡"之讹。日《和汉药考》中升麻一名"收靡"，可作佐证。按"收"、"升"一声之转，收靡亦即升麻。

《本草纲目》曰："其叶似麻，其性上升，故名。"按升麻之名始见于汉《神农本草经》，而据考，升麻的"上升"之说最早则见于金元。张元素云："升阳于至阴之下。"李东恒云："引胃气上腾而复其本位。"在这以前的历代本草中，则未见升麻"上升之性"的记载，故《本草纲目》以"其性上升"作升麻之名的释义似无的当。

《本草纲目》又曰："按张揖《广雅》及《吴普本草》并云，升麻一名周升麻。则周或指周地，如今人呼川升麻之义。今《别录》作周麻，非省文即误脱也。"按"周地"又称周原，为周室的发祥地。《诗·大雅·绵》："周原膴膴，堇荼如饴。"郑玄笺注："周之原，地在岐山之南。"周原在今陕西省凤翔县境，为古时升麻的产地，周麻、周升麻以此而得名。

升麻根茎粗壮，表面有许多内陷的圆洞状老茎残基，故有鬼眼升麻、窟窿牙根、龙眼根诸名。黑升麻、绿升麻者，前者因其根茎表面呈黑色；后者则因其根茎断面呈黄绿色故也。

155 升药底 shengyaodi 《药材资料汇编》

【来源】 为炼制升药后留在锅底的残渣。

【异名】灵药渣、红粉底（《疮疡外用本草》），丹底（《湖北中药鉴别手册》），升底（《矿物药及其应用》）。

【矿物名】升药底 Hydrargyrum Oxydatum Crudum Bottom

【性味与归经】味辛、涩，性热；有毒。

【功能与主治】杀虫止痒，收湿生肌。用于疥癣，湿疹，黄水疮。

释名考订

本品为炼制升药后留在锅底的残渣，故名升药底。丹底、升底名义并同。升药又名灵药、红粉，本品乃有灵药渣、红粉底诸名。

156 长春花 changchunhua 《植物名实图考》

【来源】为夹竹桃科植物长春花的全草。

【异名】四时春（《常用中草药彩色图谱》），雁来红（安徽、广东、广西），三万花、日日草（广东、广西），日日新（安徽、广东），花海棠、海棠花、四时花（上海），日日春（台湾），红长春花（云南），百日红（广东），五色梅（江苏南京）。

【植物名】长春花 Catharanthus roseus（L.）G. Don.

【性味与归经】味苦，性寒；有毒。

【功能与主治】解毒抗癌，清热平肝。用于多种癌肿，高血压，痈肿疮毒，烫伤。

释名考订

长春花始载于《植物名实图考》群芳类，云："长春花……自秋至冬，开放不辍，不经霜雪不萎，故名。"花期、果期几贯全年，故有四时花、日日新、百日红诸名。三万花言其花朵繁密。入秋后开花更盛，因称雁来红。

157 化橘红 huajuhong 《识药辨微》

【来源】为芸香科植物化州柚或柚未成熟或近成熟的外层果皮。

【异名】柚子皮（《本草经集注》），柚皮（《新修本草》），橘红（《药性考》），化皮（《岭南杂记》），化州橘红（《岭南随笔》），化州陈皮（《本草从新》），柚皮橘红（《中药志》），柚类橘红（《中药材手册》），兴化红（《药材学》），化尖红（南药《中草药学》），化橘皮（湖南），化红（四川江津）。

化州柚：毛化（《广西中药志》），毛橘红（《广西药用植物名录》），赖氏毛化（《中药正别名》），赖氏橘红、绿毛橘红（上海），赖橘红、赖氏红（广东），毛化红（广东化州）。

柚：光绿七爪、光橘红（《中药志》），气柑皮、橙子皮（《四川中药志》），光皮橘红（《新华本草纲要》），光化（《中药正别名》），青光橘红（湖南）。

【植物名】（1）化州柚 Citrus grandis Osbeck var. tomentosa Hort.

异名：化州仙橘（《岭南杂记》）。

（2）柚 Citrus grandis（L.）Osbeck

异名：櫾（《山海经》），山樆、条（《尔雅》），山楸（《尔雅注》），雷柚（《广志》），柚子（《本草经集注》），胡柑（《新修本草》），臭橙（《食性本草》），臭柚（《桂海虞衡志》），朱栾、香栾（《本草纲目》），抛（《五杂俎》），苞（《闽游录略》），脬（《闽中记略》），文旦（《闽产录异》），文蛋（《采芳随笔》），酸柚（《广西中兽医药用植物》），泡子（《中国种子植物分类学》），垫江柚（《中国油脂植物手册》），沙田柚（浙江、江西、广西、广东），香抛（浙江、福建），皮山柚、土柚、栾子（福建），气柑（四川），四季抛（浙江），碌柚（广东），泡果（云南），香柚（湖南），斗柚（台湾）。

【性味与归经】味苦，性温。归肺、脾经。

【功能与主治】理气宽中，燥湿化痰。用于咳嗽痰多，食积伤酒，呕恶痞闷。

释名考订

化橘红为化州橘红之省称，以其产于广东化州，并与橘相类，同以外层果皮入药，故名。化橘红外表面黄绿色，密生茸毛，因称毛橘红、毛化红、绿毛橘红。赖橘红为化州橘红中的珍品，明清两代岁岁纳贡。陈仁山《药物出产辨》云：化橘红"产广东化州，以赖家园为最。"赖橘红、赖氏红、赖氏橘红等因以得名。

由于化州橘红产量很小，旧时药市多以柚之果皮伪充之。为扩大药源，现今柚与化州柚的外层果皮已经通用，统称为化橘红。按柚的外层果皮表面黄绿至黄棕色，无毛，故称光橘红、光皮橘红。

158 月季花 yuejihua《本草纲目》

【来源】为蔷薇科植物月季的花。

【异名】四季花（《益部方物略记》），月月红、胜春、瘦客、斗雪红（《本草纲目》），月贵花、月记（《南越笔记》），月月开（《分类草药性》），长春花（《现代实用中药》），月月花（《贵州民间方药集》），月季红（《陕西中药志》），勒泡（《湖南药物志》），月光花、铜锤子、四季春（《闽东本草》），艳雪红、绸春花（《泉州本草》），小月季、本月季（江苏、上海），月七花（四川），刺牡丹（安徽），刺玫花（陕西），四季红（广西），苏月红（江苏）。

【植物名】月季 *Rosa chinensis* Jacq.

【性味与归经】味甘，性温。归肝经。

【功能与主治】活血调经，疏肝解郁。用于气滞血瘀，月经不调，痛经，经闭，胸胁胀痛。

释名考订

月季花的花期很长，春末开始开花直至深秋，故名月季花、长春花，取月月绽放、四季开花之义。四季花、四季春、月月开、月月花等名，义同月季花。胜春、斗雪红者，示本品不同季节下的花容。花多呈红色或玫瑰色，故有月月红、四季红、月季红诸名。花朵呈圆球形，小枝有粗壮而略带钩状的皮刺，因称"勒泡"。"勒"，"籁"也。一种有刺的竹，南方称"籁竹"，又称"刺竹"。本品初绽时届春末，百花行将凋零的时节，故名绸春花。"绸"，缠绵。《说文解字·纟部》："绸，缪也。"段玉裁注："绸缪二义皆与缪同也。"《诗·唐风·绸缪》毛传："绸缪犹缠绵也。"故"绸春"有惜春之义。

159 丹参 danshen《神农本草经》

【来源】为唇形科植物丹参的根及根茎。

【异名】赤参、木羊乳（《吴普本草》），逐马（《本草经集注》），山参（《日华子本草》），川丹参（《药物出产辨》），紫丹参（《现代实用中药》），红根（《中国药用植物志》），活血根、靠山红、红参（《江苏省植物药材志》），山红萝卜（《浙江中药手册》），烧酒壶根、野苏子根、山苏子根（《东北药用植物志》），大红袍（《河北药材》），蜜罐头、血参根、朵朵花根（《山东中药》），蜂糖罐（《陕西中药志》），血山根（《全国中草药汇编》），血参（东北、河南、江苏、湖北），赤丹参（江苏、浙江、河北），红丹参（湖北、广西），紫参（浙江、甘肃），紫丹根（湖南、广东），血丹参、状元红（河北），红根红参、大叶活血丹（江苏），红骨参、山丹参（安徽），血生根（辽宁），红根赤参（四川），夏丹参（江西），朵朵红根（山东）。

【植物名】丹参 *Salvia miltiorrhiza* Bge.

异名：郄蝉草（《神农本草经》），奔马草（《四声本草》），长鼠尾草（《广西中兽医药用植物》），猪食菜（《青岛中草药手册》），山槟榔、野槟榔（《云南中药资源名录》），山苏子（河北、陕西），四方梗（浙江），红苏子（山东），四方蓝花草（湖南），野苏子秧（北京）。

【性味与归经】味苦，性微寒。归心、肝经。

【功能与主治】活血祛瘀，通经止痛，清心除烦，凉血消痈。用于胸痹心痛，脘腹胁痛，癥瘕积聚，热痹疼痛，心烦不眠，月经不调，痛经经闭，疮疡肿痛。

释名考订

丹参始载于《神农本草经》，列为上品。其根形似人参，皮丹而肉紫，故有丹参、赤参、紫丹参诸名。《四声本草》曰："丹参治风软脚，可逐奔马，故名奔马草。"逐马者，义与奔马同。丹参为活血祛瘀之要药，因称活血根。茎四棱形，而呼四方梗；花蓝紫色，故称四方蓝花草。《本草图经》谓其花"似苏花"，《本草纲目》谓其"叶如野苏"，山苏子根、野苏子根因以得名。

160 乌药 wuyao 《开宝本草》

【来源】为樟科植物乌药的块根。

【异名】旁其（《本草拾遗》），矮樟根（《经验方》），天台乌药（《严氏济生方》），鳑魮（《本草纲目》），白翼柴（《广西中兽医药用植物》），台乌药（《药材学》），天台乌（《中国药用植物图鉴》），台乌（广州部队《常用中草药手册》），青竹香（《中药大辞典》），糯叶根（西南），千打锤、白叶柴（广东、广西），蟋皮柴、鳑魮柴、铜钱柴根、鳑魮树根（浙江），钱柴头、鲫鱼柴、钱蜞柴（福建），土木香、鲫鱼姜（江西），鸡骨香（广西），台药（广东），油果柴（安徽）。

【植物名】乌药 Lindera aggregata (Sims) Kosterm.

异名：矮樟、鳑魮树（《本草纲目》），吊樟（《广西中兽医药用植物》），香叶子树（《中国药用植物图鉴》），香叶树（《湖南农村常用中草药手册》），香桂樟（湖南、四川、广东、陕西），铜钱树（江西、浙江），樟桂树、千金树（广东），白背树、细叶樟（江西），牛眼樟（湖南），独脚樟（安徽）。

【性味与归经】味辛，性温。归肺、脾、肾、膀胱经。

【功能与主治】行气止痛，温肾散寒。用于寒凝气滞，胸腹胀痛，气逆喘急，膀胱虚冷，遗尿尿频，疝气疼痛，经寒腹痛。

释名考订

乌药始载于宋《开宝本草》，曰："乌药生岭南邕、容州及江南……根色黑褐，作车毂形，状似山芍药根。"故名乌药。《本草图经》曰："今台州、雷州、衡州亦有之，以天台者为胜。"因称天台乌药，简作台乌药。《本草纲目》曰："其叶状似鳑魮鲫鱼，故俗呼为鳑魮树。《拾遗》作旁其，方音讹也。"叶背生灰白色柔毛，乃名白背树、白叶子树。气似樟而树形较樟为小，故名矮樟。实大如黄豆，椭圆形或圆形，熟时紫黑色，以形似而称牛眼睛树、牛眼樟。

161 乌梅 wumei 《本草经集注》

【来源】为蔷薇科植物梅近成熟果实经熏焙加工而成。

【异名】盐梅（《尚书》），梅实（《神农本草经》），酸果（《类篇·木部》），黑梅（《宝庆本草折衷》），酸梅（《救荒本草》），熏梅、桔梅肉（《现代实用中药》）。

【植物名】梅 Armeniaca mume (Sieb.) Sieb. et Zucc.

【性味与归经】味酸、涩，性平。归肝、脾、肺、大肠经。

【功能与主治】敛肺，涩肠，生津，安蛔。用于肺虚久咳，久泻久痢，虚热消渴，蛔厥呕吐腹痛。

释名考订

乌梅以梅的近成熟果实经低温烘干后闷至表面呈乌黑色而得名。

"梅"，古字作"楳"。《集韵·灰韵》："梅，或作楳。"清龚自珍《病楳馆记》云："江宁之龙蟠，苏州之邓尉，杭州之西谿，皆产楳。""楳"，省写作"呆"。《说文解字》徐灏《注笺》："古文'楳'或省作'呆'，皆从木，象形。"《本草纲目》曰："梅古文作呆，象子在木上之形。梅乃杏类，故反杏为呆。"据此，"楳"或"呆"作为象形字，应是"梅"字最初的写法。

《本草纲目》又曰："呆"字后被"书家讹为'某'。"《说文解字》曰："某，酸果也。从木，从甘。"徐灏《注笺》："'某'即今酸果'梅'字。"因梅属木，故"某"字也常写作"楳"，清马位《秋窗随笔》九十一《秋日寄怀》诗中有"料得诗人远相忆，楳花清梦绕吴山"之句。

其后，"某"字的字义又发生了变化。《说文解字注笺》云："某"字"因假借为'谁某'，而为借义所专，遂假'梅'为之。""某"字后被假借为"某某人"的"某"，久而久之，逐渐失去了它"酸果"的本义，而专作指代某人、某地、某事、某物用。于是，只能再假借一个"梅"字来取代"某"字。此后，这个"梅"字也为借义所专，被固定下来，并一直沿用至今。

《本草纲目》曰："或云：梅者媒也，媒合众味。"按梅实在古代被用作调味品，《尚书》中有"若作和羹，尔惟盐梅"之句。李时珍将"梅"释义为"媒（梅）合众味"，当亦一说。

162 乌梢蛇 wushaoshe 《丹溪心法》

【来源】为游蛇科动物乌梢蛇的全体。

【异名】乌蛇（《药性论》），黑梢蛇（《开宝本草》），剑脊乌梢（《本草衍义》），黑乌蛇（《普济方》），乌黑蛇（《医学纲目》），黑花蛇（《本草纲目》），乌风蛇（《审视瑶函》），乌龙（《握灵本草》），青蛇（《现代实用中药》），乌峰蛇（陈义《动物学》），黄风蛇（《生物学通报》2：5，1958），剑脊蛇、剑脊乌梢蛇（《中药志》），黑风蛇、剑脊乌鞘蛇、乌花蛇（《药材学》），青大将（《浙江中药手册》），黑乌梢、三棱子（《四川中药志》），青梢蛇（《本草推陈》），青乌梢（《甘肃中草药手册》），花麻蛇（《玉溪中草药》），水律蛇、乌梢鞭、一溜黑、乌药蛇（《本草药名集成》）。

【动物名】乌梢蛇 *Zaocys dhumnades*（Cantor）

【性味与归经】味甘，性平。归肝经。

【功能与主治】祛风，通络，止痉。用于风湿顽痹，麻木拘挛，中风口眼㖞斜，半身不遂，抽搐痉挛，破伤风，麻风疥癣。

释名考订

乌梢蛇始载于《药性论》，原名乌蛇。《开宝本草》云："乌蛇……色黑如漆。"故以为名。乌龙、乌黑蛇、黑花蛇等，名义同乌蛇。乌梢蛇者，"梢"，事物末尾之谓也。《文选·颜延之〈赭白马赋〉》李善注："梢，尾之垂也。"老年乌蛇尾部之色更深黑，因称乌梢蛇。幼小乌蛇背面灰绿色，乃呼青蛇、青大将。背有三棱，俗称三棱子。《本草衍义》谓："乌蛇脊高，世谓之剑脊乌梢。"乌峰蛇，义同剑脊乌梢。因传写之误，讹为"乌风蛇"。

163 乌蔹莓 wulianmei 《新修本草》

【来源】为葡萄科植物乌蔹莓的全草。

【异名】蔹（《诗经》），拔、茏葛（《尔雅》），龙尾、虎葛（《尔雅》郭璞注），五叶莓（《本草经集注》），笼草、乌蔹草（《蜀本草》），龙葛（《集韵·月韵》），五叶藤（《履巉岩本草》），五爪龙（《简便方》），五爪龙草（《医学正传》），赤葛、赤泼藤（《本草纲目》），五龙草（《本草述》），五爪龙藤（《文堂集验方》），母猪藤（《草木便方》），五爪金龙（《岭南采药录》），五叶莔（《现代实用中药》），过山龙（《南京民间药草》），血五甲（《贵州省中医验方秘方》），猪婆藤、五爪藤、鸡丝藤（《中国土农药志》），小母猪藤（《四川中药志》），地老鼠、铁散仙、酸甲藤、五甲藤、铁称陀（《湖南药物志》），五爪绒（《台湾药用植物志》），五将军、过江龙（江西《草药手册》），猪屎藤、无骨绳、猪吃藤、野猪血藤（《浙江民间常用草药》），地五加（《贵州草药》），野葡萄藤、老鸦眼睛藤、老鸦藤、黄眼藤、鲫鱼藤（《上海常用中草药》），止血藤（《南京地区常用中草药》），猪母娘藤（《浙南本草新编》），红母猪藤（《全国中草药汇编》），猪血藤（江苏、浙江、安徽、江西），老鸦眼藤（江苏、浙江），大叶五爪龙（江西、湖南），猪娘藤（湖南、浙江），五叶陈（江西、福建），上树蛇、五指梅（广西），虎藤、老鸦眼（江苏），猪草殃（河南），老鸹眼（安徽），见肿消（湖北），大五爪龙（湖南），老鹰眼睛（上海），金丝五叶藤（福建），四季草（江西）。

【植物名】乌蔹莓 *Cayratia japonica* (Thunb.) Gagnep.

【性味与归经】味苦、酸，性寒。归心、肝、胃经。

【功能与主治】清热利湿，解毒消肿。用于热毒痈肿，疔疮，丹毒，咽喉肿痛，蛇虫咬伤，水火烫伤，风湿痹痛，黄疸，泻痢，白浊，尿血。

释名考订

本品茎叶形似白蔹，浆果成熟时呈黑色，故名"乌蔹"。老鸹眼、老鸦眼、老鹰眼睛等，亦以其果实形、色皆似而名之。掌状复叶，小叶5，因称五叶莓、五爪龙。茎带紫红色，遂呼猪血藤。《尔雅》曰："拔，茇葛。"郭璞注："似葛，蔓生，有节。江东呼为龙尾，亦谓之虎葛。"《集韵》称"龙葛"，《本草纲目》呼"赤葛"，曰龙、曰葛，皆以其引蔓缠绕而得名。李时珍曰："'赤泼'与'赤葛'及'拔'音相近。"乃音转而有其名。

164 乌毛蕨贯众 wumaojueguanzhong（南药《中草药学》）

【来源】为乌毛蕨科植物乌毛蕨的根茎。

【异名】黑狗脊（《岭南采药录》），青蕨倪、大英雄、黑蕨猫（《广西药用植物名录》），山蕨猫（《台湾药用植物志》），铁蕨黑蕨猫（《广西中草药》），赤蕨头（《中国高等植物图鉴》），贯众、贯仲（福建、广西、广东），大贯众、凤尾基（广东），过山猫（台湾）。

【植物名】乌毛蕨 *Blechnum orientale* L.

异名：东方乌毛蕨（《野生植物图说》），铁蕨、大蕨锯草（《广西药用植物名录》），葵扇乌毛蕨（《指示植物》），龙船蕨（《全国中草药汇编》），大凤尾草（《中药大辞典》），红蕨（广东、广西），铁蕨黑蕨、猫红骨草、黑毛蕨（广西），大叶雉鸡尾、大号凤尾草（广东）。

【性味与归经】味苦，性凉。

【功能与主治】清热解毒，活血止血，驱虫。用于感冒，头痛，腮腺炎，痈肿，跌打损伤，鼻衄，吐血，血崩，带下，肠道寄生虫。

释名考订

本品的植株为常绿多年生草本蕨类。根状茎粗短，直立，连同叶柄基部密被暗褐色光亮的披针形（如毛）鳞片，故名乌毛蕨。在福建、广东、广西等地习惯作贯众使用，因称乌毛蕨贯众。参见"绵马贯众"条。

165 乌桕木根皮 wujiumugenpi《新修本草》

【来源】为大戟科植物乌桕的根皮或树皮。

【异名】乌桕根皮（《肘后方》），乌桕皮（《太平圣惠方》），桕树皮（《摘元方》），乌桕木根白皮（《本草纲目》），卷根白皮（《草木便方》），卷子根（《分类草药性》），卷子树根（《四川中药志》），乌臼根（四川）。

【植物名】乌桕 *Sapium sebiferum* (L.) Roxb.

异名：桕、乌桕木（《新修本草》），乌臼（《摘元方》），鸦臼（《本草纲目》），柜柳（《花镜》），木子树（《植物名实图考》），琼树、血血木（《中国药用植物志》），捉山虎、柏树、棺材树（《广西中兽医药用植物》），白臼树（《中国土农药志》），白乌桕、槟白树（广州部队《常用中草药手册》），乌油木（《湖南农村常用中草药手册》），红苗乌桕（《南方主要有毒植物》），木蜡树、木油树（《中国高等植物图鉴》），模子树（《陕甘宁青中草药选》），红心郎（《云南药用植物名录》），桊子树、木梓树、虹树、蜡烛树（《全国中草药汇编》），木樟树、桠树、白蜡树（南药《中草药学》），乌果树、椋树（《云南种子植物名录》），红乌桕（《中国有毒植物》），蜡子树（浙江、福建、湖南、云南、广东、广西），乌桕树（浙江、江苏、安徽、广东），柏子树（浙江、四川、广西、广东），木梓（安徽、江西、福建、湖南），油子树（广东、湖南），卷子树（云南、甘肃），枧子树（云南、贵州），油梓树、乌金树（安徽），乌油子树、枯柏树（湖南），百芷乌桕、白蓮乌桕（广东），卷子油树、柏子油树（贵州），苦柏木、柏木树（广西），构腊树（河南），白乳木柏柴（福建），桉丫子树（上海），犍子树（四川），白蜡果树（云南），柏仔树（台湾）。

【性味与归经】 味苦，性微温；有毒。归肺、肾、胃、大肠经。

【功能与主治】 泻下逐水，消肿散结，解蛇虫毒。用于水肿，癥瘕积聚，鼓胀，大、小便不通，疔毒痈肿，湿疹，疥癣，蛇虫咬伤。

释名考订

乌桕木之名始载于《新修本草》。李时珍云："乌桕，乌喜食其子，因此名之……或云，其木老则根下黑烂成臼，故得此名。"鸦臼，义即乌桕。为落叶乔木，具乳汁，因呼白乳木。深秋时叶由绿变紫、变红，乃名红乌桕。种子黑色，外被白蜡，故有白蜡树、蜡子树、白蜡果树诸称。根皮卷曲而色灰白，卷子根、卷根白皮等因以得名。

166 凤仙花 fengxianhua 《救荒本草》

【来源】 为凤仙花科植物凤仙花的花。

【异名】 金凤花（《世医得效方》），灯盏花（《滇南本草》），好女儿花（《本草纲目》），指甲花（《草木便方》），海莲花（《河北药材》），指甲桃花（《山东中药》），金童花（《江西民间草药》），竹盏花（《药材学》），机机草花、家桃花、手盖花（东北），凤儿花、染指头花（华东），手指甲花（江西、福建），手指花、手甲花、染指甲花（福建）。

【植物名】 凤仙花 *Impatiens balsamina* L.

【性味与归经】 味甘、苦，性微温。

【功能与主治】 活血通经，祛风止痛，外用解毒。用于经闭，跌打损伤，瘀血肿痛，风湿性关节炎，痈疖疔疮，蛇虫咬伤，手癣。

释名考订

凤仙花为外来药，原产地波斯，宋时经丝绸之路传入中国。凤仙花，《本草纲目》曰："其花头翅尾足，俱翘翘然如凤状，故以名之。"凤儿花、金凤花，其名义同。金童花，恐为金凤花之讹。女人多采其花及叶包染指甲，故有指甲花、手盖花、染指头花诸名。周密《癸辛杂识》记述："凤仙花，红者，用叶捣碎，入明矾少许在内，先洗净指甲，然后以此付甲上，用片帛缠定过夜。初染，色淡，连染三五次，其色若胭脂，洗涤不去，可经旬，直至退甲方渐去之。"南宋时，为避光宗李皇后凤娘名讳，宫中改呼为"好女儿花"。

167 凤尾草 fengweicao 《植物名实图考》

【来源】 为凤尾蕨科植物井栏边草的全草。

【异名】 井口边草（《本草拾遗》），小金星凤尾、铁脚鸡（《履巉岩本草》），山鸡尾、井茜（《生草药性备要》），井阑草、石长生（《植物名实图考》），凤凰草（《分类草药性》），井边茜（《岭南采药录》），井边草（《经济植物手册》），旋鸡头、阉鸡尾（《中国药用植物志》），生鸡尾、野鸡尾（《广西中兽医药用植物》），青蕨（《陆川本草》），百脚草、龙须草（《江西民间草药》），百脚鸡、井栏草（《中国药用植物图鉴》），腊肾草、双凤尾、金鸡尾（《四川中药志》），线鸡尾（《湖南药物志》），井栏茜、小叶凤尾草（《广东中药》），井口鸡胶舌（《闽东本草》），小凤尾草、九把连环剑（《广西药用植物名录》），白脚鸡、臭尾、鸡脚半、铁狼箕、小骨箕（《浙江民间常用草药》），小凤尾（广州空军《常用中草药手册》），三把叉（《湖南农村常用中草药手册》），井栏凤尾蕨（《秦岭植物志》），五叶灵芝（《云南药用植物名录》），乌脚鸡（《浙南本草新编》），井边凤尾（《全国中草药汇编》），细叶凤尾草（《中药大辞典》），鸡爪莲、壁脚草（《福建药物志》），蜈蚣蕨（《中国药用孢子植物》），凤凰尾（四川、广西、浙江、福建），五指草（贵州、福建、江西），鸡脚草（广西、福建、江西），背阴草（江苏、上海），金鸡爪（浙江、福建），凤尾蕨（浙江、广西），凤尾莲（福建、湖南），牛肋巴草（四川、甘肃），雉鸡尾、井口笔、井底笔、凤尾笔（广东），鸡爪草、白鸡脚爪、鸡脚风（福建），粗叶金鸡尾、肺经草（湖南），金边蕨（广西），白脚凤尾（四川），井口草（陕西），鸡足草（台湾）。

【植物名】井栏边草 *Pteris multifida* Poir.

【性味与归经】味微苦，性凉。归大肠、肝、心经。

【功能与主治】清热，利湿，解毒，止血。用于湿热泻痢，黄疸，带下，乳痈，崩漏；外治外伤出血，烧、烫伤。

释名考订

本品之叶颇似雉尾，故有野鸡尾、山鸡尾、雉鸡尾之名。美称之，则为凤尾草、凤凰草、凤凰尾等。叶片羽状分裂，三把叉、五指草、九把连环剑等，皆以其叶形相似而名之。根茎粗壮，顶端密被棕色鳞片，因称铁脚鸡、百脚鸡、鸡足草，象形也。生于岩缝、墙缝或井边阴湿处，石长生、壁脚草、井阑草、背阴草等因以得名。"茜"之为"栖"，具栖止、栖息之意。井茜、井栏茜、井边茜，亦以其多栖生于井边，故名。

168 凤眼草 fengyancao 《本草品汇精要》

【来源】为苦木科植物臭椿的果实。

【异名】椿荚（《圣济总录》），樗荚（《本草纲目》），凤眼子（《兽医常用中药》），樗树凸凸（《山东中药》），樗树子（《山西中药志》），臭椿子（《江苏药材志》），臭椿实（《药材学》），凤凰眼睛（《浙江民间常用草药》），春铃子（《医药卫生》1：3，1973），姑姑翅、谷谷翅、椿谷谷（山东），臭槐树角（北京）。

【植物名】臭椿 *Ailanthus altissima*（Mill.）Swingle

【性味与归经】味苦、涩，性凉。

【功能与主治】清热燥湿，止痢，止血。用于痢疾，肠风便血，尿血，崩漏，白带。

释名考订

本品为臭椿的果实，故名臭椿子、臭椿实；臭椿又名"樗"，因称樗树子。为菱状长椭圆形，扁平，中央隆起呈扁球形，故呼"樗树凸凸"。状如眼睛，因以"眼"为名；美称之，则呼"凤眼"；质轻如草，故名凤眼草。果实又如豆荚，因称椿荚、樗荚。本品果皮薄如翅翼，表面淡黄棕色，具细密的纵脉纹，微具光泽，以其形似而有姑姑翅，谷谷翅诸名。

169 凤仙透骨草 fengxiantougucao 《中药材品种论述》

【来源】为凤仙花科植物凤仙花的茎。

【异名】透骨草（《本草正》），凤仙梗、凤仙花梗（《疡医大全》），凤仙花秸、凤仙花秆（《江苏省植物药材志》），白凤仙秸、白凤仙杆（《全国中草药汇编》），凤仙骨（天津、江苏、上海、台湾），凤仙草秸（江苏清江）。

【植物名】凤仙花 *Impatiens balsamina* L.

【性味与归经】味苦、辛，性平；有小毒。归肝、肾经。

【功能与主治】祛风除湿，活血止痛。用于风湿痹痛，跌打伤痛。

释名考订

本品为凤仙花科植物凤仙花的茎。透骨草之名始见于明《本草正》，云："（凤仙花）善透骨通窍，故又名透骨草。"《本草纲目拾遗》亦谓："凤仙花，一名透骨草，以其性利，能软坚，故有此名。"据本草考证，古代透骨草的植物来源不止一种。现今，全国中草药中有透骨草之名者不下二十余种，但其中主流品种则只有两种：大戟科植物地构叶 *Speranskia tuberculata*（Bunge）Baill.（以全株入药）和凤仙花科植物凤仙花 *Impatiens balsamina* L.（以茎入药）。两种中药均以"透骨草"之名作为它们的正名。前者在内蒙古、河南、陕西、山西、山东、甘肃、宁夏、青海等地使用；后者在北京、上海、天津、湖南等地使用。为了避免混淆，现已将凤仙花科凤仙花的茎称为"凤仙透骨草"，而大戟科地构叶的全株则被称为"珍珠透骨草"。参见"珍珠透骨草"。

170 六月雪 liuyuexue 《中国药典》

【来源】为茜草科植物白马骨或六月雪的全株。

【异名】白马骨（《本草拾遗》），路边金（《宁乡县志》），满天星（《阳春县志》），路边鸡（《草木便方》），六月冷、曲节草（《岭南采药录》），路边荆、鱼骨刺、光骨刺、过路黄荆（《中医药实验研究》），白金条（《贵州民间药物》），硬骨柴（《江西民间草药》），鸡骨头草、鸡脚骨（《浙江民间草药》），路边姜、路边鸂（《四川中药志》），坐山虎、千年树、铁线树（《湖南药物志》），凉粉草、细牙家（《广西中药志》），白马里梢、野黄杨树、永勿大、米筛花、千年勿大、冻米柴、月月有、朱米雪（《浙江民间常用草药》），千年矮（贵州、江西、河南、湖南），天星木（浙江、广东、广西、四川），白点秤（广东、广西），鸡骨柴（浙江、山东），白千年矮（安徽、河南），千年不大、鸡骨头柴（浙江），日日有、笔蒲花（福建），路姜（四川）。

白马骨：悉茗、素馨（《花镜》），天星花、日日春花（《福建药物志》），六月霜、绿豆青、六月凌（《本草药名集成》），白荜蒲花、白花节节草、喷雪花、白雪丹（福建）。

六月雪：路边风、过路黄金（《广西中兽医药用植物》），五经风（《广西本草选编》），白花滴滴金、米碎花、白花香雪籽、白花子草、白花子樵（福建），雪花盖顶（江西），疳积草（安徽），铁丝树（湖南）。

【植物名】（1）白马骨 *Serissa serissoides*（DC.）Druce

（2）六月雪 *Serissa japonica*（Thunb.）Thunb.

【性味与归经】味淡、苦、微辛，性凉。

【功能与主治】祛风利湿，清热解毒。用于感冒，黄疸型肝炎，肾炎水肿，咳嗽，喉痛，角膜炎，肠炎，痢疾，腰腿疼痛，咳血，尿血，妇女闭经，白带，小儿疳积，惊风，风火牙痛，痈疽肿毒，跌打损伤。

释名考订

六月雪始载于《花镜》。为落叶小灌木，喜生路边，丛生如荆，因称路边荆，音转而为路边金、路边鸡、路边姜。植株矮小，乃有永勿大、千年矮、千年不大诸名。茎皮灰白色，茎枝木质，坚硬如骨，因呼白马骨。鸡脚骨、鸡骨柴、硬骨柴诸名义同。六月开花，花白而小，远眺之如银装素裹，故名六月雪。又似群星、秤星、米粒，以此而有满天星、天星木、白点秤、米筛花诸名。

171 六轴子 liuzhouzi 《饮片新参》

【来源】为杜鹃花科植物羊踯躅的果实。

【异名】土连翘（《本草从新》），山芝麻（《百草镜》），闹羊花子（汪连仕《采药书》），天芝麻

（《杨氏便易良方》），八厘麻（《中药志》），闹羊花实、羊踯躅果（《药材学》），八里麻（《全国中草药汇编》），闹羊花头、八厘麻子（南药《中草药学》），八棱麻、黄花石榴（江西），老虎子（广西）。

【植物名】羊踯躅 *Rhododendron molle*（Bl.）G. Don

【性味与归经】味苦，性温；有毒。

【功能与主治】祛风燥湿，散瘀止痛，定喘止泻。用于风寒湿痹，关节肿痛，跌打损伤，喘咳，泻痢，痈疽肿痛。

释名考订

本品为杜鹃花科植物羊踯躅的果实。《百草镜》曰："壳似连翘，子类芝麻。"故有土连翘、山芝麻诸名。蒴果呈长椭圆形，熟时胞间开裂，形似石榴花，因称黄花石榴。成熟而未开裂的果实表面有间距均匀的数条纵沟，六轴子因以得名。本品有毒，八厘麻、老虎子者，谓其毒性剧甚。

172 六神曲 liushenqu 《本草便读》

【来源】为辣蓼、青蒿、杏仁等药加入面粉或麸皮混合后，经发酵后制成的曲剂。

【异名】曲（《金匮要略方论》），神曲（《药性论》），六月六日曲（《外台秘要》），陈曲（《普济方》），制神曲（《修事指南》），六曲（《全国中草药汇编》），陈神曲（《常用中药名辨》）。

【性味与归经】味甘、辛，性温。归脾、胃经。

【功能与主治】消食化积，健脾和胃。用于食积不化，脘腹胀满，食少泄泻。

释名考订

我国制造神曲始于北魏。据《本草纲目》引叶氏《水云录》，本品须在五月五日，或六月六日，或三伏日，用白面、青蒿自然汁、赤小豆末、杏仁泥、苍耳自然汁、野蓼自然汁六味，"以配白虎、青龙、朱雀、玄武、勾陈、螣蛇六神"，用汁和面作饼，经发酵而成。故名六神曲、六月六日曲，简作神曲、六曲。以陈久者为佳，乃呼陈曲。

173 方儿茶 fangercha 《全国中草药汇编》

【来源】为茜草科植物儿茶钩藤枝叶的干燥浸膏。

【异名】孩儿茶（《饮膳正要》），乌爹泥、乌叠泥、乌丁泥（《本草纲目》），方茶（《中药材手册》），棕儿茶（《药材学》），刚皮尔、巴干阿仙药（《中国植物图鉴》），褐儿茶、新儿茶、老儿茶（《中药大辞典》），钩藤儿茶（《本草药名集成》），儿茶（江西、上海）。

【植物名】儿茶钩藤 *Uncaria gambier* Roxb.

异名：干巴尔茶树（《药材学》），干巴儿茶树（《全国中草药汇编》）。

【性味与归经】味苦、涩，性凉。

【功能与主治】清热化痰，敛疮止血。用于肺热咳嗽，咯血，腹泻，小儿消化不良；外治疮疡久不收口，皮肤湿疹，口疮，扁桃体炎。

释名考订

本品为商品儿茶的来源之一，由茜草科植物儿茶钩藤的枝叶煎煮而成，因称钩藤儿茶。药材呈方块状，故名方儿茶。表面棕色或暗棕色，乃有棕儿茶、褐儿茶诸名。商品分新儿茶和老儿茶两种，习惯认为老儿茶品质较新儿茶为佳。参见"儿茶"条。

174 火麻仁 huomaren 《日用本草》

【来源】为桑科植物大麻的果实。

【异名】黂（《周礼》），汉麻仁（《尔雅》），葩（《说文解字》），麻子、麻黂（《神农本草经》），枲实（《周礼》郑玄注），麻子中仁（《吴普本草》），麻子仁（《伤寒论》），麻仁（《肘后方》），大麻子（《本草经集注》），䕅（陆德明《经典释文》），大麻仁（《药性论》），白麻子（《千金·食治》），冬麻子（《食医心镜》），大麻人（《伤寒总病论》），火麻子仁（《儒门事亲》），火麻子（《本草新编》），黄麻仁（《中国药学大辞典》），小麻子（《北方常用中草药手册》），线麻子（东北、云南、江苏），麻种（山东），麻子儿（青海），花麻子（河北），青麻子（广西）。

【植物名】大麻 Cannabis sativa L.

异名：麻（《诗经》），枲（《尔雅》），青羊、青葛（《吴普本草》），汉麻（《事物纪原》），火麻（《日用本草》），山丝苗（《救荒本草》），枲麻、牡麻、苴麻、莩麻、黄麻（《本草纲目》），伙麻（《三农纪》），白麻（《辞海》），线麻（东北、云南），野麻（山东、江苏），糖麻（湖北、云南），山麻（山东），大麻草（广西），子麻（陕西），野大麻（内蒙古）。

【性味与归经】味甘，性平。归脾、胃、大肠经。

【功能与主治】润肠通便。用于血虚津亏，肠燥便秘。

释名考订

火麻仁入药始见于《神农本草经》，原名麻子。《说文解字》曰："麻，与枲同……从广，从枲。"依《说文解字》，古之"麻"字从"广"、从"枲"（而不是从"广"、从"林"）。"枲"，音 pài，字由两个"朩"字组成。"朩"，音 pìn，《说文解字·朩部》："朩，分枲茎皮也。"宋郭仁《说文部首笺正》云："'分枲茎皮'者，谓剥取枲之茎皮也。"一说所分枲茎之皮即麻片。《广韵·震韵》："朩，麻片。"合"朩"为"枲"，段玉裁注："'朩'谓析其皮于茎；'枲'谓取其皮而细析之也。"换言之，犹粗加工与精加工，或原料加工与产品制造之异也。故《说文解字》曰："麻，与枲同。人所治，在屋下。"《本草纲目》亦谓："麻从两朩在广下，象屋下派麻之形也。"概言之，"麻"为会意字，象屋内人治麻之形。

大麻为一年生草本。因其植株高大，故冠"大"字。《三农纪》云："火麻，言其众长朋生，协茂同荣也。一名夥（伙）麻，谓结实多而果多也。"称汉麻者，为有别于胡麻。《本草纲目》谓"其秸白而有棱，轻虚可为烛心"，因称白麻。果实外为宿存的黄褐色苞片所包裹，则又名黄麻。

175 火炭母草 huotanmucao 《本草图经》

【来源】为蓼科植物火炭母的地上部分。

【异名】火炭毛（《生草药性备要》），乌炭子（《植物名实图考》），运药（《分类草药性》），火炭星、鹊糖梅（《岭南草药志》），地肤蝶（《桂林药志》），黄泽兰（《云南种子植物名录》），地蝴蝶、蝴蝶草（广东、广西），斑鸠饭（湖南、福建），饭藤（广东、福建），白乌饭藤、乌白饭藤、乌白饭草、乌饭藤、信饭藤、白水饭、冷饭草、鸬鹚饭、水蕹菜（福建），白饭草、炎炭藤、火炭草、火炭药、假杨梅、白米饭桃（广东），小晕药、花脸晕药、晕药、黄鳝藤（四川），山树乌、龙山水、清明山水、深毛乌（浙江），老鼠蔗、火炭藤、火炭公（广西），天荞麦、贼骨草、山荞莲（湖南），红骨清饭藤、冷饭藤、清饭藤（台湾），鹊红梅、火炭苗（海南），老蛇筋、散血草（湖北），野辣蓼、大红袍（贵州），蓼草（云南），水晶草（安徽）。

【植物名】火炭母 Polygonum chinense L.

【性味与归经】味酸、涩，性凉。归肺、肝、脾经。

【功能与主治】清热解毒，利湿止痒，明目退翳。用于湿热泻痢，咽喉肿痛，目赤翳障，带下，湿热疮疹。

释名考订

火炭母草始载于《本草图经》，列入外草类。《植物名实图考》曰："其子青黑如炭。"故名火炭母。"毛"、"母"一声之转，因称火炭毛。擅治眩晕，乃有晕药、运药诸名。叶上表面鲜绿色或有紫黑色或灰白色"V"形斑块纹，故又称花脸晕药。果实三棱如荞，因呼山荞麦草。《本草图经》谓其实"青黑色，味甘可食"，遂以"乌饭"相称。鸟、鼠亦喜食，鹊糖梅、鸬鹚饭、老鼠蔗等因以得名。

176 巴豆 badou 《神农本草经》

【来源】为大戟科植物巴豆的果实。

【异名】巴菽（《神农本草经》），刚子（《雷公炮炙论》），江子（《瑞竹堂经验方》），老阳子（《本草纲目》），川巴豆（《洞天奥旨》），双眼龙（《岭南采药录》），巴果（《中药形性经验鉴别法》），猛子仁、巴仁（《中国药用植物志》），老鸦子（《中国土农药志》），毒鱼子、銮豆、贡仔（《中药志》），巴米（《药材资料汇编》），毒点子（《中药材手册》），川江子（《药材学》），双眼虾、红子仁、豆贡（《南宁市药物志》），挡蛇剑、独行千里（《岭南草药志》），八百力（《广西中药志》），芒子（广州部队《常用中草药手册》），泻果（《新华本草纲要》），药子仁、芦麻子、腊盘子、大风子（《福建药物志》），猛子（《云南种子植物名录》），大巴豆、肥江子（《常用中药名辨》），净江子、沉江子、肥鼠子（《中药正别名》），大将军、一摸消、打不死（广西），蛮豆、广仔、广仔子（台湾），江子仁、山油子、锣钹子（福建），金钱巴豆（湖南），川巴（江苏）。

【植物名】巴豆 *Croton tiglium* L.

异名：巴豆树（《中国药用植物图鉴》），大叶双眼龙（广州部队《常用中草药手册》），虫蛊草（《岭南草药志》），大树跌打（《广西中草药》），猛子树（《全国中草药汇编》），猛树（台湾）。

【性味与归经】味辛，性热；有大毒。归胃、大肠经。

【功能与主治】外用蚀疮。用于恶疮疥癣，疣痣。

释名考订

巴豆以产地而得名。《本草纲目》曰："此物出巴蜀，而形如菽豆，故以名之。宋本草一名巴椒，乃菽字传讹也。"按"巴"为古国名，辖境在今四川省东部，泛指四川。又《雷公炮炙论》云："小而两头尖者为刚子。"音转而为"江子"。猛子、毒点子、毒鱼子者，皆以其性峻猛有大毒，故名。

177 巴戟天 bajitian 《全国中草药汇编》

【来源】为茜草科植物巴戟天的根。

【异名】丹田霖雨（侯宁极《药谱》），紫巴戟、穿心巴戟（《博济方》），巴戟（《本草图经》），巴棘、女本（《现代实用中药》），兔子肠（《中药材手册》），巴吉天、戟天、巴戟肉、连珠巴戟、鸡肠风根（《药材学》），老鼠刺根（《本草药名集成》），鸡肠风（广东、广西），兔仔肠、巴戟母、半公母、猫肠筋、兔儿肠、兔仔风（福建），括巴天（广东）。

【植物名】巴戟天 *Morinda officinalis* How

异名：三蔓草（《新修本草》），不凋草（《日华子本草》），黑藤钻、糠藤、三角藤（《中药大辞典》），广巴戟（《中药材品种论述》），叶柳草（《本草药名集成》），鸡眼藤（广东、广西）。

【性味与归经】味甘、辛，性微温。归肾、肝经。

【功能与主治】补肾阳，强筋骨，祛风湿。用于阳痿遗精，宫冷不孕，月经不调，少腹冷痛，风湿痹痛，筋骨痿软。

释名考订

巴戟天之名始见于《神农本草经》，列为上品。《名医别录》云："生巴郡及下邳山谷。"巴戟天之"巴"，无疑与产地"巴郡"有关。"戟天"之名，历代本草均未见阐释。《本草纲目》谓："名义殊不可晓。"今按，巴戟天功能补肾助阳，用于阴痿不起之症。以功能辨，戟天，当为戟刺天宫之意。"戟"，刺，刺激。《本草纲目》"大戟"条有"其根辛苦，戟人咽喉"之说。唐柳宗元《与崔饶州论石钟乳书》云："食之使人偃塞雍郁，泄火生风，戟喉痒肺。"天，天宦，指男子性器官发育不全，无生殖能力。《灵枢经·五音五味》云："其有天宦者，未尝被伤，不脱于血，然其须不生。"天宦也称天阉。《北史·李庶传》："庶生而天阉。"按巴戟天"生巴郡"，功能补肾助阳，戟刺天宦，故以为名。侯宁极《药谱》中有名丹田霖雨。丹田，经穴名，亦为气功意守部位名称。道家称人身脐下三寸为丹田，是男子精室、女子胞宫所在之处，故天宦之症当与丹田有关。巴戟天功能治阴痿，兴阳事，使阳道虚羸之症犹久旱之田喜逢甘霖。丹田霖雨者，得名当由此。

巴戟天根肉质肥厚，圆柱形，在生长过程中不规则地断续膨大，呈念珠状，故有连珠巴戟之名。巴戟天药材之根呈扁圆柱形，略弯曲，表面具纵皱及深陷的横纹，有的呈缢缩状，或皮部横向在"念珠"连接处断离而露出木部，形如鸡肠。因其能治风，故名鸡肠风。兔儿肠、猫肠筋等，亦以其形似而得名。饮片炮制须除去木芯，故处方称作巴戟肉。巴吉天，为巴戟天省写之讹。

178 巴旦杏仁 badanxingren 《本草纲目》

【来源】为蔷薇科植物扁桃的种子。

【异名】八担仁（《饮膳正要》），巴旦杏、八担杏（《授时通考》），偏核桃、匾桃、忽鹿麻（《本草纲目》），巴达杏仁（《本草通玄》），叭哒杏仁（《要药分剂》），苦扁桃、苦巴旦杏（叶三多《生药学》），京杏（《中药大辞典》）。

【植物名】扁桃 *Amygdalus communis* L.

异名：偏桃、婆淡树（《酉阳杂俎》）。

【性味与归经】甜巴旦杏仁：味甘，性平。苦巴旦杏仁：味苦，性平；归肺经。

【功能与主治】润肺，止咳，化痰，下气。用于虚劳咳嗽，心腹满闷。甜巴旦杏仁偏于润肺化痰，苦巴旦杏仁偏于化痰下气。

释名考订

巴旦杏仁始载于《本草纲目》，云："巴旦杏，出回回旧地，今关西诸土亦有。"《骈雅·释木》："巴旦，北杏也。"魏茂林《骈雅训纂》引《通雅四十三·植物类》云："杏仁曰巴旦，乃大宛种也，今京师称巴旦杏仁。""巴旦"为波斯语 badam 之音译，八担、巴达、叭哒、婆淡等，均为"巴旦"的不同译写。种仁分甘、苦两种，古代入药所用者多为甜巴旦杏仁。果实斜卵形，如桃而扁，因称扁桃。《宋史》中有"巴榄"之名。张镃《睡起述兴》诗："大于棕树夜合树，肥似桃花巴榄花。""巴榄"即"巴旦"，为叙利亚语 palam 之音译。

179 水芹 shuiqin 《本草经集注》

【来源】为伞形科植物水芹的全草。

【异名】楚葵（《尔雅》），水靳、水英（《神农本草经》），蒷菜（《说文解字·艸部》），芹菜（《尔雅》郭璞注），蒷（《集韵》），水芹菜（《滇南本草》），野芹菜（《湖南药物志》），马芹（《云南药用植物名录》），河芹、小叶芹（东北），野芹（云南、安徽），野水芹（云南、江西），姨妈菜（云南），峦介芹菜（西藏）。

【植物名】水芹 *Oenanthe javanica*（Bl.）DC.

【性味与归经】味辛、甘，性凉。归肺、肝、膀胱经。

【功能与主治】清热解毒，利尿，止血。用于感冒，暴热烦渴，吐泻，浮肿，小便不利，淋痛，尿血，便血，吐血，衄血，崩漏，经多，目赤，咽痛，喉肿，口疮，牙疳，乳痈，痈疽，瘰疬，痄腮，带状疱疹，痔疮，跌打伤肿。

释名考订

本品入药始载于《神农本草经》，原名水靳、水英。《本草纲目》曰："靳当作薪，从艸、斳，谐声也。后省作芹，从斤，亦谐声也。"生于浅水低洼湿地或池沼、水沟中，故名水芹、河芹。常栽培作蔬菜食用，乃称芹菜、水芹菜。《本草纲目》又曰："其性冷滑如葵，故《尔雅》谓之楚葵。"

180 水苏 shuisu 《神农本草经》

【来源】为唇形科植物水苏、华水苏或毛水苏的全草或根。

【异名】鸡苏、劳祖、芥蒩（《吴普本草》），芥苴（《名医别录》），香苏（《补缺肘后方》），龙脑薄荷（《日用本草》），水鸡苏（江西《草药手册》）。

水苏：天芝麻（《百草镜》），望江青、银脚鹭鸶、还精草、玉星草、九节金丝草（《本草纲目拾遗》），宽叶水苏（《东北植物检索表》），筋骨草（西北），白根草、白绒线、光叶水苏、方草鸟草儿、泥灯心、白马兰（浙江），芝麻草（江苏）。

毛水苏：野紫苏、山升麻、乌雷公、朋头草、陈痧草（《湖南药物志》），贝加尔水苏（《内蒙古中草药》），水苏草（内蒙古）。

【植物名】(1) 水苏 *Stachys japonica* Miq.

(2) 华水苏 *Stachys chinensis* Bunge ex Benth.

(3) 毛水苏 *Stachys baicalensis* Fisch. ex Benth.

【性味与归经】味辛，性凉。归肺、胃经。

【功能与主治】清热解毒，止咳利咽，止血消肿。用于感冒，痧症，肺痿，肺痈，头风目眩，咽痛，失音，吐血，咯血，衄血，崩漏，痢疾，淋证，跌打肿痛。

释名考订

水苏始载于《神农本草经》，列为中品。《本草纲目》云："此草似苏而好生水旁，故名水苏。其叶辛香，可以煮鸡，故有龙脑、香苏、鸡苏诸名。芥蒩、芥苴当作芥苏，乃是一名而误录尔。亦因味辛如芥，故名。"果实黑色，因称乌雷公。可用于痧症，而呼陈痧草。祛头风之功似升麻，故有山升麻之名。

181 水银 shuiyin 《神农本草经》

【来源】为自然元素类液态矿物自然汞。主要从辰砂矿经加工提炼制成。

【异名】白澒（《淮南子》），姹女（《周易参同契》），澒（《广雅》），汞（《名医别录》），铅精、神胶、元水、流珠、元珠、赤汞、砂汞（《石药尔雅》），灵液（《本草纲目》），活宝（《药材资料汇编》），汞膏、自然汞（《英汉矿物名称》），圣液（《矿物中药与临床》），活水银、天生水银、生汞（《本草药名集成》）。

【矿物名】汞 Hydrargyrum

【性味与归经】味辛，性寒；有毒。归心、肝、肾经。

【功能与主治】杀虫，攻毒。用于疥癣，梅毒，恶疮，痔瘘。

释名考订

本品呈银白或锡白色，有金属光泽，常温下在空气中稳定为液态，其状如水似银，故名水银。"汞"，原作"澒"。《说文解字·水部》："澒，丹砂所化为水银也。"苏颂引《广雅》曰："水银谓之澒。丹灶家名汞。其字也通用尔。"《本草纲目》释"澒"之义曰："澒者，流动貌。"《字汇·水部》云："澒，流转貌。"水银名澒，以其擅流动故也。活宝、流珠、元珠，亦以此而得名。《本草纲目》又曰："方术家以水银和牛、羊、豕三脂杵成膏，以通草为炷，照于有金宝处，即知金银铜铁铅玉龟蛇妖怪，故谓之灵液。"天然汞矿不多见，通常从辰砂矿中经加工提炼制得，故有赤汞、砂汞之名。道家炼丹，称水银为姹女。蒋一彪《集解》引彭晓曰："河上姹女者，真汞也。见火则飞腾，如鬼隐龙潜，莫知所往。"刘禹锡《送卢处士》诗："药炉烧姹女，酒瓮贮贤人。"

182 水蛭 shuizhi 《神农本草经》

【来源】 为水蛭科动物蚂蟥、水蛭或柳叶蚂蟥的全体。

【异名】 蛭蝚、至掌、虮（《尔雅》），蚑（《名医别录》），马蜞（《本草经集注》），马蛭（《新修本草》），蜞、马蟥（《本草图经》），马鳖（《本草衍义》），红蛭（《济生方》），水蜞（《片玉心书》），水痴（《本草纲目》），蚂蝗蜞（《医林纂要·药性》），黄蜞（《本草求原》），水麻贴（《河北药材》）。

肉钻子（《中药材手册》），马蝗、吸血虫（《药材学》），蚂蝗（《全国中草药汇编》），蚂蟥（《中国药典》）。

蚂蟥：宽体金线蛭（《中药志》），宽体蚂蟥（《拉汉无脊椎动物名称》），水蚂蟥（《北方常用中草药手册》）。

水蛭：医用蛭（《中药志》），日本医蛭（《中药大辞典》），线蚂蟥（《中国药用动物志》），小水蛭（《中药材商品知识》），旱蚂蟥（湖北）。

柳叶蚂蟥：尖细金线蛭《中药志》，茶色蛭、牛鳖（《中药大辞典》）。

【动物名】（1）蚂蟥 *Whitmania pigra* Whitman

（2）水蛭 *Hirudo nipponica* Whitman

（3）柳叶蚂蟥 *Whitmania acranulata* Whitman

【性味与归经】 味咸、苦，性平；有小毒。归肝经。

【功能与主治】 破血通经，逐瘀消癥。用于血瘀经闭，癥瘕痞块，中风偏瘫，跌扑损伤。

释名考订

本品始载于《神农本草经》，列为下品。《正字通·虫部》云："蛭……生深山草上者为草蛭，生石上者为石蛭，生泥中者为泥蛭。"《新修本草》云："今俗多取水中小者用之。"故名水蛭。"蛭"，"至"也。附至体表，吮吸血液，故有蛭之名。至掌，即为蛭虫叮附人畜体表之义。《尔雅义疏》云："（蛭虫）并能啮人手足，恐人不识，是以《尔雅》流至掌之称矣。"《尔雅·释鱼》曰："蛭，虮。"郭璞注："今江东呼水中蛭虫入人肉者为虮。"《说文解字·虫部》曰："虮，齐谓蛭曰虮。"则"虮"为古之方俗言也。《尔雅·释鱼》陆德明"释文"："虮，《本草》又作蚑。"李时珍曰："方音讹蛭为痴"，故俗有水痴之称。《类篇·虫部》："蜞……水蛭。"据此，"痴"、"虮"、"蚑"、"蜞"者，皆"蛭"之音近相转也。章炳麟《新方言·释言》云："古人于大物辄冠'马'字。"故《本草衍义》云："汴人谓大者为马鳖。"《本草纲目》则谓："大者为马蜞。"马蛭、马蟥者，"马"，皆为大之义。朱骏声《说文通训定声》："马黄，盖黄色而大之蛭也。"从"虫"，而称蚂蟥。

183 水蓼 shuiliao 《新修本草》

【来源】 为蓼科植物水蓼的地上部分。

【异名】 蓼（《诗经》），虞蓼、蔷、蔷虞（《尔雅》），辛菜（《说文解字》），泽蓼（《尔雅》郭璞注），蓼芽菜（《救荒本草》），辣蓼（《生草药性备要》），辣蓼草（《本草求原》），竹叶菜（《汉音韵府》），柳蓼、川蓼（《植物学大辞典》），胡椒蓼（《大兴安岭山脉的植物群落》），辛蓼（《诗草木今释》），胡辣蓼（《东北植物药图志》），苦蓼（《福州草药》），白辣蓼（陕西、甘肃、青海、广东），红辣蓼（广东、广西、湖北），水胡椒（吉林、内蒙古），蓼子草（四川、福建），斑蕉草（湖南、广西），红马蓼、马了缴、马蓼缴、红花竹菜（广东），辣柳草、辣子草、蓼草、红杆菜（云南），细辣蓼、假辣蓼、柳辣草、痛骨消（广西），红蓼子草、药蓼子草（重庆），辣草、辣椒草（福建），辣蒿、辣蓼子棵（安徽），水辣蓼、小叶辣蓼（浙江），小马蓼（湖北）。

【植物名】 水蓼 *Polygonum hydropiper* L.

【性味与归经】 味辛、苦，性平。归脾、胃、大肠经。

【功能与主治】 行滞化湿，散瘀止血，祛风止痒，解毒。用于湿滞内阻，脘闷腹痛，泄泻，痢疾，小儿疳积，崩漏，血滞经闭，痛经，跌打损伤，风湿痹痛，便血，外伤出血，皮肤瘙痒，湿疹，风疹，足癣，痈肿，蛇虫咬伤。

释名考订

蓼属植物品种较多，且形态相似，古今使用均较复杂。"蓼"，从"艹"从"翏"。《说文解字》云：翏，"高飞也"。《本草纲目》曰："蓼类皆高扬，故字从翏，音料，高飞貌。"水蓼亦蓼属植物，乃水际所生之蓼。《开宝本草》曰："生于浅水泽中，故名水蓼。"亦称泽蓼。《本草纲目》又曰："山夹水曰虞。"故虞蓼者，义同水蓼。因其味辛，故谓辣蓼。辛蓼、辣草、胡椒蓼、辣子草诸名义同。其味亦苦，又称苦蓼。古人种蓼为蔬，收子入药，因呼辛菜、蓼芽菜。水蓼与马蓼外形相似，但前者植株较后者为小，呼作小马蓼。茎赤，遂称红马蓼。叶形似于柳叶、竹叶，柳蓼、竹叶菜乃因以得名。叶上有黑色斑点，因称斑蕉草。功能活血散瘀，治跌打损伤、风湿痹痛有效，故名痛骨消。

184 水飞蓟 shuifeiji 《全国中草药汇编》

【来源】　为菊科植物水飞蓟的果实。

【异名】　水飞雉（《华北经济植物志要》），奶蓟、老鼠簕（《全国中草药汇编》），紫花水飞蓟（《药学学报》），乳蓟（广西）。

【植物名】　水飞蓟 *Silybum marianum* (L.) Gaertn.

【性味与归经】　味苦，性凉。归肝、胆经。

【功能与主治】　清热解毒，疏肝利胆。用于肝胆湿热，胁痛，黄疸。

释名考订

本品原产南欧至北非，现华北、西北地区有引种栽培。水飞蓟，名义未详。基部叶长椭圆状披针形，羽状分裂，缘齿有硬尖刺；花序总苞片具长刺，故名老鼠簕。簕，刺也。叶表面亮绿色，有乳白色斑纹，因称乳蓟。紫花水飞蓟，因其花淡紫或紫红色，故名。

185 水牛角 shuiniujiao 《名医别录》

【来源】　为牛科动物水牛的角。

【异名】　牛角（《本草纲目》），丑角（《本草药名集成》）。

【动物名】　水牛 *Bubalus bubalis* Linnaeus

异名：吴牛（《风俗通》），沈牛（《上林赋》李善注引张揖），印度水牛《拉汉兽类名称》，家牛（广西）。

【性味与归经】　味苦，性寒。归心、肝经。

【功能与主治】　清热解毒，凉血，定惊。用于温病高热，神昏谵语，发斑发疹，吐血衄血，惊风，癫狂。

释名考订

本品为牛科动物水牛的角。水牛，为牛的一种，皮厚，汗腺极不发达，热时需浸水散热，故有"水"之名。能沉没水中，因称沈牛。多生吴地（江淮一带），又呼吴牛。

角，为有蹄类动物头顶或鼻前所生的骨状突起物，末端较尖，有防御、攻击等功能。《说文解字·角部》："角，兽角也。像形。""角"字在甲骨文、金文中皆像兽角整体之形，中间曲线像纹理。

186 水杨梅 shuiyangmei 《植物名实图考》

【来源】　为茜草科植物细叶水团花的茎叶及花果序。

【异名】水杨柳（《植物名实图考》），水毕鸡、串鱼木（《广西中兽医药用植物》），水泡木（《广西中草药》），鱼串鳃、穿鱼串、杨柳渣子、沙金子（《中医杂志》6：32，1966），水金铃（《浙江民间常用草药》），穿鱼柳、假杨梅（《湖南农村常用中草药手册》），水团花（安徽、江苏、江西），水石榴（广东、广西），水串鳃、杨柳条（湖南），带红花团、穿鱼木（广西），红皮杨梅（江西），水荔枝（福建）。

【植物名】细叶水团花 *Adina rubella* Hance

异名：小叶水团花（《广西中兽医药用植物》），水金口、小叶水杨梅（《浙江中药资源名录》），细叶水杨梅（《植物分类学报》），绣球柳、钉木树、小叶杨柳（《中医杂志》6：32，1966），白消木、小叶团花（《全国中草药汇编》），篱笆树（江西）。

【性味与归经】味苦、涩，性凉。

【功能与主治】清利湿热，解毒消肿。用于湿热泄泻，痢疾，湿疹，疮疖肿毒，风火牙痛，跌打损伤，外伤出血。

释名考订

水杨梅始载于《本草纲目》，曰："生水边，条叶甚多，生子如杨梅状。"故名。头状花序球形，因称水团花。蒴果楔形，成熟时带紫红色，集生成球形，又似荔枝，故有水荔枝之名。枝叶形似柳叶，因呼水杨柳。渔夫常用其枝条穿鱼，穿鱼柳、鱼串鳃因以得名。

187 水苦荬 shuikumai 《本草图经》

【来源】为玄参科植物北水苦荬或水苦荬带虫瘿果实的全草。

【异名】水莴苣（《救荒本草》），八卦仙桃（《医方集听》），蟠桃草、夺命丹、活血丹、接骨仙桃（《本草纲目拾遗》），大仙桃草（《南京民间药草》），水仙桃（《贵州民间药物》），鸭儿草、虫虫草（《四川中药志》），水泽兰、水对叶莲（《贵州草药》），蚊子草、接骨桃、芒种草（《陕西中草药》），水接骨丹（《全国中草药汇编》），兔子草（《简明中医辞典》），水仙桃草（贵州、云南、四川、陕西、甘肃），仙桃草（云南、四川），大仙桃（四川、江苏）。

北水苦荬：半边山、谢婆菜（《本草图经》），无风自动草（《滇南本草》），仙人对座草（《中国药用植物图鉴》），蛤蟆草、水上浮萍、水波浪、水窝窝、二代草（《陕西中草药》），雪珍珠草（《中国沙漠地区药用植物》），珍珠草（东北），蚊虫草（湖北）。

水苦荬：水菠菜（《救荒本草》），水肿草（《广西药用植物名录》）。

【植物名】（1）北水苦荬 *Veronica anagallis - aquatica* L.

（2）水苦荬 *Veronica undulata* Wall.

【性味与归经】味苦，性凉。归肺、肝、肾经。

【功能与主治】清热解毒，活血止血。用于感冒，咽痛，劳伤咯血，痢疾，血淋，月经不调，疮肿，跌打损伤。

释名考订

喜生水边，叶似苦荬，故名水苦荬。又名水莴苣，亦因其叶形似莴苣而得名。叶对生，因称水对叶莲。叶片卵圆形或长卵形，先端钝圆或锐尖，以形似兔耳而呼兔子草。功能活血消肿，用治跌打损伤有效，活血丹、接骨桃等因得其名。果实常有小甲虫寄生而膨大呈肉质桃形，故有"仙桃"诸称。《本草纲目拾遗》引《百草镜》曰："盖此药之用全在虫……此草须芒种后采，若过夏至，则虫穴孔而出，化为小蚊，苞空无用矣。"芒种草、虫虫草、蚊子草等因以得名。

188 水蓑衣 shuisuoyi 《救荒本草》

【来源】为爵床科植物水蓑衣的全草。

【异名】黑菜、疳积药（《广西中兽医药用植物》），青泽兰、化痰清（《民间常用草药汇编》），大青草（《苏州本产药材》），方箭草、水骨节、水箭草、锁药（《广西药用植物名录》），窜心蛇（《广东省惠阳地区中草药》），九节花、接骨草（《贵州草药》），节节同、节上花（《广西本草选编》），穿心蛇（《全国中草药汇编》），鱼骨草、水胆草、冰疗药、墨菜（广东、广西），六角英、鲫鱼胆、水剑草（广东），水柳草（江苏），细叶墨菜（海南），追风草（上海），节节花（广西），泽兰（四川）。

【植物名】水蓑衣 Hygrophila salicifolia (Vahl) Nees

【性味与归经】味甘、微苦，性凉。

【功能与主治】清热解毒，散瘀消肿。用于时行热毒，丹毒，黄疸，口疮，咽喉肿痛，乳痈，吐衄，跌打伤痛，骨折，蛇虫咬伤。

释名考订

本品始载于《救荒本草》。为一年生或二年生草本，多生于溪沟边或阴湿地的草丛中，叶片披针形，先端尖，两面有线条状钟乳体，下雨时，雨水易从叶面顺势沿流至叶尖滴下，状似蓑衣，故名水蓑衣。花簇生于叶腋，因称节上花、节节花。本品与同科植物爵床形态相似，分布相近，生境相同。爵床又名小青草。相对而论，本品的植株、叶片等均较爵床为大，乃名大青草。以功能为名，而称追风草、接骨草。

189 水红花子 shuihonghuazi 《滇南本草》

【来源】为蓼科植物红蓼的果实。

【异名】水荭子（《本草衍义》），荭草实（《本草纲目》），河蓼子（《山东中药》），荭草子（《中药材手册》），大蓼子、水荭花子（《四川中药志》），水红子（《中国药用植物图鉴》），爆花子（《广西药用植物名录》），川蓼子（《上海常用中草药》），蓼实子（东北、云南），水荭米子、蓼实（东北），水萍花子、水萍吊子、狗尾巴花子、水蓬棵子（河北），撞米子、泡米子、辣蓼子（湖北），水辣蓼子、蓼子（安徽），辣蓼草子、丁辣草子（江苏），水莲子（山西），蓼吊子（吉林）。

【植物名】红蓼 Polygonum orientale L.

【性味与归经】味咸，性微寒。归肝、胃经。

【功能与主治】散血消癥，消积止痛，利水消肿。用于癥瘕痞块，瘿瘤，食积不消，胃脘胀痛，水肿腹水。

释名考订

本品为蓼科植物红蓼的果实，故名蓼实。红蓼又名水红花、水荭、荭草、水蓬棵，本品乃有水红花子、水荭子、荭草实、水蓬棵子诸名。喜生于水边湿地，因称河蓼子。参见"荭草"条。

五 画

190 玉竹 yuzhu 《吴普本草》

【来源】为百合科植物玉竹的根茎。

【异名】荧、委萎《尔雅》，女萎（《神农本草经》），萎蕤（《说文解字》），葳蕤、王马、节地、虫蝉、乌萎（《吴普本草》），青黏、黄芝、地节（《三国志》），萎蕤、马熏（《名医别录》），滁州萎蕤（《大观本草》），葳参、玉术（《滇南本草》），萎香（《本草纲目》），山玉竹（《铁岭县志》），笔管子（《尔雅义疏》），十样错、竹节黄、百解药（《贵州民间方药集》），山姜、黄蔓菁（《山东中药》），山尾参（《药材学》），竹叶三七、黄精玉竹（《中国药用植物图鉴》），连竹、西竹（《广东中药》），玉参、甜草根（《全国中草药汇编》），玉竹参（南药《中草药学》），肥玉竹（《常用中药名辨》），地管子（华北），竹根七（湖南、江西、陕西、甘肃、宁夏、青海），尾参（湖南、湖北、云南、广西全州），明玉竹（云南、河南），黄脚鸡（贵州、湖南），明玉参（湖北），猪屎玉竹（广西）。

【植物名】玉竹 Polygonatum odoratum（Mill.）Druce

异名：女草、娃草、丽草（《酉阳杂俎》），小笔管菜（《盛京通志》），山铃子草、灯笼菜、山包米（《东北药用植物志》），芦莉花（《黑龙江中药》），白豆子、靠山竹（《中药材品种论述》），笔管菜（东北、山东、陕西、甘肃、宁夏、青海），铃铛菜（辽宁、河北、陕西、甘肃、宁夏、青海），鸟儿眼（甘肃）。

【性味与归经】味甘，性微寒。归肺、胃经。

【功能与主治】养阴润燥，生津止渴。用于肺胃阴伤，燥热咳嗽，咽干口渴，内热消渴。

释名考订

本品始见于《尔雅》，原名"荧"、"委萎"。《神农本草经》以"女萎"之名收载，列为上品。《医学入门》曰："萎，委委，美貌……女人用云去皯斑，美颜色，故名女萎。"《尔雅义疏》则云："女委（萎）疑委萎之文省。"《本草纲目》亦曰："《本经》女萎，乃《尔雅》委萎二字……上古钞写讹为女萎尔。"与委萎之名有牵缠的还有"乌萎"一名，《尔雅义疏》云："乌萎即委萎之声转也。"《名医别录》有名马熏，李时珍认为，马熏又是"乌萎之讹"。《吴普本草》列名甚众，其中最重要的是葳蕤和玉竹两名。"葳蕤"一词，古文多作形容词，示草木之叶下垂貌。《集韵·微韵》："葳，葳蕤，草木盛貌。"唐张九龄《感遇》诗云："兰叶春葳蕤，桂华秋皎洁。"又示羽毛饰物貌。《汉书·司马相如传》云："下摩兰蕙，上拂羽盖，错翡翠之葳蕤，缪绕玉绥。"颜师古注："葳蕤，羽饰貌。"《本草纲目》释"葳蕤"名曰："按黄公绍《古今会会》云：葳蕤，草木叶垂之貌。此草根长多须，如冠缨下垂之緌而有威仪，故以名之。凡羽盖旌旗之缨緌，皆葳蕤是矣。张氏《瑞应图》云：王者礼备，则葳蕤生于殿前。一名萎香。则威仪之义，于此可见。"《说文解字·艸部》一名萎䒷。萎䒷，舒展自如貌。徐灏《注笺》："凡言逶迤、委蛇，皆字异义同。"李时珍认为，古代典籍中记载的有关本品的不少异名多由"葳蕤"一名衍生："《别录》作萎蕤，省文也。《说文》作萎䒷，音相近也。《尔雅》作委萎，字相近也。"玉竹，李时珍释曰："其叶光莹而象竹，其根多节，故有荧及玉竹、地节诸名。"按"荧"为多音字，在作本品异名时，应读作 jiǒng。荧之名见于《尔雅·释草》，曰："荧，委萎。"本品为多年生草本，茎单一，《本草经集注》谓其"茎干强直，似竹箭杆，有节"，故名笔管子。花腋生，通常1~3朵簇生，花被筒状，以形似而称铃铛菜。

在历代本草和方药书中，萎蕤一名使用最多，是为本品之正名，玉竹则是它的异名。但与萎蕤一名相比较，玉竹之名通俗易写，释义更形象、更直观，随着时间的推移，玉竹之名逐渐取代萎蕤，并最终成为本品的正名。

191 玉米须 yumixu 《四川中药志》

【来源】为禾本科植物玉蜀黍的花柱。

【异名】玉麦须（《滇南本草》），玉蜀黍蕊（《现代实用中药》），棒子毛（《河北药材》），蜀黍须、玉蜀黍柱头、包谷须（《药材学》），玉蜀黍须（《全国中草药汇编》），包米须、珍珠米须（南药《中草药学》），苞米须（上海、湖北），番麦须（上海、台湾），珍珠玉须、六谷须、大米绒（上海），粟米须（广东），苞谷须（湖北）。

【植物名】玉蜀黍 Zea mays L.

异名：包谷、陆谷、玉黍（《齐民要术》），玉高粱（《本草纲目》），番麦、御麦（《留青日札》），西番麦（《学圃杂疏》），玉米、玉麦、玉蜀秫（《农政全书》），戎菽（《广群芳谱》），苞麦、玉粱（《三农纪》），红须麦（《蒙化府志》），薏米包（《医林纂要·药性》），珍珠芦粟、苞芦、鹿角黍（《双溪物产疏》），西天麦（《平凉县志》），玉露秫秫（《植物名实图考》），纤粟（《随息居饮食谱》），珍珠米（《尔雅谷名考》），苞粟（《岭南采药录》），包麦米（《中国药用植物志》），苞米、苞谷（《广西中兽医药用植物》），棒子、包芦、六谷、玉籽（《中药志》），包芦粟（《浙南本草新编》），金稻黍（陕西、甘肃、宁夏），粟包（广西），玉茭（山西）。

【性味与归经】味甘，性平。归肝、肾经。

【功能与主治】利尿消肿，利湿退黄。用于水肿尿少，湿热黄疸，头晕目昏。

释名考订

玉米须是禾本科植物玉蜀黍的花柱。玉蜀黍原产美洲，明代时传入中国，入药始载于《滇南本草图说》。《本草纲目》云："玉蜀黍种出西土，种者亦罕。其苗叶俱似蜀黍而肥矮，亦似薏苡。"故有"蜀黍"之名。"玉"者，其种子累累然如芡实大，多黄白色，灿灿然有玉质光泽，故名。珍珠米者，亦以形、色相似而美称之。"苗高三四尺。六七月开花，成穗，如秕麦状。苗心别出一苞，如棕鱼形……"苞米、苞谷因得其名。省写之，而称"包米"、"包谷"。《三农纪》曰："曾经进御，故曰御麦。产于西域，曰番麦。麦者，言磨面如麦也。"古称粮食为"五谷"，如谓粮食丰收为"五谷丰登"。《孟子·滕文公上》赵歧注："五谷谓稻、黍、稷、麦、菽也。"玉蜀黍有"六谷"之称，言其在五谷之外也。《齐民要术》名"陆谷"，义即"六谷"。花柱细长，如丝如须，玉米须、苞米须、珍珠米须等因以得名。

192 功劳木 gonglaomu《饮片新参》

【来源】为小檗科植物阔叶十大功劳或细叶十大功劳的茎。

【异名】大老鼠黄、黄杨木、羊角莲、老鼠黄、老鼠刺、刺黄连、土黄芩、土黄连、羊角黄连、伞把黄连（《湖南药物志》），土黄柏（江西《草药手册》），黄天竹（江西、福建、上海），西风竹（湖北、福建、江西），土黄檗（广东、浙江），山黄连（江西、湖南）。

阔叶十大功劳：公道老（《中药材品种论述》），老鼠黄连（广西、湖南），八角羊（福建、湖南），土木黄连、树黄连、黄连刺、老鼠勒、老鼠木、老鼠子刺（广西），川柏、黄柏刺、功劳柴（福建），大猫儿刺（湖北）。

细叶十大功劳：小黄连（湖南），小黄檗（江西），紫天竹（上海），老虎刺（四川成都）。

【植物名】（1）阔叶十大功劳 *Mahonia bealei* (Fort.) Carr.

异名：十大功劳（《植物名实图考》），皮氏黄莲竹、黄柏树、大叶黄柏、刺黄檗（《中国药用植物志》），鼠不爬、山黄柏、大叶黄连（江西《草药手册》），黄连树、鸟不宿（广西），野黄柏（湖南），鼠怕草（福建），黄柏刺树（湖北），高山刺黄柏（四川）。

（2）细叶十大功劳 *Mahonia fortunei* (Lindl.) Fedde

异名：十大功劳（《植物名实图考》），刀瓜山树、猫儿头（《中国药用植物志》），狭叶十大功劳（《中国药用植物图鉴》），小叶十大功劳（《湖南农村常用中草药手册》），竹叶黄连（广东、湖南），小叶刺黄连（广西桂林）。

【性味与归经】味苦，性寒。归肝、胃、大肠经。

【功能与主治】清热燥湿，泻火解毒。用于湿热泻痢，黄疸尿赤，目赤肿痛，胃火牙痛，疮疖痈肿。

释名考订

"功劳木"之名较早的记载可见于《饮片新参》，但由于未有形态描述，难以考其品种。现《中国药典》以小檗科十大功劳属（*Mahonia*）植物为本品的基原。药用其茎，木质，故名功劳木。茎断面黄色，化学成分含小檗碱，功能清热、燥湿、解毒，以形、性两者求之，而有"黄连"、"黄柏"、"黄芩"诸名。叶边缘具刺状锯齿，故多以"刺"为名。鼠怕草、鸟不宿，亦因其叶缘刺状而有其称。

193 甘松 gansong 《本草拾遗》

【来源】 为败酱科植物甘松或匙叶甘松的根及根茎。

【异名】 甘松香（《开宝本草》），香松（《中药志》），虾松（《中药材品种论述》），把松、条把松、正甘松（《本草药名集成》），香甘松（上海）。

甘松：芽甘松（《中药材品种论述》），坝松、条松（四川）。

匙叶甘松：毛甘松（《维吾尔药志》）。

【植物名】（1）甘松 *Nardostachys chinensis* Batal.

异名：香穗草（云南）。

（2）匙叶甘松 *Nardostachys jatamansi* DC.

异名：大花甘松（《中药志》），长匙甘松香（《四川中药志》），匙叶甘松香（《全国中草药汇编》），宽叶甘松（《中药大辞典》），大花甘松香（《云南种子植物名录》）。

【性味与归经】 味辛、甘，性温。归脾、胃经。

【功能与主治】 理气止痛，开郁醒脾；外用祛湿消肿。用于脘腹胀满、食欲不振，呕吐；外治牙痛，脚气肿毒。

释名考订

甘松以产地为名。《本草纲目》曰："产于川西松州，其味甘，故名。"松州，唐置州名，治所在今四川阿坝藏族自治州松潘，至今仍是甘松的主产地之一。有特异香气，故名甘松香、香甘松。药材形多弯曲，上粗下细，根茎短，上端有残留茎基，以形似而称虾松。

194 甘草 gancao 《神农本草经》

【来源】 为豆科植物甘草、胀果甘草或光果甘草的根及根茎。

【异名】 美草、蜜甘（《神农本草经》），蜜草、蕗草（《名医别录》），国老（《本草经集注》），灵通（《记事珠》），粉草（《三因方》），甜草（《中国药用植物志》），甜根子（《中药志》），棒草（《黑龙江中药》），粉甘草（《全国中草药汇编》），生草、国老草（《常用中药名辨》），关草、抽草（《本草药名集成》），甜草根（东北），甜根（山东、云南），生甘草（新疆），红甘草（甘肃金塔）。

【植物名】（1）甘草 *Glycyrrhiza uralensis* Fisch.

异名：乌拉尔甘草（《中国药用植物志》），东北甘草（徐国钧《药用植物学与生药学》）。

（2）胀果甘草 *Glycyrrhiza inflata* Bat.

（3）光果甘草 *Glycyrrhiza glabra* L.

异名：西班牙甘草、洋甘草（《中国主要植物图说·豆科》），欧甘草（《药材学》），光甘草（《中国沙漠地区药用植物》）。

【性味与归经】 味甘，性平。归心、肺、脾、胃经。

【功能与主治】 补脾益气，清热解毒，祛痰止咳，缓急止痛，调和诸药。用于脾胃虚弱，倦怠乏力，心悸气短，咳嗽痰多，脘腹、四肢挛急疼痛，痈肿疮毒，缓解药物毒性、烈性。

释名考订

甘草因其根和根茎味甘甜而得名。蜜甘、蜜草、美草、甜草等，其名义同。根呈长圆柱形，以形似而称棒草。药材断面粉性，故谓粉草。中医认为甘草"甘以缓之"，能协和百药，缓和药物的烈性。陶弘景称甘草为"国老"，曰："此草最为众药之主，经方少有不用者……国老即帝师之称，虽非君而为君所宗，是以能安和草石而解诸毒也。"甄权云："诸药中甘草为君，治七十二种乳石毒，解一千二百般草木毒，调和众药有功，故有国老之号。"明《本草正》其释更详："甘草，味至甘，得中和之性，有调补之功，故毒药得之解其毒，刚药得之和其性，表药得之助其外，下药得之缓其速……随气药入气，随血药入血，无往不可，故称国老。"

《尔雅·释草》云："蘦，大苦。"郭璞注："今甘草也。蔓延生，叶似荷，青黄，茎赤，有节，节有枝相当。"按"蘦"与"零"通，《楚辞·远游》云："微霜降而下沦兮，悼芳草之先零。"旧注："古本零作蘦。""零"又通"灵"，《隶释·故民吴仲山碑》云："神零有知。"洪适注："碑以零为灵。"据此，"蘦"、"灵"古字相通。《记事珠》中甘草有名灵通，或出此义。然郭璞之说后人多非议，以为应属误名。沈括《梦溪笔谈》曰："此（蘦）乃黄药也，其味极苦，谓之大苦，非甘草也。"李时珍云："以理度之，郭说形状殊不相类，沈说近之。"

195 甘遂 gansui 《神农本草经》

【来源】 为大戟科植物甘遂的块根。

【异名】 主田（《神农本草经》），重泽、苦泽、甘泽、陵藁、甘藁、白泽、鬼丑（《吴普本草》），陵泽（《广雅》），白甘遂（《小儿药证直诀》），大甘遂（《普济方》），苦甘遂（《医宗必读》），肿手花根（《药材资料汇编》），猫儿眼根（《中药材手册》），黄甘遂（《药材学》），化骨丹、萱根子（《全国中草药汇编》）。

【植物名】 甘遂 *Euphorbia kansui* T. N. Liou ex T. P. Wang

异名：头痛花（《北方常用中草药手册》），九头狮子草（《河南中草药手册》），猫儿眼（西北、山东），肿手指花（西北），肿手花（河北、陕西），胜于花（陕西）。

【性味与归经】 味苦，性寒；有毒。归肺、肾、大肠经。

【功能与主治】 泻水逐饮，消肿散结。用于水肿胀满，胸腹积水，痰饮积聚，气逆咳喘，二便不利，风痰癫痫，痈肿疮毒。

释名考订

甘遂之名寡有诠释。李时珍在《本草纲目》甘遂条"释名"项下曰："诸名义多未详。"

甘遂为逐水要药。《神农本草经》曰："主大腹疝瘕，腹满，面目浮肿，留饮宿食，破癥坚积聚，利水谷道。"甄权云："能泻十二种水疾。"张元素谓："直达水气所结之处，乃泄水之圣药。"本品专于行水，攻逐为用，故名甘逐，字讹而别作甘遂。1972年在甘肃武威出土的汉墓医简中，本品就被记作"甘逐"。该简成书于东汉以前，比《神农本草经》问世要早将近100年。"甘"，众注家以此药味甘为训，恐非。笔者以为，"甘"当是以产地为名。按甘遂之名始见于汉《神农本草经》。据史书记载，在《神农本草经》成书以前，以"甘"为名的地名有两处：一，夏有扈国南郊地，故地在今陕西省户县。《尚书·甘誓序》："启与有扈战于甘之野，作《甘誓》。"陆德明《经典释文》："京兆鄠县即有扈之国也。甘，有扈郊地名。"另有甘水在陕西省户县境内，注入涝水。甘水，简称"甘"。二，古邑甘城之名，故址在今河南省洛阳市西南。清顾祖禹《读史方舆纪要·河南三·河南府》云："甘城，在（洛阳）城西南二十五里，周襄王弟子带之故邑。"另有甘水发源于河南省宜阳县，北流至洛阳市西南注入洛水。甘水，简称"甘"。今按，陕西、河南等地为甘遂古之产地，并至今仍是甘遂主要的分布省区之一。《本草图经》云："今陕西、江东亦有之，或云京西出者最佳……"《本草图经》所称"京西"，是指包括今河南省洛阳以西、黄河以南全境，陕西省东南部、湖北省郧县、襄阳、随县一带在内的地区，而上述以"甘"为名的两地恰恰都在这个地域范围内。因此，甘遂之"甘"殆以产地为名。至于"甘"是指有扈郊地还是指子带故邑，则暂无可考，只能留待以后再作探究。

本品"苗似泽漆"，遂多以"泽"为名。正名甘遂，因称甘泽；根累重作连珠状，而呼重泽；味厚而载，故名苦泽；多生山野，乃谓陵泽；根除去栓皮后表面类白色或黄白色，故有白泽之称。白色乳汁有毒，对皮肤或黏膜有刺激性，头痛花、肿手花因以得名。

196 艾片 aipian 《增订伪药条辨》

【来源】 为菊科植物艾纳香叶片提取的结晶。

【异名】 艾纳香（《开宝本草》），艾脑香（《现代实用中药》），艾粉、结片（《药材资料汇编》），梅花冰片（《药材学》），白手龙脑（《中国药用植物图鉴》），土冰片（《贵州中草药名录》），天然左旋龙脑、冰片（《全国中草药汇编》），梅片（南药《中草药学》），盖手香（《本草药名集成》），左旋龙脑（《中国药典》）。

【植物名】 艾纳香 *Blumea balsamifera*（L.）DC.

异名：大风艾、牛耳艾、大风叶、紫再枫（《生草药性备要》），再风艾（《岭南采药录》），大艾、大枫草（《中国树木分类学》），枚片（《广西中兽医药用植物》），大黄草（《中药志》），大骨风（《南宁市药物志》），大毛药（《贵州植物调查》），冰片艾、大枫艾（广州部队《常用中草药手册》），大毛香（《贵州草药》），冰片叶、真金草（《云南思茅中草药选》），冰片叶（《云南种子植物名录》），家风叶（华南），家风艾（贵州、广西），山大艾（广西、广东），牛大艾、大山艾（广东），打蛇艾、打蚊艾（海南），八里香（贵州），叶下香（福建）。

【性味与归经】 味辛、微苦，性温。

【功能与主治】 通窍散火，祛翳明目。用于霍乱腹痛，风痰闭窍；外治目疾外障、口疮、跌打损伤。

释名考订

本品为艾纳香叶片经加热升华所得的结晶。初为灰白色粉状物，故名"艾粉"，"艾"为艾纳香之省称。经压榨去油，炼成块状结晶，再劈削成颗粒状或片状物，乃称"艾片"。艾纳香，名义未详。《开宝本草》引《广志》曰："出西国，似细艾。"或谓，形似艾而有香气，故名。能制冰片，因称冰片草、冰片艾。打蛇艾、打蚊艾以功能为名。本品擅祛风，用治风寒感冒、头风痛、风湿痹痛有效，大骨风、大风艾因以得名。

197 艾叶 aiye 《本草经集注》

【来源】 为菊科植物艾的叶。

【异名】 大艾叶（《女科百问》），土艾叶（《滇南本草》），北艾叶、蕲艾叶（《增补万病回春》），陈艾（《四川中药志》），杜艾叶（南药《中草药学》），白艾、陈艾叶（《常用中药名辨》），艾蒿叶（河北、山东），狼尾蒿子叶（山东）。

【植物名】 艾 *Artemisia argyi* Levl. et Vant.

异名：冰台（《尔雅》），艾蒿（《尔雅》郭璞注），医草（《名医别录》），黄草、灸草（《埤雅》），蕲艾（《蕲艾传》），蕲州艾（《本草衍义》），北艾（《本草纲目》），家艾（《医林纂要·药性》），甜艾（《本草求原》），阿及艾（《江苏南部种子植物手册》），大叶艾（《中药志》），大艾、高山祈艾、官艾（《浙江民间常用草药》），草蓬（《中药大辞典》），祁艾（云南、河北、广西、广东、北京），艾蓬（浙江、上海），香艾（吉林、江苏），五月艾（江西），狼尾蒿（山东），端阳艾（湖南）。

【性味与归经】 味辛、苦，性温；有小毒。归肝、脾、肾经。

【功能与主治】 温经止血，散寒止痛，外用祛湿止痒。用于吐血，衄血，崩漏，月经过多，胎漏下血，少腹冷痛，经寒不调，宫冷不孕；外治皮肤瘙痒。

释名考订

艾很早就被广泛地用于治病。《诗·王风·采葛》传："艾所以疗疾。"《本草正义》曰："古人灸法，本无一症不可治，艾之大用，唯此最多。"故此，《名医别录》称其为医草，《埤雅》则有灸草之名。"艾"，从"艹"，"乂"声；通"乂"，有治理、安定之义。《说文解字·丿部》段玉裁注："艾者，乂之假借字。"又云："乂，训治也。"《释名疏证补》云："艾，乂也；乂，治也。"按本品能疗疾，灸百病，使病体得以康宁，故得艾之名；药用其叶，因称艾叶。艾有冰台之称。《尔雅·释草》：
"艾，冰台。"陆佃《埤雅》云："《博物志》曰削冰令圆，举以向日，以艾承其影，则得火。艾曰冰
台，其以此乎？"此训似稍嫌牵强。《本草纲目》曰："艾叶……自成化以来，则以蕲州者为胜，用充
方物，天下重之，谓之蕲艾。"蕲艾，省写作"祁艾"。艾之茎叶类蒿，故名艾蒿。艾蓬，义即艾蒿，
《说文解字·艸部》："蓬，蒿也。"干后色黄，乃名黄草。甜艾，以味为名；香艾，以气为名；狼尾
蒿，以形为名也。五月艾者，《本草纲目》曰，"以五月五日连茎刈取，暴干收叶"，因以得名。我国
自古即有在端阳节时将艾悬于门上以祛邪辟秽的民俗，端阳艾之名当典出于此。苏颂曰：艾"五月五
日采叶暴干，陈久方可用"。《孟子·离娄上》则曰："犹七年之病，求三年之艾也。"传统认为艾叶
以陈久者为佳，故名陈艾。

198 石韦 shiwei 《神农本草经》

【来源】为水龙骨科植物庐山石韦、石韦或有柄石韦的叶。

【异名】石䪼（《神农本草经》），石皮（《名医别录》），石苇（《滇南本草》），金星草、石兰
（《本草纲目》），剑单、飞刀剑（《植物名实图考》），生扯拢（《分类草药性》），金汤匙、石背柳
（《中药材手册》），石剑、虹霓剑草、潭剑（《福建民间草药》），石耳朵（《四川中草药治疗手册》），
金茶匙（《全国中草药汇编》），单叶草（《简明中医辞典》），金背茶匙（上海、浙江），叶下红（湖
南、贵州），岩花柳（北京、河北），金汤瓢（湖北），金瓢羹（四川）。

庐山石韦：大金刀（《贵州中草药名录》），猫耳朵、金腰带（四川），金石韦（江西）。

石韦：反背红（《峨眉山之药用植物》），小石韦、七星剑、石剑箸、神仙拔剑、凤尾、牛舌
（《浙江民间常用草药》），石韦叶（《滇南本草新编》），肺经草、肺筋草（湖南、广西），金茶条（江
苏、江西），小叶下红（湖南、贵州），大号七星剑、小号石剑（福建），小肺经草、一把剑（湖南），
石茶叶、蛇眼睛（安徽），虹霓剑、红背化骨丹（江西），石上剑（广东），山柴刀（广西），紫石韦
（吉林），牛皮茶（河北），金调羹（贵州）。

有柄石韦：小石韦（《药材学》），小尖刀（《全国中草药汇编》），金瓢兀、金茶条、石剑红、牛
耳朵石韦、瓦寄生、瓦苇、大尖刀（《本草药名集成》），丹叶草、独叶茶、观音茶、八宝茶（山东），
猫耳朵、打不死（四川），刀尖药、石茶叶（河南），牛皮茶（吉林）。

【植物名】（1）庐山石韦 *Pyrrosia sheareri*（Bak.）Ching

异名：光板石韦（《中药志》），大石韦（《全国中草药汇编》），大连天草、箭戟蕨（《中药大辞
典》），岩人树、卷莲、石芝（湖南），大叶石韦（浙江），刀口药（贵州），石笔（广西南宁）。

（2）石韦 *Pyrrosia lingua*（Thunb.）Farwell

异名：肺心草、会金草、小木鸡（《广西中兽医药用植物》），蛇舌风（《广西药用植物名录》），
尖刀草、天九牌草（《浙江民间常用草药》），蜈蚣七、铺地蜈蚣七、一枝箭、木上蜈蚣（《中药大辞
典》），大叶石韦（《本草药名集成》），石茶（东北），象皮草（湖南、江西），飞剑草、破血草、石
韦伸筋、铜卷莲、剑叶卷莲（湖南），镰铁草、合金草（广西），大石菜（辽宁），柔软石韦（云南）。

（3）有柄石韦 *Pyrrosia petiolosa*（Christ）Ching

异名：石茶（《东北草本植物志》），石英草（《广西药用植物名录》），小叶石韦（《中药鉴别手
册》），独叶草（《北方常用中草药手册》），山茶（《青岛中草药手册》），长柄石韦（《贵州中草药名
录》），石菜（黑龙江）。

【性味与归经】味甘、苦，性微寒。归肺、膀胱经。

【功能与主治】利尿通淋，清肺止咳，凉血止血。用于热淋，血淋，石淋，小便不通，淋沥涩痛，
肺热喘咳，吐血，衄血，尿血，崩漏。

释名考订

石韦始载于《神农本草经》，列入中品。《本草经集注》云："蔓延石上，生叶如皮，故名石韦。"

韦，熟皮。唐玄应《一切经音义》卷十四引《字林》云："韦，柔皮也。"本品叶片革质如皮，常附生于石上，因称石韦、石皮。《滇南本草》作"石苇"，误也。《本草纲目》曰："韀亦皮也。"故又名石韀。叶远生，叶叶间相邻而疏，犹如被勉强撮合在一起的陌路人，故有"生扯拢"之名。叶片背面密布星点状孢子囊群，因呼金星草。叶柄细长，叶片披针形、阔披针形或长圆状披针形，似兰似剑似匙，石兰、石剑、金茶匙等因以得名。

199 石灰 shihui 《神农本草经》

【来源】 为石灰岩经加热煅烧而成的生石灰及其水化产物熟石灰，或两者的混合物。

【异名】 垩灰（《神农本草经》），希灰（《名医别录》），石垩（《本草经集注》），五味、染灰、散灰、白灰、味灰（《石药尔雅》），锻石（《日华子本草》），石锻（《本草图经》），生石灰（《世医得效方》），矿灰、白虎（《本草纲目》），新石灰（《卫生易简方》）。

熟石灰：风化石灰（《小儿卫生总微论方》），消石灰（《中药大辞典》），石灰冰（《青藏矿物药》），陈石灰（《神农架药录》），羟钙石、氢氧钙石（《中华本草》）。

【矿物名】 石灰岩 Calcaren

异名：石灰石、青石（《矿物药与丹药》）。

【性味与归经】 味辛、苦、涩，性温；有毒。归肝、脾经。

【功能与主治】 解毒腐蚀，敛疮止血，杀虫止痒。用于痈疽疔疮，丹毒，瘰疬痰核，赘疣，外伤出血，水火烫伤，下肢溃疡，久痢脱肛，疥癣，湿疹，痱子。

释名考订

物质燃烧后的残留物曰"灰"。石灰为石灰岩经加热煅烧而成，苏颂谓"烧青石为灰也"，故名石灰。锻石、石锻、矿灰诸名义同。色白，性至烈，因称白虎。"垩"，作粉饰墙壁解。《尔雅·释宫》"墙谓之垩"郭璞注："白刷墙也。"又《考工记·匠人》郑玄注："以蜃灰垩墙，所以饰成宫室。"石灰可用以刷墙，故谓石垩、垩灰。白灰，以色为名；散灰，以质为名；染灰，以功为名也。希灰，"希"，义当作"鵗"。按"鵗"为多音字，《龙龛手鉴·食部》："鵗，音希。"字又同"饰"（shì），为"饰"的异体字，明焦竑《俗书刊误》云："饰，俗作鵗。"石灰以粉饰为用，因称希（鵗）灰。

200 石斛 shihu 《神农本草经》

【来源】 为兰科植物金钗石斛、鼓槌石斛或流苏石斛及其近似种的茎。

【异名】 林兰（《神农本草经》），禁生、杜兰、石蓫（《名医别录》），金钗花、千年润（《本草纲目》），石竹（桂馥《札朴》），悬竹、千年竹（《植物名实图考》），黄草（《药物出产辨》），吊兰花（《中国药用植物志》），吊兰（《全国中草药汇编》），大黄草（云南、贵州、广西、四川）。

金钗石斛：金钗（《中国药用植物志》），石斗、扁斗、归金斗、广金钗、无芦金斗、木斗（《药材学》），扁草（《全国中草药汇编》），鲜石斛（《中药大辞典》），扁金斗（《中国药用石斛彩色图谱》），金石斛（云南、浙江、上海），巨石斛（湖北、四川），木斛、扁金钗、扁钗石斛、扁茎石斛（广西），金斗、原金斛、鲜金斗（上海），扁黄草、中黄草（贵州），川石斛（江苏），鲜扁斗（浙江），金耳环（四川），细黄草（云南）。

流苏石斛：马鞭草（《药物出产辨》），小黄草、马鞭杆、旱马鞭、旱马棒（贵州），大马鞭、黄草节（广西），黄草片（上海），马棒草（重庆），草石斛（陕西），川石斛（江苏）。

【植物名】（1）金钗石斛 *Dendrobium nobile* Lindl.

异名：金钗草（四川）。

（2）鼓槌石斛 *Dendrobium chrysotoxum* Lindl.

异名：金弓石斛（云南）。

（3）流苏石斛 *Dendrobium fimbriatum* Hook.

异名：单斑石斛（《广西药用植物名录》），马鞭石斛（《中国药典》）。

【性味与归经】 味甘，性微寒。归胃、肺、肾经。

【功能与主治】 益胃生津，滋阴清热。用于热病津伤，口干烦渴，胃阴不足，食少干呕，病后虚热不退，阴虚火旺，骨蒸劳热，目暗不明，筋骨痿软。

释名考订

李时珍曰："石斛名义未详。其茎状如金钗之股，故古有金钗石斛之称。今蜀人栽之，呼为金钗花。盛弘之《荆州记》云：耒阳龙石山多石斛，精好如金钗，是矣。"清桂馥《札朴》卷十"石竹"条云："顺宁山石间有草，一本数十茎，茎多节，叶似竹叶，四五月开花纯黄，亦有紫、白二色者，土人谓之石竹。案即石斛也。移植树上亦生。"草生"山石间"而"茎多节，叶似竹叶"，故名石竹。"移植树上亦生"，因称悬竹、吊兰。石斛因其特殊的植物形态而被称之为"竹"，古已有之。在《植物名实图考》中，金钗石斛就有"千年竹"之名。其他，如细叶石斛在湖北神农架被称作竹节金钗，细茎石斛在广西被称作竹叶钗斛，细叶石斛和罗河石斛在贵州都被称作竹丫草，铁皮石斛在浙江、束花石斛和迭鞘石斛在云南则都被称作岩竹。按《名医别录》有名石蓫。"蓫"，音 zhú，与"竹"一声。"斛"音 hú。竹、蓫、斛均在乌韵，疑三名音近相转也。斛，古时量器，也作量词或容量单位。南宋以前，十斗为一斛。《说文解字·斗部》："斛，十斗也。"《汉书·高帝纪上》云："关中大饥，米斛万钱，人相食。"石斛多生长在深山老林峭壁陡崖上的石缝间，采集不易，贵重难得，价以谷斛计，石斛之名，殆取此义。《本草纲目》曰："石斛丛生石上，其根纠结甚繁……人亦折下，以沙石栽之，或以物盛挂屋下，频浇以水，经年不死，俗称为千年润。"流苏石斛者，花大，唇瓣撕裂如流苏，故名。其花期无叶，总状花序下垂，以形似又有"马鞭"之称。鼓槌石斛茎直立，肉质，呈纺锤形，以形似而得"鼓槌"之名。药材表面金黄色、棕黄色或黄绿色，因称黄草、大黄草。

201 石膏 shigao 《神农本草经》

【来源】 为硫酸盐类硬石膏族矿物石膏，主含含水硫酸钙（$CaSO_4 \cdot 2H_2O$）。

【异名】 细石、细理石（《名医别录》），软石膏（《本草衍义补遗》），寒水石（《本草纲目》），烂石膏（《外科启玄》），白虎（《药品化义》），白石膏（《医宗金鉴》），纤维石膏（《药材学》），土石膏（《四川中药志》），冰石（《矿物药与丹药》），大石膏（《全国中草药汇编》），生石膏（《中国药典》），玉火石（甘肃），石羔（青海）。

【矿物名】 石膏 Gypsum Fibrosum

【性味与归经】 味甘、辛，性大寒。归肺、胃经。

【功能与主治】 清热泻火，除烦止渴。用于外感热病，高热烦渴，肺热喘咳，胃火亢盛，头痛，牙痛。

释名考订

朱丹溪释石膏名曰："火煅细研醋调，封丹灶，其固密甚于脂膏，此盖兼质与能而得名。正与石脂同意。"按煅石膏习称"烧石膏"，化学成分为无水硫酸钙（$CaSO_4$），由石膏加热到 128℃ 脱水而成。其粉末混水后有可塑性，但不久即硬化。利用这个特性，现代建筑工业用作装饰材料，医疗上用为骨科固定材料，美术上用于雕塑模型材料。朱丹溪所称"封丹灶，其固密甚于脂膏"，也是源于煅石膏的这个特性。石膏有软、硬两种。李时珍曰：软石膏者，"松软易碎，烧之即白烂如粉"，故名。又曰："其文理细密，故名细理石。其性大寒如水，故名寒水石。"又名白虎。张仲景《伤寒论》有重用石膏的著名方剂"白虎汤"，用于阳明经实热证。根据中医的"阴阳五行"学说，石膏色白，属金，主肺。李东垣曰："石膏，足阳明药也。仲景治伤寒阳明证……邪在阳明，肺受火制，故用辛寒以清肺气，所以有白虎之名。"此藉"白虎"之名，喻其清热之功卓著。

202 石燕 shiyan 《新修本草》

【来源】为古生代腕足类石燕子科动物中华弓石燕 Cyrtiospirifer sinensis（Graban.）及弓石燕 Cyrtiopsis sp. 等多种近缘动物的化石。

【异名】石燕子（《简要济众方》），大石燕（《医宗说约》），燕子石（《药材学》），土燕（《矿物学与丹药》），灵石燕（《浙江省中药炮制规范》），燕儿石（《矿物药及其应用》）。

【矿物名】石燕化石 Fossilia Cyrtiospirifer

【性味与归经】味甘、咸，性凉。归肾、膀胱经。

【功能与主治】除湿热，利小便，退目翳。用于淋病，小便不通，带下，尿血，小儿疳积，肠风痔漏，眼目障翳。

释名考订

石燕始载于《新修本草》，曰："永州祁阳县西北一十五里土冈上，掘深丈余取之。形似蚶而小，坚重如石也。"《本草衍义》亦谓："石燕如蚬蛤之状，色如土，坚重如石。"可见，古代本草所记载的石燕是一种类似蚶蛤类动物的贝壳深埋于土中年久生成的化石，这与现今药用石燕的来源完全一致。那么，既然它的外形与蚶蛤动物的贝壳相类，为何又会被称作"石燕"的呢？按《本草纲目》记载，"石燕有二"，"一种是锺乳穴中石燕，似蝙蝠者，食乳汁能飞，乃禽类也"。这种石燕《本草纲目》载于禽部卷四十八"石燕"条，又称"土燕"，现早已不用。另一种石燕，《本草纲目》列入石部卷十"石燕"条，"乃石类也，状类燕而有文，圆大者为雄，长小者为雌"，所指者即为本品。上述两种石燕在古代曾同时入药，以致"宋人修本草，以食钟乳禽石燕混收入此（石类）石燕下"，一度造成两者混用的情况。故在一段时期里，古人对本品来源的认识并不十分清楚，甚至认为（石类）石燕原是鸟类，"因雷雨则自石穴中出，随雨飞坠者"。在这种情况下，本品被称作"石燕"也就不奇怪了。

203 石蟹 shixie 《日华子本草》

【来源】为古生代节肢动物弓蟹科石蟹 Macreophtalmus latreilli Edw. 及其近缘动物的化石。

【异名】大石蟹（《审视瑶函》），全石蟹（《中医药用矿物》），石螃蟹（《全国中草药汇编》），灵石蟹（《矿物药浅说》）。

【矿物名】蟹化石 Fossilia Telphusa

【性味与归经】味咸，性寒。归肝、胆、肾经。

【功能与主治】清热利湿，消肿解毒，去翳明目。用于湿热淋浊，带下，喉痹，痈肿，漆疮，青盲，目赤，翳膜遮睛。

释名考订

石蟹始载于《日华子本草》。《开宝本草》曰："石蟹生南海。又云是寻常蟹尔，年月深久，水沫相著，因化成石，每遇海潮即飘出。"《本草图经》曰："今岭南近海州郡皆有之。体质石也，而都与蟹相似，但有泥与粗石相著尔。"从文献所记可见，石蟹即古代蟹类动物的化石，故名。

204 石龙刍 shilongchu 《神农本草经》

【来源】为灯心草科植物野灯心草的全草。

【异名】龙须、草续断、龙珠（《神农本草经》），龙葵、龙多、龙鬓、龙木、草毒、龙华、石龙蒭、悬莞（《吴普本草》），龙须草、缙云草（崔豹《古今注》），龙修（《山海经》郭璞注），悬莞、方宾（《名医别录》），晋云叶、西王母簪（《本草纲目》），席草（《本经逢原》），草龙蒭（汪连仕《采药书》），野席草（《本草纲目拾遗》），胡须草（《浙江民间草药》），龙须席草（《广西药用植物名录》），灯心草（河北、江西），灯心蒿、虎须草、碧玉草（江西）。

【植物名】野灯心草 *Juncus setchuensis* Buchen. var. *effusoides* Buchen.

【性味与归经】味苦，性凉。归心、小肠经。

【功能与主治】利水通淋，泄热，安神，凉血止血。用于热淋，肾炎水肿，心热烦躁，心悸失眠，口舌生疮，咽痛，齿痛，目赤肿痛，衄血，咯血，尿血。

释名考订

本品始载于《神农本草经》，历代本草多有记载。陶弘景曰：茎青细，相连，似龙须以作席者，故亦有龙须草之称。"刍"，繁体字作"芻"。《说文解字》云："芻，刈艸也。象包束艸之形。"《本草纲目》云："刈草包束曰刍，此草生水石之处，可以刈束养马，故谓之龙刍……龙须、王母簪，以形也。缙云，县名，属今处州，仙都山产此草，因以名之。"民间多栽莳织席，故有席草之名。

205 石龙芮 shilongrui 《神农本草经》

【来源】为毛茛科植物石龙芮的全草。

【异名】苦堇（《尔雅》），鲁果能、地椹（《神农本草经》），天豆、姜苔、水姜苔（《吴普本草》），彭根（《名医别录》），堇葵（《尔雅》郭璞注），鹘孙头草（《履巉岩本草》），油灼灼、胡椒菜（《救荒本草》），鬼见愁（《植物名实图考长编》），野堇菜、黄花菜（《广西中药志》），鸡脚爬草（苏医《中草药手册》），小水杨梅、清香草（《昆明民间常用草药》），假芹菜（《广西本草选编》），水芹菜、猫脚迹（《安徽中草药》），野辣椒（《青岛中草药手册》），无毛野芹菜、鸭巴掌、水黄瓜香、打锣锤（《全国中草药汇编》），水毛茛（南药《中草药学》），铜锤（《云南种子植物名录》），野芹菜（陕西、上海、四川、云南、广西），小号水芹菜、胡椒草、小号无毛水芹菜（福建），水虎掌草、和尚菜（云南），黄爪草（广西），辣子草（四川绵阳）。

【植物名】石龙芮 *Ranunculus sceleratus* L.

【性味与归经】味苦、辛，性寒；有毒。

【功能与主治】消肿，拔毒，散结，截疟。用于痈疖肿毒，瘰疬结核，疟疾，下肢溃疡。

释名考订

石龙芮始载于《神农本草经》，列为中品。陶弘景云："生于石上，其叶芮芮短小，故名。""芮芮"，草初生貌。《新修本草》天雄条注云："石龙芮叶似堇草，故名水堇。"味苦，而称苦堇。又云："堇菜野生，非人所种。"因称野堇菜。"芹"音似"堇"，又作野芹菜。四五月开细黄花，乃呼黄花菜。小水杨梅、打锣锤，以果形为名；鸭巴掌、猫脚迹、鸡脚爬草、水虎掌草等，皆以叶形为名。《本草纲目》曰：堇葵、胡椒菜"皆苗名也，苗作蔬食，味辛而滑，故有椒、葵之名"。

206 石决明 shijueming 《名医别录》

【来源】为鲍科动物杂色鲍、皱纹盘鲍、羊鲍、澳洲鲍、耳鲍或白鲍的贝壳。

【异名】真珠母（《雷公炮炙论》），鳆鱼甲（《本草经集注》），决明石（《小儿卫生总微论方》），千里光（《本草纲目》），真海决、海决明、海南决、关海决、鲍鱼壳、九孔石决明（《药材学》），鲍鱼皮（《山东中药手册》），金蛤蜊皮（《山东中草药》），石决（湖南）。

杂色鲍：光底石决明（《中药志》），鲍螺壳（《广东中药志》），光底海决（《全国中草药汇编》），杂色鲍壳（南药《中草药学》），耳片壳（《中药大辞典》），光底决明（《中药鉴别手册》），决明、九孔石决、九孔决明（《常用中药名辨》），九孔海决、大洋石决明、九孔贝、冲海决、九孔鲍壳（《本草药名集成》）。

皱纹盘鲍：毛底石决明、毛底海决（《中药志》），九孔腮（《北方常用中草药手册》），皱纹盘鲍壳（南药《中草药学》），毛底决明（《中药鉴别手册》），关决明、关决、海决、鲍贝、黑鲍壳、海津壳（《本草药名集成》）。

羊鲍：毛底石决明、毛底海决（《中药志》），大海决（《全国中草药汇编》），羊鲍壳（南药《中草药学》），毛底决明（《中药鉴别手册》）。

澳洲鲍：大石决明、大海决（《中药志》）。

耳鲍：小石决明（《中药志》），耳决（《中药正别名》）。

【动物名】（1）杂色鲍 *Haliotis diversicolor* Reeve

异名：鲍鱼（《素问》），鳆鱼（《本草经集注》），九孔螺（《日华子本草》），镜面鱼、明目鱼（《医林纂要·药性》），九孔鲍（《中药志》），鲍螺（《常见药用动物》）。

（2）皱纹盘鲍 *Haliotis discus hannai* Ino

异名：鳆鱼（《本草经集注》），虾夷盘鲍（《贝类学概论》），盘大鲍（《我国的海产贝类及其采集》）。

（3）羊鲍 *Haliotis ovina* Gmelin

异名：鲍鱼（《南海海洋药用生物》）、台湾石决明（《中华本草》）。

（4）澳洲鲍 *Haliotis ruber*（Leach）

（5）耳鲍 *Haliotis asinina* Linnaeus

（6）白鲍 *Haliotis laevigata*（Donovan）

异名：光滑鲍（《中药志》）。

【性味与归经】味咸，性寒。归肝经。

【功能与主治】平肝潜阳，清肝明目。用于头痛眩晕，目赤翳障，视物昏花，青盲雀目。

释名考订

经考证，古代所用的石决明，其原动物与今主要药用品种九孔鲍相符。九孔鲍又名九孔螺，它的贝壳称为石决明，又名千里光。石决明功能平肝潜阳，清肝明目。除治疗肝阳上亢之头痛、眩晕外，还用于目赤翳障、视物模糊、青盲、雀目等证。《本草纲目》曰："决明、千里光，以功名也。九孔螺，以形名也。"又曰："石决明长如小蚌而扁，外皮甚粗，细孔杂杂，内则光耀，背侧一行有孔如穿成者。"故有"九孔"之名。

207 石南藤 shinanteng 《本草图经》

【来源】为胡椒科植物石南藤的茎枝。

【异名】丁父、丁公寄（《名医别录》），丁公藤（《本草拾遗》），南藤（《开宝本草》），搜山虎（《滇南本草》），风藤（《本草纲目》），蓝藤（《植物名实图考》），巴岩香（《分类草药性》），石楠藤（湖北、湖南、四川），海风藤（福建、湖北），爬岩香（湖北、四川），三角枫、细叶青竹蛇（广东），软筋藤、岩叶枫（四川），臭风藤（福建），岩清香（湖北）。

【植物名】石南藤 *Piper wallichii*（Miq.）Hand. – Mazz.

异名：大麻散、落地金钱（《广西药用植物名录》），湖北胡椒（《中药大辞典》），赶山鞭（湖北），石南（湖南），石胡椒（贵州）。

【性味与归经】味辛、甘，性温。归肝、肾经。

【功能与主治】祛风湿，通经络，强腰脚，止痛。用于风寒湿痹，筋骨疼痛，腰痛，手术后疼痛。

释名考订

石南藤以"南藤"之名始载于《开宝本草》，又名风藤。马志曰："风藤生依南树，故号南藤。"又喜攀援于岩石，乃名石南藤。揉之有气香，因称爬岩香、岩清香。主产于四川，遂有巴岩香之名。风藤者，《本草品汇精要》曰："南藤……主排风除痹，疗诸风"，故名。《名医别录》称"丁公寄"，《本草拾遗》名"丁公藤"。陈藏器曰："丁公寄，即丁公藤也。始因丁公用有效，因以得名。"

208 石莲子 shilianzi 《名医别录》

【来源】为睡莲科植物莲的老熟果实。

【异名】藕实（《本草经集注》），石莲心（《太平圣惠方》），石莲（《政和本草》），石莲肉（《和剂局方》），甜石莲、莲蓬子（《中药材手册》），壳莲子、带皮莲子、莲实（《全国中草药汇编》），老莲子（《常用中药名辨》），壳莲（《中药正别名》），带壳莲子（《本草药名集成》）。

【植物名】莲 *Nelumbo nucifera* Gaertn.

【性味与归经】味甘、涩、微苦，性寒。归脾、胃、心经。

【功能与主治】补益脾胃，祛热毒，清心除烦。用于噤口痢，冷热呕吐，食物不下，淋浊。

释名考订

石莲子为莲的老熟果实，表面灰棕色至灰黑色，质坚硬不易破开。李时珍云："至秋，房枯子黑，其坚如石，谓之石莲子。"《本经逢原》亦曰："石莲子，本莲实老于莲房，堕入淤泥，经久坚黑如石，故以得名。"

209 石菖蒲 shichangpu 《本草图经》

【来源】为天南星科植物石菖蒲的根茎。

【异名】昌本（《周礼》），茚（《说文解字》），昌草（《淮南子》），尧时薤、尧韭（《吴普本草》），卬（《广雅》），茆（《玉篇》），木蜡、阳春雪、望见消（《外科集验方》），菖蒲（《太平圣惠方》），石昌蒲（《本草图经》），紫菖蒲、百节菖蒲（《普济方》），苦菖蒲（《生草药性备要》），药菖蒲（《广西中兽医药用植物》），香蒲（《中药志》），山菖蒲、溪菖（《药材学》），粉菖（《中药材手册》），紫耳（《中国药用植物图鉴》），石上菖蒲（《中药材品种论述》），香菖（《中药鉴别手册》），石蜈蚣（广州部队《常用中草药手册》），水蜈蚣（《广西中草药》），香菖蒲（《全国中草药汇编》），细节菖蒲（《中药材商品知识》），九节菖、寸菖蒲（《常用中药名辨》），九节菖蒲（江西、浙江、湖南、四川），水菖蒲（江西、天津、四川），菖蒲根（江苏、四川），建菖蒲（湖北、四川）。

【植物名】石菖蒲 *Acorus tatarinowii* Schott

异名：剑草（《药物出产辨》），韭菜菖蒲（《湖南药材手册》），野韭菜、香草（《广西中草药》），菖蒲叶（《全国中草药汇编》），水剑草（江西、福建、湖北、湖南、广东、广西），夜晚香、回手香、洗手香、山艾（四川），韭菜香、剑菖蒲、球子草（湖南），随手香（重庆）。

【性味与归经】味辛、苦，性温。归心、胃经。

【功能与主治】开窍豁痰，醒神益智，化湿开胃。用于神昏癫痫，健忘失眠，耳鸣耳聋，脘痞不饥，噤口下痢。

释名考订

"菖蒲"之名义参见本书"藏菖蒲"条。《本草纲目》曰："《典术》云：尧时天降精于庭为韭，感百阴之气为菖蒲。故曰尧韭。方士隐为水剑，因叶形也。"为多年生草本。植株成丛生状，其叶昂然直上，故有"卬"之名。《说文解字》徐灏《注笺》："卬，古仰字。"从"艹"，而作"茚"，作"茆"。药用其根茎，因称昌本。按"本"为"根"之义。《说文解字·木部》："木下曰本。"按菖蒲有水菖蒲和石菖蒲之分。《名医别录》曰："菖蒲生上洛池泽及蜀郡严道，一寸九节者良，露根不可用。"陶弘景云："生石碛上，概节为好。在下湿地，大根者名昌阳，不堪服食。"所谓"生上洛池泽"（"在下湿地"）、"露根"（"大根"）者即为水菖蒲，而"生石碛上"、"一寸九节"（"概节"）者是为石菖蒲。古人认为，石菖蒲在药用上要优于水菖蒲，尤以"一寸九节者良"。石菖蒲中的道地药材，因此被称为"九节菖蒲"。但是，近代在全国大部分地区市售的九节菖蒲并不是石菖蒲，而是毛茛科植物阿尔泰银莲花 *Anemone altaica* Fisch. ex C. A. Mey. 的根状茎。究其缘由，盖因此草的根状茎细瘦而多节，与"一寸九节"有相符之处，故而被误认为九节菖蒲。这是本草中名实不符的一个较为典型的例子。

210 石椒草 ^{shijiaocao} 《滇南本草》

【来源】 为芸香科植物石椒草的全草。

【异名】 石交（《植物名实图考》），岩椒草（《四川中药志》），白胡草（《中国经济植物志》），石胡椒（《昆明药用植物调查报告》），羊不吃、九牛二虎草、铁帚把、千里马、羊膻草、铜脚地枝蒿（《云南中草药》），小狼毒、臭草（《新华本草纲要》），一支蒿、羊不食草、二号黄药、白虎草、细叶石椒、壁虱草（云南），臭沙子、无柄疙蚤草（四川）。

【植物名】 石椒草 *Boenninghausenia sessilicarpa* Lévl.

【性味与归经】 味辛、苦，性凉；有小毒。

【功能与主治】 疏风解表，清热解毒，行气活血。用于感冒，扁桃体炎，支气管炎，肺炎，尿路感染，肾盂肾炎，胃痛腹胀，血栓闭塞性脉管炎，腰痛，跌打损伤。

释名考订

生于山野岩石边，味辣似胡椒，故名石椒、岩椒、石胡椒。石交，"交"，当为"椒"之音近讹字。味又苦又辣，羊不喜食，因称"羊不吃"。气特异，遂呼臭草、羊膻草。称"九牛二虎"者，根生山石中拔之难出故也。三出复叶互生，小叶几无柄，《植物名实图考》谓其"三叶一簇，面绿背紫，大者如豆，小者如胡麻，参差疏密，自然成致"，以形似而称壁虱草、无柄疙蚤草。

211 石楠叶 ^{shinanye} 《本草从新》

【来源】 为蔷薇科植物石楠的叶或带叶嫩枝。

【异名】 石南叶（《名医别录》），风药（《本草纲目》），栾茶（《本草纲目拾遗》），红树叶、石岩树叶（《中药材手册》），石眼树叶、老少年树叶（《中药志》），老少年叶（江苏）。

【植物名】 石楠 *Photinia serrulata* Lindl.

异名：石南、鬼目（《神农本草经》），石南草（《名医别录》），端正木（《花镜》），猪林子（《植物名实图考》），油蜡树、水红树（《中国药用植物志》），凿木（《中国种子植物科属辞典》），石岩树（《中药材手册》），石崖树、石楠藤、南藤（《药材学》），石楠树、笔树、石眼树（《中国药用植物图鉴》），扇骨树（《新华本草纲要》），扇骨木（江西、江苏），避火珠、铁粟树、野枇杷、红叶树（安徽），凿树（江西）。

【性味与归经】 味辛、苦，性平；有小毒。归肝、肾经。

【功能与主治】 祛风湿，通经络，益肾气。用于风湿痹痛，腰膝无力，阳痿宫冷，头风头痛，风疹瘙痒。

释名考订

本品始载于《神农本草经》，原名"石南"，列为下品。《本草纲目》曰："生于石间向阳之处，故名石南。"从木，"南"字因改作"楠"。《本草纲目》又曰："桂阳呼为风药，充茗及浸酒饮能愈头风，故名。"栾茶，"楠"、"栾"叠韵，音转而有其名。

212 石榴皮 ^{shiliupi} 《雷公炮炙论》

【来源】 为石榴科植物石榴的果皮。

【异名】 酸石榴皮（《肘后方》），石榴壳（《雷公炮炙论》），安石榴酸实壳（《名医别录》），安石榴皮（孟诜《食疗本草》），酸榴皮（《本草纲目》），石榴果皮（《药材学》），西榴皮（《闽东本草》）。

【植物名】石榴 *Punica granatum* L.

异名：楉榴（《广雅》），安西榴、安石榴（《博物志》），酸石榴（《千金要方》），丹若（《酉阳杂俎》），若榴（《南都赋》），甜石榴（《滇南本草》），金罂、甘石榴（《本草纲目》），金庞（《群芳谱》），若榴木（《中国植物志》），榭榴（《中国药用植物图鉴》），珍珠石榴（《全国中草药汇编》），安息榴、西安榴（《中药大辞典》），海石榴（河南、湖南），榭石榴、谢石榴（台湾）。

【性味与归经】味酸、涩，性温。归大肠经。

【功能与主治】涩肠止泻，止血，驱虫。用于久泻，久痢，便血，脱肛，崩漏，带下，虫积腹痛。

释名考订

石榴又名安石榴，始载于《雷公炮炙论》。《本草纲目》引《博物志》云："汉张骞出使西域，得涂林安石国榴种以归，故名安石榴。"按"安石"，亦作"安息"，西亚古国名，全称阿萨息斯（Arsaces），建于公元前3世纪中期。阿萨息斯，中国史籍多译作"安息"，《本草纲目》引《博物志》作"安石"，是为不同译写。《本草纲目》曰："榴者瘤也，丹实垂垂如赘瘤也。"安石榴由此得名，简作"石榴"。海石榴者，谓其自海外引入。丹若，为波斯语 danak（或 dana）的音译。罂为古代瓶一类的容器，腹大口小，石榴的外形与之相似；成熟时果皮淡黄褐色或淡黄绿色，稍具光泽，故名金罂。《本草图经》云：石榴"有甘、酢二种，甘者可食，酢者入药"。酢者，酸也。《说文解字·酉部》段玉裁注："凡味酸者皆谓之酢。"本品以味酸者入药，故中医处方多有酸榴皮、酸石榴皮等名。

213 龙齿 longchi 《神农本草经》

【来源】为古代哺乳动物如象类、犀牛类、三趾马等的牙齿化石。

【异名】真龙齿、正龙齿（《名医别录》），青龙齿、白龙齿、五花龙齿、白条牙、青条牙（《中药材手册》），龙齿墩、盘龙齿、土龙齿（《中药志》），龙牙（《青岛中草药手册》），小青齿、盘齿（《矿物药及其应用》）。

【矿物名】牙齿化石 Dens Draconis

【性味与归经】味甘、涩；性凉。归心、肝经。

【功能与主治】镇惊安神，清热除烦。用于惊痫，癫狂，心悸怔忡，失眠多梦，身热心烦。

释名考订

古人认为本品为传说中的龙的牙齿，故名龙齿。现代研究表明，中药龙齿是古代多种大型哺乳动物如三趾马、象类、犀牛类等牙齿的化石。表面青灰色或暗棕色者习称"青龙齿"，白色或黄白色者习称"白龙齿"。参见"龙骨"条。

214 龙骨 longgu 《神农本草经》

【来源】为古代哺乳动物象类、犀类、三趾马、牛类、鹿类等的骨骼化石。

【异名】白龙骨（《名医别录》），五花龙骨、真龙骨（《良朋汇集》），正龙骨（《幼幼集成》），五色龙骨（《广利方》），粉龙骨、土龙骨（《中药志》），化龙骨（《药材学》），青花龙骨（《矿物药浅说》），青化龙骨、花龙骨（《中药大辞典》）。

【矿物名】骨骼化石 Os Draconis

【性味与归经】味涩、甘，性平。归心、肝、肾、大肠经。

【功能与主治】镇惊安神，敛汗固精，止血涩肠，生肌敛疮。用于惊痫癫狂，怔忡健忘，失眠多梦，自汗盗汗，遗精淋浊，吐衄便血，崩漏带下，泻痢脱肛，溃疡久不收口，阴囊湿痒。

释名考订

龙为古代传说中一种有鳞角须爪能兴云致雨的神异动物。按《说文解字》，"龍（龙）"字为篆文象形。明《本草乘雅半偈》云："龙耳亏聪，以角为听。"有谓"龙"字的由来，是龙以角为听而弗用其耳，若"聋"字无"耳"则成"龙"。

关于龙骨的来源，古人曾众说纷纭，莫衷一是。《神农本草经》认为，龙骨"是龙死骨也"。陶弘景则认为，"皆是龙蜕，非实死也"。李时珍从《本经》说，曰："是龙固有自死者矣，当以《本经》为正。"也有对上述观点提出质疑者。在明《本草汇言》中，著者描述了他去晋、蜀山谷实地考察龙骨产区的所见："间尝过晋、蜀山谷，为访所产龙骨之处。岩石棱峭，溪径坎衍，则有垒垒如龙鳞，隐之如爪牙者，随地掘之，尽皆龙骨。岂真龙之骨有若此之多，而又皆尽积于梁、益诸山也。要皆石燕、石蟹之伦，蒸气成形，石化而非龙化耳。"现代研究表明，药用龙骨系第三纪后期和第四纪哺乳动物象、犀牛、三趾马、牛类、鹿类等的骨骼化石。日本皇宫正仓院现存我国唐代的药物中有五花龙骨、白龙骨、龙齿等，经研究均属古代真象属（*Elephas*）及剑齿象属（*Stegodon*）动物骨及齿的化石。由于历史和科学知识的局限，古人把这些远古时代大型哺乳动物骨骼的化石都看作是传说中龙的遗骨，故名龙骨。

215 龙胆 longdan 《神农本草经》

【来源】为龙胆科植物条叶龙胆、龙胆、三花龙胆或坚龙胆的根及根茎。

【异名】陵游（《神农本草经》），草龙胆（《本草图经》），龙胆草（《履巉岩本草》），苦龙胆草、地胆草（《滇南本草》），胆草（《药品化义》），山龙胆（《浙江中药手册》），胆草根（《中药材手册》），水龙胆（《江苏省植物药材志》），苦胆草（《全国中草药汇编》）。

【植物名】（1）条叶龙胆 *Gentiana manshurica* Kitag.

异名：长白龙胆（《东北药用植物志》），东北龙胆（《东北植物检索表》），线叶龙胆（《广西植物名录》）。

（2）龙胆 *Gentiana scabra* Bge.

异名：四叶胆（《广西中兽医药用植物》），粗糙龙胆（《中药志》），龙须草（江西、福建、安徽），观音草（内蒙古、吉林），鲤鱼胆、鲤鱼草（浙江），山龙胆草（江苏），四叶草（广东）。

（3）三花龙胆 *Gentiana triflora* Pall.

异名：狭叶龙胆（内蒙古）。

（4）坚龙胆 *Gentiana rigescens* Franch. ex Hemsl.

异名：滇龙胆（《植物名实图考》），滇龙胆草（《中国植物志》），苦草、小苦草、酒药花、雪山苦草、炮胀花（云南）。

【性味与归经】味苦，性寒。归肝、胆经。

【功能与主治】清热燥湿，泻肝胆火。用于湿热黄疸，阴肿阴痒，带下，湿疹瘙痒，肝火目赤，耳鸣耳聋，胁痛口苦，强中，惊风抽搐。

释名考订

龙胆始载于《神农本草经》，列为上品。陶弘景曰：龙胆"今出近道，吴兴为胜。状似牛膝，味甚苦，故以胆为名"。《本草经考注》谓："凡药物以龙名者，皆假诧其德以神其效耳。以似骨非骨名龙骨，以似眼非眼名龙眼，以似葵非葵名龙葵之类是也。龙胆亦复此例。"盖因本品味极苦且以"龙"为名，龙胆之名是也。草龙胆者，示为草本植物；山龙胆者，乃为山地所产；水龙胆者，多为苏北沿海荒原所生也。

216 龙葵 longkui 《药性论》

【来源】为茄科植物龙葵的全草。

【异名】苦菜（《新修本草》），苦葵、老鸦眼睛草、天茄子（《本草图经》），天茄苗儿（《救荒本草》），天天茄（《滇南本草》），救儿草、后红子（《滇南本草图说》），水茄、天泡草、老鸦酸浆草

（《本草纲目》），天泡果（《植物名实图考》），黑姑娘（《河北药材》），黑天天、黑星星（《东北药用植物志》），惹子草、野辣子（《中国土农药志》），黑天棵（《江苏省植物药材志》），野辣椒树（《江西民间草药》），七粒扣、乌疔草（《福建民间草药》），乌归菜（《闽南民间草药》），野海椒（《四川中药志》），酸浆草（《中国药用植物图鉴》），龙眼草（《辽宁经济植物志》），黑茄（《杭州药用植物志》），地泡子、地葫草、山辣椒（《湖南药物志》），山海椒、野茄菜、野辣角、天茄菜、耳坠菜（《贵州草药》），野葡萄（《青海省中草药野外辨认手册》），狗钮子（《云南中草药选》），黑悠悠、狗屎琉琉（《北方常用中草药手册》），小灯笼、水茄子（《玉溪中草药》），山茄、甜茄（《西藏常用中草药》），山茄子、烟悠（《青岛中草药手册》），金耳垂、五地养（《浙南本草新编》），黑茄子（《全国中草药汇编》），野茄（南药《中草药学》），酸溜子棵、龙槐（《江苏植物志》），酸酱草、野茄秧、小果果、狗扣子（《云南种子植物名录》），野辣椒（浙江、江西、湖北、贵州、青海），白花菜（广东、广西），摇铃草、灯笼珠草、细叶灯笼泡、天泡子、山辣茄、山香椒、天灯笼、无壳铁灯笼（浙江），甜茄子、天茄稞、黑天地（山东），小天泡子、老鸹眼睛、黑漆棵（安徽），乌仔菜、乌剌茄（台湾），端木棵、野辣虎（江苏），小苦菜、野伞子（四川），灯笼草、天落灯（湖北），飞天龙（江西），假灯笼草（广东），龙葵草（上海），凉凉茄（河北），天天果（吉林），苦葵菜（云南）。

【植物名】龙葵 *Solanum nigrum* L.

【性味与归经】味苦，性寒。

【功能与主治】清热解毒，活血消肿。用于疔疮，痈肿，丹毒，跌打扭伤，慢性气管炎，肾炎水肿。

释名考订

龙，为古代传说中的一种神异动物。龙葵以其果实成熟时色黑如龙之目珠，故名。"葵"者，《本草纲目》谓其"性滑如葵也"。《本草经考注》则曰："凡药物以龙名者，皆假诧其德以神其效耳。以似骨非骨名龙骨，以似眼非眼名龙眼，以似葵非葵名龙葵之类是也。"《新修本草》名苦菜，《本草图经》称天茄子、老鸦眼睛草，《本草纲目》呼作天泡果、老鸦酸浆草。李时珍曰："苦以菜味名；茄以叶形名；天泡、老鸦眼睛，皆以子形名也。与酸浆相类，故加'老鸦'以别之。"果实之形又如耳坠，故名耳坠菜、金耳垂。《滇南本草图说》谓本品"治小儿风邪、热症惊风"有效，因称救儿草。又擅治疔疮肿毒，而称乌疔草。野辣椒、山海椒等，皆以叶形相似而得名。

217 龙眼肉 longyanrou 《开宝本草》

【来源】为无患子科植物龙眼的假种皮。

【异名】龙眼、益智（《神农本草经》），比目（《吴普本草》），亚荔枝（《开宝本草》），荔枝奴（《南方草木状》），荔奴（《本草图经》），龙目（《蜀都赋》），圆眼、木弹、骊珠、燕卵、鲛泪、蜜脾（《本草纲目》），桂圆（《药品化义》），元眼肉（《本草再新》），桂圆肉（《中药材手册》），龙眼干（《泉州本草》），桂元肉（湖北）。

【植物名】龙眼 *Dimocarpus longan* Lour.

异名：绣水团、海珠丛（《群芳谱》），绣木团、川弹子（《清异录》），羊眼果树（《云南种子植物名录》）。

【性味与归经】味甘，性温。归心、脾经。

【功能与主治】补益心脾，养血安神。用于气血不足，心悸怔忡，健忘失眠，血虚萎黄。

释名考订

《本草纲目》曰："龙眼、龙目，象形也。"圆眼、木弹、骊珠、燕卵等，亦以其形似而得名。《开宝本草》云："一名益智者，盖甘味归脾而能益智。"俗称"桂圆"，因其主产于广西，且成熟于桂花飘香时节，故名。"桂"为广西的别称。古人视本品为佳果，称其为"亚荔枝"，以其味仅次于荔枝。又称"荔枝奴"，唐《岭表录异》云："荔支方过，龙眼即熟，南人谓之荔支奴，以其常随后也。"明王象晋《龙眼》诗云："何缘唤作荔枝奴，艳冶丰姿百果无……应供荔丹称伯仲，况兼益智策勋殊。"颇为龙眼鸣不平。其实，古人对龙眼并无贬意。李时珍曰："食品以荔枝为贵，而资益则龙眼为良。"应该说，这个评价还是比较客观和公正的。

218 龙脷叶 longliye 《广西药用植物名录》

【来源】为大戟科植物龙脷叶的叶。

【异名】龙利叶（《岭南采药录》），龙舌叶、龙味叶（广州空军《常用中草药手册》），牛耳叶（《全国中草药汇编》）。

【植物名】龙脷叶 *Sauropus spatulifolius* Beille

【性味与归经】味甘、淡，性平。归肺、胃经。

【功能与主治】润肺止咳，通便。用于肺燥咳嗽，咽痛失音，便秘。

释名考订

本品植株为常绿小灌木。单叶互生，常聚生于小枝顶端，叶片似舌形，故名龙舌叶。龙脷叶，义即龙舌叶。"脷"，两广一带方言，指牲畜的舌头。龙利叶、龙味叶，"利"为"脷"之省写，"味"为"脷"之音讹。牛耳叶，亦以叶形为名。

219 平贝母 pingbeimu 《中药志》

【来源】为百合科植物平贝母的鳞茎。

【异名】平贝（《东北药用植物志》），贝母（《中国药用植物图鉴》），坪贝（《药材学》），北贝（《中药材商品知识》）。

【植物名】平贝母 *Fritillaria ussuriensis* Maxim.

【性味与归经】味苦、甘，性微寒。归肺、心经。

【功能与主治】清热润肺，化痰止咳。用于肺热燥咳，干咳少痰，阴虚劳嗽，咯痰带血。

释名考订

本品以鳞茎呈扁球形、顶端平（或微突起）、基部中央凹入为主要鉴别特征，故名平贝母，省作"平贝"。"坪贝"之名恐系谬称。按贝母类药材中确有"坪贝"之名，是为野生浙贝母经加工后的商品名。本品主产于东北，因称北贝。

220 打破碗花花 dapowanhuahua 《四川常用中草药》

【来源】为毛茛科植物打破碗花花的根或全草。

【异名】野棉花、铁线海棠（《植物名实图考》），湖北秋牡丹（《经济植物手册》），大头翁（《陕西中草药》），秋牡丹（西南、陕西、湖北），压竹花（西南），秋芍药（四川、陕西、湖北、湖南），青水胆（湖南、陕西），棉花草、打碗子、打破碗（四川），满天飞、盖头花（湖北），山棉花（陕西），遍地爬（湖南），猫爪草（贵州），老鼠棉花衣（云南）。

【植物名】打破碗花花 *Anemone hupehensis* Lem.

【性味与归经】味苦、辛，性平；有小毒。归脾、胃、大肠经。

【功能与主治】清热利湿，解毒杀虫，消肿散瘀。用于痢疾，泄泻，疟疾，蛔虫病，疮疖痈肿，瘰疬，跌打损伤；急性黄疸型肝炎。

释名考订

本品的植株及叶形颇类棉花，故俗有野棉花、山棉花之称。铁线海棠者，因其花类海棠，且基生叶叶柄、花葶及花梗均细长似铁线，故名。其花又似牡丹、芍药，秋季开放，因称秋牡丹、秋芍药。花萼5片，呈花瓣状，边缘相叠，形如一有五个缺口的碗，故名打破碗花花。其聚合果密生白色绵毛而呈绒球状，故有大头翁之名。基生叶三出复叶，以形似而称猫爪草。

221 北豆根 beidougen 《中国药典》

【来源】为防己科植物蝙蝠葛的根茎。

【异名】蝙蝠葛根（《中国药用植物志》），北山豆根（《药材学》），山花子根、光光叶根（《山东中药》），东北山豆根（《中国药用植物图鉴》），狗葡萄根、磨石豆根（《吉林中药手册》），马串铃、狗骨头（《陕西中草药》），黄藤根（《浙江民间常用草药》），野豆根（《河北中草药》），山豆根、黄根、黄条香（《长白山植物志》），苦豆根、山豆秧根（内蒙古）。

【植物名】蝙蝠葛 *Menispermum dauricum* DC.

异名：防己葛（《中国药用植物图鉴》），土常山（《秦岭植物志》），疯狗草（《青岛中草药手册》），媳妇尖菜、山地瓜秧、狗葡萄秧（辽宁），黄带子、晃晃茶（北京），蝙蝠藤（浙江），青藤（江苏），小葛香（山东）。

【性味与归经】味苦，性寒；有小毒。归肺、胃、大肠经。

【功能与主治】清热解毒，祛风止痛。用于咽喉肿痛，热毒泻痢，风湿痹痛。

释名考订

本品未见于历代本草，其植物形态与本草所载之山豆根也完全不符，但目前我国北方广大地区都以此作山豆根入药，疗效亦与山豆根相近似，是为晚近发展起来的中药新品种之一。其原植物蝙蝠葛的藤茎（药材名"蝙蝠藤"）始载于《本草纲目拾遗》，曰："此藤附生岩壁、乔木及人墙茨侧，叶类蒲萄而小，多歧，劲厚青滑，绝似蝙蝠形，故名。"北豆根之名始见于《中国药典》1977 年版，有"北方用的山豆根"之意，以资与南方所产之山豆根习称广豆根者相区别。狗骨头，以根形为名；马串铃，以果形为名。叶类葡萄而非葡萄，因称狗葡萄。

222 北沙参 beishashen 《本草汇言》

【来源】为伞形科植物珊瑚菜的根。

【异名】真北沙参（《卫生易简方》），野香菜根（《中药材手册》），辽沙参（《中药志》），海沙参、银条参、莱阳参（《江苏省植物药材志》），北条参、银沙参（南药《中草药学》），细条参、海南参（《中药处方名辨义》），建沙参（《中药材品种论述》），小子沙参（《本草药名集成》），沙参（辽宁、山东、山西），白条参（江苏、安徽），东沙参、莱阳沙参、野沙参（山东），条沙参（江苏），条参（湖南），苏条参（云南），土沙参（广东）。

【植物名】珊瑚菜 *Glehnia littoralis* Fr. Schmidt ex Miq.

异名：珊瑚菜（《江淮杂记》），龙须菜、六角菜（《经济植物学》）。

【性味与归经】味甘，微苦，性微寒。归肺、胃经。

【功能与主治】养阴清肺，益胃生津。用于肺热燥咳，劳嗽痰血，胃阴不足，热病津伤，咽干口渴。

释名考订

北沙参主产于我国北方的山东、辽宁、河北等省。多栽培于肥沃的砂质土壤，或野生于沿海沙滩之中，可谓"北地沙土所产"，北沙参当由此得名。主根细长作枝条状，故称细条参、北条参。白条参、银条参者，以色白为名。海南参、莱阳参者，以产地为名。《增订伪药条辨》曰："按北沙参，山东日照、故墩、莱阳、海南各县俱出，海南出者，条细质坚，皮光洁，色白润泽，为最佳。莱阳出者，质略松，皮略糙，白黄色，亦佳。"辽宁产者名辽沙参，福建产者名建沙参。

据《新华本草纲要》注称，珊瑚菜在《本草纲目》中是为石防风，在《安徽志》中则是指一种生长在内地山野的伞形科植物。但1917年杜亚泉等人编纂的《植物学大辞典》将日本海边所产的滨防风（即我国的北沙参）误称为珊瑚菜，后此名一直被沿用至今。参见"南沙参"条。

223 叶下珠 yexiazhu 《植物名实图考》

【来源】为大戟科植物叶下珠的带根全草。

【异名】地槐菜、小虫儿麦（《救荒本草》），阴阳草、假油柑（《临证指南》），十字珍珠草、日开夜闭、珍珠草（《生草药性备要》），真珠草（《本草纲目拾遗》），山皂角（《贵州民间药物》），老鸦珠（《福建民间草药》），夜合珍珠（《民间常用草药汇编》），鲫鱼草、胡羞羞（《广州植物志》），落地油柑、小利柑（《陆川本草》），夜关门（《广西药用植物名录》），珠仔草、红骨崎层珠仔草（《台湾药用植物志》），塔地沙（《贵州草药》），鸡盲草、细叶鱼显子、鱼显子、软梗叶下珠、花生草（《浙江民间常用草药》），油柑草（《福建中草药》），一枝蔌、老鹰株、蜜柑草（《青岛中草药手册》），关门草（《秦岭植物志》），鱼鳞草（徐州《单方验方新医疗法选编》），叶下珍珠（《全国中草药汇编》），粟杨梅、杨梅珠草（《浙江药用植物志》），日开夜合（《云南药用植物名录》），假油树（《云南种子植物名录》），叶后珠（江西、湖南、广东、广西、四川），夜合草（江西、福建、广东），龙珠草（湖南、福建），痹背甘、姆仔金、孖背仔、卑贝蛇、婴婆究、夜合树、应合树、午时合、企枝叶下珠（广东），了背柑、味背柑、孑带柑、孖背金（广西），夜盲草、暇油草、乳疳草（福建），叶底珠、珍珠菜（江西），蓖萁草（湖北），疳积草（浙江），地麻桑（重庆），叶后球（安徽），红珍珠草（海南），三节剑（四川），细叶珍珠（湖南）。

【植物名】叶下珠 *Phyllanthus urinaria* L.

【性味与归经】味微苦，性凉。归肝、脾、肾经。

【功能与主治】清热解毒，利水消肿，明目，消积。用于痢疾，泄泻，黄疸，水肿，热淋，石淋，目赤，夜盲，疳积，痈肿，蛇虫咬伤。

释名考订

蒴果扁球形，贴生于小叶下，《植物名实图考》谓"叶下顺茎结子如粟"，因呼叶下珠、叶后珠、叶下珍珠。叶昼开夜闭，故有夜合草、阴阳草、日开夜闭、合夜珍珠诸称。可治夜盲、疳积诸证，夜盲草、疳积草等因以得名。

224 叶上珠 yeshangzhu 《民间常用草药汇编》

【来源】为山茱萸科植物青荚叶、西藏青荚叶或中华青荚叶的叶或果实。

【异名】阴证药、大部参（《植物名实图考》），叶上果（《中国药用植物图鉴》），大叶通草、转竺、小录果（《台湾药用植物志》），叶上花（《全国中草药汇编》）。

青荚叶：转兰（《中国药用植物图鉴》），叶上子（湖南、四川），叶生子、青茄子（湖南）。

西藏青荚叶：绿泡通、泡通、小通草（云南），叶上生子（贵州）。

中华青荚叶：转兰（台湾）。

【植物名】（1）青荚叶 *Helwingia japonica* (Thunb.) Dietr.

异名：青荚儿菜（《救荒本草》），通条花（《中国药用植物图鉴》），绿叶托红珠（《中药大辞典》）。

（2）西藏青荚叶 *Helwingia himalaica* Hook. f. et Thoms. ex Clarke

异名：喜马拉雅青荚叶（《中国树木分类学》），西南青荚叶（《全国中草药汇编》），西域青荚叶（《云南种子植物名录》），马喜山青荚叶（《中药材品种论述》）。

（3）中华青荚叶 *Helwingia chinensis* Batal.

异名：叶长花（《中国树木分类学》），花蛇草（《陕西草药》），华青荚叶（《中药鉴别手册》）。

【性味与归经】味苦、辛，性平。

【功能与主治】祛风除湿，活血解毒。用于感冒咳嗽，风湿痹痛，胃痛，痢疾，便血，月经不调，跌打瘀肿，骨折，痈疖疮毒，蛇虫咬伤。

释名考订

叶上珠始载于《植物名实图考》，原名青荚叶，曰："青荚叶……高尺许，青茎有斑点，短权长叶，粗纹细齿，厚韧微涩，每叶上结实两粒，生青老黑，颇为诡异。"按青荚叶花雌雄异株。雄花为密聚伞花序；雌花具梗，单生或簇生于叶上面中脉；果实近球形，成熟后黑色。因其花、果俱生于叶面上，故名叶上花、叶上果。果实又类珠形，因称叶上珠。

225 田基黄 tianjihuang 《生草药性备要》

【来源】为金丝桃科植物地耳草的全草。

【异名】雀舌草（《野菜谱》），水榴子、香草（《质问本草》），地耳草、斑鸠窝（《植物名实图考》），蛇喳口（《草木便方》），跌水草（《分类草药性》），寸金草、田边菊（《江西民间草药》），一条香（《福建民间草药》），刘寄奴（《四川中药志》），田基苋、痧子草、光明草、细叶黄、荞壳草、小王不留行、观音莲（《湖南药物志》），降龙草（广州部队《常用中草药手册》），土防风、细叶土防风、枫草儿、吊风草、四方草（《浙江民间常用草药》），女儿红（《贵州草药》），黄花仔、禾霞气（《广东中草药》），日本金丝桃（《西昌中草药》），雷公箭（《贵州植物药调查》），耳挖草、小田基黄（《广西实用中草药新选》），田基王、黄花草（《全国中草药汇编》），七寸金（江西、福建、四川、广东、台湾），金锁匙（江西、福建、湖南），合掌草（广东、重庆、四川），肝炎草（广东、云南、海南），小元宝草、七层塔（江苏、浙江），红孩儿（江西、贵州），一枝香（福建、台湾），珍珠塔（浙江、福建），对叶草（贵州、江苏），防蚊草（广东、广西），金星草、小黄药、小疳药、小黄花香、胡椒草（云南），飞机草、对叶基、犁头草、小叶对口莲（江西），户神翼、黄花子草、小叶七层塔、七对莲（福建），夜关门、黄药儿、黄花雾（广西），千重楼、廿四节、田基草（浙江），献天盏、黄花母（台湾），蛇草、长虫草（河南），对月草、对草（江苏），五星草、小降龙草（湖北），小对叶草（四川），细瓜米叶（贵州）。

【植物名】地耳草 *Hypericum japonicum* Thunb. ex Murray

【性味与归经】味苦、辛，性平。归肝、胆、大肠经。

【功能与主治】清利湿热，散瘀消肿。用于湿热黄疸，疮疖痈肿，跌打损伤。

释名考订

本品广布于长江流域及其以南地区。多生于路边、田塍湿润处，故名田基草、田边菊。聚伞花序顶生，花小，黄色，因称黄花仔、黄花草。田基黄者，盖因花黄，夏季开花时，田陌呈一片橙黄，故有其名。远眺之，黄色蒙蒙然若雾状，乃名黄花雾。田基王者，"王"为"黄"之音讹。耳挖草、雀舌草、细叶黄、细瓜米叶等以叶形为名。痧子草、防蚊草、肝炎草等以功能为名。本品单叶对生，无叶柄，对草、对叶草、合掌草、小元宝草、飞机草等因以得名。民间用此草治蛇伤有效，以此而有降龙草、蛇草、长虫草诸称。

226 四季青 sijiqing （《中草药通讯》33，1971）

【来源】为冬青科植物冬青的叶。

【异名】冬青叶（《本草拾遗》），四季青叶（江苏），观音茶（四川），青皮浪（广西）。

【植物名】冬青 *Ilex purpurea* Hassk.

异名：冻青、冻生（《本草拾遗》），冬青木（《本草图经》），万年枝（《群芳谱》），大叶冬青（《医林纂要·药性》），紫花冬青（《中国种子植物分类学》），长果冬青（《广西中兽医药用植物》），一口血（《广西药用植物名录》），紫柄冬青（《贵州中草药名录》），红冬青（山东、江西、广东、四川），油叶树（湖南、广东），大冬青（江西、湖南），大叶青（江西），冻青树（湖南），冬青树（浙江），青皮树（四川）。

【性味与归经】味苦、涩，性凉。归肺、大肠、膀胱经。

【功能与主治】清热解毒，消肿祛瘀。用于肺热咳嗽，咽喉肿痛，痢疾，胁痛，热淋；外治烧烫伤，皮肤溃疡。

释名考订

本品以"冬青"之名始见于《新修本草》"女贞"条下，云："女贞叶似枸骨及冬青树。"《本草拾遗》曰："冬青，其叶堪染绯……冬月青翠，故名冬青，江东人呼为冻生。"本品原植物为常绿乔木，叶片革质，上面深绿色而有光泽。四季青者，取其四季常青之意。其实，本品虽有"冬青"之名，但在寒冷的冬季，它的叶却会变成紫红色。《本草拾遗》谓"其叶堪染绯"，正是取其冬季之叶而为之。而所谓"冬月青翠"，则只是在南方暖冬时才可能观察到的现象。冬青的叶在冬季变成紫红色，这是植物在严冬条件下自我保护所表现出来的生物学特性。尽管如此，冬青仍是常绿树；四季青之名，它是当之无愧的。参见"女贞子"条。

227 生姜 shengjiang 《名医别录》

【来源】为姜科植物姜的新鲜根茎。

【异名】姜（《吕氏春秋》），薑、御湿菜（《说文解字》），面姜（《博济方》），川百姜（《洪氏集验方》），母姜、紫姜、子姜（《本草纲目》），百辣云（《标准药性大字典》），川姜（《药材学》），菜姜（《中药志》），鲜生姜（《常用中药名辨》），鲜姜（山东、山西、江苏、上海），老姜（江苏、浙江、四川），辣姜、火姜、大肉姜（广西），都姜、筠姜（四川）。

【植物名】姜 *Zingiber officinale* Rosc.

【性味与归经】味辛，性温。归肺、脾、胃经。

【功能与主治】解表散寒，温中止呕，化痰止咳，解鱼蟹毒。用于风寒感冒，胃寒呕吐，寒痰咳嗽，鱼蟹中毒。

释名考订

姜，原作"薑"，作"薑"。《说文解字·艸部》云："薑，御湿之菜也。从艸，彊声。"李时珍曰："按许慎《说文》，姜作薑，云御湿之菜也。王安石《字说》云：姜能彊御百邪，故谓之姜。初生嫩者其尖微紫，名紫姜；或作子姜，宿根谓之母姜也。"新鲜者谓之生姜。为烹煮菜肴时的常用佐料，因呼菜姜、大肉姜。

228 代代花 daidaihua 《饮片新参》

【来源】为芸香科植物代代花的花蕾。

【异名】枳壳花（《草花谱》），玳玳花（《药材资料汇编》），代代、酸橙花（《药材学》），玳玳（福建），黛黛花（湖北）。

【植物名】代代花 *Citrus aurantium* cv. Daidai

异名：臭橙（《花镜》），玳玳橘、回春橙（《中药大辞典》），代代圆、代代果（江苏、浙江），回青橙（福建），玳玳圆（江苏苏州）。

【性味与归经】味辛、甘、微苦，性平。

【功能与主治】疏肝，和胃，理气。用于胸中痞闷，脘腹胀痛，不思饮食，恶心呕吐。

释名考订

本品原植物为酸橙栽培变种，因近缘形似而名酸橙花。果实可作枳壳入药，因称枳壳花。成熟果实呈橙红色，若留在树上，至次年夏间又转为污绿色，状如回生，故其果有回春橙、回青橙之名。由此联想，此果可生生不灭、代代相转矣。以此而有代代圆、代代果之名；其花则名代代花。代代花，声转而为玳玳花、黛黛花。

229 仙茅 xianmao 《雷公炮炙论》

【来源】 为石蒜科植物仙茅的根茎。

【异名】 独茅根、茅爪子、婆罗门参（《开宝本草》），乳羊（《桂海虞衡志》），独脚仙茅、蟠龙草（《生草药性备要》），风苔草、冷饭草（《质问本草》），小地棕根（《草木便方》），地棕根（《分类草药性》），仙茅参（《中药志》），独毛（《中药材手册》），波罗门参（《药材学》），独足绿茅根、独脚丝毛（《四川中药志》），棕包参（《湖南药材手册》），独脚丝茅（《江西中药》），黄茅参、独脚黄茅（《广西中药志》），天棕、山棕、土白芍、平肝薯、盘棕、山兰花（《草药单方临床病例经验汇编》），番龙草、千年棕（《全国中草药汇编》），山棕皮、尖刀草、似虫草（《新华本草纲要》），棕参（福建、河南），千里棕、野藜芦、千青棕、蛇参、独杆丝茅、山党参、天仙茅（福建），丝茅根、丝茅七、大雷公（湖南），坡参、海南参（海南），茅参、笔筒消（陕西），野棕根（云南），小棕根（贵州），仙茅根（四川）。

【植物名】 仙茅 *Curculigo orchioides* Gaertn.

异名：地棕（四川、贵州、湖南、广东），矮脚棕、松谷草（湖南），山棕榈（浙江），盘龙草（广西），独茅（四川），小地棕（云南）。

【性味与归经】 味辛，性热；有毒。归肾、肝、脾经。

【功能与主治】 补肾阳，强筋骨，祛寒湿。用于阳痿精冷，筋骨痿软，腰膝冷痹，阳虚冷泻。

释名考订

仙茅始载于《雷公炮炙论》。《海药本草》曰："久服轻身，益颜色。叶似茅，故名曰仙茅。"根茎独生，因称独茅根、独脚仙茅。《本草图经》曰："始因西域婆罗门僧献方于唐玄宗，故今江南呼为婆罗门参，言其功补如人参也。"又曰："叶青如茅而软，复稍阔，面有纵理，又似棕榈。"以此而有诸多"棕"之名。

230 仙人杖 xianrenzhang 《本草拾遗》

【来源】 为禾本科植物淡竹或苦竹等枯死的幼竹茎秆。

【异名】 退秧竹（《岭南采药录》），瘪竹（《药材资料汇编》），枯瘪竹（《上海市中药饮片炮制规范》）。

【植物名】（1）淡竹 *Phyllostachys nigra*（Lodd.）Munro var. *henonis*（Mitf.）Stapf ex Rendle
（2）苦竹 *Pleioblastus amarus*（Keng）Keng f.

异名：伞柄竹（《中国树木分类学补编》），石竹（《华北树木志》），石竹子（山东青岛）。

【性味与归经】 味咸，性平。

【功能与主治】 利胃，利湿，截疟。用于呕逆反胃，小儿吐乳，水肿，脚气，疟疾，痔疮。

释名考订

本品为淡竹或苦竹等枯死的幼竹茎秆，其形枯槁干瘪，因称瘪竹、枯瘪竹。竹可制杖，仙人杖者，方士谬名也。

231 仙人掌 xianrenzhang 《本草纲目拾遗》

【来源】 为仙人掌科植物仙人掌的全株。

【异名】凤尾簕（《广东新语》），龙舌（《桂平县志》），平虑草、老鸦舌（《南安府志》），神仙掌、霸王（《本草求原》），玉英（《云南通志》），霸王树（《中国植物图鉴》），观音掌（《贵州民间方药集》），观音刺（《广西中兽医药用植物》），火焰（《中国药用植物图鉴》），避火簪（《浙江民间常用草药》），仙巴掌、火掌（《全国中草药汇编》），刺巴掌、佛手刺、番花、麒麟花（《福建药物志》），山巴掌、神仙手（广东），仙人手掌（福建），半天仙（海南），扁金刚（云南）。

【植物名】仙人掌 *Opuntia dillenii* （Ker – Gaw.）Haw.

【性味与归经】味苦，性寒。归胃、肺、大肠经。

【功能与主治】清热解毒，散瘀消肿，健胃止痛，镇咳。用于胃及十二指肠溃疡，急性痢疾，咳嗽；外治流行性腮腺炎，乳腺炎，痈疖肿毒，蛇虫咬伤，烧、烫伤。

释名考订

仙人掌为多年生肉质植物。上部分枝略似手掌，故有"掌"之名。茎节扁平，倒卵形至长圆形，以形似而称龙舌、老鸦舌。茎节上散生小窠，窠上簇生针刺和刺毛。观音刺、佛手刺、刺巴掌、霸王树等因以得名。《植物名实图考》引《岭南杂记》谓本品"种于墙头，亦辟火灾"，故有火焰、火掌、避火簪诸名。

232 仙桃草 xiantaocao 《本草再新》

【来源】为玄参科植物蚊母草带虫瘿的全草。

【异名】水蓑衣（《救荒本草》），英桃草（《本草求原》），蚁公草、本地老鸦草（《岭南采药录》），蟠桃草、接骨仙桃、无风自动草（《贵阳民间药草》），小头红（《江苏省植物药志》），活血接骨丹（《本草推陈》），接骨草（《杭州药用植物志》），小伤力草、小虫草（《安徽中草药》），地胡椒、病疳草（《浙江民间常用草药》），打伤草、接骨丹、止血草、接骨仙桃草（河南），珠桃草、八卦仙桃草（福建），旱仙桃草（四川），虫桃草（湖南）。

【植物名】蚊母草 *Veronica peregrina* L.

【性味与归经】味甘，微辛，性平。归肝经。

【功能与主治】活血消肿，止血，止痛。用于跌打伤痛，咯血，衄血，吐血，便血，疝气肿痛。

释名考订

本品以水蓑衣之名首载于《救荒本草》，云："生水泊边，叶似地梢瓜叶而窄。"下雨时，雨水易从叶面顺势沿流至叶尖滴下，状似蓑衣，故名水蓑衣。蒴果倒心形，侧扁，形似蟠桃，故有"仙桃"、"蟠桃"诸名。功能活血化瘀，擅治跌打损伤，因称接骨仙桃、接骨草。有止血之功，疗诸出血证有效而呼止血草。果内常有虫瘿寄生，若过夏至，虫从穴孔飞出化为"小蚊"，故有蚊母草之名。旱仙桃草相对于水苦荬而名之。水苦荬因其植株多生于水边或沼泽地而得水仙桃草之名；本品生于荒地、田野、路边，乃称旱仙桃草。

233 仙鹤草 xianhecao 《伪药条辨》

【来源】为蔷薇科植物龙芽草的地上部分。

【异名】狼牙草（《肘后方》），龙牙草、施州龙牙草（《本草图经》），龙芽草、瓜香草（《救荒本草》），金粟狼牙草（《卫生易简方》），黄龙尾（《滇南本草》），石打穿（《药镜·拾遗赋》），铁胡蜂、地蜈蚣（《葛祖方》），金顶龙芽（《百草镜》），石见穿、地胡蜂（《本草纲目拾遗》），老鹳嘴、子母草、毛脚茵（《植物名实图考》），乌脚鸡（《草木便方》），龙头草、寸八节（《分类草药性》），过路黄、毛脚鸡（《天宝本草》），脱力草（《滇南本草图谱》），黄龙牙、草龙牙、地椒、黄花草、蛇疙瘩（亨利氏《中国植物名录》），大瘊纽（《广西中兽医药用植物》），刀口药、大毛药（《贵州民间方药集》），腺枝龙牙草、多齿龙牙草、金线龙牙草、地仙草（《东北药用植物志》），子不离母、父子草、毛鸡草（《江西民间草药验方》），涩疙瘩（《四川中药志》），路边鸡、毛将军、鸡爪沙、路边黄、五蹄风、牛头草（《湖南药物志》），泻痢草、黄花仔、异风颈草（《闽东草药》），金仙公、金鸡嘴壳、龙芽肾、地洞风、九龙牙（《浙江民间常用草药》），老牛筋（《北方常用中草药手册》），龙茅草（《丽江中草药》），黄牛尾、秀才帽子、道士帽（《青岛中草药手册》），蛇倒退（《滇南本草》整理本），马灵安、先觉草（《中药材品种论述》），牛尾草（东北），地黄蜂、子不离母草、五爪金龙、金花公（福建、浙江），龙眼草（湖南、四川），金香草、黄花子草、黄金鞭、龙牙头、隔食草、龙眼珠、龙岩草（福建），路边枝、雀儿脑、仙合草、毛鸡腿、苦牙草、铁马鞭（湖南），黄龙草、鬼拳头、老鹰爪、箭头草、地罗盘（四川），金顶龙芽草、金鸡抱蛋、黄花莲（江西），草屈头鸡、大鹰爪、雾水草（广西），劳力草、黄花痔积草、龙头凤尾草（安徽），鹿鹤草、粘牛尾巴草、群兰败毒草（山东），万肿消、黄牛尾巴（江苏），毛仙鹤草、肾草（浙江），路连黄（陕西），毛龙牙草（云南）。

【植物名】 龙芽草 *Agrimonia pilosa* Ledeb.

【性味与归经】 味苦、涩，性平。归心、肝经。

【功能与主治】 收敛止血，截疟，止痢，解毒，补虚。用于咯血，吐血，崩漏下血，疟疾，血痢，痈肿疮毒，阴痒带下，脱力劳伤。

释名考订

本品因其根芽在《神农本草经》中称"狼牙"而得狼牙草之名。《本草图经》中名为龙牙草，"龙"、"狼"一声之转，且均为象形。"牙"，"芽"也，故龙牙草又作龙芽草。《本草纲目拾遗》引《百草镜》谓：龙芽草"顶开黄花，故名金顶龙芽"。《救荒本草》云："龙芽草……开五瓣小圆黄花，结青毛菁葖，有子大如黍粒，味甜。"因称金粟狼牙草。地胡蜂、铁胡蜂者，以其老根黑色，形似之，故名。本品全株被白色疏柔毛，花穗长，以形似而称仙鹤草。老鹳嘴、异风颈草（"风"当为"凤"之误）等，亦因其花穗长形而得名。可用于脱力劳伤、痢疾腹泻及出血症，故有脱力草、泻痢草、刀口药诸名。

234 白及 ^{baiji} 《神农本草经》

【来源】 为兰科植物白及的块茎。

【异名】 甘根（《神农本草经》），白根、白根（《吴普本草》），白给（《名医别录》），白芨（《仙授理伤续断秘方》），冰球子（《贵州民间方药集》），白鸟儿头（《江苏省植物药材志》），白鸡儿、白鸡婆（《四川中药志》），地螺丝、羊角七、千年棕、一兜棕、皲口药、君球子、利知子（《湖南药物志》），白芨子（《北方常用中草药手册》），白鸡娃（《全国中草药汇编》），白及子（陕西、四川），小白及（甘肃、云南），白鸡儿头（江苏、浙江），白鸡（贵州、四川），猫儿姜、山白芨（四川），刀口药、扣子七（湖南），山荸荠（安徽），石荸荠（广东），血根（江西），山田鸡（浙江）。

【植物名】 白及 *Bletilla striata* (Thunb.) Reichb. f.

异名：连及草（《神农本草经》），箬兰、朱兰（《花镜》），紫兰（《现代实用中药》），紫蕙（《中国药用植物图鉴》），双肾草、西牛角、呼良姜（《中国高等植物图鉴》），百笠（《中药大辞典》），千年棕榈（江苏、浙江），鱼眼兰、棕叶白芨（云南），紫花白芨、紫茅兰（广东），连节草（安徽）。

【性味与归经】 味苦、甘、涩，性微寒。归肺、肝、胃经。

【功能与主治】 收敛止血，消肿生肌。用于咯血，吐血，外伤出血，疮疡肿毒，皮肤皲裂。

释名考订

白及始载于《神农本草经》，列为下品。《本草纲目》曰："其根色白，连及而生，故曰白及。其味苦，而曰甘根，反言也。《吴普》作白根，其根有白，亦通。"连及草者，亦根茎连及而生之义。白给、白鸡，则为"白及"之音近讹名。本品药材呈不规则扁圆形或菱形，有 2~3 分歧似羊角，或似鸟头，故有羊角七、白鸟儿头、白鸡儿头诸名。刀口药、鞍口药，以功能为名。叶 3～5 片，披针形或宽披针形，先端渐尖，基部下延成长鞘状，《蜀本草》引《本草图经》曰："叶似初生栟榈。"栟榈，即棕榈，则千年棕、千年棕榈等名出有据。其叶又似箬叶，故有箬兰之名。花紫色或淡红色，因有朱兰、紫兰之称。《本草纲目》谓："其根如菱米，有脐，如凫茈（荸荠）之脐。"因呼山荸荠、石荸荠。"又如扁扁螺旋纹。"地螺丝或因以得名。

235 白术 baizhu 《本草经集注》

【来源】 为菊科植物白术的根茎。

【异名】 山蓟、枰蓟、杨枹、杨枹蓟（《尔雅》），术（《神农本草经》），天苏、山芥、天蓟、杨枹蓟（《吴普本草》），山姜（《广雅》），山连（《名医别录》），苗术（《本草经集注》），山精（《神农药经》），乞力伽（《南方草木状》），善术、狮子术（《清异录》），吴术（《伤寒总病论》），木术（《世医得效方》），吴白术（《普济方》），浙术、云头术、歙术、狗头术（《本草蒙筌》），台术（《疮疡经验全书》），马蓟、削术、片术（《本草纲目》），台白术、片白术（《寿世保元》），云片白术（《外科正宗》），芸白术（《医宗说约》），大白术（《嵩崖尊生全书》），云白术（《医宗金鉴》），冬术（《百草镜》），冬白术（《得配本草》），于潜白术（《时方妙用》），种术、粪术、天生术、野术、鸡腿术、象术（《本草纲目拾遗》），于潜术（《医学从众录》），於术（《杭州府志》），湖广术（《现代实用中药》），杭术、金钱术、广术（《药材学》），贡术（《四川中药志》），云术、江白术（《中药材商品知识》），芋术、丰庄术、峰贡术（《中药正别名》），野白术（《中药处方名辨义》），鸡冠术（东北），野於术、鹤形术、於白术、蛙术、壶瓶术、田鸡术、花术、长形术、杭白术、浙东白术（浙江），和术、扣术、徽州术、祁门术（安徽），平术、坪术（湖南），金线於术（北京）。

【植物名】 白术 Atractylodes macrocephala Koidz.

【性味与归经】 味苦、甘，性温。归脾、胃经。

【功能与主治】 健脾益气，燥湿利水，止汗，安胎。用于脾虚食少，腹胀泄泻，痰饮眩悸，水肿，自汗，胎动不安。

释名考订

术始载于《神农本草经》，列为上品，但未分苍术和白术，统称为术。"术"为象形字。《本草纲目》曰："按六书本义，术字篆文，象其根干枝叶之形。"《尔雅》名山蓟、杨枹蓟。《尔雅·释草》郭璞注："术似蓟而生山中。"故名山蓟。杨枹蓟，"枹"者，《左传·成公二年》陆德明释文："枹，鼓槌也。""枰"，通"枹"。朱骏声《说文通训定声·孚部》："枰，段借为枹。"《本草纲目》曰："扬州之域多种白术，其状如枰，故有杨枰及枰蓟之名……枰乃鼓槌之名。"又名山姜、山芥，以其味似姜、芥也。嵇含《南方草木状》云："药有乞力伽，即术也。"《外台秘要》引《广济方》有乞力伽丸，《妇人大全良方》有乞力伽散。经检，"乞力伽"为希腊语 Teyaka 之音译，本为古代西方的一种复方丸药，《南方草木状》不识，以为乞力伽即术，遂使唐、宋以后本草方书所载白术有此异名，当属误出。

白术之名始见于《本草经集注》，陶弘景在书中首次提及"术有两种"：白术及赤术。至宋，《本草衍义》更明确地指出术有苍、白之分。白术，以其色得名。虽本草文献中有"白而肥者是浙术（即白术）"之说，但平心而论，白术并非白色。称其为白术，应是相对"赤术"而言。但后来，世医贵色白，"凡用惟白为胜"，以致"市人卖者，皆以米粉涂令白"，则是人为地使"白"术绝对化了。

236 白芍 baishao 《药品化义》

【来源】 为毛茛科植物芍药的根。

【异名】 白芍药（《本草经集注》），金芍药（《安期生服炼法》），芍药（《全国中草药汇编》）。

【植物名】 芍药 Paeonia lactiflora Pall.

异名：离草（《韩诗外传》），余容、其积、诞、白术、解仓（《吴普本草》），犁食、解食（《名医别录》），可离（崔豹《古今注》），婪尾春（《清异录》），何离（《证类本草》），将离、花相（《本草纲目》），近客（《三馀赘笔》），没骨花（《胡本草》），艳友、冠芳、殿春客（《标准药性大字典》），留夷（《中国花经》）。

【性味与归经】 味苦、酸，性微寒。归肝、脾经。

【功能与主治】 养血调经，敛阴止汗，柔肝止痛，平抑肝阳。用于血虚萎黄，月经不调，自汗，盗汗，胁痛，腹痛，四肢挛痛，头痛眩晕。

释名考订

芍药是著名的观赏花卉，与牡丹并称为"花中两绝"。古人认为牡丹第一，芍药第二；谓牡丹为"花王"，芍药则被称之为"花相"。李时珍曰："芍药犹婥约也，婥约，美好貌。此草花容婥约，故以为名。"同牡丹的雍容华贵相比，芍药更显风姿婥约，我国古典小说中常有以"烟笼芍药"一词来形容美人的。

芍药又名"近客"。据明都昂《三馀赘笔》记载，宋张敏叔以十二花为十二客，如牡丹为贵客，梅花为清客，菊花为寿客等，其中称芍药为近客。

芍药的花期较晚，多开于"凡卉与时谢"的暮春时节，此时百花已开始凋零，唯芍药含苞欲放，独占春尾，因此有"殿春客"、"婪春尾"等别称，苏轼就写过"多谢花工怜寂寞，尚留芍药殿春风"的诗句。

芍药之名最早见诸于文字大概要数《诗·国风·郑风·溱洧》了，曰："维士与女，伊其相谑，赠之以勺药。"春日，青年男女在溱河、洧河边踏青携游，尽情嬉戏。依依惜别时，互赠芍药以表达离别之情。芍药有"离草"之名，又名可离、何离、将离。汉《韩诗外传》云："芍药，离草也。言将别离赠此草。"晋崔豹《古今注·问答释义》云："芍药一名可离，故将别以赠之，亦犹相招召赠之以文无。"文无是中药当归的别称。按古代习俗，在与亲人故友离别时，每每赠之以芍药；在思盼远方的亲人时，往往寄之以当归。

芍药入药首载于汉《神农本草经》，以根供药用。晋陶弘景始称芍药之根有赤、白两种。至宋，已明确地将芍药分为"色白多脂肉"的金芍药和"色紫瘦多脉"的木芍药，这和现代中医使用的白芍和赤芍已基本一致。白芍和赤芍都是芍药的根。《本草纲目》认为，"根之赤白，随花之色也。"此说似未的当。白芍和赤芍的主要区别在于：白芍为芍药栽培品的根，采集后须经水煮、去皮的加工程序；赤芍则为野生芍药的根，采集后直接晒干供药用。不去皮的野生芍药表面棕红色或紫黑色，故名赤芍。水煮去皮后的芍药表面白色或类白色，乃称白芍。参见"赤芍"条。

237 **白芷** baizhi 《神农本草经》

【来源】 为伞形科植物白芷或杭白芷的根。

【异名】 蓝、芷（《楚辞》），芳香（《神农本草经》），苻离、泽芬（《吴普本草》），莞、白茞、苻蓠、蓠麻（《名医别录》），苣、蒵、药（《说文解字》郭璞注），香白芷（《夷坚志》）。

白芷：鄂白芷（湖北），龙牙香（内蒙古），香棒、辟芷（《本草药名集成》）。

杭白芷：吴白芷（《类证活人书》），浙白芷（《经济植物手册》），独活（台湾），白法罗海（贵州）。

【植物名】（1）白芷 *Angelica dahurica* (Fisch. ex Hoffm.) Benth. et Hook. f.

异名：祁白芷（《中国植物志》），山芹菜、大本山芹菜（台湾）。

（2）杭白芷 *Angelica dahurica* (Fisch. ex Hoffm.) Benth. et Hook. f. var. *formosana* (Boiss.) Shan et Yuan

异名：台湾当归（《中药大辞典》），台湾白芷（《新华本草纲要》），大本山芹菜、台湾独活（台湾）。

【性味与归经】味辛，性温。归胃、大肠、肺经。

【功能与主治】解表散寒，祛风止痛，宣通鼻窍，燥湿止带，消肿排脓。用于感冒头痛，眉棱骨痛，鼻塞流涕，鼻鼽鼻渊，牙痛，带下，疮疡肿痛。

释名考订

白芷始载于《神农本草经》，列为中品。古名"蓠"。《说文解字·艸部》云："蓠，楚谓之蘺，晋谓之蓠，齐谓之茝。"段玉裁注："此一物而方俗异名也。茝，《本草经》谓之白芷。茝、芷同字，匝声、止声同在一部也。"《说文解字》"茝，蓠也"钮树玉《校录》："昌改切。盖即'芷'之正文，后人误为两字。"徐灏《注笺》："'改'古音读如'己'，昌改切，与'芷'同也。《唐韵》切字多用古音。"茝，从"匝"。匝，同"颐"。《说文解字·匝部》："颐，篆文匝。"颐（匝），颊、腮、下巴之义，泛指面颊。《神农本草经》谓本品功能"润泽，可作面脂"，故有"匝"之名。从"艹"，作"茝"字；色白，因称白茝。李时珍则引徐锴云："初生根干为芷，则白芷之义取乎此也。"又引王安石《字说》云："茝香可以养鼻，又可以养体，故字从匝。匝音怡，养也。"按白芷为著名的香草，乃呼香白芷。《神农本草经》有名"芳香"，更因其气香也。

238 **白矾** baifan 《雷公炮炙论》

【来源】为硫酸盐类矿物明矾石经加工提炼制成，主含含水硫酸铝钾［KAl（SO₄）₂·12H₂O］。

【异名】石涅（《山海经》），矾石、羽涅（《神农本草经》），羽泽（《吴普本草》），马齿矾（陶弘景），涅石（《山海经》郭璞注），理石（《药性论》），矾精（《本草图经》），晋矾（《类编朱氏集验方》），池矾（《急救仙方》），明白矾（《活幼心书》），金丝矾（《瑞竹堂经验方》），吴白矾（《普济方》），白君、明矾、雪矾、云母矾、生矾（《本草纲目》），白明矾（《外科证治全生集》），生白矾（《矿物药及其应用》），生明矾、钾明矾、明石、镇风石、闷石（《本草药名集成》）。

【矿物名】明矾石 Alumen

【性味与归经】味酸、涩，性寒。归肺、脾、肝、大肠经。

【功能与主治】外用解毒杀虫，燥湿止痒；内服止血止泻，祛除风痰。外治用于湿疹，疥癣，脱肛，痔疮，聤耳流脓；内服用于久泻不止，便血，崩漏，癫痫发狂。枯矾收湿敛疮，止血化腐。用于湿疹湿疮，脱肛，痔疮，聤耳流脓，阴痒带下，鼻衄齿衄，鼻瘜肉。

释名考订

白矾始载于《神农本草经》，原名"矾石"，列为上品。在古本草中，"矾"是矾石类药（多指一类硫酸盐矿物药）的统称。《玉篇·石部》："矾，石也。"《集韵·元韵》云："矾，药石也。有青、白、黄、黑、绛五种。"本品为其中一种，色白，透明或半透明，故称白矾、明矾。矾在古代早期多由烧石得之。《本草图经》云："矾石初生皆石也，采得烧碎煎炼，乃成矾也。"《本草纲目》释"矾"之名曰："矾者，燔也，燔石而成也。""燔"，音 fán。《汉书·东方朔传》颜师古注："燔，焚烧也。""矾"，繁体字作"礬"。但经检，在《说文解字》中并无"礬"字。在唐《新修本草》日本残卷及《医心方》中，"矾"均作"燓"。《说文解字》云："燓，烧田也，从火棥，棥亦声，附袁切（音矾）。"段玉裁改"燓"为"焚"。《集韵·文韵》："焚，火灼物也。或作燓。"

陶弘景曰：矾，"色青白，生者名马齿矾，炼成纯白名白矾。"《本草纲目》则谓："白矾，方士谓之白君……洁白者为雪矾；光明者为明矾，亦名云母矾。"矾虽有五色，但据《神农本草经》所载矾石之功效，历代本草多认为"矾石"系指白矾而言，且入药也是以白矾为多，故后世多以白矾称矾石。

239 **白果** baiguo 《日用本草》

【来源】为银杏科植物银杏的种子。

【异名】银杏、鸭脚子（《绍兴本草》），灵眼（《太仓州志》），佛指甲（《浙江通志》），佛指柑（《一握坤舆》），京果（《南方主要有毒植物》），银杏核、公孙树子、鸭脚树子（南药《中草药学》），白果仁（《中国药典》），梅核（浙江）。

【植物名】银杏 *Ginkgo biloba* L.

异名：公孙树（《汝南圃史》），鸭脚（《宛陵集》），白果树（《中国药用植物志》），鸭脚树（《中药志》），鸭掌树（北京），白眼树（上海）。

【性味与归经】味甘、苦、涩，性平；有毒。归肺、肾经。

【功能与主治】敛肺定喘，止带缩尿。用于痰多喘咳，带下白浊，遗尿尿频。

释名考订

本品始载于宋《绍兴本草》，原名银杏，曰："银杏，以其色如银，形似小杏，故以名之。"白果者，以其种皮骨质色白而得名。灵眼、佛指甲，皆以果形为名，托神以贵。佛指柑，当为佛指甲之音讹，在吴语中，"指甲（zhǐjiǎ）"多念作"zhǐkè"，"kè"，发音近"柑"字。银杏树为高大落叶乔木，《本草纲目》曰："原生江南，叶似鸭掌，因名鸭脚。"《花镜》云："又名公孙树，言公种而孙始得食也。"

240 白前 baiqian 《神农本草经》

【来源】为萝藦科植物柳叶白前或芫花叶白前的根茎及根。

【异名】石蓝、嗽药（《新修本草》），软白前、空白前、水白前（《中药志》），鹅管白前（浙江、上海），毛白前、竹叶白前、草白前、红前（浙江），土白前、杨和根（湖南），鹅白前（上海）。

【植物名】（1）柳叶白前 *Cynanchum stauntonii* (Decne.) Schltr. ex Lévl.

异名：水杨柳（《种痘新书》），斯氏牛皮消（《药材学》），柳叶细辛（《甘肃中草药手册》），白马虎（南药《中草药学》），江杨柳、水泽兰、西河柳、水柳子、观音柳、石杨柳（江西），水柳、溪柳、柳叶剪、水天竹（福建），水草柳、水河柳、顺河柳（安徽），水了刁、水了刁草（广西），细叶蓼、细蓼仔（广东），河花柳、大鹤瓢（江苏），水杨英（浙江），黑鱼头（湖北），酒叶草（湖南）。

（2）芫花叶白前 *Cynanchum glaucescens* (Decne.) Hand. – Mazz.

异名：舒州白前（《大观本草》），粉绿牛皮消（《广西植物名录》），沙消（浙江、江西），水竹消（福建、湖南），溪瓢羹、消结草、乌梗仔（福建），壳子藤（广东）。

【性味与归经】味辛、苦，性微温。归肺经。

【功能与主治】降气，消痰，止咳。用于肺气壅实，咳嗽痰多，胸满喘急。

释名考订

白前始载于《雷公炮炙论》，《名医别录》列为中品。陶弘景曰："白前出近道，根似细辛而大，色白不柔易折。"陈嘉谟曰："似牛膝，粗长坚直易断者，白前也。"白前，"白"者言其根色。"前"，《字汇·刀部》："前，即剪也。"按"剪"，古作"翦"。《说文解字》段玉裁注："翦者前（剪）也。前者，断齐也。"又《诗·鲁颂·閟宫》郑玄注："翦，断也。"白前以其根色白、质脆易折断而得名。其根茎中空如鹅翎管，故名空白前、鹅管白前。《新修本草》谓其"叶似柳或似芫花"，遂有柳叶白前及芫花叶白前之名。多生沙石地而叶似蓝，因称石蓝。嗽药者，张山雷曰："白前专主肺家，为治咳嗽降气之要药。"故名。

241 白蔹 bailian 《神农本草经》

【来源】为葡萄科植物白蔹的块根。

【异名】白敛、兔核（《神农本草经》），白根、昆仑（《名医别录》），菍（《玉篇》），猫儿卵（《本草纲目》），鹅抱蛋（《植物名实图考》），见肿消（《南京民间药草》），白水罐、山地瓜（《东北药用植物志》），白葡萄秧根（《药材学》），穿山老鼠（《浙江中药手册》），山栗子、八卦牛、白浆罐、狗天天（《辽宁经济植物志》），铁老鼠、母鸡带仔、老鼠瓜薯（《广西中药志》），癫痫茶（江西《草药手册》），母鸡抱蛋（《贵州中草药名录》），山葡萄根（《青岛中草药手册》），野红薯（《全国中草药汇编》），野番薯（《浙江药用植物志》），白蔹根、赤蔹、穿山鼠、九牛力（《本草药名集成》），白水灌、五福裔、小老鸹眼根、猪儿卵（东北），山苦瓜（陕西、福建、广西），地老鼠（浙江、江苏），一窝狼、黄狗卵子、狗卵子、猫狗卵子、黄狗蛋子（江苏），地白薯、野葡萄蔓根、白葡萄蔓根、耗子枕头、钻地老鼠（河北），浆山罐、山萝卜、山芋头、山萝贝、浆水罐（山东），肿见消、钻石羊、破石珠（广西），活血山番薯、穿地老鼠、山番苜（浙江），九子不离娘、鸡婆抱蛋（湖南），山薯、山瓜子（福建），老鼠蛋、狗娃蛋（河南），狗浆罐（辽宁），金线吊（江西），猫卵子（湖北）。

【植物名】 白蔹 *Ampelopsis japonica* （Thunb.） Makino

异名：白草（《神农本草经》），五爪藤（《名医别录》），乌藤（《贵州中草药名录》），山葡萄秧（《全国中草药汇编》），小老鸹眼、上竹龙、旱黄钳、白天天秧（《中药大辞典》），镜草（《本草药名集成》），野葡萄秧、白葡萄秧、小老瓜蔓（东北），草葡萄、马葡萄、七角莲（广西），鸭妈藤（福建），蔹草（吉林）。

【性味与归经】 味苦，性微寒。归心、胃经。

【功能与主治】 清热解毒，消痈散结，敛疮生肌。用于痈疽发背，疔疮，瘰疬，烧烫伤。

释名考订

白蔹始载于《神农本草经》，原名白敛，列为下品。《新修本草》曰："根似天门冬，一株下有十许根，皮赤黑，肉白如芍药。"古人多用以敛疮。寇宗奭谓："服饵方少用，惟敛疮方多用之，故名白敛。"从"艹"，乃名白蔹。但据现代植物学著作所述，"蔹"为葡萄科藤本植物的泛称，以掌状复叶、聚伞花序、浆果球形等为主要特征，并以果实成熟时的不同颜色而有白蔹、赤蔹、乌蔹莓等不同的名称。本品的浆果成熟时呈白色（或蓝色），因称白蔹。

《说文解字》作"莶"，《尔雅》作"萰"，"莶"、"萰"皆为"蔹"之音近借字。《本草纲目》曰："兔核、猫儿卵，皆象形也。昆仑，言其皮黑也。"按古代称皮肤黑色的人为"昆仑"。《晋书·后妃传下·孝武文李太后传》云："时后为宫人，在织坊中，形长而色黑，宫人皆谓之昆仑。"本品块根粗壮，肉质，卵形、长圆形或长纺锤形，常数个相聚，《本草图经》称"根如鸡鸭卵，三五枚同窝"，故有鹅抱蛋、母鸡带仔、九子不离娘诸名。功擅消痈散结，因称见肿消。

242 白薇 baiwei 《神农本草经》

【来源】 为萝藦科植物白薇或蔓生白薇的根及根茎。

【异名】 葞、春草（《尔雅》），芒草（《尔雅》郭璞注），白幕、薇草、骨美（《名医别录》），知微老（侯宁极《药谱》），白微（《本草纲目》），白龙须（《植物名实图考》），白暮（《现代实用中药》），龙胆白薇（《药材资料汇编》），硬白薇、实白薇、山白薇（《中药志》），白马尾（《全国中草药汇编》），老君须（陕西、湖南、四川、贵州），婆婆针线包（云南、贵州），东白薇（上海）。

白薇：老瓜瓢根、拉瓜瓢根（东北），老虎瓢根（陕西、江苏），老犍甲根、金金甲根、巴子根（山东），山烟根子、山烟根（北京），老鸹瓢根（辽宁），白马薇（江苏），九龙须（陕西）。

蔓生白薇：蔓生金金甲根（山东烟台）。

【植物名】 （1） 白薇 *Cynanchum atratum* Bge.

异名：直立白薇、直生白薇（《药学学报》），三百根（湖南、贵州），阿婆针、牛角胆草、苦胆草（《广西中兽医药用植物》），树老精、百荡草、牛角胆（《南方主要有毒植物》），老瓜瓢、拉瓜瓢（《北方常用中草药手册》），竹灵消（《陕甘宁青中草药选》），牛角风（《全国中草药汇编》），底线补、山老瓜瓢（《中药大辞典》），羊奶子、山黄瓜瓢（东北），老虎瓢（陕西、江苏），瓢儿瓜、老犍子角、山瓜拉瓢、瓜拉瓢、山龙瓜、大瓜儿瓢（山东），老龙角、双角果、羊角细辛、上天梯、九根角（湖南），老鸹瓢、山老鸹瓢（河北），独角牛、牛角细辛（广西），山鹤瓢、白鹤瓢（江苏），正骨草、婆婆衣（四川），土黄瓜瓢（吉林），小叶鸦芦（北京）。

（2）蔓生白薇 Cynanchum versicolor Bge.

异名：变色白薇、蔓白薇（《中药志》），变色白前（《东北植物检索表》），半蔓白薇（《东北药用植物原色图志》），变色牛皮消（《药材学》），白花牛皮消（《中国药用植物图鉴》），山藤葛、栖芎（东北），山龙瓜、瓜拉瓢、瓜蒌鞭子、爬山甲、结巴子瓜（山东），小葛藤、小藤葛（辽宁），半蔓生白薇（河北）。

【性味与归经】味苦、咸，性寒。归胃、肝、肾经。

【功能与主治】清热凉血，利尿通淋，解毒疗疮。用于温邪伤营发热，阴虚发热，骨蒸劳热，产后血虚发热，热淋，血淋，痈疽肿毒。

释名考订

白薇，《本草纲目》曰："微，细也。其根细而白也。"故名。白龙须、白马尾、老君须诸名，义与白薇同。又其根细而多，因呼三百根。《尔雅·释草》云："薇，春草。"郭璞注："一名芒草。"邢昺称莽草，陶弘景呼作茵草，诸说各异。李时珍以薇为白薇，曰："微、薇音相近，则白微又薇音之转也。"白薇为多年生草本，植物体具白色乳汁，故名羊奶子。蓇葖果单生，以形似而称老龙角。果内有种子多数，种子先端有白色长种毛，因呼婆婆针线包，象形也。按白薇与白前自古就有混淆，但它们的一些异名可为两者提供区别：如"软白前"、"硬白薇"；"空白前"、"实白薇"；"鹅管白前"（根茎中空如鹅管）、"龙胆白薇"（根如龙胆，断面实心）；"水白前"（白前喜生于溪边）、"山白薇"（白薇多生于山谷），如此等等。

243 白贝齿 baibeichi 《药材资料汇编》

【来源】为宝贝科动物货贝或环纹货贝等的贝壳。

【异名】贝子（《神农本草经》），贝齿（《名医别录》），白贝（《日华子本草》），白海蚆（《简便单方》），海肥（《本草纲目》）。

【动物名】（1）货贝 Monetaria moneta（L.）
（2）环纹货贝 Monetaria annulus（L.）

【性味与归经】味咸，性凉。归膀胱、肝经。

【功能与主治】清热，利尿，明目退翳。用于水气浮肿，淋痛尿血，小便不通，眼生翳障，鼻渊脓血，下疳阴疮。

释名考订

本品入药始载于《神农本草经》，原名贝子。"貝（贝）"为象形字，甲骨文、金文象海贝之形。《说文解字》段玉裁注："象其貝穿隆而腹下岐。"《本草图经》云："贝腹下洁白，有刻如鱼齿，故曰贝齿。"古以贝的介壳为货币。《说文解字·貝部》云："古者货贝而宝龟，周而有泉，至秦废贝行钱。"故有货贝之名。《简便单方》名海蚆，《本草纲目》作海肥。《尔雅·释鱼》郝懿行《义疏》："蚆者，云南人呼贝为海肥，肥、贝声转也。蚆与肥皆蚆之别体。"章炳麟《国故论衡·二十三部音准》则谓"蚆"、"肥"并为"贝"之古音。

244 白毛藤 baimaoteng 《百草镜》

【来源】为茄科植物白英的全草。

【异名】苻（《尔雅》），蒛菜（《神农本草经》），白草、来甘（《名医别录》），白草子（《本草经集注》），鬼目草（《尔雅》郭璞注），白幕、排风（《本草拾遗》），排风草（《履岩巉本草》），排风子

（《本草纲目》），鬼目菜（《吴志》），毛藤果（《百花镜》），天灯笼、和尚头草（《本草纲目拾遗》），望冬红、酸尖菜、山甜菜（《植物名实图考》），排风藤（《分类草药性》），符鬼目（《中国药用植物志》），土防风、耳坠菜（《贵州民间方药集》），金线绿毛龟草、葫芦草（《福建民间草药》），毛风藤（《江西民间草药》），毛老人（《江西中药》），红道士、毛和尚（《浙江民间草药》），野猫耳朵（《四川中药志》），胡毛藤、羊仔耳、生毛梢、龙毛龟、毛燕仔、红麦禾（《闽东本草》），千年不烂心（《本草推陈》），望风藤（《湖南药物志》），金丝绿毛龟、紫珠草（《泉州本草》），毛衣草、山毛烧、白毛风藤、千里光、火烧龙、藤苦麻、毛藤苦麻（《浙江民间常用草药》），蔓茄、北风藤（《中国高等植物图鉴》），毛千里光、毛秀才、金线绿毛龟（《全国中草药汇编》），苦苓菜（《云南种子植物名录》），白色藤（福建、湖南、广西、江西、河南），苦茄（江苏、湖南、山东），毛相公（湖南、广西南宁），毛老虎、毛姑娘、毛和尚草、猫耳朵草、虎耳草（湖南），毛骨风、毛苋菜、绿毛草、毛老英（江西），毛毛藤、铃子草、毛菜（福建），毛道士、白毛箭（浙江），猪膳菜、耳蛇草（广西），毛藤草（上海），野茄子（陕西），野荔藤（湖北），白毛道士（安徽），天灯笼草（江苏常熟）。

【植物名】 白英 *Solanum lyratum* Thunb.

【性味与归经】 味甘、苦，性寒；有小毒。归肝、胆、肾经。

【功能与主治】 清热利湿，解毒消肿，抗癌。用于湿热黄疸，胆囊炎，胆石症，肾炎水肿，风湿关节痛，妇女湿热带下，小儿高热惊搐，痈肿瘰疬，湿疹瘙痒，带状疱疹及多种癌肿。

释名考订

本品始载于《神农本草经》，原名白英，列为上品。为多年生蔓生草本。茎、叶及叶柄均密被白色柔毛，故名白毛藤。毛老人、毛相公、毛道士、毛和尚等，皆以其密被白毛而得名。《本草纲目》曰："白英谓其花色，縠菜象其叶文，排风言其功用，鬼目象其子形。"今按，"縠菜象其叶文"一语似未的当。《文选·宋玉〈神女赋〉》李善注："縠，今之轻纱，薄如雾也。"《说文解字·纟部》："縠，细缚也。"杨慎《丹铅总录·史籍》云："缚，古绢字，亦借为卷也。"本品柔毛细长如轻纱细绢，因称縠菜。白幕者其名义同。又李时珍谓其"可食"，故又有酸尖菜、山甜菜诸名。叶片上部全缘或波状，下部常有 1～2 对耳状（或戟状）裂片，羊仔耳、野猫耳朵因以得名。耳坠菜，《本草拾遗》引《尔雅》郭璞注，言其"子赤色如耳珰珠"，故名。果期已近冬季，熟时紫赤色，乃呼望冬红。

245 白头翁 baitouweng
《神农本草经》

【来源】 为毛茛科植物白头翁的根。

【异名】 野丈人、胡王使者（《神农本草经》），白头公（《本草经集注》），山棉花根（《中药大辞典》），老婆子花根、秃花根、鸡苗花根、菊菊花根（河北），耗子花根、老太太花根（吉林），老人发根、老观花根（江苏），北白头翁（天津），大碗花根、大将军草根（江苏连云港）。

【植物名】 白头翁 *Pulsatilla chinensis*（Bge.）Regel

异名：奈何草（《吴普本草》），白头翁草（《圣济总录》），粉乳草、粉草、白头草（《履巉岩本草》），虎掌花（《植物名实图考》），翁草（《现代实用中药》），滁州白头翁（《中国药用植物图鉴》），崩崩花（《北方常用中草药手册》），老白毛（《安徽中草药》），老布袋花（《青岛中草药手册》），老婆子花（《全国中草药汇编》），大将军草（南药《中草药学》），老观花（《云南中药资源名录》），老公花（东北、山东），毛姑朵花、老姑花、猫爪子花、猫姑花、耗子花（东北），犄角花（河北、北京），羊胡子花、秃儿花、兔耳花、兔儿花、老虎花、驴耳朵花（陕西），猫头花、老婆花、毫笔花、秃头花、鸡鸡花（河北），老和尚头、老冠花、大碗花（江苏），老翁花、老母猪花、老姑子花（山东），兔兔花、机机花、鸡菊花（北京），山棉花、毛头花（山西），披毛鬼（湖北）。

【性味与归经】 味苦，性寒。归胃、大肠经。

【功能与主治】 清热解毒，凉血止痢。用于热毒血痢，阴痒带下。

释名考订

白头翁始载于《神农本草经》，列为下品。为多年生草本，全株密被白色长柔毛。陶弘景云："近根处有白茸状，似白人头。"6~7月为果期。瘦果被长柔毛，顶端有细长的羽毛状宿存花柱，多数密集成头状，密生长白毛，状如老翁之头。《新修本草》曰："白头翁……实大者如鸡子，白毛寸余，皆披下，似纛头，正似白头老翁，故名焉。"野丈人、胡王使者等，亦"皆状老翁之意"（《本草纲目》），名义并同白头翁。

246 白石英 baishiying 《神农本草经》

【来源】为氧化物类石英族矿物石英。

【异名】水精（《太平圣惠方》），菩萨石、放光石、阴精石（《本草纲目的矿物史料》），火石、晶石（《青岛中草药手册》），云英、玉光（《矿物中药与临床》），水精石、眼镜石（《本草药名集成》）。

【矿物名】石英 Quartz Album

【性味与归经】味甘、辛，性微温。归肺、肾、心经。

【功能与主治】温肺肾，安心神，利小便。用于虚寒咳喘，阳痿，惊悸不安，善忘，水肿。

释名考订

白石英，色白，属石；英，犹"瑛"也。《说文解字·玉部》云："瑛，玉光也。"王筠《句读》："瑛盖英之分别文。"徐锴《系传》："《符瑞图》：'玉瑛仁宝，不斫自成，光若白华。汉文帝时，渭阳玉瑛见。'今有白石、紫石瑛（英）者，皆石之有光壁（华）者。"故"英"者，谓白石英白澈有光。玉光、放光石诸名，义与石英同。玉光有类佛光，因称菩萨石。本品与水晶属同一矿物，性与水晶相类，故有"水精"之名。水精，为水晶之异称。宋洪迈《夷坚支志丁·灵山水精》云："水精出于信州灵山之下，唯以大为贵，及其中现花竹象者。"

247 白石脂 baishizhi 《神农本草经》

【来源】为硅酸盐类矿物高岭石族高岭石。

【异名】白符、随（《吴普本草》），白陶土、高岭土（《矿物药与丹药》），磁土（《矿物学》），白泥、白色石脂、陶土、瓷土（《本草药名集成》）。

【矿物名】高岭石 Kaolinitum

【性味与归经】味甘、酸，性平。归肺、大肠经。

【功能与主治】涩肠，止血，固脱，收湿敛疮。用于久泻，久痢，崩漏，带下，遗精，疮疡不敛。

释名考订

本品始载于《神农本草经》上品"青石赤石黄石白石黑石脂"条。陶弘景曰："今俗惟用赤石、白石二脂。"《吴普本草》曰："五色石脂一名五色符。"则白石脂即名白符。"符"者，附也。白石脂吸水粘舌，有吸附性，故以"符"名。《吴普本草》有名随。随，古邑名，春秋时晋地，在今山西省介休市。《左传·隐公五年》云："翼侯奔随。"杜预注："随，晋地。"文献记载，该地高岭石的矿产资源非常丰富。据此，"随"当以产地为名。

248 白苏子 baisuzi 《饮片新参》

【来源】为唇形科植物白苏的果实。

【异名】荏子（《名医别录》），玉苏子（《中药志》）。

【植物名】白苏 *Perilla frutescens*（L.）Britt.

异名：荏（《名医别录》），蔶（《本草经集注》），南苏（《滇南本草》），白紫苏、假紫苏（《生草药性备要》），家苏（《植物名实图考》），野苏麻（《全国中草药汇编》），山紫苏、臭苏、犬屎苏、犬屎薄（《中药大辞典》），野苏（湖南、四川、云南），苏麻（湖北、四川），野藿麻（云南），青苏（浙江），野藿香（四川）。

【性味与归经】味辛，性温。归肺、胃、大肠经。

【功能与主治】降气祛痰，润肠通便。用于咳逆痰喘，气滞便秘。

释名考订

本品为白苏的果实。白苏，古作"荏"。《广雅·释草》云："荏，苏也。"王念孙《疏证》："荏，白苏也。"《本草经集注》云："荏，状如苏，高大，白色，不甚香。"荏形如紫苏，叶全绿，花、实皆白，故名白苏。果实以其色白，又名玉苏子。"苏"，繁体字作"蘇"。陶弘景曰："荏……东人呼为蔶，以其似蘇字，但除'禾'边故也。"参见"紫苏叶"条。

249 白附子 baifuzi 《中国药典》

【来源】为天南星科植物独角莲的块茎。

【异名】新罗白肉（侯宁极《药谱》），新罗白附子（《博济方》），白附（《医学纲目》），禹白附（《中药志》），鸡心白附子、竹节白附、南星附子（《药材学》），野半夏（《江西民间草药》），野慈菇（《泉州本草》），麻芋子（《陕甘宁青中草药选》），鸡心白附（《中药材品种论述》），奶附（《广西混杂品考证》），鸡卵白附（《中药材商品知识》），奶白附（《新编中药炮制法》），牛奶白附（东北、河北），疔毒豆（东北），大半夏、红南星（陕西、甘肃），野芋头、滴水参、天南星、野芋（湖北），毛半夏、唐拌子（甘肃），狼毒、麻芋（陕西），禹白附子（上海），雷振子（山东），野磨芋（广西），老虎芋（四川）。

【植物名】独角莲 *Typhonium giganteum* Engl.

异名：大犁头尖（《中国种子植物分类学》），独脚莲（《全国中草药汇编》），独脚一枝莲、独叶一枝花（《本草药名集成》），玉如意、剪刀草、山野莲、犁头尖（福建），芋叶半夏、三步跳（广西）。

【性味与归经】味辛，性温；有毒。归胃、肝经。

【功能与主治】祛风痰，止惊搐，解毒散结，止痛。用于中风痰壅，口眼㖞斜，语言涩謇，惊风癫痫，破伤风，痰厥头痛，偏正头痛，瘰疬痰核，蛇虫咬伤。

释名考订

历代本草记述之白附子均为毛茛科植物黄花乌头 *Aconitum coreanum*（Lévl.）Rap. 的块根，即今药材称之为"关白附"者。但近代在大部分地区作商品白附子使用的却是天南星科植物独角莲 *Typhonium giganteum* Engl. 的块茎（即本品）。《中国药典》也以白附子之名将本品收载入典。本品主产于河南禹州市及长葛市，故名禹白附。块茎形如鸡心，或如牛奶头，因称鸡心白附或牛奶白附。叶形似芋叶，故有诸"芋"名。又似慈菇，因呼野慈菇。参见"关白附"条。

250 白茅根 baimaogen 《本草经集注》

【来源】为禾本科植物白茅的根茎。

【异名】茅根、兰根、茹根（《神农本草经》），地菅、地筋、兼杜（《名医别录》），白茅菅（《本草经集注》），白花茅根（《日华子本草》），茅芽根（《救荒本草》），丝茅（《本草纲目》），万根草（《铁岭县志》），甜草（《尔雅义疏》），茅草根（《草木便方》），大风茅（《岭南采药录》），地节根（《青海药材》），坚草根、甜草根（《河北药材》），丝毛草根、丝茅根、甜根（《中药志》），蓝根

（《药材学》），寒草根（《闽东本草》），苏茅根（《广东药用植物手册》），毛根（《广东中药志》），茅柴根（《中药材商品知识》），茅茅根、茅毛根、白毛根、野管根、白尖草根（《本草药名集成》），毛草根（吉林、陕西、甘肃、宁夏、青海），丝毛根（湖北、湖南），茅蔗根、贤草根（福建），黄茅根（海南），尖草根（河北），芭茅根（江西）。

【植物名】白茅 *Imperata cylindrica* Beauv. var. *major*（Nees）C. E. Hubb.

异名：黄茅（《中药志》），毛节白茅（《东北药用植物志》），甜根草（《中国药用植物图鉴》），茅草（广州部队《常用中草药手册》），白茅草、丝茅草（《全国中草药汇编》），大白茅（《云南种子植物名录》），毛草、黄茅草（湖南、广东、广西），茅针草、尖刀草（云南），茅仔草（台湾）。

【性味与归经】味甘，性寒。归肺、胃、膀胱经。

【功能与主治】凉血止血，清热利尿。用于血热吐血，衄血，尿血，热病烦渴，湿热黄疸，水肿尿少，热淋涩痛。

释名考订

《说文解字·艸部》："茅，菅也。"段玉裁注："统言则茅、菅是一，析言则菅与茅殊。许菅茅互训，此从统言也。"白茅为多年生草本，其叶线形或线状披针形，先端渐尖如矛。《本草纲目》曰："茅叶如矛，故谓之茅。"根至洁白，因称白茅。又曰："其根牵连，故谓之茹。《易》曰，拔茅连茹，是也。"《易·泰》王弼注："茹，相牵引之貌也。"按白茅的根状茎匍匐横走如相牵连状，故有茹根之名。《本草纲目》谓："白茅……其根甚长，白软如筋而有节，味甘。"以此而有地筋、地节根、甜草根诸称。

251 白降丹 baijiangdan 《医宗金鉴》

【来源】为人工炼制的氯化汞和氯化亚汞的混合结晶物。

【异名】降丹（《串雅内编》），降药、水火丹（《矿物药与丹药》），大金丹（《矿物药浅说》），白灵药（《福建省药品标准》），白降（《湖北中药鉴别手册》）。

【矿物名】白降丹 Hydrargyrum Chloratum Compositum

【性味与归经】味辛，性热；有毒。

【功能与主治】消痈，溃脓，蚀腐，杀虫。用于痈疽发背，疔疮，瘰疬，脓成不溃，腐肉难消，风癣疥癫。

释名考订

白降丹始载于《外科正宗》。它与升药齐名，是我国古代两大外科丹药之一。《医宗金鉴》记载了它的制备方法："朱砂、雄黄各二钱，水银一两，硼砂五钱，火硝、食盐、白矾、皂矾各一两五钱。先将朱、雄、硼三味研细，入盐、矾、硝、皂、水银共研匀，以水银不见星为度。用阳城罐一个，放微炭火上，徐徐起药入罐化尽，微火逼令干取起……再用一阳城罐合上，用棉纸截半寸宽，将罐子泥、草鞋灰、光粉三样研细，以盐滴卤汁调极湿，一层泥，一层纸，糊合口四五重，及糊有药罐上二三重。地下挖一小潭，用饭碗盛水放潭底。将无药罐放于碗内，以瓦挨潭口四边齐地，恐炭灰落碗内也。有药罐上以生炭火盖之，不可有空处。约三炷香，去火冷定，开看，约有一两外药矣。"这是降法制丹。炼制时"结胎"在上，"丹"降于下，故名"降丹"；色白，乃称白降丹。降药、白降殆其名之省。白灵药，谓其功效灵验。制丹时，上面用炭火煅烧，下面用水冷却，水火合用，因称水火丹。

252 白带草 baidaicao 《上海常用中草药》

【来源】为十字花科植物碎米荠或弯曲碎米荠的全草。

【异名】碎米荠（《野菜谱》），蔊菜（《植物名实图考》），野荠菜、米花香荠菜（浙江、江西），雀儿菜（湖南）。

碎米荠：硬毛碎米荠（《福建药物志》）。

弯曲碎米荠：曲枝碎米荠（《全国中草药汇编》），地甘豆、惊解姜（《云南种子植物名录》），小叶地豇豆（云南），小菜子七（湖北），碎米草（四川），萝目草（福建）。

【植物名】（1）碎米荠 *Cardamine hirsuta* L.

（2）弯曲碎米荠 *Cardamine flexuosa* With.

【性味与归经】味甘、淡，性凉。

【功能与主治】清热利湿，安神，止血。用于湿热泻痢，热淋，白带，心悸，失眠，虚火牙痛，小儿疳积，吐血，便血，痔疮。

释名考订

本品以碎米荠之名始见于《野菜谱》，云："碎米荠，如布谷，想为民饥天雨粟，官仓一日一开放，造物生生无尽藏，救饥，三月采，止可煮。"可见本品原为济荒野菜。碎米荠的植物形态与荠菜相似，茎直立，有分枝，总状花序顶生，花白色。但荠菜之叶羽状分裂或边缘有缺刻，碎米荠则为奇数羽状复叶，粗观之，状若叶片破碎了的荠菜，故名碎米荠。白带草以功能而得名。气微清香，味微甘，花小而白，因称米花香荠菜。鸟雀喜食之，乃名雀儿菜。清《植物名实图考》中有"蔊菜"一条，但其所绘之图并非蔊菜，而是碎米荠。

253 白药子 ^{baiyaozi}《新修本草》

【来源】为防己科植物金线钓乌龟的块根。

【异名】白药（《药性论》），白药根（《本草图经》），山乌龟（《植物名实图考》），爬山乌龟、白木香、木防己（《浙江民间常用草药》），白药脂（《全国中草药汇编》），山苓薯（广东、广西），白大药（江西、广西），白首乌、击击钗、羞羞钗、黑木香、白蛤蟆（浙江），石蟾蜍、乌龟梢（广东），鳖爬坡、乌龟七（陕西），地乌龟（四川），黄白药（广西），倒地拱（福建），铁称砣（江西）。

【植物名】金线钓乌龟 *Stephania cepharantha* Hayata ex Yamamoto

异名：盘花地不容（《中国经济植物志》），头花千金藤（《植物分类学报》），台湾千金藤（《台湾药用植物志》），金丝钓蛤蟆、金线钓田鸡、金丝钓鳖、青藤、紫金牛（《浙江民间常用草药》），止嗓喉、金丝牛（《浙南本草新编》），金线钓蛤蟆（浙江、广东），金线吊葫芦（浙江、江西），扣子藤、砂堡藤、大叶青木香（江西），细三角藤（湖南），千斤钓乌龟（湖北），独脚乌桕（广东）。

【性味与归经】味苦、辛，性凉；有小毒。归肺、胃经。

【功能与主治】清热解毒，祛风止痛，凉血止血。用于咽喉肿痛，热毒痈肿，风湿痹痛，腹痛，泻痢，吐血，衄血，外伤出血。

释名考订

本品味苦如药，断面类白色或灰白色，故名白药。其形类薯，因称山苓薯。"乌龟"、"蟾蜍"、"蛤蟆"、铁称砣等，皆以其形似而得名。"蔓生，细藤微赤"（《植物名实图考》），以形、色两者求之，乃有"金线"诸名。

254 白背叶 ^{baibeiye}《南宁市药物志》

【来源】为大戟科植物白背叶的叶。

【异名】白鹤叶（《岭南草药志》），白面戟（广州部队《常用中草药手册》），白面风、白桃叶（江西《草药手册》），叶下白（《全国中草药汇编》），白汁叶、亚娘叶、白膜叶、白朴叶、白粉叶、假萱咔（广东），白匏叶、帽呢柴叶（福建），野树麻叶（湖北），虎豹叶（湖南）。

【植物名】白背叶 *Mallotus apelta* (Lour.) Muell. – Arg.

异名：酒药子树（《植物名实图考》），白帽顶、白面简、白泡树（《岭南草药志》），天青地白柴（《中草药学》），白楸、白林树、谷皮柴、野芙蓉（《中药大辞典》），白叶野桐（江苏、福建、湖南、云南），野桐（安徽、广东、广西），白朴树（江西、广东、广西），白鹤树（江西、广东），白膜树（广东、广西），白背桐、白背树（广西），野梧桐（安徽），灰泡树（湖北）。

【性味与归经】味苦，性平。

【功能与主治】清热，解毒，祛湿，止血。用于蜂窝织炎，化脓性中耳炎，鹅口疮，湿疹，跌打损伤，外伤出血。

释名考订

白背叶始载于《植物名实图考》，原名酒药子树，曰："叶微香，土人以制酒曲，故名。"叶如初生油桐叶而有长尖，故呼野桐。叶背密生白色星状毛，因称白背叶、白背桐、白叶野桐。穗状花序顶生，以形似而称老虎尾、假狗尾粟。花序密被白毛，犹如白鹤落于枝顶，故名白鹤树。果实近球形，顶生如帽，密被羽状软刺和灰白色星状绒毛，因呼白帽顶。"白帽"，音转为"白膜"，遂有白膜树之称。

255 白首乌 baishouwu
《山东中药》

【来源】为萝藦科植物牛皮消或戟叶牛皮消的块根。

【异名】牛皮消（《救荒本草》），隔山消（《本草纲目》），白何乌、白何首乌（《东医寿世宝元》），隔山撬（《分类草药性》），何首乌（江苏、山东），和平参、山花旗（广东），一肿三消（湖南）。

牛皮消：隔山锹（《天宝本草》），牛皮冻（四川、湖南），白木香、山番薯、野番薯、白番薯（浙江），山步虎、铁罗汉、土花旗参（江西），过三消、羊角扭、黑党参（广西），青洋参、菁洋参（云南），刀口药、土参（安徽），墙基薯（福建），牛尿筋（河南），胡苏（江苏南京）。

戟叶牛皮消：泰山何首乌（《山东中药》），和尚乌（《山东中草药手册》），野山药（河北）。

【植物名】（1）牛皮消 *Cynanchum auriculatum* Royle ex Wight

异名：飞来鹤（《植物名实图考》），奶浆藤（《天宝本草》），耳叶牛皮消（《中国药用植物志》），羊角藤（《贵州草药》），笔毛藤、开口丹、杂骨木、翻沙藤、麻雀棺材、鸟勿见（《浙江民间常用草药》），粪箕后藤（《南方主要有毒植物》），野红苕（成都《常用草药治疗手册》），老牛冻（湖南、四川），白芨（四川、重庆），老虎藤、老牛瓢、七股莲（江苏），万寿竹、剪蛇珠（江西），野山苕（四川），洋辣椒（安徽）。

（2）戟叶牛皮消 *Cynanchum bungei* Decne.

异名：本氏牛皮消（《中药通报》），柏氏牛皮消（南药《中草药学》），大根牛皮消（《中药大辞典》），泰山白首乌（《中药材品种论述》），白首乌藤（山东、安徽），山葫芦、地葫芦（河北）。

【性味与归经】味甘、微苦，性平。归肝、肾、脾、胃经。

【功能与主治】补肝肾，强筋骨，益精血，健脾消食，解毒消肿。用于腰膝酸痛，阳痿遗精，头晕耳鸣，心悸失眠，食欲不振，小儿疳积，产后乳汁稀少，疮痈肿痛，蛇虫咬伤。

释名考订

宋《开宝本草》曰：何首乌"有赤、白二种，赤者雄、白者雌……""春夏秋采其根，雌雄并用"。明李中梓曰："白者入气，赤者入血，赤白合用，气血交培。"按所称赤首乌，即蓼科何首乌；所谓"白者"，即指白首乌。经本草考证，历史上所用的白首乌，其主要品种原植物为萝藦科的牛皮消 *Cynanchum auriculatum* Royle ex Wight，该种在江苏民间已有一百余年的栽培历史。山东泰山地区则以同属植物戟叶牛皮消 *C. bungei* Decne. 的块根为白首乌，故又称泰山白首乌，为泰山四大名药之一。

白首乌形、色均似何首乌。它们的横切面，何首乌为红棕色，白首乌为白色。以根之断面分赤、白，遂各有其名。

256 白扁豆 baibiandou 《本草纲目》

【来源】 为豆科植物扁豆的种子。

【异名】 藊豆（《名医别录》），白藊豆（《宝庆本草折衷》），南扁豆（《滇南本草》），沿篱豆、蛾眉豆（《本草纲目》），眉豆（《本草原始》），羊眼豆（《药品化义》），凉衍豆（《本草乘雅半偈》），龙爪豆（《汝南圃史》），白藊豆子（《要药分剂》），天竺豆、千石豆（《中国主要植物图说·豆科》），火镰扁豆（《中药志》），膨皮豆（《广州植物志》），南豆（《陆川本草》），茶豆（《江苏省植物药材志》），峨眉豆、小刀豆、树豆（《四川中药志》），藤豆（《中国药用植物图鉴》），野峨眉豆（《广西药用植物名录》），白茶豆（《玉溪中草药》），扁豆子（《全国中草药汇编》），肉豆（南药《中草药学》），白眉豆（东北），白花豆（广东、云南），白豆、白门豆、梅豆、白梅豆（河南），白肉豆、肉仔豆、乌仔豆（台湾），药豆（四川），气豆（吉林），面豆（广东），爷爷豆（江苏），篱笆豆（贵州），雪豆（广西龙州）。

【植物名】 扁豆 *Dolichos lablab* L.

【性味与归经】 味甘，性微温。归脾、胃经。

【功能与主治】 健脾化湿，和中消暑。用于脾胃虚弱，食欲不振，大便溏泻，白带过多，暑湿吐泻，胸闷腹胀。

释名考订

本品始载于《名医别录》，原名藊豆。《本草纲目》曰："藊本作扁，荚形扁也。"为草质藤本，故名藤豆。性蔓生延缠，而有沿篱豆、篱笆豆诸名。以色白者入药，因呼雪豆、白扁豆。古代称美人细而长的秀眉为蛾眉，本品种子的一侧边缘有隆起的白色半月形种阜，以其形似而有蛾眉豆、眉豆之称。《四川中药志》作"峨眉豆"，误。豆粒形似羊眼，呼作羊眼豆，讹为"凉衍豆"。《本草纲目》又曰："其荚凡十余样，或长或团，或如龙爪、虎爪，或如猪耳、刀镰，种种不同，皆累累成枝……"小刀豆、火镰扁豆、龙爪豆等因以得名。主要分布在我国南方，故称南豆、南扁豆。

257 白狼毒 bailangdu 《中药材品种论述》

【来源】 为大戟科植物月腺大戟或狼毒大戟的根。

【异名】 蔺茹（《神农本草经》），屈据、离娄（《名医别录》），白蔺茹（《肘后方》），草蔺茹（《本草经集注》），漆头蔺茹（《太平圣惠方》），狼毒（《中药志》），黄皮狼毒（《中药材品种论述》），山红萝卜根（《东北常用中草药手册》），鲁狼毒（《常用中草药植物简编》），东北狼毒（《中药大辞典》），猫儿根（《简明中医辞典》），猫儿眼草根（东北、江苏），猫眼花根（河北），狼毒疙瘩（黑龙江）。

【植物名】 (1) 月腺大戟 *Euphorbia ebracteolata* Hayata

异名：九头草、红苏毛草、山大黄（《安徽中草药》），大猫眼草（《湖北中草药志》），胖子棵（山东）。

(2) 狼毒大戟 *Euphorbia fischeriana* Steud.

异名：猫眼草（华北、黑龙江），大猫儿眼草、大猫眼睛、狼青草（河北），猫眼睛、大猫眼草（辽宁），猫眼花（黑龙江）。

【性味与归经】 味辛，性寒；有小毒。归脾、胃、大肠经。

【功能与主治】 破积，杀虫，拔毒，祛腐，除湿，止痒。用于癥瘕，瘰疬，结核，痈疽，流痰，疥疮，顽癣，慢性咳喘，阴囊湿痒。

释名考订

本品始载于《神农本草经》，原名蔺茹，列为下品。《名医别录》所称"离娄"，当为"蔺茹"音近之讹。《太平圣惠方》呼作"漆头蔺茹"，《本草经集注》云："今第一出高丽。色黄，初断时汁出凝黑如漆，故名漆头。"据本草考证，《本草经集注》所云特征应与大戟属植物狼毒大戟 Euphorbia fischeriana Steud. 相当。日本正仓院保存有我国唐代药用狼毒的实物标本，据《正仓院药物》一书记载，此狼毒为大戟属植物月腺大戟 E. ebracteolata Hayata ，这证明了月腺大戟早在唐代就作狼毒药用。现时，月腺大戟和狼毒大戟同为全国药用狼毒的主流品种。因其切面有粉性，色白，故称白狼毒。大戟属植物均有大毒。《滇南本草》云："此药之性猛勇真如虎狼也。"《本草纲目》则曰："观其名，知其毒矣。"本品之毒性猛似虎狼，因得狼毒之名。聚伞花序顶生形似泽漆，故有猫眼草、猫眼睛诸称。狼毒大戟块状根肥厚肉质，长圆锥形，因称狼毒疙瘩。外皮红褐色，以形、色两者求之，呼作山红萝卜根。

258 白鲜皮 baixianpi 《药性论》

【来源】为芸香科植物白鲜的根皮。

【异名】白藓皮（《伤寒总病论》），藓皮（《药性集要》），北鲜皮（《药材资料汇编》），野花椒皮、臭根皮（南药《中草药学》），鲜皮（《山西中药炮制规范》），百舌皮（江苏）。

【植物名】白鲜 Dictamnus dasycarpus Turcz.

异名：白膻、白羊鲜（《本草经集注》），金雀儿椒（《日华子本草》），金爵儿椒、地羊膻（《本草图经》），白藓（《冯氏锦囊·药性》），羊鲜草（《铁岭县志》），八圭牛、地羊鲜（《中国药用植物志》），白羶（《中国药用植物图鉴》），羊癣草、山牡丹、八股牛（《北方常用中草药手册》），野大香（《甘肃中草药》），八挂牛（东北），白刺萝包（陕西、甘肃、宁夏、青海），椒棵子、骚公鸡（安徽），白奶秧根（河北），千斤拔（山东），六月寒（陕西华山），好汉拔（辽宁东部），野花椒（江苏睢宁）。

【性味与归经】味苦，性寒。归脾、胃、膀胱经。

【功能与主治】清热燥湿，祛风解毒。用于湿热疮毒，黄水淋漓，湿疹，风疹，疥癣疮癞，风湿热痹，黄疸尿赤。

释名考订

本品始载于《神农本草经》，原名白鲜，列为中品。全株有特殊气味，如羊羶；根色白，故名白膻、白鲜、白羊鲜。《本草经集注》曰："近道处处有，以蜀中者为良……气息正似羊膻。"《本草纲目》曰："鲜者，羊之气也。""膻"，同"羶"。《广韵·仙韵》："羶，羊臭也。"根肉质，多侧根，药农采挖不易，因呼千斤拔、好汉拔。多产于北方，以辽宁、河北、山东等地为主产地，因称北鲜皮。结子累累形如花椒，故有诸"椒"之名。

259 白螺蛳壳 bailuosiqiao 《本草纲目》

【来源】为田螺科动物方形环棱螺或其同属动物的陈旧螺壳。

【异名】白螺壳（《肘后方》），鬼眼睛（《本草纲目》）。

【动物名】方形环棱螺 Bellamya quadrata （Benson）

异名：蜗篱（《名医别录》），师螺（《本草拾遗》），蜗螺、螺蛳（《本草纲目》），方环棱螺（《拉汉无脊椎动物名称》），金螺、石螺、湖螺、豆田螺、蜗螺牛（《中国药用动物志》）。

【性味与归经】味甘、淡，性平。归肺、心、胃经。

【功能与主治】化痰，和胃，敛疮。用于痰热咳嗽，反胃，胃痛，吐酸，瘰疬，溃疡，烫火伤，疳疮。

释名考订

螺蛳入药始载于《名医别录》，名为"蜗篱"。《本草纲目》作"螺蛳"、"蜗螺"。"篱"、"螺"一声之转。李时珍曰："师，众多也。其形似蜗牛，其类众多，故有二名。"螺壳表面黄褐色或深褐色，经年久，壳中有机物成分分解殆尽，剩余物质的主要化学成分为碳酸钙（$CaCO_3$），呈白色，故有白螺蛳壳之名。

260 白毛夏枯草 baimaoxiakucao 《本草纲目拾遗》

【来源】为唇形科植物金疮小草的全草。

【异名】雪里青（《百草镜》），土犀角（《本草纲目拾遗》），见血青、白头翁、筋骨草、石灰菜、紫背金盘、破血丹（《植物名实图考》），退血草、散血草（《分类草药性》），伏地筋骨草（《江苏植物名录》），青鱼胆草、苦地胆（《广西中兽医药用植物》），白夏枯草（《苏州本产药材》），青鱼胆（《中药志》），散血丹、白毛串、白喉草、燉草、四季春草、大叶刀（《福建民间草药》），四时春（《闽南民间草药》），活血草、地龙胆（《四川中药志》），雪里开花、青石藤、一盏灯、野鹿衔花、天青地红、叶下红、爬爬草（《湖南药物志》），和胶毒草、白调羹（《闽东本草》），白毛苦菜、白头枯、小叶苦芝麻、麻一菜、天芥菜（《浙江民间常用草药》），退火草、腰痛草、水红藤（《贵州草药》），铁色草（《青岛中草药手册》），四季春、七层宝塔、小将军（福建、广西、广东），苦草、苦胆草、青叶胆、透骨消、大本四时春（广西、广东），朋花（湖南、广西），金创小草（安徽、江西），白袍将、土龙胆草、金疮草、喉草、蚊毒草、猪胆草、苦胆、大叶退燉草、白花苦草、夏枯草（福建），金夏枯、九味草、白花夏枯草（云南），白毛菜、脚筋草、疔疮草（安徽），白毛草、刀欣草（广西），白毛冬青、苦地黄（浙江），野元参、野生地（江西），毛盖绿（贵州），猪头癞花（河南），通骨消（广东）。

【植物名】金疮小草 *Ajuga decumbens* Thunb.

【性味与归经】味苦、甘，性寒。归肺、肝经。

【功能与主治】清热解毒，化痰止咳，凉血散血。用于咽喉肿痛，肺热咳嗽，肺痈，目赤肿痛，痢疾，痈肿疔疮，蛇虫咬伤，跌打损伤。

释名考订

本品全株被白色柔毛，夏季到来前即枯萎，故名白毛夏枯草。石灰菜、白毛串、白毛菜等，皆因其通体有白毛而名之。《植物名实图考》曰："初生铺地，叶如白菜……花蒂有毛茸茸，又顶梢花白，故有白头翁之名。"其味苦，因称白毛苦菜、青鱼胆草、苦地胆。不畏寒冷，早春尚有雪时即已抽苗出土，雪里青、雪里开花乃因以得名。擅治金疮跌打，故称散血丹、筋骨草、金疮小草。其清热解毒之功卓著，以此而有退火草、退燉草、土犀角、疔疮草诸名。

261 白花蛇舌草 baihuasheshecao 《广西中药志》

【来源】为茜草科植物白花蛇舌草的全草。

【异名】二叶葎（《种子植物名称》），蛇舌癀（《闽南民间草药》），奶沙尔（《四川中药志》），蛇舌草、矮脚白花蛇利草（《广西中药志》），目目生珠草、节节结蕊草（《泉州本草》），鹩哥利、千打捶、羊须草（《广东中药》），蛇总管、鹤舌草、细叶柳子（《福建中草药》），细叶二叶葎（《青岛中草药手册》），龙舌草（《全国中草药汇编》），珠仔草、定经草（《台湾药草》），小叶锅巴草（《云南中药志》），蛇针草（海南、福建、安徽、湖南、山东），竹叶菜（湖南、广东、广西），甲猛草（浙江、湖南、广东），白花十字草（江西、香港），尖刀草（江西、山东），散草（湖南、广东），节节一枝花、小米蛇针草、软枝蛇舌草、细号蛇舌仔、蛇脐草、蛇仔草（广东），蛇脷草、蛇利草、龙利草、了哥利、骨节草（广西），鸡舌癀、细叶柳（福建），鸡口舌（浙江），龙吐珠（台湾）。

【植物名】白花蛇舌草 *Hedyotis diffusa* Willd.

【性味与归经】味苦、甘，性寒。归心、肺、肝、大肠经。

【功能与主治】清热解毒，散结消肿，利湿通淋。用于痈肿疮毒，肠痈腹痛，癥积痞块，热淋涩痛，湿热黄疸，蛇虫咬伤。

释名考订

叶片狭长，先端急尖，表面光滑，以形状之，呼作蛇舌草。龙舌草、鹤舌草、鸡舌癀，其名并同。蛇脷草，义即蛇舌草。"脷"，两广一带方言，指牲畜的舌头。又作蛇利草、龙利草、鹩哥利等，"利"为"脷"省写之讹。细叶柳、尖刀草、丝线草、羊须草等，皆以其叶片呈线形或线状披针形而得名。叶腋开花，花冠白色，漏斗形，先端四深裂呈十字状，乃名白花十字草、白花蛇舌草。花后结小蒴果如珠，龙吐珠、目目生珠草、节节结蕊草等因以得名。福建民间有以本品治蛇伤，故名蛇总管。

262 瓜蒌 gualou 《针灸甲乙经》

【来源】为葫芦科植物栝楼或双边栝楼的果实。

【异名】果蠃（《诗经》），王菩（《吕氏春秋》），菰藏（《灵枢经》），栝楼、地楼（《神农本草经》），栝楼实（《金匮要略》），泽巨、泽冶（《吴普本草》），王白（《广雅》），天瓜（《尔雅》郭璞注），蕡（《穆天子传》郭璞注），泽姑、黄瓜（《名医别录》），大瓜蒌（《洪氏集验方》），黄瓜蒌（《类编朱氏集验方》），黄栝楼（《普济方》），天圆子（《东医宝鉴》），柿瓜（《医林纂要·药性》），大括蒌（《本草述》），全瓜蒌（《中国药学大辞典》），狗使瓜（《中药通报》），野苦瓜（《贵州民间方药集》），杜瓜、大肚瓜（《浙江中药手册》），糖瓜蒌（《中药材手册》），药瓜（《四川中药志》），鸭屎瓜（《广东中药》），山金匏（南药《中草药学》），大圆瓜（山东），吊瓜（浙江）。

栝楼：子瓜蒌、仁瓜蒌、全栝楼、油栝楼（《中药志》），金栝楼（《陕甘宁青中草药选》），栝蒌、瓜蒌全、瓜蒌实、蒌实、黄熟瓜蒌、黄肥瓜蒌（《常用中药名辨》），屎瓜蒌（《中药正别名》），狗屎瓜（华东），金瓜蒌（西北），瓜楼（河北、山西、江苏、浙江），野西瓜（浙江、安徽、江西），苦瓜（江苏、浙江），鸟瓜、大吊瓜、野吊瓜、狗粪瓜（浙江），老鼠瓜、屎瓜楼、黄葫芦、大瓜（湖南），药葫芦、野麻瓜、屎冬瓜（江西），臭瓜蒌、臭瓜蛋（山东），野屎瓜、苗瓜（广东），油瓜蒌（山西），老鸦瓜（浙江温州），鸭蛋瓜（福建清流），小栝楼（广西龙胜），老鼠拉冬瓜（云南文山）。

双边栝楼：栝楼（四川、云南），屎瓜六、苦瓜蒌（湖北）。

【植物名】（1）栝楼 *Trichosanthes kirilowii* Maxim.

异名：钝裂栝楼（《植物分类学报》），牛皮菜、野瓜蒌菜（湖南）。

（2）双边栝楼 *Trichosanthes rosthornii* Harms

异名：中华栝楼（《中国植物志》），华中栝楼（《中国高等植物图鉴》），川贵瓜蒌、贵州栝楼、尖果栝楼（《植物分类学报》），芦山龟（广西巴马）。

【性味与归经】味甘、微苦，性寒。归肺、胃、大肠经。

【功能与主治】清热涤痰，宽胸散结，润燥滑肠。用于肺热咳嗽，痰浊黄稠，胸痹心痛，结胸痞满，乳痈、肺痈、肠痈肿痛，大便秘结。

释名考订

瓜蒌，又名栝楼，古称果蠃。《诗·豳风·东山》："我自东来，零雨其蒙。果蠃之实，亦施于宇。"《本草纲目》曰："蠃与蓏同。许慎云：木上曰果，地上曰蓏。此物蔓生附木，故得兼名。"称"果蓏"，亦即"果蠃"。又曰："栝楼即果蠃二字音转也。亦作菰藏。后人又转为瓜蒌，愈转愈失其真矣。古者瓜、姑同音，故有泽姑之名。齐人谓之天瓜，象形也。"天圆子，名义同天瓜。本品青时如瓜，黄时如熟柿，故名柿瓜。王菩之名出于《吕氏春秋·孟夏纪》，云："丘蚓出，王菩生。"而《礼记·月令》曰："蚯蚓出，王瓜生。"郑玄注："今《月令》云：'王菩生。'"《说文解字·艸部》云："菩，王菩也。"王瓜，音转而称"黄瓜"；王菩，音转而呼"王白"。

263 瓜子金 guazijin 《植物名实图考》

【来源】 为远志科植物瓜子金的带根全草。

【异名】 丁蒿、苦远志（《滇南本草》），金锁匙、神砂草、地藤草（《植物名实图考》），远志草（《分类草药性》），日本远志（李承祜《生药学》），小远志、和远志、通性草（《中国药用植物志》），惊风草、瓜米细辛、鱼胆草（《贵州民间方药集》），蓝花草（《广西野生资源植物》），山黄连（《民间常用草药汇编》），产后草（《江苏省植物药材志》），银不换（《南宁市药物志》），拦路枝、小金盆、鸡拍翅（《重庆草药》），竹叶地丁（《浙江中药手册》），小英雄、歼疟草、散血丹（《江西民间草药验方》），铁线风、瓜子莲、女儿红（《湖南药物志》），金不换（《广西中药志》），俱伤草、鸦片草（《本草推陈续编》），紫金花（《广西药用植物名录》），七寸金、蚋仔草（《台湾药用植物志》），黄瓜仁草（广州部队《常用中草药手册》），接骨红、二月花、地风消、铁箭风（《贵州草药》），小叶地丁草、小叶瓜子草、柳叶紫花、高脚瓜子草、铁洗帚、远志、地丁草（《浙江民间常用草药》），小丁香、小万年青、蓝花地丁（《云南中草药选》），火草杆、慢惊药（《红河中草药》），瓜米草、金牛草（《全国中草药汇编》），铁甲草（《福建药物志》），直立地丁、苦（《云南药用植物名录》），卵叶远志（《广东植物志》），辰砂草（贵州、四川、广西、陕西），瓜子草（湖南、湖北、四川、广西），紫花地丁、地丁（浙江、云南），蛇舌草（四川、福建），铁钓竿（浙江、台湾），土远志（安徽、福建），月月红（福建、河南），蛇药儿、蛇草舌、毒蛇药、过路蛇、瓜子连、小夜关门、紫背金牛、节节花、小金不换、小冰香、麻雀草、细金不换、白黏草（广西），齿病草、扭伤草、耳挖草、红骨苍蝇翼、山芙蓉、瓜子癀、四季春（福建），金珠草、对月草、荷包草、沉香草、木瓜子莲、黄子草、金钥匙（湖南），蛤蟧王、黄仙竹（广东），下淋草、仙桃草（江苏），铁吊杆、细仔草（台湾），小草远志（陕西），竹叶地丁草（上海），紫花菜（安徽），散血草（江西），青油胆（四川）。

【植物名】 瓜子金 *Polygala japonica* Houtt.

【性味与归经】 味辛、苦，性平。归肺经。

【功能与主治】 祛痰止咳，活血消肿，解毒止痛。用于咳嗽痰多，咽喉肿痛；外治跌打损伤，疔疮疖肿，蛇虫咬伤。

释名考订

本品之叶形似瓜子；枝圆柱形，具纵棱，被卷曲灰褐色短柔毛，在强光下呈金色，故名瓜子金、瓜子草。擅治喉痹、锁喉风，因称金锁匙。鱼胆草、山黄连，因味苦而名之。惊风草、散血草、蛇药儿、齿病草、扭伤草等，皆以其功能而得名。

264 冬瓜 donggua 《本草经集注》

【来源】 为葫芦科植物冬瓜的果实。

【异名】 白瓜、水芝（《神农本草经》），蓏（《广雅》），白冬瓜（《名医别录》），濮瓜（孟诜《食疗本草》），地芝（《神仙本草》），蔬蓏（《群芳谱》），东瓜（《瀛涯胜览》），猪子冬瓜（《嘉应州志》），白东瓜、枕瓜（《中国药用植物志》），苦冬瓜（《中国药典》），节瓜（《本草药名汇考》）。

【植物名】 冬瓜 *Benincasa hispida* (Thunb.) Cogn.

【性味与归经】 味甘、淡，性微寒。归肺、大肠、小肠、膀胱经。

【功能与主治】 利尿，清热，化痰，生津，解毒。用于水肿胀满，淋证，脚气，痰喘，暑热烦闷，消渴，痈肿，痔漏；解丹石毒、鱼毒、酒毒。

释名考订

冬瓜，始载于《神农本草经》，原名白瓜。《本草图经》曰："初生正青绿，经霜则白如涂粉。其中肉及子亦白，故谓之白瓜。"李时珍曰："冬瓜，以其冬熟也。又贾思勰云：冬瓜正二三月种之。若十月种者，结瓜肥好，乃胜春种。则冬瓜之名或又以此也。"在《徐霞客游记》里，也有一处谈及"冬瓜"之名的由来。徐霞客于崇祯十年（1637 年）阴历 10 月底到达粤西，时令已是日穿夹衣夜穿袄的初冬季节，但见田畴里还种有冬瓜，乃有感而发："余乡食冬瓜，每不解其命名之意，谓瓜皆夏熟而独以'冬'称，何也？至此地而食者、收者，皆以为时物，始知余地之种，当从此去，故仍其名耳。"此说殆可为李时珍"以其冬熟"一语的注脚。存此备考。

"东瓜"，为"冬瓜"一声之转。结实大型，肉质，长圆柱形或近球形。猪子冬瓜者，谓其形似小猪；枕瓜者，谓其形似枕。《广雅》曰："冬瓜，蔬也。"可作菜蔬，故又名蔬蓏。为夏令时瓜，因称节瓜。《荀子·正名》杨倞注："节，时也。"《神农本草经》另有水芝之称，《尔雅疏证》云："盖以其瓤中多水，故得此名。"

265 冬凌草 donglingcao 《全国中草药汇编》

【来源】 为唇形科植物碎米桠的全草。

【异名】 冰凌花（《中药志》），破血丹（《中国植物志》），山香草（《贵州草药》），雪花草（《贵州中草药名录》），明镜草、彩花草（《全国中草药汇编》），野藿香（贵州、湖北），山薄荷、香茶菜、六月凌、六月令、山荏、冰凌草（河南），野藿香花（湖北房县），胡椒草（四川巫溪）。

【植物名】 碎米桠 *Rabdosia rubescens*（Hemsl.）Hara

【性味与归经】 味苦、甘，性微寒。归肺、胃、肝经。

【功能与主治】 清热解毒，活血止痛。用于咽喉肿痛，癥瘕痞块，蛇虫咬伤。

释名考订

本品历代本草未见收载。1972 年从河南林县作为民间草药发掘出来。为小灌木，茎、枝、叶、花均密被绒毛或微柔毛，蒙蒙然状若冰凌凝结，故有冬凌草、冰凌草、雪花草诸名。"藿香"、"薄荷"，以其植物外形近似而得名。功能活血化瘀，故名破血丹。生于山野，气微香，因称山香草。

266 冬葵子 dongkuizi 《神农本草经》

【来源】 为锦葵科植物冬葵的果实。

【异名】 葵子（《金匮要略方论》），葵菜子（《妇人良方》），冬苋菜子（《四川中药志》），冬葵果（《中国药典》），滑滑子（青海）。

【植物名】 冬葵 *Malva verticillata* L.

异名：葵（《诗经》），蘬葵（《尔雅》），葵菜（《说文解字》），蘬（《广雅》），露葵（《尔雅翼》），冬葵菜（《救荒本草》），滑菜、鸭脚葵（《本草纲目》），卫足（《群芳谱》），马蹄菜、蕲菜（《医林纂要·药性》），滑肠菜（《宁都州志》），金钱葵、金钱紫花葵（《挈经宝集》），冬寒菜（《植物名实图考》），冬苋菜（《分类草药性》），皱叶锦葵（《华北经济植物志要》），滑滑菜、奇菜（《中国药用植物图鉴》），野葵（《中华本草》），冬旱菜、棋盘菜（云南、湖北），七叶菜、小棋盘花（四川），野冬苋菜、轮叶锦葵（贵州），黏滑菜（吉林）。

【性味与归经】 味甘、涩，性凉。归大肠、小肠、膀胱经。

【功能与主治】 清热利尿，消肿。用于尿路感染，尿闭，水肿，口渴。

释名考订

葵，曾是我国古代一种重要的蔬菜，故名葵菜。王桢《农书》卷八云："葵为百菜之主，备四时之馔，本丰而耐旱，味甘而无毒……诚蔬茹之上品，民生之资助也。"陶弘景曰："以秋种葵，覆养经冬，至春作子者，谓之冬葵。"以其子入药，呼作冬葵子，亦称葵菜子。"葵"，通"揆"。《尔雅·释言》："葵，揆也。揆，度也。"揆度，审度、揣测之义。李时珍曰："按《尔雅翼》云：'葵者，揆也。'葵叶倾日，不使照其根，乃智以揆之也。"葵有向日而倾的特性。杜甫《自京赴奉先县咏怀五百字》诗云："葵藿倾太阳，物性固难夺。"清王夫子《诗经稗疏·大雅》云："按葵，草名。向日顷而荫其跌。故《左传》曰：'葵犹能自卫其足。'是葵有荫义，借为庇护之旨。"跌，脚。葵叶倾日，能庇荫其本，"不使照其根"，因称卫足。这是智者的揆度，故得"葵"之名。

　　冬葵子药用历史悠久。历代本草所载冬葵子的附图均为本种，但目前全国大部分地区药用的商品冬葵子却几乎都为同科植物苘麻 *Abutilon theophrasti* Medic. 的种子，本品仅在少数地区如内蒙古、四川等地使用。

267 冬虫夏草 dongchongxiacao 《本草从新》

　　【来源】　为麦角菌科真菌冬虫夏草菌寄生在蝙蝠蛾科昆虫幼虫上的子座及幼虫尸体的复合体。

　　【异名】　夏草冬虫（《黔囊》），虫草（《本草问答》），菌虫草（《中药材商品知识》），冬虫草（《中国药用真菌》），春虫夏草（《本草药名集成》），松潘草、炉草、灌草、滇草（四川）。

　　【植物名】　冬虫夏草菌 *Cordyceps sinensis* （Berk.）Sacc.

　　【性味与归经】　味甘，性平。归肺、肾经。

　　【功能与主治】　补肾益肺，止血化痰。用于肾虚精亏，阳痿遗精，腰膝酸痛，久咳虚喘，劳嗽咳血。

释名考订

　　清《本草纲目拾遗》曰："夏之草，冬之虫。"《本草从新》记述尤详："冬在土中，身活如老蚕，有毛能动，至夏则毛出土上，连身俱化为草。"故名冬虫夏草，简称虫草。现代研究表明，冬虫夏草为麦角菌科真菌冬虫夏草菌的子座及其寄主蝙蝠蛾科昆虫幼虫尸体（菌核）的复合体，多野生于我国青藏高原及其边缘地区海拔4000m以上高山草甸的土层中。春末夏初，蝙蝠蛾产卵于土壤中并孵化出幼虫。在高原土壤中的冬虫夏草菌接触到幼虫后，就钻进幼虫体内，吸取营养，萌发菌丝。幼虫僵化后，寄生菌继续繁殖，直至充满整个虫体。寄生菌在冬天时停止生长，直至第二年春暖花开时又继续繁殖，至5、6月间破土而出，可长至2~5cm高，看似一棵枯黄的小草，即为冬虫夏草。

　　在自然界中，能成为虫草属真菌寄主的并不止蝙蝠蛾一种。从广义上说，凡由虫草属真菌寄生并能产生子实体的菌物复合体都可以被称作"冬虫夏草"。这类虫草，全世界至今已发现400多种，我国记录68种。当然，作为冬虫夏草药用的，只能是本品一种。

　　冬虫夏草主产于四川、青海、西藏、云南，其中以四川产量为最大。传统的商品规格按产地可分为：炉草，西康巴塘、里塘所产，以打箭炉（现在的康定）为集散地；灌草，松潘地区所产，以灌县（今都江堰市）为集散地；滇草，康南滇西所产，以昆明为集散地。

268 鸟不宿 niaobusu （汪连仕《采药书》）

　　【来源】　为五加科植物刺楸的树皮。

　　【异名】　鸟不踏、刺根白皮（汪连仕《采药书》），鸟不停（《周益生家宝方》），海桐皮（《药材学》），刺楸树皮、丁桐皮、钉皮（《四川中药志》），上山虎、狼牙棒、刺楸皮（《陕西中草药》），川桐皮（《全国中草药汇编》），野海桐皮（《浙江药用植物志》），五加皮（陕西、河南），鼓丁皮（广西），刺桐皮（湖南）。

　　【植物名】　刺楸 *Kalopanax septemlobus* （Thunb.）Koidz.

　　异名：刺桐（《海药本草》），海桐（《开宝本草》），刺楸树（《救荒本草》），昏树晚娘棒、老虎草（《本草纲目拾遗》），野海桐、茨楸（《中药志》），楸木、海桐木、严木（《中国东北经济树木图说》），百鸟不留（《广西中兽医药用植物》），秃楸（《药材学》），勒枫树、刺大木（《湖南药物志》），百鸟不落（《广西药用植物名录》），刺椿、钉木树、鸭脚板叶、刺五加（《贵州草药》），钉皮树、丁桐树（《陕西中草药》），丁皮树（《中药大辞典》），五叶刺枫（《浙江药用植物志》），刺儿楸（东北），刺枫树（湖南、江西），刺桐皮、五加刺、鼓丁丰（湖南），鹅足板树、鹅脚板树（四川），老虎棒子、后娘棍（山东），丁木树、刺木楸（贵州），辣枫树（广东），鼓钉刺（浙江），棘楸（吉林），有簕鸭脚木（广西），枯钉楸（湖北），云楸（河北）。

【性味与归经】 味辛、苦，性凉。

【功能与主治】 祛风除湿，活血止痛，杀虫止痒。用于风湿痹痛，肢体麻木，风火牙痛，跌打损伤，骨折，痈疽疮肿，口疮，痔肿，疥癣。

释名考订

本品为刺楸的树皮。刺楸，《救荒本草》云："枝梗间多有大刺，叶似楸叶而薄。"故名。又名刺枫树，以其叶掌状浅裂形似枫叶而得名。勒枫树，义同刺枫树。"勒"，即"簕"，南人呼刺为"簕"。"鹅脚板"、"鸭脚板"者，亦以其叶形似而名之。树皮与枝皮均有鼓钉状皮刺，因称钉皮、鼓丁皮。鸟不宿、鸟不踏、鸟不停者，言其棘刺凶利也。"晚娘棒"、后娘棍等，亦以皮刺为喻，会意也。本品在四川、浙江、湖南等地作海桐皮用，以此而有川桐皮、野海桐皮、刺桐皮诸名。

269 玄参 xuanshen 《神农本草经》

【来源】 为玄参科植物玄参的根。

【异名】 重台（《神农本草经》），正马、玄台、鹿肠、鬼藏、端（《吴普本草》），咸（《名医别录》），逐马（《药性论》），馥草（《开宝本草》），黑参（《孙天仁集效方》），野脂麻（《本草纲目》），元参（《本草通玄》），山当归（《湖南药物志》），角参（《湖南药材手册》），羊角参（《常用中药鉴定大全》），角玄（《本草药名集成》），乌元参（江苏、浙江、上海），黑玄参（四川、湖北），野萝卜（广东），羊角元参（浙江），黑元参（山西），山玄参（江苏），土玄参（广西桂林）。

【植物名】 玄参 *Scrophularia ningpoensis* Hemsl.

异名：浙玄参（《拉汉种子植物名称》），宁波玄参（《中国药用植物图鉴》），大叶玄参（广西桂林）。

【性味与归经】 味甘、苦、咸，性微寒。归肺、胃、肾经。

【功能与主治】 清热凉血，滋阴降火，解毒散结。用于热入营血，温毒发斑，热病伤阴，舌绛烦渴，津伤便秘，骨蒸劳嗽，目赤，咽痛，白喉，瘰疬，痈肿疮毒。

释名考订

玄参始载于《神农本草经》，列为中品。《说文解字·玄部》云："玄，黑而有赤色者为玄。"本品根肥大近圆柱形似人参，干后色黑，故名玄参。黑参、乌元参名义并与此同。根的中部略粗，或上粗下细，有时微弯呈羊角状，故有角参、羊角元参诸名。苏颂谓其"叶似脂麻"，因称野脂麻。《本草经考注》云："直茎数尺，两两叶相对，叶间出花重重成层，故名重台。"马志曰："合香家用之，故俗呼馥草。"元参之名出于清初李中梓《本草通玄》，原作玄参，后为避康熙玄烨讳，易名为元参。主产于浙江，因呼浙玄参。

270 玄明粉 xuanmingfen 《药性论》

【来源】 为硫酸盐类芒硝族矿物芒硝经风化干燥制得。主含硫酸钠（Na_2SO_4）。

【异名】 白龙粉（《御药院方》），风化朴硝（《活幼心书》），风化硝（《本草蒙筌》），元明粉（《审视瑶函》）。

【矿物名】 无水芒硝 Natrii Sulfas Exsiccatus

【性味与归经】味咸、苦，性寒。归胃、大肠经。

【功能与主治】泻热通便，润燥软坚，清火消肿。用于实热积滞，大便燥结，腹满胀痛；外治咽喉肿痛，口舌生疮，牙龈肿痛，目赤，痈肿，丹毒。

释名考订

李时珍曰："玄，水之色也。明，莹澈也。"按本品的晶体为散粒状、粉末状或块状。无色透明，如水之莹澈；或呈灰白半透明，若水之玄色，故称"玄明"。"白龙粉"名出《御药院方》，或为避宫廷讳字。清康熙帝名玄烨，为避其名讳，改"玄"为"元"，乃称"元明粉"。风化硝多于冬季干冷天气制备。《本草纲目》曰：以净芒消"置之风日中吹去水气，则轻白如粉，即为风化消"。按古称之"消"，现多已改作"硝"。古代人工制备玄明粉和风化硝，其方法略有不同，近代已将两者归并，统称为"玄明粉"，异名"风化硝"。参见"朴硝"条。

271 玄精石 xuanjingshi 《本草纲目》

【来源】为硫酸盐类石膏族矿物石膏的晶体。

【异名】太阴玄精（《开宝本草》），太阴玄精石（《本草衍义》），太乙玄精石、阴精石、玄英石（《本草纲目》），元精石（《矿物药与丹药》），龟背玄精石（《全国中草药汇编》），太乙元精石、石膏质玄精石（《中国矿物药》），透石膏质玄精石（《中华本草》），透明石膏、明石膏、透日生石膏（《本草药名集成》）。

【矿物名】透石膏 Selenitum

【性味与归经】味咸，性寒。归肾经。

【功能与主治】清热，明目，消痰。用于阳盛阴虚，壮热烦渴，头风脑痛，目赤涩痛，翳障遮睛，重舌木舌，咽喉肿痛，头疮，水火烫伤。

释名考订

玄精石以形色为名。"玄"者，黑色也。本品灰白色、灰绿色，中间呈黑色。"精"，犹"晶"，明亮也。《说文解字·日部》云："晶，精光也。"《广韵·清韵》："精，明也。"本品对光观察半透明，断面呈玻璃样光泽。精明而透玄色，属石，因称玄精石。呈六边状椭圆形或长椭圆形，边薄中厚，李时珍谓其"片状如龟背之形"，故名龟背玄精石。"此石乃碱卤至阴之精凝结而成"，以此而有阴精石、太阴玄精石诸名。

272 半夏 banxia 《滇南本草》

【来源】为天南星科植物半夏的块茎。

【异名】地文、水玉（《神农本草经》），和姑（《吴普本草》），守田、示姑（《名医别录》），羊眼半夏（《新修本草》），杏州半夏（《苏沈良方》），白羊眼半夏（《普济方》），陈半夏（《重楼玉钥》），地珠半夏（《昆明药用植物调查报告》），麻芋果（《贵州民间方药集》），地鹧鸪、地茨菇（《广西中兽医药用植物》），泛石子（《湖南野生植物》），捉嘴豆子、地巴豆（《河北药材》），无心菜根、老鸹眼、天落星（《山东中药》），老瓜蒜、狗芋头（《中药志》），老鸦眼（《中药材手册》），老黄嘴、老和尚头、野芋头、老鸹头（《江苏省植物药材志》），羊眼、小天南星（《中国药用植物图鉴》），裂刀菜（《辽宁经济植物志》），麻草子（安徽《土农药介绍》），珠半夏（《广西中药志》），三不跳（《南方主要有毒植物》），旱半夏（《中药材商品知识》），饭石子（《中国药典》），珍珠半夏、叙府子、川子、荆州子、富阳子、宁国子、苏北子、温台子（《本草药名集成》），药狗丹（东北、华北、西北），小天老星（东北），三步跳（湖北、湖南、江西、陕西、四川、贵州、云南），麻芋子（四川、陕西、山东），地慈姑（湖南、广东、广西），地雷公（广东、广西），土半夏（江西、广西），老鹳眼、老鸦芋头、老鸹芋头（山东），老鸦头、狗药子（安徽），鹧鸪米、野半夏（广西），老和尚扣、地星

（江苏），药狗旦子（河北），半子（甘肃），老鸹蒜（河南），三步魂（四川），滇半夏（云南）。

【植物名】半夏 *Pinellia ternata* (Thunb.) Breit.

异名：蝎子草（《植物名实图考》），半月莲（《中国高等植物图鉴》），燕子尾（《全国中草药汇编》），三叶半夏（河南、山西、江西、广西），尖叶半夏（湖南、广西），三角草、三星草（甘肃），三叶头草、三棱草（上海），独叶一枝花（浙江），狗玉米（云南），驴不食草（北京）。

【性味与归经】味辛，性温；有毒。归脾、胃、肺经。

【功能与主治】燥湿化痰，降逆止呕，消痞散结。用于湿痰寒痰，咳喘痰多，痰饮眩悸，风痰眩晕，痰厥头痛，呕吐反胃，胸脘痞闷，梅核气；生用外治痈肿痰核。

释名考订

《本草纲目》曰：“《礼记·月令》：五月半夏生，盖当夏之半也，故名。守田会意，水玉因形。”块茎小而圆，以形似而有羊眼、地珠、饭石子、老鸹眼诸名；又似芋头，因称麻芋果、狗芋头。本品与天南星同类而形小，因呼小天南星。在东北，天南星又名天老星，本品则因此有小天老星之称。为多年生草本，幼时单叶，2～3年后为三出复叶，故名三叶半夏。肉穗花序顶生，附属器长鞭状，《植物名实图考》谓其“梢上翘似蝎尾，固始呼为蝎子草”。生品有毒，故称地巴豆。中医认为以陈久者为良，乃呼陈半夏。

273 半边莲 banbianlian 《滇南本草》

【来源】为桔梗科植物半边莲的全草。

【异名】急解索（《本草纲目》），蛇利草（《岭南采药录》），蛇舌草（《福建民间草药》），鱼尾花（《江西中药》），奶儿草、半边花（《浙江民间草药》），细米草（《中国药用植物志》），刺瓜娘（《民间药与验方》），箭豆草（《四川中药志》），顺风旗、单片芽（《岭南草药志》），肺经草、小莲花草、绵蜂草、吹血草、腹水草、疳积草、白腊滑草、金菊草（《湖南药物志》），半边菊、半边旗（《广西中药志》），金鸡舌（《闽东本草》），片花莲、偏莲、瓜仁草（《江西民间草药验方》），蛇脷草（广州部队《常用中草药手册》），蛇啄草（《上海常用中草药》），狗牙齿、细叶节节排、乳儿草、伏田花、地边鱼、乳草、赤草、半边线、金丝草、鸡嘴舌、田边小叶青（《浙江民间常用草药》），急解锁（《湖南农村常用中草药手册》），蒲地金、半夜乃、蛇咬药、堆牙鬼（《南方主要有毒植物》），鸡口舌、节节爆、满地行、奶充草、汤生草（《浙南本草新编》），小急解锁（江苏、江西、湖南、广东、广西），半爿花（浙江、福建），蜈蚣草、叶下红、蛇舌仔、鸡舌草、蛇疗草、观音手、乳子草、乳汁草、奶浆草（福建），半朵花、半边荷花、偷鸡打、白带草、半枝莲（浙江），细叶半边莲、单片莲、单片花、半瓣莲（广东），净毒草、耙齿草、蛇眠草、片叶莲（江西），小叶狗牙草、小半边莲、瓜子金（湖南），蚂蚱筋（安徽），蛇口草（上海），橡皮草（四川），长虫草（河南），节节生（湖北），紫花莲（广西）。

【植物名】半边莲 *Lobelia chinensis* Lour.

【性味与归经】味辛，性平。归心、小肠、肺经。

【功能与主治】清热解毒，利尿消肿。用于痈肿疔疮，蛇虫咬伤，鼓胀水肿，湿热黄疸，湿疹湿疮。

释名考订

半边莲，《本草纲目》曰：“……秋开小花，淡红紫色，止有半边，如莲花状，故名。”半爿花、半瓣莲、半边菊、半边荷花诸名义同。花冠裂片5，呈一个平面展开于一侧，以形似而有半边旗、鱼尾花、耙齿草、观音手诸名。民间有称节节生、细叶节节排，《本草纲目》曰：“生阴湿塍堑边。就地细梗引蔓，节节而生细叶。”故名。茎细长，因呼铁线草、蚂蚱筋；折断有白色乳汁渗出，故有奶儿草、乳汁草、奶浆草诸称。本品叶形狭长，先端急尖，因称蛇舌草，象形也。蛇脷草者，义同蛇舌草。"脷",音 lì。在南方,方言多称动物之舌为脷。蛇利草,即蛇脷草,"利"为"脷"之省写。半边莲功能清热解毒,尤长于疗蛇伤,民谚有云:"识得半边莲,不怕共蛇眠。"急解索、蛇眠草、蛇啄草等因以得名。

274 半枝莲 banzhilian 《滇南本草》

【来源】为唇形科植物半枝莲的全草。

【异名】青牛膝、紫花草、半边莲、半朵莲、半枝花、一枝莲(《滇南本草》),通经草、紫连草、并头草(《南京民间药草》),狭叶韩信草(《广州植物志》),小耳挖草(《南宁市药物志》),小韩信草、水韩信(《广西药用植物图志》),牙刷草(《江苏省植物药材志》),溪边黄芩、金挖耳(《江西民间草药验方》),狭叶黄芩(《海南植物志》),野夏枯草、方草儿、半向花、半面花、偏头草、四方草(《浙江民间常用草药》),耳挖草(《广西中草药》),虎咬红、再生草(《福建中草药》),岩泽兰(《湖南药材手册》),赶山鞭(成都《常用草药治疗手册》),狭叶向天盏(福建《新医疗法资料选编》),小号向天盏、半支莲(《全国中草药汇编》),望江清(《云南种子植物名录》),挖耳草(广西、湖南、江西、广东、福建),望江青(云南、湖南、福建、浙江),金耳挖、望江南(湖南、江西、广东),四方马兰(湖南、广东、浙江),耙子草(福建、湖南),水荆芥(云南、贵州),向天盏(福建、云南),耳耙草、四季春、细叶红背草、单片花(广东),烫斗草、四棱草、四方梗(浙江),茶勺、勺草、勺儿茶(河南),见天红、向天匙(福建),小蓝花、对叶草(安徽),田基草、水黄芩(江苏),小韩信、韩信草(广西),小黄芩(云南),瘦黄芩(四川),钉耙草(湖南),小叶望江青(江西)。

【植物名】半枝莲 *Scutellaria barbata* D. Don

【性味与归经】味辛、苦,性寒。归肺、肝、肾经。

【功能与主治】清热解毒,化瘀,利尿。用于疗疮肿毒,咽喉肿痛,跌扑伤痛,水肿,黄疸,蛇虫咬伤。

释名考订

在民间草药中以半支莲或"半支"为名的品种甚多,《百草镜》谓"各种半支有七十二种"。本品的花顶生于茎及分枝的上部,每轮有花两朵并生,集成偏向一侧的总状花序,观之若半枝有花半枝无花状,故名半枝莲。莲,莲花;此处泛作"花"。半枝花、半向花、半面花、单片花等,名义皆同半枝莲。紫花草、小蓝花以花色名;四方草、四方梗以茎形名。本品植株形似黄芩,喜生溪滩边,故有水黄芩、溪边黄芩诸名。

275 汉桃叶 hantaoye 《中国药典》(1977 年版)

【来源】为五加科植物白花鹅掌柴的茎枝或带叶茎枝。

【异名】七叶莲(《广西药用植物名录》),七加皮、七叶藤(《简明中医辞典》)。

【植物名】白花鹅掌柴 *Schefflera kwangsiensis* Merr. ex Li

异名:广西鹅掌柴(《中国植物志》),广西鸭脚木(《广西植物名录》),广西鹅掌藤(《简明中医辞典》)。

【性味与归经】味微苦、涩,性温。归肝、胃经。

【功能与主治】祛风止痛,舒筋活络。用于风湿痹痛,腰腿疼痛,头痛,牙痛,跌打伤痛。

释名考订

本品原以七叶莲之名入药,汉桃叶为其别名,两广地区民间常用作祛风镇痛药。《中国药典》(一部,1977 年版)收载本品时,为避免与民间另一亦有七叶莲之名的草药(木通科野木瓜 *Stauntonia chinensis* DC.)相混淆,遂将本品的正名改为汉桃叶。

本品为常绿矮小灌木，略带蔓性。掌状复叶，小叶 5～9（多为 7），故称七叶藤、七叶莲。"鹅掌"、"鸭脚"者，皆以复叶形似而得名。

276 汉中防己 hanzhongfangji 《中药志》

【来源】为马兜铃科植物异叶马兜铃的根。

【异名】防己、解离（《神农本草经》），木防己、解燕（《吴普本草》），石解（《本草纲目》），青木香（陕西、湖南、湖北），大条青木香（陕西、湖北），汉防己（陕西、甘肃），青藤香、贵州木防己、百解药（贵州），广元防己、小南木香（四川），青藤香（贵州），土防己（陕西）。

【植物名】异叶马兜铃 *Aristolochia kaempferi* Willd. f. *heterophyl*（Hemsl.）S. M. Hwang

异名：异形马兜铃（《中药志》），翼叶马兜铃（《四川野生经济植物志》），大叶青藤（陕西）。

【性味与归经】味苦、辛，性寒。归膀胱、肾、脾经。

【功能与主治】行水，泻下焦湿热。用于水肿鼓胀，湿热脚气，手足挛痛，癣疥疮肿。

释名考订

《神农本草经》谓防己"一名解离，生川谷"。《名医别录》云："文如车辐理解者良。生汉中川谷，二、八月采根，阴干。"《范子计然》云："防己出汉中旬阳。"吴普曰："木防己一名解离，一名解燕……茎蔓延如芄（葛），白根外黄似桔梗，内黑又如车辐解，二月八月十月采根。"概而言之，我国最早使用的防己又名木防己，一名解离，产汉中，用根，具有"内黑如车辐解"的特征。据此推断，此防己即马兜铃科的汉中防己，亦即异叶马兜铃 *Aristolochia kaempferi* Willd. f. *heterophylla*（Hemsl.）S. M. Hwang。汉中防己以古之产地而得名。参见"防己"、"木防己"条。

277 母丁香 mudingxiang 《雷公炮炙论》

【来源】为桃金娘科植物丁香的果实。

【异名】鸡舌香（《抱朴子》），亭灵独生（《酉阳杂俎》），雌丁香（《本草蒙筌》），鸡舌（《本草纲目》），母丁子（《台湾药用植物志》），母丁（江西《中草药学》）。

【植物名】丁香 *Eugenia caryophyllata* Thunb.

【性味与归经】味辛，性温。归脾、胃、肺、肾经。

【功能与主治】温中降逆，补肾助阳。用于脾胃虚寒，呃逆呕吐，食少吐泻，心腹冷痛，肾虚阳痿。

释名考订

"丁香"之名义参见本书"丁香"条。本品始载于晋《抱朴子》，原名鸡舌香。鸡舌香者，《本草拾遗》曰："击破有顺理解为两向，如鸡舌，故名。"按本品的种仁由两片肥厚的子叶抱合而成，中央具一明显的纵沟；果皮质坚脆，破之常纵裂为两瓣（两片子叶分离），形如鸡舌。《雷公炮炙论》曰："丁香有雌雄。雄者颗小，雌者大如山萸，更名母丁香，入药最胜。"其实，公丁香和母丁香源于同一种植物不同的药用部位。所谓"雄者"，实为花蕾；所谓"雌者"，实为它的果实。丁香为外来药物，原产马来群岛及非洲，国内"惟广州有之"。由于地域和交通的局限，古人对于丁香的原植物形态了解较少，以致如《图经本草》所云："《唐本草》言其木似栗；《越南志》言是沉香花；《广志》言是草花蔓……其说不定。"所以，古人把丁香的果实和花蕾混为一谈，还根据它们的形态大小作雌雄之分，也就可以理解了。

278 丝瓜络 sigualuo 《本草再新》

【来源】为葫芦科植物丝瓜成熟果实的维管束。

【异名】天洛丝（《医学正传》），鱼鰦、虞刺、洗锅罗瓜（《本草纲目》），老丝瓜（《外科启玄》），天罗絮（《群芳谱》），天萝筋（《脉因证治》），天骷髅（《本草纲目拾遗》），丝瓜网、纺线（《医林纂要·药性》），丝瓜壳（《分类草药性》），瓜络、絮瓜瓤（《广州植物志》），天罗线（《药材资料汇编》），丝瓜瓤（《河北药材》），丝瓜筋（《江苏省植物药材志》），天络（《中国药用植物图鉴》），千层楼（《湖南药物志》），丝瓜布（《四川常用中草药》），丝瓜渣（广西）。

【植物名】丝瓜 *Luffa cylindrica* (L.) Roem.

异名：天丝瓜、天罗、蛮瓜（《本事方》），绵瓜（《续本事方》），布瓜（《古今合璧事类备要》），天罗瓜（《普济方》），天吊瓜、纯阳瓜、倒阳菜（《滇南本草》），天罗布瓜（《妇人良方补遗》），水瓜（《岭南采药录》），縑瓜、叶瓜（《中国药用植物志》），八稜瓜（《广西中兽医药用植物》），絮瓜、砌瓜（《广州植物志》），滞瓜（华南），黄瓜楼、萧瓜、鼠瓜、闽瓜（福建），坭瓜（广西）。

【性味与归经】味甘，性平。归肺、胃、肝经。

【功能与主治】祛风，通络，活血，下乳。用于痹痛拘挛，胸胁胀痛，乳汁不通，乳痈肿痛。

释名考订

《本草纲目》云："此瓜老则筋丝罗织，故有丝、罗之名。昔人谓之鱼鰦，或云虞刺。始自南方来，故曰蛮瓜。""絮"、"网"、"线"、"布"等，亦因其老筋如织而得名。《文选·张衡〈西京赋〉》李善注引薛综曰："络，网也。""络"亦网、罗之义，因称丝瓜络。《本草纲目》又云："筋络缠纽如织成，经霜乃枯，惟可藉靴履、涤釜器，故村人呼为洗锅罗瓜。"天骷髅之名出于《本草纲目拾遗》，未注释义。但萝卜干枯老根地骷髅之名亦同出此书，并有释名曰："瘦而无肉，老而多筋，如骷髅然，故名。"其义可参。

六　画

279 老鹳草 laoguancao 《本草纲目拾遗》

【来源】为牻牛儿苗科植物牻牛儿苗、老鹳草或野老鹳草的地上部分。

【异名】五叶草、老官草（《滇南本草》），五瓣花、老贯草（《滇南本草图谱》），牵巴巴（《植物名实图考》），天罡草（《分类草药性》），五叶联、生扯拢、破铜钱（《贵州民间方药集》），老鸹筋（《东北资源植物手册》），五齿耙、老鸹嘴（《河北药材》），鹤子嘴（《山东中药》），贯筋（《新疆药材》），老鹳嘴、老鸦嘴、老贯筋、老牛筋（《全国中草药汇编》），老鸹草、老鹳嘴草（山东）。

牻牛儿苗：斗牛儿苗（《救荒本草》），山牛儿苗、绣针草［《本草药品实地之观察（华北之部）》］，太阳花（《中国药用植物图鉴》），长嘴老鹳草（《中国经济植物志》），爬子棵（《北方常用中草药手册》），老杆筋（《青岛中草药手册》），勾链链、绵绵牛、车车路（《全国中草药汇编》），土列列（《中药大辞典》），老乌嘴（东北），狼巴巴草（甘肃、陕西），小抓钩、老观草、老管草（山东），老鸦爪、血见愁、抓钩草（河南），将军帽、都督草（浙江），狼怕苗、狼怕怕（内蒙古），三刺巴（陕西）。

老鹳草：威氏老鹳草（《中国经济植物志》），三裂叶牻牛儿苗（《吉林省野生经济植物志》），短嘴老鹳草（《湖南药物志》），鸭脚老鹳草（《全国中草药汇编》），短嘴老鹳草（《中国药典》），鸭脚草（浙江），一颗针（湖南），烫烫青（河北），大老鹳草（四川峨眉山），子午天葵（广西全州）。

野老鹳草：鹭嘴草（《全国中草药汇编》），鬼蜡烛、福雀草（江苏、上海），头牛儿苗、一颗针、鬼针子、烫烫青（湖南），高山破铜钱、两支腊烛一支香（浙江）。

【植物名】（1）牻牛儿苗 *Erodium stephanianum* Willd.

（2）　老鹳草 *Geranium wilfordii* Maxim.

（3）　野老鹳草 *Geranium carolinianum* L.

【性味与归经】味辛、苦，性平。归肝、肾、脾经。

【功能与主治】祛风湿，通经络，止泻利。用于风湿痹痛，麻木拘挛，筋骨酸痛，泄泻痢疾。

释名考订

蒴果先端宿存花柱呈长喙状，如鹳之喙，故名老鹳草。老鹳草，音转而称老官草、老贯草、老鸹草。花瓣5，因称五瓣花。花瓣间边缘相叠，组成一好似有五个缺口的圆，以形似而呼破铜钱。叶二回羽状深裂，裂片5~9，故有五叶联、五叶草诸名。众裂片相邻而疏，犹如被勉强撮合在一叶之上，故有生扯拢之称。"天罡"原为星名，即北斗七星的柄。以北斗之柄喻本品蒴果先端之"喙"，遂有"天罡"之名。《植物名实图考》曰："按汜水俗呼牵巴巴，牵巴巴者，俗呼啄木鸟也。其角极似鸟嘴，因以名焉。"

280 地龙 dilong 《本草图经》

【来源】为巨蚓科动物参环毛蚓、通俗环毛蚓、威廉环毛蚓或栉盲环毛蚓的全体。

【异名】蚯蚓（《礼记·月令》），蟺、螾（《说文解字》），蟪蚓、蟹蚕（《尔雅》），螘蟺（《尔雅》郭璞注），丘蟥（《淮南子》），白颈蚯蚓（《神农本草经》），蜷蟺（《淮南子》高诱注），附蚓、寒蚓、寒蚖（《吴普本草》），蜿蟺、引无（《广雅》），曲蟺、歌女、鸣砌（崔豹《古今注》），曲蟮（《小品方》），土龙（《名医别录》），地龙子（《药性论》），千人踏（《日华子本草》），胸朒、土螾（《本草纲目》），蜦（《广雅疏证》），虫蟮（《贵州民间方药集》），曲缠（《甘肃中草药手册》），曲蛇（《陕甘宁青中草药选》），蛐蟮、曲虫（《全国中草药汇编》）。

参环毛蚓：参状环毛蚓（《拉汉无脊椎动物名称》），环毛蚯蚓（《广西药用动物》）。

栉盲环毛蚓：异唇蚓（《南充常用中草药》）。

【动物名】（1）　参环毛蚓 *Pheretima aspergillum*（E. Perrier）

（2）　通俗环毛蚓 *Pheretima vulgaris* Chen

（3）　威廉环毛蚓 *Pheretima guillelmi*（Michaelsen）

（4）　栉盲环毛蚓 *Pheretima pectinifera* Michaelsen

【性味与归经】味咸，性寒。归肝、脾、膀胱经。

【功能与主治】清热定惊，通络，平喘，利尿。用于高热神昏，惊痫抽搐，头痛眩晕，关节痹痛，肢体麻木，半身不遂，肺热喘咳，水肿尿少。

释名考订

地龙，即蚯蚓。蚯蚓之名最早见于《礼记·月令》，《神农本草经》作"白颈蚯蚓"，列为下品。《本草纲目》曰："蚓之行也，引而后申，其蝼如丘，故名蚯蚓。"语中之"申"通"伸"。蝼，小土丘。柳宗元《始得西山宴游记》云："然后知是山之特出，不与培蝼为类。"蚯蚓行进时，先引而后伸，引则其状如堆起的小土丘，故作"丘引"；从虫，则为蚯蚓。《说文解字》名"螾"，朱骏声《说文通训定声》："螾即蚯蚓之合音。"《本草纲目》又曰："《尔雅》谓之蟪螾，巴人谓之胸朒，皆方音之转也。螘蟺、曲蟺，象其状也。东方虬《赋》云：乍逶迤而鳝曲，或宛转而蛇行。任性行止，物击便曲，是矣。"《广雅·释虫》云："蚯蚓，蜿蟺，引无也。"王念孙疏证："又谓之蜦。蜿蟺之言宛转也，蜦之言曲也。"蚖，《集韵·隐韵》："吴、楚呼寒蚖。或作蚓。"亦为古之方言。《本草纲目》曰："术家言蚓可兴云，又知阴晴，故有土龙、龙子之名。"蛰居地下，方家因谓之地龙。崔豹《古今注》云："蚯蚓一名蜿蟺，一名曲蟮，善长吟于地下，江东人谓之歌女。"宋人俞琰《席上腐谈》谓崔豹之说"谬矣"。他从《礼记·月令》"蝼蝈鸣，蚯蚓出"一语引申开去，认为蚯蚓"盖与蝼蝈同处，鸣者蝼蝈，非蚯蚓也"。今按，据文献记载，参环毛蚓有在夜间将头钻出地面"打雾"的习性，同时发出"吱、吱"哨声。有经验的药农往往据此循声寻觅，进行捕捉。这"吱、吱"哨声大概就是崔豹所说的"长吟"了。

281 地黄 dihuang 《千金翼方》

【来源】为玄参科植物地黄的块根。

【异名】芐（《尔雅》），干地黄、地髓（《神农本草经》），生地黄、地脉（《名医别录》），怀庆地黄（《本草纲目》），鲜地黄（《植物名实图考》），鲜生地（《本草便读》），原生地（《本草正义》），人黄（《中国药用植物志》），干生地（《中药志》），酒壶花根、蜜罐花根（《中药材手册》），毛原（《药材学》），大生地、怀生地、小生地、细生地、根生地（《常用中药名辨》），干地（《湖南省中草药炮制规范》），山旱烟根（东北），野生地（陕西、甘肃、宁夏、青海、江苏、安徽），野地黄（山西、广西、湖北、河南），生地（上海、浙江），蜜蜜罐根、怀地黄（河南），炮掌掌花根、酒盅盅花根（山西），地黄根（山东），山烟根（辽宁），甜酒根（河北），黏地黄（陕西）。

【植物名】地黄 Rehmannia glutinosa Libosch.

异名：芑（《名医别录》），牛奶子（《本草衍义》），婆婆奶（《救荒本草》），狗奶子（《植物名实图考》），婆婆妳（《中国药用植物图鉴》），北京地黄、蜂糖罐（《药学学报》），山烟、猪妈妈棵（《北方常用中草药手册》），蛤蟆草、妈妈奶（东北），山白菜、狗奶棵子（北京、河北），喝酒壶、甜酒棵、蜜罐棵（山东），婆婆丁、米罐棵（江苏），野生地秧、老头喝烧酒（河北），酒壶花（辽宁），蜜蜜罐（河南），蜜罐子（安徽），妈妈罐（北京）。

【性味与归经】味甘，性寒。归心、肝、肾经。

【功能与主治】清热凉血，养阴生津。用于热入营血，温毒发斑，吐血衄血，热病伤阴，舌绛烦渴，津伤便秘，阴虚发热，骨蒸劳热，内热消渴。

释名考订

地黄始载于《神农本草经》，列为上品。《本草图经》谓"黄"之释义有两说："一说，古称种地黄宜黄土。"《名医别录》云："地黄生咸阳川泽黄土地者佳。"二说，"根如人手指，通黄色。"有记载地黄在古代被用于染黄。地黄之"地"源于古代对地黄进行质量检验的一种方法。据《日华子本草》记载："生者以水浸验之。浮者名天黄，半浮半沉者名人黄，沉者名地黄。入药沉者为佳，半沉者次之，浮者不堪。"《尔雅·释草》曰："芐，地黄。"《尔雅翼》云："芐以沉下者为贵，故字从'下'。"恐系附会之说。中医认为，地黄为补肾之要药，益血之上品，《神农本草经》谓其功"填骨髓"，《名医别录》谓其能"通血脉"，地髓、地脉得名当由此。植株之叶形似烟叶，故有"山烟"之称。花蕾末端略膨大如乳头状，以形喻之，呼作牛奶子、狗奶子。花冠呈宽筒状，稍弯曲，以形似而有酒壶花根、蜜罐花根、酒盅盅花根诸名。地黄为我国"四大怀药"之一，古以"怀庆府"产者为道地药材，因称怀庆黄。

282 地榆 diyu 《神农本草经》

【来源】为蔷薇科植物地榆或长叶地榆的根。

【异名】酸赭（《名医别录》），豚榆系（《石药尔雅》），地榆根（《普济方》），白地榆、鼠尾地榆、鼠地榆（《滇南本草》），酸枣（《本草纲目》），野升麻（《中国药用植物志》），西地榆（《四川中药志》），地芽、小柴草（《中国经济植物志》），岩地芨（《湖南药物志》），花椒地榆、水橄榄根、线形地榆、水槟榔、山枣参、蕨苗参（《云南中草药》），马连鞍（《广西中草药》）。

地榆：涩地榆（《贵州民间方药集》），马连鞍薯（《广西中兽医药用植物》），山红枣根（《河北药材》），地朵脑、地地根（《陕甘宁青中草药选》），枣香根、棵子根（《青岛中草药手册》），小棒锤（东北），野生麻（广西、四川），小土参（浙江、江西），红地榆（湖南、四川），小黑地榆、小地榆、赤地榆、紫地榆、黄根子、蕨苗根、大黑补（云南），地皮扒、搜山狗（湖南），老牛筋（安徽），马虎枣根（山东），地马牛（湖北），鼻拉塌根（青海），红朵脑（甘肃），黄瓜香根（河北），猪人参（浙江）。

长叶地榆：南地榆（《常用中草药植物简编》），绵地榆（湖北蒲圻）

【植物名】（1）地榆 *Sanguisorba officinalis* L.

异名：玉札、玉豉（《神仙服食经》），江州地榆（《本草图谱》），血箭草（《湖南药物志》），山枣红、山枣、野红枣、地枣（《浙江民间常用草药》），土儿红、山枣仁、紫朵苗子（《中药大辞典》），长穗地榆（《长白山植物药志》），马猴枣（东北、山东、山西），黄瓜香（东北、河北），鞭枣胡子、山地瓜（东北），山红枣（浙江、安徽、福建），山枣子（山东、山西），红头草（广西、湖北），无风自动草、土莘菝、山橄榄、暖骨草（云南），砚台蒿、西瓜草、火把草（安徽），红绣球、枣儿红、九瓣叶（贵州），枣儿草、鼻拉塌、野沙枣（青海），鸡鹤头、三脚猫（广东），地茅、小紫草（江苏），小棵子、马虎枣（山东），山丹花、塞塞草（甘肃），金线小风（湖北），真珠斗（福建），蒙古枣（河北）。

（2）长叶地榆 *Sanguisorba officinalis* L. var. *longifolia*（Bert.）Yü et Li

异名：台湾地榆（《台湾药用植物志》），直穗地榆（《湖北植物志》）。

【性味与归经】味苦、酸、涩，性微寒。归肝、大肠经。

【功能与主治】凉血止血，解毒敛疮。用于便血，痔血，血痢，崩漏，水火烫伤，痈肿疮毒。

释名考订

地榆始载于《神农本草经》，列为中品。《本草经集注》云："今近道处处有。叶似榆而长，初生布地。"因称地榆。"其花子紫黑色如豉，故又名玉豉。"《齐民要术》引《神仙服食经》云："地榆一名玉札……北方呼豉为札。"殆为古之方言。《本草纲目》曰："按《外丹方》言地榆一名酸赭，其味酸，其色赭故也。"酸枣者，"今蕲州俚人呼地榆为酸赭，又讹赭为枣"，故名。

283 地不容 diburong 《滇南本草》

【来源】为防己科植物地不容或云南地不容等的块根。

【异名】地不荣（《滇南本草》），地芙蓉（《植物名实图考》），乌龟梢、金丝荷叶（《滇南本草图谱》），地乌龟（《昆明药用植物调查报告》），抱母鸡、一文钱、荷叶暗消、乌龟抱蛋（《云南中草药》），山乌龟（四川、贵州、云南），金不换（云南、贵州），金线钓乌龟（云南、四川），周身寒、小寒药、川滇千金藤（四川），地胆、白地胆、青山乌龟（云南），金藤（贵州）。

【植物名】（1）地不容 *Stephania epigaea* H. S. Lo

（2）云南地不容 *Stephania yunnanensis* H. S. Lo

【性味与归经】味苦，性寒；有毒。归肝、胃经。

【功能与主治】涌吐痰食，截疟，解疮毒。用于疟疾，食积腹痛，痈肿疔毒。

释名考订

本品块根硕大，扁球形，直径可达 30cm，通常半露于地面。《植物名实图考》云："殆无隙地能容，故名地不容。"地乌龟、山乌龟、青山乌龟等，均言其块根半露地面之状。味苦，因称地胆。肉黄白色，因呼白地胆。叶互生，叶片扁圆形或近圆形；叶柄长，盾状着生于叶片基部，形似小荷钱，故有荷叶、一文钱诸名。似荷而陆生，故名地芙蓉。《滇南本草图说》谓其"软枝细藤"，金丝荷叶、金线吊乌龟等因得其称。功擅截疟，因有周身寒、小寒药、金不换诸名。

284 地枫皮 difengpi 《广西本草选编》

【来源】为木兰科植物地枫皮的树皮。

【异名】追地风、钻地风（上海、浙江），地风皮（湖北、湖南）。

【植物名】地枫 *Illicium difengpi* K. I. B. et K. I. M.

异名：钻地枫、追地枫、矮顶香（《植物分类学报》2：77，1977），高山龙、高山香、枫榔树（《广西多来源药材及混杂品种的调查与考证》），野八角、矮丁香、地风、南宁地枫皮（广西）。

【性味与归经】味微辛、涩，性温；有小毒。归膀胱、肾经。

【功能与主治】祛风除湿，通络止痛。用于风湿痹痛，劳伤腰痛。

释名考订

"地枫"之名其义未详。用治风寒湿痹有效，江南一带因称追地风、钻地风。多生于石灰岩山地的山顶或石山疏林下，气香，乃呼高山香。蓇葖果先端有弯曲的尖头，形似八角茴香，以此而有野八角之名。

285 地肤子 difuzi 《神农本草经》

【来源】为藜科植物地肤的果实。

【异名】地葵、地华、地脉（《神农本草经》），地麦（《名医别录》），益明（《药性论》），落帚子（《日华子本草》），独扫子（《百一选方》），竹帚子（《滇南本草》），千头子（《万病回春》），帚菜子（《新疆药材》），铁扫把子、大地肤子（《四川中药志》），扫帚菜子（《青岛中草药手册》），扫帚子（《浙江药用植物志》），灰条子、灰料头子、扫帚种子（江苏），地扫子、地葵子（福建），竹扫子（云南），地帚子（河北），铁落帚子（台湾）。

【植物名】地肤 *Kochia scoparia* (L.) Schrad.

异名：葥、王蔧（《尔雅》），王帚、落帚（《尔雅》郭璞注），扫帚（《本草经集注》），涎衣草、地麦草（《新修本草》），鸭舌草、独帚（《本草图经》），扫帚菜（《救荒本草》），竹帚草（《滇南本草》），千心妓女、白地草（《本草纲目》），黄蒿（《本经逢原》），扫帚苗（《中药志》），铁扫把（《四川中药志》），地面草（《中药大辞典》），蒿帚菜（《新华本草纲要》），扫帚草（福建、台湾、浙江），野扫帚、家扫帚、扫帚秧（辽宁），铁扫帚、观音帚（四川），竹扫帚、老扫帚（云南），扫帚条（山东），地肤菜（四川），狗尿菜（福建），棉扫帚（安徽）。

【性味与归经】味辛、苦，性寒。归肾、膀胱经。

【功能与主治】清热利湿，祛风止痒。用于小便涩痛，阴痒带下，风疹，湿疹，皮肤瘙痒。

释名考订

本品始载于《神农本草经》，列为上品。《本草纲目》曰："地肤，地麦，因其子形似也。"此训难识其详。本品有"地麦"之名，但子形并不似麦。谓"地肤"之名"因其子形似也"，则更属不知所云。"地肤"，《释名·释形体》云："肤，布也，布在表也。"《新修本草》云："地肤子……叶细茎赤，多出熟田中，苗极弱，不能胜举。"《蜀本草》谓："叶细茎赤，初生薄（迫近，接近）地。"《本草纲目》则曰："地肤嫩苗，性最柔弱。"按地肤"性最柔弱"，"不能胜举"，一科数十枝，攒簇蔓延，敷布于地表，故有"地肤"之名。本品又名"地面草"，可为此释佐证。《神农本草经》有称"地脉"，当亦以此草茎叶敷布于地表而得名。"地麦"，或为"地脉"音近之讹。有谓因地肤的苗形与麦苗相似而得"地麦"之名，其义犹通，亦为一说。《本草纲目》曰："地葵，因其苗味似也。鸭舌，因其形似也。益明，因其子功能明目也。子落则老，茎可为帚，故有帚、蔧诸名。"葥，《尔雅·释草》云："葥，王蔧。"郭璞注："王帚也，似藜，其树可以为埽蔧，江东呼之曰落帚。"

286 地柏枝 dibaizhi 《草木便方》

【来源】为卷柏科植物江南卷柏的全草。

【异名】地柏（《本草图经》），摩来卷柏（《中国主要植物图说·蕨类植物门》），曲兰草、岩柏、软鸡草、拨云草（《四川中药志》），岩柏草、石柏（《浙江天目山药用植物志》），油面风、铺地金牛、百叶草（《广西药用植物名录》），岩柏枝（《贵州药用植物目录》），四叶菜（《贵州草药》），高脚红萝卜、孔雀毛、土黄连、石金花、夹韦草、帅石草、石掌柏（《江西草药》），山扁柏、细叶狼鸡、红鸡草、饼草、墙柏、发治草（《浙江民间常用草药》），岩花、石松柏、千步还阳（《陕西中草药》），伤寒草（《安徽中草药》），百叶卷柏（《广西本草选编》），黄疸卷柏（南药《中草药学》），烂皮蛇（广东、广西），金花草（四川、安徽），花叶野鸡草、黄叶狼鸡草（江西），金扁柏（福建），通气草（四川），龙麟草（台湾）。

【植物名】江南卷柏 *Selaginella moellendorfii* Hieron.

【性味与归经】味辛、微甘，性平。

【功能与主治】止血，清热，利湿。用于吐血，痔血，便血，血崩，创伤出血，发热，小儿惊风，湿热黄疸，全身浮肿，淋病，水火烫伤。

释名考订

《本草纲目》曰："此亦卷柏之生于地上者耳。"故名地柏、地柏枝。多分布于长江以南各地，因称江南卷柏。其叶似柏，常附石而生，故有石柏、岩柏、岩柏枝之名。主茎直立，上部三至四回分枝，复叶状，分枝上小叶密生，以其形似而名百叶草、百叶卷柏、龙麟草；小叶二型，排列成 4 行，故谓四叶菜。以功能为说，乃有伤寒草、通气草、黄疸卷柏诸名。

287 地骨皮 digupi 《大观本草》

【来源】为茄科植物枸杞或宁夏枸杞的根皮。

【异名】杞根、地骨、地辅、地节（《神农本草经》），地筋（《广雅》），却暑、仙人杖、西王母杖（《名医别录》），枸杞根、苟起根（《本草经集注》），枸杞根皮（《药性论》），杞根皮（《藏府药式补正》），骨皮（《医宗说约》），狗奶子根皮（《山东中药》），红榴根皮（《中药材手册》），狗地芽皮（《四川中药志》），土杞子根皮（江西《中草药学》），南骨皮、杜骨皮（江苏、浙江），川骨皮（浙江），千层皮（河北）。

【植物名】（1）枸杞 *Lycium chinense* Mill.

异名：杞（《诗经》），枸檵（《毛诗传》），枸忌（《神农本草经》），苦杞（《广雅》），天精、托卢、象柴、却老（《抱朴子》），地仙（《日华子本草》），甜菜（《本草图经》），枸棘（《本草衍义》），天精草（《保寿堂经验方》），枸杞苗（《本草纲目》），枸杞菜（《生草药性备要》），白疙针、石寿树（《中药鉴别手册》），土枸杞（江苏、安徽、江西），野枸杞（江西、四川），杨柳风、羊耳风、狗猪菜（湖南），枸根菜、铃铃菜（广西），狗地芽、枸地菜（四川），野辣椒、狗屎台棵（安徽），榴榴棵（河北），红珠子刺（福建），山枸杞（河南），鸡骨菜（云南）。

（2）宁夏枸杞 *Lycium barbarum* L.

【性味与归经】味甘，性寒。归肺、肝、肾经。

【功能与主治】凉血除蒸，清肺降火。用于阴虚潮热，骨蒸盗汗，肺热咳嗽，咯血，衄血，内热消渴。

释名考订

地骨之名始见于《神农本草经》。为枸杞之根，省称作杞根。药用其根皮，乃名枸杞根皮。地骨，《广雅》又称地筋，皆以地下根的形态为名。地节，"节"亦骨之义，如关节、骨节。地辅之名与地骨义同。"辅"，辅骨，人体骨名。《素问·骨空》王冰注："腘下为辅骨。"功能清热降暑、凉血除蒸，因称却暑。

288 地锦草 dijincao 《嘉祐本草》

【来源】为大戟科植物地锦或斑地锦的全草。

【异名】地朕、夜光、承夜（《吴普本草》），地噤、地锦（《本草拾遗》），草血竭、血见愁草（《世医得效方》），酱瓣草（《庚辛玉册》），小虫儿卧单、铁线草（《救荒本草》），血见愁、血风草、马蚁草、雀儿卧单、狮狲头草（《本草纲目》），扑地锦（《本草原始》），奶花草（《植物名实图考》），斑鸠窝、天瓜叶、三月黄花（《民间常用草药汇编》），地蓬草、铁线马齿苋、蜈蚣草（《江西民间草药》），奶疳草（《浙江民间草药》），奶草、奶汁草、铺地锦、铺地红、红莲草（《福建民间草药》），盖地红（《指示植物》），地马桑、红沙草、凉帽草、红斑鸠窝、小苍蝇翅草（《四川中药志》），红丝草、小红筋草（《杭州药用植物志》），仙桃草（《湖南药物志》），莲子草、软骨莲子草、九龙吐珠草（《闽东本草》），地瓣草（《贵州草药》），粪脚草、粪触脚、花被单、血经基（《上海常用中草药》），奶浆草、奶奶草（浙江、湖南），铺地金（四川），红头绳（内蒙古），奶汁子草（福建），小飞扬（广东）。

地锦：星星草、斑雀草、多叶果（《东北草本植物志》），乳仔草（《泉州本草》），家雀卧蛋（《北方常用中草药手册》），凤凰窝、九头狮子草（《陕西中草药》），雀盖头（《陕甘宁青中草药选》），毛地锦草（《常用中草药植物简编》），断指草、红公鸡、铁血皮、贴血皮（《青岛中草药手册》），被单草（《秦岭植物志》），毛地锦、卧蛋草、雀儿卧蛋、小虫儿卧蛋（《全国中草药汇编》），家雀川蛋、麻雀蓑衣（南药《中草药学》），铺地草（《福建药物志》），红茎草（江苏、浙江），小号奶子草、红乳汁子草、细叶奶汁草、兔奶奶草、地锦红、猪母奶草（福建），血剑草、乳汁草、野马苋、散血草、奶子草、珍珠草（江西），小虫盖体、天棚草、雀传草（山东），牛乳草、细叶节节花、练汁草（广东），血线草、红莲子草、乳浆草（浙江），红砂草、麻雀卧单、小马齿苋（贵州），小虫卧单、雀卧单、红蛋棵（河南），一点浆、千叶草（湖南），雀窝蛋、鹊卧蛋草（河北），铁马齿苋（湖北），雀儿卧蛋草（内蒙古）。

斑地锦：美洲地锦草（《中国植物图鉴》），血筋草（《浙江天目山药用植物志》），斑叶地锦（《江西草药》），红筋草、乳疳草、珠花头结（《浙江民间常用草药》），奶母草、飞扬草（《常用中草药植物简编》），红痣草（上海），斑脚草（山东）。

【植物名】（1）地锦 *Euphorbia humifusa* Willd.

（2）斑地锦 *Euphorbia maculate* L.

【性味与归经】味辛，性平。归肝、大肠经。

【功能与主治】清热解毒，凉血止血，利湿退黄。用于痢疾，泄泻，咯血，尿血，便血，崩漏，疮疖痈肿，湿热黄疸。

释名考订

本品为匍匐草本。茎纤细，近基部分枝，带紫红色。《本草纲目》曰："赤茎布地，故曰地锦。"铺地红、盖地红、铺地锦等，其名义同。《本草纲目》又曰："专治血病，故俗称为血竭、血见愁。马蚁、雀儿喜聚之，故有马蚁、雀单之名。酱瓣、狮狲头，象花叶形也。"红丝草、红头绳、小红筋草，象茎之形也。扑地锦、铺地金，铺地锦之讹也，地朕、地噤，地锦之声转也。叶对生，叶柄极短，叶片长圆形，形似正在舞动的昆虫翅膀，故名小飞扬、小苍蝇翅草。《植物名实图考》曰："断之有白汁，同鲗鱼煮服，通乳有效……今俗方治血病不甚采用，而通乳则里妪皆识，故标奶花之名，以著其功用云。"与此义同者，犹有奶草、奶汁草、奶奶草、奶浆草、奶汁子草诸名。

289 地骷髅 ᵈⁱᵏᵘˡᵒᵘ《本草纲目拾遗》

【来源】为十字花科植物萝卜的干枯老根。

【异名】仙人骨（《博济方》），出子萝卜（《普济方》），干萝卜（《本草纲目》），老萝卜头（《分类草药性》），老人头（《天宝本草》），地枯萝（《现代实用中药》），地枯蒌（《药材学》），气萝卜（《江苏省植物药材志》），枯萝卜（《山东中药》），老萝卜（《湖南药物志》），空莱菔（《苏州本产药材》），仙人头（湖北、山东），空萝卜、萝卜空（江苏），地空（湖北），莱菔头（贵州）。

【植物名】萝卜 *Raphanus sativus* L.

【性味与归经】味甘、微辛，性平。归脾、胃、肺经。

【功能与主治】宣肺化痰，消食，利水。用于咳嗽多痰，食积气滞，脘腹痞闷胀痛，水肿喘满，噤口痢疾。

释名考订

本品为萝卜开花结实后的老根，多在种子成熟后采收，故名出子萝卜。质轻多孔，断面疏松，因称气萝卜、枯萝卜、空萝卜。根入地，乃名地空。地骷髅者，《本草纲目拾遗》云："根入地，瘦而无肉，老而多筋，如骷髅然，故名。"《本草纲目》曰："王氏《博济方》称干萝卜为仙人骨，亦方士谬名也。"参见"莱菔"条。

290 芋头 yutou 《本草衍义》

【来源】为天南星科植物芋的根茎。

【异名】蹲鸱（《史记》），芋魁（《汉书》），芋根（《汉书》颜师古注），土芝（《名医别录》），魁芋、百子芋（《齐民要术》），芋奶（《种芋法》），芋渠（《本草纲目》），狗爪芋、百眼芋头（《岭南采药录》），芋艿（《中国医学大辞典》），毛芋（福建），九爪芋（广东），水芋（海南）。

【植物名】芋 *Colocasia esculenta*（L.）Schott

【性味与归经】味甘、辛，性平。归胃经。

【功能与主治】健脾补虚，散结解毒。用于脾胃虚弱，纳少乏力，消渴，瘰疬，腹中癖块，肿毒，赘疣，鸡眼，疥癣，烫火伤。

释名考订

《说文解字》云："芋，大叶实根，骇人，故谓之芋（芌）也。从艸，于声。"段玉裁注："《口部》曰：'吁，惊也。'《毛传》曰：'吁，大也。'凡'于'声字多训大。芋之为物，叶大根实，二者皆堪骇人，故谓之芋。"根茎卵形，常生多数小球茎，作乳头状，故名芋艿。球茎褐色，具纤毛，因称毛芋。《史记·货殖列传》云："卓字曰：'此地狭薄。吾闻岷山之下沃野，下有蹲鸱，至死不饥'。"《正义》："蹲鸱，芋也。"《本草纲目》云："盖芋魁之状，若鸱之蹲坐故也。芋魁东汉书作芋渠，渠、魁义同。"

291 芒硝 mangxiao 《医学启源》

【来源】为硫酸盐类芒硝族矿物芒硝经加工精制而成的结晶体，主含含水硫酸钠（$Na_2SO_4 \cdot 10H_2O$）。

【异名】芒消（《名医别录》），马牙消（《药性论》），英消（《开宝本草》），马牙硝（《太平圣惠方》），盆消（《本草图经》），甜消（《宝庆本草折衷》），牙硝（《类编朱氏集验方》），牙消（《本草纲目》）。

【矿物名】芒硝 Natrii Sulfas

【性味与归经】味咸、苦，性寒。归胃、大肠经。

【功能与主治】泻下通便，润燥软坚，清火消肿。用于实热积滞，腹满胀痛，大便燥结，肠痈肿痛；外治乳痈，痔疮肿痛。

释名考订

芒消入药始载于《名医别录》，曰："生于朴消。"《雷公炮炙论》云："芒消是朴消中炼出形似麦芒者。"《本草纲目》曰："（朴消）煎炼入盆，凝结在下，粗朴者为朴消，在上有芒者为芒消，有牙者为马牙消"；"状如白石英，又名英消……取芒消、英消，再三以萝卜煎炼去咸味，即为甜消。"煎炼后倾入盆中凝结成晶体者，乃称盆消。按古称之"消"，现多已改作"硝"。参见"朴硝"条。

292 亚乎奴^{yahunu}《中国药典》

【来源】 为防己科植物锡生藤的全株。

【异名】 老鼠耳朵草（《中药志》），鼠耳草（《全国中草药汇编》），金丝荷叶（南药《中草药学》），锡生藤（《中国药典》）。

【植物名】 锡生藤 *Cissampelos pareira* L. var. *hirsuta*（Buch. ex DC.）Forman

【性味与归经】 味苦，性温。归肝、脾经。

【功能与主治】 消肿止痛，止血，生肌。用于外伤肿痛，创伤出血。

释名考订

本品为云南地区傣医传统用药，并为提制"傣肌松"的原料，主产于西双版纳傣族自治州。亚乎奴是傣文药名的音译。因无汉名，故《中国药典》1977 年版一部收载时以此作药品的正名。为多年生草质藤本。单叶互生，叶柄在近叶基处盾状着生，叶片心状肾圆形，顶端微凹陷，好似一张微型荷叶；叶柄及叶片两面均密被黄棕色绒毛，故名金丝荷叶。鼠耳草、老鼠耳朵草，皆以其叶形似而得名。

293 亚麻子^{yamazi}《本草图经》

【来源】 为亚麻科植物亚麻的种子。

【异名】 胡麻子（《博济方》），壁虱胡麻（《本草纲目》），亚麻仁（《国药的药理学》），大麻子、瘙虱胡麻（《上海市中药饮片炮制规范》），八角胡麻（《山西中药炮制规范》），大胡麻（湖北、上海、山东、陕西），鸦麻子（河北），胡子仁（贵州）。

【植物名】 亚麻 *Linum usitatissimum* L.

异名：鸦麻（《本草图经》），山西胡麻（《植物名实图考》），滑胡麻（叶三多《生药学》），胡脂麻、山脂麻（《中国药用植物志》），红胡麻（《中药材品种论述》），胡麻（西北、华北、内蒙古）。

【性味与归经】 味甘、性平。归肺、肝、大肠经。

【功能与主治】 润燥通便，养血祛风。用于肠燥便秘，皮肤干燥，瘙痒，脱发。

释名考订

亚麻相对于大麻而名。麻是麻类植物的总称，有大麻、亚麻、黄麻、苎麻、茼麻等。但在古代，麻则专指大麻。大麻为一年生高大草本，我国古来即有种植。《诗·齐风·南山》："蓺麻如之何？衡从其亩。"与大麻相比，亚麻的植株要小得多，其使用的历史也要比大麻晚一千多年。亚麻之名应即由此而来。"亚"，次一等之谓也。《尔雅·释言》云："亚，次也。"谓亚麻者，以别大麻也。

自古以来，亚麻子就有异物同名现象存在。《本草纲目》称其为壁虱胡麻，《博济方》则直呼其为胡麻子。《植物名实图考》论"山西胡麻"曰："胡麻，山西、云南种之为田，根圆如指，色黄褐无纹，丛生，细茎，叶如初生独帚，发一杈开花五瓣，不甚圆，有直纹，黑紫蕊一簇，结实如豆蔻子似脂麻。滇人研入面中食之。《大同府志》：胡麻茎如石竹，花小，翠蓝色，子榨油……"文中虽称作"胡麻"，但观其附图，则可肯定所指者为亚麻。至今，西北、华北及内蒙古等地仍误称亚麻为胡麻。按本草所指的胡麻应是胡麻科植物胡麻（芝麻）的种子，为滋养强壮药，与亚麻子相比较，无论原植物科属还是功能主治都不相同。所以，以亚麻子混充胡麻子入药是错误的，应于纠正。

294 朴硝^{puxiao}《太平惠民和剂局方》

【来源】 为硫酸盐类芒硝族矿物芒硝经加工而得的粗制结晶。

【异名】消石（《神农本草经》），朴消石（《吴普本草》），消石朴（《名医别录》），海末（《石药尔雅》），皮消（《杨诚经验方》），盐消（《本草纲目》），海皮硝、毛硝（《药材学》），盐硝（《矿物药与丹药》），东皮硝、水皮硝（《本草药名集成》），味硝（湖北）。

【矿物名】芒硝 Natrii Sulfas

【性味与归经】味苦、咸，性寒。归胃、大肠经。

【功能与主治】泻下软坚，泻热解毒，消肿散结。用于实热积滞，腹胀便秘，目赤肿痛，喉痹，痈疮肿毒，乳痈肿痛，痔疮肿痛，停痰积聚，妇人瘀血腹痛。

释名考订

本品为"消"的一种。关于"消"之释义，参见本书"硝石"条。"朴消"之名始见于《神农本草经》，但据考证，《神农本草经》之"朴消"实为今之硝石；该书所载之"消石"，则为今之朴硝。朴消真正名实相符，则自《名医别录》始。《本草纲目》曰：朴消"生于盐卤之地，状似末盐，凡牛马诸皮须此治熟，故今俗有盐消、皮消之称。煎炼入盆，凝结在下"，以其粗朴，故名朴消。至近代，古称之"消"多已改作"硝"。

朴消又名"消石朴"。按马志释义，"消即本体之名，石乃坚白之号，朴者即未化之义也"。另有一说。由于《神农本草经》将消石与朴消的名实搞混淆了，且两者都有"芒消"之名，故在古代，消石曾与朴消混同，医方中也有彼此相代。《本草经集注》云："（消石）治病亦与朴消相似。《仙经》多用此消化诸石。今无真识别此者。顷来寻访，犹云与朴消同山，所以朴消名消石朴也。如此则非一种物。"如此，朴消名"消石朴"，是为与消石相区别。

295 西瓜 xigua 《日用本草》

【来源】为葫芦科植物西瓜的果瓤。

【异名】寒瓜（《本草经集注》），天生白虎汤（汪颖《食物本草》），夏瓜、翠瓜（《本草药名集成》）。

【植物名】西瓜 *Citrullus lanatus* （Thunb.） Matsum. et Nakai

【性味与归经】味甘，性寒。归心、胃、膀胱经。

【功能与主治】清热除烦，解暑生津，利尿。用于暑热烦渴，热盛津伤，小便不利，喉痹，口疮。

释名考订

本品来自西域，故有西瓜之名。为夏令时瓜，故名夏瓜。性寒，因称寒瓜。瓠果近圆形或长椭圆形，表面翠绿色，遂呼翠瓜。天生之物，功擅清热生津，用于暑热烦渴引饮，温病热在气分、热盛津伤者有效，与《伤寒论》著名方剂白虎汤功能相仿，因得天生白虎汤之称。

296 西瓜皮 xiguapi 《本草纲目》

【来源】为葫芦科植物西瓜的外层果皮。

【异名】西瓜青（《摄生众妙方》），西瓜翠衣（《临证指南医案》），西瓜翠（《药材资料汇编》），碎秋（《全国中草药汇编》）。

【植物名】西瓜 *Citrullus lanatus* （Thunb.） Matsum. et Nakai

【性味与归经】味甘，性凉。归心、胃、膀胱经。

【功能与主治】清暑解热，止渴，利小便。用于暑热烦渴，小便短少，水肿，口舌生疮。

释名考订

本品为西瓜的外层果皮，外表面青翠光泽，故有西瓜青、西瓜翠、西瓜翠衣之称。宋庠《次韵和吴侍郎东城泛舟》诗云："放溜轻舸掠晚沙，时时波底碎秋霞。"秋天的傍晚，一叶轻舟掠过平静的水面，被轻轻搅起的涟猗揉碎了映入水中的霞影。这是一幅很美的图画。西瓜的表面多具深浅相间的条纹，形似被水波击碎的秋霞，故名碎秋。

297 西青果 xiqingguo 《中药材手册》

【来源】为使君子科植物诃子的幼果。

【异名】随风子（刘锡禹《传信方》），西藏青果（《饮片新参》），藏青果（《中药材手册》），西藏橄榄（《简明中医辞典》），嫩诃子（《上海市中药饮片炮制规范》1980 年版），西橄榄（《本草药名集成》），小诃子（广西）。

【植物名】诃子 *Terminalia chebula* Retz.

【性味与归经】味苦、微甘、涩，性微寒。

【功能与主治】清热生津，解毒。用于阴虚白喉，咽喉肿痛，声音嘶哑，菌痢。

释名考订

本品形似青果，原产印度，经由西藏进口，故名西藏青果。省称作西青果、藏青果。青果即橄榄，本品因称西藏橄榄、西橄榄。为诃子的幼果，故有嫩诃子、小诃子诸名。《本草纲目》曰："诃子未熟时，风飘堕者，谓之随风子，暴干收之，益小者佳，彼人尤珍贵之。"据所记，随风子当是本品。

298 西河柳 xiheliu 《本草汇言》

【来源】为柽柳科植物柽柳的细嫩枝叶。

【异名】柽（《诗经》），河柳（《毛诗传》），殷柽（《尔雅》郑玄注），雨师（陆玑《诗疏》），赤杨（崔豹《古今注》），人柳（《三辅旧事》），赤柽（《日华子本草》），柳柽、三春柳（《开宝本草》），春柳（《本草图经》），三眠柳（《本草衍义》），长寿仙人柳（《履巉岩本草》），观音柳（《卫生易简方》），雨丝、蜀柳、垂丝柳（《本草纲目》），赤柳（《东医宝鉴》），赤柽柳（《本草备要》），红筋条、西湖柳（《中国树木分类学》），山川柳（《中国经济植物志》），山柽柳（《山西中草药》），红荆条（河北、山东），阴阳柳（河南），玉柳（福建），菩萨柳（江苏）。

【植物名】柽柳 *Tamarix chinensis* Lour.

异名：赤柽木（《开宝本草》），华北柽柳（《中国树木分类学》），桧状柽柳（《河北习见树木图说》），渭城柳、三串柳（《中国东北经济树木图说》），钻天柳（《药材学》），华柽柳（《中国药用植物图鉴》），桧柽柳（《中国高等植物图鉴》），红筋柳（《中药材品种论述》），桧叶柽柳（《内蒙古中草药》），溪河柳（东北），丝柳（广东、福建），红柳（新疆、甘肃）。

【性味与归经】味甘、辛，性平。归心、肺、胃经。

【功能与主治】发表透疹，祛风除湿。用于麻疹不透，风湿痹痛。

释名考订

《本草纲目》曰："按罗愿《尔雅翼》云：天之将雨，柽先知之，起气以应，又负霜雪不凋，乃木之圣者也，故字从圣。又名雨师，或曰：得雨则垂垂如丝，当作雨丝。又《三辅旧事》云：汉武帝苑中有柳，状如人，号曰人柳，一日三起三眠。则柽柳之圣，又不独知雨、负雪而已。今俗称长寿仙人柳。亦曰观音柳，谓观音用此洒水也。"寇宗奭曰："今人谓之三春柳，以其一年三秀，故名。"喜傍水而生，故有河柳、溪河柳、西河柳、西湖柳诸名。柽柳的枝皮红紫色或暗紫色，故名多冠"红"、"赤"字样。殷柽者，亦以其色名也。《广韵·山韵》云："殷，赤黑色也。"

299 西洋参 xiyangshen 《本草纲目拾遗》

【来源】为五加科植物西洋参的根。

【异名】西洋人参（《本草从新》），洋参（《药性考》），西参（《增订伪药条辨》），花旗参、广东人参（《中国药用植物志》），美洲人参（《药学学报》），种洋参（国内引种栽培品，南药《中草药学》），法兰参、顶顶光（上海）。

【植物名】西洋参 *Panax quinquefolium* L.

【性味与归经】味甘、微苦，性凉。归心、肺、肾经。

【功能与主治】补气养阴，清热生津。用于气虚阴亏，虚热烦倦，咳喘痰血，内热消渴，口燥咽干。

释名考订

西洋参始载于《本草从新》，原名西洋人参。为人参同属植物，原产地在北美，因称美洲人参、美国人参。旧称美国国旗为花旗，故又名花旗参。欧美概称"西洋"，乃名西洋参，简作洋参、西参。旧时多以广东为舶来口岸，以此而有广东人参之称。

300 **百合**baihe 《神农本草经》

【来源】为百合科植物卷丹、百合或细叶百合的肉质鳞叶。

【异名】蟠（《都南赋》），重迈、中庭、重医（《吴普本草》），重箱、摩罗、强瞿（《名医别录》），强仇（《本草经集注》），百子蒜（《齐民要术》），百合蒜（《玉篇》），白百合（《日华子本草》），蟓菜（《类篇》），蒜脑薯（《本草纲目》），野百合（《药材学》），杜百合（《上海市中药饮片炮制规范》），药百合（华北、陕西、湖北、湖南）。

卷丹：家百合、虎皮百合（东北），红合（江苏、山东）。

百合：龙牙百合（《湖南药材手册》），家百合（《全国中草药汇编》），川百合（《中药材商品知识》），米百合（湖南、四川），山大蒜（安徽、江西），百花、山蒜头（江西），小百合（四川），菜百合（湖北），岩百合（安徽），苦蒜（云南）。

细叶百合：红百合（《日华子本草》）。

【植物名】（1）卷丹 *Lilium lancifolium* Thunb.

异名：回头见子（《花镜》），倒垂莲（东北），柳叶山丹、山百合（山东），卷丹百合（西藏）。

（2）百合 *Lilium brownii* F. E. Brown var. *viridulum* Baker

异名：中逢花（《名医别录》），夜合花（《本草崇原》），白花百合（《救生苦海》），夜合、摩罗春（《花镜》），八瓣花（《中国药用植物图鉴》），喇叭筒、山百合（《全国中草药汇编》），野百合花、山蒜（福建），大白花百合（云南），百公花（广东），竹叶百合（湖南）。

（3）细叶百合 *Lilium pumilum* DC.

异名：山丹（《食疗本草》），山丹丹（《中药通报》），线叶百合（《东北药用植物志》），卷莲花、灯伞花、散莲伞（《中国药用植物图鉴》），山丹花（《陕甘宁青中草药选》），白花百合、香韭百合（四川）。

【性味与归经】味甘，性寒。归心、肺经。

【功能与主治】养阴润肺，清心安神。用于阴虚燥咳，劳嗽咳血，虚烦惊悸，失眠多梦，精神恍惚。

释名考订

本品的鳞茎由数十片鳞瓣相合而成，故名百合。《尔雅翼·释草五》云："百合蒜近道处有，根小者如大蒜，大者如椀，数十片相累，状如白莲花，故名百合，言百片合成也。"《本草纲目》曰："百合之根，以众瓣合成也。或云专治百合病故名，亦通。"又云："其根如大蒜，其味如山薯，故俗称蒜脑薯……此物花、叶、根皆四向，故曰强瞿。凡物旁生谓之瞿。"又名强仇。陶弘景曰："仇即瞿也，声之讹耳。"

301 百部 baibu《本草经集注》

【来源】为百部科植物直立百部、蔓生百部或对叶百部的块根。

【异名】百部根（《名医别录》），嗽药（《本草经集注》），百条根、野天门冬、百奶（《杨氏经验方》），九丛根（《草木便方》），九虫根（《分类草药性》），一窝虎（《江苏省植物药材志》），九十九条根、多子母（《中国土农药志》），山百根（《中药志》），牛虱鬼（《闽东本草》），虱药（《中药鉴别手册》），药虱药（《全国中草药汇编》）。

直立百部：肥百部（《药材学》），百部奶（《中药材品种论述》），百部带（《中药鉴别手册》），闹虱药（《青岛中草药手册》），山百部、药萝卜、虱枯（安徽），百部袋（江苏）。

蔓生百部：百部带（《中药鉴别手册》），多崽婆（《全国中草药汇编》），牛虱根、野天冬、土百部、牛虱股、牛虱众（浙江），肥百部、子母（安徽），儿多母苦（湖南），闹虱药（湖北）。

对叶百部：大春根药（《中国药用植物志》），牛虱苦（《四川中药志》），牛百部（《湖南农村常用中草药手册》），大百部（《中药志》），九重根、野天门冬根（四川、云南、贵州），土百部（四川、云南），儿多母苦、拖儿带女、九古牛、九股牛、九十股牛、牛虱子药（云南），三百根、山百部、孙仔满堂（湖南），十耳根（湖北）。

【植物名】（1）直立百部 *Stemona sessilifolia* (Miq.) Miq.

异名：滁州百部（《本草图经》），婆妇草（《中药材品种论述》），百部草（浙江）。

（2）蔓生百部 *Stemona japonica* (Bl.) Miq.

异名：百部草（《抱朴子》），婆妇草（《日华子本草》），野天蘩冬、蔓草百部（《中国药用植物志》），大叶百部（广西）。

（3）对叶百部 *Stemona tuberosa* Lour.

异名：衡州百部（《本草图经》），龙蒙薯（《广西中兽医药用植物》），大百部（《中药志》），竹蒿薯（《北方常用中草药手册》），大叶百部（广西、四川），虱蚤草、穿山薯（福建），八棒头（湖北），大春根菜（广东），牛虱薯（广西梧州）。

【性味与归经】味甘、苦，性微温。归肺经。

【功能与主治】润肺下气止咳，杀虫灭虱。用于新久咳嗽，肺痨咳嗽，顿咳；外用于头虱，体虱，蛲虫病，阴痒。

释名考订

本品始载于《名医别录》，名百部根。"百"者，极言其多；"部"，根也。朱骏声《说文通训定声·颐部》云："部，段借为棓。"《广雅·释草》："棓，根也。"王念孙《疏证》："《名医别录》有百部根，陶注云根数十相连。然则此草根多，因名百部。部与棓古字通。"百条根、九丛根、山百根、九十九条根诸名皆言指其根多，名义与百部并同。百奶、九虫根、一窝虎、多子母，亦喻根多，兼会意。《本草纲目》曰："其根多者百十连属，如部伍然，故以名之。"以"部伍"训"部"虽稍嫌附会，但以"其根多者百十连属"为前提，当亦属抓住了根本。《本草经集注》谓百部"似天门冬而苦强"，因称野天门冬；又引《博物志》云：百部"主暴嗽甚良"，故有嗽药之名。民间以百部治头虱、体虱甚效，虱药、药虱药、牛虱鬼等因以得名。

302 百草霜 baicaoshuang《本草图经》

【来源】为稻草、麦秸、杂草燃烧后附于锅底或烟囱内的黑色烟灰。

【异名】月下灰（《补缺肘后方》），灶突墨、釜下墨（《千金要方》），灶突中尘（《外台秘要》），釜脐墨、釜月中墨（《四声本草》），铛墨（《开宝本草》），灶额上墨、釜底墨（《本草图经》），锅底墨（《普济方》），锅脐墨（《简便单方》），铛底煤（《本草品汇精要》），灶额墨、釜煤、釜炲（《本草纲目》），锅底灰（《本草再新》），灶烟煤、灶煤（《中国医学大辞典》），锅烟子（《全国中草药汇编》），锅肚子灰（山东）。

【性味与归经】味苦、辛，性温。归肝、肺、脾、胃经。

【功能与主治】止血，消积，解毒散火。用于吐血，衄血，便血，血崩，带下，食积，痢疾，黄疸，咽喉肿痛，口舌生疮，臁疮，白秃头疮，外伤出血。

释名考订

百草霜为杂草燃烧后在锅底或烟囱内附着的烟灰。李时珍曰："其质轻细，故谓之霜。""百草"，极言多种杂草。因取于灶突，色黑如墨，故名灶突墨。按灶突又作灶额，即灶中烟囱。《广雅·释宫》云："窨谓之灶，其窭谓之埃。"王念孙《疏证》："埃，通作突。"唐姚合《酬任畴协律夏中苦雨见寄》诗曰："湿烟凝灶额，荒草覆墙头。"釜脐、釜月均指锅底，铛为小锅。故取于锅底者有釜脐墨、釜下墨、釜底墨、釜月中墨、铛墨、锅底墨、锅脐墨诸名。

历代本草多将灶突墨和釜脐墨分列为两条。《本草纲目》在百草霜条"释名"项下曰："此乃灶额及烟炉中墨烟也。"《本草品汇精要》则云："百草霜入药必须山野人家釜底者为胜。"前者所指习称为灶突墨，后者所指习称为釜脐墨。现代百草霜药材已将两者归并，等同取用。

303 百蕊草 bairuicao 《本草图经》

【来源】为檀香科植物百蕊草的全草。

【异名】百乳草（《本草图经》），地石榴（《贵州民间方药集》），珍珠草（《东北草本植物志》），叶叶一枝花（《广西药用植物名录》），小草（《全国中草药新医疗法展览会资料选编·内科》），细珠草、虎毯草、救死还魂草（《浙南本草新编》），珊瑚草、打食草、一棵松、松毛参、白风草（《全国中草药汇编》），细须草（南药《中草药学》），中华百蕊草、风芽草（《云南种子植物名录》），青龙草（江西、云南），土夏枯草（山西、吉林延边地区），九仙草、山柏枝、小儿疳积药（云南），降龙草、独脚鸡、千年剑（湖北），青天白、疳积草（湖南），透骨草、风芽蒿（陕西），龙须草（安徽），金针草（甘肃），化痰草（浙江），肚蹲草（江苏），金石榴（福建），地刷把（四川），积药草（山东）。

【植物名】百蕊草 *Thesium chinense* Turcz.

【性味与归经】味辛、微苦，性寒。归肺、脾、肾经。

【功能与主治】清热解毒，补肾涩精。用于急性乳腺炎，肺炎，肺脓疡，扁桃体炎，上呼吸道感染，肾虚腰痛，头昏，遗精，滑精。

释名考订

本品始载于《本草图经》，原名百乳草，又称百蕊草。坚果球形或椭圆形，先端的宿存花被近球形，形肖乳头，故名百乳草，"百"谓其数众多。"蕊"，原指含苞未放的花，南宋范成大《石湖集·瑞香花》诗曰："酒恶休拈花蕊嗅，花气醉人酽酽酒。"本品花小，因以"蕊"称；花小而多，乃名百蕊草。地石榴、金石榴、珍珠草以果形名，透骨草、疳积草以功能名。为多年生柔弱草本，茎细长，细须草、龙须草、金针草因以得名。虎毯草之名亦以茎之柔弱为说，会意也，语声相转讹为化痰草。叶线形，先端急尖或渐尖，《本草图经》谓其"有如松叶"，故有一棵松、松毛参诸名。

304 列当 liedang 《开宝本草》

【来源】为列当科植物列当或黄花列当的全草。

【异名】草苁蓉（《新修本草》），栗当（《食医心镜》），花苁蓉（《日华子本草》），兔子拐杖（《东北药用植物志》），兔子腿（《辽宁经济植物志》），兔子拐棒（东北、内蒙古、河北、山东），兔子拐棍（东北、内蒙古），独根草（河北、内蒙古），夏枯草（河北）。

列当：降魔杵、蒿枝七星（云南），鬼见愁（河北），猴儿腿（山东烟台）。

【植物名】（1）列当 *Orobanche coerulescens* Steph.

异名：紫花列当（《内蒙古中草药》），裂马嘴（《中国高等植物图鉴》）。

（2）黄花列当 *Orobanche pycnostachya* Hance

异名：淡黄花列当（《本草图谱》）。

【性味与归经】味甘，性温。归肾、肝、大肠经。

【功能与主治】补肾壮阳，强筋骨，润肠。用于肾虚阳痿，遗精，宫冷不孕，小儿佝偻病，腰膝冷痛，筋骨软弱，肠燥便秘；外治小儿肠炎。

释名考订

《小尔雅·广诂》云："列，次也。"《新修本草》云："草苁蓉根与肉苁蓉极相类，刮去花，压扁以代肉者，功力殊劣，即列当也。"又《群芳谱》曰："以其功劣于肉苁蓉，故谓之列当。""当"，"档"也。栗当，为列当之声转。裂马嘴，以其花形似而名之。兔子腿，以其茎形似而得名。称草苁蓉者，为有别于肉苁蓉也。夏季到来前花即已枯萎，故名夏枯草。

305 光慈姑 guangcigu 《河南中药手册》

【来源】为百合科植物老鸦瓣的鳞茎。

【异名】山慈姑（《本草纲目》），山慈菰（《花镜》），老鸦头、棉花包（《植物名实图考》），光菇（《药物出产辨》），毛地梨（《中国药用植物志》），山蛋（《山西中药志》），毛姑（《北方常用中草药手册》），光茨菇（《青岛中草药手册》），尖慈菇（《全国中草药汇编》），尖慈姑、光姑（《中药材品种论述》），山茨菇、野藕子（湖南），尖茨菇（吉林），毛地栗（江苏），小慈姑（甘肃），土贝母（浙江寿昌）。

【植物名】老鸦瓣 *Tulipa edulis* (Miq.) Baker

异名：老雅蒜、朱姑、无义草（《中国药用植物志》），老鸦蒜（《中国药用植物图鉴》）。

【性味与归经】味甘、辛，性寒；有小毒。

【功能与主治】清热解毒，散结化瘀。用于咽喉肿痛，痈疽疔肿，瘰疬结核，蛇虫咬伤，产后瘀滞。

释名考订

商品山慈姑分为两类：一类是毛慈姑（兰科杜鹃兰、独蒜兰及云南独蒜兰的假鳞茎）；一类是光慈姑（百合科老鸦瓣的鳞茎，即本种）。本草考证认为，应以兰科植物杜鹃兰的假鳞茎为山慈姑的正品。"慈姑"之名源于"水慈姑"，即泽泻科植物慈姑或野慈姑的球茎。《本草纲目》曰："慈姑，一根岁生十二子，如慈姑之乳诸子，故以名之。""山慈姑"，《本草纲目》释曰："根状如水慈姑"，故名。光慈姑相对于毛慈姑而名。兰科杜鹃兰药材呈圆球形，表面具不规则的细皱纹，腰部的环节（俗称"腰带"）上有鳞叶干枯腐烂后留下的黄色丝状毛须（维管束），故名毛慈姑。相对而言，百合科老鸦瓣药材呈圆锥形，表面光滑无皱纹，腰部无环节和毛须，故名光慈姑。

306 当归 danggui 《神农本草经》

【来源】为伞形科植物当归的根。

【异名】乾归（《神农本草经》），马尾当归（《本草经集注》），秦归、马尾归（《本草纲目》），西当归、岷当归（甘肃），川当归、汶当归（四川），云归（云南），窑归（湖北）。

【植物名】当归 *Angelica sinensis* (Oliv.) Diels

异名：薜、山蕲、白蕲（《尔雅》），文无（崔豹《古今注》），文州当归、子蕲（《药学学报》）。

【性味与归经】味甘、辛，性温。归肝、心、脾经。

【功能与主治】补血活血，调经止痛，润肠通便。用于血虚萎黄，眩晕心悸，月经不调，经闭痛经，虚寒腹痛，风湿痹痛，跌扑损伤，痈疽疮疡，肠燥便秘。

释名考订

当归始载于《神农本草经》，列为中品。《本草别说》云："当归治妊妇产后恶血上冲，仓卒取效。气血昏乱者服之即定。此盖服之能使气血各有所归……恐圣人立当归之名必因此出矣。"《本草纲目》另有一说："古人娶妻为嗣续也，当归调血为女人要药，有思夫之意，故有当归之名。"两说虽有不同，但都以医疗功能为说，表达了当归为妇科调经理血之要药的观点，可谓殊途同归。

蕲，原指一种香草。朱骏声《说文通训定声》云："此字本训当为香草。"又《本草图经》云："蕲即古芹字。"《本草纲目》曰："当归本非芹类，特以花叶似芹，故得芹（蕲）名。"《尔雅》郭璞注云："当归，今似蕲而粗大。"多生山中，故有山蕲之名。《尔雅·释草》："薜，白蕲。"郝懿行《义疏》："又名白蕲者，陶注《本草》云：历阳所出，色白而气味薄，不相似，呼为草当归。"故两名所指恐非本种，疑为同属近缘植物。

《神农本草经》有"乾归"之名，乾（qián），代表西北方。如乾冈（西北方位的山冈），乾风（西北风），乾雷（西北方的响雷）。《易·说卦》："乾，西北之卦也。"《汉书·礼乐志》曰："至武帝定郊祀之礼，祠太乙于甘泉，就乾位也。"颜师古注："言在京师之西北也。"历代本草记载当归均以陇西（今甘肃）产者质量最好，陇西之地位于西北方，故有乾归之名。

307 虫白蜡 chongbaila 《本草会编》

【来源】 为介壳虫科昆虫白蜡虫的雄虫所分泌的蜡质经精制而成。

【异名】 白蜡（《本草纲目》），虫蜡（《本草求真》），树腊（《中国药学大辞典》），川蜡（《中药志》），蜡膏（《四川中药志》），川白占、川白蜡（《上海市中药饮片炮制规范》），木蜡、米心白蜡、马牙白蜡、牙蜡（《本草药名集成》），蜡条（山东、江苏），白蜡条（陕西、山东），水白蜡（云南），山白蜡（山东），白蜡花（贵州）。

【动物名】 白蜡虫 *Ericerus pela* Chavannes

异名：白蜡蚧（《拉英汉昆虫名称》），木蜡虫（《中国药用动物志》），蚧虫、壳虫（《常见药用动物》），蜡虫（湖北、广西）。

【性味与归经】 味辛，性温；有毒。归心经。

【功能与主治】 生肌敛疮，止血定痛。用于创伤出血，疮口久溃不敛，出血性下痢。亦可作为赋形剂和制丸、片的润滑剂。

释名考订

虫白蜡在元代已见使用，本草记载则始见于明《本草会编》。虫白蜡为白蜡虫雄虫所分泌的蜡质，故名。简称虫蜡，并以此区别于由蜜蜂科动物中华蜜蜂等分泌的蜂蜡。白蜡虫分泌的蜡质凝结于树干上，故有木蜡、树腊诸名。色白如脂，乃有白蜡、蜡膏诸称。主产于四川、湖南、贵州、云南等地，而以四川产量最大，品质亦佳，因呼川蜡。

308 回回蒜 huihuisuan 《救荒本草》

【来源】 为毛茛科植物回回蒜的全草。

【异名】 水胡椒、蝎虎草（《救荒本草》），黄花草、土细辛、鹅巴掌（《中国药用植物图鉴》），水杨梅、小桑子、糯虎掌（《昆明民间常用草药》），野桑椹、小回回蒜（《新疆中草药》），鸭脚板、山辣椒（《湖北中草药志》），小虎掌草、水虎掌草、毛茛水胡椒、黄花虎掌草（云南），辣辣草、辣子草（四川），土芹菜、毛脚板（贵州），回回蒜毛茛（河北），绒毛犬脚迹（浙江），老虎爪子（陕西），山辣子（山东）。

【植物名】 回回蒜 *Ranunculus chinensis* Bunge

【性味与归经】 味辛、苦，性温；有毒。

【功能与主治】解毒退黄，截疟，定喘，镇痛。用于肝炎，黄疸，肝硬化腹水，疮癞，牛皮癣，疟疾，哮喘，牙痛，胃痛，风湿痛。

释名考订

本品原产西域，故有"回回"之名。《正字通》云："回回，国名，西域大食国种也。"其味辛辣如蒜，因称回回蒜。花黄色，故谓黄花草。叶深裂，状若鹅掌，遂名鸭脚板、鹅巴掌。引申之，乃有"虎掌"诸称。《救荒本草》谓"回回蒜生水边下湿地"，果实聚合似杨梅，故名水杨梅；亦"如初生桑椹子而小"，因呼小桑子、野桑椹；"味极辛辣"，遂有水胡椒、土细辛、山辣椒诸名。《救荒本草》有名蝎虎草，盖因外用可致皮肤红赤起泡，如蝎虎螫人，故名。

309 肉桂 rougui 《新修本草》

【来源】为樟科植物肉桂的树皮。

【异名】木桂（《尔雅》），菌桂、牡桂（《神农本草经》），桂、桂馥（《名医别录》），桂心、紫桂（《药性论》），大桂、筒桂（《新修本草》），官桂、板桂（《本草图经》），扎璞（《南方草木状》），辣桂（《仁斋直指方》），交趾桂（《世医得效方》），桂皮（《本草述》），玉桂（《本草求原》），广条桂（《中药材手册》），黄瑶桂、企边桂、油桂、桂通、桂尔通（《药材学》），紫油桂、蒙自肉桂、绿水桂（《常用中药名辨》），油桂通（《中药材商品知识》）。

【植物名】肉桂 *Cinnamomum cassia* Presl

异名：桂木（《山海经》），梫（《尔雅》），桂树（《尔雅》郭璞注），玉树（《中药志》）。

【性味与归经】味辛、甘，性大热。归肾、脾、心、肝经。

【功能与主治】补火助阳，引火归元，散寒止痛，温通经脉。用于阳痿宫冷，腰膝冷痛，肾虚作喘，虚阳上浮，眩晕目赤，心腹冷痛，虚寒吐泻，寒疝腹痛，痛经经闭。

释名考订

桂，以其叶片离基三出脉的特征而得名。宋《桂海虞衡志》云："凡木叶心皆一纵理，独桂有两道如圭形，故字从圭。"药用树皮，品质以肉厚体重脂多香浓者为佳，故有肉桂及油桂、紫油桂、桂馥、辣桂诸名。陈藏器曰："桂心即是削除皮上甲错，取其近里而有味者。"《本草纲目》云："曰官桂者，乃上等供官之桂也"。板桂之名得于加工方法：在老年桂树的干皮距地面约30cm处作环状割口，将皮剥离，夹在桂夹内晒至九成干，取出，纵横堆叠，加压，约1个月后即完全干燥并呈板平状，故名。菌桂，亦作箘桂。《本草经集注》曰："箘桂正圆如竹，三重者良。""箘"，从"竹"从"困"。困，原指古代圆形的谷仓，引申为圆形。《诗·魏风·伐檀》郑玄笺："圆者为困。"《广雅疏证》："箘之言圆也。"桂的幼树干皮或粗枝皮加工后易卷而"正圆如竹"，故名箘桂。菌桂，李时珍云："今本草又作从草之菌，愈误矣。"此说似无的当。森立之曰："古竹冠草冠，多相通用，非有异义。"《新修本草》有名"筒桂"，苏恭谓："筒似箘字，后人误书为箘，习而成俗，亦复因循也。"此说亦误。"筒"、"箘"取义殆同，《蜀本草》云："菌桂……薄卷若筒，亦名筒桂。"《尔雅》有名木桂，《神农本草经》有称牡桂，郝懿行曰："牡、木音相近也。"恐非。《尔雅》郭璞注云："今江东呼桂厚皮者为木桂。"《本草纲目》则云："牡桂即桂之薄而味淡者。"显以其皮之厚、薄而有"木"、"牡"之分。

310 肉苁蓉 roucongrong 《神农本草经》

【来源】为列当科植物肉苁蓉带鳞叶的肉质茎。

【异名】肉松容、黑司命（《吴普本草》），纵蓉（《本草经集注》），地精（《石药尔雅》），苁蓉（《博济方》），马足、马芝（《宝庆本草折衷》），大芸（《青海药材》），寸芸（《全国中草药汇编》），淡苁蓉、盐苁蓉（《本草药名集成》）。

【植物名】肉苁蓉 *Cistanche deserticola* Y. C. Ma

【性味与归经】味甘、咸，性温。归肾、大肠经。

【功能与主治】补肾阳，益精血，润肠通便。用于肾阳不足，精血亏虚，阳痿不孕，腰膝酸软，筋骨无力，肠燥便秘。

释名考订

本品始载于《神农本草经》，列为上品。为多年生寄生草本，主产于内蒙古及西北沙漠地区。古人出于对西北大漠的神秘感，曾认为肉苁蓉为野马遗沥所生。陶弘景曰："肉苁蓉生河西山谷及代郡雁门……多马处便有之，言是野马精落地所生。"显为古人附会之言。《本草纲目》曰："此物补而不峻，故有从容之号。从容，和缓之貌。"《本草原始》云："皮如松，稍有鳞角，形柔软如肉，故《吴普》名肉松容，《本经》名肉苁蓉。"商品因采收季节及产地加工不同而分为两种：春季采收者，通常半埋于沙土中晒干，称为淡苁蓉；秋季采收者，多投入盐湖中 1～3 年后取出晒干，称为盐苁蓉。

311 肉豆蔻 ^roudoukou 《药性论》

【来源】为肉豆蔻科植物肉豆蔻的种仁。

【异名】迦拘勒（《本草拾遗》），豆蔻（《续传信方》），肉果（《本草纲目》），玉果（《药材学》），肉豆叩、肉豆扣、肉叩（《中药处方名辨义》），玉豆蔻（上海），肉蔻（湖南）。

【植物名】肉豆蔻 *Myristica fragrans* Houtt.

【性味与归经】味辛、微苦，性温。归脾、胃、大肠经。

【功能与主治】温中行气，涩肠止泻。用于脾胃虚寒，久泻不止，脘腹胀痛，食少呕吐。

释名考订

本品为外来药物。《广志》云："生大秦国及昆仑。"按"大秦国"为我国古代史籍对罗马帝国的称呼；所称"昆仑"，则是指今印度尼西亚的马鲁古群岛。印度尼西亚至今仍是肉豆蔻的主产地之一。《本草拾遗》中有名"迦拘勒"，是为阿拉伯语 qaqulah 的音译。宋《本草衍义》认为，肉豆蔻相对于草豆蔻而得名（"肉豆蔻对草豆蔻言之"），因为肉豆蔻"去壳只用肉"。《本草纲目》则曰："花实皆似豆蔻而无核，故名。"

312 肉豆蔻花 ^roudoukouhua （李承祜《生药学》）

【来源】为肉豆蔻科植物肉豆蔻的假种皮。

【异名】肉豆花、肉果花（叶三多《生药学》），玉果花（《药材资料汇编》），肉豆蔻衣（《中药材手册》），栲栲花（南洋一带通称；《维吾尔药志》），玉豆蔻花（《上海市中药饮片炮制规范》）。

【植物名】肉豆蔻 *Myristica fragrans* Houtt.

【性味与归经】味辛，性温。归脾、胃经。

【功能与主治】健胃和中，涩肠。用于脘腹胀满，不思饮食，虚寒久泻。

释名考订

肉豆蔻的假种皮亦供药用。取出种仁（肉豆蔻）后的假种皮，由于下部连合，上部开裂成数瓣，又呈橙红色，犹如蜡制花朵，故药市多称其为肉豆蔻花、肉果花或玉果花，鲜有以"肉豆蔻衣"相称者。

313 朱砂 ^zhusha 《本草经集注》

【来源】为硫化物类矿物辰砂族辰砂，主含硫化汞（HgS）。

【异名】神砂、丹粟（《山海经》），丹干（《荀子》），丹沙（《管子·地数》），丹砂（《神农本草经》），丹（《说文解字》），赤丹（《淮南子》），丹矸（《荀子》杨倞注），朱丹（《穆天子传》），真朱、巴砂、越砂、云母砂、马齿砂（《名医别录》），妙硫砂、箭镞砂、金星砂、镜面砂、平面砂、白庭砂（《雷公炮炙论》），光明砂、马牙砂、无重砂（《新修本草》），汞砂（《石药尔雅》），辰砂（《本草图经》），月宝砂（《普济方》），紫灵砂（《庚辛玉册》），肺砂、末砂（《本草纲目》），天然硫化汞（《全国中草药汇编》），贡砂（《山西中药炮制规范》），朱宝砂、豆瓣砂（《本草药名集成》）。

【矿物名】辰砂 Cinnabaris

【性味与归经】味甘，性微寒；有毒。归心经。

【功能与主治】清心镇惊，安神，明目，解毒。用于心悸易惊，失眠多梦，癫痫发狂，小儿惊风，视物昏花，口疮，喉痹，疮疡肿毒。

释名考订

朱砂始载于《神农本草经》，原名丹砂，列为上品。"丹"，本义为井中之石。《说文解字》云："丹，巴越之赤石也。象采丹井，一（点）象丹形。"李时珍亦谓："丹乃石名，其字从井中一点，象丹在井中之形。""丹"，在古代还直接作"丹砂"解。《书·禹贡》："砺砥砮丹。"孔颖达疏："丹者，丹砂。""砂"，《玉篇·石部》云："砂，俗沙字。"指细碎的石粒。丹砂多砂粒状，故名。丹粟者，义与丹砂同。"丹"又作红色解。《广雅·释器》："丹，赤也。"魏晋以后，"丹"砂的本义逐渐从"井中之石"转义为"朱色之砂"。朱砂之名始见于《本草经集注》。陶弘景曰："丹砂即今朱砂也。"李时珍曰："后人以丹为朱色之名，故呼朱砂。"朱砂为天然硫化汞矿石，"采无时，能化朱成水银"（《吴普本草》），故又名汞砂。陶弘景曰：朱砂"出武陵、西川诸蛮夷中，皆通属巴地，故谓之巴砂。""出广州临漳者"称"越砂"。"越"，为古代两广地区的代称。"此二处并好，惟须光明莹澈为佳。如云母片者，谓之云母砂。"亦称"光明砂"，义与云母砂同。《本草图经》曰：朱砂"今出辰州、宜州、阶州，而辰州者最胜，谓之辰砂。"古之辰州在今湖南沅陵一带。

314 朱砂莲 zhushalian 《天宝本草》

【来源】为马兜铃科植物四川朱砂莲的块根。

【异名】辟虺雷、辟蛇雷（《蜀本草》），透水雷（《分类草药性》），避蛇生、背蛇生、躲蛇生（四川、云南），辟水雷、朱砂七、雷见怕、鼻血雷、避水雷、碧血雷、一点血（四川），毕石雷（云南）。

【植物名】四川朱砂莲 *Aristolochia cinnabarina* C. Y. Cheng et J. L. Wu

异名：花叶马兜铃（《峨眉山药用植物资源》），斑叶朱砂莲（《四川中药材标准》），雷恨草、狗儿莲、牛血莲（四川）。

【性味与归经】味苦、辛，性寒。归心、肺、肝经。

【功能与主治】清热解毒，理气止痛。用于痈疡肿毒，暑邪痧气，腹泻痢疾，胸腹疼痛，牙痛，喉痛，吐血，蛇伤。

释名考订

本品始载于《蜀本草》，原名辟虺雷，曰："辟虺雷一名辟蛇雷，其状如粗块苍术，节中有眼。"《本草纲目》云："此物辟蛇虺有威，故以雷名之。"四川有名辟水雷、鼻血雷、避水雷、碧血雷，云南有名毕石雷，皆由"辟蛇雷"声近相转，或为方言依音用字，故不必深究其义。本品的块根呈不规则结节状，表面棕黄色至棕红色，有不规则瘤状突起和深皱纹，断面棕色或红棕色，习称"朱砂岔"。叶片呈三角状心形，叶柄在叶基处盾状着生，形似莲叶，故名朱砂莲。

315 朱砂根 zhushagen 《本草纲目》

【来源】为紫金牛科植物朱砂根或红凉伞的根。

【异名】平地木（《花镜》），凤凰肠、老鼠尾（《生草药性备要》），叶底红、矮脚樟（《本草纲目拾遗》），石青子、凉伞遮金珠、铁伞、地杨梅（《植物名实图考》），散血丹、浪伞根、金鸡爪（《岭南采药录》），高脚罗伞（《陆川本草》），小罗伞（《南宁市药物志》），金锁匙、开喉箭、三条根、三两金、高茶风、铁凉伞、雪里开花（《湖南植物志》），金鸡凉伞（《杭州植物志》），大罗伞、凤凰翔、大凉伞（广州部队《常用中草药手册》），红铜盘、高脚铜盘、青红草、硬脚金鸡、桂笃油（《浙江民间常用草药》），真珠凉伞（《福建中草药》），八爪金龙（陕西、广西、云南），珍珠伞（江苏、浙江），豹子眼睛果（云南），金牛根（广东），梁山根（湖南）。

【植物名】（1）朱砂根 *Ardisia crenata* Sims

异名：圆齿紫金牛（《全国中草药汇编》）。

（2）红凉伞 *Ardisia crenata* Sims var. *bicolor*（Walker）C. Y. Wu et C. Chen

异名：两色紫金牛（《广西植物名录》），紫背朱砂根（《中药材品种论述》）。

【性味与归经】味微苦、辛，性平。归肺、肝经。

【功能与主治】清热解毒，活血止痛。用于咽喉肿痛，风湿热痹，黄疸，痢疾，跌打损伤，流火，乳腺炎，睾丸炎。

释名考订

朱砂根之名始载于《本草纲目》，曰："朱砂根生深山中……夏月常茂，根大如箸，赤色。"故有其名。老鼠尾、凤凰肠等，皆以其根形相似而名之。曰"伞"曰"盘"者，则以其茎直立且叶聚上部而有诸名。《植物名实图考》曰："江西俚医呼为凉伞遮金珠，以其叶聚梢端，果在叶下，故名。"浙江民间呼作"桂笃油"，疑为"鬼督邮"之讹。本草中但凡有以"鬼督邮"为名者，在植物形态上大多有一茎直上、无分枝、叶攒其端等特征。朱砂根植物为灌木，高 1～2m，除侧生特殊花枝外，无分枝；"叶聚梢端"；伞形花序或聚伞花序着生于侧生特殊花枝顶端。这些形态特征完全符合"鬼督邮"之名的释义（参见本书"天麻"条）。果球形，色鲜红，以形似而称豹子眼睛果。散血丹，以功能为名。本品擅治喉疾，故有金锁匙、开喉箭诸名。

316 竹沥 zhuli 《本草经集注》

【来源】为禾本科植物淡竹的茎经火烤灼后所流出的液汁。

【异名】竹汁（《神农本草经》），青竹沥（《肘后备急方》），淡竹沥（《名医别录》），竹沥汁（《千金要方》），竹油（苏医《中草药手册》），鲜竹沥、淡竹油（《上海市中药饮片炮制规范》），水竹沥、水竹油（四川）。

【植物名】淡竹 *Phyllostachys nigra*（Lodd.）Munro var. *henonis*（Mitf.）Stapf ex Rendle

【性味与归经】味甘、苦，性寒。归心、肝、肺经。

【功能与主治】清热滑痰，镇惊利窍。用于中风痰迷，肺热痰壅，惊风，癫痫，热病痰多，壮热烦渴，子烦，破伤风。

释名考订

《说文解字·水部》云："沥，水下滴沥。"竹沥，沥即竹之液也。《本草纲目》云："机曰：将竹截作二尺长，劈开。以砖两片对立，架竹于上，以火炙出其沥。"乃名竹沥。

317 竹茹 zhuru 《本草经集注》

【来源】为禾本科植物青秆竹、大头典竹或淡竹茎秆的中间层。

【异名】竹皮（《金匮要略方论》），淡竹皮茹（《名医别录》），青竹茹（《本草经集注》），淡竹茹（孟诜《食疗本草》），甜竹茹（《圣济总录》），竹皮茹（《炮制大法》），竹二青（《本草害利》），麻巴（《草木便方》），竹子青（南药《中草药学》），二青竹茹（湖北），水竹茹（湖南），鲜竹茹（上海）。

【植物名】（1）青秆竹 Bambusa tuldoides Munro

异名：水竹（《广州植物志》）。

（2）大头典竹 Sinocalamus beecheyanus（Munro）McClure var. pubescens P. F. Li

异名：大头甜竹（《中国竹类植物志略》），大头典（《植物分类学报》），甜竹（广东）。

（3）淡竹 Phyllostachys nigra（Lodd.）Munro var. henonis（Mitf.）Stapf ex Rendle

异名：水竹（《本草纲目》），甘竹（《群芳谱》），花苦竹、钓鱼竹、平竹、白夹竹（《中国主要植物图说·禾本科》），杜圆竹（《中国药用植物图鉴》），冬瓜皮竹（《植物分类学报》），如金竹、荆竹、罗汉竹（《中药大辞典》），毛金竹（《南林科技》），线冬瓜皮竹、紫冬瓜皮竹（河南），水竹子、百夹竹（四川），光苦竹、斑真竹（广西），墨竹（陕西），金毛竹（浙江），白竹（江苏），金竹（湖北），春花小竹（江西）。

【性味与归经】味甘，性微寒。归肺、胃、心、胆经。

【功能与主治】清热化痰，除烦，止呕。用于痰热咳嗽，胆火挟痰，惊悸不宁，心烦失眠，中风痰迷，舌强不语，胃热呕吐，妊娠恶阻，胎动不安。

释名考订

"竹"，为象形字，象两株并立而生的竹子。《说文解字·竹部》云："竹，冬生草也。象形。下垂者，箁箬也。"段玉裁注："象两两并生。""茹"，柔软貌。《广雅·释诂四下》："茹，柔也。"《楚辞·离骚》王逸注："茹，柔耎也。"本品为竹之茎秆刮去外皮而成的丝状物，性柔软，故名竹茹。药用部位为茎秆的中间层（第二层），色黄白、浅绿或青黄，因称竹二青。

318 竹黄 zhuhuang 《中国药用真菌》

【来源】为肉座菌科真菌竹黄菌的子座及孢子。

【异名】竹蓐（《食疗本草》），竹肉、竹菰、竹覃（《本草拾遗》），淡竹黄、竹三七、血三七、竹参（《全国中草药汇编》），赤团子、竹赤团子、竹赤斑菌、淡菊花、天竹花、淡竹花、竹花、竹茧（《中国药用真菌》），竹蝗（上海）。

【植物名】竹黄菌 Shiraia bambusicola P. Henn.

【性味与归经】味淡，性平。

【功能与主治】化痰止咳，活血祛风，利湿。用于咳嗽痰多，百日咳，带下，胃痛，风湿痹痛，小儿惊风，跌打损伤。

释名考订

本品在《食疗本草》中有名竹蓐，《说文解字·蓐韵》云："蓐，陈草复生也。"徐锴《系传》："陈根更生繁缛也。"本品多生长在将衰败或已衰败的竹林中，犹"陈草复生"，故有其名。《本草纲目》曰："陈藏器本草作竹肉，因其味也。"竹参、"三七"，因其功也。夫病牛之赘物名为牛黄，本品为病竹之赘物，乃称竹黄。"菰"为"菇"之异体字。菇和覃均为伞菌类植物，竹黄与之同类，故有竹菰、竹覃之称。本品子座呈不规则瘤状，早期色白，后变成粉红色；初期表面平滑，后期有龟裂。这样的性状特征，给世人以较大的想象空间，如花，如茧，如蝗，如赤色的团子等等，任由比附，遂有诸名。"淡菊花"当为"淡竹花"之讹。本品主产于浙江，在浙江方言中，"竹"的发音近"菊"。

319 竹节参 zhujieshen 《科学的民间药草》

【来源】 为五加科植物竹节参的根茎。

【异名】 土参、土精、血参（《花镜》），竹节三七（《百草镜》），昭参（《本草纲目拾遗》），甜七、竹根七（《草木便方》），竹节人参（《现代实用中药》），竹鞭三七、罗汉三七（《中国药用植物志》），疙瘩七、竹节七、竹七（《中药形性经验鉴别法》），马鞭七（《广西药用植物名录》），水三七（《贵州草药》），竹根三七（《湖南农村常用中草药手册》），珠子七（《中国高等植物图鉴》），野田七（《广西本草选编》），蜈蚣七、七叶子（《全国中草药汇编》），明七、鸡头七（《云南经济植物》），萝卜参、大竹根七、峨三七（《云南植物志》），萝卜七、白三七（《中药材品种论述》），竹三七（浙江、上海、安徽），野三七（云南、广西），七参、扣子三七、九节龙、算盘七（湖南），大竹根、竹七参、竹子七、竹子三七（云南），峨眉三七、芋儿七、竹根漆（四川），钮子七（陕西），蜈公七（广西），竹三漆（上海）。

【植物名】 竹节参 *Panax japonicus* C. A. Mey.

【性味与归经】 味甘、微苦，性温。归肝、脾、肺经。

【功能与主治】 散瘀止血，消肿止痛，祛痰止咳，补虚强壮。用于痨嗽咯血，跌扑损伤，咳嗽痰多，病后虚弱。

释名考订

竹节参以其根茎形如竹节而得名。为多年生草本，植株形似人参而非人参，因称土参。擅治血症，功近三七，故有诸"三七"名。根茎横卧，呈竹鞭状，因得竹鞭三七之称。肉质肥厚，色白，故名白三七。结节密集，因呼九节龙；膨大呈疙瘩状，乃称疙瘩七。节间生须根，以形似而呼蜈蚣七。以钮扣、算盘珠之形喻之，钮子七、算盘七乃因以得名。

320 伏龙肝 fulonggan 《雷公炮炙论》

【来源】 为经多年用柴草熏烧而结成的灶底中心土块。

【异名】 灶中黄土（《金匮要略》），灶下黄土、釜下土（《肘后方》），釜月下土（《补缺肘后方》），灶月下黄土（《千金要方》），灶中土（《百一选方》），灶内黄土（《济急仙方》），赤伏龙肝（《儒门事亲》），灶心土（《本草纲目》），灶心黄土（《本草乘雅半偈》），灶中心土（《救急方》）。

【矿物名】 黏土矿物 Terra Flava Usta

【性味与归经】 味辛，性温。归脾、胃经。

【功能与主治】 温中止血，止呕，止泻。用于虚寒失血，呕吐反胃，腹痛泄泻，崩漏带下。

释名考订

伏龙肝为经柴火多年烧结而成的灶底中心土块，俗称灶心土、釜下土、灶中土等。按伏龙为灶神之名。灶神，又称灶帝、灶君、灶君菩萨、灶王爷，是民间信奉的五祀之一。宋洪迈《容斋四笔·伏龙肝》云："伏龙在，不可移作。所谓伏龙者，灶之神也。"称本品为"伏龙肝"，是为隐替"灶"、"土"等土俗之称。以"伏龙"隐"灶"之名，以"肝"替"土"之称。《名医别录》曰："此灶中对釜月下黄土也……以灶有神，故号为伏龙肝，并迁隐其名耳。"

321 延胡索 yanhusuo 《本草拾遗》

【来源】 为罂粟科植物延胡索的块茎。

【异名】 延胡（《雷公炮炙论》），玄胡索（《济生方》），玄胡（《卫生宝鉴》），元胡索（《药品化义》），元胡（《傅青主女科》），滴金卵（《标准药性大字典》）。

【植物名】 延胡索 *Corydalis yanhusuo* W. T. Wang

异名：球根紫堇（《中国药用植物图鉴》），球茎紫堇（《陕甘宁青中草药选》），竹叶延胡索（浙江）。

【性味与归经】 味辛、苦，性温。归肝、脾经。

【功能与主治】 活血，行气，止痛。用于胸胁、脘腹疼痛，胸痹心痛，经闭痛经，产后瘀阻，跌扑肿痛。

释名考订

延胡索原名延胡，它的名义与其原产地有关。"延"，有引进、接纳的意思；"胡"，是我国古代对北方边地及西域各民族的称呼。唐《本草拾遗》云："延胡索生于奚，从安东道来。"按"奚"为隋唐时的游牧民族，分布在以今承德为中心的河北省东北部，旁及内蒙古、辽宁的毗邻地区，属古代泛指的胡地。延胡来自胡地，故名。

《本草纲目》引元王好古另有一说："本名玄胡索，避宋真宗讳，改玄为延也。"此说流传数百年，至今仍有影响。据文献记载，"玄"字在历史上确曾多次因避帝王讳而改作"元"字。如清代因避康熙玄烨讳，改"玄"作"元"，于是"玄色"被改作"元色"，"玄妙"改作"元妙"，"唐玄宗"改作"唐元宗"。由明末贾所学原撰、清李延昰补订的《药品化义》成书于康熙十九年，书中将"玄胡索"改成了"元胡索"。另据检，史书中也确有宋真宗时期避"玄"字讳的记载。宋真宗名赵恒，在位二十五年，年号咸平、景德、大中祥符、天禧、干兴。大中祥符5年，宋真宗附会轩辕黄帝为赵氏始祖名玄朗（上尊号曰"圣祖"），避偏讳"玄"。但是，本草考证的结果表明，延胡索之名并不是在宋真宗以后才出现的；早在宋真宗前两百多年，"延胡索"名就已见诸于唐《本草拾遗》。如果再向前追溯，则在南北朝刘宋时期的《雷公炮炙论》中就已经有了"延胡"一名的记载。而"玄胡索"之名最早则见于宋《济生方》，但此时已近南宋末年，在宋真宗后两百多年了。延、玄两胡之名始见于本草的年代前后相差近五百年，且"延胡"在前，"玄胡"在后，文献记得明明白白，何来"改玄为延"呢？可见，"避宋真宗讳"之说不确。

明李梴《医学入门·本草》曰："玄胡索生胡国。玄，言其色；索，言其苗交纽也。"玄，赤黑色。《说文解字·玄部》云："黑而有赤色者为玄。"按古代作延胡索药用者有紫堇属（*Corydalis*）多种植物的块茎，其栓皮颜色浅深不等，浅者黄色，深者棕色至近玄色。玄胡索之"玄"，当谓其色也。

322 华山参 huashanshen 《陕西中草药》

【来源】 为茄科植物漏斗泡囊草的根。

【异名】 秦参（《陕西中药名录》），华参（《浙江民间兽医草药集》），热参、白毛参、大紫参（河南），华山人参（陕西），二月旺（山西），大红参（河南沁阳）。

【植物名】 漏斗泡囊草 *Physochlaina infundibularis* Kuang

异名：醉汉草（《中草药》），迷汉草（《中草药通讯》）。

【性味与归经】 味甘、微苦，性温；有毒。归肺、心经。

【功能与主治】 温肺祛痰，平喘止咳，安神镇惊。用于寒痰喘咳，惊悸失眠。

释名考订

产于秦岭及陕西华山，根形似人参，民间认为有强壮作用，故有秦参、华山参、华山人参诸名。表面棕褐色，《中药志》（1959年版）谓其"体形似红参"，因称大红参、大紫参。性热，而名热参、二月旺。花梗及花萼密生白色毛茸，遂呼白毛参。药理作用显示，本品有明显的镇静作用，醉汉草、迷汉草因以得名。

323 伊贝母 yibeimu 《中药志》

【来源】 为百合科植物伊犁贝母或新疆贝母的鳞茎。

【异名】生贝（《中药志》），天山贝母（《中国高等植物图鉴》），西贝母（《中药大辞典》），西贝（《中药材商品知识》），贝母（新疆）。

【植物名】（1）伊犁贝母 *Fritillaria pallidiflora* Schrenk

（2）新疆贝母 *Fritillaria walujewii* Regel

【性味与归经】味苦、甘，性微寒。归肺、心经。

【功能与主治】清热润肺，化痰止咳。用于肺热咳嗽，干咳少痰，阴虚劳嗽，咯痰带血。

释名考订

本品为新疆药用贝母的代表品种，其原植物主要为伊犁贝母 *Fritillaria pallidiflora* Schrenk，其次为新疆贝母 *Fritillaria walujewii* Regel，故药材统称伊贝母。参见"川贝母"条。

324 自然铜 zirantong 《雷公炮炙论》

【来源】为硫化物类黄铁矿族矿物黄铁矿。主含二硫化铁（FeS_2）。

【异名】石髓铅（《雷公炮炙论》），金牙（《名医别录》），鍮石（《本草别说》），金色自然铜（《儒门事亲》），接骨丹（《中药志》），方块铜（《药材学》），川然铜（《常用中药材真伪鉴别》），半两钱、然铜（《甘肃中草药手册》），愚人金、铜牙石、铁硫（《本草药名集成》），狗金子（四川绵阳）。

【矿物名】黄铁矿 Pyritum

【性味与归经】味辛，性平。归肝经。

【功能与主治】散瘀止痛，续筋接骨。用于跌打损伤，筋骨折伤，瘀肿疼痛。

释名考订

自然铜始载于《雷公炮炙论》，曰："石髓铅即自然铜也。"其后诸家本草对其来源说法不一。一种观点认为，药物自然铜来源于矿物自然铜或黄铜矿类矿物。另一种观点则认为，古代亦以黄铁矿作自然铜药用，特别自宋代以后，治骨折有效的大量方剂中，所用的自然铜大多是黄铁矿。现国家药典规定，以黄铁矿作为自然铜的药物来源。黄铁矿的晶体结构属等轴晶系，晶体呈立方体、五角十二面体或八面体的晶形。药用多为立方体者，浅黄铜色，因称方块铜；表面常带黄褐色锖色，呈强金属光泽。《开宝本草》曰："其色青黄如铜，不从矿炼，故号自然铜。"以功能名之，呼作接骨丹。

325 血竭 xuejie 《雷公炮炙论》

【来源】为棕榈科植物麒麟竭果实和藤茎中的树脂经加工制成。

【异名】骐驎竭（《雷公炮炙论》），赤胶（《新修本草》），海蜡（侯宁极《药谱》），麒麟血（《太平圣惠方》），木血竭（《滇南本草》），藤竭（《明史》），驎竭（《中国树木分类学》），血竭花、麒麟血竭（《全国中草药汇编》），朱血竭、朱竭花（《上海市中药饮片炮制规范》），珠结（《湖南省中药材炮制规范》），海竭（《山西中药炮制规范》）。

【植物名】麒麟竭 *Daemonorops draco* Bl.

异名：渴留（《新修本草》），麒麟血藤（《中国树木分类学》），血竭树、麒麟树（《中国药用植物图鉴》），龙血省藤（《种子植物分类学讲义》）。

【性味与归经】味甘、咸，性平。归心、肝经。

【功能与主治】活血定痛，化瘀止血，生肌敛疮。用于跌打损伤，心腹瘀痛，外伤出血，疮疡不敛。

释名考订

血竭原名骐驎竭，始载于《雷公炮炙论》玉石部。《本草图经》云："骐驎竭……木高数丈，婆婆可爱……其脂液从木中流出，滴下如胶饴状，久而坚凝，乃成竭，赤作血色，故亦谓之血竭。"经考证，宋代以前所用的血竭为龙舌兰科龙血树属植物木部的树脂，称木血竭，其原植物主要为剑叶龙血树 *Dracaena cochinchinensis* （Lour.） S. C. Chen 和长花龙血树 *D. angnstifolia* Roxb.。前者分布于广西、云南，后者分布于台湾、海南、云南等地。而明、清以来所用的血竭，除木血竭外，还包括棕榈科植物藤竭。我国现时市售的血竭药材多系进口，为棕榈科植物麒麟竭的树脂，商品称麒麟血竭。经考证，此即明代航海家郑和从南洋诸国带回的"藤竭"。

326 血余炭 xueyutan 《药材学》

【来源】 为人科健康人之发制成的炭化物。

【异名】 燔发（《五十二病方》），发髲（《神农本草经》），乱发（《名医别录》），发灰（《子母秘录》），人发炭（《本草蒙筌》），头发炭（《全国中草药汇编》），杜血余（江苏、上海）。

【动物名】 人 *Homo sapiens* Linnaeus

【性味与归经】 味苦，性平。归肝、胃经。

【功能与主治】 收敛止血，化瘀，利尿。用于吐血，咯血，衄血，血淋，尿血，便血，崩漏，外伤出血，小便不利。

释名考订

血余即人的头发。血余炭，是人发经加工煅烧而成的炭化物。中医理论认为，发的生长和荣华根源在肾。肾气盛，则齿更发长；肾气衰，则发堕齿槁。《素问》曰："肾之华在发。"滑寿注云："水出高原，则肾华在发。发者血之余，血者水之类也。"血余之名，盖出此义。

327 全蝎 quanxie 《本草纲目》

【来源】 为钳蝎科动物东亚钳蝎的全体。

【异名】 虿（《诗经》），奎、虿尾虫（《说文解字》），杜白、杜伯、蛬（《广雅》），主簿虫（《酉阳杂俎》），蚝蝲（《蜀本草》），蝎（《开宝本草》），全虫（《外科真铨》），钳蝎（《动物学大辞典》），远东全蝎（《中药形性经验鉴别法》），问荆蝎（《中药志》），茯背虫（《山西中药志》），山蝎、东全蝎、马氏全蝎（《山东药用动物》），蝎子（《中国药用动物志》），淡全虫（《上海市中药饮片炮制规范》），尾虫（《本草药名集成》）。

【动物名】 东亚钳蝎 *Buthus martensii* Karsch

【性味与归经】 味辛，性平；有毒。归肝经。

【功能与主治】 息风镇痉，通络止痛，攻毒散结。用于肝风内动，痉挛抽搐，小儿惊风，中风口㖞，半身不遂，破伤风，风湿顽痹，偏正头痛，疮疡，瘰疬。

释名考订

蝎，古名虿（虿）。"虿"，通"蛊"，古篆文象蝎子之形。《说文解字·虫部》云："蛊，毒虫也。象形。"段玉裁注："按不曰从虫象形，而但曰象形者，虫篆有尾，象其尾也。蝎之毒在尾……其字上本不从'萬'（万），以'苗'象其身首之形。"《说文解字》又曰："奎，虿也。"《广雅》云："蛬，蝎也。"故此，"蛊"、"奎"、"蛬"皆为蝎象形之名。宋《重修政和证类本草》谓"蝎紧小者名蚝蝲"。《酉阳杂俎》载："江南旧无蝎。开元初有主簿，以竹筒盛过江，至今往往有之，故俗称为主簿虫。"李时珍则引陆玑《诗疏》云："虿一名杜伯，幽州人谓之蝎。"认为"主簿"乃"杜伯"之声讹，"而后人遂傅会其说"。《诗·小雅·都人士》曰："彼君子女，卷发如虿。"郑玄笺："虿，螫虫。尾末捷然，似妇人发末曲上卷然。"蝎尾擅扬卷，故有尾虫、虿尾虫之名。触肢钳状，乃有钳蝎之称。《本草纲目》曰："今入药有全用者，谓之全蝎；有用尾者，谓之蝎梢，其力尤紧。"

328 合萌 hemeng 《中国药用植物志》

【来源】 为豆科植物田皂角的全草。

【异名】 合明草（《本草拾遗》），水茸角（《中藏经》），水皂角（《分类草药性》），独木根、野皂角、大样夜合草（《中国药用植物志》），夜闭草（《民间药与验方》），禾镰树子、梳子树（《江西民间草药》），木排豆、木稗（《广西中兽医药用植物》），水通（《四川中药志》），野含羞草、蜈蚣杨柳、野槐树（《湖南药物志》），禾镰草、野兰（《江西草药》），田晚合、田油皂、野油皂、割镰草、野绿豆、田萌葛、田马葛、山麦干（《浙江民间常用草药》），野鸭树草、野寒豆、野豆萁（《上海常用中草药》），连根拔（《湖南农村常用中草药手册》），海柳、拉田草（《福建中草药》），赖镰子棵（《青岛中草药手册》），磨地牛甘（《云南种子植物名录》），夜关门（湖南、江苏）、叶顶珠、肥猪草、马鞭水芹菜、向天蜈蚣（福建），水皂荚、野黄豆、水槐、夹麻（安徽），锯子草、禾镰树（陕西），夜合、水柏枝（河南），钩龙草、水飞杨（广西），田皂角（广东），虱篦草（台湾），田边夜关门（湖南常德）。

【植物名】 田皂角 *Aeschynomene indica* L.

【性味与归经】 味甘、苦，性微寒。

【功能与主治】 清热解毒，平肝明目，利尿。用于尿路感染，小便不利，黄疸型肝炎，腹水，肠炎，痢疾，小儿疳积，夜盲症，结膜炎，荨麻症；外治外伤出血，疖肿。

释名考订

本品始载于《本草拾遗》，原名合明草，云："生下湿地，叶如四出花，向夜即叶合。"故谓"合明"。"明"，从草而为"萌"，乃呼合萌。夜闭草、田晚合、夜关门等，也以其"向夜即叶合"的特性而得名。《植物名实图考》有名"田皂角"，谓"土人以其形如皂角树"，故名。多为野生，因称野皂角。喜生于潮湿地或水边，故又名水皂角。偶数羽状复叶，以其形似而称梳子树、禾镰草、向天蜈蚣、锯子草。秋结荚如豆角，故有野绿豆、野黄豆、野寒豆诸名。

329 合欢花 hehuanhua 《本草衍义》

【来源】 为豆科植物合欢的花或花蕾。

【异名】 夜合花（《本草衍义》），乌绒（《雷公炮制药性解》），蠲忿（《花镜》），马缨花（四川、江苏、浙江），羊毛花、毛毛花（山东），绒花（江苏），喜绒花（浙江）。

【植物名】 合欢 *Albizia julibrissin* Durazz.

异名：青棠（崔豹《古今注》），黄昏（《千金要方》），合昏（《新修本草》），夜合、青裳（《本草图经》），夜合树（《救荒本草》），交枝树（《本草蒙筌》），乌刺树（《本草纲目》），马缨（《畿辅通志》），萌葛、乌赖树（《百一选方》），宜男（《群芳谱》），绒树（《植物名实图考》），乌树（《本草便读》），茸花枝（《分类草药性》），有情树、守宫树（《中国东北经济树木图说》），夜合欢（《中药志》），绒线花树、马樱花树、芙蓉花树（《北方常用中草药手册》），芙蓉树、夜关门、关门柴（《青岛中草药手册》），蓉花树（《中国高等植物图鉴》），夜合槐（《中药大辞典》），细黑心（《云南种子植物名录》），绒花树（河南、山东、甘肃），乌绒树（江苏、上海），窝绒树（江苏），红夜蒿子树（湖北），夜合木（湖南）。

【性味与归经】 味甘，性平。归心、肝经。

【功能与主治】 解郁安神。用于心神不安，忧郁失眠。

释名考订

合欢为高大落叶乔木，叶互生，二回偶数羽状复叶，羽叶对生。合欢的叶对光和温度的反应都很灵敏，每至黄昏，小叶就渐次合拢，直至次晨才慢慢分开。陈藏器云："其叶至暮则合，故云合昏。"亦称夜合。合欢者，其名义同，且更将"至暮则合"这一植物生理现象拟人化，比若男女之合，故此树又称有情树。合欢夏季开花，头状花序多数，在枝顶作伞房状排列，花色粉红，花丝细长，散垂如绒。《植物名实图考》曰："京师呼为绒树，以其花似绒线，故名。"羊毛花、毛毛花等，其名义同。又似马项之缨，故名马缨花。"绒"干燥时色转深，因有乌绒、乌树诸称。蠲忿，以功能为名。《广雅·释诂三》："蠲，除也。"《玉篇·心部》云："忿，恨也，怒也。"蠲忿者，蠲除忿怒、消除烦恼之谓也。唐苏鹗《苏氏演义》卷下："欲蠲忿，赠以青棠，青棠一名合欢，则忘忿也。"

商品合欢花分为两种：花初开时采摘者名合欢花；花未开时采摘的花蕾称合欢米，以其呈米粒状也。

330 刘寄奴 liujinu 《雷公炮炙论》

【来源】 为菊科植物奇蒿的带花全草。

【异名】 刘寄奴草（《新修本草》），金寄奴（《日华子本草》），滁州刘寄奴（《本草图经》），乌藤菜（《通志》），六月霜（《本草纲目拾遗》），六月雪、九里光（《药材资料汇编》），大叶蒿、铁杆茵陈（《药材学》），白花尾、炭包包、千粒米、斑枣子、细白花草、九牛草（《湖南药物志》），苦连婆（《闽东本草》），六月白（《广西药用植物名录》），异形蒿（《广西植物名录》），南刘寄奴（江苏、上海、浙江、福建），化食丹（江苏、安徽、上海），白头毛公、小米花、消饭花、消食草、一枝梅、野马兰头（浙江），白油婆、白雷公、仙人草（湖南），山菊花、香蒿子（安徽），鱼花草、斑麻草（广西），血见愁（江苏），白肚婆（湖南长沙）。

【植物名】 奇蒿 *Artemisia anomala* S. Moore

【性味与归经】 味苦，性温。归心、肝、脾经。

【功能与主治】 活血通经，散瘀止痛，止血消肿，消食化积。用于瘀滞经闭，产后腹痛，癥瘕，跌打损伤，外伤出血，疮痈肿毒，食积腹痛。

释名考订

据《南史·宋武帝纪》所载宋高祖刘裕射蛇故事：宋高祖刘裕，小字寄奴。微时伐荻新洲，遇一大蛇，射之。明日复往，闻杵臼声。寻之，见童子数人，在林中捣药。问其故，答曰：我主为刘寄奴所射，今合药为之敷治。刘裕叱之，童子皆散，乃收药而返。后每遇金疮，敷之即愈。人因称此草为刘寄奴草。又郑樵《通志》云：江南人因汉时谓刘为卯金刀，乃呼刘为金。是以又有金寄奴之名。按"刘"，古作"劉"，由卯、金、刀三字组成。江南一带至今仍有将"刘"呼作"卯金刀刘"的习惯。

六月开花，头状花序钟形，几无梗，密集于花枝上，色灰白，似霜，故名六月霜；似米，因称千粒米；似白发，乃呼白头毛公。江、浙一带民间习惯将本品用于食积不化，故有化食丹、消食草、消饭花诸名。

本品主产于江苏、浙江、江西等地，主销华东及华南各地，商品称作"南刘寄奴"。北方部分地区（黑龙江、吉林、河北、河南、山东、安徽北部、江苏北部等）以玄参科植物阴行草 *Siphonostegia chinensis* Benth. 作刘寄奴用，商品称作"北刘寄奴"。

331 决明子 juemingzi 《神农本草经》

【来源】 为豆科植物决明或小决明的种子。

【异名】 草决明、羊明（《吴普本草》），羊角（《广雅》），马蹄决明（《本草经集注》），还瞳子（《医学正传》），狗屎豆（《生草药性备要》），假绿豆、英明（《中国药用植物志》），芹决（《陕西中药志》），马蹄子（《江苏省植物药材志》），千里光（《山西中药志》），羊角豆（《广东中药》），大号山土豆（《台湾药用植物志》），野青豆（《江西草药》），细叶猪屎豆、猪屎蓝豆（《南方主要有毒植物》），夜拉子、假花生、羊尾豆（广东、广西、四川、云南），假咖啡豆（江苏），明目子（云南）。

决明：野鸡子豆（福建）。

小决明：猪骨明（《广西中兽医药用植物》），岭豆、野地豆、猪屎豆（广东），小决明子、枕头子（广西），丁豆（安徽），雷公豆（海南）。

【植物名】（1）决明 *Cassia obtusifolia* L.

异名：钝叶决明（《中药鉴别手册》）。

（2）小决明 *Cassia tora* L.

异名：望江南（《救荒本草》），夜关门（《本草纲目拾遗》），茳芒决明（《中国植物志》），夜壶草、葛猛菜（《广西中兽医药用植物》），决明（《拉汉种子植物名称》），夜合草（《南方主要有毒植物》），喉白草（南药《中草药学》），羊触足（《中药大辞典》），野花生（安徽、湖南、云南），葛明茶、假羊角菜（广西），野咖啡（安徽），闹牛黄（四川广汉）。

【性味与归经】味甘、苦、咸，性微寒。归肝、大肠经。

【功能与主治】清热明目，润肠通便。用于目赤涩痛，羞明多泪，头痛眩晕，目暗不明，大便秘结。

释名考订

决明始载于《神农本草经》，列为上品。《本草纲目》曰：决明"以明目之功而名"。还瞳子、千里光、明目子等诸名义同。属草本植物，乃名草决明，以与同有明目之功的石决明相区别。陶弘景曰：决明"叶如茳芒，子形似马蹄，呼为马蹄决明"。其荚果细长弯曲，成对生于叶腋，状似羊角，故有羊角、羊角豆之名。

332 冰片 bingpian 《中国药典》

【来源】以樟脑、松节油等为原料用化学方法合成的加工制成品。

【异名】机制冰片（《中药材手册》），合成冰片、外消旋龙脑、机梅片（《中药志》），人造冰片、机片（南药《中草药学》），梅片、消旋龙脑（《全国中草药汇编》），合成龙脑（《中国药典》），机制梅片、机冰（《本草药名集成》）。

【性味与归经】味辛、苦，性微寒。归心、脾、肺经。

【功能与主治】开窍醒神，清热止痛。用于热病神昏、惊厥，中风痰厥，气郁暴厥，中恶昏迷，胸痹心痛，目赤，口疮，咽喉肿痛，耳道流脓。

释名考订

本品是梅花冰片的代用品。为无色透明或白色半透明的片状结晶，与梅花冰片气味相同，外观性状相似，故《中国药典》在收载时，仍以"冰片"作为本品的正名。因属人工合成品，故称人造冰片、合成冰片和机制冰片，简称机冰、机片。与天然龙脑的基本化学结构相似，因得合成龙脑之名。

333 羊蹄 Yangti 《神农本草经》

【来源】为蓼科植物羊蹄或皱叶酸模的根。

【异名】东方宿、连虫陆、鬼目（《神农本草经》），败毒菜根（《永类钤方》），羊蹄根（《本草图经》），羊蹄大黄（《庚辛玉册》），牛舌根（《镇江府志》），牛蹄（《植物名实图考》），鸡脚大黄（《中医药实验研究》），牛西西（《全国中草药汇编》），土大黄（华东、中南、华北、西北、西南），山大黄（东北、山东、安徽、福建），野大黄（陕西、浙江、湖北、四川），野当归（江西、广东、广西），土大黄根（江苏、上海）。

羊蹄：烧黄头、癣黄（《浙南本草新编》），野萝卜（《福建药物志》），水大黄（广西、湖北），牛大黄（广东、湖南），癣药（福建、江西），癣大黄（浙江），山萝卜（福建），羊舌头根（上海）。

皱叶酸模：四季菜根（《四川中药志》），风火棠、牛耳大黄根（《重庆草药》），杜大黄（《中国药学杂志》），山羊蹄（东北），土当归、黑当归（广西），野川军（吉林），牛舌秧根（北京），野军（辽宁），掉堂根（四川）。

【植物名】（1）羊蹄 *Rumex japonicus* Houtt.

异名：蓫（《诗经》），恶菜（《毛诗传》），薁（《广雅》），牛蘈（陆玑《诗疏》），蓄（《名医别录》），秃菜（《本草经集注》），猪耳朵（《救荒本草》），秃叶、天王叶（《滇南本草图说》），败毒菜、牛舌菜、水黄芹（《本草纲目》），牛舌大黄（《植物名实图考》），牛舌片、野莙荙（《中药大辞典》），羊蹄酸模（《中药材》），牛舌头（华东、中南），野波菜（上海、江苏、山东、安徽），金不换（江西、福建、湖南），牛舌条（江西、湖南），牛舌头草（上海、江西），老鸦酸、雪糖菜、猪母叶头、羊舌头、壳菜（浙江），野波菱、癣草、山菠菜（福建），大头黄、羊耳朵、秃头菜（上海），狭叶土大黄、牛舌头棵（安徽），盐癣草（江西），羊蹄草（湖南）。

（2）皱叶酸模 *Rumex crispus* L.

异名：蓫（《诗经》），薁（《广雅》），牛蘈（陆玑《诗疏》），蓄（《名医别录》），秃菜（《本草经集注》），败毒菜、牛舌菜、水黄芹（《本草纲目》），草䖳（《尔雅义疏》），牛耳大黄（《草木便方》），羊蹄草（《天宝本草》），皱叶羊蹄（《中国种子植物分类学》），牛舌片（《贵州中草药名录》），牛舌头、羊舌头、野波菜（《全国中草药汇编》），牛舌大黄（《云南种子植物名录》），牛舌棵、牛舌头棵（河北），牛嘴舌、大嘴舌（福建），牛舌条大黄（湖北），驴耳朵（甘肃），牛舌（北京），牛舌头菜（江西），壳菜（台湾）。

【性味与归经】味苦，性寒。归心、肝、大肠经。

【功能与主治】清热解毒，凉血止血，通便杀虫。用于急性肝炎，慢性气管炎，吐血，血崩，血小板减少性紫癜，大便燥结，痢疾，疥癣，秃疮，痈疽肿毒。

释名考订

羊蹄始载于《神农本草经》，列为下品。《本草纲目》曰："羊蹄以根名，牛舌以叶形名，秃菜以治秃疮名也。"陶弘景则云："今人呼为秃菜，即蓄字音讹也。诗云：言采其蓄。"经检，《诗·小雅·我行其野》云："我行其野，言采其蓫。"陆玑注云："蓫即蓄字，今之羊蹄也。"本品根粗大，断面黄色，味苦性寒，且功似大黄，故有"大黄"诸名。"萝卜"、"鸡脚"以根形相似而名。叶片边缘呈微波状皱褶，因有野波菜、山菠菜、野波菱诸称。功能清热解毒，用治恶疮疥癣有效，恶菜、癣药、败毒菜乃因以得名。

334 关白附 Guanbaifu 《中药志》

【来源】为毛茛科植物黄花乌头的块根。

【异名】白附子（《名医别录》），节附、两头尖（《盛京通志》），关白附子、黄花乌头根、东北白附子、药死草根（《药材学》），竹节白附（《中药材品种论述》），竹节白附子（上海），鼠尾草根（辽宁），朝鲜白附子（吉林延边）。

【植物名】黄花乌头 *Aconitum coreanum* （Lévl.）Rap.

异名：黄乌拉花（《铁岭志》），美丽乌头（叶三多《生药学》），百步草（《北方常用中草药手册》），鼠尾草、药虱子草（《中药大辞典》），靰鞡花、乌拉花、黄靰鞡花、山喇叭花（东北），两头菜、鸡爪莲、大黄啦叭花、胭粉豆、白花子（辽宁）。

【性味与归经】味辛、甘，性热；有毒。归胃、肝经。

【功能与主治】祛风痰，逐寒湿，定惊痫。用于中风痰壅，口眼㖞斜，头痛，癫痫，风湿痹痛，破伤风，面部䵟黵，疮疡疥癣，皮肤湿痒。

释名考订

本品始载于《名医别录》，名白附子。《本草原始》曰："根色白，苗与附子相似，故名。"《本草纲目》列入草部毒草类，与附子、天雄、侧子、漏篮子、乌头并列。属乌头属植物，花淡黄色，呼作黄花乌头。商品白附子有两种，除本品外，还有一种为天南星科植物独角莲的块茎，即主产于河南禹州、长葛的禹白附。本品产于东北，因称关白附，又称东北白附子。本品的母根有横长突起，似节状，李时珍称"干者皱纹有节"，故又有节附、竹节白附诸名。参见"白附了"条。

335 米皮糠 mipikang 《本草纲目》

【来源】为禾本科植物稻的颖果经加工而脱下的果皮。

【异名】舂杵头细糠（《名医别录》），谷白皮（《千金翼方》），细糠（《太平圣惠方》），杵头糠（《圣济总录》），米秕（汪颖《食物本草》），米糠（《验方新编》）。

【植物名】稻 *Oryza sativa* L.

【性味与归经】味甘、辛，性温。归胃、大肠经。

【功能与主治】开胃，下气。用于噎膈，反胃，脚气。

释名考订

"糠"本作"穅"，作"康"。《类篇·米部》："穅，谷皮也。"朱骏声《说文通训定声》云："米皮之粉细者曰穅，字亦作糠。"《尔雅·释言》："康，苛也。"《说文解字·艸部》："苛，小草也。"又作细草丛生貌。《玉篇·草部》："苛，小草生貌。"《尔雅义疏》："按苛为小草，故又为细也……康亦细碎，与苛义近，声又相转。""康"有"空虚"之义。《尔雅》李注："康，空也。"《诗·小雅·宾之初筵》郑玄笺："康，虚也。"郭沫若《甲骨文字研究》亦谓："从庚之字有康字……穅曰：'谷之皮。'然古文康字不从米……意亦绝无穅义……穅乃后起字，盖从禾康声。"米秕，"秕"同"粃"。《玉篇·米部》："粃，不成谷也。俗秕字。"章炳麟《新方言·释植物》云："今谓不成粟者为秕谷。俗字作瘪。"瘪谷，亦空虚之义。

336 灯心草 dengxincao 《开宝本草》

【来源】为灯心草科植物灯心草的茎髓。

【异名】虎须草（崔豹《古今注》），赤须（《雷公炮炙论》），灯心（《圣济总录》），灯草（《珍珠囊》），碧玉草（《本草纲目》），水灯心（《植物名实图考》），铁灯心（《天宝本草》），野灯心（《广西中兽医药用植物》），灯芯（《药材学》），穿阳剑（《湖南药物志》），猪矢草、洋牌洞（《闽东本草》），虎酒草、曲屎草（《福建中草药》），老虎须（《北方常用中草药手册》），水灯草（《湖南农村常用中草药手册》），野蓆草、龙须草、水葱（《全国中草药汇编》），秧草（《长白山植物药志》），大灯心（《云南种子植物名录》），白灯草（《上海市中药饮片炮制规范》），灯芯草（江苏、四川、福建、湖北、上海），五谷草（湖南、山东），水灯芯（四川、湖南），细灯草、长灯心、水灯心草（湖南），胡子草、老猫须子、老母猪鬃（安徽），羊毛胡子（山东），灯芯蒿（江西）。

【植物名】灯心草 *Juncus effusus* L.

【性味与归经】味甘、淡，性微寒。归心、肺、小肠经。

【功能与主治】清心火，利小便。用于心烦失眠，尿少涩痛，口舌生疮。

释名考订

灯心草之名见于宋《开宝本草》。为多年生草本，茎簇生，直立，细柱形，《植物名实图考》谓其"细茎绿润"，因称碧玉草。《本草品汇精要》云："其心能燃灯，故名灯心草。"喜生泽畔水旁，乃呼水灯心。虎须草、胡子草、老猫须子、老母猪鬃等，皆以其形似而得名。《本草纲目》曰："吴人栽莳之，取瓤为灯炷，以草织席及蓑。"故有席草之称。

337 灯盏细辛 dengzhanxixin 《云南中草药》

【来源】为菊科植物短葶飞蓬的全草。

【异名】灯盏花、灯盏菊、细辛草（《滇南本草》），短花茎飞蓬（《广西药用植物名录》），地顶草（《云南中草药》），地朝阳、双葵花、东菊（《云南中草药选》），灯盏草、短茎飞蓬（《全国中草药汇编》），牙陷药、踏地莲花菜、细药、野菠菜（贵州），细草根、土细辛、短葶飞蓬、狗吞草（云南），罐儿草（四川），假朝阳草（广西）。

【植物名】短葶飞蓬 *Erigeron breviscapus* (Vant.) Hand. – Mazz.

【性味与归经】味辛、微苦，性温。归心、肝经。

【功能与主治】活血通络止痛，祛风散寒。用于中风偏瘫，胸痹心痛，风湿痹痛，头痛，牙痛。

释名考订

茎直立，头状花序顶生，形似灯盏，故有灯盏花、灯盏菊诸名。须根多数，密生，形似细辛，因有"细辛"之称。基生叶密集成莲座状，乃呼踏地莲花菜。喜生于向阳坡地，东菊、双葵花、地朝阳等因以得名。可用于治牙痛，因称牙陷药。

338 安息香 anxixiang《新修本草》

【来源】为安息香科植物安息香或白花树的树脂。

【异名】拙贝罗香（《本草纲目》），息香（《新编中药炮制法》），金银香（《上海中药饮片炮制规范》）。

安息香：苏门答腊安息香（《中药志》）。

白花树：越南安息香（《中药大辞典》）。

【植物名】（1）安息香 *Styrax benzoin* Dryand.

异名：辟邪树、安息香树（《酉阳杂俎》）。

（2）白花树 *Styrax tonkinensis* (Pierre) Craib ex Hart.

异名：滇桂野茉莉（《中国树木分类学》），暹罗安息香树（《中药志》），泰国安息香树（《药材学》），白背安息香（《中国植物图鉴》），滇桂安息香（《广西植物名录》），越南安息香树（《中国高等植物图鉴》），白叶安息香（《广西本草选编》），青山安息香、粉背安息香（《药学学报》），小马桑树、牛油树、八翻龙（云南），白脉安息香、大青安息香、白花榔（广西），白花木、白花榔树（广东）。

【性味与归经】味辛、苦，性平。归心、脾经。

【功能与主治】开窍醒神，行气活血，止痛。用于中风痰厥，气郁暴厥，中恶昏迷，心腹疼痛，产后血晕，小儿惊风。

释名考订

安息香，《海药本草》引《广州记》云："生南海波斯国，树中脂也。"安息，西亚古国名。公元前4世纪，波斯帝国属地帕提亚王国被马其顿亚历山大占领，后属塞琉西王国。前3世纪中期独立，建阿萨息斯王朝。阿萨息斯（Arsaces），我国史籍多译作"安息"。本品产于安息国，气味芳香，故名安息香。《本草纲目》曰："梵书谓之拙贝罗香。"为梵文音译名。金银香为旧时商品名，系指从伊朗或印度尼西亚苏门答腊进口者，质佳，乃以"金银"相称。

339 寻骨风 xungufeng《植物名实图考》

【来源】为马兜铃科植物寻骨风的全草。

【异名】清骨风、猫耳朵（《南京民间药草》），白面风、兔子耳（《江西民间草药》），绵毛马兜铃（《江苏南部种子植物手册》），毛叶马兜铃（《药材学》），穿地节、毛香、地丁香、黄木香（《江苏省植物药材志》），烟袋锅（《青岛中草药手册》），猫香（《全国中草药汇编》），猴儿草（《简明中医辞典》），猫耳朵草（江苏、山东、河南），毛风草、猪耳朵草、穿地筋（江苏、河南），巡骨风

（山东、上海），白毛藤（江苏、上海），鹅婆娘、白喉箭、肺经草、光斑鸠、毛毛草、寻风藤、清风藤（湖南）、追骨风、猫耳朵香、耳朵草、通筋草（安徽），猴耳草、猫耳根、猫耳香（河南），毛和尚、白毛片（湖北），毛马兜铃、毛骨风（江西），马蹄香（山西），兔儿草（上海），大寒药（四川）。

【植物名】寻骨风 *Aristolochia mollissima* Hance

【性味与归经】味辛、苦，性平。归肝、胃经。

【功能与主治】祛风除湿，活血通络，止痛。用于风湿痹痛，肢体麻木，筋骨拘挛，脘腹疼痛，跌打损伤，外伤出血，乳痈及多种化脓性感染。

释名考订

本品功能祛风除湿，活血通络，多用于治疗风湿关节痛，故名寻骨风，又称巡骨风、追骨风。因音近而讹为清骨风。为多年生草质藤本，乃名寻骨藤，讹为清风藤。全株密被白色柔毛，因称白毛藤。属马兜铃科植物，故有毛马兜铃、绵毛马兜铃、毛叶马兜铃诸名。猫耳朵、兔子耳、猪耳朵草、猴耳草等，皆以其叶片卵形、卵状心形似动物之耳且有毛，故名。

340 阳起石 yangqishi 《神农本草经》

【来源】为硅酸盐类角闪石族矿物透闪石及其异种透闪石石棉。

【异名】白石（《神农本草经》），羊起石、石生（《名医别录》），五精金（《酉阳杂俎》），阳石、起阳石（《炮炙大法》），光线石（山东）。

【矿物名】透闪石 Actinolitum

【性味与归经】味咸，性温。归肾经。

【功能与主治】温肾壮阳。用于肾阳不足，阳痿不孕，腰膝酸软。

释名考订

阳起石始载于《神农本草经》，列为中品。《本草纲目》释阳起石名曰："以能命名。"本品功能温肾壮阳，多用于男子肾阳虚衰、下元虚冷之阳痿不起，故名阳起石、阳石、起阳石。"羊"、"阳"声转，讹作羊起石。属单斜晶系矿石，结晶呈柱状、针状、纤维状，透明至半透明，具玻璃或绢丝样光泽，因称光线石。《新修本草》曰："此石以白色肌理似殷孽……故《本经》一名白石。"

341 阴地蕨 yindijue 《本草图经》

【来源】为阴地蕨科植物阴地蕨的全草。

【异名】一朵云（《天宝本草》），花蕨（《植物学大辞典》），独立金鸡（《贵州民间方药集》），独脚蒿、冬草（《民间常用草药汇编》），郎其细辛（《贵阳民间药草》），背蛇生、蕨其细辛（《四川中药志》），散血叶、破天云（《湖南药物志》），吊竹良枝、良枝草（《闽东本草》），一枝蕨（《湖北中药志》），假阴地蕨、黄连七、鸡爪莲（《广西药用植物名录》），丹桂移星草、鸡爪黄连、独脚狼衣（《浙江民间常用草药》），郎鸡细辛、地梭罗（《贵州草药》），爬地虎、雪打霜（《甘肃中草药手册》），肺心草（《全国中草药汇编》），小阴地蕨、独金鸡、六月雪、六月寒、毛草莲（《中国药用孢子植物》），小春花、蛇不见（福建、浙江、安徽），春不见（陕西、湖北），独脚鸡（湖南、贵州），独脚金鸡（浙江、安徽），蕨叶一枝蒿、蕨苗一枝蒿、蕨叶一颗蒿、细蕨、独脚蕨、独蕨叶、独蕨芨、七叶一枝蒿、石软蕨菜（云南），鹅红雀舌、平风草（福建），决鸡细辛、鹅儿不吃草（四川），独脚郎其（江西），狼其细辛（贵州），春寒草（陕西）。

【植物名】阴地蕨 *Scepteridium ternatum* (Thunb.) Lyon

【性味与归经】味甘、苦，性微寒。归肺、肝经。

【功能与主治】清热解毒，平肝息风，止咳，止血，明目去翳。用于小儿高热惊搐，肺热咳嗽，咳血，百日咳，癫狂，痫疾，疮疡肿毒，瘰疬，蛇虫咬伤，目赤火眼，目生翳障。

释名考订

本品为蕨类植物，多生于丘陵草坡、灌丛阴湿地，故名阴地蕨。《本草图经》谓其"叶似青蒿"，因得诸"蒿"名；"根似细辛"，遂有郎其细辛、蕨其细辛诸称。叶二型，营养叶三回羽状分裂，孢子叶具长柄，孢子囊呈黄色，以形似而称独脚金鸡。散血叶、肺心草、丹桂移星草等以功能为名。临床多以本品单味煎服或捣敷患处治蛇伤，蛇不见、背蛇生等因以得名。

342 防己 fangji
《本草经集注》

【来源】为防己科植物粉防己的根。

【异名】汉防己（《儒门事亲》），瓜防己（《本草原始》），粉防己（《中药志》），粉寸己、金线钓葫芦根、独脚蟾蜍根（《药材学》），蟾蜍薯（《南方主要有毒植物》），猪大肠（《全国中草药汇编》），山乌龟、金线钓乌龟（广西、福建），金线钓蛤蟆、九节葫芦（安徽、江西），倒地拱（广东、台湾），金线钓葫芦（浙江、福建），金丝钓鳖、白木香、金丝蛇（浙江），金线风、山兰根、山防己、大肚狼（湖南），吊金钟、根鞭、青藤根（福建），秤锤郎、铜秤锤（广西），土防己（浙江慈溪、湖南茶陵），夜牵牛（贵州），大回魂（台湾），过山香（江西），万文深（广东），长根金不换（海南）。

【植物名】粉防己 *Stephania tetrandra* S. Moore

异名：石蟾蜍（《中国药用植物志》），乌龟梢（《种子植物名称补编》），四蕊千金藤（浙江、江西），老鸦藤、乌龟藤（湖南），独脚乌桕（广东）。

【性味与归经】味苦，性寒。归膀胱、肺经。

【功能与主治】祛风止痛，利水消肿。用于风湿痹痛，水肿脚气，小便不利，湿疹疮毒。

释名考订

防己之名始见于《神农本草经》，列为中品，谓："一名解离，生川谷。"吴普曰："木防己一名解离，一名解燕……茎蔓延如芃（葛），白根外黄似桔梗，内黑文如车辐解。"据本草考证，此防己并非防己科植物，其原植物为马兜铃科异叶马兜铃 *Aristolochia kaempferi* Willd. f. *heterophylla*（Hemsl.）S. M. Hwang，药材称汉中防己，是我国最早使用的防己（参见本书"汉中防己"条）。其后，历代本草均有汉防己和木防己之名，目前商品防己亦分为汉防己和木防己两大类。习惯所称的汉防己实际上是防己科的粉防己 *Stephania tetrandra* S. Moore（即本品），而不是上面所说的汉中防己；商品木防己则是真正的汉中防己，有时也包括防己科的木防己 *Cocculus orbiculatus*（L.）DC.。粉防己以质重、粉性大而得名。汉防己者，则因其部分商品集散于汉口，故名。

防己，"防"者，堤坝之谓也。《说文解字·阜部》："防，堤也。"《周礼·地官·稻人》云："掌稼下地，以潴畜水，以防止水。"郑玄注："防，猪（潴）旁堤也。""己"，解作"土"。"己"为天干的第六位。朱骏声《说文通训定声·颐部》云："己，《礼记·月令》：'中央土，其日戊己'。"古以十干配五方，戊己属中央，于五行属土，因以"戊己"代称土。夫防己者，以土筑成之堤坝也。按防己有利水消肿之功能，多用于水肿脚气，小便不利，为治水之要剂。清《本草正义》云："名曰防己者，以脾为己土，喜燥恶湿。湿淫于内，则气化不行；而水失故道，为肿为疮，皆己土受邪之病。而此能防堤之，是为古人命名之真义，非所名之以其能者也。"

另据谢宗万氏考证，防己原名"防巳"，后误作防己。在宋、元、明以前的本草中大都作"防巳"，唯清代以后的一些本草和文献才渐次改用"防己"之名。按《说文解字》："……故巳为蛇，象形。"《论衡》云："巳，火也，其禽蛇也。""巳"字篆文如蛇形，故"巳"可作"蛇"字解。"防巳"有防蛇伤的意思。一些防己科植物如石蟾蜍、苍白秤钩风等均有治蛇虫咬伤的功效。此释独辟蹊径，亦为一说，特录以备考。

343 防风 fangfeng 《神农本草经》

【来源】为伞形科植物防风的根。

【异名】铜芸（《神农本草经》），回云、回草、百枝、蕳根、百韭、百种（《吴普本草》），茴草、百蜚、屏风（《名医别录》），屏防（《现代实用中药》），风肉（《药材资料汇编》），公防风、母防风、防风根、西口风（《药材学》），白毛花根（《陕甘宁青中草药选》），笔防风、硬防风（《中药材品种论述》），关防风、东防风、口防风、西防风、黄防风、青防风、云防风、汜水防风（《本草药名集成》），旁风（吉林、辽宁、内蒙古、山东），北风（河北、湖北），山防风、山芹菜根、傍风、扦插防风（山东），黑风（河北），软防风（陕西），小蒿子防风（黑龙江）。

【植物名】防风 *Saposhnikovia divaricata* (Turcz.) Schischk.

异名：屏风草（《中国药用植物图鉴》），山芹菜（《中药大辞典》），白毛草（辽宁）。

【性味与归经】味辛、甘，性微温。归膀胱、肝、脾经。

【功能与主治】祛风解表，胜湿止痛，止痉。用于感冒头痛，风湿痹痛，风疹瘙痒，破伤风。

释名考订

防风始载于《神农本草经》，曰："味甘温，无毒。主大风。"张太雷曰："防风通治一切风邪，故《本经》以'主大风'三字为提纲……诚风药中之首屈一指者矣。"可见，防风以功能为名。《本草纲目》曰："防者，御也。其功疗风最要，故名。屏风者，防风隐语也。"屏防者，义与屏风同。《本草纲目》又云："曰芸、曰茴、曰蕳者，其花如茴香，其气如芸蒿、蕳兰也。"

俗谓防风有"公"、"母"两种。植株开花结实者称母防风；因其根心硬，又名硬防风。植株只生叶不开花、不结实者称公防风；其根浆水足、性软、有菊花心，又称软防风。药用以"公防风"为佳，"母防风"者根柴性，不堪入药。实际上，植物防风并无公母之分。"公防风"之所以不开花不结实，盖因其花芽受损或未形成花芽之故，以致根部较充实而质佳。

344 红曲 hongqu 《饮膳正要》

【来源】为曲霉科真菌红曲霉的菌丝体寄生在粳米上而成的红曲米。

【异名】赤曲（《摘元方》），丹曲（《天工开物》），红米（《药材资料汇编》），福曲（《上海市中药饮片炮制规范》），红大米、红糟（《中国药用真菌》），福米（《本草药名集成》），红曲米（湖南、山西、上海）。

【植物名】红曲霉 *Monascus purpureus* Went.

异名：紫红曲（《真菌名词及名称》），紫红曲霉、紫色红曲霉（《常见与常用真菌》）。

【性味与归经】味甘，性微温。归脾、大肠、肝经。

【功能与主治】活血祛瘀，健脾消食，化浊降脂。用于经闭腹痛，产后瘀阻，跌打损伤，饮食积滞，赤白下痢，高脂血症。

释名考订

本品为粳米经真菌红曲霉的菌丝体寄生而制成，色紫红或棕红，故名红曲。制曲的原理和过程与糟腌有相通之处，因称红糟。福曲，"福"为吉祥词。汉族习惯以红色作喜庆之色，本品色红，故以福曲为名，犹类荔枝之谓"福果"、赤芝之谓"福葶"也。

345 红花 honghua 《本草图经》

【来源】为菊科植物红花的花。

【异名】红蓝花（《金匮要略》），头红花（《寿世保元》），红花尾子（《中国药用植物图鉴》），刺红花（《四川中药志》），草红花（《陕西中药志》），红花樱子（《北方常用中草药手册》），杜红花、金红花（南药《中草药学》），淮红花（《中药材商品知识》），新红花（《阿克苏药用植物》），怀红花、散红花、川红花、云红花（《本草药名集成》）。

【植物名】红花 Carthamus tinctorius L.

异名：黄蓝（《博物志》），红蓝（崔豹《古今注》），红花苗（《开宝本草》），红花草（《履巉岩本草》），红花菜（《救荒本草》）。

【性味与归经】味辛，性温。归心、肝经。

【功能与主治】活血通经，散瘀止痛。用于经闭，痛经，恶露不行，癥瘕痞块，胸痹心痛，瘀滞腹痛，胁肋刺痛，跌扑损伤，疮疡肿痛。

释名考订

红花原名红蓝花，为汉代张骞从西域引入，种以为染。《本草图经》曰："其花红色，叶颇似蓝，故有蓝名。"今按，普天之下的植物，花为红者何止万千，然唯独本品得以以"红"为名：花名红花，植株亦名红花。此者，是以其花色红故也。但细辨之，红花之"红"并非正红、大红、纯红。在其生长阶段，小花为红色或橘红色；采收阶段，小花呈金黄色；药材阶段，表面红黄色或红色。再细检之，其粉末为橙黄色；水浸液为橙色；其化学成分，含红色的和黄色的两种色素，等等。可见，若苛求之，红花之名实并不十分相符。故此，古人在称其为"红蓝"的同时，又谓"一名黄蓝"（《博物志》）。

346 红芪 hongqi 《内蒙古中草药》

【来源】为豆科植物多序岩黄芪的根。

【异名】赤水耆（《本草图经》），真盘子（《四川高原阿坝中草药》），岩黄芪、黑芪（《全国中草药汇编》），黄芪（《中国药典》1977 年版），算盘子（《新华本草纲要》），西芪、晋芪、川芪（《本草药名集成》），独根（甘肃宕昌）。

【植物名】多序岩黄芪 Hedysarum polybotrys Hand. – Mazz.

异名：小叶黄芪（川北）。

【性味与归经】味甘，性微温。归肺、脾经。

【功能与主治】补气升阳，固表止汗，利水消肿，生津养血，行滞通痹，托毒排脓，敛疮生肌。用于气虚乏力，食少便溏，中气下陷，久泻脱肛，便血崩漏，表虚自汗，气虚水肿，内热消渴，血虚萎黄，半身不遂，痹痛麻木，痈疽难溃，久溃不敛。

释名考订

本品在历史上一直是商品黄芪的一种，因外皮呈红棕色，故名红芪。红芪之名历代本草未见收载。《名医别录》"黄芪"项下有云："又有赤色者，可作膏贴，用消肿，俗方多用，道家不须。"所指者可能就是红芪。《中国药典》（一部）1977 年版曾将多序岩黄芪（红芪的原植物）与膜荚黄芪、蒙古黄芪一起作为黄芪的基原植物同列在"黄芪"条下。从 1985 年版起，《中国药典》将红芪从"黄芪"条中分出，作为独立的品种单列为"红芪"条。

347 红粉 hongfen 《中药志》

【来源】为由水银、硝石、白矾混合炼制而成的红氧化汞（HgO）。

【异名】升白灵药、小红升丹、升药、三仙丹（《外科正宗》），灵药（《外科大成》），三白丹（《张氏医通》），三仙散（《吴氏医方汇编》），小升丹（《疡医大全》），升丹（《药奁启秘》），红升（《外科传薪集》），大升丹、小金丹、三仙红升丹、红粉片（《集成良方三百种》），黄升、黄升丹（《疡科遗编》），小红升（《外科方外奇方》），红升丹、红升药（《中国医学大辞典》），黄升药（《上海市中药饮片炮制规范》）。

【矿物名】红氧化汞 Hydrargyri Oxydum Rubrum

【性味与归经】味辛，性热；有人毒。归肺、脾经。

【功能与主治】拨毒，除脓，去腐，生肌。用于痈疽疔疮，梅毒下疳，一切恶疮，肉暗紫黑，腐肉不去，窦道瘘管，脓水淋漓，久不收口。

释名考订

本品传统以水银、硝石、白矾三物混合炼制而成，因三物皆白，故名三白丹。又名三仙散、三仙丹。"仙"者，言其功效灵验如神。"灵药"、"金丹"者，义与"仙丹"同。本品炼制时，"结胎"在下，"丹"升于上，因称升药、升丹等。其色橙红，为粉末或片状物，故又有红升、红粉、红粉片诸名。

348 红大戟 hongdaji 《药材学》

【来源】为茜草科植物红大戟的块根。

【异名】红芽大戟（《药物出产辨》），紫大戟（《中国药学大辞典》），广大戟、云南大戟、南大戟（《药材学》），红芽戟（《中国药用植物图鉴》），红心薯、黄鸡薯（《广西药用植物名录》），红其根（《广西本草选编》），红牙戟、野黄萝卜（《全国中草药汇编》），红毛大戟（《中药大辞典》），星星大黄（《云南药用植物名录》），红牙大戟（《中药材品种论述》），红戟、红玄参、走沙黄、土红参、土人参（广西），娃娃参、娃儿参、大红参、土生地、理肺散（云南），红大吉、红芽大吉（湖北），红茶参（四川）。

【植物名】红大戟 Knoxia valerianoides Thorel et Pitard

异名：假缬草（南药《中草药学》），伞房序诺斯草、将军草（云南），黄花小罗伞（广西）。

【性味与归经】味苦，性寒；有小毒。归肺、脾、肾经。

【功能与主治】泻水逐饮，消肿散结。用于水肿胀满，胸腹积水，痰饮积聚，气逆咳喘，二便不利，痈肿疮毒，瘰疬痰核。

释名考订

"大戟"之名义参见本书"京大戟"条。红大戟在历代本草中未见收载，是晚近发展起来的中药新品种。又名"红牙大戟"，以干燥的药材弯曲如兽牙状、外表皮及断面皮部呈紫红色而得名。由于"红牙大戟"与大戟科大戟的异名"红芽大戟"其"牙"与"芽"两字发音相同，故过去两者常易混淆。现两种"大戟"均为《中国药典》所收载，并将茜草科大戟称为"红大戟"，大戟科大戟则被呼作"京大戟"，以示区别。

植株为多年生草本，块根通常 2～3 个，纺锤形，红褐色或棕褐色，以形、色两者似之而有红心薯、红玄参、红萝卜、土红参诸名。多产于南方各省区，因称南大戟。

349 红木香 hongmuxiang 《本草纲目拾遗》

【来源】为木兰科植物南五味子的根或根皮。

【异名】山甘草（《本草纲目》），紫金皮、金谷香、紧骨香、木腊（汪连仕《采药书》），内风消（《植物名实图考》），土木香（《福建民间草药》），坚骨风、壮骨风（《广西中兽医药用植物》），南五味子根（《中药志》），浙江紫荆皮（《药材学》），内红消（《江西中药》），大活血（《浙江天目山药用植物志》），五香血藤（《贵州草药》），大红袍（《文山中草药》），小钻、钻骨风（《广西本草选编》），盘柱香（《全国中草药汇编》），大血藤（湖北、云南、贵州），紧骨风（广东、广西），小血藤（云南、湖南），紫荆皮（浙江、上海），活血根、小活血、见血飞、红内消（湖南），牛郎档、紫金标、小钻骨风（广西），猪心罗根（福建），紫木香（江苏），香藤根（浙江），散血飞（贵州），外红消（江西铜鼓）。

【植物名】南五味子 *Kadsura longipedunculata* Finet et Gagn.

异名：紫金藤（《本草图经》），广福藤（《本草纲目拾遗》），饭团子（《广西中兽医药用植物》），蓝果南五味子（《经济植物手册》），盘柱南五味子（《经济植物志》），冷饭团、冷饭包、过山龙、猢狲拳、南蒲、黄牛藤、五味子、穿山龙、泥底茶、硬饭团藤、牛奶柿（《浙江民间常用草药》），山饭藤、香根藤（《浙南本草新编》），长梗南五味子（《全国中草药汇编》），猴儿拳（《中药大辞典》），风沙藤（江西、广西、广东、福建），酒饭团（江西、安徽、广东），白山环藤、猢狲饭团（浙江、广东），牛奶藤（江西、福建），秤锤子（浙江、安徽），大叶金不换、小号风沙藤、罗丝藤、软枝穿山龙、饭娘团、饭包藤、冷饭藤、饭团藤（广东），土五味、红鸡母、清气藤、拳头莲、老鸢丝草（福建），内风藤、盘柱南五味、黄蜡藤、楼梯沙（湖南），血头果、拳头草（广西）。

【性味与归经】味辛、苦，性温。归脾、胃、肝经。

【功能与主治】行气，活血，止痛。用于气滞腹胀痛，胃痛，筋骨疼痛，月经痛，跌打损伤，无名肿毒。

释名考订

本品为常绿木质藤本。《本草纲目拾遗》云："红木香……去外粗皮，取内皮色红者用之。入口气味辛香而凉，沁如龙脑。"木质、色红、气味辛香，故名红木香。聚合果球形，以形似而有"饭团"、"饭包"诸称。功能行气活血，用于气滞瘀血诸痛，内风消、红内消、活血根、钻骨风等以此而得名。紫金皮者，因其根皮内皮色紫，故名。

350 红豆蔻 hongdoukou 《海药本草》

【来源】为姜科植物大高良姜的果实。

【异名】红豆（王好古），红蔻（《本草述钩元》），良姜子（《萃金裘本草述录》），红扣（《中药志》），山姜子（南药《中草药学》），山姜果（《中草药正别名》），红豆叩（《新编中药炮制法》），红叩（华南），山羌子（广东、广西）。

【植物名】大高良姜 *Alpinia galanga* Willd.

异名：大良姜（《中国药用植物图鉴》），山姜（《全国中草药汇编》），廉姜（广东、广西），南姜（台湾）。

【性味与归经】味辛，性温。归脾、肺经。

【功能与主治】散寒燥湿、醒脾消食。用于脘腹冷痛，食积胀满，呕吐泄泻，饮酒过多。

释名考订

红豆蔻始载于《药性论》。与同科植物豆蔻相比较，本品植株外形相似，果形相类，性味功能相近，故以"豆蔻"为名。果实表面红棕色或淡红棕色，乃称红豆蔻。古代本草多记载红豆蔻为高良姜的果实，故名良姜子。《新修本草》"高良姜"条曰："生岭南者形大虚软，生江左者细紧。"可见古代所述高良姜并非一种，可能包括现今的山姜属植物高良姜 *Alpinia officinarum* Hance 和大高良姜在内。现《中国药典》规定，以大高良姜的果实为红豆蔻的正品。

351 红旱莲 honghanlian 《江苏省植物药材志》

【来源】为金丝桃科植物黄海棠的全草。

【异名】连翘、大翘（《新修本草》），小连翘（《本草纲目》），湖南连翘、芒种草、云南连翘、黄花刘寄奴（《植物名实图考》），小翘（《中国药学大辞典》），伞旦花（《中国树木分类学》），大汗淋草（《南京民间药草》），大黄心草、房心草（《广西中兽医药用植物》），假连翘、箭花茶、一枝箭（《南宁市药物志》），金丝桃、牛心茶（《辽宁经济植物志》），大茶叶、大精血（《江苏药材志》），莲子草（《中药志》），小连翘（《药材学》），大箭草、土黄芩（《广西药用植物名录》），大对月草、小过路黄、桥顶草（《贵州草药》），长柱金丝桃、牛心菜（《北方常用中草药手册》），旱莲草（东北、山东、江苏、安徽、浙江、台湾、上海），红旱莲草（华东），刘寄奴（湖南、湖北、江西、安徽），王不留行（湖北、广东、四川、贵州），大金雀（安徽、山东、江苏），四方草（广西、湖北、湖南），鸡心茶（湖北、广东、辽宁），对经草（湖北、湖南、陕西），鹧鸪草（广东、广西），大叶连翘（湖北、浙江），大叶牛心茶（湖北、广东），金丝蝴蝶（山西、四川），元宝草（江苏、浙江），上天梯、土连翘、山连翘、对叶草、野翅草、青筒草（湖南），对月草、大对经草、救牛草、大接骨丹、柳叶草（陕西），大元宝草、草本黄开口、金石榴、毛连翘（浙江），大叶牛心菜、金丝海棠、金丝梅、大金鹊（山东），大旱莲草、六安茶（江苏），对节树、降龙草（安徽），鸡心菜、山辣椒（辽宁），大金丝桃（吉林），水黄花（河北），八宝茶（山西），水甘草（四川），鸡蛋花（云南），小黄心草（广西）。

【植物名】黄海棠 *Hypericum ascyron* L.

【性味与归经】味苦，性寒。归肝、胃经。

【功能与主治】凉血止血，清热解毒。用于吐血，咯血，衄血，子宫出血，黄疸，肝炎；外治创伤出血，烧、烫伤，湿疹，黄水疮。

释名考订

自宋代开始，本品即与菊科植物鳢肠同作莲子草混用。至明，两者更已并称为旱莲草。《本草纲目》曰："旱莲有二种：一种苗似旋覆而花白细者，是鳢肠；一种花黄紫而结房如莲房者，乃是小莲翘也。"经本草考证，所称"小莲翘"者即为本品，亦即《本草纲目》所云两种旱莲草之一。本品果实形如莲实，故得"莲"之名。而莲为水生，此草为陆生，因称旱莲。茎及果实干后均呈红棕色，乃呼红旱莲。本品之植株形似刘寄奴，并常在湘、鄂、赣、皖等省作刘寄奴用，因得刘寄奴之名；花黄色，故名黄花刘寄奴。

352 红娘子 hongniangzi 《中药志》

【来源】为蝉科昆虫黑翅红娘子或褐翅红娘子的全虫。

【异名】红娘虫（《药材资料汇编》），么姑虫（《中药志》），红女、红姑娘（《四川中药志》），花大鸡（《全国中草药汇编》），红蝉（《中国药用动物志》），红娘（广西、山东），山鸡腰（江苏），红盖虫（河北）。

【动物名】（1）黑翅红娘子 *Huechys Sanguinea*（De Geer）

（2）褐翅红娘子 *Huechys philamata*（Fabr.）

【性味与归经】味苦、辛，性平。归心、肝、胆经。

【功能与主治】破瘀，散结，攻毒。用于血瘀经闭，腰痛，不孕，狂犬咬伤；外治瘰疬，恶疮，疥癣。

释名考订

红娘子之名始载于《本草图经》，原为樗鸡科动物樗鸡的别名。但现今所用之红娘子药材，其原动物已非樗鸡，而是蝉科动物黑翅红娘子 *Huechys Sanguinea*（De Geer）及其近缘种，樗鸡科的红娘子已不见应用。黑翅红娘子中胸背两侧及腹部均呈朱红色，《本草纲目》曰："其羽文彩，故俗呼红娘子。"

七 画

353 麦冬 maidong 《药品化义》

【来源】 为百合科植物麦冬的块根。

【异名】 虋冬（《尔雅》），麦门冬（《神农本草经》），不死药、门火冬、禹余粮（《吴普本草》），护阶君子（《清异录》），余粮、不死（《本草纲目》），大麦冬（《幼幼集成》），家边草根（《江苏省植物药材志》），寸冬（《中药材手册》），阶前草根（《药材学》），野麦冬（《中药大辞典》），寸麦冬、杭寸冬、笕寸冬（《常用中药名辨》），草绿珠、猫儿眼（西南），山麦冬（山东、福建），土麦冬（福建、广西），地麦冬、绵阳冬（四川），书带草根（江苏），小麦冬（浙江）。

【植物名】 麦冬 *Ophiopogon japonicus* (Thunb.) Ker – Gawl.

异名：忍冬草（《说文解字》），羊韭、马韭、羊荠、忍冬、虋韭、爱韭、禹韭、忍凌、仆垒、随脂（《吴普本草》），羊蓍、禹葭（《名医别录》），阶前草、麦虋冬（《本草纲目》），书带草、秀墩草（《群芳谱》），沿阶草（《江西通志》），韭菜麦冬、马粪草（《广西中兽医药用植物》），韭叶麦冬、小麦门冬（《中国药用植物图鉴》），麦冬沿阶草（《秦岭植物志》），细叶麦冬（《全国中草药汇编》），山韭菜（福建、云南），野韭菜（浙江、福建），韭子草、羊屎草、兰花草、小羊胡子草、岩门冬（湖南），马鬃草、小叶麦门冬、麦门冬草、滴水草（浙江），家边草、野韭（江苏），长命草、羊胡子草（广东），韭菜草、韭菜叶麦冬（广西），绿珠子草（四川）。

【性味与归经】 味甘、微苦，性微寒。归心、肺、胃经。

【功能与主治】 养阴生津，润肺清心。用于肺燥干咳，阴虚痨嗽，喉痹咽痛，津伤口渴，内热消渴，心烦失眠，肠燥便秘。

释名考订

麦冬始载于《神农本草经》，原名麦门冬，列为上品。陶弘景曰："根似穬麦，故谓之麦门冬，以肥者为好。"按穬麦为大麦的一种。《齐民要术·大小麦》："穬，大麦类，早晚无常。"《天工开物·乃粒·麦》云："凡麦有数种，小麦曰来，麦之长也；大麦曰牟、曰穬。"王符《潜夫论》曰："治疾病当得真人参，反得支罗服；当得麦门冬，反得蒸穬麦。已不识真，合而服之，病以侵剧，不自知为人所欺也。"可见，穬麦的炮制品还曾是麦门冬的混淆品。此例可为陶弘景训释的印证。

《本草纲目》对麦门冬名另有一释，曰："麦须曰虋，此草根似麦而有须，其叶如韭，凌冬不凋，故谓之麦虋冬，及有诸韭、忍冬诸名。俗作门冬，便于字也。"李时珍也谓麦冬"根似麦"；"虋"（音 mén），李时珍作"麦须"解。但是，在《本草纲目》的其他条目中，"虋"字却曾有过一些不同的解释。《本草纲目》草部卷十八"天门冬"条曰："草之茂者为虋，俗作门。此草蔓茂，而功同麦门冬，故曰天门冬，或曰天棘。"谷部卷二十三"黍"条谓："赤黍曰虋，曰縻。"在同一部著作里，同一个"虋"字却有多种不同的解释。尤其是，麦冬和天冬都叫"虋冬"，但释义却截然不同，这是令人费解的。按"虋"，亦作"虋"，作"縻"，作"穈"。《尔雅·释草》："虋，赤苗。"陆德明《经典释文》："《诗》作'縻'，本亦作'虋'。"《说文解字·艸部》："虋，赤苗嘉谷也。"《集韵·魂韵》："虋，《说文》：'赤苗嘉谷也。'或作縻、穈。"《篇海类编·花木类·禾部》："穈，同縻，赤粱粟也。"可见，"虋"字历代字书均作"赤苗"或"赤苗嘉谷"解，未见有解作"麦须"或"草之茂者"者。"虋"之所以作"赤苗"解，是因为赤苗之色如璊（音 mén），璊为赤色的玉。按《说文解字·玉部》："璊，玉赪色也。从玉，㒼声。禾之赤苗谓之虋，言璊玉色如之。"

在古代，"虋冬"常被用来称呼一些越冬植物的苗叶，其中多指红苗。后渐冉泛指一般的越冬苗叶。麦冬为越冬植物，故有忍冬、忍凌之称，更兼"根似矿麦"，以此遂有麦䕆（门）冬之名。

叶丛生，叶片窄长呈线形，以形似而称马鬃草、羊胡子草。叶又长而坚韧，相传汉郑玄门下取以束书，故名书带草。浆果球形，早期绿色，成熟后暗蓝色，陶弘景称"实如青珠"，因呼草绿珠、猫儿眼。《名医别录》谓其喜生"堤坂肥土石间久废处"，沿阶草、阶前草、家边草等因以得名。

354 麦芽 maiya 《本草纲目》

【来源】为禾本科植物大麦的发芽颖果。

【异名】大麦䕆（《药性论》），麦䕆（《日华子本草》），矿麦䕆（《政和本草》），大麦毛（《滇南本草》），大麦芽（《本草汇言》）。

【植物名】大麦 Hordeum vulgare L.

【性味与归经】味甘，性平。归脾、胃经。

【功能与主治】行气消食，健脾开胃，回乳消胀。用于食积不消，脘腹胀痛，脾虚食少，乳汁郁积，乳房胀痛，妇女断乳，肝郁胁痛，肝胃气痛。

释名考订

麦芽为大麦的成熟果实经发芽干燥而得。"麦"之名义参见本书"小麦"条。《说文解字·艸部》："芽，萌芽也。从艸，牙声。"粟、黍、谷、麦、豆类之芽，古称"䕆"。《说文解字·米部》："䕆，牙米也。"段玉裁注："古多以牙为芽。"又注："芽米谓之䕆。"苏恭曰："䕆犹蘖也，生不以理之名也。"《本草纲目》谷部卷二十五"䕆米"条将䕆米分为三种，"麦䕆"为其中之一种。《说文解字系传》云："麦䕆，麦牙也。"其芽纤细，故又名大麦毛。

355 麦斛 maihu 《新修本草》

【来源】为兰科植物麦斛的全草。

【异名】石豆、石仙桃、鱼毙草（《植物名实图考》），鸦雀嘴、石杨梅、万年桃、石枣子（《贵州民间方药集》），青兰（《中国药用植物图鉴》），子上叶、瓜子莲、七仙桃（《湖南药物志》），小扣子兰（广州部队《常用中草药手册》），石豆兰（《浙江民间常用草药》），石黄、单叶石枣（《福建中草药》），果上叶（贵州、广东、广西），一挂鱼、羊奶草（广东、贵州），黄豆鞭、楼上楼（安徽、江西），根上子（湖南、江西），岩珠（浙江、江西），小号石橄榄（广东、福建），串珠莲、石上莲、麦斛兰、山石斛、百日晒（广东），石莲子、石蚊虫、石豆子（江西），一串鱼（安徽），岩板楂（浙江），金石豆（湖北），石龙石尾（湖南），石上虾（广西）。

【植物名】麦斛 Bulbophyllum inconspicuum Maxim.

【性味与归经】味甘、辛，性凉。归肺、胃经。

【功能与主治】清热滋阴，润肺止咳。用于肺热咳嗽，肺痨咯血，咽喉疼痛，热病烦渴，风湿痹痛，月经不调，跌打损伤。

释名考订

古本草将麦斛归入"石斛"类。《新修本草》在"石斛"条下云："今荆襄及汉中、江左又有二种，一者似大麦，累累相连，头生一叶而性冷；一种大如雀髀，名雀髀斛……亦如麦斛，叶在茎端。其余斛如竹，节间生叶也。"按麦斛为多年生附生植物。茎丝状匍匐，假鳞茎卵圆状，形似大麦，累累相连，故有"麦"之名；归"斛"一类，因称麦斛。"豆"、"桃"、"珠"、"枣"等，皆以假鳞茎之形相似而有其称。多附生于山林树干或湿岩上，故有"石"之名。一挂鱼、楼上楼、黄豆鞭等，皆因其"累累相连"之状而得名。假鳞茎顶生 1 叶，倒卵状长椭圆形，基部楔形渐尖似鸟喙，故名鸦雀嘴。叶片革质、肥厚，性耐久难燥，因呼百日晒。

356 麦饭石 ^{maifanshi}《本草图经》

【来源】 为中酸性火成岩类岩石石英二长斑岩。

【异名】 粗理黄色磨石（《小品方》），粗理黄石（《千金要方》），粗黄石、麦饭石膏（《本草图经》），白麦饭石（《外科精义》），粗理黄色麻石（《中国药学杂志》），中华麦饭石、北票麦饭石（《中国道地药材》），长寿石、黄石（《矿物中药与临床》），健康石（《非金属矿产开发应用指南》），蛙背石（《本草药名集成》），炼山石、马牙砂、豆渣石（天津）。

【矿物名】 石英二长斑岩 Maifanitum

【性味与归经】 味甘，性温。归肝、肾、胃经。

【功能与主治】 解毒散结，祛湿除寒，活血化瘀，益气延年。用于痤疮，湿疹，口腔溃疡，风湿痹痛，腰背痛，糖尿病，高血压，老年性血管硬化，肿瘤，尿路结石；外治一切痈疽发背。

释名考订

麦饭石始载于宋《本草图经》，附于玉石部"姜石"条，曰："麦饭石者，粗黄白，类麦饭。"明《本草品汇精要》始单立"麦饭石"条。《本草纲目》释麦饭石名曰："象形。"又曰："李迅云：麦饭石处处山溪中有之。其石大小不等，或如拳，或如鹅卵，或如盏，或如饼，大略状如握聚一团麦饭，有点粒如豆如米，其色黄白。"故名。

357 玛瑙 ^{manao}《本草蒙筌》

【来源】 为氧化物类矿物石英族石英的隐晶质变种玛瑙，主含二氧化硅（SiO_2）。

【异名】 马脑（陆机《灵龟赋》），码瑙（《拾遗记》），码瑙石（《集韵》），摩罗迦隶（《佛书》），文石（《本草纲目》），马脑石（《药材学》）。

【矿物名】 玛瑙 Agate

【性味与归经】 味辛，性寒。归肝经。

【功能与主治】 清热，明目，除翳。用于目睑赤烂，目生翳障。

释名考订

玛瑙在矿物学上属石英的隐晶质变种玉髓（石髓）与胶体蛋白石的集合体，中间或有显晶质的石英，为火山作用后期具有各种颜色的二氧化硅胶溶体在水体中再沉积而成。呈白色、灰色、浅红色、橙红色、棕色或红棕色等不同颜色相间分布。彩色者常表现为条带状、同心环状、云雾状或树枝状结构。条痕白色，蜡样光泽。陈藏器曰："赤烂红色，似马之脑，故名。"李时珍曰："按《增韵》云：玉属也。文理交错，有似马脑，因以名之。"因属玉类，故从"玉"而名玛瑙，亦作码瑙、码瑙石；"文理交错"，乃有文石之名。文理，即纹理、花纹。摩罗迦隶，是为梵文音译名。

358 远志 ^{yuanzhi}《神农本草经》

【来源】 为远志科植物远志或卵叶远志的根。

【异名】 葽（《诗经》），醒心杖（《记事珠》），苦远志（《滇南本草》），小鸡根（《北方常用中草药手册》），小鸡腿、小鸡眼（《全国中草药汇编》），远志根（《中药大辞典》），小草根（《中药材品种论述》），远志筒、远志肉、远志棍（《本草药名集成》）。

远志：光棍茶根（辽宁），山扁头根（河北）。

卵叶远志：甜远志（《滇南本草》），土远志（云南、福建），细沙药（广西），小远志（云南）。

【植物名】（1）远志 *Polygala tenuifolia* Willd.

异名：细叶远志（《中国药用植物志》），土远志（《广西中兽医药用植物》），燕子草（《中药大辞典》），光棍茶（辽宁、内蒙古、甘肃），神砂草（四川、云南），山茶叶（山东、江苏），米儿茶、草远志、十二月花（陕西），线儿茶、线茶（山东），小鸡苗、山胡麻（山西），红籽细辛（四川），小鸡棵（河北），山茶叶棵（江苏），狭叶远志（安徽）。

（2）卵叶远志 *Polygala sibirica* L.

异名：西伯利亚远志、大远志、女儿红、青玉丹草（《中国药用植物志》），瓜子金（《东北植物检索表》），宽叶远志（《中药志》），地丁、蓝花地丁、小丁香（《云南中草药》），阔叶远志（《中药大辞典》），辰砂草、瓜子草（四川），七寸金、铁钓竿（台湾），小叶远志（山东），野胡麻（青海），神砂草（云南），铁甲草（福建），细蛇药（广西），小地风消（贵州）。

【性味与归经】味苦、辛，性温。归心、肾、肺经。

【功能与主治】安神益智，交通心肾，祛痰，消肿。用于心肾不交引起的失眠多梦、健忘惊悸、神志恍惚，咳痰不爽，疮疡肿毒，乳房肿痛。

释名考订

本品有安神益智之功，用于心肾不交所致失眠多梦、健忘惊悸、神志恍惚等证。《急就篇》颜师古注："远志主益智惠而强志，故以为名。"李时珍亦曰："此草服之能益智强志，故有远志之称。"醒心杖者，亦由此义而得名。陶弘景《本草经集注》谓："小草状似麻黄而青。"马志《开宝本草》曰："远志，茎、叶似大青而小。"《本草纲目》曰："远志有大叶、小叶二种。陶弘景所说者小叶也，马志所说者大叶也。"《本草纲目》所云与今实际药用情况完全相符。所称"小叶"者即今之远志，又称细叶远志、狭叶远志；所称"大叶"者即今之卵叶远志，又称宽叶远志、阔叶远志、西伯里亚远志，两者均为当今药用远志的基原植物。

359 赤芍 chishao 《药品化义》

【来源】为毛茛科植物芍药或川赤芍的根。

【异名】木芍药（崔豹《古今注》），赤芍药（《本草经集注》），红芍药（《圣济总录》），草芍药（《滇南本草》），京赤芍（《幼幼集成》），山芍药（《全国中草药汇编》），西赤芍（《常用中药名辨》）。

芍药：野生芍药（《中国经济植物志》），野芍药（《中国沙漠地区药用植物》），山赤芍（内蒙古）。

川赤芍：臭牡丹根（《青海药材》），刮皮赤芍、原皮赤芍、条赤芍、牛尾赤芍（四川），红芍（陕西太白山）。

【植物名】（1）芍药 *Paeonia lactiflora* Pall.

（2）川赤芍 *Paeonia veitchii* Lynch

异名：毛果赤芍（《四川中药志》），臭牡丹（青海）。

【性味与归经】味苦，性微寒。归肝经。

【功能与主治】清热凉血，散瘀止痛。用于热入营血，温毒发斑，吐血衄血，目赤肿痛，肝郁胁痛，经闭痛经，癥瘕腹痛，跌扑损伤，痈肿疮疡。

释名考订

赤芍为毛茛科植物芍药野生品的根，故称野芍药。山芍药、草芍药即为野芍药，"山"、"草"为"山野"、"草野"之义。京赤芍、西赤芍以产地为名。京赤芍产于北京近郊西山一带；西赤芍则主产于四川西昌、甘孜、凉山、阿坝等地，其中以西昌产者品质最优。与白芍相比较，本品未经水煮、去皮等产地加工过程，根内淀粉未糊化，故质地较松，性类木质，因得木芍药之名。表面棕红色或紫黑色，故名赤芍、红芍药。参见"白芍"条。

360 赤瓟 chibao《黑龙江中草药》

【来源】 为葫芦科植物赤瓟的果实。

【异名】 菟瓜（《尔雅》），王瓜、土瓜（《神农本草经》），兔瓜（《说文解字》），老鸦瓜（《本草图经》），赤雹子（《本草衍义》），马瓟瓜、野甜瓜、公公须（《本草纲目》），钩瓠（《本草新注》），黄花乌瓜（《诗草木今释》），气包（《东北药用植物志》），赤包子（《广西药用植物名录》），赤包、山屎瓜（《东北常用中草药手册》），赤爬（《北方常用中草药手册》），酱瓜子、碎瓜（《甘肃中草药手册》），赤雹、屎包子、山土豆（《全国中草药汇编》），野小瓜（陕西、甘肃、宁夏），野丝瓜（陕西），茄苞子（内蒙古），赤雹儿（河北）。

【植物名】 赤瓟 *Thladiantha dubia* Bunge

异名：萯（《诗经》），师姑草（《土宿本草》）。

【性味与归经】 味酸、苦，性平。

【功能与主治】 理气，活血，祛痰，利湿。用于反胃吐酸，肺痨咳血，黄疸，痢疾，胸胁疼痛，跌打扭伤，筋骨疼痛，闭经。

释名考订

"瓟"，同"瓝"，小瓜。《广韵·觉韵》："瓝，瓜瓝也。瓟，同上。"陆德明《经典释文》云："瓝，小瓜也。"按本品之形似瓜而小，表面橙黄或红棕色，故名赤瓟、赤雹子。又名赤包，"包"、"瓟"一声之转。"包"又为瓢葫芦，亦为瓜形物。《集韵·爻韵》："匏，亦作包。"从音、形两者求之，赤包者，赤瓟也。气包、屎包子者，"气"、"屎"皆为"赤"之音讹。

361 赤小豆 chixiaodou《神农本草经》

【来源】 为豆科植物赤小豆或赤豆的种子。

【异名】 小豆（《肘后方》），赤豆（《日华子本草》），红豆（《本草纲目》），红小豆（《本草原始》），小红绿豆、虱牳豆（《陆川本草》），朱赤豆（《中药材手册》），茅紫赤、米赤、朱小豆（《药材学》），野赤豆、芳紫豆（南药《中草药学》），全红豆（湖南），饭豆（云南）。

赤小豆：猪肝赤（《本经逢原》），杜赤豆（《本草便读》），米赤豆（《中药大辞典》）。

赤豆：红饭豆（《增订伪药条辨》），徽小豆、金红小豆、杜世豆、野世豆、猪肝豆（《药材学》），芳紫赤（《中国药用植物图鉴》），饭赤豆（《中药大辞典》），血豆、菜豆、饭豆子（湖南），蛮豆（湖北），米豆（台湾），红赤豆（江苏）。

【植物名】（1）赤小豆 *Phaseolus calcaratus* Roxb.

（2）赤豆 *Phaseolus angularis* Willd.

【性味与归经】 味甘、酸，性平。归心、小肠经。

【功能与主治】 利水消肿，解毒排脓。用于水肿胀满，脚气浮肿，黄疸尿赤，风湿热痹，痈肿疮毒，肠痈腹痛。

释名考订

古时豆分大小，大豆称"菽"，小豆称"荅"。《本草纲目》赤小豆条引王祯云："今之赤豆、白豆、绿豆、䜌豆，皆小豆也。此则入药用赤小者也。"在该条"集解"项下，李时珍又曰："此豆以紧小而赤黯色者入药。"由此，赤小豆以粒小、表面色赤而得其名。红豆、红小豆、朱赤豆者，义同赤小豆。本品可煮可炒，可为粥饭，乃称饭豆、米赤豆、饭赤豆。

362 赤石脂 chishizhi《神农本草经》

【来源】 为硅酸盐类多水高岭石族矿物多水高岭石，主含四水硅酸铝［$Al_4(Si_4O_{10})(OH)_8 \cdot 4H_2O$］。

【异名】赤符（《吴普本草》），红心石（侯宁极《药谱》），红高岭（《增订伪药条辨》），赤石土（《中药形性经验鉴别法》），多水高岭土、吃油脂（《中药志》），老式赤石脂、红土、红高岭土（《药材学》），陶土（《北方常用中草药手册》），高岭石（《中国矿物药》），红石土（《矿物中药与临床》），赤石（《湖南省中药材炮制规范》），赤脂、赤石髓、大红土（《本草药名集成》）。

【矿物名】多水高岭石 Halloysitum Rubrum

异名：叙永石、埃洛石（《中药志》）。

【性味与归经】味甘、酸、涩，性温。归大肠、胃经。

【功能与主治】涩肠，止血，生肌敛疮。用于久泻久痢，大便出血，崩漏带下；外治疮疡久溃不敛，湿疮脓水浸淫。

释名考订

本品始载于《神农本草经》，原名五色石脂，列为上品。五色者，青、黄、黑、白、赤也。陶弘景曰："今俗惟用赤石、白石二脂。"《吴普本草》曰："五色石脂一名五色符。"赤石脂即名赤符。"符"，《本草经考注》云"符之言附也"，有附着之义，谓其有黏附之功。"赤符生少室或太山，色绛滑如脂。"绛，赤色。色赤，属石，滑如脂，因称赤石脂。李时珍云："膏之凝者曰脂。此物性黏，固济炉鼎甚良，盖兼体用而言也。"

本品主含四水硅酸铝 $[Al_4(Si_4O_{10})(OH)_8 \cdot 4H_2O]$，其晶体结构似于高岭石，但结构单元层之间有层间水存在，故称多水高岭石。埃洛石，为其英文名 Halloysite 的音译。此石在中国四川叙永、贵州习水一带和山西阳泉等地风化壳中均有产出，并因产地而得名叙永石。红高岭、赤石土、红土、红心石者，皆以色为名。江苏、安徽、广东等地一度将产自矿山附近的泥土作赤石脂用，其表面粉红色，质粗糙，吸水性较差，手捻易成粉。为便于鉴别和区分，这种赤石脂被称作"新式赤石脂"，多水高岭石乃有"老式赤石脂"之称。

363 芙蓉花 furonghua 《清异录》

【来源】为锦葵科植物木芙蓉的花。

【异名】地芙蓉花（《本草图经》），拒霜花（《益部方物略记》），片掌花（《滇南本草》），木芙蓉花（《本草纲目》），四面花、转观花（《群芳谱》），醉酒芙蓉（《生草药性备要》），文官花（《中国树木分类学》），七星花（《民间常用草药汇编》），九头花（《浙江天目山药用植物志》），胡索花（江西《草药手册》），霜降花、水芙蓉、富常花（《福建中草药》），旱芙蓉（《常用中草药彩色图谱》），醉芙蓉（广东、福建），得封花、大鼎花、野甲花（福建），月亮花、野棉花（云南），单瓣芙蓉花、三变花（广东），大红花（广西），七心花（四川），胡李花（江西）。

【植物名】木芙蓉 Hibiscus mutabilis L.

异名：地芙蓉（《本草图经》），白槿树（《救荒本草》），木莲（《江醴陵集》），拒霜、华木、枇木、枇皮树（《本草纲目》），芙蓉（广东、湖北、福建、广西），秋芙蓉（广东、福建），犬胡麻（安徽、浙江），大叶芙蓉、大芙蓉（广东），山芙蓉、狗头芙蓉（台湾），芙蓉林、山苎麻（湖南），紫参麻（湖北），织女麻（河南），刺瓜香（福建）。

【性味与归经】味辛、苦，性凉。归肺、心、肝经。

【功能与主治】清热解毒，凉血止血，消肿排脓。用于肺热咳嗽，吐血，目赤肿痛，崩漏，白带，腹泻，腹痛，痈肿，疮疖，蛇虫咬伤，水火烫伤，跌打损伤。

释名考订

本品始载于《本草图经》，原名地芙蓉。《本草纲目》云："此花艳如荷花，故有芙蓉……之名。"睡莲科植物莲有"芙蓉"之名。莲为草本植物，本品为木本，因称木莲、木芙蓉，以别之。莲为水生植物，本品为陆生，乃呼地芙蓉、旱芙蓉。醉酒芙蓉者，更以花之艳丽为说。《本草纲目》又云：芙蓉花"八九月始开，故名拒霜"。对于"拒霜"之名，宋代大诗人苏东坡《和述古拒霜花》诗颇有一番议论，云："千林扫作一番黄，只有芙蓉独自芳。唤作拒霜知未称，细思却是最宜霜。"谓"拒霜"无当，应作"宜霜"。此说有理。芙蓉花初开时白色，继而转红，并由浅而深，最后变成深红色，因此而有三变花之名。

364 芫花 yuanhua 《神农本草经》

【来源】 为瑞香科植物芫花的花蕾。

【异名】 芫（《山海经》），去水（《神农本草经》），鱼毒（《说文解字》），败花、赤芫、儿草（《吴普本草》），毒鱼、杜芫（《名医别录》），头痛花（《本草纲目》），闷头花（《群芳谱》），老鼠花（《东还纪程》），闹鱼花（《中国树木分类学》），芫条花、野丁香花（《山东中药》），南芫花（《中药材手册》），大米花（《江苏省植物药材志》），九龙花、地棉花（《湖南药物志》），芫花条（《中药鉴别手册》），癞头花、紫金花（《浙江民间常用草药》），老鼠蛋、野丁香、蚂蚁蚕花（《青岛中草药手册》），鼠尾花（《中药材商品知识》），陈芫花、紫芫花（《常用中药名辨》），药鱼花（《中药正别名》），老鸦花（华东），毒老鼠花（浙江、安徽），棉花条（江苏、山东），芫条、蓝花条（山东），野火麻花（江西），老虎花（江苏），黄阳花（陕西），头疼皮（湖南），冻米花（安徽）。

【植物名】 芫花 Daphne genkwa Sieb. et Zucc.

异名：滁州芫花、绵州芫花（《证类本草》），金腰带（《植物名实图考》），铁牛皮（《分类草药性》），瑞香芫花（《华北树木志》），具牛文、赶山边（《中国土农药志》），毒鱼草（《中药材手册》），浮胀草（《湖南药物志》），药鱼草（《中药鉴别手册》），银腰带、小叶金腰带（《江西草药》），紫花豹皮鞭、山麻皮、了刁哥、贼裤带、白棉儿（《浙江民间常用草药》），芫花棵（《青岛中草药手册》），药鱼棵（《江苏植物志》），地棉皮、掺丝柴（江苏、江西），消化草（浙江、安徽），阴米泡树、大救驾（湖南），小鸡蛋棵（河南），闷头树（四川），石棉皮（江西），羊奶棵子（江苏）。

【性味与归经】 味苦、辛，性温；有毒。归肺、脾、肾经。

【功能与主治】 泻水逐饮，外用杀虫疗疮。用于水肿胀满，胸腹积水，痰饮积聚，气逆咳喘，二便不利；外治疥癣秃疮，痈肿，冻疮。

释名考订

芫花始载于《神农本草经》，列为下品。《说文解字·艸部》云："芫，鱼毒也。从艸，元声。"《急就篇》颜师古注："芫华，一名鱼毒。渔者煮之，以投水中，鱼则死而浮出，故以为名。"《本草纲目》曰："芫或作杬，其义未详。去水言其功，毒鱼言其性……俗人因其气恶，呼为头痛花。"闷头花、闹鱼花、药鱼棵诸名，释义并与此同。杜芫，"杜"或"毒"之声讹。《说文解字·一部》："元，始也。"又《广雅·释诂一》："先，始也。"按芫花为落叶灌木，花先叶开放，故谓"元花"，从草，而名芫花。另有一说。《山海经·中山经》曰："东三百里，曰首山，其阴多楮柞，其草多茪芫。"《尔雅·释诂下》："元，首也。"按芫花产于首山，"首"即"元"，若以产地为名，"元花"也；从草，乃名芫花。花淡紫色，因称紫芫花，讹为"鼠尾花"。有花被管而无花瓣，观之若破损之花，故有败花之名。花被管细长，以形似而呼芫条花、野丁香。《本草汇言》曰："茎干不全类木，又非草本，草中木，木中草也。"《本草纲目》称"芫或作杬"，缘或由此。本品多生于南方，商品称作"南芫花"，以与生于北方并有"北芫花"之称的同科植物河朔荛花相区别。

365 芜荑 wuyi 《神农本草经》

【来源】 为榆科植物大果榆种子的加工品。

【异名】 藮薚（《神农本草经》），芜荑酱（《名医别录》），无夷（《尔雅》郭璞注），芜荑仁（《千金要方》），山榆子（《千金·食治》），山榆仁（《本草拾遗》），白芜荑（《太平圣惠方》），臭芜荑（《中药材手册》），大果榆糊（《药材学》）。

【植物名】大果榆 *Ulmus macrocarpa* Hance

异名：无姑（《尔雅》），山枌榆（《说文解字》），山榆（《广雅》），姑榆（《尔雅》郭璞注），蒙古黄榆、翅枝黄榆（《东北木本植物图志》），黄榆、毛榆（《中国东北经济树木图说》），迸榆（《中国药用植物图鉴》），沙抱榆（《种子植物名称补编》），柳榆、扁榆（《中药大辞典》），山板榆（内蒙古），榔树（湖北），山扁榆（河北）。

【性味与归经】味苦、辛，性温。归脾、胃经。

【功能与主治】杀虫，消积。用于虫积腹痛，小儿疳积泻痢，疥癣，恶疮。

释名考订

芜荑入药始载于《神农本草经》，列为中品，为榆科植物大果榆种子的加工品。《本草纲目》引《尔雅》邢昺疏曰："榆有数十种，今人不能尽别，惟知荚榆、白榆、刺榆、榔榆数者而已。"古人如《植物名实图考》所云，将这些榆科植物大致分为两类，"有荚者为姑榆，无荚者为郎榆"。按，人的称谓中，女者为"姑"，男者为"郎"。引申之，动植物凡雌性者谓"姑"，雄性者称"郎"。有些榆树，以其春日里开花结实（"有荚"），认为它能生子，故曰"姑榆"。有些榆树则在春日里未见其开花结实（"无荚"），认为它是雄性无生子能力而被称作"郎榆"。其实，这是古人对现象观察有误。所谓"无荚"者，只不过是花期和果期较之"姑榆"为晚，人不易见到而已。

按古人的尺度，本品的原植物属"姑榆"。《尔雅·释木》曰："无姑，其实夷。"郭璞注："无姑，姑榆也。生山中，叶（《急就篇》颜师古注作"荚"字）圆而厚，剥取皮合渍之，其味辛香，所谓无夷。"据此，"无"者，无姑；"夷"者，实也。无夷者，无姑之子实也。也作芜荑。《神农本草经》有"蔽塘"之名，《新修本草》云："乃蔽蕪二字之误。"盖"蔽蕪"之名出于《尔雅·释草》，曰："莁荑，蔽蕪。"但郝懿行认为，芜荑在《尔雅》"释木"部，与莁荑非一物也。

366 芸薹子 ^{yuntaizi}《千金·食治》

【来源】为十字花科植物芸薹的种子。

【异名】油菜子（《中国药用植物志》）。

【植物名】芸薹 *Brassica campestris* L.

异名：胡菜（《通俗文》），寒菜（《百病方》），薹菜（《埤雅》），芸薹菜（《日用本草》），薹芥（《沛志》），油菜（《本草纲目》），青菜（《随息居饮食谱》），野油菜（《云南种子植物名录》），辣菜、臭菜（甘肃），红油菜（四川），菜薹（江苏）。

【性味与归经】味辛、甘，性平。归肺、肝、脾经。

【功能与主治】活血化瘀，消肿散结，润肠通便。用于产后恶露不尽，瘀血腹痛，痛经，肠风下血，血痢，风湿关节肿痛，痈肿丹毒，乳痈，便秘，粘连性肠梗阻。

释名考订

"芸"，众多之义，如：芸芸众生。薹为蒜、韭菜、油菜等植物的花莛，如蒜薹。李时珍曰："此菜易起薹，须采其薹食，则分枝必多，故名芸薹。而淮人谓之薹芥。"种自胡地来，故谓胡菜。胡地寒冷，"冬月多种此菜，能历霜雪"，乃呼寒菜。种子可榨油，因称油菜。

367 花椒 ^{huajiao}《日用本草》

【来源】为芸香科植物青椒或花椒的果皮。

【异名】檓、大椒（《尔雅》），秦椒、蜀椒（《神农本草经》），川椒（《金匮要略方论》），汉椒（《刘涓子鬼遗方》），蔖蕟、巴椒（《名医别录》），汗椒（《本草经集注》），南椒（《雷公炮炙论》），陆拨（《药性论》），椒实（《千金要方》），椒红（《太平圣惠方》），川黎椒（《传信适用方》），川小椒（《济生方》），台椒红（《类编朱氏集验方》），台椒（《扁鹊心书》），小椒（《脾胃论》），开口川椒（《世医得效方》），黑椒（《丹溪心法》），点椒（《本草纲目》），大汉椒（《证治准绳》），川花椒（《审视瑶函》），开口花椒（《常用中药名辨》）。

青椒：香椒子、小花椒（《中药志》），山花椒、辣子（《中国药用植物图鉴》），山椒（《全国中草药汇编》），野花椒（山东、浙江、江苏、湖南），香椒（山东、湖南），土花椒、大花椒（江苏），臭胡椒子、狗花椒（湖南），野胡椒（浙江），花椒茴香（山东烟台）。

花椒：红花椒（《全国中草药汇编》），花椒子子、椒子（四川），家花椒、山椒（湖北），金黄椒（山西），凤椒（陕西）。

【植物名】（1）青椒 Zanthoxylum schinifolium Sieb. et Zucc.

异名：天椒（《盛京通志》），野椒（《中国树木分类学》），香花椒（《中药志》），狗椒（《中国药用植物图鉴》），散血胆、刺搜山虎（《广西药用植物名录》），青花椒（《中国高等植物图鉴补编》），崖椒（辽宁、浙江），血背草（广东），大叶总管皮（福建）。

（2）花椒 Zanthoxylum bungeanum Maxim.

异名：红椒、大红袍（《中药志》），花椒树（青海、河南），臭花椒（湖南）。

【性味与归经】味辛，性温。归脾、胃、肾经。

【功能与主治】温中止痛，杀虫止痒。用于脘腹冷痛，呕吐泄泻，虫积腹痛；外治湿疹，阴痒。

释名考订

本品以椒、大椒之名始载于《尔雅·释木》，郭璞注："今椒树丛生，实大者名为椒。"《神农本草经》收载"秦椒"为中品，"蜀椒"为下品。寇宗奭曰："此秦地所产者，故言秦椒。"义循秦椒，"蜀"、"巴"、"川"、"汉"诸椒，皆以产地名也。蓇葖果球形，外果皮上密生粗大而凸起的腺点，因称点椒。果实成熟后，果皮沿腹缝线或腹背线开裂若绽开之花，故名花椒。"椒"，从"木"，从"叔"。"叔"，通"菽"，释作豆。《字汇补·又部》云："叔，豆也，与菽同。"《庄子·列御冠》陆德明释文："叔，大豆也。"按之种子（椒目）其形如豆，故以"叔"称；属木，乃有"椒"之名。商品有青椒和红椒之分，以红椒为主流商品，俗呼"大红袍"。青椒和红椒皆以果皮外表面之色泽为名。

368 花蕊石 huaruishi 《嘉祐本草》

【来源】为变质岩类岩石蛇纹大理岩。

【异名】花乳石（《嘉祐本草》），花蘂石（《和剂局方》），白云石（《药材学》），鸠粪石（《矿物学》），花尔石（《湖南省中药材炮制规范》）。

【矿物名】蛇纹大理岩 Ophicalcitum

【性味与归经】味酸、涩，性平。归肝经。

【功能与主治】化瘀止血。用于咯血，吐血，外伤出血，跌扑伤痛。

释名考订

花蕊石始载于宋《嘉祐本草》，又名花乳石。花蕊石为变质岩类岩石蛇纹大理岩，主要由矿物方解石形成的大理岩与蛇纹石组成。表面白色或淡灰白色，具闪星样光亮。其中夹有点状或条状的花纹，呈淡黄绿色，习称"彩晕"。《本草衍义》曰："黄石中间有淡白点，以此得花之名。"按花蕊与花乳均指含苞未放的花。南宋范成大《石湖集·瑞香花》诗："酒恶休拈花蕊嗅，花气醉人醲胜酒。"唐孟郊《孟东野诗集》十《杏殇》之一："零落小花乳，斓斑昔婴衣。拾之不盈把，日暮空悲归。"花蕊石以具闪星样光亮的白色间有淡黄绿色彩晕而似含苞未放之花朵，故名。

369 芥子 jiezi 《名医别录》

【来源】为十字花科植物白芥或芥的种子。

【异名】小芥子（《外台秘要》），芥菜子（《孙天仁集效方》），青菜子（《分类草药性》）。

白芥：白芥子（《千金要方》），辣菜子（《中药志》），白辣菜子（《安徽中草药》），芥菜种（《青岛中草药手册》），北芥子（《常用中药名辨》），苦芥子（陕西、四川），苦菜子（陕西）。

芥：药芥子（《中国蔬菜栽培学》），黄芥子《中药志》，蛮菜子（四川）。

【植物名】（1）白芥 *Sinapis alba* L.

异名：胡芥（《蜀本草》），白芥菜（《医学入门》），蜀芥（《本草纲目》），欧白芥、辣菜（《中药志》），白辣菜（安徽）。

（2）芥 *Brassica juncea*（L.）Czern. et Coss.

异名：芥菜（《千金·食治》），大芥（《方言》），雪里蕻（《野菜笺》），皱叶芥（《本草纲目》），刺芥（《本草新注》），春不老（《中国种子植物分类学》），黄芥（《中药志》），大芥菜、春菜（《中国蔬菜栽培学》），辣菜、宽叶苦菜（《云南种子植物名录》），冲菜（福建、湖南、云南），红青菜（四川），霜不老（福建）。

【性味与归经】味辛，性温。归肺经。

【功能与主治】温肺豁痰利气，散结通络止痛。用于寒痰喘咳，胸胁胀痛，痰滞经络，关节麻木、疼痛，痰湿流注，阴疽肿毒。

释名考订

芥菜气味浓烈，食之辛辣冲鼻，令人涕泪交流，故有刺芥、辣菜、冲菜诸名。《本草纲目》引王祯《农书》云：“（芥）其气味辛烈，菜中之介然者，食之有刚介之象，故字从介。”所训稍嫌牵强。芥与白芥同为十字花科植物。芥的种子表面黄色至黄棕色，因称黄芥。白芥茎叶似芥，子较芥略大且白，故名白芥。胡芥、蜀芥者，李时珍曰：“其种来自胡戎而盛于蜀，故名。”

370 苍术 cangzhu 《本草衍义》

【来源】为菊科植物茅苍术或北苍术的根茎。

【异名】术、山蓟（《神农本草经》），山连、山芥、天蓟、天苏、山姜（《吴普本草》），山精（《抱朴子》），赤术（《本草经集注》），马蓟（《说文系传》），青术（张侃《水南翰记》），陈苍术（《校注妇人良方》），仙术（《本草纲目》）。

茅苍术：茅山苍术（《普济方》），茅山术（《先醒斋广笔记》），霜苍术（《中药材手册》），南苍术、茅术、京茅术、京苍术、南京术、汉苍术（《本草药名集成》），碧苏术（华东），穿窿术（上海），武汉苍术（湖北）。

北苍术：华苍术（《辽宁药材》），津苍术（《本草药名集成》），辽东苍术、辽宁苍术（东北），山蓟根（山东）。

【植物名】（1）茅苍术 *Atractylodes lancea*（Thunb.）DC.

异名：山刺叶（《药材学》），山苍术（《药学学报》），枪头菜（《中药材品种论述》）。

（2）北苍术 *Atractylodes chinensis*（DC.）Koidz.

异名：枪头菜（《内蒙古中草药》），山刺菜（《北方常用中草药手册》），山苍术（《陕甘宁青中草药选》），大七七菜（《烟台中草药》），大齐齐菜（《青岛中草药手册》），山刺儿菜（河北、陕西、宁夏、青海）。

【性味与归经】味辛、苦，性温。归脾、胃、肝经。

【功能与主治】燥湿健脾，祛风散寒，明目。用于湿阻中焦，脘腹胀满，泄泻，水肿，脚气痿躄，风湿痹痛，风寒感冒，夜盲，眼目昏涩。

释名考订

最早，本草文献中苍术与白术不分，统称为术，始见于《神农本草经》，列为上品。《本草经集注》始谓术有赤、白之分。至宋，《本草衍义》中首次出现苍术之名。《本草纲目》谓其"根如老姜之状，苍黑色"，故名苍术。《说文解字·艸部》："苍，草色也。"《广雅》："苍，青也。"故又称青术。《本草经集注》所称赤术，即苍术。在苍术药材的折断面，有多数排列紧密的大形"朱砂点"（油室）而使药材断面呈红黄色，因得赤术之名。《本草纲目》曰："《异术》言术者山之精也，服之令人长生辟谷，致神仙，故有山精、仙术之号。"

苍术药材因产地及原植物不同而分为两种：南苍术和北苍术。南苍术原植物为茅苍术 *Atractylodes lancea* (Thunb.) DC.，以产于江苏句容茅山一带者质量最好，故有茅术、茅山术、茅山苍术诸名，其中集散于南京者又称京茅术、京苍术、南京术。湖北、江西所产集散于汉口者，称作汉苍术。北苍术原植物为北苍术 *Atractylodes chinensis* (DC.) Koidz.，河北所产，集散于天津，故称"津苍术"。茅苍术药材表面常有白色如霜结晶析出，因呼霜苍术。

371 苍耳 canger 《千金·食治》

【来源】为菊科植物苍耳的茎叶。

【异名】卷耳（《诗经》），菤（《楚辞》），苓耳（《毛诗传》），白胡荽（《礼记》郑玄注），胡菜、地葵（《神农本草经》），枲耳（《楚辞》王逸注），常枲（《广雅》），卷葹草（《玉篇》），爵耳、耳珰草（陆玑《诗疏》），常思（《名医别录》），羊负来、常思菜（《本草经集注》），进贤菜（《记事珠》），道人头（《本草图经》），喝起草（《斗门方》），佛耳（《履巉岩本草》），缣丝草（《证治要诀》），野缣丝（《摘元方》），野茄、猪耳、喝起菜（《本草纲目》），痴头婆（《生草药性备要》），檀菜（《尔雅义疏》），白痴头婆（《广西中兽医药用植物》），虱麻头、虱头婆（《广州植物志》），刺儿棵（《中药志》），刺鬼棵（《药材学》），粘粘葵（《福建民间草药》），疔疮草（《浙江民间草药》），野紫菜（《闽东本草》），假矮瓜、白猪母络（《广西中药志》），狗耳朵草（《上海常用中草药》），蓬绒头、刺头婆（《南方主要有毒植物》），苍子棵（《山东中草药手册》），琴丝、油带来（《浙南本草新编》），芦青株（南药《中草药学》），嗅药（《云南种子植物名录》），野茄子（陕西、甘肃、宁夏、青海、浙江、福建、江苏、安徽），老苍子草（辽宁、吉林、河北），野落苏（上海、浙江），肥猪草、大叶痴头婆（广东），歪死缠、胡死赖（安徽），野茄藤、秋分草（江西），牛尾草、荚子草（福建），羊屎草（湖南），大肥猪苗（广西），菜耳（甘肃），苍耳草（上海）。

【植物名】苍耳 *Xanthium sibiricum* Patr. ex Widder

【性味与归经】味苦、辛，性微寒；有小毒。归肺、脾、肝经。

【功能与主治】祛风散热，解毒杀虫。用于头风，头晕，湿痹拘挛，目赤、目翳，风癞，疔肿，热毒疮疡，皮肤瘙痒。

释名考订

本品原名枲耳，或作菜耳。《本草纲目》曰："其叶形如枲麻，又如茄，故有枲耳及野茄诸名。"江南一带称茄为"落苏"，本品叶形如茄，因称野落苏。苍耳者，"苍"以色名，"耳"以叶形名也。《说文解字·艸部》："苍，艸色也。"或谓浅青色。《素问·阴阳应象大论》王冰注："苍，谓薄青色。"《救荒本草》苍耳条云："苍耳叶青白，类黏糊菜叶。"陆玑《诗疏》曰："其叶青白似胡荽。"按"青白"、"薄青"义通，本品故有"苍"之名。郭璞云：苍耳之叶"形如鼠耳，丛生如盘"。《诗·周南·卷耳》朱熹《集传》："卷耳，枲耳，叶如鼠耳。"据此，苍耳者，其叶色苍，形如鼠耳，故名。《本草纲目》云："其味滑如葵，故名地葵。"《本草经考注》则云："葵犹云地菜，非味如葵之义。地肤亦名地葵，与此义同。"陆玑《诗疏》云："其实正如妇人耳珰，今或谓之耳珰草。"珰，耳坠。《释名·释首饰》云："穿耳施珠曰珰。"《博物志》云："洛中有人驱羊入蜀，胡枲子多刺，粘缀羊毛，遂至中土，故名羊负来。"《斗门方》载："妇人血风攻脑，头眩闷绝，忽死倒地，不知人事，用苍耳以酒冲服，即愈，故名喝起草。"又本品用治疗疮肿毒有效，因称疗疮草。苍耳古称卷耳。《诗·周南·卷耳》云："采采卷耳，不盈倾筐。嗟我怀人，置彼周行。"此诗抒写了男女离别后的相思之情。李时珍曰："诗人思夫赋《卷耳》之章，故名常思菜。"本种秋间结实，其时正值秋分时节，因呼秋分草。

372 芡实 qianshi 《本草纲目》

【来源】为睡莲科植物芡的种仁。

【异名】卵菱（《管子》），鸡雍（《庄子》），鸡头实、雁喙实（《神农本草经》），鸡头、雁头、乌头、芡子（《方言》），蒍子（《本草经集注》），鸿head（韩愈），水流黄（《东坡杂记》），水鸡头（《经验方》），芡实肉（《医宗必读》），芡实米（《良朋汇集》），鸡头子（《植物名实图考》），肇实（《广西中兽医药用植物》），北芡、南芡、苏芡实（《中药材手册》），鸡头果、刀芡实、苏黄、黄实（《江苏省植物药材志》），鸡头苞（《江西中药》），刀芡、苏芡、土芡实、刺莲蓬实、鸡头莲子、北芡实（《药材学》），南芡实（《中药材商品知识》），红芡实、剪芡实（《上海市中药饮片炮制规范》），白皮芡实、红皮芡实、圆芡、池芡、南塘芡（《本草药名集成》），鸡头米（东北、河北、湖北、山东、江苏），红莲子、鸡公头（四川），俭食子（台湾），泉芡实（福建），野鸡头（上海）。

【植物名】芡 *Euryale ferox* Salisb. ex Konig et Sims

异名：葰（《方言》），葰菜（《食性本草》），鸡头菜（《本草纲目》），刺莲藕（《广西中兽医药用植物》），鸡嘴莲（《民间常用草药汇编》），刺莲（南药《中草药学》），鸡头莲（山东、江苏、河南、江西、四川、广西），假莲藕（广西）。

【性味与归经】味甘、涩，性平。归脾、肾经。

【功能与主治】益肾固精，补脾止泻，除湿止带。用于遗精滑精，遗尿尿频，脾虚久泻，白浊，带下。

释名考订

本品含多量淀粉，味甘涩，性平，可食用。《吕氏春秋·恃君》云："夏日则食菱芡，冬日则食橡栗。"深秋老时，泽农广收，烂取芡子，藏至困石，以备歉荒。李时珍曰："芡可济俭歉，故谓之芡。"台湾称"俭食子"，得名当由此。芡为一年生大型水生草本，全株具尖刺，其叶似莲，花托膨大，故俗呼刺莲藕、刺莲蓬实。《方言》云："葰、芡，鸡头也。北燕谓之葰，青、徐、淮、泗之间谓之芡，南楚、江、湘之间谓之鸡头，或谓之雁头，或谓之乌头。"皆因地域不同而有诸名。果实宿萼呈喙状，苏颂曰："其苞形类鸡、雁头，故有诸名。"

旧时商品分为北芡实和圆芡两种规格。北芡实有白皮芡实和红皮芡实之别，圆芡有池芡和南塘芡之分。

373 苎麻根 zhumagen 《药性论》

【来源】为荨麻科植物苎麻的根或根茎。

【异名】苎根（《名医别录》），野苎根（《百一选方》），白麻根、线麻根（《中药材手册》），苎麻茹（《陆川本草》），苎麻头（《南宁市药物志》），家麻根、圆麻根（《四川中药志》），野苎麻根（《浙南本草新编》），白麻头（海南）。

【植物名】苎麻 *Boehmeria nivea* (L.) Gaud.

异名：纻（《诗经》），苎（《草木疏》），家苎（《本草纲目》），天青地白草、川绵葱（王安卿《采药志》），白苎、银苎、天名精（《本草纲目拾遗》），线麻、苎仔（《中国药用植物图鉴》），上青下白、野苦麻（《浙江民间常用草药》），家苎麻、圆麻（《全国中草药汇编》），山麻、红苎麻（《中药大辞典》），野苎麻（河南、陕西、甘肃、江苏、广东、浙江、湖北、贵州），野麻（安徽、福建、湖北、湖南、广东、云南、贵州），青麻、白麻（云南、湖南、广西），天青地白（陕西、广东、广西），园麻（四川、贵州、广西），元麻（四川、云南），家麻（云南、江西），真麻、苦麻、野苎、野线麻（浙江），密苎麻、大麻、竹麻（云南），般苎、山苎、活血丹（福建），白苎麻、粗麻、假麻（海南），白背苎麻、白薯麻（广西），绿麻（湖北），麻仔（台湾），箍骨散（陕西），土苎麻（江西）。

【性味与归经】味甘，性寒。归心、肝、肾经。

【功能与主治】凉血止血，安胎，解毒。用于尿血，胎漏下血，胎动不安；外治痈肿初起。

释名考订

《本草纲目》曰："苎麻作纻，可以绩纻，故谓之纻。凡麻丝之细者为绠，粗者为纻。陶弘景云：苎即今绩苎麻是也。麻字从广从枞（音派），象屋下枞麻之形，广音掩。"今按，纻是一种以麻纺成的粗纤维。《玉篇·系部》云："纻，麻属，所以缉布也。"苎麻亦可用于纺成麻布，故谓之"纻"。栽培者名家苎，野生于"山土河堑旁"者名野麻。叶面绿，叶背密生白色柔毛，因称天青地白。参见"火麻仁"条。

374 芦荟 luhui 《开宝本草》

【来源】为百合科植物库拉索芦荟、好望角芦荟或其他同属近缘植物叶汁的浓缩干燥物。

【异名】卢会（《药性论》），讷会（《本草拾遗》），象胆、奴会（《开宝本草》），臭芦荟（《本草经疏》），劳伟（《生草药性备要》），奴荟（《全国中草药汇编》），龙角（南药《中草药学》）。

库拉索芦荟：老芦荟、肝色芦荟（《本草药名集成》）。

好望角芦荟：新芦荟、光亮芦荟、透明芦荟（《本草药名集成》）。

【植物名】（1）库拉索芦荟 Aloe vera L.

异名：羊角掌、花叶芦荟（《中科院植物所植物园栽培植物名录》），库拉索芦荟草（《药材学》），芦荟（《全国中草药汇编》），翠叶芦荟（南药《中草药学》），玉边兰、金边兰、观音兰（四川）。

（2）好望角芦荟 Aloe ferox Mill.

异名：好望角芦荟草（《药材学》），青鳄芦荟（南药《中草药学》）。

【性味与归经】味苦，性寒。归肝、胃、大肠经。

【功能与主治】泻下通便，清肝泻火，杀虫疗疳。用于热结便秘，惊痫抽搐，小儿疳积；外治癣疮。

释名考订

本品始见于《药性论》，原名卢会。芦荟为进口药材，多产于热带地区。库拉索芦荟主产于南美洲的西印度群岛。库拉索为岛名，位于东加勒比海南部，为西印度群岛中安的列斯群岛的主岛。好望角芦荟主产于非洲南部。好望角在非洲大陆的西南端。"芦荟"一名源于马来语 Aluwa，也有译作"讷会"、"奴会"或"劳伟"者。龙角，以叶形得名。《开宝本草》云："俗呼为象胆，盖以其味苦如胆故也。"

375 芦根 lugen 《名医别录》

【来源】为禾本科植物芦苇的根茎。

【异名】芦茅根（《会约医镜》），苇根（《温病条辨》），芦菰根（《草木便方》），顺江龙（《天宝本草》），水蒴蘠（《岭南采药录》），芦柴根（《南京民间药草》），芦头（《中国药用植物志》），孝棒竹、大青龙、芦荻竹（《广西中兽医药用植物》），芦通（《江苏省植物药材志》），芦苇根（《中药材手册》），苇茎、活水芦根（《药材学》），苇子根（《河北药材》），芦芽根（《山东中药》），甜梗子（《四川中药志》），芦草根（《陕甘宁青中草药选》），逆水芦根、草芦根（《本草药名集成》），水芦竹根（四川、台湾），芦竹根（湖南、湖北），芦根头、水竹根（广东），水苇根（四川），芦头根（上海），芦青（江苏），芦毛根（湖南），芦子根（内蒙古）。

【植物名】芦苇 *Phragmites communis* Trin.

异名：苇、葭（《诗经》），芦（《名医别录》），芦竹（《药对》），蒲苇（《圣济总录》），苇子草（《救荒本草》），苇子（《中药志》），水芦荻（《广西药用植物名录》），禾杂竹、水芦竹（《中药大辞典》），芦柴（浙江、江苏、安徽），芦草、山芦草（河南），大芦苇（山东），芦苇草（云南）。

【性味与归经】味甘，性寒。归肺、胃经。

【功能与主治】清热泻火，生津止渴，除烦，止呕，利尿。用于热病烦渴，肺热咳嗽，肺痈吐脓，胃热呕哕，热淋涩痛。

释名考订

《玉篇·艸部》云："芦，苇未秀者为芦。"《说文解字·艸部》："苇，大葭也。"《淮南子·修务》高诱注："未秀曰芦，已秀曰苇。"《诗·豳风·七月》孔颖达疏："初生为葭，长大为芦，成则名为苇。"后世多合称芦、苇为芦苇。芦苇为高大草本。《本草纲目》曰："苇者，伟大也。芦者，色卢黑也。"《尚书·文侯之命》孔传："卢，黑也。"芦苇生于河流、池沼岸边浅水中，色暗绿近黑，故作"卢"。芦苇地下茎粗壮，横走，因称顺江龙。节间中空，乃呼芦通。《本草纲目》曰："其身皆如竹。"故有芦竹、芦荻竹、芦竹根诸名。

376 芦笋 lusun 《中药大辞典》

【来源】为百合科植物石刁柏的嫩茎。

【异名】龙须菜（《植称补遗》），露笋（《新华本草纲要》），食用龙须菜（《本草药名集成》），山文竹（广西）。

【植物名】石刁柏 *Asparagus officinalis* L.

异名：细叶百部（《中药大辞典》），肥厚石刁柏（《中药材品种论述》）。

【性味与归经】味微甘，性平。

【功能与主治】清热利湿，活血散结。用于肝炎，银屑病，高脂血症，乳腺增生；另对淋巴肉瘤、膀胱癌、乳腺癌、皮肤癌等有一定疗效。

释名考订

植株之形颇似文竹，故名山文竹。早春时嫩茎破土而出，状似春笋，故有芦笋、露笋之名。茎上部在生长后期常俯垂，分枝较柔弱，叶状枝纤细，呈须状，遂以"龙须"相称；嫩茎可作菜蔬，因称龙须菜。

377 苏木 sumu 《医学启源》

【来源】为豆科植物苏木的心材。

【异名】苏枋（《南方草木状》），苏方（《肘后方》），苏方木（《新修本草》），苏枋木（《太平圣惠方》），窊木（《诸蕃志》），苏木节（《小儿卫生总微论方》），棕木（《中国主要植物图说·豆科》），赤木（《兽医国药及处方》），苏仿木（《药材学》），红柴（《四川中药志》），红苏木（《广西中草药》），山醋木（广西）。

【植物名】苏木 *Caesalpinia sappan* L.

异名：落夕树（云南）。

【性味与归经】味甘、咸，性平。归心、肝、脾经。

【功能与主治】活血祛瘀，消肿止痛。用于跌打损伤，骨折筋伤，瘀滞肿痛，经闭痛经，产后瘀阻，胸腹刺痛，痈疽肿痛。

释名考订

苏木始见于《南方草木状》，原名苏枋。《新修本草》名苏方木，谓："苏方木自南海昆仑来。"《本草纲目》曰："海岛有苏方国，其地产此木，故名。今人省呼为苏木尔。""苏方国"故地何在今暂不可考。从《新修本草》"苏方木自南海昆仑来"和《本草纲目》"海岛"一语来分析，"苏方国"或为"苏苏国"之误。中国唐代前后，泛称今中南半岛南部及南洋诸岛为"昆仑"。在这一地区，还有一些就以"昆仑"为名的国家，其中《宋高僧传》卷二十九《慧日传》所载在"佛誓"的"昆仑国"，其故址在今印度尼西亚苏门答腊岛。而"苏苏国"的故址也在苏门答腊岛，位于该岛西岸实武牙（Sibolga）一带，或在实武牙东南沿海的沙沙谷（Sasako），昔为中国船舶到苏门答腊岛时的泊所之一。所以，"苏方国"很可能就是"苏苏国"。

本品表面黄红至棕红，如夕阳余辉之色，故名落夕树。可以染绛，棕木、赤木、红柴等皆以色为名。

378 苏合香 suhexiang 《名医别录》

【来源】为金缕梅科植物苏合香树所分泌的树脂经加工而成。

【异名】帝膏（侯宁极《药谱》），苏合油（《太平寰宇记》），咄鲁瑟剑（《广志》），苏合香油（《局方》），帝油流（《现代实用中药》），流动苏合香（《中药志》），苏合香胶（《中药材手册》），苏香油、苏合膏（《本草药名集成》）。

【植物名】苏合香树 *Liquidambar orientalis* Mill.

【性味与归经】味辛，性温。归心、脾经。

【功能与主治】开窍，辟秽，止痛。用于中风痰厥，猝然昏倒，胸痹心痛，胸腹冷痛，惊痫。

释名考订

苏合香之名始见于《后汉书》，云："出大秦国。"入药始载于《名医别录》。在我国古代，由于地域的局限，"胡人将来，欲贵重之，故饰其名"（陈藏器），以至在很长的时期里，对于苏合香究为何物、从何处来、何以名之，都不十分清楚。《名医别录》称"苏合香出中台川谷"，显为失考之说。其后，《新修本草》谓"今从西域及昆仑来，紫赤色，与紫真檀相似"。陶弘景云"苏合香俗传是狮子屎，外国说不尔"。苏颂曰："今广州虽有苏合香，但类苏木，无香气。"《梁书》则云："中天竺国出苏合香，是诸香汁煎成，非自然一物也。"又云："大秦国人采得苏合香，先煎其汁为香膏，乃卖其滓与诸国贾人。是以展转来达中国者，不大香也。"如此等等。对于苏合香名的释义，李时珍"按郭义恭《广志》云：此香出苏合国，因以名之"。

今按，苏合香为金缕梅科植物苏合香树所分泌的树脂，原产于土耳其、叙利亚、埃及等国。现我国广西、云南等地已有引种生产。苏合香是一种半透明、半流动性的浓稠液体，气芳香。"苏合"，为拉丁语 storax 之音译。

379 杜仲 duzhong 《神农本草经》

【来源】为杜仲科植物杜仲的树皮。

【异名】思仙（《神农本草经》），木绵、思仲（《名医别录》），檰（《本草图经》），石思仙（《本草衍义补遗》），杜仲皮（《本草纲目》），川杜仲（《寿世保元》），棉杜仲（《幼幼集成》），厚杜仲（《增广验方新编》），丝楝树皮、丝连皮（《中药志》），玉丝皮（《中国药用植物图鉴》），扯丝皮（《湖南药物志》），银丝杜仲、树杜仲（《云南种子植物名录》），绵杜仲（《常用中药名辨》），汉杜仲（《本草药名集成》），丝棉皮（陕西、甘肃、湖南、山东），丝棉树皮（四川、湖南），金丝杜仲、板仲（四川），棉树皮、棉皮（河南），树仲（云南），丝绵皮（贵州），丝仲（安徽）。

【植物名】杜仲 *Eucommia ulmoides* Oliv.

异名：玉丝木（《青岛中草药手册》），丝棉树（四川、湖北、广西），丝棉木（湖南、广西、甘肃），丝楝树、棉树（湖北），杜胶树（安徽）。

【性味与归经】味甘，性温。归肝、肾经。

【功能与主治】补肝肾，强筋骨，安胎。用于肝肾不足，腰膝酸痛，筋骨无力，头晕目眩，妊娠漏血，胎动不安。

释名考订

杜仲之名源于传说。李时珍曰："昔有杜仲服此得道，因以名之。思仲、思仙，皆由此义。"杜仲树皮折断后可见有多数银白色细丝，李时珍又曰："其皮中有银丝如绵，故曰木绵。"《本草图经》则曰："江南人谓之楄。"丝连皮、玉丝皮、扯丝皮、丝棉皮等皆由此而得名。按此种白丝是一种硬性橡胶，化学上称为杜仲胶。它绝缘性强，兼能抗海水的侵蚀，是一种很好的工业原料。

杜仲商品以产地不同分为两类：川杜仲和汉杜仲。川杜仲产于四川、贵州，集散于重庆；汉杜仲产于陕西、湖北，集散于汉口。

380 杜衡 duheng 《名医别录》

【来源】为马兜铃科植物杜衡的全草、根茎或根。

【异名】怀、蘅、薇香（《大戴礼记》注），杜、土卤（《尔雅》），楚蘅（《范子计然》），土杏（《博物志》），马蹄香（《新修本草》），蘹香（《香谱》），杜蘅葵（《尔雅翼》），杜细辛（《土宿本草》），钹儿草（《太仓州志》），杜葵、土细辛（《本草纲目》），土辛、马辛（《本草从新》），马蹄细辛（《本草纲目拾遗》），南细辛（《医林纂要·药性》），泥里花、土里开花（《浙江天目山药用植物志》），大救驾、马蹄香细辛、土里开花土里谢（江西），真马辛（江苏），灯盏花（安徽）。

【植物名】杜衡 *Asarum forbesii* Maxim.

【性味与归经】味辛，性温；有小毒。归肺、肾经。

【功能与主治】祛风散寒，消痰行水，活血止痛，解毒。用于风寒感冒，痰饮喘咳，水肿，风寒湿痹，跌打损伤，头痛，齿痛，胃痛，痧气腹痛，瘰疬，肿毒，蛇咬伤。

释名考订

本品最早以"杜蘅"之名见于《山海经》，本草则始载于《名医别录》，名杜衡，列为中品。《玉篇·艸部》云："蘅，杜蘅，香草。"古人常佩带杜衡，以香人衣体。《大戴礼记》注云："怀，薇香。""薇"即"怀"之音转。《新修本草》云："杜衡叶似葵，形如马蹄，故俗云马蹄香。"又似钹形，乃呼钹儿草。叶柄长，花梗短，《本草图经》谓其"于茎叶间罅内芦头上贴地生紫花，其花似见不见"，故名土里开花、泥里花。又与细辛相类，乃有杜细辛、土细辛、马蹄细辛、马辛诸名。南细辛者，因其多生于黄河以南及长江中下游地区，故名。

381 杜鹃花 dujuanhua 《本草纲目》

【来源】为杜鹃花科植物杜鹃花的花。

【异名】红踯躅（《洛阳花木记》），山踯躅、山石榴、映山红（《本草纲目》），杜鹃（《广群芳谱》），翻山虎、搜山虎（汪连仕《采药书》），艳山红（《分类草药性》），山归来、艳山花（《贵州民间方药集》），照山红（《中国树木分类学》），虫鸟花、报春花（《江西草药》），迎山红（《烟台医药》），满山红（安徽、江西、福建），清明花（江西、福建、广西），山茶花（浙江、江西、广西），焰山红（四川、贵州），应春花（湖北、河南），春子花、蛇豹花、羊角花、春明花、礼山红花、睡眠花、笋花（福建），长春花、三月红、灯盏红花、朱标花（浙江），红花杜鹃、红杜鹃（广东），遍山红（四川），野山红（湖北）。

【植物名】杜鹃花 *Rhododendron simsii* Planch.

【性味与归经】味甘、酸，性平。

【功能与主治】和血，调经，止咳，祛风湿，解疮毒。用于吐血，衄血，崩漏，月经不调，咳嗽，风湿痹痛，痈疖疮毒。

释名考订

相传古蜀帝杜宇死后化为杜鹃鸟。此鸟日夜啼叫，其声凄切，啼血滴地后化成了杜鹃花。神话传说，诞不足信。按杜鹃花开放于花草复苏、万象更新的初春季节，故有报春花、应春花、三月红、虫鸟花诸名。其时正值杜鹃鸟啼鸣之期，因得杜鹃花之名。又届清明时节，乃呼清明花。其花形似羊踯躅花而色红，因称红踯躅。花开势盛时，漫山遍野一片火红，映山红、艳山红、照山红、满山红等因以得名。《本草纲目》曰："蒂如石榴花，故名山石榴。"

382 杠板归 gangbangui 《万病回春》

【来源】为蓼科植物杠板归的全草。

【异名】雷公藤（《救生苦海》），犁头刺藤（《物理小识》），金须斜（汪连仕《采药书》），老虎脷（《生草药性备要》），河白草、霹雳木、方胜板、倒金钩、烙铁草、倒挂紫金钩、犁尖草、括耙草、龙仙草、鱼尾花、三木棉（《本草纲目拾遗》），刺犁头、蛇不过、急改索、退血草（《植物名实图考》），虎舌草（《天宝本草》），有笏犁牛草（《岭南采药录》），贯叶蓼（《中国药用植物志》），刺酸浆（《贵州民间方药集》），穿叶蓼（《东北草本植物志》），白笋（《陆川本草》），有刺粪箕笃（《南宁市药物志》），拦蛇风（《民间常用草药汇编》），鸡眼睛草、有刺鸠饭草（《福建民间草药》），三角藤（《江西民间草药》），地葡萄（《贵阳民间草药》），贯穿蓼（《中国药用植物图鉴》），猫爪刺、鱼牙草、南蛇风（《四川中药志》），老虎刺、白大老鸦酸、猫公刺、月斑鸠（《湖南药物志》），有笏火炭藤、火炭藤、大蜢脚、五毒草、火轮箭（《广西中药志》），犁头尖（《闽东本草》），白簕（《广西药用植物名录》），豆干草（《江西草药》），刺马蹄（《贵州草药》），酸草、绿绿眼睛、豆腐皮藤、三角头草、尿桶片、三角麦饼、牛口舌、花麦刺、白花麦蓼、猫儿刺、生刺犁头草、万里花、铁板包、天花麻、猫狗刺、土雷公藤（《浙江民间常用草药》），水马铃（《上海常用中草药》），降龙草、蛇见退（《陕西中草药》），有刺三角延酸、三角酸、有刺鸪鹚饭、拦路虎（《福建中草药》），闹蛇草（《甘肃中草药手册》），蚂蚱腿（《青岛中草药手册》），急解索（《全国中草药汇编》），蛇王藤、有刺犁头藤、蛇咬草、串心草（《福建药物志》），湖白草（华东），蛇倒退（广东、山东、浙江、陕西、贵州、安徽、湖北、广西、四川、云南），犁头刺（湖南、福建、四川、广西、广东），猫抓刺、蛇牙草（云南、四川），酸藤（江西、广西），蛇退草（湖北、四川），犁头草（浙江、福建），蛇不钻（湖南、湖北），犁头藤（江西、浙江），倒挂金钩（上海 四川），拉狗蛋（辽宁、内蒙古），蛇茅草、老虎舌、猪母藤、犁头标、羊不食、猴爬梯、猪母刺、锯子棘、倒吊金钩、蛇麻药、蛇王草、吊钩刺、虎鞭刺、三脚鳖、有刺犁头草、犁嘴角草、犬脚骨、三角莲（福建），鸟不喜、不重草、猫耳草、雷公刺、刺贯头、鸡婆刺、急解锁、豆腐儿酸、猫仔刺（湖南），倒爪莲、蚂蚱刺、蛇不过草、大蜢蚱、巴楂勒、马拉勒、蚂蚱簕、青蛇胆（广西），绿叶金珠、豆腐干草、酸猫猫菜、珍珠藤（安徽），狼牙草、虎牙草、大酸藤（四川），小血藤、拉倒牛（陕西），穿心草、穿破叶（云南），犁壁刺、犁壁藤（台湾），酸米米、酸汤菜（贵州），大猫脷（广东），拉拉秧（山东），三角枫（浙江），三角勒（江西）。

【植物名】杠板归 *Polygonum perfoliatum* L.

【性味与归经】酸，微寒。归肺、膀胱经。

【功能与主治】清热解毒，利水消肿，止咳。用于咽喉肿痛，肺热咳嗽，小儿顿咳，水肿尿少，湿热泻痢，湿疹，疖肿，蛇虫咬伤。

释名考订

本品为多年生蔓生草本，茎有棱，棱上有倒钩刺，故名倒金钩、老虎脷、犁头刺藤、蛇牙草。脷

（h），动物的舌头。民间有虎之舌蕾如刺的传说。叶柄盾状着生，叶片近三角形，以形似而称烙铁草、括耙草、犁头尖、三角藤。托叶鞘叶状，圆卵形，抱茎，状如茎从叶面贯穿而过，故有贯叶蓼、穿叶蓼、穿破叶诸名。味酸，因称酸藤、酸草、酸汤菜。花被5深裂，淡红色或白色，结果时增大，肉质，变为深蓝色；瘦果球形，包于蓝色多汁的花被内，以其形似而有青蛇胆、绿绿眼睛、鸡眼睛草诸称。本品功能清热解毒，《本草纲目拾遗》谓可用于"一切毒蛇伤"，蛇不过、拦蛇风、蛇倒退乃因得其名。

383 杏香兔耳风 xingxiangtuerfeng 《全国中草药汇编》

【来源】为菊科植物杏香兔耳风的全草。

【异名】兔耳草（《慈航活人书》），兔耳箭、金茶匙（汪连仕《采药书》），小鹿衔、银茶匙、忍冬草、月下红（《百草镜》），金边兔耳、一枝箭、兔耳一枝箭（《本草纲目拾遗》），天青地白、肺形草、毛马香、牛眼珠草、橡皮草（《湖南药物志》），扑地金钟（《泉州本草》），大种巴地香（《贵州植物药调查》），飞针（《广西药用植物名录》），巴地虎、牛皮菜、毛山教、红太极图、朝天一柱香、一柱香（《贵州草药》），倒拔千金、毛鹿含草、红金交杯、铁交杯、通天草、山蝴蝶、猪心草、铜调羹、兔耳金边草（《浙江民间常用草药》），兔儿风（《湖北中草药志》），白走马胎、金边兔耳草（《中国高等植物图鉴》），四叶一支香（《全国中草药汇编》），杏香兔儿风（《中药大辞典》），兔耳风（浙江、江西、湖南、广东），一枝香（浙江、江西），猫耳朵（浙江、湖南），一支枪（江西、广东），兔耳一枝香（江西、安徽），兔儿一支香（广西、贵州），伏地虎、鬼细参、散血丹、伏地蜘蛛、石拐蛇药、铁草鞋、老鼠耳（广东），老鼠尾、猫耳细辛菊、相思草、六大功劳（广西），毛里一枝箭、肺草、马细辛（湖南），吸壁蝴蝶、金边兔耳风（浙江），朝天一枝香、鬼督邮（江西），马蹄香、金地匙（福建），痧药（安徽），大一支箭（四川）。

【植物名】杏香兔耳风 *Ainsliaea fragrans* Champ.

【性味与归经】味甘、微苦，性凉。归肺、肝经。

【功能与主治】清热解毒，消积散结，止咳，止血。用于上呼吸道感染，肺脓疡，肺结核咯血，黄疸，小儿疳积，消化不良，乳腺炎；外治中耳炎，蛇虫咬伤。

释名考订

叶片卵状长椭圆形，先端圆钝，形似兔耳，故名兔耳草。叶下棕色长绒毛衬于叶缘似金边，因称金边兔耳。叶形又似茶匙，故有金茶匙、铜调羹等名。月下红，殆叶下红之讹，以叶背有时紫红色，故名。茎直立，单一，不分枝，花葶状，以形似而有一枝箭、一枝香、兔耳一枝箭诸名。被棕色长毛，故又称毛里一枝箭。江西民间呼作鬼督邮，此名与植株的形态有关。本品头状花序多数，于花葶顶部排成间断的总状花序，故植株重心较高，花葶易于摇动。《本草纲目》释"鬼督邮"名曰："独茎而叶攒其端，无风自动，故曰鬼独摇草，后人讹为鬼督邮尔。"花两性，筒状，白色，开放时稍具杏仁香气，故名杏香兔耳风。

384 豆蔻 doukou 《中国药典》

【来源】为姜科植物白豆蔻或爪哇白豆蔻的果实。

【异名】白豆蔻、多骨（《开宝本草》），壳蔻（《本经逢原》），白蔻（《本草经辨》），紫豆蔻（《中药材手册》），紫蔻、十开蔻（《全国中草药汇编》），圆豆蔻（南药《中草药学》），原蔻、白叩、豆叩（《中药正别名》），老豆蔻、东波蔻（湖北），豆扣、波扣（湖南），紫叩（北京）。

【植物名】（1）白豆蔻 *Amomum kravanh* Pirre ex Gagnep.

（2）爪哇白豆蔻 *Amomum compactum* Soland ex Maton

【性味与归经】味辛，性温。归肺、脾、胃经。

【功能与主治】化湿行气，温中止呕，开胃消食。用于湿浊中阻，不思饮食，湿温初起，胸闷不饥，寒湿呕逆，胸腹胀痛，食积不消。

释名考订

豆蔻之名始见于《名医别录》，列为上品，但所指者并非本品。宋《开宝本草》云："此草豆蔻也。"白豆蔻之名始载于《开宝本草》，曰："白豆蔻出伽古罗国，呼为多骨。"因其形似草豆蔻而果皮色白，故名。按古时对白豆蔻和草豆蔻的原植物说法不一，殊多混淆。据考，古本草中凡言"豆蔻"者，多指草豆蔻。但是，白豆蔻自古进口，草豆蔻多系国产，历代本草对这一点记载无误。《中国药典》自1985年版起收载本品，并以"豆蔻"作为本品的正名，从而结束了围绕豆蔻之名长达一千多年的争论。

385 两头尖 liangtoujian 《本草品汇精要》

【来源】为毛茛科植物多被银莲花的根茎。

【异名】竹节香附（《中药志》），草乌喙（《药材资料汇编》），芮草玉梅（黑龙江）。

【植物名】多被银莲花 Anemone raddeana Regel

异名：关东银莲花（《经济植物手册》），红背银莲花（《中药志》），红被银莲花（《全国中草药汇编》）。

【性味与归经】味辛，性热；有毒。归脾经。

【功能与主治】祛风湿，消痈肿。用于风寒湿痹，四肢拘挛，骨节疼痛，痈肿溃烂。

释名考订

两头尖之名始见于明《本草品汇精要》，曰："此种乃附子之类，苗叶亦相似，其根似草乌，皮黑肉白细，而两端皆锐，故以为名也。"草乌喙之名义亦在其中。本品之形又似香附，多节，因有竹节香附之称。

386 扶芳藤 fufangteng 《本草拾遗》

【来源】为卫矛科植物扶芳藤的茎叶。

【异名】滂藤、附枫藤（《本草拾遗》），岩青藤、万年青、岩青杠（《贵州民间药物》），抬络藤（《浙江天目山药用植物志》），山百足、卫生草、千斤藤（《广西药用植物名录》），攀缘丝棉木（江西《草药手册》），白对叶肾、对叶肾、白烊络、土杜仲（《浙江民间常用草药》），过墙风（《贵州草药》），坐转藤（南川《常用中草药手册》），换骨筋（《云南思茅中草药选》），小藤仲、爬墙虎、铁草鞋（《文山中草药》），爬墙风、岩石虎、爬墙草、岩风草、小风藤、千层楼、九牛造、甜茶叶（湖南），银丝杜仲、铁皮杜仲、绿皮杜仲、大树杜仲、南瓜米草、接骨筋、棉花杜仲（云南），软筋藤、巴筋藤、青藤、靠窗风、惊风草（贵州），石兰、石骨兰、石边桃（广西），藤杜仲、过桥风（江西），藤卫矛、羊皮花藤（浙江），爬山虎（湖北），过冬青（山东），趴山虎（河南），络石（江苏）。

【植物名】扶芳藤 Euonymus fortunei（Turcz.）Hand.-Mazz.

异名：爬行卫矛（《中国树木分类学》），爬藤卫矛（《华北树木志》），尖叶爬行卫矛（《贵州草药》），爬墙扶芳藤（《云南种子植物名录》）。

【性味与归经】味微甘、辛，性微温。归肝、肾经。

【功能与主治】益气血，补肝肾，舒筋活络，化瘀止血。用于气血虚弱，肝肾不足，风湿痹痛，劳伤腰痛，跌仆伤痛，外伤出血。

释名考订

扶芳藤始载于《本草拾遗》，曰："扶芳藤……山人取枫树上者为附枫藤。""扶芳"、"附枫"，一声之转也。为常绿灌木，常攀援于树上或墙壁上，故有爬山虎、爬墙虎、爬墙草诸名。"附枫"之名与此义同，谓其常攀附于枫树上。岩石虎、铁草鞋者，亦以其擅攀之性为说，会意也。"滂"，水势涌盛貌。植株生长多茂盛，如水涌之状，因称滂藤。茎枝常有多数细长根，其状似足，故名山百足。藤皮和叶片折断有胶质丝，状若杜仲，土杜仲、藤杜仲、绿皮杜仲、银丝杜仲、攀援丝棉木等因以得名。

387 扶桑花 fusanghua 《本草纲目》

【来源】为锦葵科植物朱槿的花。

【异名】花上花（《南越笔记》），大红花（《汉英韵府》），吊丝红花、土红花（《陆川本草》），大红牡丹花、吊钟花（《南宁市药物志》），木花、朋红、公鸡花（《全国中草药汇编》），佛桑花（《福建药物志》），贼头花（《广东药用植物简编》），紫花兰（《广西药用植物名录》），月月红、白肉花（广东），泡红花（北京），竹槿花（广西），状元红（云南）。

【植物名】朱槿 *Hibiscus rosa - sinensis* L.

异名：赤槿、日及（《南方草木状》），佛桑（《岭表录异》），桑槿（《酉阳杂俎》），扶桑（《本草纲目》），舜英、小牡丹（《两粤琐语》），福桑（《广东新语》），扶桑菊（《花镜》），琉球槿（叶三多《生药学》），红木槿（《全国中草药汇编》），朱槿牡丹、竹锦牡丹（北京）。

【性味与归经】味甘、淡，性平。

【功能与主治】清肺，凉血，化湿，解毒。用于肺热咳嗽，咯血，鼻衄，崩漏，白带，痢疾，赤白浊，痈肿疮毒。

释名考订

扶桑，原为神话传说中太阳升起处所生之树。《山海经·海外东经》云："汤谷上有扶桑，十日所浴，在黑齿北。"郭璞注："扶桑，木也。"《海内十洲记·带洲》谓此地"多生林木，叶如桑……树两两同根偶生，更相依倚，是以名为扶桑也"。本品虽非神话传说中的"扶桑"，但后人对其进行了附会和类比。李时珍云："东海日出处有扶桑树。此花光艳照日，其叶类桑，因以比之。"本品之名"扶桑"，盖出此义。与木槿为近缘植物，故名桑槿。与木槿花同有日及、赤槿等名，李时珍云："后人讹为佛桑。乃木槿别种。故日及诸名亦与之同。"《南越笔记》谓："佛桑一名花上花，花上复花，重台也。"《本草纲目》曰："其花有红、黄、白三色，红色尤贵。"故有大红花、土红花之名。朱槿、赤槿者，亦以其花之色红而得名。艳丽可比牡丹，则有大红牡丹花、小牡丹之称。《本草纲目》又云："一丛之上，日开数百朵，朝开暮落。"故称舜英。"舜"者"瞬"也，"英"者"花"也，舜英言其花开易谢也。日及之名，义与舜英同。

388 连翘 lianqiao 《本草衍义》

【来源】为木犀科植物连翘的果实。

【异名】旱莲子（《药性论》），大翘子（《新修本草》），净连翘（《幼幼集成》），空壳（《中药志》），连翘衣（《中药材手册》），连壳（《药材学》），青翘、老翘（《中国药典》），青连翘、黄连翘、黄翘、麻翘（《本草药名集成》），老连翘、落连翘（山西），元翘、元翘衣（湖北），空翘（河南），落翘（山东）。

【植物名】连翘 *Forsythia suspense*（Thunb.）Vahl

异名：连、异翘（《尔雅》），兰华、折根、轵、三廉（《神农本草经》），连苕、连草（《尔雅》郭璞注），黄花杆、黄寿丹（《中国植物志》），黄奇丹（《全国中草药汇编》），黄花树（河南、山西），黄绶丹（河南），黄链条花（河北），黄花瓣（山西），黄花条（陕西）。

【性味与归经】味苦，性微寒。归肺、心、小肠经。

【功能与主治】清热解毒，消肿散结，疏散风热。用于痈疽，瘰疬，乳痈，丹毒，风热感冒，温病初起，温热入营，高热烦渴，神昏发斑，热淋涩痛。

释名考订

连翘，古名"连"。《新修本草》云："其实似莲作房，翘出众草，故名。"《尔雅·释草》："连，异翘。"郭璞注："一名连苕，又名连草。"连苕，"苕"者，徐锴《说文系传》云："古来亦通谓草木翘秀者为苕。"其说正与《新修本草》训释相合。《本草衍义》对此持异义，曰："连翘亦不至翘出众草……其子折之，其间片片相比如翘，应以此得名尔。"李时珍则曰："本名连，又名异翘，人因合称为连翘矣。"此说亦通。郝懿行《义疏》释"兰华"名曰："连、兰声近，华、草通名耳。"本品为落叶灌木，花通常单生或2至数朵着生于叶腋，先于叶开放，花冠黄色，故有黄花杆、黄花条、黄链条花诸名。多生于山坡灌丛、疏林及草丛中，《本草衍义》明言"下湿地亦无"，因称旱莲子。

389 连钱草 lianqiancao 《质问本草》

【来源】为唇形科植物活血丹的地上部分。

【异名】积雪草（《神农本草经》），地钱草（《新修本草》），遍地香（《祝穆试效方》），地钱儿（《救荒野谱》），钹儿草（《救生苦海》），铜钱草（《慈航活人书》），白耳草、金钱草、乳香藤、九里香、半池莲、千年冷、遍地金钱（《本草纲目拾遗》），金钱艾（《本草求原》），马蹄草、透骨消（《植物名实图考》），透骨风、过墙风、巡骨风（《分类草药性》），蛮子草（《天宝本草》），胡薄荷（《现代实用中药》），穿墙草（《经效实验单方》），团经药、风草（《贵州民间方药集》），肺风草、金钱薄荷、十八缺草（《福建民间草药》），江苏金钱草（《中药通报》1：27，1959），四方雷公根、钱凿草、钱凿王（《陆川本草》），马蹄筋骨草、破铜钱（《四川中药志》），长筒连钱草（《吉林省野生经济植物志》），透骨草、一串钱（《民间常用草药汇编》），大叶金钱草、野薄荷（《江西民间草药》），疬取草（《本草推陈》），短管活血丹（《中国药用植物图鉴》），大金钱草（江西《中草药学》），通骨消（广州部队《常用中草药手册》），对叶金钱草、蟹壳草、胎济草、方梗老鸦碗、十八额、大叶金钱（《浙江民间常用草药》），十八缺、小毛铜钱菜、土荆芥（《贵州草药》），长筒活血丹（《北方常用中草药手册》），满天星（《陕甘宁青中草药选》），接骨草（《青岛中草药手册》），佛草（《秦岭植物志》），落地金钱（《全国中草药汇编》），满地金钱（《中国新医药》），佛耳草（《云南中药资源名录》），团经草（贵州、湖北、广西），驳骨消（广东、广西），四方消（广东、湖南），咳嗽药、过桥风、云风草、蛮婆草、碗碗草、碗子草、闻墙风、晕病药、透骨香、野荆芥（四川），满山香、马脚草、穿花铜钱草、节节生、星子草、满荆草、强盗草、半边莲（湖南），川钱草、挫骨消、驳骨樵、风灯盏、接骨消、钻地风（广西），痛骨消、串骨消、积骨消、三寸莲、沿地风（广东），臭草、腥气草、蛇壳草、野金锁草、爬藤草（上海），方梗金钱草、连金钱、窜地香、铜钱玉带（江西），穿藤薄荷、大号肺风草、入骨箭、牛骨箭（福建），退骨草、退骨消、小毛铜钱草、铜钱菜（贵州），罗金钱、大鸡肠子、金钱菊（陕西），缸爬藤草、膝盖风草、黄疸草（江苏），疬草、破金钱（浙江），小铜钱草（湖北）。

【植物名】活血丹 Glechoma longituba (Nakai) Kupr.

【性味与归经】味辛、微苦，性微寒。归肝、肾、膀胱经。

【功能与主治】利湿通淋，清热解毒，散瘀消肿。用于热淋，石淋，湿热黄疸，疮痈肿痛，跌扑损伤。

释名考订

本品为多年生草本，匍匐于地，叶圆似钱，故有"金钱"、"铜钱"、"连钱"、"地钱"诸名。叶片边缘有圆齿，犹如钱币有缺口，以形似而有十八缺、钱凿草、破铜钱诸称。钹儿草、马蹄草、蟹壳草等，亦以其叶形相似而得名。本品气芳香，因称遍地香、满山香、九里香。倒言之，乃呼臭草、腥气草。功能祛风湿、止骨痛，透骨风、巡骨风、活血丹、痛骨消等因以得名。江苏一带以本品作"金钱草"用，故有江苏金钱草之名。

390 旱芹 hanqin 《履巉岩本草》

【来源】为伞形科植物旱芹的全草。

【异名】野芫荽、野园荽（《救荒本草》），芹菜、云苣、南芹菜（《滇南本草》），和兰鸭儿芹（《中国植物图鉴》），旱芹菜（《中国蔬菜栽培学》），药芹、水英（《中国药用植物图鉴》），香芹、蒲芹（《本草推陈》），清正人参、芹人参、荷兰三叶（《台湾药用植物志》），野芹（《上海常用中草药》），洋芹菜（《中国高等植物图鉴》），药芹菜、旱菜（《全国中草药汇编》），川芎菜、毛驴菜（云南），香菜（贵州），芹草（广西），塘蒿（台湾）。

【植物名】旱芹 *Apium graveolens* L.

【性味与归经】味甘、辛、微苦，性凉。归肝、胃、肺经。

【功能与主治】利尿，止血，降压。用于高血压症，高血压动脉硬化，血尿，乳糜尿，神经痛，关节痛。

释名考订

"芹"之名义参见本书"水芹"条。旱芹始载于《履巉岩本草》，为芹的一种。生于田地，相对于水芹而称旱芹。可为菜蔬，故有芹菜、旱菜诸名。因其气香，乃得香芹、香菜之称。香气似于药气味，药芹、药芹菜因以得名。

391 吴茱萸 wuzhuyu 《神农本草经》

【来源】为芸香科植物吴茱萸、石虎或疏毛吴茱萸的果实。

【异名】茱萸（《金匮玉函经》），石茱萸（《博济方》），吴萸、家茱萸（《寿世保元》），淡茱萸（《吴鞠通医案》），陈吴萸（《霍乱论》），开口吴萸（《温热经纬》），左力（《南宁市药物志》），辣子、臭辣子（《全国中草药汇编》），淡吴萸（《常用中药名辨》），米辣子（贵州、陕西、湖南），纯幽子（四川、河南、云南），吴芋（上海、江苏、浙江），吴萸子（湖南、湖北），茶辣子（广西），气辣子（四川），漆辣子（陕西）。

吴茱萸：纯优子（《四川中药志》），臭泡子（《中国药用植物图鉴》），家吴萸（《中药鉴别手册》），曲药子（《北方常用中草药手册》），树辣子（《陕甘宁青中草药选》），如意子（《云南种子植物名录》），伏辣子（贵州、陕西、湖南），储油子（福建、湖南），大籽吴萸、椒油子、乌椒子、野木腊子（湖北），山花椒、吴艾子、树萸子（四川），茶练子（广西），野吴萸（湖南）。

石虎：杜吴萸（浙江），薯油子（广东），野吴于子（湖南衡山）。

疏毛吴茱萸：野茱萸子（湖北）。

【植物名】（1）吴茱萸 *Evodia rutaecarpa*（Juss.）Benth.

异名：辣子树（《中科院植物所植物园栽培植物名录》），茶辣（《广西中兽医药用植物》），臭辣子树（湖北、贵州、广西），小花米辣、鸡臭木（广西），苦辣（安徽）。

（2）石虎 *Evodia rutaecarpa*（Juss.）Benth. var. *officinalis*（Dode）Huang

异名：望水檀（《植物名实图考》），野茶辣、鸡臭木（广西）。

（3）疏毛吴茱萸 *Evodia rutaecarpa*（Juss.）Benth. var. *bodinieri*（Dode）Huang

异名：波氏吴茱萸（《中药志》），波氏吴萸（《植物分类学报》），少毛石虎（《湖北植物志》），少毛吴萸（《全国中草药汇编》），小果吴萸（南药《中草药学》），毛脉吴萸（《中药大辞典》），疏毛吴萸（《云南种子植物名录》），贵州吴茱萸（广西）。

【性味与归经】味辛、苦，性热；有小毒。归肝、脾、胃、肾经。

【功能与主治】散寒止痛，降逆止呕，助阳止泻。用于厥阴头痛，寒疝腹痛，寒湿脚气，经行腹痛，脘腹胁痛，呕吐吞酸，五更泄泻。

释名考订

在本草中以"茱萸"为名者有三：山茱萸、吴茱萸和食茱萸。食茱萸之名最早见于孙思邈《千金·食治》，今据考，食茱萸为芸香科植物樗叶花椒 *Zanthoxylum ailanthoides* Sieb. et Zucc. 的果实。《本草纲目》在吴茱萸条"释名"项下曰："茱萸二字义未详。"宋《本草衍义》则质疑云："山茱萸与吴茱萸甚不相类……治疗又不同，未审当日何缘如此命名？"清邹润安《本经疏证》曰："李濒湖谓山茱萸与吴茱萸不甚相类，未审何缘同名。予则谓惟其同类，是以同名耳。盖至九、十月之交，万象萧索，惟三种茱萸累然朱实，灿烂可观，且三物者荣茂最早，妆成反迟，均为善物。朱者丹也，臾者善也，以是得名。"山茱萸和吴茱萸果实成熟时均为红色，邹润安谓其实色朱而性臾（善），故名茱萸。

另有一说。明《本草乘雅半偈》曰："茱谐朱，谓木胎火含阳于内也；萸谐臾，谓冤曲从乙木之性也。"按"茱萸"者，朱臾也。"朱"，亦作"株"，树干。《说文解字》徐灏《注笺》："戴氏侗曰：'朱，干也……条以枚数，干以朱数，别作株。'灏案：戴说是也。朱、株盖相承增偏旁。"郭沫若《金文丛考》亦云："'朱'乃'株'之初文。""臾"，意为拽住拖拉。林义光《文源》曰："臾从人，臼象两手捽抴一人之形。"《说文解字·臼部》云："臾，束缚捽抴为臾。从申、从乙。""臾"，古作"叟"，段玉裁注："乙象草木冤曲，从申从乙者，引之又冤曲之也。""冤曲"，意为弯曲，屈缩，不舒展。《说文解字·兔部》："冤，屈也。"章炳麟《新方言·释言》曰："蕲州谓手在袖中屈不得舒为冤。"按"山"、"吴"两茱萸均为灌木或小乔木，其枝干多屈缩，即使以人力捽抴仍多作弯曲之状，因有"茱萸"之名。

吴茱萸始见于《神农本草经》，列为中品。宋《本草图经》记曰："今处处有之，江、浙、蜀、汉尤多。"陈藏器则曰："入药以吴地者为好，所以有吴之名也。"吴茱萸，省称作吴萸。味辛辣，故名"辣子"。入药以陈久者为良，因称陈吴萸。放置经年，烈气渐消，性味趋于平淡，淡茱萸、淡吴萸因以得名。

392 岗梅根 gangmeigen 《生草药性备要》

【来源】　为冬青科植物梅叶冬青的根。

【异名】　灯秤根、灯秤子根、灯秤仔头、白甘草、万点金（《岭南采药录》），百解（《广西中兽医药用植物》），秤杆根、金包银（《南宁市药物志》），天星根（《广西中草药》），点秤根（广州部队《常用中草药手册》），七星蕺、山梅根（《南方主要有毒植物》），土白芍（《浙南本草新编》），土甘草（广东、湖南、广西），百点金（福建、台湾），先苦后甜、轻骨头、梅根、苦梅根、秤星根、青梅根、点星根（广东），订称根、乌鸡骨、风梅根（台湾），秤百根（湖南）。

【植物名】　梅叶冬青 *Ilex asprella* (Hook. et Arn.) Champ. ex Benth.

异名：岗梅、槽楼星、檀楼星（《生草药性备要》），秤星树（《植物名实图考》），假青梅（《岭南大学校园植物名录》），梅叶冬青（《广州植物志》），满天星、白点秤、百解树（《广西药用植物图志》），点秤星（《岭南草药志》），秤星木（广州部队《常用中草药手册》），秤星子柴、百解茶（《湖南农村常用中草药手册》），天星木（《全国中草药汇编》），点秤木、山甘草、点秤树、岗梅树、假冬青、点杆树、灯秤花、苦梅树（广东），山青梅、秤星柴、秤花茶、千斤称、红军草（福建），星子柴、乌皮柴、麻子树、百解柴、犁蜡树（湖南），订秤花、汀秤子（台湾），假甘草、假秤星（广西），秤花柴（浙江）。

【性味与归经】　味苦、甘，性寒。归肺、胃经。

【功能与主治】　清热，生津，活血，解毒。用于感冒，头痛眩晕，热病燥渴，痧气，热泻，肺痈，咳血，喉痛，痔血，淋病，痈毒，跌打损伤。

释名考订

《植物名实图考》卷三十三"秦皮"条下有云："湖南呼秤星树，以其皮有白点如称（秤）星。"

经考，所云秤星树者应是冬青科植物梅叶冬青 *Ilex asprella*（Hook. et Arn.）Champ. ex Benth.。本品的花叶与梅树相似，多生山岗，故名岗梅、山梅。枝条细长光滑，干后呈褐色，有明显的白色点状皮孔，形如秤星，故有秤星树、点秤星、天星木诸名。万点金、满天星者，亦因其点状皮孔而得名。"灯秤"者，"灯"当为"戥"音近讹字。戥（děng），即戥子，又名戥秤，为一种小秤，多用来称量贵重物品，如金银、细料药品。根略呈圆柱形，稍弯曲，表面灰黄色至灰褐色，有纵皱纹，木部浅黄色，形似甘草，白甘草、土甘草、假甘草、山甘草等因以得名。

393 针砂 zhensha 《本草拾遗》

【来源】为制钢针时磨下的细屑。

【异名】铁精（《新修本草》），钢砂（《本草拾遗》），铁粉（《太平圣惠方》），铁砂（《医学入门》），针粉（《医宗粹言》），铁针砂（《中国医学大辞典》），钢砂粉（《本草药名集成》）。

【性味与归经】味辛、酸、咸，性微寒。归肝、脾、大肠经。

【功能与主治】镇心平肝，健脾消积，补血，利湿，消肿。用于惊悸癫狂，血虚黄肿，泄泻下痢，尿少水肿，风湿痹痛，项下气瘿。

释名考订

针砂首见于《本草拾遗》，曰："针砂……飞为粉，功用如铁粉。"《本草图经》在"铁"条下注曰："作针家磨镞细末谓之针砂。"可见，针砂为制针时磨下的细屑，故名。

394 牡蛎 muli 《神农本草经》

【来源】为牡蛎科动物长牡蛎、大连湾牡蛎或近江牡蛎的贝壳。

【异名】蛎蛤（《神农本草经》），古贲（杨孚《异物志》），牡蛤（《名医别录》），左顾牡蛎（《肘后方》），蛎房、蚝山、蚝莆（《本草图经》），母蛎（《类编朱氏集验方》），白牡蛎（《世医得效方》），蛎壳（《普济方》），海蛎子壳、海蛎子皮（《山东中药》），左壳（《中药志》），牡蛎壳（《药材学》），蚝壳（《浙江中药手册》），大蛎子壳（《北方常用中草药手册》），左牡蛎（《全国中草药汇编》）。

【动物名】（1）长牡蛎 *Ostrea gigas* Thunberg

异名：蚝（《本草纲目》），海蛎子（《中国药用海洋生物》），大牡蛎（《中国药用动物志》）。

（2）大连湾牡蛎 *Ostrea talienwhanensis* Crosse

异名：海蛎子（辽宁）。

（3）近江牡蛎 *Ostrea rivularis* Gould

异名：海蛎子（辽宁、山东），蚝（广东、福建），猴蜊、蛎黄、蚝蛎子（浙江）。

【性味与归经】味咸，性微寒。归肝、胆、肾经。

【功能与主治】重镇安神，潜阳补阴，软坚散结。用于惊悸失眠，眩晕耳鸣，瘰疬痰核，癥瘕痞块。

释名考订

陶弘景曰："道家方以左顾是雄，故名牡蛎，右顾则牝蛎也。或以尖头为左顾，未详孰是。""牡"，原作雄性兽类释，引申为雄性。"牝"，原作雌性兽类释，引申为雌性。《本草衍义》不从陶说，云："《本经》不言左顾，止从陶说。而段成式亦云：牡蛎言牡，非谓雄也。且如牡丹，岂有'牝丹'乎？此物无目，更何顾盼？"今按，方书谓牡蛎左顾者雄，但左顾右顾辨之颇难。覆视为左者，仰视则为右。若不先辨其覆与仰，何以辨其左顾、右顾耶？然牡蛎确有左右之分，不在其"顾"，而在其壳也。按牡蛎分左右两壳，其较大而厚、背部突起、内面凹陷者称为左壳，又称下壳；较扁平如盖状者称为右壳，又称上壳。习惯认为以左壳为佳。《国语·越语下》云："凡陈之道，设右以为牝，益左以为牡。"《淮南子·兵略》云:"左牡而右牝。"依此训,本品以左壳为佳,故名牡蛎。"蛎"者,《本草纲目》曰:"曰蛎曰蚝,言其粗大也。"

395 牡蒿 muhao 《名医别录》

【来源】为菊科植物牡蒿的全草。

【异名】蔚(《诗经》),牡菣(《毛诗传》),齐头蒿(《新修本草》),水辣菜(《救荒本草》),土柴胡(《陆川本草》),猴掌草(《江西民间草药》),布菜、铁菜子(《民间常用草药汇编》),脚板蒿(《湖南民间药物资料》),流尿蒿(《四川中药志》),臭艾、碗头青、油艾(《闽东本草》),牛尾蒿、白花蒿(《江苏药材志》),油蓬、奶疳药、花艾草、六月雪、老鸦青、马莲蒿、马根柴、鹅草药(《浙江民间常用草药》),菊叶柴胡(《广西中草药》),野塘蒿(《全国中草药汇编》),嫩青蒿(东北、江苏),沙祖叶、沙竹叶(东北),青蒿(上海、浙江、安徽、广西、四川、河南、云南、辽宁、江苏),熊掌草(江苏、上海),油蒿(浙江、陕西),草柴胡、白鸡肉菜、假柴胡、假青蒿、大青蒿、追痧药、五托莲、三托莲(广西),铁洗帚、蓬蒿、青蓬、茶水蓬、铁指甲(浙江),山芙蓉、耗子药、土前胡、鸡肉菜、银柴胡(广东),鸭脚板草、鸡脚痧、和尚菜、毛柴胡、野柴胡(湖南),茶西蓬、火烧草、傲菜头(福建),土青蒿、七灯花(四川),香蒿、青蒿草(江苏),米蒿、拨拉蒿(山东),铁蒿、壮蒿(云南),脱叶蒿、香青蒿(安徽),花等草(吉林),匙叶艾(台湾)。

【植物名】牡蒿 *Artemisia japonica* Thunb.

【性味与归经】味苦、甘,性凉。

【功能与主治】清热,凉血,解毒。用于夏季感冒,肺结核潮热,咯血,小儿疳热,衄血,便血,崩漏,带下,黄疸型肝炎,丹毒,蛇虫咬伤。

释名考订

牡蒿始载于《名医别录》,列为下品。《尔雅》云:"蔚,牡菣。"又云:"蒿,菣也。"邢昺疏:"孙炎云:'荆楚之间,谓蒿为菣。'"则"蔚"即为牡蒿也。李时珍认为牡蒿是"蒿之无子者,则牡之名以此也"。实非。《尔雅义疏》云:"内子微细不可见,故人谓无子也。"李时珍又云;"诸蒿叶皆尖,此蒿叶独多而秃,故有齐头之名。"熊掌草、猴掌草、脚板蒿等,皆以其叶形似而得名。《本草纲目》谓牡蒿"嫩时可茹",水辣菜、和尚菜、鸡肉菜等因以名之。多用于夏季感冒,故名追痧药。其解热之功同柴胡,遂有诸"柴胡"名。

396 牡丹皮 mudanpi 《金匮要略方论》

【来源】为毛茛科植物牡丹的根皮。

【异名】白牡丹根皮(《世医得效方》),牡丹根皮(《活幼心书》),粉丹皮(《滇南本草》),丹皮(《本草正》),粉牡丹(《幼幼集成》),丹根(《贵州民间方药集》),条丹皮(《全国中草药汇编》),香丹皮、红丹皮(湖北),山丹皮、抽骨丹皮(山西),紫丹皮(青海)。

【植物名】牡丹 *Paeonia suffruticosa* Andr.

异名:鹿韭、鼠姑(《神农本草经》),白术(《广雅》),百两金、吴牡丹(《新修本草》),木芍药(《开元天宝遗事》),山牡丹(《本草图经》),富贵花(《滇南本草》),花王(《洛阳名园记》),天香国色、洛阳花(《广群芳谱》),云南牡丹(《植物分类学报》),铁角牛(湖南)。

【性味与归经】味苦、辛,性微寒。归心、肝、肾经。

【功能与主治】清热凉血,活血化瘀。用于热入营血,温毒发斑,吐血衄血,夜热早凉,无汗骨蒸,经闭痛经,跌扑伤痛,痈肿疮毒。

释名考订

牡丹为多年生落叶小灌木,亦为著名的观赏花卉,素有"花王"之称。《春晖堂花卉图记》云:

"群花中以牡丹为第一，故世谓牡丹为花王。"以根皮入药，名牡丹皮，简作丹皮。陶弘景曰："今东间亦有，色赤者为好。"《新修本草》曰："生汉中……似似芍药，肉白皮丹。"药用根皮，色丹，故名丹皮。断面粉性，因称粉丹皮。"牡"，指雄性的兽类，引申为雄性。《说文解字·牛部》："牡，畜父也。"《广雅·释兽》："牡，雄也。"据郭沫若《甲骨文字研究》，牡字卜辞从丄，乃牡器之形象。《本草纲目》曰："牡丹以色丹者为上，虽结子而根上生苗，故谓之牡丹。"根据古人经验，种植牡丹不用种子，而以根上之苗直接分株繁殖，这样，植株即犹无牡无牝之匹，故谓之"牡"。《本草纲目》又曰："唐人谓之木芍药，以其花似芍药，而宿干似木也。"牡丹一名白术，《广雅》云："白术，牡丹也。"而芍药也有"白术"之名，《名医别录》云："芍药一名白术。"王念孙曰："牡丹，木芍药也，故得同名。"

397 牡荆子 mujingzi
《本草经集注》

【来源】为马鞭草科植物牡荆的果实。

【异名】小荆实（《神农本草经》），牡荆实（《名医别录》），梦子（《石药尔雅》），黄荆子、黄金子、荆条果（《药材学》），荆子（山东）。

【植物名】牡荆 *Vitex negundo* L. var. *cannabifolia*（Sieb. et Zucc.）Hand. – Mazz.

异名：楚（《诗经》），荆（《广雅》），黄荆（《本草图经》），小黄荆柴、七叶荆柴（《广西中兽医药用植物》），小荆（《中国药用植物图鉴》），蒲姜（《泉州本草》），黄荆柴、黄荆棓、黄荆毒、龙钟、黄根贡、金字塔（《浙江民间常用草药》），中型牡荆（《秦岭植物志》），五指风、布荆（《全国中草药汇编》），布惊草（《中药大辞典》），蚊香草（《福建药物志》），中间黄荆（《云南种子植物名录》），蚊子柴、山京木、黄荆条、土柴胡（广西、江西），五指柑（广东、福建），土常山（湖南、福建），布荆草、铺香、午时草、埔姜、埔香、洋公柴、铺香柴、黄荆樵、皮香埔荆、杨姜柴（福建），七叶黄荆、荆柴、文尚柴（江西），黄金条、荆条棵（江苏），野牛膝（湖南），黄荆棵子（湖北），荆条（山东），白荆茶（河南），牡荆条（安徽），黄荆树（浙江），假青麻（广东）。

【性味与归经】味苦、辛，性温。归肺、大肠经。

【功能与主治】祛痰下气，止咳平喘，理气止痛，化湿。用于咳嗽气喘，胃痛，泄泻，痢疾，疝气痛，脚气肿胀，白带，白浊。

释名考订

本品始载于《神农本草经》"蔓荆"条下，原名小荆实。《新修本草》云："蔓荆子大，牡荆子小，故呼小荆。"按蔓荆和牡荆的果实均为球形。蔓荆的果实径约5mm；牡荆的果实稍小，径约2～3mm，故有小荆实之名。古称植物中不开花、不结实者为"牡"。《周礼·秋官·蝈氏》郑玄注："牡蘜，蘜不华者。"但牡荆之"牡"并非此义。《新修本草》云：牡荆"茎劲作树，不为蔓生，故称为牡，非无实之谓也。"古代蔓荆和牡荆两者常混淆，后经区分，相对而论，蔓荆"其枝小弱如蔓"；而牡荆，则高大坚劲，"年久不樵者，其树大如碗也"，故名之为"牡"，为雄劲之义。"荆"，《本草纲目》曰："古者刑杖以荆，故字从刑。"《广雅疏证》则云："楚茎坚强，故谓之荆。荆、强古声相近。""楚"之名出于《诗·周南·汉广》，云："翘翘错薪，言刈其楚。"《说文解字·木部》云："楚，丛木。一名荆也。"《本草纲目》曰："其生成丛而疏爽，故又谓之楚。"又《物类相感志》曰："荆叶逼蚊。"故有蚊香草、蚊子柴诸名。

398 何首乌 heshouwu
《何首乌传》

【来源】为蓼科植物何首乌的块根。

【异名】地精（《何首乌传》），赤敛（《理伤续断秘方》），首乌（《经验方》），陈知白（《开宝本草》），红内消、疮帚、赤何首乌（《外科精要》），胡首乌（《扁鹊心书》），马肝石、山奴、山哥、山伯、山翁、山精（《本草纲目》），内红消（《草药图经》），夜交藤根（《药材学》），赤首乌（《中药材品种论述》），野番薯、夏首乌、金首乌、猢狲鼓（《浙江民间常用草药》），黄花乌根、小独根（《云南中草药选》），黄花污根、血娃娃（《云南药用植物名录》），首红（《广东中药志》），铁称砣（湖南、陕西、贵州），何相公、铁秤它、首午（湖南），土首乌、乌肝石（广东），地八仙、涩疙瘩（四川），和尚乌、望肿消（安徽），野番藷、野番茄（福建），山首乌（河北），黑首乌（河南），药首乌（江苏南京），

【植物名】何首乌 *Polygonum multiflorum* Thunb.

异名：野苗、交藤、夜合、交茎、桃柳藤（《何首乌传》），赤葛、九真藤（《斗门方》），芮草、蛇草（《汉音韵府》），多花蓼（《中国北部植物图志》），紫乌藤（《中药大辞典》），串枝莲（湖南、四川、贵州），大犁头草、黎头青、秤陀消、犁口菜（湖南），野益菜（广东），挂犁青（广西），虎掌果蓼（云南）。

【性味与归经】味苦、甘、涩，性微温。归肝、心、肾经。

【功能与主治】补肝肾，益精血，乌须发，强筋骨，化浊降脂。用于血虚萎黄，眩晕耳鸣，须发早白，腰膝酸软，肢体麻木，崩漏带下，高脂血症。

释名考订

何首乌之名源于民间传说。《日华子本草》曰："其药本草无名，因何首乌见藤夜交，便即采食有功，因以采人为名尔。"交藤、夜合、交茎等亦以此说而得名。另有一种传说：古代有何姓老叟，因服本品而长命百岁且头发乌黑，故以为名。此说源于唐李翱所著《何首乌传》，书中有"何首乌者，顺州南河县人……首乌服药，亦生数子，年百三十岁，发犹黑"的记述。《本草图经》亦云："此药本名交藤，因何首乌服而得名也。"马肝石者，《本草纲目》曰："汉武时，有马肝石能乌人发，故后人隐此名，亦曰马肝石。赤者能消肿毒，外科呼为疮帚、红内消。"望肿消，其名义同。葡萄科植物白蔹的块根肉白，古人多用于敛疮，故有白敛（蔹）之名；何首乌外表赤褐，功能消肿敛疮，乃得赤敛之称。《本草纲目》又引《斗门方》云："取根若获九数者，服之乃仙。故名九真藤。"桃柳藤以叶形名；铁称砣、涩疙瘩、野番薯以根形名。其茎蔓延缠绕，故有蛇草之名，象形也。古本草认为首乌"有赤、白二种"，本品表面红褐色，因称赤首乌。山精、山翁、山伯、山哥、山奴者，因首乌生山中，并据其生长年限之长短而依次命名。

399 伸筋草 shenjincao 《分类草药性》

【来源】为石松科植物石松的全草。

【异名】过山龙、穿山藤（《滇南本草》），宽筋藤、太岁葛（《生草药性备要》），火炭葛（《本草求原》），小伸筋（《植物名实图考》），狮子毛草（《中药材手册》），立筋草、舒筋草（《四川中药志》），石松子（《中国药用植物图鉴》），筋骨草（《陕西中药志》），绿毛伸筋、凤尾伸筋（《湖南药物志》），大金鸡草（《植物分类学报》），蜈蚣藤、大地毛公、缠身龙、猫藤草、通伸草、山猫儿、老虎垫坐、盘龙草、烂腰蛇、宽筋草、穿山龙、狮子毛、全身龙、地套（《浙江民间常用草药》），铺筋草、抽筋草、分筋草、过筋草、地棚窝草（《重庆草药》），万岁藤（《安徽中草药》），大伸筋草（《丽江中药》），凤尾伸筋草（《陕甘宁青中草药选》），通身草、飞蛇草、地缘（《浙南本草新编》），狮子尾（《全国中草药汇编》），石蜈蚣、寸寸草（南药《中草药学》），狮子草（陕西、甘肃、宁夏、青海、贵州），金腰带（陕西、甘肃、宁夏、青海、湖北），金毛狮子草（四川、江苏），铺地蜈蚣（广西、湖南），蜈蚣草（四川、江西），寸金草（湖北、四川），木石松、蜈蚣七、松筋草、筋草、爬行蜈蚣（四川），地刷子、爬山龙、猴子尾巴（云南），青龙草、龙角草、九龙草（江西），满绿通筋、鱼子草（湖南），伸筋还阳、树儿分筋（湖北），九节风、地松柏（广西），小伸筋草（陕西），马尾生根（浙江），蚰斗草（福建）。

【植物名】石松 *Lycopodium japonicum* Thunb.

【性味与归经】味微苦、辛，性温。归肝、脾、肾经。

【功能与主治】祛风除湿，舒筋活络。用于关节酸痛，屈伸不利。

释名考订

本品以石松之名始载于《本草拾遗》，曰："石松生天台山石上，如松，高一二尺也。"生于石上，其形如松，因称石松。主茎匍匐状，圆柱形，细长弯曲，长可达 2～3m，表面黄色或淡棕色；叶螺旋状排列，线状披针形，细如毛刺，以其形似而有过山龙、金腰带、狮子毛草、猴子尾巴、爬行蜈蚣诸名。伸筋草之名始见于清《分类草药性》，因其功能祛风通络、舒筋活血，故名。宽筋藤、舒筋草、通身草等亦以此而得名。

400 皂荚 zaojia 《神农本草经》

【来源】为豆科植物皂荚的成熟果实。

【异名】鸡栖子（《广志》），皂角（《肘后方》），大皂荚（《千金要方》），长皂荚（《本草图经》），悬刀（《外丹本草》），长皂角（《仁斋直指方》），大皂角（《本草纲目》），皂角荚（《先醒斋广笔记》），胰皂、扁皂角（《中国药用植物志》），肥皂荚、山皂角、肉皂角（《广西中兽医药用植物》），皂吉（《药材资料汇编》），山皂荚（南药《中草药学》），大皂（《上海市中药饮片炮制规范》），鬼刀（贵州），刀皂（湖南），平皂角（河南）。

【植物名】皂荚 *Gleditsia sinensis* Lam.

异名：马鱼儿菜（《救荒本草》），皂荚树（《中药志》），皂角树（江苏、四川），台树（江苏），牙皂树（浙江）。

【性味与归经】味辛、咸，性温；有毒。归肺、肝、胃、大肠经。

【功能与主治】开窍，祛痰，通便。用于卒然昏迷，口噤不开，喉中痰壅，支气管哮喘，便秘，颈淋巴结结核。

释名考订

皂荚，《玉篇·白部》云："皂，色黑也。"《本草纲目》曰："荚之树皂，故名。"皂荚色紫黑，故以"皂"冠名。"荚"者，《广雅·释草》："豆角谓之荚。"王念孙《疏证》："荚之言夹也，两旁相夹豆在其中也。豆荚长而端锐，如角然，故又名豆角。"则皂荚又称皂角。悬刀、刀皂，因其荚形似刀；鬼刀者，形似刀而色黑也。鸡栖者，暮也。暮者，天色乌黑也。《诗·王风·君子于役》："鸡栖于埘，日之夕矣，羊牛下来。"故鸡栖子之名亦以皂荚之色黑为说。本品以长大多脂者为佳，故有"长"、"大"、"肥"、"肉"诸缀。

401 皂角刺 zaojiaoci 《本草衍义补遗》

【来源】为豆科植物皂荚的棘刺。

【异名】皂荚针、皂荚刺（《太平圣惠方》），皂角刺针（《普济方》），皂角针（《医学纲目》），皂刺（《医学入门》），天丁（《本草纲目》），药用皂角刺（《中国主要植物图说·豆科》），皂针片（《药材学》），皂针（《中药材手册》），角刺（《南方主要有毒植物》），皂丁（《全国中草药汇编》），皂脚针（河北、江苏），角刺片、荚角刺（江苏），刺皂（安徽），皂角板刺（山东）。

【植物名】皂荚 *Gleditsia sinensis* Lam.

【性味与归经】味辛，性温。归肝、胃经。

【功能与主治】消肿托毒，排脓，杀虫。用于痈疽初起或脓成不溃；外治疥癣麻风。

释名考订

本品为豆科植物皂荚的棘刺，皂荚又名皂角，本品因称皂角刺。皂角针者，《集韵·沁韵》："针，刺也。"《本草纲目》有称"天丁"。"丁"者，钉也。朱骏声《说文通训定声》云："丁，今俗以钉为之。"按皂荚的棘刺粗壮，通常 1～2 次分枝，主刺长可达 18cm，基部粗可达 12mm，末端尖锐，全体紫棕色，质坚硬，不易折断，酷似一枚巨大的钉。然此钉并非人力所为，而是自然所成，犹如上天赐予、天所设施，故名"天丁"。参见"皂荚"条。

402 佛手 foshou 《中馈录》

【来源】 为芸香科植物佛手的果实。

【异名】 佛手柑（《滇南本草》），佛手香橼（《闽书》），蜜筩柑（《黔书》），蜜罗柑（《古州杂记》），飞穰（《花镜》），佛指柑（《零陵县志》），拳佛手、开佛手（《中国树木分类学》），福寿柑（《民间常用草药汇编》），佛掌、手片（《四川中药志》），五指柑（《广西中药志》），佛手片（《新华本草纲要》），陈佛手（《常用中药名辨》），手柑、十指柑（广东），手橼（广西），十指香圆（福建），佛手香柑（台湾）。

【植物名】 佛手 *Citrus medica* L. var. *sarcodactylis* Swingle

异名：九爪木（南药《中草药学》）。

【性味与归经】 味辛、苦、酸，性温。归肝、脾、胃、肺经。

【功能与主治】 疏肝理气，和胃止痛，燥湿化痰。用于肝胃气滞，胸胁胀痛，胃脘痞满，食少呕吐，咳嗽痰多。

释名考订

佛手，以其果实状如人手而得名。因与柑橘同类，乃称佛手柑、五指柑、佛指柑。"佛手"与"福寿"谐音，故又名福寿柑。柑果先端分裂如拳状者，名为拳佛手；张开似手指者，称为开佛手。本品在古代常与香橼相混，故《闽书》有佛手香橼之名。《黔书》有名"蜜筩柑"。筩（tǒng），为桶状或筒状物。柑果先端分裂张开后，内部形成桶状，味甘，因称蜜筩柑。

403 佛甲草 fojiacao 《本草图经》

【来源】 为景天科植物佛甲草的全草。

【异名】 火烧草、火焰草（《履巉岩本草》），佛指甲（《本草纲目》），半支连（《医宗汇编》），铁指甲（王安卿《采药志》），狗牙半支（《本草纲目拾遗》），龙牙草、回生草（《草木便方》），禾雀舌（《岭南采药录》），禾雀脷（《广州植物志》），万年草、午时花、小叶刀嫩草（《福建民间草药》），金枪药（《江西民间草药》），小佛指甲（《贵阳民间草药》），尖叶佛甲草（《浙江民间草药》），尖叶小石指甲、鼠牙半枝（《四川中药志》），柱开口（《本草推陈》），麻雀舌（《广西药用植物名录》），鼠牙半枝莲（《江西草药》），土三七、养鸡草（《广西中草药》），狗牙菜（《秦岭植物志》），金莿插（《台湾植物志》），指甲草、打不死、尖叶石指甲（《全国中草药汇编》），狗牙瓣（贵州、湖南），细叶马齿苋、石马齿苋、脐风草（安徽），虎牙草、雀仔舌、瓜子莲（广西），黄开口草、马牙半支、虎牙半支（江苏），半枝莲、瓦茜、仙人指甲（福建），猪牙齿、尖甲草（江西），还魂草（贵州），狗牙齿（浙江），细叶打不死（云南），狗牙子草（湖南），小马齿菜（河南）。

【植物名】 佛甲草 *Sedum lineare* Thunb.

【性味与归经】 味甘、淡，性寒。归肺、肝经。

【功能与主治】 清热解毒，利湿，止血。用于咽喉肿痛，目赤肿毒，热毒痈肿，疔疮，丹毒，缠腰火丹，烫火伤，蛇虫咬伤，黄疸，湿热泻痢，便血，崩漏，外伤出血，扁平疣。

释名考订

本品之叶尖长而小，质肥厚，以形似而有佛指甲、佛甲草、麻雀舌、狗牙菜诸名。其性耐久难燥，生命力强，回生草、还魂草、打不死等因以得名。蓇葖果成熟时沿缝线裂开，呈五角星状，因称柱开口。午时花之名恐是误称。本品与马齿苋科植物大花马齿苋形态颇为相似，甚至连名称也非常接近。如大花马齿苋在广西也被称为佛甲草，它们都有半支连、禾雀脷、万年草、还魂草等异名。佛甲草有名打不死，大花马齿苋则有"打砍不死"的别称。大花马齿苋花期 6～7 月，通常在中午阳光强烈时开放，光弱时闭合，故有午时花之名。佛甲草并无这个特性，但也被称为午时花，这可能是与大花马齿苋混称的结果。

404　余甘子 yuganzi 《临海异物志》

【来源】 为大戟科植物余甘子的果实。

【异名】 菴摩勒（《南方草木状》），庵摩勒、余甘（《新修本草》），庵摩落迦果（《本草拾遗》），谏果（《齐东野语》），橄榄（《滇南本草》），庵摩罗迦果、庵罗果、香盖（《本草纲目》），土橄榄（《云南记》），庵罗迦果（《阳春县志》），油柑（《岭南采药录》），望果（《中国树木分类学》），油甘子（《广州植物志》），牛甘子（《南宁市药物志》），橄榄子（《四川中药志》），喉甘子、鱼木果（《广西药用植物名录》），滇橄榄（《云南中草药选》），油柑子（《全国中草药汇编》），园酸角（《云南西双版纳傣药志》），油甘（广东、广西、云南），牛甘果、后甘子（广西），山油柑（广东）。

【植物名】 余甘子 *Phyllanthus emblica* L.

异名：余甘树（陈祈畅《异物志》），土油树（广东），橄榄树（云南文山）。

【性味与归经】 味甘、酸、涩，性凉。归肺、胃经。

【功能与主治】 清热利咽，润肺化痰，生津止渴。用于感冒发热，咽痛口干，燥咳痰黏，烦热口渴。

释名考订

本品首载于《南方草木状》，原名菴摩勒。至唐，《新修本草》始有"余甘"之名。陈藏器云："《梵书》名庵摩勒，又名庵摩落迦果。"据《汉语大词典》，本品梵语作庵罗、庵摩勒，义译为无垢果。今按，现传梵语读如 Amlaki, Amlaka, 伊朗语 Amuleh, 印地语、孟加拉国语、尼泊尔语则都为 Amla。汉译"庵摩勒"似更近于伊朗语 Amuleh，而《本草拾遗》所载之"庵摩落迦"则与梵语十分相近。又《本草图经》曰：余甘子"其俗亦作果子啖之，初觉味苦，良久便甘，故以名也"。此性与橄榄相类，故亦有"谏果"之名，释义参见本书"青果"条。油甘、牛甘、喉甘、后甘者，皆为"余甘"音近之讹。

405　谷精草 gujingcao 《开宝本草》

【来源】 为谷精草科植物谷精草的带花茎的头状花序。

【异名】 戴星草（《开宝本草》），文星草、流星草（《本草纲目》），移星草（《现代实用中药》），珍珠草（《江苏省植物药材志》），天星草（《南宁市药物志》），鱼眼草（《陆川本草》），灌耳草（《四川中药志》），谷精珠（《药材学》），鼓槌草（《中国药用植物图鉴》），翳子草、满天星、羊壳珠、金箍棒（《湖南药物志》），酒并草（江西《草药手册》），鼓锤草（《湖北中草药志》），顶子草（《陕甘宁青中草药选》），谷星草（《植物名释札记》），羊谷珠（《湖南省中药材炮制规范》），角精草（《山西中药炮制规范》），佛顶珠（四川、贵州），耳朵刷子、挖耳朵草、衣钮草（浙江），癫痫头草（江苏），牛毛针（云南），谷精子（福建），米米芯（安徽）。

【植物名】 谷精草 *Eriocaulon buergerianum* Koern.

异名：波氏谷精草（《中国经济植物志》），连萼谷精草（《台湾植物志》）。

【性味与归经】 味辛、甘，性平。归肝、肺经。

【功能与主治】 疏散风热，明目退翳。用于风热目赤，肿痛羞明，眼生翳膜，风热头痛。

释名考订

本品多生于水田或溪沟湿地。《本草纲目》曰："谷田余气所生，故名谷精。"《开宝本草》曰：

"一名戴星草，花白而小圆似星，故有此名尔。"鹥子草、移星草以功能而名；"流星"、"鱼眼"、"癫痫头"、佛顶珠等以花形而名。花生于茎之顶端，状如繁星，因称满天星。本品入药部位为头状花序带花茎，以其形似，而有鼓槌（锤）草、衣钮草、耳朵刷子诸名。

406 龟甲 ^{guijia} 《神农本草经》

【来源】 为龟科动物乌龟的背甲及腹甲。

【异名】 神屋（《神农本草经》），龟壳（《淮南子》），败龟甲（《小品方》），龟版、败将、败龟版（《日华子本草》），山龟壳（《太平圣惠方》），漏天机（《本草图经》），龟筒（《本草衍义》），龟下甲（朱丹溪），败龟壳（《普济方》），龟底甲（《药品化义》），元武板（《本草害利》），龟腹甲（《医林纂要·药性》），坎板、拖泥板（《药材学》），乌龟板、乌龟壳（《全国中草药汇编》），龟板（《中国药典》），生龟板、血龟板（《常用中药名辨》），龟底板（《中药正别名》），玄武版（《上海市中药饮片炮制规范》），下甲（河北、山西）。

【动物名】 乌龟 *Chinemys reevesii*（Gray）

异名：龟（《周礼》），水龟（《尔雅》），神龟（《神农本草经》），元绪（崔豹《古今注》），玄衣督邮（《本草纲目》），田龟（《便民食疗》），金龟（《中药志》），金钱龟、草龟（《中国药用动物志》），泥龟、墨龟（《浙江动物志》），金线龟、山龟、秦龟（《常见药用动物》），金头龟（浙江、广西）。

【性味与归经】 味咸、甘，性微寒。归肝、肾、心经。

【功能与主治】 滋阴潜阳，益肾强骨，养血补心，固经止崩。用于阴虚潮热，骨蒸盗汗，头晕目眩，虚风内动，筋骨痿软，心虚健忘，崩漏经多。

释名考订

本品为龟科动物乌龟的甲壳，故名龟甲。"龟"，繁体字作"龜"，为象形字。古人认为龟头形与蛇头相似，故"龜"字上方作"它"字，下方再加足、甲、尾即成"龜"字。《说文解字》云："龜，旧也，外骨内肉者也。从它，龜头与它头同……（"龜"字的其余部分）象足、甲、尾之形。"段玉裁注："从它者，象蛇头而已，左象足，右象背甲，曳者象尾。"今按，"它"是"蛇"之本字。《玉篇·它部》："它，蛇也。"后被假借为其它的"它"，另加虫旁作"蛇"字。龟在古代与麟、凤、龙并称四灵，因呼神龟。元绪之名出于传说。《水经注·浙江水》引南朝宋刘敬叔《异苑》云："孙权时，永康县有人入山，遇一大龟，即束之以归……夜宿越里，缆船于大桑树。宵中，树忽呼龟曰：'元绪，奚事尔也？'"后以"元绪"为龟之别名。《本草纲目》曰："龟甲……古者上下甲皆用之。"故有龟壳、神屋、败龟甲诸名。又曰："至《日华》始用龟版，而后人遂主之矣。"唐《日华子本草》以后，多以下甲入药。以其呈板片状，故称龟版（板）。有名玄武版。玄武，为古代神话中的北方之神，其形为龟，或龟蛇合体。《礼记·曲礼》孔颖达疏："玄武，龟也。"洪兴祖云："玄武，谓龟蛇，位在北方故曰玄，身有鳞甲故曰武。"又称元武板。元武即玄武，宋真宗时期为避赵氏始祖玄朗讳而改"玄"为"元"故也。以龟之下甲入药的历史至今已逾千年。近年《中国药典》规定，恢复以龟的上下甲共同入药，并将药材的正名改为龟甲。

407 辛夷 ^{xinyi} 《神农本草经》

【来源】 为木兰科植物望春花、玉兰或武当玉兰的花蕾。

【异名】 辛矧、侯桃、房木（《神农本草经》），辛雉（《甘泉赋》），木笔、迎春（《本草拾遗》），木笔花（《蜀本草》），望春、猪心花、石莶（《花镜》），迎春花（《中药志》），望春花（《中药材手册》），毛辛夷、辛夷桃（《山西中药志》），姜朴花（《四川中药志》），春花（《全国中草药汇编》），辛夷花（南药《中草药学》），会春花、杜春花（《本草药名集成》）。

望春花：大毛桃、二毛桃、驴奶头、黄柄驴奶头、翻毛鸡（河南）。

玉兰：玉兰花（《滇南本草》），白玉兰（《新华本草纲要》），应春花（湖北、云南），安春花（安徽），玉堂春（广东广州）。

武当玉兰：二月花、应春花、金山二月花（四川）。

【植物名】（1）望春花 *Magnolia biondii* Pamp.

异名：法氏木兰（《中国树木分类学》），望春玉兰（《中药材手册》），法氏辛夷（《中药志》），线萼辛夷（《全国中草药汇编》），华中木兰（《湖北植物志》）。

（2）玉兰 *Magnolia denudata* Desr.

异名：白木莲（《本草纲目启蒙》），望春树（湖北），姜朴（陕西），木花树（四川）。

（3）武当玉兰 *Magnolia sprengeri* Pamp.

异名：湖北木兰、大花玉兰（《中国树木分类学》），大花木兰（《经济植物手册》），朱砂玉兰（《秦岭植物志》），红花木兰（《湖北植物志》），应春树（《云南种子植物名录》），武当木兰、迎春树（湖北）。

【性味与归经】味辛，性温。归肺、胃经。

【功能与主治】散风寒，通鼻窍。用于风寒头痛，鼻塞流涕，鼻鼽，鼻渊。

释名考订

辛夷始载于《神农本草经》，列为上品。《本草纲目》曰："夷者，荑也。其苞初生如荑而味辛也。"按草木始生之芽曰荑。《玉篇·草部》云："荑，始生芽也。"《集韵·齐韵》："荑，卉木初生叶儿。"辛荑花蕾初生时，形似初生的叶芽，且味辛香，故名辛夷。《本草拾遗》云："辛夷花未发时，苞如小桃子，有毛，故名侯桃。初发如笔头，北人呼为木笔。其花最早，南人呼为迎春。"《本草纲目》又云："杨雄《甘泉赋》云：列辛雉于林薄。《服虔注》云：即辛夷。雉、夷声相近也。今本草作辛矧，传写之误也。"

408 羌活 qianghuo 《神农本草经》

【来源】为伞形科植物羌活或宽叶羌活的根茎及根。

【异名】羌青、护羌使者（《神农本草经》），胡王使者（《吴普本草》），羌滑（《本草蒙筌》），退风使者（《国药的药理学》），黑药（《青海药材》），狗引子花、曲药（《全国中草药汇编》），西羌活（《常用中药名辨》），螺丝羌、川羌、西羌、牛尾羌（《本草药名集成》）。

羌活：蚕羌、竹节羌（《中药志》），节羌（《中药材商品知识》）。

宽叶羌活：条羌、大头羌、疙瘩羌（《中药志》）。

【植物名】（1）羌活 *Notopterygium incisum* Ting ex H. T. Chang

异名：裂叶羌活（《中药志》），大马尿芹（云南），竹节羌活（四川马尔康）。

（2）宽叶羌活 *Notopterygium forbesii* Boiss.

异名：福氏羌活（《中药志》），岷羌活（《秦岭植物志》），川羌活（南药《中草药学》），鄂羌活（《中药大辞典》），云南羌活（云南）。

【性味与归经】味辛、苦，性温。归膀胱、肾经。

【功能与主治】解表散寒，祛风除湿，止痛。用于风寒感冒，头痛项强，风湿痹痛，肩背酸痛。

释名考订

羌活始见于《神农本草经》"独活"项下，列为别名。历代本草多将羌活与独活相混。至明，《本草纲目》仍将羌活与独活合并叙述，但谓："独活、羌活乃一类二种，以他地者为独活，西羌者为羌活。"《说文解字·羊部》云："羌，西戎牧羊人也。从人，从羊；羊亦声。"《风俗通》云："羌……主牧羊，故'羌'从羊、人，因此为号。"胡王使者、护羌使者，亦以产地而得名。功擅祛风，故又呼退风使者。

羌活商品因药用部位和形态不同而分为数种：根茎节间缩短，呈紧密隆起的环状而形似蚕者称蚕羌；根茎节间延长，形似竹节状者称竹节羌；根及支根或带少量的短根茎，多呈长条状者称条羌；根部较细，但根茎粗大，呈不规则结节状者称大头羌。其中蚕羌和竹节羌的原植物为羌活；条羌和大头羌的原植物为宽叶羌活。

409 沙棘 shaji 《内蒙古中草药》

【来源】为胡颓子科植物沙棘的种子。

【异名】醋柳果（《西藏常用中草药》），沙枣（《高原中草药治疗手册》），酸刺子、酸柳柳（《内蒙古中草药》），海鼠李、酸刺儿（陕西、甘肃、宁夏）。

【植物名】沙棘 *Hippophae rhamnoides* L.

异名：黄果酸醋柳（《中科院植物所植物园栽培植物名录》），醋柳（《内蒙古中草药》），酸刺、黑刺（《中国沙漠地区药用植物》），醋刺柳（《全国中草药汇编》），酸刺柳、黄酸刺（《新华本草纲要》），酸醋柳（《云南种子植物名录》），白酸醋刺（山西），白酸醋柳（河北）。

【性味与归经】味酸、涩，性温。归脾、胃、肺、心经。

【功能与主治】健脾消食，止咳祛痰，活血散瘀。用于脾虚食少，食积腹痛，咳嗽痰多，胸痹心痛，瘀血经闭，跌扑瘀肿。

释名考订

本品生长不择土壤，多生于沙漠地区河谷阶地、平坦沙地或砾石质山坡，可作固沙植物；为落叶灌木或乔木，棘刺较多，故名沙棘。叶片狭披针形或长圆状披针形，颇似柳叶，果实味酸涩，故有醋柳、酸刺柳、醋刺柳诸名。

410 沙苑子 shayuanzi 《临证指南医案》

【来源】为豆科植物扁茎黄芪的种子。

【异名】同州白蒺藜、沙苑白蒺藜（《本草图经》），白蒺藜（《本草原始》），沙苑蒺藜（《本草纲目》），沙苑蒺藜子（《本草求原》），潼蒺藜（《本草便读》），沙蒺藜、亳蒺藜（《增订伪药条辨》），大沙苑（《中药志》），同蒺藜、外沙苑（《药材学》），杜蒺藜、潼沙苑、关蒺藜、草蒺藜（《中药鉴别手册》），关沙苑、潼关蒺藜（《本草药名集成》）。

【植物名】扁茎黄芪 *Astragalus complanatus* R. Br. ex Bge.

异名：蔓黄芪（《中国主要植物图说·豆科》），扁荚紫云英（《黄河中游植物名录》），夏黄芪（《东北植物检索表》），夏黄草（《吉林中草药》），背扁黄芪（《中华本草》），铁杆黄芪（河北）。

【性味与归经】味甘，性温。归肝、肾经。

【功能与主治】补肾助阳，固精缩尿，养肝明目。用于肾虚腰痛，遗精早泄，遗尿尿频，白浊带下，眩晕，目暗昏花。

释名考订

本品的植株与刺蒺藜有相似之处，茎多由基部分枝，叶均为羽状复叶，故有诸"蒺藜"之名。沙苑子初名"同州白蒺藜"，附载于宋《本草图经》"蒺藜子"项下，云："又一种白蒺藜，今生同州沙苑，牧马草地最多，而近道亦有之。"至明，《本草纲目》称：这种"结荚长寸许，内子大如脂麻，状如羊肾而带绿色"的白蒺藜，"今人谓之沙苑蒺藜"。至清，《本草便读》始有"潼蒺藜"之名。《增订伪药条辨》云："按沙蒺藜七月出新，陕西潼关外出者，名潼蒺藜……亳州出者曰亳蒺藜。"可见，本品之名凡冠以"同州"、"沙苑"、"潼"、"亳"者，尽皆以产地而得名。

411 没药 moyao 《药性论》

【来源】 为橄榄科植物没药树及其同属植物树干皮部渗出的油胶树脂。

【异名】 末药 (《本草纲目》),黑没药 (《幼幼集成》),净没药 (《常用中药名辨》),没药味 (《山西中药炮制规范》)。

【植物名】 没药树 *Commiphora myrrha* Engl.

【性味与归经】 味辛、苦,性平。归心、肝、脾经。

【功能与主治】 散瘀定痛,消肿生肌。用于胸痹心痛,胃脘疼痛,痛经经闭,产后瘀阻,癥瘕腹痛,风湿痹痛,跌打损伤,痈肿疮疡。

释名考订

《本草纲目》曰:"没、末皆梵言。"按"没"为阿拉伯语 murr 的音译,意为"苦味"。古埃及人在制作木乃伊 (mirra) 时,须事先把包裹尸体的绷带浸入没药的精油中,据说这样就能完好地保存逝者的灵魂和心智。没药 myrrha 一词即由木乃伊 mirra 一词衍生而来。

412 没食子 moshizi 《海药本草》

【来源】 为没食子蜂科昆虫没食子蜂的幼虫寄生于壳斗科植物没食子树 *Quercus infectoria* Olivier 幼枝上所产生的虫瘿。

【异名】 墨石子 (《雷公炮炙论》),无食子 (《药性论》),没石子 (《子母秘录》),无石子 (《酉阳杂俎》),麻荼泽 (《方舆志》),无余子 (《玉楸药解》)。

【动物名】 没食子蜂 *Cynips gallae - tinctoriae* Olivier

【性味与归经】 味苦,性温。归肺、脾、肾经。

【功能与主治】 固气,涩精,敛肺,止血。用于大肠虚滑,泻痢不止,便血,遗精,阴汗,咳嗽,咯血,齿痛,创伤出血,疮疡久不收口。

释名考订

没食子始载于《雷公炮炙论》,为外来药。掌禹锡引《酉阳杂俎》云:"无石子出波斯国,波斯呼为摩贼树。"没食子、墨石子、没石子、无石子、麻荼泽皆为波斯语 maxzak 或 muzak 之音译。

413 沉香 chenxiang 《名医别录》

【来源】 为瑞香科植物沉香或白木香含有树脂的木材。

【异名】 蜜香、栈香 (《南方草木状》),沉水香 (《桂海虞衡志》),奇南香 (《本草乘雅半偈》),沉香木、落水沉 (《中药材手册》),牙香 (《药材学》),伽罗 (《中国药用植物图鉴》),伽楠沉香、奇楠、奇蓝 (《中药材品种论述》)。

沉香:恶揭噜 (《金光明经》),角沉、黄沉、黄腊沉 (《本草衍义》),钦香、舶沉香 (《桂海虞衡志》),番沉、舶沉、药沉 (叶廷珪《香录》),鸡骨香、青桂香、黄熟香、马蹄香 (《南越志》),奇南栈、香栈、木速香、奇南、奇南结 (《本草乘雅半偈》),印度沉香 (《种子植物分类学讲义》),洋沉香 (《中药鉴别手册》),奇楠香 (《上海市中药饮片炮制规范》)。

白木香:木蜜 (《内典》),没香 (《本草纲目》),多香木 (《广州志》),飞沉香 (《本草纲目拾遗》),土伽楠 (《粤海新语》),海南沉香、香麻 (《经济植物学》),岭南沉香、香柴 (《中药材品种论述》)。

【植物名】 (1) 沉香 *Aquilaria agallocha* (Lour.) Roxb.

异名:蜜香树 (《南越志》),女儿香、伽楠香树 (《本草纲目拾遗》),沉香树、沉水香树、落水沉香树、伽罗树 (《中药材品种论述》),奇南香木 (台湾)。

（2）白木香 *Aquilaria sinensis*（Lour.）Gilg

异名：海南沉（蔡绦《铁围山丛谈》），土沉香、崖香（《桂海虞衡志》），千岁树（《花木志》），白木香树（《药学学报》），六麻树、芽香树（《全国中草药汇编》），莞香（《中药大辞典》），芫香（广西）。

【性味与归经】味辛、苦，性微温。归脾、胃、肾经。

【功能与主治】行气止痛，温中止呕，纳气平喘。用于胸腹胀闷疼痛，胃寒呕吐呃逆，肾虚气逆喘急。

释名考订

沉香始载于《名医别录》，列为上品。其"木之心节置水则沉"（《本草纲目》），香气浓烈，故名沉香、落水沉、沉水香。按沉香木材因内含黑色树脂，质重，故能沉于水。沉香中近根部含有多量树脂者称为伽楠香。"伽楠"，为梵语 tagara 的音译名，意译为黑色。又作伽罗、奇蓝、奇楠等，皆为"伽楠"的不同译写。旧时商品沉香多从海外进口，因称舶沉香。《本草纲目》曰："《南越志》言交州人称为蜜香，谓其气如蜜脾也。"

414 诃子 hezi 《本草图经》

【来源】为使君子科植物诃子或绒毛诃子的果实。

【异名】诃黎勒（《金匮要略》），诃黎（《千金要方》），诃梨、诃梨勒（《外台秘要》），诃子皮（《经效产宝》），诃黎勒皮（《太平圣惠方》），诃子肉（《普济本事方》），金诃子（《蒙古医学经典·药物学》）。

【植物名】（1）诃子 *Terminalia chebula* Retz.

（2）绒毛诃子 *Terminalia chebula* Retz. var. *tomentella* Kurt.

异名：微毛诃子（《中国植物志》）。

【性味与归经】味苦、酸、涩，性平。归肺、大肠经。

【功能与主治】涩肠止泻，敛肺止咳，降火利咽。用于久泻久痢，便血脱肛，肺虚喘咳，久嗽不止，咽痛音哑。

释名考订

本品原名诃黎勒，始载于《金匮要略》。"诃黎勒"一词源于阿拉伯语 halileh 的音译。据《本草纲目》，在梵语中，诃黎勒是"天主持来"的意思。因其为果实，省称作诃子。

415 补骨脂 buguzhi 《雷公炮炙论》

【来源】为豆科植物补骨脂的果实。

【异名】胡韭子（徐表《南州记》），婆固脂、破故纸（《药性论》），补骨鸱（《本草图经》），故脂（《万氏女科》），破故（《景岳全书》），胡故子（《中药志》），吉固子（《江西中药》），破固脂、破故子、婆固子（《药材学》），故纸（《广西药用植物名录》），破骨子（《北方常用中草药手册》），破故脂（《青岛中草药手册》），黑胡纸（南药《中草药学》），黑故纸（《常用中药名辨》），破布子（《中药正别名》），黑故子（四川、广东），黑固脂（云南、湖北），川故子、合固子（四川），怀故子（河南），故子（湖南）。

【植物名】补骨脂 *Psoralea corylifolia* L.

异名：和兰苋（《中国药用植物图鉴》），兰苋（云南）。

【性味与归经】味辛、苦，性温。归肾、脾经。

【功能与主治】温肾助阳，纳气平喘，温脾止泻；外用消风祛斑。用于肾阳不足，阳痿遗精，遗尿尿频，腰膝冷痛，肾虚作喘，五更泄泻；外用治白癜风，斑秃。

释名考订

补骨脂为外来药物。《本草图经》曰："此物本自外番随海舶而来，非中华所有。番人呼为补骨鸱，语讹为破故纸也。"按补骨脂为梵语"vakuci"的音译名，婆固脂、破故纸、补骨鸱等并为不同译写。在诸多译名中，当以"补骨脂"一名最为妥帖，言其功而谐其音，堪称巧译。黑故子、黑固脂者，以色为名；怀故子、川故子者，以产地为名。《本草纲目》曰："胡韭子，因其子之状相似，非胡地之韭子也。"

416 灵芝 lingzhi 《本草原始》

【来源】 为多孔菌科真菌赤芝或紫芝的子实体。

【异名】 三秀（《楚辞》），茵、芝（《尔雅》），灵草（班固《西都赋》），灵芝草（《滇南本草》），木灵芝（《杭州药用植物志》），菌灵芝（《全国中草药汇编》），血灵芝（南药《中草药学》），菌子（云南）。

赤芝：丹芝（《神农本草经》），红芝（《中药志》），潮红灵芝（《全国中草药汇编》），万年蕈（《新华本草纲要》），福蕈、吉祥菌（山西），灵芝菌（四川）。

紫芝：木芝（《神农本草经》），黑芝、玄芝（《中药志》），紫兰（《中国药用植物图鉴》），灵芝菇（《中国药用孢子植物》），紫蓝（陕西、广东、江西），三秀芝、石芝、草芝、肉芝、菌芝（云南），红色菌、赤芝（湖南），草灵芝（江西），老虎座（山东烟台）。

【植物名】 （1）赤芝 Ganoderma lucidum （Leyss. ex Fr.）Karst.

（2）紫芝 Ganoderma sinense Zhao，Xu et Zhang

【性味与归经】 味甘，性平。归心、肺、肝、肾经。

【功能与主治】 补气安神，止咳平喘。用于心神不宁，失眠心悸，肺虚咳喘，虚劳短气，不思饮食。

释名考订

灵芝，《尔雅》称"茵"、"芝"。《本草纲目》曰："芝本作之，篆文象草生地上之形。后人借'之'字为语辞，遂加草以别之也。""茵"者，《尔雅义疏·释草》云："茵字不见它书……《类聚》九十八引《尔雅》作'菌，芝'。盖菌字破坏作'茵'耳。"按在洪颐煊《读书丛录》、严元照《尔雅匡名》中，均以"茵"为"菌"字之讹。"灵芝"一名始见于明《本草原始》。灵者，神也。古人认为芝是仙草，"山川云雨、四时五行、阴阳昼夜之精，以生五色神芝"，"久食，轻身不老，延年神仙"（《本草纲目》），故有灵芝或灵草之名。《楚辞·九歌·山鬼》："采三秀兮于山间。"《尔雅翼·释草三》云："芝，瑞草，一岁三华，故《楚辞》谓之三秀。"血灵芝，以色为名。菌盖为坚硬的木栓质，因称木灵芝。

417 灵砂 lingsha 《证类本草》

【来源】 为以水银和硫黄为原料，经人工加热升华而制成的硫化汞（HgS）。

【异名】 二气砂（《证类本草》），神砂（《增广验方新编》），人造朱砂、平口砂、马牙砂（《中药志》），红灵药（《四川中药志》），辰砂（《矿物药及其应用》）。

【性味与归经】 味甘，性温；有毒。归心、胃经。

【功能与主治】 祛痰，降逆，安神，定惊。用于头晕吐逆，反胃，小儿惊吐噎膈，心腹冷痛，心悸，怔忡，失眠，遗精。

释名考订

灵砂始载于宋《证类本草》，据所载炼制方法："用水银一两，硫黄六铢，研细，先炒作青砂头，后入水火既济炉，抽之如束针纹者，成就也。"其合成物即为硫化汞，也就是人造朱砂。

根据中医理论，药物有寒、热、温、凉"四气"。炼制灵砂的两种原料，水银性寒，硫黄性热，以寒、热二气结砂，故名二气砂。中医认为寒性属阴，热性属阳。《本草经疏》云："寒者气之阴也。""四气热亦阳。"李时珍曰："硫黄，阳精也；水银，阴精也。"又曰："此以至阳勾至阴，脱阴反阳，故曰灵砂。"灵药、神砂，义与灵砂同。本品色红，乃谓红灵药。侧面结晶呈直立针柱状，作栅状排列，因称马牙砂。

灵砂和朱砂均为硫化汞。商品药材将灵砂称为辰砂，将天然矿物辰砂称为朱砂，故商品药材名辰砂与矿物名辰砂是两个不同的概念，应注意鉴别。

418 阿胶 ejiao 《神农本草经》

【来源】 为马科动物驴的皮去毛后经煎煮、浓缩而制成的固体胶。

【异名】 傅致胶（《神农本草经》），盆覆胶（《本草经集注》），驴皮胶（《千金·食治》），驴膏（《外台秘要》），金井阿胶（《普济方》），东阿胶、药料胶（《中药材手册》）。

【动物名】 驴 Equus asinus L.

异名：毛驴、家驴（《中药志》），非洲野驴（《拉汉兽类名称》），驴子、黑驴（山东、广西），土驴子（湖北）。

【性味与归经】 味甘，性平。归肺、肝、肾经。

【功能与主治】 补血滋阴，润燥，止血。用于血虚萎黄，眩晕心悸，肌痿无力，心烦不眠，虚风内动，肺燥咳嗽，劳嗽咯血，吐血尿血，便血崩漏，妊娠胎漏。

释名考订

阿胶始载于《神农本草经》，列为上品。《本草经集注》云："出东阿，故名阿胶。"又云："清而厚者名盆覆胶。"本品系以驴皮熬制而成，故名驴皮胶。但在古代，早先熬制阿胶的原料并非驴皮，而是牛皮，甚至还有其他动物的皮；熬胶所用的水也并非都是阿井水。《名医别录》曰："阿胶出东平郡东阿县，煮牛皮作之。"《本草图经》曰："以阿县城北井水作煮者为真。其井官禁，真胶极难得，货者多伪……今时方家用黄明胶，多是牛皮；《本经》阿胶，亦用牛皮，是二皮可通用。但今牛皮胶制作不甚精，止可胶物，故不堪入药也。"《本草纲目》云："凡造诸胶，自十月至二三月间，用𤙡牛、水牛、驴皮者为上，猪、马、骡、驼皮者次之，其旧皮、鞋、履等物者皆为下……大抵古方所用多是牛皮，后世乃贵驴皮。若伪者皆杂以马皮、旧革、鞍、靴之类，其气浊臭，不堪入药。"陶弘景云："胶有三种：清而薄者画家用；清而厚者名盆覆胶，入药用；浊而黑者不入药，但可胶物耳。"概而言之：一，大抵古方所用多是牛皮，后世才贵驴皮；二，《神农本草经》始载阿胶，此胶亦以牛皮熬制；三，即便是牛皮，亦"真胶极难得，货者多伪"；四，牛皮胶制作不甚精者不堪入药；五，不堪入药者的用途，清而薄者供画家用，浊而黑者胶物用。

现代，牛皮熬煮的胶早已被单列为一种药材，即黄明胶。国家药典规定以驴皮熬煮的胶为正品阿胶。

傅致胶一名见于《神农本草经》阿胶条，曰："一名傅致胶。"民间传说，早起前汉，傅氏僧人拾贵门所弃牲皮煮济荒民，一时心急火武，无意间煮至乌胶，民食体健。后人尊此胶为"傅氏胶"，又为"傅致胶"（"致"、"制"互通）。盆覆胶，谓乌胶清而厚者置盆中，固后取胶不易，覆盆击底乃脱，故名。

419 阿魏 awei 《新修本草》

【来源】 为伞形科植物阿魏、新疆阿魏或阜康阿魏的树脂。

【异名】 熏渠（《新修本草》），魏去疾（侯宁极《药谱》），阿虞、形虞（《酉阳杂俎》），哈昔泥、央匮（《本草纲目》），五彩魏（《中药志》），臭阿魏（《中药材手册》），彩魏、五彩荟、五彩阿魏

（《药材学》），彩阿魏（《本草药名集成》）。

【**植物名**】（1）阿魏 *Ferula assafoetida* L.

异名：胶阿魏草（南药《中草药学》）。

（2）新疆阿魏 *Ferula sinkiangensis* K. M. Shen.

异名：细叶阿魏（《全国中草药汇编》）。

（3）阜康阿魏 *Ferula fukanensis* K. M. Shen.

【**性味与归经**】味苦、辛，性温。归脾、胃经。

【**功能与主治**】消积，化癥，散痞，杀虫。用于肉食积滞，瘀血癥瘕，腹中痞块，虫积腹痛。

释名考订

阿魏为外来药物，始载于《新修本草》。"阿魏"一词源于古吐火罗语 ankwa 的音译，"央匮"为其不同译写。"熏渠"为梵语 hingu 的音译名，亦译作"形虞"。在《本草纲目》中，阿魏又名"哈昔泥"。按哈昔泥原为波斯地名 Gazni，系阿魏产地，作为阿魏的别称，当是以产地为名。阿魏具强烈而持久的大蒜样臭气，故名臭阿魏。李时珍在《本草纲目》阿魏条"释名"项下曰："夷人自称曰阿，此物极臭，阿之所畏也。"语中"阿"之所指，大概就是英文单词"I"了。"I"在英文中作主格"我"译，故李时珍谓"夷人自称曰阿。"此物极臭，"'I'（阿）之所'畏'（魏）"，故名"阿魏"。李氏所释不啻郢书燕说，但其言"中西合璧"，读来倒也风趣，令人忍俊不禁。

阿魏外表由白、黄、暗黄、棕、红棕或黑棕色相间而成，贮藏日久，则变为红棕色；新的破折面乳白色或浅黄棕色，在空气中则渐变为红色或红棕色交错。色彩如此斑斓，故有彩阿魏、五彩魏、五彩阿魏诸称。

420 陈皮 chenpi 孟诜《食疗本草》

【**来源**】为芸香科植物橘及其栽培变种的成熟果皮。

【**异名**】橘皮（《神农本草经》），柑皮（《本草拾遗》），贵老（侯宁极《药谱》），柑子皮（《太平圣惠方》），黄橘皮（《鸡峰普济方》），红皮（《汤液本草》），陈橘皮（《世医得效方》），橘子皮（《滇南本草》），广橘皮（《得宜本草》），新会皮（《药性切用》），陈柑皮（《本草求原》），广陈皮（《中药材手册》），橘柑皮（《四川中药志》），广皮、陈广皮、广柑皮、川橘皮（《常用中药名辨》）。

【**植物名**】橘 *Citrus reticulata* Blanco

异名：橘柚（《神农本草经》），黄橘（《本草图经》），绿橘（《本草纲目》），柑橘（《经济植物学》），柑、柑子（《广西药用植物名录》），宽皮橘（《中国高等植物图鉴补编》），网络蜜柑（《云南种子植物名录》），大红袍（贵州），红橘（四川），青柑子（广西）。

【**性味与归经**】味苦、辛，性温。归肺、脾经。

【**功能与主治**】理气健脾，燥湿化痰。用于脘腹胀满，食少吐泻，胸闷气短，咳嗽痰多。

释名考订

陈皮始载于《神农本草经》，原名"橘柚"，曰："一名橘皮。"寇宗奭认为，"橘柚"之"柚"字当为后人妄加，"橘柚自是两种，故曰一名橘皮，是原无柚字也，岂有两等之物而治疗无一字别者，即知柚一字为误"。李时珍从寇氏说，改"橘柚"作"橘"。陈皮一名始见于孟诜《食疗本草》。陶弘景曰：橘皮入药"须陈久者为良"。《汤液本草》曰："橘皮以色红日久者为佳，故曰红皮、陈皮。"根据中医理论，橘皮收藏经年，则烈气全消，温中而无燥热之患，行气而无峻削之虞，故医家习用陈橘皮，省称作陈皮。贵老者，义与陈皮并同。历代本草所用陈皮，均为芸香科植物橘 *Citrus reticulate* Blanco 的成熟果皮。宋代以后，始有将柑皮作橘皮使用者。目前陈皮药材有陈皮和广陈皮两种，其中广陈皮即柑皮，主要为茶枝柑 *Citrus reticulata* Blanco cv. Chachi 和四会柑 *C. suhoiensis* Tanaka 的成熟果皮，产于广东新会、四会等地，商品因称新会皮。《开宝本草》曰："柑未经霜时犹酸，霜后甚甜，故名柑子。"

421 附子 fuzi 《神农本草经》

【来源】 为毛茛科植物乌头的子根。

【异名】 天雄（《神农本草经》），莪子（《说文解字》），侧子（《雷公炮炙论》），莪（《太平御览》），大黑附子（《太平圣惠方》），大附子（《博济方》），萹子、天锥、漏篮子（《彰明附子记》），黑附子（《小儿药证直诀》），川附子（《扁鹊心书》），绵附（《普济方》），川乌（《上海市中药饮片炮制规范》）。

【植物名】 乌头 *Aconitum carmichaeli* Debx.

【性味与归经】 味辛、甘，性大热；有毒。归心、肾、脾经。

【功能与主治】 回阳救逆，补火助阳，散寒止痛。用于亡阳虚脱，肢冷脉微，心阳不足，胸痹心痛，虚寒吐泻，脘腹冷痛，肾阳虚衰，阳痿宫冷，阴寒水肿，阳虚外感，寒湿痹痛。

释名考订

附子与乌头出于同一原植物，乌头为主根，附子为其侧根。李时珍曰："初种为乌头，象乌之头也。附乌头而生者为附子，如子附母也。"此释形意俱切。除了乌头和附子，古本草中还有天雄、天锥、侧子、萹子、漏篮子等名称的记载。宋《彰明附子记》曰："附子之品有七，实本同而末异。初种之小者为乌头，附乌头而旁生者为附子，又左右附而偶生者为萹子，又附而长者为天雄，又附而尖者为天锥，又附而上出者为侧子，又附而散生者为漏篮子，皆脉络连贯，如子附母。"可见，所谓天雄、天锥、侧子、萹子、漏篮子等，"实本同而末异"；它们同附子一样，都是植物乌头的侧根。它们与主根"皆脉络连贯，如子附母"，所异者只不过是大小、形状或"附"的部位不同而已。对此，《本草纲目》也有类似评说："天锥即天雄之类，医方亦无此名，功用当相同尔。"

422 忍冬藤 rendongteng 《本草经集注》

【来源】 为忍冬科植物忍冬的茎枝。

【异名】 金钗股、大薜荔、水杨藤、千金藤（《苏沈良方》），鸳鸯草（《墨庄漫录》），忍寒草（《洪氏集验方》），鹭鸶藤（《履巉岩本草》），忍冬草（《证治要诀》），左缠藤（《余居士选奇方》），通灵草、蜜桶藤（《土宿本草》），金银花藤（《丹溪心法》），金银藤（《乾坤生意秘韫》），金银花杆（《滇南本草》），过冬藤（《本草药性大全》），甜藤（《本草述》），右篆藤（《分类草药性》），右旋藤（《贵州民间方药集》），鸳鸯藤（《中国药用植物志》），金花藤、银花藤（《药材学》），二花秧、银花秧（《河南中药手册》），子风藤、银藤（《浙江民间常用草药》），双花藤（《中药材商品知识》），两宝藤（上海、江西），右转藤、二宝藤（四川），二花藤（湖北），二色花藤（上海），小叶银花藤（广西）。

【植物名】 忍冬 *Lonicera japonica* Thunb.

异名：五里香（《曲洧旧闻》），密桶草（湖南），四时春（台湾）。

【性味与归经】 味甘，性寒。归肺、胃经。

【功能与主治】 清热解毒，疏风通络。用于温病发热，热毒血痢，痈肿疮疡，风湿热痹，关节红肿热痛。

释名考订

为多年生半常绿缠绕木质藤本，凌冬不凋，故名忍冬藤。忍寒草、过冬藤诸名义同。藤左旋，因称左缠藤。金银花为忍冬之花，本品乃呼金银藤，并由此衍生出二花藤、二色花藤、两宝藤、鸳鸯藤等诸多名称。《曲洧旧闻》谓金银花以形似而呼鹭鸶花，本品因得"鹭鸶藤"之称。

⁴²³鸡内金 jineijin 《本草蒙筌》

【来源】为雉科动物家鸡的沙囊内膜。

【异名】鸡肶胵里黄皮（《神农本草经》），鸡肶胵黄皮（《千金要方》），鸡肫内黄皮（《日华子本草》），鸡黄皮（《太平圣惠方》），鸡肫黄皮（《青囊方》），鸡肶胵皮（《杨氏经验方》），鸡肫内皮（《小山奇方》），鸡肫皮（《滇南本草》），鸡胃皮（《中药志》），鸡食皮（《河南中药手册》），鸡中金、化石胆、化骨胆（《山西中药志》），鸡胃胃、鸡尕磨（《甘肃中草药手册》），鸡肫壳（四川）。

【动物名】家鸡 Gallus gallus domesticus Brisson

异名：烛夜（崔豹《古今注》）。

【性味与归经】味甘，性平。归脾、胃、小肠、膀胱经。

【功能与主治】健胃消食，涩精止遗，通淋化石。用于食积不消，呕吐泻痢，小儿疳积，遗尿，遗精，石淋涩痛，胆胀胁痛。

释名考订

"鸡"，古字作"雞"，作"鷄"，皆为象形字。《说文解字诂林》引《殷墟文字》云："卜辞中诸鸡字，皆象形，高冠修尾，一见可别于他禽。"徐锴《系传》则曰："鸡，稽也，能考时也。"鸡能报晓，《说文解字》称其为"知时畜"，《玉篇》谓其为"司晨鸟"。鸡有"烛夜"之名。烛夜者，守夜伺晨之谓也。

家鸡的沙囊内膜表面呈黄色或金黄色。《本草纲目》曰："肶胵（音脾鸱），鸡肫也。近人讳之，呼肫内黄皮为鸡内金。"肫、肶、胵皆指禽鸟类之胃。

⁴²⁴鸡血藤 jixueteng 《本草纲目拾遗》

【来源】为豆科植物密花豆的藤茎。

【异名】血风藤（《中药志》），血藤（《药材学》），猪血藤、九层风（《广西植物名录》），马鹿藤、紫梗藤（《云南思茅中草药选》），过江龙、血枫藤（南药《中草药学》），红藤、活血藤（《云南药用植物名录》），大血藤（广东、广西），血筋藤、鲤鱼藤、血龙藤、过岗龙、五层血、五层风（广西），血风（广东）。

【植物名】密花豆 Spatholobus suberectus Dunn

异名：三叶鸡血藤（《广西植物名录》），小豆花（《云南思茅中草药选》），羊奶豆（南药《中草药学》），马鹿花（云南）。

【性味与归经】味苦、甘，性温。归肝、肾经。

【功能与主治】活血补血，调经止痛，舒筋活络。用于月经不调，痛经，经闭，风湿痹痛，麻木瘫痪，血虚萎黄。

释名考订

本品属豆科植物，大型圆锥花序腋生，花多而密，故名密花豆。木质藤本，长达数十米，因称过岗（江）龙。鸡血藤者，以其藤汁殷红呈鸡血状，故名。广西称猪血藤，其名义同。茎藤断面可见数圈偏心环（韧皮部，此即藤汁渗出处），五层血、五层风、九层风等因以名之。本品功能活血通络，多用于风湿痹痛，以此而有血风藤、活血藤诸名。

⁴²⁵鸡骨草 jigucao 《岭南采药录》

【来源】为豆科植物广东相思子的全株。

【异名】黄头草、黄仔蔃、大黄草（《岭南采药录》），假牛甘子、红母鸡草（《南宁市药物志》），猪腰草（《广东中药》），红母鸡（《本草推陈续编》），黄食草、小叶龙鳞草（广州部队《常用中草药手册》），石门坎、细叶龙鳞草（《全国中草药汇编》），铁丝草（《新华本草纲要》），鸡脚香（《药材资料汇编》1999年版），黄蚀草（广东），锁草（广西平南）。

【植物名】广东相思子 *Abrus cantoniensis* Hance

【性味与归经】味甘、微苦，性凉。归肝、胃经。

【功能与主治】利湿退黄，清热解毒，疏肝止痛。用于湿热黄疸，胁肋不舒，胃脘胀痛，乳痈肿痛。

释名考订

本品未见于历代本草，惟广西民间有将本品用于治疗跌打损伤者。《药材学》记曰："据云有人试验，将红母鸡的子鸡足骨折断后，见母鸡口含此草来给子鸡垫睡，结果子鸡足骨接好，故名鸡骨草或红母鸡。"近代有报道，本品用于治疗传染性肝炎效果良好，且无任何不良反应。《岭南采药录》云："凡黄食症，取其根……服，三四次便愈。"因称黄食草，讹为黄蚀草。茎细长，深红紫色，乃呼铁丝草。偶数羽状复叶，小叶倒卵形或长圆形，上面疏生粗毛，下面被紧贴的粗毛，以形似而称小叶龙鳞草、细叶龙鳞草。猪腰草者，盖因其荚果之形似猪肾，故名。

426 鸡冠花 jiguanhua 《滇南本草》

【来源】为苋科植物鸡冠花的花序。

【异名】鸡冠（《嘉祐本草》），白鸡冠花（《类编朱氏集验方》），波罗奢（《花镜》），鸡冠头（《中国药用植物志》），白冠花（《泉州本草》），鸡髻花、鸡公花（《闽东本草》），鸡角枪（《福建中草药》），红鸡冠花（《中药材品种论述》），海冠花（《云南种子植物名录》），鸡骨子花、鸡谷子花（广东），老来少、老来红（四川），似田姑（青海），红冠（湖南），鸡冠头花（江苏）。

【植物名】鸡冠花 *Celosia cristata* L.

异名：鸡冠苋（《中药大辞典》）。

【性味与归经】味甘、涩，性凉。归肝、大肠经。

【功能与主治】收敛止血，止带，止痢。用于吐血，崩漏，便血，痔血，赤白带下，久痢不止。

释名考订

"鸡冠"之名始见于宋《嘉祐本草》，为一年生栽培草本。《本草纲目》曰：鸡冠花"以花状命名"。本品花序顶生，色红，肥大而扁平，俨如雄鸡之冠，故有"鸡冠"、"鸡髻"诸名。原产印度，唐时传入中国，原名波罗奢花。因其来自海外，乃名海冠花。《本草纲目》果部卷三十"海红"条引李德裕《草木记》云："凡花木名海者，皆从海外来，如海棠之类是也。"

427 鸡屎藤 jishiteng 《生草药性备要》

【来源】为茜草科植物鸡矢藤的全草或根。

【异名】斑鸠饭、女青、主屎藤（《质问本草》），却节（《李氏草秘》），皆治藤、臭藤根（《本草纲目拾遗》），牛皮冻、臭皮藤、鸡矢藤（《植物名实图考》），臭藤（《天宝本草》），毛葫芦（《岭南采药录》），甜藤（《广西中兽医药用植物》），五香藤、臭狗藤（《民间常用草药汇编》），香藤、母狗藤（《四川中药志》），白毛藤、狗屁藤（《中国药用植物图鉴》），土巴吉（《闽东本草》），雀儿藤（《广西药用植物名录》），九绕藤、七节藤、对叶肾、仙送子、狗烂藤、双叶藤、红猪屎藤（《浙江民间常用草药》），青藤、哑巴藤、光珠子（《湖南农村常用中草药手册》），清风藤（《福建中草药》），鸡脚藤（《云南中草药选》），狗屎藤、屁臭藤（《昆明民间常用草药》），鸡屎蔓（《陕甘宁青中草药选》），臭屎藤（《云南文山中草药》），大鸡屎藤、鸭屎藤（《万县中草药》），鸡屙藤、红鸡屎藤（《浙南本草新编》），臭老婆蔓、老鸹食（《秦岭植物志》），牛皮藤（《简明中医辞典》），苦藤、玉明砂（《福建药物志》），臭屁藤（福建、广东、云南），土巴戟（福建、浙江），解暑藤（广东、福建），红花鸡屎藤、小号鸡屎藤、乌肉鸡屎藤、臭鸡屎藤（广东），白鸡屎藤、鸡香藤、臭腥藤（台湾），臭藤子、鸡粪藤（江苏），犬屎藤（福建），大粪臭（湖北），老婆臭脚根（河南），臭母狗藤（四川）。

【植物名】鸡矢藤 *Paederia scandens*（Lour.）Merr.

【性味与归经】甘、微苦，微寒。归脾、胃、肝、肺经。

【功能与主治】消食，止痛，解毒，祛湿。用于食积不化，胁肋脘腹疼痛，湿疹，疮疡肿痛。

释名考订

《本草纲目拾遗》云："搓其叶嗅之，有臭气，未知正名何物，人因其臭，故名为臭藤。"鸡屎藤、狗屁藤、猪尿藤等，皆因其有臭气，故名。倒言之，则称香藤、五香藤、鸡香藤，谑词也（古人喜用倒语，如称甘草为"大苦"）。《本草纲目拾遗》有名皆治藤，民间有称解暑藤，"皆治"、"解暑"，皆为"鸡屎"之音转。浆果球形，成熟时光亮，草黄色，鸟类喜食之，斑鸠饭、老鸹食因以得名。擅治风湿痹痛，因称清风藤。

428 鸡眼草 jiyancao 《救荒本草》

【来源】为豆科植物鸡眼草或竖毛鸡眼草的全草。

【异名】掐不齐（《救荒本草》），人字草（《本草求原》），斑珠科、公母草（《植物名实图考》），小蓄片（《南京民间药草》），妹子草、红花草、地兰花（《中医药实验研究》），牛黄黄、炸古基（《中国主要植物图说·豆科》），土文花、满路金鸡、细花草（《贵州民间药物》），白斑鸠窝、大山斑鸠窝（《四川中药志》），鸳鸯草、夜关门、老鸦须、铺地龙（《湖南药物志》），米碎草、孩儿草（广州部队《常用中草药手册》），莲子草、花花草、夏闭草、小延边草、花生草、白扁蓄、瞎眼草（《浙江民间常用草药》），蚂蚁草（《上海常用中草药》），小号苍蝇翼、红骨丹（《福建中草药》），三叶人字草（《广西本草选编》），蚂蚁骨头草（苏医《中草药手册》），铺地锦（《全国中草药汇编》），乌蝇翼（广西、广东），小人字草（湖北、江西），斑鸠窝（安徽、四川），苍蝇翅、乌蝇草、乌鸦目子草（福建），苍蝇草（广西），地茎草（浙江）。

鸡眼草：小关门（浙江、湖南），新孩儿草（广西、广东），小关门草、夜合草、曲仔草、三叶草、苍蝇翼、夜明草、老蛇草、红莲子草、纱帽草（福建），雌雄草、锄头口草、日头草、细号苘、太阳草、关门草（浙江），乳汁草、蛤蚧草、紫花地丁、红筋草（广西），雄雌草、阴阳草、对叉草（江西），扇子草、粪嘴草（湖北），乌鸦羽（广东），蝴蝇翼（台湾），豆瓣草（四川），粪蛆草（上海），爆火叶（贵州）。

竖毛鸡眼草：长萼鸡眼草（《中国高等植物图鉴》），直立鸡眼草（《浙南本草新编》），地苜蓿（陕西），红斑鸠窝（四川），野苜蓿草（黑龙江）。

【植物名】（1）鸡眼草 *Kummerowia striata*（Thunb.）Schindl.

（2）竖毛鸡眼草 *Kummerowia stipulacea*（Maxim.）Makino

【性味与归经】味甘、辛、微苦，性平。

【功能与主治】清热解毒，健脾利湿，活血止血。用于感冒发热，暑湿吐泻，黄疸，痈疖疔疮，痢疾，疳疾，血淋，咯血，衄血，跌打损伤，赤白带下。

释名考订

本品始载于《救荒本草》，云："生荒野中，塌地生，叶如鸡眼大。"故名鸡眼草。三出复叶，小叶细小，叶片倒卵形，以形似而称苍蝇翅、乌蝇翼。米碎草、乌鸦目子草等，亦因其叶片细小而名之。多生于林下、田边、路旁，乃蚂蚁喜聚之处，因称蚂蚁草。伏地而生，铺地龙、铺地锦、地茎草等因以得名。用指甲将小叶中脉处掐断后，叶片沿羽状侧脉断开而不齐，断开处侧脉呈人字状，故有掐不齐、人字草诸称。

429 驳骨丹 bogudan 《生草药性备要》

【来源】为爵床科植物小驳骨的地上部分。

【异名】接骨草、四季花（《群芳谱》），小还魂（《岭南采药录》），百节芒、裹篱樵（《广州植物志》），小叶金不换、小驳骨、小接骨草（《南宁市药物志》），驳骨消、驳骨草、骨碎草、大力王、长生木（《广西药用植物名录》），尖尾峰、接骨筒（《台湾植物药材志》），细骨风（广州部队《常用中草药手册》），白及草（《玉溪中草药》），骨节草（华南），小接骨（广东、广西、云南），小驳骨消（广东、广西），篱笆竹、果园竹、小驳骨丹、小接骨丹、细叶驳骨兰（广东），小骨节（广西）。

【植物名】小驳骨 *Gendarussa vulgaris* Nees

【性味与归经】味辛，性温。归肝、肾经。

【功能与主治】祛瘀止痛，续筋接骨。用于跌打损伤，筋伤骨折，风湿骨痛，血瘀经闭，产后腹痛。

释名考订

"驳"，纠偏驳正之义。"驳骨"者，正骨也。本品功能续筋接骨，擅治骨折筋伤，故名驳骨丹。接骨草、骨节草、骨碎草等，名义并与此同。"还魂"、"大力"、"金不换"等，誉其功效卓著。本品植株高约 1m，民间常作绿篱之用，故有裹篱樵、篱笆竹、果园竹诸名。同属植物中另有高可达 2m 以上的"大驳骨"，相对而言，本品乃呼小驳骨。

八　画

430 玫瑰花 meiguihua 姚可成《食物本草》

【来源】为蔷薇科植物玫瑰的花蕾。

【异名】徘徊花、梅桂（《群芳谱》），刺玫花（《河北药材》），笔头花、湖花（《浙江中药手册》），红玫瑰（《药材学》），刺玫菊（《山东中草药手册》），蓓蕾花（《中药材商品知识》），红玫花（江苏、浙江），刺玫瑰（河北）。

【植物名】玫瑰 *Rosa rugosa* Thunb.

异名：离娘草（《花镜》），海棠花、梅瑰、裴回（《中国东北经济树木图说》），红花刺木苔（安徽）。

【性味与归经】味甘、微苦，性温。归肝、脾经。

【功能与主治】行气解郁，和血，止痛。用于肝胃气痛，食少呕恶，月经不调，跌扑伤痛。

释名考订

玫瑰原为美玉之名，又名火齐珠。《说文解字·玉部》云："玫，火齐，玫瑰也。一曰石之美者。"《文选·司马相如〈子虚赋〉》云："其石则赤玉玫瑰。"《吴都赋》注云："火齐如云母，重沓而可开。色黄赤如金。"按本品之花多色紫而艳如赤玉，多重瓣如火齐重沓可开，故得玫瑰之名。音转而为徘徊花、蓓蕾花。茎枝多刺，乃称刺玫花。

431 青皮 qingpi 《珍珠囊》

【来源】为芸香科植物橘及其栽培变种的幼果或未成熟果实的果皮。

【异名】青橘皮（《本草品汇精要》），杭青皮（《幼幼集成》），青柑皮（《本草求原》），小青皮、大青皮（《药材学》），青柑儿皮（《四川中药志》），细青皮（《常用中药名辨》），浙青皮、潮青皮、泡青、四化青皮（《本草药名集成》），扣青皮（陕西），匀皮（四川）。

【植物名】橘 *Citrus reticulata* Blanco

【性味与归经】味苦、辛，性温。归肝、胆、胃经。

【功能与主治】疏肝破气，消积化滞。用于胸胁胀痛，疝气疼痛，乳癖，乳痈，食积气滞，脘腹胀痛。

释名考订

青皮始载于宋《珍珠囊》。《本草品汇精要》名"青橘皮"。《本草纲目》曰："青橘皮乃橘之未黄而青色者。"故名。果实远较成熟橘实为小，因称小青皮、细青皮。按青皮商品规格有多种。产浙江者名"浙青皮"，其粒均匀，又称"均青"。产广东潮州者名"潮匀"，"匀"亦均匀之义。另有规格名"泡青"，多为在成果阶段被风打落者，此时内瓤已形成，致皮壳较薄，体轻泡松，故有其名。凡七八月间采摘者，果将成熟，瓤肉饱满，但外皮尚青。将柑橘切成四化，挖去瓤肉后晒干，名为"四化青皮"；其中以福建产者品质最佳，乃称"建四化"。

432 青果 qingguo 《宛陵集》

【来源】为橄榄科植物橄榄的果实。

【异名】橄榄子（《南州异物志》），余甘子（《临海异物志》），橄棪（《食疗本草》），橄榄（《日华子本草》），忠果（《记事珠》），青子（《东坡诗集》），谏果（《齐东野语》），青橄榄（《海槎余录》），南威、味谏（《花镜》），白榄（《广东新语》），柑榄（《中国树木分类学》），黄榄果（《中药志》），黄榄、甘榄（《陆川本草》），白杭（《中国药用植物图鉴》），大白圆、大梭子、丁香果、巴豆圆（《本草药名集成》），山榄（广东、广西），青榄（福建、广东），梭子果、干青果、土青果（四川），绿榄（台湾），红榄（海南），黄榔果（云南）。

【植物名】橄榄 *Canarium album* Raeusch.

【性味与归经】味甘、酸，性平。归肺、胃经。

【功能与主治】清热解毒，利咽，生津。用于咽喉肿痛，咳嗽痰黏，烦热口渴，鱼蟹中毒。

释名考订

青果，因其果实成熟后仍为青色，故名。《本草纲目》引王祯《农书》云："其味苦涩，久之方回甘味。王元之作诗，比之忠言逆耳，世乱乃思之，故人名为谏果。"以忠谏而喻果有回味，又称味谏，忠果。余甘子者，亦因其食后有余甘，故名。果卵形，两端锐尖，以形似而名大梭子、梭子果。

433 青铅 qingqian 《要药分剂》

【来源】为硫化物类方铅矿族矿物方铅矿经冶炼而成的灰白色金属铅。

【异名】黑铅（《范子计然》），青金（《说文解字》），乌锡（孟诜《必效方》），铅、黑锡（《本草拾遗》），铅精、水锡、素金、黑金（《石药尔雅》），五金狴犴、追魂使者（《土宿本草》），金公、水中金（《本草纲目》），乌铅（《药性切用》）。

【矿物名】方铅矿 Galenitum

【性味与归经】味甘，性寒；有毒。归肝、肾经。

【功能与主治】解毒，杀虫，镇逆坠痰。用于瘰疬，疔毒，恶疮，慢性湿疹，神经性皮炎；亦用治痰痫，癫狂，气短喘急，噎膈反胃。

释名考订

铅入药首见于《本草拾遗》，《嘉祐本草》据《日华子本草》新补"铅"条，列于玉石部下品。

在古汉语中，"铅"与"沿"通假，读作 yán，作"顺着"、"沿着"解。朱骏声《说文通训定声·屯部》云："铅，段借为沿。"《荀子·礼论》杨倞注："铅与沿同。循也。"铅的熔点较低，火烧易熔融，并易作循势流动。《本草纲目》曰："铅易沿流，故谓之铅。"《说文解字·金部》："铅，青金也。""青"以色名。青铅之名义同。按纯铅为铅灰色。但古人用于入药之铅，相当于含银、铅等硫化物矿石初炼的粗铅，呈黑或帛黑色，因有黑铅、乌铅诸名。青金即青铅，则黑金为黑铅也。铅在古时也指锡类。《广韵·仙韵》云："铅，锡之类也。"《史记·屈原贾生列传》司马贞《索隐》："铅者锡也。"李时珍因称"锡为白锡，故此（铅）为黑锡"，以示区别。孟诜《必效方》有称乌锡。乌锡即黑锡。《本草品汇精要》谓铅之质"类锡而软"，故有水锡之称。在古代字书中，"铅"字又书作"鈆"。《汉书·江都易王非传》注："鈆者，锡之类也。"《干禄字书·平声》云："鈆铅并同。"铅有名金公。"金公"为"鈆"之拆字。《本草纲目》谓："神仙家拆其字为金公。"而"水中金"者，则为神仙家（炼丹家）对铅的隐名。

434 青蒿 qinghao 《五十二病方》

【来源】为菊科植物黄花蒿的地上部分。

【异名】蒿（《诗经》），菣（《毛诗传》），草蒿、方溃（《神农本草经》），犱蒿（《蜀本草》），臭蒿（《日华子本草》），香蒿（《本草衍义》），三庚草（《履巉岩本草》），野兰蒿（《现代实用中药》），酒饼草（《广州植物志》），黑蒿（《山东中药》），白染艮（《闽东本草》），细花蒿、青蓬蒿、细青蒿（《浙江民间常用草药》），菊叶青蒿（《湖南农村常用中草药手册》），老黄蒿（《北方常用中草药手册》），草青蒿（《全国中草药汇编》），臭青蒿（广西、浙江），香丝草（海南、山东），香青蒿、苦蒿、野筒蒿、黄蒿、黄香蒿（江苏），秋蒿、苦草（上海），臭草、臭菊（广西），假香菜、番红草（广东），鱼子青蒿（湖北），小青蒿（福建），马屎蒿（四川），牛屎蒿（云南），细叶蒿（湖南），臭黄蒿（内蒙古）。

【植物名】黄花蒿 *Artemisia annua* L.

【性味与归经】味苦、辛，性寒。归肝、胆经。

【功能与主治】清虚热，除骨蒸，解暑热，截疟，退黄。用于温邪伤阴，夜热早凉，阴虚发热，骨蒸劳热，暑邪发热，疟疾寒热，湿热黄疸。

释名考订

《本草纲目》引晏子云："蒿，草之高者也。"青蒿，《梦溪笔谈》曰："茎叶与常蒿悉同，但常蒿色绿，而此蒿青翠，一如松桧之色，至深秋，余蒿并黄，此蒿独青。"故有其名。其气清香，又名香蒿。《蜀本草》则云："江东人呼为犱蒿，为其气臭似犱也。"《尔雅》云："蒿，菣也。"孙炎注："荆楚之间，谓蒿为菣。"《说文解字》："菣，香蒿也。"郭璞注云："今人呼青蒿香中炙啖者为菣，是也。"《本草蒙筌》曰："遇寒冬……茎干俱凋，至春再从根下起苗，如草重出，乃名草蒿。"《履巉岩本草》云："于三伏内，每遇庚日，日未出时采。"故名三庚草。

435 青黛 qingdai 《药性论》

【来源】为爵床科植物马蓝、蓼科植物蓼蓝或十字花科植物菘蓝的叶或茎叶经加工而成的干燥粉末或团块。

【异名】波斯青黛（《太平圣惠方》），靛花（《简便单方》），青蛤粉（《本草纲目》），青缸花（《外科正宗》），翠青（《一草亭百科全书》），蓝露、淀花（《手板发蒙》），广青黛（《增广验方新编》），蛤子粉（《辞源》），靛沫花（《中药形性经验鉴别法》），靛沫（《中药材手册》），靛（《全国中草药汇编》），靛蓝花（《中药材商品知识》），漂黛粉（《本草药名集成》），蓝靛花、青杠花（四川），建黛（湖南）。

【植物名】（1）马蓝 *Baphicacanthus cusia* （Nees） Bremek.

（2）蓼蓝 *Polygonum tinctorium* Ait.

（3）菘蓝 *Isatis indigotica* Fort.

【性味与归经】 味咸，性寒。归肝经。

【功能与主治】 清热解毒，凉血消斑，泻火定惊。用于温毒发斑，血热吐衄，胸痛咳血，口疮，疖腮，喉痹，小儿惊痫。

释名考订

黛，青黑色，古代女子用以画眉的颜料。陶潜《闲情赋》云："愿在眉而为黛，随瞻视以闲扬。"《本草纲目》引刘熙《释名》曰："灭去眉毛，以此代之，故谓之黛。"

青黛以爵床科马蓝、蓼科蓼蓝或十字花科菘蓝等植物的叶经加工后制成。这些植物的叶中含有一种叫靛苷的化学成分。叶浸入水中发酵，靛苷水解溶出，经空气氧化后生成靛蓝。反应完成后，浸液液面会形成大量泡沫，称"起花"。捞取泡沫，晒干，即为青黛。靛沫、靛花、靛沫花等因以得名。

436 青风藤 qingfengteng 《中药志》

【来源】 为防己科植物青藤及毛青藤的藤茎。

【异名】 清风藤（《本草图经》），青藤、寻风藤（《本草纲目》），滇防己（《植物名实图考》），大青木香、大青藤、岩见愁、排风藤（《贵州民间药物》），防己（《中药志》），过山龙、羊雀木、鼓藤、豆荚藤、追骨风、爬地枫（《陕西中草药》），钻石风（江西《草药手册》），青防己（《全国中草药汇编》），苦藤（《浙江药用植物志》），大风藤（湖北、贵州），海风藤（江苏、浙江），追风散、黑防己、吹风散（云南），淮通（贵州），风藤（山西）。

青藤：解离、石解、房苑、房慈、载君行（《中国药用植物图鉴》），百回藤（《云南种子植物名录》），大枫藤（湖北、河北），木防己（四川、河南），土藤、广藤（四川），五角藤、青木通（安徽），追骨散（云南）。

毛青藤：通条（河南）。

【植物名】（1）青藤 *Sinomenium acutum* （Thunb.） Rehd. et Wils.

异名：日本汉防己（李承祜《药用植物学》），风龙（《广西植物志》），大叶青藤、土木通（江苏、浙江），青绳、大叶青绳儿（浙江）。

（2）毛青藤 *Sinomenium acutum* （Thunb.） Rehd. et Wils. var. *cinereum* Rehd. et Wils.

异名：毛防己（《中国树木分类学》），大防己（《中国种子植物分类学》），汉防己（《秦岭植物志》），变种毛防己（南药《中草药学》），灰毛青藤（《云南种子植物名录》），毛汉防己（湖北）。

【性味与归经】 味苦、辛，性平。归肝、脾经。

【功能与主治】 祛风湿，通经络，利小便。用于风湿痹痛，关节肿胀，麻痹瘙痒。

释名考订

青风藤原名青藤，始见于《本草纲目》"清风藤"条释名项下。清风藤之名则始见于《本草图经》，曰："清风藤生天台山中，其苗蔓延木上，四时常有，彼土人采其叶入药，治风有效。"《本草纲目》中清风藤又名青藤、寻风藤，谓"治风湿流注，历节鹤膝，麻痹瘙痒，损伤疮肿。"《植物名实图考》云："……寻风藤即清风藤，蔓延屋上，土人取茎治风湿。"综上所述，清风藤之名当与其治风功能有关。按古代本草并无"青风藤"之名，此名是近代由青藤和清风藤两名相转而来。从历代本草的文字记载与附图来看，清风藤（青风藤）的植物来源十分混乱。现时，全国多数地区药用的清风藤（青风藤）为防己科植物青藤 *Sinomenium acutum* （Thunb.） Rehd. et Wils.，而植物分类学文献中所述之清风藤，则为清风藤科植物清风藤 *Sabia japonica* Maxim.，两者应注意区别。

437 青叶胆 qingyedan 《云南中草药》

【来源】 为龙胆科植物青叶胆的全草。

【异名】 弥勒獐牙菜、细龙胆（《中药志》），肝炎草、小青鱼胆、土疸药（《云南中草药》），胆炎草（《云南药用植物名录》），青叶丹、小当药、走胆药（《全国中草药汇编》），青鱼胆、苦胆草（《云南种子植物名录》），小苦草、金鱼胆（云南）。

【植物名】 青叶胆 *Swertia mileensis* T. N. Ho et W. L. Shih

【性味与归经】 味苦，性寒。归肝、胆、膀胱经。

【功能与主治】 清肝利胆，清热利湿。用于肝胆湿热，黄疸尿赤，胆胀胁痛，热淋涩痛。

释名考订

味苦似胆，故名青鱼胆。声转而为金鱼胆。本品为草本植物，为避免误为青鱼之胆，遂称青叶胆。讹为青叶丹。细龙胆、苦胆草、小苦草，皆以其味苦而得名。功能清肝利胆、利湿退黄，肝炎草、土疸药、走胆药等因以得名。

438 青娘子 qingniangzi 《本草纲目》

【来源】 为芫青科昆虫绿芫青的虫体。

【异名】 芫蜻（《雷公炮炙论》），芫青（《名医别录》），南京芫青（《证类本草》），青娘虫、相思虫（《苏州本产药材》），青虫（《中药志》）。

【动物名】 绿芫青 *Lytta caragana* Pallas

【性味与归经】 味辛，性温；有毒。

【功能与主治】 祛瘀，散结，攻毒。用于癥瘕积聚；外治疥癣，恶疮，淋巴结结核。

释名考订

青娘子虫体绿色或蓝绿色，有光泽。《本草纲目》曰："居芫花上而色青，故名芫青，世俗讳之，呼为青娘子。"亦称青虫、青娘虫。"相思"之名由"娘子"衍生。

439 青葙子 qingxiangzi 《神农本草经》

【来源】 为苋科植物青葙的种子。

【异名】 草决明（《神农本草经》），青箱子（《滇南本草》），野鸡冠花子（《医学入门》），土鸡冠花子（《药材学》），牛尾巴花子（《中药材手册》），狗尾巴子、笔鸡冠子（《四川中药志》），无羽娲子（《泉州本草》），牛尾花子（《简明中医辞典》），野鸡冠子（江苏、福建），狗尾花子（湖北），狼尾巴棵种子（江苏徐州）。

【植物名】 青葙 *Celosia argentea* L.

异名：草蒿、姜蒿（《神农本草经》），昆仑草（《新修本草》），野鸡冠、鸡冠苋（《本草纲目》），野鸡冠花、狼尾花（《中药志》），鸡冠菜、土鸡冠（《江苏省植物药材志》），狐狸尾、指天笔（《南宁市药物志》），牛尾巴花（《山东中药》），犬尾鸡冠花（《闽东本草》），狗尾巴苋（《阿克苏药用植物》），狗尾花（《中药鉴别手册》），圆鸡冠花（江西《草药手册》），牛母莴、牛尾行（《福建中草药》），狗尾巴花（《青岛中草药手册》），狗尾苋（《全国中草药汇编》），红牛膝（《云南种子植物名录》），笔鸡冠、狗尾鸡冠花、狼尾巴棵、野千穗谷（《中药材品种论述》），狗尾巴（四川、山东），狼尾草（广东、云南），狼尾巴（江苏、云南），狗尾巴棵（山东、江苏），牛尾苋、冲鸡冠、鸡鸣草、大尾鸡冠花、野鸡髻花（福建），白鸡冠花、白鸡冠（台湾），鸡公草、鸡冠花（广西），土鸡冠花、鸡公苋（广东），狗尾巴菜（安徽），白毛蜡烛（湖南），土狗尾（海南），银顶棵（河北），青葙花（江西）。

【性味与归经】味苦，性微寒。归肝经。

【功能与主治】清肝泻火，明目退翳。用于肝热目赤，目生翳膜，视物昏花，肝火眩晕。

释名考订

《本草纲目》曰："青葙名义未详。"清孙星衍云："案《魏略》云：初平中有青牛先生，常服青葙子。葙当作箱字。"所记青牛先生常服青葙子事迹典出宋裴松之注《三国志·魏志》，原文是："初平中，山东人有青牛先生，字正方。客三辅，晓知星历风角鸟情，常食青葙、芜华，年似如五六十者，人或亲识之，谓其已百余岁矣。"查原文中并无"青葙"之字，"葙当作箱字"殆孙氏所持之见，而"箱"字在药名中作何释义孙氏并无说明。今按，"葙"从"艹"从"相"。"相"，为农历七月的别称。《尔雅·释天》云："七月为相，八月为壮。"郭璞注："皆月之别名。"按青葙为一年生草本，农历七月开花结果。以花果之期为名，故曰"相"，从"艹"，而为"葙"。《本草纲目》又曰："其子明目，与决明子同功，故有草决明之名。其花叶似鸡冠，嫩苗似苋，故谓之鸡冠苋。"又嫩苗可食，乃称鸡冠菜。狐狸尾、指天笔、白毛蜡烛等，皆以形似而得名。

440 青礞石 qingmengshi 《太平圣惠方》

【来源】为变质岩类黑云母片岩或绿泥石化云母碳酸盐片岩。

【异名】礞石（《嘉祐本草》），金星礞石（《医林纂要·药性》），银礞石（《矿物药与丹药》），烂石（《全国中草药汇编》），苏礞石（《药物分析杂志》）。

【矿物名】（1）黑云母片岩 Lapis Chloriti

（2）绿泥石片岩 Chlorite schist *

【性味与归经】味甘、咸，性平。归肺、心、肝、胃经。

【功能与主治】坠痰下气，平肝镇惊。用于顽痰胶结，咳逆喘急，癫痫发狂，烦躁胸闷，惊风抽搐。

释名考订

本品始载于《嘉祐本草》，原名礞石。《本草纲目》曰："其色蒙蒙然，故名。"蒙蒙，为晦暗、不明之状。《楚辞》宋玉《九辩》云："愿皓日之显行兮，云蒙蒙而蔽之。"礞石因岩石中含绿帘石或绿泥石成分，表面暗绿色或灰绿色，断面有星点样闪光，观之若蒙蒙不明之状而得名。《本草纲目》又曰："礞石……有青白二种，以青者为佳。"因得青礞石之名。为片状或粒状集合体，夹有银色或淡黄色鳞片，具光泽，故称银礞石。质软而脆，较疏松，易剥碎，因有烂石之称。苏礞石，疑为"酥礞石"，以其质酥易碎，故名。

441 茉莉花 molihua 《本草纲目》

【来源】为木犀科植物茉莉的花。

【异名】小南强（《清异录》），柰花（《丹铅杂录》），鬘华（《群芳谱》），白末利（《北户录》），木梨花（《中国树木分类学》），香花（《四川中药志》），岩花（河南）。

【植物名】茉莉 *Jasminum sambac* (L.) Ait.

异名：末利（《南方草木状》），抹厉（《洛阳名园记》），没利（《梅溪诗集》），末丽（《洪迈集》），抹利、暗麝（《花镜》），三白（《中国药用植物图鉴》），没丽（《云南种子植物名录》），小柴茉莉（广西）。

【性味与归经】味辛、微甘，性温。归脾、胃、肝经。

【功能与主治】理气止痛，辟秽开郁。用于湿浊中阻，胸膈不舒，泻痢腹痛，头晕头痛，目赤，疮毒。

释名考订

茉莉始载于《南方草木状》，原名末利，为外来药。《本草纲目》载于芳草类，曰："稽含《草木状》作末利，《洛阳名园记》作抹厉，佛经作抹利，《王龟龄集》作没利，《洪迈集》作末丽。盖末利本胡语，无正字，随人会意而已。"今按，"末利"为梵文 mallika 的音译名，后从"艹"而为"茉莉"。为直立或攀援灌木，聚伞花序顶生，通常有花 3 朵，色白，故称三白。气芳香，因呼暗麝。《群芳谱》有名鬘华。《集韵·桓韵》："鬘，发美貌。"旧时女子常以茉莉插为头饰，故有鬘华之称。奈花，李时珍引杨慎《丹铅杂录》云："《晋书》都人簪奈花，即今末利花也。"乾隆帝的诗作里也有"簪奈由来久"之句。古代的北方把茉莉花称作"奈"。其实，"奈"原本是蔷薇科植物林檎的异名。林檎又名花红、白奈、素奈，花开时白色而微呈红晕。《晋书·后妃传下·成帝杜皇后》云："先是，三吴女子相与簪白花，望之如素奈，传言天公织女死，为之着服，至是而后崩。""三吴女子"所簪白花当是茉莉花，因其"望之如素奈"，乃得奈花之名。

442 苦木 kumu 《中国药用植物志》

【来源】 为苦木科植物苦木的枝及叶。

【异名】 苦树皮（《中国药用植物志》），臭椿芽、苦胆木（《广西中兽医药用植物》），苦皮子（《四川中药志》），苦力芽、进口苦、黄檀木、臭辣子（《湖南药物志》），山熊胆（《新医学》3：26，1972），赶狗木（广西《中草药新医疗法展览资料选编》），苦木叶（《贵州草药》），土樗子（《全国中草药汇编》），狗胆木（《中药大辞典》），苦木霜（《浙江药用植物志》），苦通皮、罗卜药（湖南），胆木、猪胆木（广东），红莲茶、榆香枝（山东），熊胆木（广西），野漆木（贵州），苦弹子（四川），苦桑头（江苏），苦檀木（河南），槐杨木（安徽）。

【植物名】 苦木 *Picrasma quassioides* (D. Don) Benn.

异名：苦树（《中国树木分类学》），黄楝（《中国种子植物分类学》），黄楝树（《河北习见树木图说》），鱼胆树、青鱼胆（《广西中兽医药用植物》），黄楝瓣树（《四川中药志》），苦楝树（《中国药用植物图鉴》），苦皮树（《湖南药物志》），苦胆树、熊胆树（《云南中草药》），山苦楝（《中药大辞典》），光序苦楝（《云南种子植物名录》），苦皮子树（四川、云南），土苦楝、秤杆树、崖漆树（贵州），苦楝瓣树（四川），小苦楝（湖北），苦青树（广西），寒苦树（广东），苦檀（河南）。

【性味与归经】 味苦，性寒；有小毒。归肺、大肠经。

【功能与主治】 清热解毒，祛湿。用于风热感冒，咽喉肿痛，湿热泻痢，湿疹，疮疖，蛇虫咬伤。

释名考订

本品通体味皆极苦，故有苦木、苦树之名。"苦胆"、"熊胆"、"狗胆"、"猪胆"等，尽皆以胆之苦味喻言本品味苦之甚。核果形似楝科苦楝子，因称小苦楝、土苦楝、苦楝瓣树。

443 苦参 kushen 《神农本草经》

【来源】 为豆科植物苦参的根。

【异名】 苦骨、独椹（《本草纲目》），川参（《贵州民间方药集》），凤凰爪（《广西中兽医药用植物》），山槐树根（《中药材手册》），苦槐子根、山槐根（《药材学》），牛参（《湖南药物志》），野槐根（《青岛中草药手册》），牛蚤股（《浙南本草新编》），牛人参（南药《中草药学》），地参（《新华本草纲要》），槐麻根子、地槐根子（东北），牛苦参（浙江、云南），豆参、槐参（四川），苦心根（台湾）。

【植物名】 苦参 *Sophora flavescens* Ait.

异名：水槐、苦薏（《神农本草经》），地槐、菀槐、骄槐、白茎、虎麻、岑茎、禄白、陵郎（《名医别录》），野槐（《本草纲目》），山槐子、野槐花（《北方常用中草药手册》），好汉枝（《全国中草药汇编》），白萼（《中药大辞典》），山槐（东北、内蒙古、湖南），大号蜈蚣草、苦人儿草、先苦后甜草（福建），草槐（甘肃），臭槐棵（河南），苦刺花（云南），流产草（广西）。

【性味与归经】味苦，性寒。归心、肝、胃、大肠、膀胱经。

【功能与主治】清热燥湿，利尿，杀虫，宁心止悸。用于湿热泻痢，便血，黄疸尿赤，淋证涩痛，小便不利，赤白带下，阴肿阴痒，湿疹湿疮，皮肤瘙痒，疥癣麻风，心悸不宁。

释名考订

苦参始载于《神农本草经》，列为中品。《本草纲目》曰："苦以味名，参以功名，槐以叶形名也。"苦骨者，喻其味苦而根形如骨。兽医常以本品用于治疗牛病，牛参、牛蚤股、牛人参、牛苦参等因以得名。

444 苦蘵 kuzhi 《本草拾遗》

【来源】为茄科植物苦蘵的全草。

【异名】蘵、黄蒢（《尔雅》），蘵草（《尔雅》郭璞注），小苦耽（《本草拾遗》），鬼灯笼、天泡草、爆竹草、劈拍草（《江西民间草药》），千生酸浆、灯笼果（《中国药用植物图鉴》），响铃草、响泡子（《湖南药物志》），灯笼泡草〔《广东医学》（祖国医学版）2：8，1966〕，绿灯、野绿灯（《上海常用中草药》），黄姑娘、小酸浆、朴朴草、打额泡（《全国中草药汇编》），炮仔草（《台湾中药材图鉴》），灯笼草（华东、广东），天泡子（浙江、贵州、安徽、四川），挂金灯（浙江、江苏），天灯笼（浙江、台湾），地灯笼（浙江、河南），灯笼泡（广西、贵州），响泡草、小天泡子、天疮疤树、灯泡草、打头泡、白天泡子、王母珠（湖南），泡子草、母炮草、雌花草、扑扑子草、灯笼花（福建），天泡果、灯笼棵、香浆棵、酸不浆（河南），挂灯笼、灯光草、金鱼草（浙江），蝶仔草、天笼泡、甘仔蜜（台湾），小天泡草、沙灯笼（四川），青绿灯、牛屎绿灯（上海），端浆果、灯龙探（江苏），浆泡子（安徽），酸浆（江西），水灯笼（广东），小灯笼棵（山东）。

【植物名】苦蘵 *Physalis angulata* L.

【性味与归经】味苦，酸，性寒。

【功能与主治】清热，利尿，解毒，消肿。用于感冒，肺热咳嗽，咽喉肿痛，牙龈肿痛，湿热黄疸，痢疾，水肿，热淋，天疱疮，疔疮。

释名考订

《尔雅·释草》云："蘵，黄蒢。""蘵"，字亦作"薽"。"职"与"识"古字相通。朱骏声《说文通训定声》云："职……《尔雅·释草》：'职，黄蒢'。注：'叶似酸浆，华小而白，中心黄'。按即葴之小者。葴、职一声之转。《夏小正》作识。字亦变作蘵、作薽、作薽。"按葴，即《神农本草经》所载之酸浆。本品与酸浆极相类，故名常混通。《尔雅义疏》云："葴，耽、蘵、蒢又俱一声之转。"本品花药色黄，故名黄蒢；根叶味苦，因称苦蘵；为"葴之小者"，葴有苦耽之名，本品乃呼小苦耽。宿萼膨大似泡，因呼天泡子、浆泡子、泡子草；又似灯笼，故有鬼灯笼、天灯笼、挂灯笼诸名；绿色，而称绿灯、青绿灯。宿萼拍破有响声，爆竹草、劈拍草、响泡草因以得名。

445 苦丁茶 kudingcha 《本经逢原》

【来源】为冬青科植物枸骨、大叶冬青或苦丁茶冬青的嫩叶。

【异名】枸骨：角刺茶（《本草纲目拾遗》），苦登茶、大叶茶（广东、广西），苦丁叶（北京），苦茶（湖北），刺苦丁茶（安徽）。

大叶冬青：大叶苦丁茶（江西），大苦丁（安徽）。

苦丁茶冬青：苦灯茶《本草求原》。

【植物名】（1）枸骨 *Ilex cornuta* Lindl. ex Paxt.

（2）大叶冬青 *Ilex latifolia* Thunb.

异名：波罗树（《通雅》），黄菠罗、将军柴（《浙江药用植物志》），宽叶冬青（《云南种子植物名录》）。

（3）苦丁茶冬青 *Ilex kudingcha* C. J. Tseng

异名：茶理菜（广西）。

【性味与归经】 味甘、苦，性寒。归肝、肺、胃经。

【功能与主治】 疏风清热，明目生津。用于风热头痛，齿痛，目赤，聤耳，口疮，热病烦渴，泄泻，痢疾。

释名考订

《本草纲目拾遗》"角刺茶"条曰："出徽州，土人二三月采茶时兼采十大功劳叶，俗名老鼠刺，叶曰苦丁，和匀同炒焙成茶。"经本草考证，《本草纲目拾遗》所述十大功劳叶应是冬青科植物枸骨的叶（参见本书"枸骨叶"条）。"叶曰苦丁，和匀同炒焙成茶"，故名苦丁茶。"苦丁"者，"苦"言其味。据《中药大辞典》载，苦丁茶在江苏、安徽地区有以茶叶加枸骨叶煎汁焙制而成者，"浸液味苦，浓者不堪入口。""丁"者，或言其功。《玉篇·丁部》："丁，强也，壮也。"《说文解字·丁部》云："丁，夏时万物皆丁实。"

446 苦石莲 kushilian 《增订伪药条辨》

【来源】 为豆科植物喙荚云实的种子。

【异名】 石莲子（《生草药性备要》），苦珠子（《增订伪药条辨》），鹘婆子（陈存仁《中国药学大辞典》引黎伯概），老鸦枕头（《药材资料汇编》），土石莲子、青蛇子（《南宁市药物志》），广石莲子、雀不站子、阎王刺果（《四川中药志》），猫儿核（《广西中药志》），石花生（《广西药用植物名录》），盐棒头果（《云南药用植物名录》），南蛇簕子、石莲簕子（《中药材品种论述》），老鸦胆（广西），苦石莲子（上海）。

【植物名】 喙荚云实 *Caesalpinia minax* Hance

异名：南蛇簕（《生草药性备要》），莲子笋、蚺蛇笋（《岭南采药录》），南蛇勒（《中药志》），阎王刺、刺果云实（《四川中药志》），石莲藤（《广西药用植物名录》），猫爪簕（《全国中草药汇编》），南蛇茸、雀不站、青蛇勒（《中药大辞典》），烫粑苗（华南），石莲勒、土甘草、南蛇莲、青蛇簕（广西），鹘婆簕、蛋妇灵牌（广东）。

【性味与归经】 味苦，性凉。归心、脾、肾经。

【功能与主治】 清热利湿，泻火解毒。用于急性肠胃炎，痢疾，膀胱炎，淋浊，小便淋沥，尿血。

释名考订

苦石莲在《本草纲目》中始有论及，谓："今药肆一种石莲子，状如土石而味苦，不知何物也？"清《本草述钩元》曰："今肆中所货，一种状如榧子，其味大苦，产广中树上，木实也，不宜入药。"直至20世纪初，苦石莲的来源仍未搞清，郑肖岩《伪药条辨》云："今市肆有一种苦石莲，状似土石，味极苦涩，不知何物伪充……"上述本草所指者显为睡莲科石莲子之混伪品，因其药材外形与石莲子颇相似且"味极苦涩"，因称苦石莲。为云实属植物，荚果长圆形，先端圆钝而有喙，故名喙荚云实。种皮乌黑色，有光泽，色泽如蛇，乃呼青蛇子。茎叶及果荚外皆有刺，遂有诸"簕"之称。"簕"，或作"笋"，读作 le，为两广一带方言。原指一种有刺的竹子，也指竹上的刺，宋周去非《岭外代答·竹》云："笋竹，其上生刺，南人谓刺为笋。"青蛇勒、石莲勒者，"勒"为"簕"之省写。

447 苦地丁 kudiding 《中药志》

【来源】 为罂粟科植物地丁紫堇的全草。

【异名】桃花紫堇（《东北药用植物志》），苦丁茶、布氏紫堇（《中药志》），小根地丁（《辽宁经济植物志》），地丁（《辽宁常用中草药手册》），紫堇（《内蒙古中草药》），地丁草（《高原中草药治疗手册》），苦丁（《全国中草药汇编》），紫花地丁（辽宁、内蒙古、湖南、北京、河北、山东、山西），扁豆秧（辽宁、河北），水黄连（四川），苦丁棵（河北），草地丁（辽宁），小鸡菜（山东）。

【植物名】地丁紫堇 *Corydalis bungeana* Turcz.

【性味与归经】味苦，性寒。归心、肝、大肠经。

【功能与主治】清热解毒，散结消肿。用于时疫感冒，咽喉肿痛，疔疮肿痛，痈疽发背，疖腮丹毒。

释名考订

本品为商品紫花地丁之一，其味苦，故名苦地丁，简作"苦丁"，讹为"苦丁茶"。水黄连者，亦以其味苦性寒而得名。根细而直，少分歧，因称小根地丁。蒴果狭扁椭圆形似豆荚，因得扁豆秧之名。日人渡边武、松冈敏郎在《关于正仓院宝库的小草》一文中报告，正仓院所藏从我国唐代（754年）传入的"小草"为布氏紫堇 *Corydalis bungeana* Turcz.（即本品）。可见，本品早在唐代就已被用作药材。参见"紫花地丁"条。

448 苦杏仁 kuxingren 《临证指南》

【来源】为蔷薇科植物山杏、西伯利亚杏、东北杏或杏的味苦的种子。

【异名】杏核仁（《神农本草经》），杏子（《伤寒论》），杏人（《刘涓子鬼遗方》），杏仁（《本草经集注》），杏核人（《雷公炮炙论》），木落子（《石药尔雅》），北杏仁（《证治准绳》），杏梅仁（《浙江中药手册》），杏子仁（《四川中药志》），魁杏仁、会杏仁、白皮苦杏、红皮杏（《本草药名集成》）。

山杏：府杏仁、大府杏（山东）。

西伯利亚杏：蒙古杏仁（《药学学报》）。

杏：大扁杏仁、扁杏仁、大扁（河北）。

【植物名】（1）山杏 *Prunus armeniaca* L. var. *ansu* Maxim.

异名：野杏（《中国植物志》），苦杏、杏（《中国药用植物图鉴》），野杏树（《山东树木志》）。

（2）西伯利亚杏 *Prunus sibirica* L.

异名：蒙古杏（《东北药用植物志》），山杏（《中国植物志》）。

（3）东北杏 *Prunus mandshurica* (Maxim.) Koehne

异名：辽杏（《中国树木分类学》），狗杏（《植物分类学报》），满州杏（《中国东北经济树木图说》），华北杏（《常用中草药植物简编》），山杏（东北）。

（4）杏 *Prunus armeniaca* L.

异名：甜梅（《江南录》），杏树（《中药志》）。

【性味与归经】味苦，性微温；有小毒。归肺、大肠经。

【功能与主治】降气止咳平喘，润肠通便。用于咳嗽气喘，胸满痰多，肠燥便秘。

释名考订

"杏"为象形字。《本草纲目》曰："杏字篆文象子在木枝之形。"子熟蒂落，因呼木落子。入药用种子，而称杏子、杏仁；其味苦，故名苦杏仁。多生于北方，乃称北杏仁。"杏人"者，"人"，"仁"也。《尔雅·释木》："桃李丑，核。"郝懿行《义疏》："核者，人也。古曰'核'，今曰'人'。"《齐民要术·种梅杏》云："杏子人，可以为粥。"石声汉校释："种仁的'仁'，本书都用'人'。"故杏人即杏仁；杏核人者，杏核仁也。山东黄县产者多白皮，因称"白皮苦杏"；辽宁锦州产者多红皮，遂名"红皮杏"。参见"甜杏仁"条。

449 苦豆根 ^{kudougen} 《内蒙古中草药》

【来源】 为豆科植物苦豆子的根。

【异名】 甘草豆根 (《药物出产辨》)，苦甘草 (《内蒙古中草药》)，金锁匙 (《上海市中药饮片炮制规范》)，西豆根 (内蒙古、甘肃、宁夏、广东)，粉豆根 (内蒙古、甘肃)。

【植物名】 苦豆子 *Sophora alopecuroides* L.

异名：狐尾槐 (《中国树木志》)，苦参草 (《中国沙漠地区药用植物》)，苦豆草 (《中国药典》)，白头蒿子、草本槐、草槐 (甘肃)。

【性味与归经】 味苦，性寒。

【功能与主治】 清热解毒，燥湿杀虫。用于急性菌痢，肠炎，湿疹，牙痛，咽喉肿痛。文献报道有治疗恶性葡萄胎与绒毛膜上皮癌的功效。

释名考订

本品为豆科植物，药用其根，味极苦，故名苦豆根。苦甘草者，《药物出产辨》云："看之即甘草，但入口其苦异常。"故名。多用于喉症，因称金锁匙。

450 苦壶卢 ^{kuhulu} 《本草纲目》

【来源】 为葫芦科植物小葫芦的果实。

【异名】 苦匏 (《国语》)，蒲卢 (《礼记》)，苦瓠 (《神农本草经》)，约壶、约腹壶 (《广志》)，苦瓠瓟 (《新修本草》)，亚腰壶卢 (《简便单方》)，长柄茶壶卢 (《濒湖集简方》)，药壶卢 (《本草纲目》)，细颈葫芦、长柄葫芦 (《本经逢原》)，金葫芦 (《药材资料汇编》)，京葫芦、小葫芦 (《江苏省植物药材志》)，凹腰葫芦 (河南)，壶芦 (四川)。

【植物名】 小葫芦 *Lagenaria siceraria* (Molina) Standl. var. *microcarpa* (Naud.) Hara

【性味与归经】 味苦，性寒。归肾、肺、脾经。

【功能与主治】 利水消肿，清热散结。用于水肿，黄疸，消渴，癃闭，痈肿恶疮，疥癣。

释名考订

本品亦"壶瓠之属"，故有壶、瓠、匏诸名。味苦，因称苦匏、苦瓠、苦壶卢。形似葫芦而个小，呼作小葫芦。色黄白，故名金葫芦，声转而为京葫芦。约壶、约腹壶者，李时珍曰："以其腹有约束也。""亚腰"、"凹腰"者，犹言"约腹"也。"细颈"、"长柄"者，皆由其形也。药壶卢者，古时多以此物盛丹药，故名。

451 苦楝子 ^{kulianzi} 《本草图经》

【来源】 为楝科植物楝的果实。

【异名】 楝实 (《神农本草经》)，金铃子 (《本草图经》)，楝树子 (《普济方》)，楝子 (《寿世保元》)，土楝实 (《本草汇言》)，苦心子 (《福建药物志》)，楝树果 (《全国中草药汇编》)，川楝子 (山西、湖北、四川、福建)，土楝子 (上海、山西)，楝枣子、楝果子 (江苏)，楝枣、苍蝇枣 (福建)，苦枣子 (湖南)，楝孔 (山东)。

【植物名】 楝 *Melia azedarach* L.

异名：苦楝 (《中国药用植物志》)，森木、金斗木 (《广西中兽医药用植物》)，火棯树、花心树、苦辣树 (《中药大辞典》)，苦楝树 (云南、浙江、江西、湖南、湖北、福建、广东、广西)，楝子树 (甘肃、四川、贵州、河南、安徽、山东、江苏)，楝树 (江苏、浙江、江西、福建、广东、云南)，森树 (山西、广东、广西)，楝枣树 (山东、江苏、浙江)，翠树、紫花树 (山西、江苏、浙江)，苦楝木、苦皮树、山苦楝、花纹木、大楝树 (广西)，洋花参、木楝树、火棯杨 (广东)，苦楝子树

（湖南），野苦楝（云南），苦皮楝（浙江）。

【性味与归经】味苦，性寒；有小毒。归肝、胃经。

【功能与主治】疏肝泄热，行气止痛，杀虫。用于肝郁化火，胸胁、脘腹胀痛，疝气疼痛，虫积腹痛。

释名考订

《本草纲目》曰："按罗愿《尔雅翼》云：楝叶可以练物，故谓之楝。"按"楝"与"练"通。《篇海类编·衣服类·纟部》云："练，木名，亦作楝。"又，"练"通"涷"。朱骏声《说文通训定声·干部》："练，段借为涷。"涷者，洗涤也。《文选·枚乘〈七发〉》李善注："练，犹沃也。"《说文解字》："练，涷缯也。"按"缯"为丝织品的总称。《急就篇》颜师古注："缯者，帛之总名，谓以丝织者也。"涷缯，意为浣洗丝织物，亦即《本草纲目》所谓的"练物"。《中山注》郭璞注云："楝，木名，子如脂，头白而黏，可以浣衣也。"子可浣衣，故谓之"练"，后从"木"而为"楝"。本品为楝的果实，故名楝子、楝实、楝树果。味苦，因称苦楝子、苦心子。核果圆卵形或近球形似枣，楝枣、苦枣子乃因以得名。

452 苜蓿 ᵐᵘˣᵘ《名医别录》

【来源】为豆科植物南苜蓿或紫苜蓿的全草。

【异名】怀风、光风、连枝草（《西京杂记》），牧宿（《尔雅》郭璞注），塞鼻边迦（《金光明经》），木粟（《尔雅翼》），光风草（《本草纲目》），黄花草子、磨盘草子（《中药大辞典》），苜齐头、草头、金花菜（江苏）。

南苜蓿：毒旋子（《当涂县志》），野苜蓿（《植物名实图考》），金花草、刺三叶、唐草、盘岐头、马肥（《中国主要植物图说·豆科》），母齐头（江苏、浙江），刺苜蓿（陕西），黄苜蓿（上海）。

紫苜蓿：土黄芪（《食疗本草》），路孙、阿尔佛佛、武功苜蓿、紫花苜蓿、蓿草（《中国主要植物图说·豆科》），苜蓿草（东北），羊草（西藏）。

【植物名】（1）南苜蓿 *Medicago hispida* Gaertn.

（2）紫苜蓿 *Medicago sativa* L.

【性味与归经】味苦、涩、微甘，性平。

【功能与主治】清热凉血，利湿退黄，通淋排石。用于热病烦满，黄疸，肠炎，痢疾，浮肿，尿路结石，痔疮出血。

释名考订

本品始载于《名医别录》，为汉代张骞出使西域时传入中国。寇宗奭曰："陕西甚多，用饲牛马，嫩时人兼食之。"苜蓿，古大宛语"buksuk"的音译。《本草纲目》曰："苜蓿，郭璞作牧宿，谓其宿根自生，可饲牧牛马也。又罗愿《尔雅翼》作木粟，言其米可炊饭也。"当是后世依其用途附会译音之说。《西京杂记》云："乐游苑自生玫瑰树。树下有苜蓿。苜蓿一名怀风。时人或谓之光风。风在其间常萧萧然，日照其花有光采。"苜蓿为低矮草本，因称草头；"头"，疑应作"豆"。"苜齐头"当是"苜蓿头"音近之讹。南苜蓿花黄色，乃呼黄花草子。可为菜蔬，故有金花菜之名。

453 苘麻子 ᵠⁱⁿᵍᵐᵃᶻⁱ《圣济总录》

【来源】为锦葵科植物苘麻的种子。

【异名】苘实（《新修本草》），顷麻子（《产乳集验方》），䕛实（《圣济总录》），䕛麻子（《鲁府禁方》），磨盘树子（《江西民间草药》），空麻子、野苎麻子、冬葵子（《江苏省植物药材志》），青麻子、苘麻种子（《北京中草药手册》），苘种子（《青岛中草药手册》），白麻子、野棉花子（《全国中草药汇编》），葵子（南药《中草药学》），桐麻子（四川），倾麻子（山西），椿麻子（湖北），野麻子（上海）。

【植物名】苘麻 *Abutilon theophrasti* Medic.

异名：檾（《诗经》），蕶（《汉书》郑玄注），蕶麻（《新修本草》），白麻（《古今录验方》），檾麻（《本草纲目》），青麻（《植物名实图考》），野棉花、叶生毛（《湖南药物志》），车轮草（江西《草药手册》），火麻（《甘肃中草药手册》），点圆子草、馒头姆、孔麻（《上海常用中草药》），野苎麻、八角乌（《中药大辞典》），磨仔盾、毛盾草、野火麻（《福建药物志》），磨盘草（江西、云南），家孔麻、野芝麻、野苘、野麻、鬼馒头草、野青、野绿麻（江苏），椿麻（湖北），金盘银盏（江西），塘麻（安徽）。

【性味与归经】味苦，性平。归大肠、小肠、膀胱经。

【功能与主治】清热解毒，利湿，退翳。用于赤白痢疾，淋证涩痛，痈肿疮毒，目生翳膜。

释名考订

苘麻始载于《新修本草》。《本草纲目》曰："苘，一作蕶，又作檾。种必连顷，故谓之蕶也。"恐系附会之说。"苘"者，"同"也。"同"，"冂"之古文，义为都邑的远郊。《说文解字·冂部》云："冂，邑外谓之郊，郊外谓之野，野外谓之林，林外谓之冂，象远界也。"古时在远离都邑的荒郊野地多有此草野生，故名苘。从"艹"，而为"苘"。《集韵·迥韵》："苘，枲属。"《尔雅·释草》："枲，麻也。"苘为麻属，故名苘麻。《本草纲目》谓其"叶大似桐叶"，因称桐麻子；"结实如半磨形"，磨盘草乃因以得名。

454 茄根 qiegen 《开宝本草》

【来源】为茄科植物茄的根及老茎。

【异名】茄母（《摘元方》），茄科（《鲍氏小儿方》），茄子根（《全国中草药汇编》），白茄根（山东、上海、湖北），白茄子根（山东、江苏、四川）。

【植物名】茄 *Solanum melongena* L.

异名：落苏（《本草拾遗》），白茄、青水茄、紫茄、黄茄（《本草图经》），勃海茄、番茄、水茄（王祯《农书》），东风草（《滇南本草》），银茄（《本草纲目》），黄水茄（《本草纲目拾遗》），昆仑紫瓜（《植物名实图考》），吊菜子（《中国药用植物图鉴》），鸡蛋茄（《广西药用植物名录》），卵茄（《广西植物名录》），矮瓜（广东、江西），吊菜（江西）。

【性味与归经】味甘、辛，性寒。

【功能与主治】祛风，止血。用于风湿疼痛，皮肤瘙痒，齿痛，脚气，尿血，便血，痔疮，冻疮。

释名考订

"茄"、"荷"古字相通。《尔雅》云："荷，芙渠；其茎茄。"郝懿行《义疏》："茄，居何切。古与荷通。"又云："荷之言何也，负何，言其叶大。"由此推之，"茄"之义应是谓其果大荷重也。《本草纲目》曰："陈藏器《本草》云：茄一名落苏。名义未详。按五代《贻子录》作酩酥，盖以其味如酩酪也，于义似通。"茄根，又名茄母、茄科。"母"，《淮南子·俶真》高诱注："母，本也。""科"，《广雅·释诂三》："科，本也。"按"本"为"根"之义。《说文解字·木部》："本，木下曰本。"《吕氏春秋·辩土》高诱注："本，根也。"故茄母、茄科者，皆为茄根之义。

455 茅莓 maomei 《本草拾遗》

【来源】为蔷薇科植物茅莓的地上部分。

【异名】薅（《尔雅》），薅田藨（《本草纲目》），蛇泡笋、黑龙骨（《生草药性备要》），三月泡（《辰溪县志》），红梅消、红琐梅、过江龙、倒筑伞（《植物名实图考》），薅秧泡（《分类草药性》），小叶悬钩子（《华北经济植物志要》），茅莓悬钩子（《东北木本植物图志》），倒生根、毛叶仙桥

（《贵州民间方药集》），乳痈泡、鹰爪笏、种田蒲、鸡暗洞、田中蒲（《广西中兽医药用植物》），山莓、麃莓、蓬蘽婆婆头（《中国东北经济树木图说》），草杨梅、仙人搭桥（《中国药用植物志》），细蛇迏、小还魂（《南宁市药物志》），栽秧泡（《重庆草药》），牙鹰笏（《广州植物志》），虎波草、布田菠草、播田草（《福建民间草药》），天青地白草（《江苏省植物药材志》），五月蘸刺、龙船蘸、红花脬笏（《江西民间草药》），蛇泡果（《中华内科杂志》4：359，1960），倒触伞（《四川中药志》），五月红、陈刺波（《闽东本草》），火梅刺、虎梅刺、火呀刺、地杨梅（《泉州本草》），猫泡刺（《广西药用植物名录》），早禾泡（广州部队《常用中草药手册》），酸秧泡、酸磨子、乌籽莓、早豆红、五爪鸡龙（《浙江民间常用草药》），三月苞（《陕甘宁青中草药选》），甲公莓、插田莓、虎莓（《浙南本草新编》），薅秧蘸（《全国中草药汇编》），婆婆头、蛤蟆草（东北），拦路虎（广西、浙江、上海），天青地白扭、种田满、大暑莓（浙江、湖南），两头黏（浙江、福建），四月泡（湖南、广西），乌泡（四川、云南），托盘子（广西、山东），莳田脬（江西、陕西），小籤蓬、小黄泡籤、三月泡籤、虎姆箣、虎爬刺、虎唔刺、三月菠、红冬籤、谷帽籤、细叶蛇泡籤、三月蛇泡籤、细种甘泡籤（广东），小三月泡、蛇泡子、三月蛇泡果、蛇泡辣、细红藤、路边蛇、拦路蛇、野鸡泡、落地金鸡（广西），种田扭、种田红、插田薅、耘田扭、田耙扭、双头连、五月扭（浙江），蛇泡翁、叶杨梅、布田刺占、播田菠、插秧泡草、耘田波、虎姆波（福建），天青地白、百肿消、猴子莓、小麦泡、耘田果子、蒲篱笆秧、八瓣果（安徽），田坎泡、五月泡、端阳泡、龙船乌泡、两头扎、田泡籤、田藤泡（湖南），黑泡、紫泡、黑锁梅、子麦刺、两头蛇（云南），端午泡、黄豆泡、蒿秧泡、倒触散、倒竹散（四川），红花脬、修母脬、耘田脬、龙船脬（陕西），山泡么、山泡泡、栽秧果（江苏），山托盘、坡门头、小叶山拔盘（山东），小泡泡、秧脚泡、莳田泡（江西），倒足伞、倒竹伞（贵州），黄牛泡、上山虎（海南），草杨梅子（湖北），花米托盘（河南）。

【植物名】 茅莓 *Rubus parvifolius* L.

【性味与归经】 味苦、涩，性凉。

【功能与主治】 清热解毒，散瘀止血，杀虫疗疮。用于感冒发热，咳嗽痰血，痢疾，跌打损伤，产后腹痛，疥疮，疖肿，外伤出血。

释名考订

"莓"为悬钩子属或蛇莓属多种植物的泛称，其果实多为球状聚合果。茅莓为莓类之一。"茅"，"矛"也。本品的枝、叶柄、花萼等均生有稀疏不等的针刺或倒生皮刺，尖锐如矛，故名茅莓。刺竹名"笏"。本品多刺，遂有诸"笏"之名。蘸，《尔雅》："蘸，麃。"郭璞注："麃，即莓也。"《说文解字·艸部》："薅，拔去田草也。"本品花开之时多为除草季节，故名薅田蘸。其时正值农历五月，时逢端午，五月红、龙船蘸、端阳泡等因以得名。"泡"，当为"蘸"之音转。曰"波"、曰"菠"、曰"蒲"者，亦为"蘸"之方言依音用字之名。"琐"为细小之义，本品花小，粉红色，似梅花，故以红琐梅、红梅消名之。其叶上面色绿，下被白色绒毛，因称天青地白草。

456 林檎 lingin 《千金·食治》

【来源】 为蔷薇科植物花红的果实。

【异名】 素柰、白柰（《文选〈蜀都赋〉》李善注），文林郎果（《本草拾遗》），文林果、朱柰、联珠果（《恰闻记》），来禽（《本草图经》），花红果（《滇南本草》），沙果（《本草品汇精要》），林禽（宁原《食鉴本草》），五色林檎、金林檎、红林檎、水林檎、蜜林檎、黑林檎（《本草纲目》），苹婆果（《长物志》），蜜果（《群芳谱》），冷金丹（《花镜》），五色柰（《医林纂要·药性》），频婆果（《植物名实图考长编》），秋槟子（《中国经济植物志》），冷沙果、花脸沙果、净面沙果（河北），红檎、紫檎（甘肃），红果（陕西），秋果（山东），夏果（山西）。

【植物名】 花红 *Malus asiatica* Nakai

【性味与归经】 味酸、甘，性温。归胃、大肠经。

【功能与主治】下气宽胸，生津止咳，和中止痛。用于痰饮积食，胸膈痞塞，消渴，霍乱，吐泻腹痛，痢疾。

释名考订

《本草纲目》曰："案洪玉父云：此果味甘，能来众禽于林，故有林檎、来禽之名。"又曰："金林檎、红林檎、水林檎、蜜林檎、黑林檎，皆以色味立名。""文林郎"之名源于传说。陈藏器曰："文林郎生渤海间。云其树从河中浮来，有文林郎拾得种之，因以为名。"李时珍则曰："唐高宗时，纪王李谨得五色林檎似朱柰以贡。帝大悦，赐谨为文林郎。人因呼林檎为文林郎果。"喜生于平原砂地，故名沙果。花红果者，因其花色淡粉红，故名。味至甘美，因称蜜果。形似苹果而小，文震亨《长物志·蔬果》云："西北称柰，家以为脯，即今之苹婆果也。""婆"为"脯"一声之转。

457 枇杷叶 pipaye 《名医别录》

【来源】为蔷薇科植物枇杷的叶。

【异名】卢桔叶（《中国药学大辞典》），巴叶（《中药材手册》），杷菜（《青岛中草药手册》），杷叶（《常用中药名辨》），白沙枇杷叶（《中药材商品知识》），如意扇（四川）。

【植物名】枇杷 *Eriobotrya japonica* (Thunb.) Lindl.

异名：卢橘（广东），白花木（广西桂平）。

【性味与归经】味苦，性微寒。归肺、胃经。

【功能与主治】清肺止咳，降逆止呕。用于肺热咳嗽，气逆喘急，胃热呕逆，烦热口渴。

释名考订

《本草衍义》曰："枇杷叶……以其形如枇杷，故名之。"语中出现了两处"枇杷"，前者指的是果类枇杷，也就是蔷薇科植物枇杷；后者指的则是乐器琵琶。枇杷叶，以其形如琵琶，故名。"琵琶"，古字也写作"枇杷"。《释字·释乐器》云："枇杷，本出于胡中，马上所鼓也。推手前为枇，引手却为杷，象其鼓时，因以为名也。"后字形分化，乐器枇杷遂固定作"琵琶"。朱骏声《说文通训定声·履部》云："枇杷，亦双声连语，今字作琵琶。""枇杷"，则专用于指称果类枇杷。

枇杷叶形似扇，因呼如意扇。

卢桔叶，"卢桔"当为"卢橘"之俗写。枇杷有卢橘之名。此名始见于苏轼《赠惠山僧惠表》诗，云："客来茶罢空无有，卢橘杨梅尚带酸。"有人问：卢橘是什么果子？苏轼答曰："枇杷是也。"此后，"卢橘"之名便传播开来。18世纪时，英、法等国从中国引入枇杷，枇杷的英文名loquat即来自卢橘的粤语音译。宋、元以来，曾有不少人对此提出质疑。明陶宗仪《南村辍耕录》云："世人多用'卢橘'以称枇杷，按司马相如《游猎赋》（今按，当作《上林赋》）云：'卢橘夏孰，黄甘橙楱，枇杷橪柿'，夫'卢橘'与'枇杷'并列，则'卢橘'非枇杷明矣！"李时珍《本草纲目》也引申司马相如《上林赋》对此表示了异议，谓："注《文选》者以枇杷为卢橘，误矣。"李时珍认为卢橘应是金橘的别称，"此橘生时青卢色，黄熟则如金，故有金橘、卢橘之名。卢，黑色也"。此说恐也不确。金橘的果熟期在12月，而非"夏孰"。

458 板蓝根 banlangen 《本草纲目》

【来源】为十字花科植物菘蓝的根。

【异名】靛青根（《本草便读》），蓝靛根（《分类草药性》），靛根（《中药形性经验鉴别法》），大青根（《全国中草药汇编》），板兰根、蓝根、草大青根（《本草药名集成》），苏板蓝根（湖南），大蓝根（江苏），北板蓝根（四川）。

【植物名】菘蓝 *Isatis indigotica* Fort.

异名：蓝靛（《中国药用植物志》），菘青、大青（《中药志》），草大青（《全国中草药汇编》），草本大青、靛青、大蓝（《中药材品种论述》），大靛（江苏）。

【性味与归经】 味苦，性寒。归心、胃经。

【功能与主治】 清热解毒，凉血利咽。用于温疫时毒，发热咽痛，温毒发斑，痄腮，烂喉丹痧，大头瘟疫，丹毒，痈肿。

释名考订

"板蓝"之名始见于《本草纲目》，曰："马蓝，叶如苦荬，即郭璞所谓大叶冬蓝，俗中所谓板蓝者。"可见，板蓝之名最初指的是爵床科植物马蓝 *Baphicacanthus cusia*（Nees）Bremek.。按古称"蓝凡五种"：蓼蓝、菘蓝、马蓝、吴蓝、木蓝。其中马蓝的叶片薄而板平，故得板蓝之名；药用其根（及根茎），因称板蓝根。板蓝根的异物同名品有多种，而市售板蓝根主要为两种：一种即爵床科马蓝的根及根茎，另一种为十字花科菘蓝 *Isatis indigotica* Fort. 的根（即本品）。就全国的使用情况来说，菘蓝之根是板蓝根的主流品种，《中国药典》也以菘蓝的根作为板蓝根药材的正品。马蓝根则在我国南方地区作板蓝根入药。为便于区别，商品将菘蓝的根称为"北板蓝根"，马蓝的根则被称为"南板蓝根"。

459 松节 songjie 《名医别录》

【来源】 为松科植物油松、马尾松、赤松、云南松等枝干的瘤状结节。

【异名】 黄松木节、黄松节（《太平圣惠方》），老松节（《证治准绳》），油松节（《药材资料汇编》），松树疙瘩（《四川中药志》），松榔头（江苏）。

【植物名】（1）油松 *Pinus tabulaeformis* Carr.

异名：短叶松（《中国植物志略》），短叶马尾松、东北黑松、紫翅油松（《东北木本植物图志》），巨果油松（《中国东北裸子植物研究资料》），黑皮油松、辽东黑皮赤松、满州黑松、辽东赤松（《中国东北经济树木图说》），黑松（东北），红皮松（河北东陵）。

（2）马尾松 *Pinus massoniana* Lamb.

（3）赤松 *Pinus densiflora* Sieb. et Zncc.

异名：日本赤松（《中国树木分类学》），灰果赤松、短叶赤松、辽东赤松（《东北木本植物志》），白头松、红顶松（山东）。

（4）云南松 *Pinus yunnanensis* Franch.

【性味与归经】 味苦、辛，性温。归肝、肾经。

【功能与主治】 祛风除湿，通络止痛。用于风寒湿痹，历节风痛，转筋挛急，跌打伤痛。

释名考订

树木枝干交接处曰"节"。《易·说卦》云："艮为山……其于木也，为坚多节。"本品为松属多种植物枝干的结节，故名松节。色黄，多具油性，因称黄松节、油松节。质坚硬而重，故俗有"榔头"、"疙瘩"诸称。参见"松花粉"条。

460 松叶 songye 《名医别录》

【来源】 为松科植物马尾松、油松或云南松等的叶。

【异名】 猪鬃松叶（《太平圣惠方》），松毛（《简便单方》），山松须（《生草药性备要》），松针（广州部队《常用中草药手册》），青松毛（南药《中草药学》），松毛胡、松柏须、青胡须、松松须（福建），山松毛、松毛子（广东）。

【植物名】（1）马尾松 *Pinus massoniana* Lamb.

（2）油松 *Pinus tabulaeformis* Carr.

（3）云南松 *Pinus yunnanensis* Franch.

异名：青松、飞松（《玉溪中草药》），长毛松、铁甲松（《云南种子植物名录》），松树、地盘松（云南），黄松（贵州）。

【性味与归经】味苦，性温。归心、脾经。

【功能与主治】祛风燥湿，杀虫，止痒。用于风湿痿痹，跌打损伤，失眠，浮肿，湿疮，疥癣；并用于防治流脑，流感，钩虫病。

释名考订

本品为松属多种植物的叶，故名松叶。多呈针状，而名松针。"毛"、"须"、"猪鬃"者，皆以形似而得名。

461 松香 songxiang 《疮疡经验全书》

【来源】为松科植物马尾松或其同属植物树干中渗出的油树脂经蒸馏或提取除去挥发油后所成的块状物。

【异名】松脂、松膏、松肪（《神农本草经》），松胶香（《刘涓子鬼遗方》），白松香（《滇南本草》），松胶（《本草纲目》），黄香（《本草原始》），松脂香（《草木便方》）。

【植物名】马尾松 *Pinus massoniana* Lamb.

【性味与归经】味苦、甘，性温。归肝、脾经。

【功能与主治】祛风，燥湿，排脓，拔毒，生肌，止痛。用于痈疽，疔毒，痔瘘，恶疮，疥癣，白秃，金疮，扭伤，风湿痹痛，疬风瘙痒。

释名考订

本品入药始见于《神农本草经》，原名松脂，又名松膏、松肪。《玉篇·肉部》："脂，脂膏也。"《礼记·内则》孔颖达疏："凝者为脂，释者为膏。""肪"，沈涛《古本考》云："《一切经音义》卷十六引'肪，肥也，脂也'，是古本有'一曰脂也'四字今夺。"可见"脂"、"膏"、"肪"三字同义。本品取自松的油树脂，故有松脂、松膏、松肪诸名。呈凝胶状，而名松胶。有特异的松节油香气，因称松香、松胶香。色黄，乃名黄香。

462 松萝 songluo 《神农本草经》

【来源】为松萝科植物松萝或环裂松萝的全体。

【异名】女萝（《诗经》），松上寄生（《本草纲目》），松落（《国药的药理学》），树挂（《黑龙江中药》），天棚草、雪风藤、山挂面、龙须草（《四川中药志》），金线草（《中国药用植物图鉴》），天蓬草（《陕西中草药》），关公须、金钱草（江西《草药手册》），云雾草、老君须（《青岛中草药手册》），茶须、过山龙、石须（《福建药物志》），顺风飘、树花（云南），飞天蜈蚣（甘肃）。

松萝：松上藤（《药性奇方》），蜈蚣松萝（《中药材手册》），长茎松萝（《云南植物研究》），树胡子、树木衣（《丽江中草药》），松毛、长枝松萝（《甘肃中草药手册》），枝状地衣（《青岛中草药手册》），长松萝（《全国中草药汇编》），观音线（《中药材品种论述》），普贤线、破石珠、石峰古铃草、老人须（四川），树衣、树衣毛（湖北），树衣七（陕西），青儿藤（云南），石飞丝（湖南）。

环裂松萝：石丝线、飞山翅、仙人头发、金丝藤（《湖南药物志》），破茎松萝（《陕西中草药》），节松萝（《全国中草药汇编》），胡须草（《浙江药用植物志》），缩筋草（《中药材品种论述》），节茎松萝（《中国药用孢子植物》），海风藤（四川、重庆、湖南、湖北、陕西），树头发（云南），松树寄生（广东），无根藤（安徽），接筋草（广西），老龙须（江西）。

【植物名】（1）松萝 *Usnea longissima* Ach.

（2）环裂松萝 *Usnea diffracta* Vain.

【性味与归经】味甘、苦，性平。归心、肾、肺经。

【功能与主治】清肝，化痰，止血，解毒。用于头痛，目赤，咳嗽痰多，疟疾，瘰疬，白带，崩漏，外伤出血，痈肿，蛇虫咬伤。

释名考订

松萝始载于《神农本草经》，列为中品。"萝"，罗也。本品细长蔓延，若罗网之纠结缠绕。陶弘景曰："东山甚多，生杂树上，而以松上者为真。"故名松萝。松落，"落"、"萝"一声之转。松上寄生，亦因其多寄生于松树而得名。《诗·小雅·颊弁》："茑与女萝，施于松柏。"女萝，《本草经考注》云："女者，细小柔弱之义。"本品细柔似罗绢，故以为名。龙须草、老君须、关公须、飞天蜈蚣等，皆以其形似而名之。在松树上悬挂生长，因称挂树、山挂面。罗网交织，疏密相间，远眺之，蒙蒙然若云遮雾障，云雾草乃因得其名。

463 松花粉 songhuafen 《新修本草》

【来源】为松科植物马尾松、油松或同属数种植物的花粉。

【异名】松花、松黄（《新修本草》），松粉（《玄英先生集》）。

【植物名】（1）马尾松 *Pinus massoniana* Lamb.

异名：松（《名医别录》），山松（《生草药性备要》），枞树、台湾赤松（《中国森林植物志》），枞苍松、枞柏（《广西中兽医药用植物》），松树（江苏、浙江、湖北、贵州），枞松、青松、黄鳞松（广东、广西），厚皮松、铁甲松、康松（四川），松毛树（贵州），崇树（江西），紫松（河南），针叶松（湖南）。

（2）油松 *Pinus tabulaeformis* Carr.

【性味与归经】味甘，性温。归肝、脾经。

【功能与主治】收敛止血，燥湿敛疮。用于外伤出血，湿疹，黄水疮，皮肤糜烂，脓水淋漓。

释名考订

本品为松属多种植物的花粉，故名松花粉，简作"松花"。色黄，因称松黄。《诗·郑风·山有扶苏》："山有乔松，隰有游龙。"松、龙并列，足见松在古人心目中地位之高。李时珍引王安石《字说》云："松柏为百木之长。松犹公也，柏犹伯也。故松从公，柏从白。"广东、湖南一带读"松"如"枞"（cōng），故枞树即指松树。

464 枫香脂 fengxiangzhi 《新修本草》

【来源】为金缕梅科植物枫香树的树脂。

【异名】白胶香（《新修本草》），枫脂（《通典》），白胶（《儒门事亲》），芸香（《本草原始》），胶香（《国药的药理学》），白云香（《中药材手册》），枫香树脂（《北方常用中草药手册》），路路通树脂（《中药材商品知识》），白芸香（《上海市中药饮片炮制规范》），白交香（山西）。

【植物名】枫香树 *Liquidambar formosana* Hance

异名：欇欇（《尔雅》），枫木（《说文解字》），枫树（《尔雅》郭璞注），枫香（《本草经集注》），香枫、枫人、枫宸（《本草纲目》），枫、欇、丹枫（《花镜》），三角枫、三角尖（《岭南采药录》），鸡爪枫（《中药志》），鸡枫树、白香胶树（《中国药用植物图鉴》），五叶黄宗柴、枫柴树、边树、枫蒲、红枫柴、枫树脑（《浙江民间常用草药》），枫子树（《全国中草药汇编》），洋樟木（《云南种子植物名录》），延树、槟树、扁树（福建），五角枫、风饭树（广东），三角兰（四川），寨树（安徽），大叶枫（湖南）。

【性味与归经】味辛、微苦，性平。归肺、脾经。

【功能与主治】活血止痛，解毒生肌，凉血止血。用于跌扑损伤，痈疽肿痛，吐血，衄血，外伤出血。

释名考订

枫香树为落叶大乔木，高可达 40m。《尔雅·释木》："枫，欇欇。"苏颂曰："《尔雅》谓枫为欇欇，言风至则欇欇而鸣也。"《说文解字·木部》云："枫，木也。厚叶弱枝，善摇。"曰鸣、曰摇，可见"枫"之名义与风动有关。《本草纲目》曰："枫树枝弱善摇，故字从风。"又《尔雅》郭璞注："枫……有脂而香，今之枫香是。"枫香脂为凝胶状树脂，呈黄白色，故又名白胶香。参见"路路通"条。

465 刺五加 ciwujia 《东北药用植物志》

【来源】为五加科植物刺五加的根及根茎或茎。

【异名】南五加皮（《科学的民间药草》），五加、香五加（《北方常用中草药手册》），南五加（南药《中草药学》），刺拐棒、老虎獠子（《长白山植物药志》），老鸦刺、刺花棒、刺针、五加皮（东北），老虎獠、乌鸦子（河北），刺木棒（辽宁），坎拐棒子（吉林）。

【植物名】刺五加 *Acanthopanax senticosus*（Rupr. et Maxim.）Ha

异名：虾夷五加木（《中国东北经济树木图说》），少刺五加、五加皮木（《东北药用植物志》），一百针（河北）。

【性味与归经】味辛、微苦，性温。归脾、肺、肾、心经。

【功能与主治】益气健脾，补肾安神。用于脾肺气虚，体虚乏力，食欲不振，肺肾两虚，久咳虚喘，肾虚腰膝酸痛，心脾不足，失眠多梦。

释名考订

刺五加之名古代本草未见收载，《神农本草经》只记载五加皮。但按历代本草对五加皮植物性状的描述，古代所用的五加皮应来自五加属（*Acanthopanax*）多种植物，也可能包括刺五加在内。关于"五加"之名义，参见本书"五加皮"条。本品为落叶灌木，高可达 2m。茎通常密生细长倒刺，故名刺五加。刺拐棒、刺针、老虎獠子、老鸦刺等，亦因其茎具倒刺而得名。

466 刺猬皮 ciweipi 《本草原始》

【来源】为猬科动物普通刺猬、达乌尔刺猬或大耳猬的皮。

【异名】猬皮（《神农本草经》），白刺猬皮（《圣济总录》），小猬皮（《小儿卫生总微论方》），仙人衣（《山东中药》），刺鱼皮（《药材学》），刺鼠皮、刺球子皮（《全国中草药汇编》），刺球皮、鼠猬皮、刺皮（《本草药名集成》），偷瓜獾皮（江苏）。

【动物名】（1）普通刺猬 *Erinaceus europaeus* L.

异名：彙、毛刺（《尔雅》），白刺猬（《杨氏家藏方》），猬鼠（《本草纲目》），刺猬（《本草原始》），偷瓜蚾（姚可成《食物本草》），刺鼠（《随息居饮食谱》），刺球子（南药《中草药学》），偷瓜獾、刺鱼（《中药大辞典》），毛猬（《常见药用动物》），猬、偷瓜畜、偷瓜婆（《本草药名集成》），刺血儿（浙江）。

（2）达乌尔刺猬 *Hemiechinus dauricus* Sundevall

异名：达呼尔刺猬（《中国动物志》），短刺猬（《全国中草药汇编》），达乌尔猬、猬鼠、刺球子、毛刺（《中国药用动物志》）。

（3）大耳猬 *Hemiechinus auritus* Gmelin

异名：猬鼠、刺球子、毛刺（《中国药用动物志》）。

【性味与归经】味苦、涩，性平。归肾、胃、大肠经。

【功能与主治】固精缩尿，收敛止血，化瘀止痛。用于遗精滑精，遗尿尿频，便血痔血，胃脘刺痛，反胃吐食。

释名考订

猬，刺猬。古作"彙"。后作猬。《尔雅·释兽》云："彙，毛刺。"郭璞注："彙，今猬，状似鼠。"邢昺疏："彙即猬也。其毛如针。"《本草纲目》曰："按《说文》'彙'字篆文象形，头足似鼠，故有鼠名。""猬"，寇宗奭曰："猬皮治胃逆，开胃气有功。其字从虫从胃，深有理焉。"恐系附会之说。按古字"猬"、"猥"相通。六臣本《文选·张衡〈西京赋〉》："搰狒猥，批狄狻。"李周翰注："羷、猬（猥）、狄、狻，皆猛兽名。"李善注引薛综亦作"猬"，曰："猬，其毛如刺。"陶弘景曰：猬，"田野中时有此兽，人犯近，便藏头足"。李时珍曰："猬之头，嘴似鼠，刺毛似豪猪，蜷缩则形如芡房及栗房。攒毛外刺，尿之即开。"其状甚猥琐，故有"猥（猬）"之名。

467 枣槟榔 zaobinglang 《饮片新参》

【来源】为棕榈科植物槟榔的未成熟果实。

【异名】枣儿槟榔（《随息居饮食谱》），槟榔干（《中药志》），枣儿槟、壳槟榔（《药材学》）。

【植物名】槟榔 *Areca catechu* L.

【性味与归经】味甘、微苦、涩。归肺、脾、胃经。

【功能与主治】消食，醒酒，宽胸腹，止呕恶。用于胸膈闷滞，呕吐。

释名考订

本品为槟榔未成熟的果实。干燥后呈长椭圆形，干瘪如枣，故名枣槟榔、枣儿槟。

468 郁金 yujin 《药性论》

【来源】为姜科植物温郁金、姜黄、广西莪术或蓬莪术的块根。

【异名】马蒁（《新修本草》），五帝足、黄郁、乌头（《石药尔雅》），黄流（《本草纲目》），玉金（《本草述》），马述、玉京（《中国药用植物图鉴》），白丝郁金（《全国中草药汇编》），入金（湖南）。

【植物名】（1）温郁金 *Curcuma wenyujin* Y. H. Chen et C. Ling

异名：温莪术（《中药志》），毛姜黄（《广州植物志》）。

（2）姜黄 *Curcuma longa* L.

（3）广西莪术 *Curcuma kwangsiensis* S. G. Lee et C. F. Liang

异名：桂莪术（《中药志》），广西姜黄（《云南种子植物名录》）。

（4）蓬莪术 *Curcuma phaeocaulis* Val.

【性味与归经】味辛、苦，性寒。归肝、心、肺经。

【功能与主治】活血止痛，行气解郁，清心凉血，利胆退黄。用于胸胁刺痛，胸痹心痛，经闭痛经，乳房胀痛，热病神昏，癫痫发狂，血热吐衄，黄疸尿赤。

释名考订

本品始载于《药性论》。据考，明代以前所用的郁金，其来源为姜科植物姜黄 *Curcuma longa* L. 的根茎。至清，改用姜黄的块根；姜黄的根茎则改作药材姜黄用。现代中医临床所用郁金，已是姜科姜黄属包括姜黄在内多种植物的块根。朱震亨曰："郁金无香而性轻扬，能致达酒气于高远。古人用治郁遏不能升者，恐命名因此也。"古代祭祀或待宾用的香酒，用鬯酒与郁金煎煮之汁调和而成。《本草纲目》曰："酒和郁鬯，昔人言是大秦国所产郁金花香，惟郑樵《通志》言即是此郁金。其大秦三代时未通中国，安得此草？罗愿《尔雅翼》亦云是此根，和酒令黄如金，故谓之黄流。其说并通。此根形状皆似莪蒁，而医马病，故名马蒁。"

469 郁李仁 yuliren
《神农本草经》

【来源】为蔷薇科植物欧李、郁李或长柄扁桃的种子。

【异名】郁李人（《神农本草经》），郁子（《医心方》），郁里仁（《珍珠囊》），郁李核人（《本草纲目》），李仁肉（《药材学》），小李仁、大李仁（《中国药典》），郁仁肉（《中药处方名辨义》），李仁、郁李仁肉、郁李肉（《常用中药名辨》）。

欧李：欧李仁（河北）。

郁李：山东李仁、川李仁（四川、甘肃）。

长柄扁桃：山樱桃仁（内蒙古）。

【植物名】（1）欧李 *Prunus humilis* Bge.

异名：酸丁（《热河志》），磨盘李子（《山东树木志》），欧梨（《中国东北经济树木图说》），山梅子（《北方常用中草药手册》），小李红（《全国中草药汇编》），唐梨、棣梨（云南），赤李子、侧李（山东），山李子（江苏）。

（2）郁李 *Prunus japonica* Thunb.

异名：常棣、郁（《诗经》），英梅（《尔雅》），爵李（《神农本草经》），白棣（《说文解字》），雀李、棣、车下李（《吴普本草》），山李、爵梅（《广雅》），奠李（陆玑《诗疏》），千金藤（《医学正传》），样藜（《滇南本草》），奥李、多叶郁李（《本草纲目》），雀梅（《群芳谱》），喜梅（《花镜》），赤棣、策李（《尔雅义疏》），秋李、穿心梅（《植物名实图考》），车李子（《山东树木志》），寿李（《中国药用植物图鉴》），侧李、赤李、赤李子（山东），野苦李、麦李子（安徽），山里黄、野李子（江苏），秧李、日本郁李（河南），野梅（广东），柳李（四川），棠李（江西），麦李（浙江）。

（3）长柄扁桃 *Prunus pedunculata* Maxim.

异名：长梗扁桃（《中国植物志》），柄扁桃（《全国中草药汇编》），山樱桃、山豆子（内蒙古）。

【性味与归经】味辛、苦、甘，性平。归脾、大肠、小肠经。

【功能与主治】润肠通便，下气利水。用于津枯肠燥，食积气滞，腹胀便秘，水肿，脚气，小便不利。

释名考订

《本草纲目》曰："郁，《山海经》作栯，馥郁也。花、实俱香，故以名之。"按《本草纲目》所引《山海经》原文见《山海经·中山经》，曰："（泰室之山）其上有木焉，叶状如藜而赤理，其名曰栯木，服者不妒。"从"叶状如藜而赤理"的描述来看，所称"栯木"应非郁李。但是，郁李确有"栯"之名。《广韵·屋韵》云："栯，栯李。"《正字通·木部》云："栯，栯李，亦作郁李。"故《本草纲目》可谓所引有误，所释义通。"李"为会意字。《本草纲目》果部卷二十九"李"条引罗愿《尔雅翼》云："李乃木之多子者，故字从木、子。"郁李枝、叶、花、实皆类李，故得"李"之名。为落叶灌木，植株矮小，车下李、雀李诸名当由其矮小之义。爵李者，雀李也。"爵"与"雀"通。朱骏声《说文通训定声·小部》："爵，叚借为雀。"《孟子·离娄上》朱熹集注："爵，与雀同。""赤棣"、"策李"、"秋李"者，"雀李"之声讹也。梅、李同类，古人多并呼，故有雀梅、爵梅诸名。陆玑《诗疏》作奠李。"奠"与"郁"通。《说文通训定声·颐部》："郁，叚借为奠。"《文选·潘岳〈闲居赋〉》李善注："郁与奠音义同。"故奠李即为郁李。

470 鸢尾 yuanwei
《神农本草经》

【来源】为鸢尾科植物鸢尾的叶或全草。

【异名】乌园（《名医别录》），乌鸢（《本草纲目》），扁竹、紫蝴蝶（《植物名实图考》），蒲扇风、老君扇、扁柄草（《湖南药物志》），老鸦扇、扁竹叶（《陕西中草药》），九把刀、扁竹兰（《云南中草药》），交剪七、鲤鱼尾（《梧州地区中草药》），屋顶鸢尾（《中国植物学杂志》），蓝蝴蝶（湖南、湖北、广东、广西、浙江），蝴蝶蓝（广东、河北），扇把草、老鹰尾（湖南）。

【植物名】 鸢尾 *Iris tectorum* Maxim.

【性味与归经】 味辛、苦，性凉；有毒。

【功能与主治】 清热解毒，祛风利湿，消肿止痛。用于咽喉肿痛，肝炎，肝肿大，膀胱炎，风湿痛，跌打肿痛，疮疖，皮肤瘙痒。

释名考订

鸢尾始载于《神农本草经》，列为下品。《蜀本草》谓："此草叶名鸢尾，根名鸢头。"皆以形似为名。《本草纲目》曰："并以形命名，乌园当作乌鸢。"叶基生，叶片剑形，因称九把刀；套叠排成两列，呈扇状，故有蒲扇风、老君扇、老鸦扇诸名。鲤鱼尾、老鹰尾，亦以叶形相似而得名。其叶扁生而根如竹，乃呼扁竹。花蓝紫色，形似蝴蝶，紫蝴蝶、蓝蝴蝶、蝴蝶蓝等因以得名。

471 虎杖 huzhang《名医别录》

【来源】 为蓼科植物虎杖的根茎和根。

【异名】 苓（《诗经》），蒤、蘦、大苦（《尔雅》），虎杖根（《名医别录》），大虫杖（《药性论》），苦杖（《本草拾遗》），酸杖、斑杖（《日华子本草》），苦杖根、杜牛膝（《本事方》），攀倒甑（《图经本草》），酸桶笋（《救荒本草》），斑庄根（《滇南本草》），红药子（《本草纲目》），鸟不踏（《医林纂要·药性》），酸杆、斑根、黄药子（《植物名实图考》），酸榴根、土地榆（《分类草药性》），酸通、雄黄连（《天宝本草》），蛇总管（《岭南采药录》），大活血、血藤、紫金龙（《南京民间药草》），斑龙紫、野黄连（《中医药实验研究》），黄地榆（《贵州民间方药集》），红贯脚（《陆川本草》），活血龙、猴竹根、金锁王（《浙江民间草药》），活血丹（《江苏省植物药材志》），川筋龙（广州部队《常用中草药手册》），酸筒根、酸巴梗、千年健（《湖南农村常用中草药手册》），大叶蛇总管（《广东中草药》），九龙根（苏医《中草药手册》），穿筋龙、瞎汉柱子棍、老母猪胯子（《青岛中草药手册》），山茄子、搬倒甑（《陕西中草药》），九股牛、大接骨（《云南中草药名录》），老君丹（《云南思茅中草药选》），酸筒杆、酸汤梗、斑杖根、斑庄（《全国中草药汇编》），花斑竹根（南药《中草药学》），山大黄（河南、江苏、浙江、江西、广东、广西），阴阳莲（广东、广西、上海），土大黄（广东、广西、浙江），斑红根（广东、安徽），土黄连、大力黄、三芒根、贯骨风（广西），酸筒梗、水黄芩（江西），和血龙、舒筋龙（山东），活血连、酸甲根（湖北），刚牙根、风连根（河南），大活血龙、紫金龙根（上海），紫龙根、活血莲（安徽），血三七（福建），花竹根（四川），接骨丹（陕西），钻地风（江苏），黄根仔（广东），金光笋（浙江）。

【植物名】 虎杖 *Polygonum cuspidatum* Sieb. et Zucc.

异名：号筒草（《贵州民间方药集》），胖竹、酸竹兔、水竹、水斑竹、斑竹（《浙江民间常用草药》），铜筋铁骨草（《本草药名集成》），酸汤杆（湖南、湖北、河南、云南、贵州、四川、陕西、甘肃），花斑竹（河南、上海、湖南、广东、广西、四川），金杨草（湖南、湖北），空心竹、火烫竹、猢狲竹、大叶赤地利、霜杆头（浙江），臭筒管、青竹笋、牛脚头、醋筒管、罐菜兜（福建），三月杆、黄叶杆、酸梗子、黄杨杆（湖北），寒筋草、海草花、紫金草、酸杆筒（安徽），金丝岩陀、荞叶矮陀、白花岩陀、花酸杆（云南），阴阳草、黄干蓼（广西），箸笋管、蛇抱管（广东），斑草、散血草（陕西），号筒杆（贵州）。

【性味与归经】 味微苦，性微寒。归肝、胆、肺经。

【功能与主治】 利湿退黄，清热解毒，散瘀止痛，止咳化痰。用于湿热黄疸，淋浊，带下，风湿痹痛，痈肿疮毒，水火烫伤，经闭，癥瘕，跌打损伤，肺热咳嗽。

释名考订

虎杖始载于《名医别录》，列为中品。为多年生灌木状草本，茎直立，中空，故名号筒草、号筒杆、空心竹；散生紫红色斑点，因称斑草、花斑竹。虎杖，《本草纲目》曰："杖言其茎，虎言其斑也。"虎讳称大虫，本品故名大虫杖。攀倒甑，又作搬倒甑。甑为古代的蒸食炊器，相当于现代的蒸笼，多为陶制或青铜铸成；本品之茎散生斑点，状如甑被翻倒后散落的米粒，故有其名。其茎皮噉之味酸，呼作酸杖、酸杆、酸桶笋。其味亦苦，又称苦杖。蛇总管，《岭南采药录》曰："此苗发生时，则蛇出藏；苗枯，蛇亦入藏。"故名。本品功能活血散瘀，多用于风湿痹痛、跌扑损伤，故有活血丹、钻地风、大接骨、舒筋龙诸名。治疗水火烫伤有卓效，土地榆、黄地榆、火烫竹遂因以得名。

472 虎骨 hugu 《本草经集注》

【来源】为猫科动物虎的骨骼。

【异名】虎头骨（《名医别录》），虎胫骨（《食医心鉴》），虎股骨（《世医得效方》），虎前胫骨（《先醒斋广笔记》），虎膝、虎胫、虎威（《中药材手册》），虎身骨、大虫骨（《药材学》）。

【动物名】虎 *Panthera tigris* L.

异名：於菟（《左传》），於檡（《汉书》），李耳（《风俗通》），大虫（《肘后方》），老虎、白额虎（《中国药用动物志》）。

【性味与归经】味辛，性温。

【功能与主治】追风定痛，健骨，镇惊。用于历节风痛，四肢拘挛，腰脚不随，惊悸癫痫，痔瘘脱肛。

释名考订

《说文解字·虍部》云："虎，山兽之君。从虍。"关于"虎"字的本义，《本草纲目》曰："虎，象其声也。"魏子才《六书精蕴》则云："其文从虍从几，象其蹲踞之形。"今据考，"虎"为象形字，它的甲骨文、金文横看都象巨口利齿、文身长尾之形，小篆则象虎蹲踞之形，两者均突显了虎的威严。俗呼"老虎"者，应是世人对虎的敬畏之称。

又名大虫。在古代，"虫"字不但是指昆虫，还是一切动物的通称。《尔雅·释虫》云："有足谓之虫，无足谓之豸。"《礼记·儒行》"鸷虫攫搏"孔颖达疏："虫是鸟兽通名，故为猛鸟猛兽。"虎为百兽之王，因称大虫。

古代楚人称虎为於菟。《左传·宣公四年》："楚人……谓虎於菟。""菟"，当为"檡"之音讹。据《说文新附》："檡，楚人谓虎为乌檡。从虎，兔声。"另据《方言》卷八："虎……江、淮、南楚之间谓之李耳，或谓之於檡。"郭璞注："今江南山夷呼虎为檡。""於"，读音作 wū，为"乌"之本字，如《穆天子传》卷三："比徂西土，爰居其野。虎豹为群，於鹊与处。"郭璞注："於，读曰乌。"据此，於檡即乌檡，亦即於菟。又名於檡，"檡"、"菟"字相通。《汉书·叙传上》云："楚人……谓虎於檡。"颜师古注："檡字或作菟，并音涂。"

李耳之名出于传说。《太平御览》卷八九一引汉应劭《风俗通》："呼虎为李耳。俗说虎本南郡中庐李氏公所化为，呼'李耳'因喜，呼'班'便怒。"《本草纲目》则曰："李耳当作狸儿，盖方言狸为李，儿为耳也。"

虎的头部黑纹较密，眼上方有一白色区，故名白额虎。

虎是国际上重点保护的濒危野生动物。根据国务院 1993 年 5 月 29 日《关于禁止犀牛角和虎骨贸易的通知》，本品已被禁止使用。

473 虎掌 huzhang 《神农本草经》

【来源】为天南星科植物虎掌的块茎。

【异名】虎掌南星（《本草纲目》），半夏（北京、河北、山东），绿芋子（北京、河北），天南星（河南、江苏），麻芋子、半夏子、狗爪半夏、南星、独败家子（四川），大三步跳（湖南），麻芋果（贵州），禹南星（河南），真半夏（广西南宁）。

【植物名】虎掌 *Pinellia pedatisecta* Schott

异名：由跋（《名医别录》），独脚莲、独角莲（《南京民间药草》），鸟足叶半夏（《秦岭植物志》），掌叶半夏（《中国高等植物图鉴》），鸟足半夏（南药《中草药学》），南京山半夏（江苏南京）。

【性味与归经】味苦、辛，性温；有毒。归肺、肝、脾经。

【功能与主治】祛风燥湿，化痰散结。用于中风，癫痫，小儿惊风，风湿痛，无名肿毒初起，蛇虫咬伤，拔牙痛或牙脓肿切开前的麻醉，宫颈癌及癌前期病变。

释名考订

虎掌之名始见于《神农本草经》，列为下品。至唐，《本草拾遗》始有天南星之称。据本草考证，历代本草所载之虎掌、天南星原为两种不同的植物。它们同属天南星科，前者为半夏属植物虎掌 *Pinellia pedatisecta* Schott，后者为天南星属植物天南星 *Arisaema heterophyllum* Bl. 。因两者形态相似，功能相近，后人遂逐渐相混。明《本草蒙筌》曰："天南星，《本经》载虎掌草即此，后人以天南星改称。"《本草纲目》更将虎掌和天南星合并为一条，认为两者原是一物，将其原植物混为一谈。近代以来，虎掌之名逐渐湮没。历版《中国药典》收载天南星，其植物来源也没有将半夏属虎掌包括在内。

虎掌为多年生草本。一至二年生块茎近圆球形，三年以上块茎由于侧生 2～5 个乳头状小块茎而呈扁柿形，直径可达 6cm。《新修本草》云：虎掌根"都似扁柿，四畔有圆牙，看似虎掌"，故名。《本草纲目》所释稍异，曰："虎掌因叶形似之，非根也。"按本种的叶片呈鸟足状分裂，因称鸟足半夏、鸟足叶半夏，又称掌叶半夏。

474 虎头蕉 hutoujiao 《草宝》

【来源】为兰科植物金线兰的全草。

【异名】什鸡单、金线屈腰、金线蕨龙、金线虎头椒（《闽东本草》），金线莲、金蚕、金石松、金不换（《福建野生药用植物》），鸟人参（《福建中草药》），金线草（《台湾中药材图鉴》），唇兰（《中草药》）。

【植物名】金线兰 *Anoectochilus formosanus* Hayata

【性味与归经】味甘，性凉。归肺、肝、肾、膀胱经。

【功能与主治】清热凉血，除湿解毒。用于肺热咳嗽，肺结核咯血，尿血，小儿惊风，破伤风，肾炎水肿，风湿痹痛，跌打损伤，蛇虫咬伤。

释名考订

虎头蕉之名始见于《草宝》。《本草纲目拾遗》曰："虎头蕉，出福建、台湾五虎山者为佳。一茎独上，叶抱茎生，不相对；形类蕉而小。"故有"蕉"之名。花淡红色，花萼下面被长硬毛，状似虎毛；唇瓣两侧具流苏样细条，状类虎须，因有"虎头"之称。为多年生草本，叶片卵形，上面有细鳞片状网脉，下面暗红色；幼叶的叶脉为金黄色，状如金线编织，遂有金线兰、金线草、金线莲诸名。

475 虎耳草 huercao 《履巉岩本草》

【来源】为虎耳草科植物虎耳草的全草。

【异名】虎耳、石荷叶（《本草纲目》），金丝草（《花镜》），金线吊芙蓉、老虎耳（《生草药性备要》），倒垂莲（《幼幼集成》），系系叶（《简易草药》），金丝荷叶（《现代实用中药》），系系草、丝棉吊梅（《中国植物志》），金钱荷叶（《民间常用草药汇编》），猪耳草、狮子草（《福建民间草药》），金线莲（《江西民间草药》），石丹药（《四川中药志》），佛耳草、丝丝草、蟹壳草、搽耳草、猫耳朵（《湖南药物志》），耳朵草（《闽东本草》），红线绳、墙莲、老虎耳朵草、红丝络、红线草、金线草、耳朵红、水耳朵、月月红、滴滴红、铜告牌、耳朵岩草、月下红、铜钱草（《浙江常用民间草药》），普耳草（《贵州草药》），滴耳草、通耳草、金线荷叶（《陕甘宁青中草药选》），狮子耳（《全国中草药汇编》），天青地红（《云南种子植物名录》），天荷叶（湖南、江苏、浙江），耳聋草（湖南、福建），猪耳朵（安徽、福建），烂耳草、脓耳草、金丝叶（江西），丝线吊芙蓉、丝线吊金钟（广东），猴耳朵、土金线莲（福建），铜钱菜、石耳草（广西），老虎草（江苏），叶下红（浙江），疼耳草（湖北），反背红（云南）。

【植物名】虎耳草 *Saxifraga stolonifera* Curt.

【性味与归经】味苦、辛，性寒。归肺、胃、肝经。

【功能与主治】清热泻火，解毒消肿。用于肺热咳嗽，肺痈吐脓，聤耳流脓，痈肿丹毒，痔疮肿毒，风疹瘙痒。

释名考订

叶片圆形，状如荷叶，喜生阴湿墙脚或岩石旁，故名墙莲、石荷叶。叶形又似兽耳，遂有虎耳草、猪耳草、猫耳朵、猴耳朵诸称；上面绿色，下面紫红色，乃呼天青地红。匍匐枝细长如丝状，红紫色，因称红线绳、红丝络、红线草。多以"金丝"、"金线"喻之，则本品又称金丝草、金线草、金丝荷叶、金线吊芙蓉。民间以鲜草捣汁滴耳治聤耳流脓有效，滴耳草、搽耳草、烂耳草、脓耳草等因以得名。

476 昆布 kunbu 《吴普本草》

【来源】为海带科植物海带或翅藻科植物昆布的叶状体。

【异名】纶布（《吴普本草》），海昆布（《山东中药》）。

海带：高丽昆布（《外台秘要》），海带菜（《南海海洋药用生物》），江白菜（辽宁大连、山东青岛），海白菜（辽宁大连）。

昆布：掌叶昆布、黑昆布、黑菜（《中药材品种论述》），面其菜、吐血菜、荒布、昆布菜（浙江），五掌菜、木屣菜、木履菜（福建）。

【植物名】（1）海带 *Laminaria japonica* Aresch.

（2）昆布 *Ecklonia kurome* Okam.

【性味与归经】味咸，性寒。归肝、胃、肾经。

【功能与主治】消痰软坚散结，利水消肿。用于瘿瘤，瘰疬，睾丸肿痛，痰饮水肿。

释名考订

本品始载于《吴普本草》，原名纶布，曰："纶布一名昆布。""纶"，《尔雅·释草》云："纶似纶……东海有之。"郭璞注："纶……綬也。"《说文解字·纟部》："纶，青丝綬也。"按纶为一种宽而薄的青丝綬带，古代用以系佩玉、官印、帷幕等。"布"，《说文解字·巾部》："布，枲织也。"段玉裁注："引申之，凡散之曰布，取义于可卷舒也。"《尔雅·释草》"纶似纶"郭璞又注："海中草生，彩理有象之者，因以名之。"故有纶布之名。"纶"，音 guān，《广韵》作古顽切。"昆"，音 kūn，《广韵》作古浑切。纶、昆音近相转，因以有昆布之称。另据《医学入门·本草》："昆，大也，形长大如布也，故名昆布。"按，"昆"字本身并无大之义；与"仑"组成"昆仑"一词，才作"广大无垠"解。故以"形长大如布"作昆布之训，稍嫌牵强。

477 昆明山海棠 kunmingshanhaitang 《植物名实图考》

【来源】为卫矛科植物昆明山海棠的根或全株。

【异名】紫金皮（《滇南本草》），火把花、断肠草（《本草纲目》），猪尿吓、皱果雷公藤（《杀虫植物》），火莽子、大叶黄藤（《中国经济植物志》），山海棠（《云南经济植物》），胖关藤（《云南中草药》），紫金藤、雷公藤、掉毛草（《云南中草药选》），黄藤根（《广西植物名录》），红毛山藤

(《全国中草药汇编》), 火把草根 (《中药鉴别手册》), 黄鳝藤 (《云南种子植物名录》), 山砒霜 (《中药材品种论述》), 火把花根 (《中国民族药志》), 粉背雷公藤 (《广西中医药》5∶18, 1989), 六方藤、金刚藤、九团花、火把苊 (云南), 大黄藤根、南蛇根 (广西), 大茶叶、菜子草 (福建), 脱毛草 (四川), 黄药 (安徽)。

【植物名】 昆明山海棠 *Tripterygium hypoglaucum* (Lévl.) Hutch.

【性味与归经】 味苦、辛, 性微温; 有大毒。归肝、脾、肾经。

【功能与主治】 祛风除湿, 活血散瘀, 续筋接骨。用于类风湿关节炎, 纤维组织炎, 红斑狼疮, 慢性肾炎, 血管炎, 麻风反应等多种胶原性疾病及自身免疫性疾病; 外治骨折, 外伤出血。

释名考订

本品始见于《本草纲目》卷十七草部毒草类"钩吻"条, 记曰:"时珍又访之南人云: 钩吻即胡蔓草, 今人谓之断肠草是也。蔓生, 叶圆而光。春夏嫩苗毒甚, 秋冬枯老稍缓。五六月开花, 似樱柳花, 数十朵作穗。生岭南者花黄。生滇南者花红, 呼为火把花。"文中所记"生滇南"、"花红"并"呼为火把花"者即为本种。按钩吻为马钱科植物, 火把花为卫矛科植物; 前者"花黄"而"生岭南", 后者则"花红"而"生滇南", 彼此本不相及。但因两者在原植物形态上有较多的相似之处, 且两者均因剧毒而有断肠草之名而致李时珍将两者混为一谈。在该条"释名"项下, 《本草纲目》又曰:"滇人谓之火把花, 因其花红而性热如火也。"其实, 火把花呈红色的并不是花, 而是它的果实。按火把花为顶生圆锥状花序, 小花为白色; 至果期, 翅果的翅显著增大, 呈火红色, 使整个果序蔚如火把状。这是李时珍所访之南人并未注意到的。据载, 吴其濬抚滇时, 昆明当地以火把花的果序作花卉, "折以售为瓶供", 此时距李时珍已过去了两百多年, 可见"南人"在很长的时期里是将其果实误作花看待的。

昆明山海棠之名出于《植物名实图考》。火把花之所以名山海棠, 可能与秋海棠科植物秋海棠的一些异名有关。俗传秋海棠"其根叶有毒, 犬马食之即死, 浸花水饮之害人"(《大观录》);"其花中黄心有大毒, 人食多死"(《花镜》)。故此, 《群芳谱》称其为"断肠花", 《大观录》名其为"断肠草", 《本草纲目拾遗》呼其为"无名毒肠花"、"无名断肠草", 等等。秋海棠的这些异名使它与同样有"断肠草"之名的火把花成了异物同名品, 火把花则可能因此而有了"海棠"之名。因其多生于山野, 故名"山海棠";"山海棠生昆明山中"(《植物名实图考》), 以此乃有"昆明山海棠"之名。

478 明党参 mingdangshen 《饮片新参》

【来源】 为伞形科植物明党参经沸水煮至无白心, 除去外皮后的干燥根。

【异名】 土人参 (《履巉岩本草》), 百丈光、天瓠 (《证治准绳》), 粉沙参、红党参 (《本草从新》), 红党 (《本草纲目拾遗》), 金鸡爪 (《本草求原》), 明沙参 (《中药志》), 明参 (《中药材手册》), 山萝卜 (《浙江中药手册》), 山胡萝卜、山葫芦子根、土明党、牙党、黄牙、银牙、银牙党 (《中药材品种论述》), 广明参 (《四川省中药饮片炮制规范》), 芽党 (《湖南省中药材炮制规范》), 苏明党、黄牙党、匀条党、粗条党 (《本草药名集成》), 明党 (安徽、山西、湖南), 闽党参 (上海、山西), 山河茵子根、山荷宝 (安徽), 三花根、山花根 (江苏), 银党 (湖北)。

【植物名】 明党参 *Changium smyrnioides* Wolff

异名: 人参苗 (《履巉岩本草》), 山花 (《中国药用植物图鉴》), 山葫、野茇菜 (《中药材品种论述》)。

【性味与归经】 味甘、微苦, 性微寒。归肺、脾、肝经。

【功能与主治】 润肺化痰, 养阴和胃, 平肝, 解毒。用于肺热咳嗽, 呕吐反胃, 食少口干, 目赤眩晕, 疔毒疮疡。

释名考订

药材粉沙参与明党参同为伞形科植物 *Changium smyrnioides* Wolff 的根, 仅由于加工方法不同而致药材性状有别。粉沙参为生干品，以形似沙参、药材断面粉性强而名之。明党参则因以沸水煮过而致淀粉糊化，故以形似党参、表面角质明亮、具蜡样光泽而得名。叶片三出或二至三回羽状全裂，以形似而称金鸡爪。山萝卜、山胡萝卜者，以其根形相似，故名。

479 岩白菜 yanbaicai 《分类草药性》

【来源】 为虎耳草科植物岩白菜的全草。

【异名】 呆白菜、矮白菜（《植物名实图考》），岩壁菜（《中国药用植物志》），西南岩白菜（《常用中草药植物简编》），石白菜、红岩七（《简明中医辞典》），云南岩白菜（《中国药典》），岩七（四川、云南），岩菖蒲、矮菖蒲、蓝花岩陀、金丝岩陀、大岩白菜、铁脚岩白菜、独脚岩白菜、观音莲（云南），山厚皮菜、白花岩白菜、大红袍（四川）。

【植物名】 岩白菜 *Bergenia purpurascens* （Hook. f. et Thoms.） Engl.

【性味与归经】 味甘、涩，性凉。归肺、肝、脾经。

【功能与主治】 滋补强壮，止咳止血。用于虚弱头晕，肺虚咳喘，劳伤咯血，吐血，淋浊，白带。

释名考订

生于岩石间、有岩石的草坡上或石缝中，铺生不直立；叶基生，叶片倒卵形或长椭圆形似白菜，故有岩白菜、岩壁菜、石白菜诸名。多分布于四川、云南、西藏等地，因称西南岩白菜。本品始载于《植物名实图考》，名"呆白菜"，"呆"为"岩"之音讹。根茎粗壮如手指，紫红色，节间短，每节有扩大成鞘的叶柄基部残余物宿存，形似菖蒲根，因得岩菖蒲之名。

480 罗勒 luole 《博物志》

【来源】 为唇形科植物罗勒的全草。

【异名】 熏草（《山海经》），燕草（《南越志》），蕙草（《名医别录》），西王母菜（《本草经集注》），兰香（《齐民要术》），零陵香（《本草拾遗》），香草（《开宝本草》），香菜（《嘉祐本草》），铃铃香、铃子香（《梦溪笔谈》），翳子草（《本草纲目》），矮糠（《植物名实图考》），千层塔、九层塔、香花子（《岭南采药录》），家佩兰（《中国药用植物志》），鱼香、薄荷树（《广东中药》），药佩兰（《药材学》），野金砂（《中国药用植物图鉴》），醒头草（《药学通报》），苏薄荷、紫苏薄荷（《广西中药志》），省头草（《江苏药材志》），鸭舌草、一串兰（《广西药用植物名录》），蚊子草（《青岛中草药手册》），香佩兰（《山东中草药手册》），鸭香草（《广西植物名录》），九重塔、薄荷罗勒、鱼香草、高层塔、茹香、香菜里、香菜祇、豆腐香、鱼生菜、金不换（广东），僧官帽、家薄荷、樟脑草、小兰花、红芍药（江苏），鸭香、小叶薄荷、五香草、云芳香草（广西），香头草、奶酣草、洋佩兰（浙江），倍兰（上海），薰草零陵香（北京），大叶香（湖北），香叶草（江西），香荆芥（河南），缠头花椒（新疆），蔡板章（台湾）。

【植物名】 罗勒 *Ocimum basilicum* L.

【性味与归经】 味辛、甘，性温。归肺、脾、胃、大肠经。

【功能与主治】 疏风行气，化湿消食，活血，解毒。用于外感头痛，食胀气滞，脘痛，泄泻，月经不调，跌打损伤，蛇虫咬伤，皮肤湿疮，瘾疹瘙痒。

释名考订

罗勒为外来药。《齐民要术》引《韦弘赋叙》曰："罗勒生昆仑之丘，出西蛮之俗，故用译音为名而称罗勒。"《嘉祐本草》曰："北人避石勒讳，呼罗勒为兰香。"《本草纲目》引《邺中记》云："石虎讳言勒，改罗勒为香菜。"本品全株芳香，故又有熏草、蕙草、香草及兰香、香菜诸名。轮伞花序层层而上，组成有间断的顶生总状花序，千层塔、九层塔、九重塔等因以得名。花冠淡紫色或白色，上唇宽大；下唇长圆形，下倾，以形似而称僧官帽。《本草纲目》曰："今俗人呼为翳子草，以其子治翳也。"按罗勒之子（果实）药材名为光明子，功能清热、明目、祛翳，多用于目赤肿痛、倒睫目翳等证。

481 罗布麻 luobuma 《陕西中草药》

【来源】 为夹竹桃科植物罗布麻的叶。

【异名】 吉吉麻（《江苏省植物药材志》），羊肚拉角（《陕西草药》），红花草、野茶、泽漆麻（《陕西中草药》），茶叶花、红麻（《内蒙古中草药》），野麻（《陕甘宁青中草药选》），红柳子（《全国中草药汇编》），萝布麻（南药《中草药学》），野茶叶（《中国沙漠地区药用植物》），女儿茶、女人茶、驴儿茶（江苏），牛茶（吉林）。

【植物名】 罗布麻 Apocynum venetum L.

异名：泽漆、漆茎（《救荒本草》），草本夹竹桃、小花夹竹桃、小花罗布麻（《中国沙漠地区药用植物》），披针叶茶叶花（《中国植物志》），小花野麻（《甘肃中草药手册》），茶叶棵子（河北、山东、江苏），野柳树（江苏、安徽），盐柳、水条子棵、地里茶、野茶棵（山东），红毛子棵（山西），红根草（江苏），小赤麻（安徽）。

【性味与归经】 味甘、苦，性凉。归肝经。

【功能与主治】 平肝安神，清热利水。用于肝阳眩晕，心悸失眠，浮肿尿少。

释名考订

本品以泽漆之名始载于《救荒本草》，又称漆茎，以其全株含白色乳汁而得"漆"之名。菁葖果又生如角，下垂而谓其能触羊肚，故名羊肚拉角。茎部韧皮纤维可供纺绩，罗布麻因以得名。茎色紫赤，因称红麻。《救荒本草》谓其"叶似柳叶"，乃呼红柳子。又曰："采嫩叶蒸过，晒干，做茶吃亦可。"遂有诸茶名。

482 罗汉果 luohanguo 《岭南采药录》

【来源】 为葫芦科植物罗汉果的果实。

【异名】 罗汗果（《药材学》），拉汉果、假苦瓜（《广西药用植物名录》），响果、汉果、野栝楼（广西）。

【植物名】 罗汉果 Momordica grosvenorii Swingle

异名：光果木鳖（《中国高等植物图鉴》），石蟾蜍、宽筋藤、石金蜍、毛罗汉（广西）。

【性味与归经】 味甘，性凉。归肺、脾经。

【功能与主治】 清热润肺，利咽开音，润肠通便。用于肺热燥咳，咽痛失音，肠燥便秘。

释名考订

本品为多年生攀援草本。果实圆球形或长圆形，全体被白色茸毛，形似罗汉头，故名罗汉果。简作汉果。声转而为罗汗果、拉汉果。干燥果实叩之有声，因称响果。

483 败酱 baijiang 《神农本草经》

【来源】 为败酱科植物黄花败酱或白花败酱的全草。

【异名】 鹿肠（《神农本草经》），鹿首、马草、泽败（《名医别录》），鹿酱（《药性论》），酸益（《日华子本草》），败酱草（《卫生易简方》），苦菜、苦蘵（《本草纲目》），野苦菜（《植物名实图考》），苦菜、女郎花（《现代实用中药》），苦猪菜（《江西中药》），苦斋公（《四川中药志》），豆豉草、豆渣草（《重庆草药》），观音菜、白苦爹、苦苴（《闽东本草》），龙芽败酱（《简明中医辞典》），苦麻菜（四川、河南），见肿消（河南）。

黄花败酱：黄花龙芽（《植物名实图考》），野黄花（《尚县志》），黄花草、马郎花（《广西中兽医药用植物》），野芹、山白菜（《中国药用植物图鉴》），黑芹菜（《本草推陈续编》），黄花败酱草（《北方常用中草药手册》），墓头回（《青岛中草药手册》），粗毛败酱（《广西植物名录》），鸡肠子草（《中药大辞典》），刚毛败酱（《云南种子植物名录》），土柴胡、假芥菜、假苦菜、臭艾、鸡肠风（广西），苦芙、黔芹、苦芽、红苦荞、红株草（福建），将军草、土龙草、黄屈花、臭根子（江苏），黄龙芽、黄花参、黄花香、豆渣菜（云南），黄花苦叶菜、黄花苦菜（浙江），苦斋菜、苦斋麻（广东），麻鸡婆（江西），山芝麻（山东），孤儿菊（河北），大救驾（陕西）。

白花败酱：攀倒甑（《本草图经》），接骨草、斑杖茎（《植物名实图考》），胭脂麻（《中药大辞典》），毛败酱（台湾、广西），苦叶菜、癞头婆草、山茅菜、真萌菜、火罐草、四季菜、梅树草、萌菜（浙江），大升麻、土升麻、称杆升麻（贵州），山黄菊、苦斋草（广东），野苦斋、苦蘵菜（江西），白风草（广西桂林）。

【植物名】（1）黄花败酱 *Patrinia scabiosaefolia* Fisch. ex Trev.
（2）白花败酱 *Patrinia villosa*（Thunb.）Jass.

【性味与归经】味辛、苦，性微寒。归胃、大肠、肝经。

【功能与主治】清热解毒，祛瘀排脓，利湿。用于肠痈，肺痈，痈肿疔疮，湿热泻痢，黄疸尿赤，目赤肿痛，产后瘀阻腹痛。

释名考订

败酱始载于《神农本草经》，列为中品。《本草经集注》云："气如败豆酱，故以为名。"《本草纲目》曰："南人采嫩者，暴蒸作菜食，味微苦而有陈酱气，故又名苦菜……亦名苦蘵。"豆豉草、豆渣草等，亦以其气味似而得名。攀倒甑，甑，为古代的蒸食炊器，相当于现代的蒸笼，多为陶制或青铜铸成。《本草纲目》谓本品"颠顶开白花成簇，如芹菜、蛇床子花状"，犹如甑被翻倒后散落的米粒，故有其名。功能清热解毒，擅消痈肿，因称见肿消。

市售败酱草异物同名品甚多。本草考证的结果证示，正品败酱草应为败酱科植物黄花败酱 *Patrinia scabiosaefolia* Fisch. ex Trev. 或白花败酱 *Patrinia villosa*（Thunb.）Jass. 的全草（即本品）。它们的共同特征是根有陈败豆酱气。但是，目前全国大部分地区使用的败酱草并非本品，北方地区多用菊科植物苣荬菜 *Sonchus arvensis* L. 作败酱草用，商品称为"北败酱"；江苏、安徽、浙江、湖北等地使用的败酱草则为十字花科植物菥蓂 *Thlaspi arvense* L.，商品称为"苏败酱"。此为后世造成的混乱，应予纠正。

484 知母 zhimu 《神农本草经》

【来源】为百合科植物知母的根茎。

【异名】蚔母、连母、野蓼、地参、水参、水浚、货母、蝭母（《神农本草经》），荨、芪母（《说文解字》），提母（《尔雅》郭璞注），莐母（《玉篇》），女雷、女理、鹿列、韭逢、东根、苦心、水须（《名医别录》），昌支（《新修本草》），孝梗（侯宁极《药谱》），肥知母（《一草亭百科全书》），穿地龙（《山东中药》），穿山龙（《青岛中草药手册》），毛知母、知母肉、光知母（《中国药典》），京母、京知母（北京、河北），老娘脚板根、老婆婆脚后根（甘肃），兔子油草根（辽宁），老娘娘脚后根（内蒙古），淮知母（四川），羊胡子根（河北）。

【植物名】知母 *Anemarrhena asphodeloides* Bge.

异名：菮、茷藩（《尔雅》），儿草、儿踵草（《名医别录》），倒根草（黑龙江、辽宁），蒜瓣子草（辽宁、河北），竹连草、兔子油草、山韭菜（辽宁），羊胡子草、妈妈草（河北），马马草（山西）。

【性味与归经】味苦、甘，性寒。归肺、胃、肾经。

【功能与主治】清热泻火，滋阴润燥。用于外感热病，高热烦渴，肺热燥咳，骨蒸潮热，内热消渴，肠燥便秘。

释名考订

知母始载于《神农本草经》，列为中品。《本草纲目》曰："宿根之旁，初生子根，状如蚔蝱之状，故谓之蚔母，讹为知母。""蚔蝱"为复合词，"蚔"、"蝱"均指虻虫。按知母根茎横生、粗壮，密被许多黄褐色扁平的绒毛（纤维状旧叶残基），下面生有多数肉质须根，宿根（根茎）被毛似虫体，根芽初生似虫足，故以"蚔蝱"为喻。《说文解字》作芪母，《神农本草经》作蚔母、蝭母，《尔雅》郭璞注作提母，《玉篇》作莐母。王念孙《疏证》曰："芪、莐、知、蝭、蚔、提，古声并相近也。"诸"母"声近相转，皆为知母。《神农本草经》沙参条下亦有"知母"之名。同时，沙参和知母两药均有"苦心"之异名。《本草纲目》质疑云：沙参"无心味淡，而《别录》一名苦心……不知所谓也。"《广雅疏证》曰："《神农本草》云：'沙参一名知母，味苦。'此苦心之所以名也。"《本草经考注》据此认为，沙参和知母在古代曾一度误混，并谓："知母下地参、水参、水须三名盖为沙参一名。沙参下黑字一名虎须亦是知母条错简欤。"此说殆是。

⁴⁸⁵ 垂盆草 chuipencao 《安徽中草药》

【来源】 为景天科植物垂盆草的全草。

【异名】 山护花（《履巉岩本草》），半支莲（《药镜》），鼠牙半支（《百草镜》），瓜子草、佛指甲、狗牙草（《分类草药性》），卧茎景天（《东北植物检索表》），匍行景天（《经济植物手册》），石指甲（《四川中药志》），三七仔、土三七、黄瓜子草、鸡舌草（《广西药用植物名录》），龙鳞草、鳖脚甲、石马齿苋、白脚甲、仙人指甲、白蜈蚣、狗牙齿（《浙江民间常用草药》），太阳花、枉开口（《上海常用中草药》），还魂草、养鸡草（《贵州草药》），石头芽芽、石板菜、药石头草（《甘肃中草药手册》），肝炎草（《青岛中草药手册》），石头菜（《秦岭植物志》），狗牙半支（《全国中草药汇编》），三叶佛甲草（《浙江药用植物志》），爬景天（《北京植物志》），鼠牙半枝莲（《中药材商品知识》），狗牙瓣（陕西、贵州、四川、重庆），猪牙齿（江西、浙江），石头牙、佛甲草、指甲菜、豆瓣菜（陕西），狗牙半支莲、马牙半支莲、石瓣菜、火焰草（湖北），匍茎佛甲草、瓜子莲、黄花子草（广西），蜈蚣草、过路蜈蚣、吊石青（安徽），打不死、大狗牙（湖南），地蜈蚣草（江苏），扁叶佛甲草（福建）。

【植物名】 垂盆草 *Sedum sarmentosum* Bunge

【性味与归经】 味甘、淡，性凉。归肝、胆、小肠经。

【功能与主治】 利湿退黄，清热解毒。用于湿热黄疸，小便不利，痈肿疮疡。

释名考订

本品为多年生草本，民间多盆栽以供观赏。枝柔叶茂而四散下垂，故名垂盆草。叶片倒披针形至长圆形，先端近急尖，似尖牙，似鸡舌，似指甲，又似瓜子，故有狗牙草、鸡舌草、佛指甲、瓜子草诸名。茎叶肉质，其性耐久难燥，乃有还魂草、打不死。不育茎多匍匐于地面，因呼爬景天、卧茎景天、匍行景天。匍匐时三叶轮生偏于一侧，犹如仅半枝有叶，以此而有鼠牙半枝、狗牙半枝诸称。匍匐茎接近地面处节节生根，状如蜈蚣之足，故名蜈蚣草、过路蜈蚣、白蜈蚣。喜生石上或石隙间，乃称石头牙、石头菜、石头芽芽。多用于治疗肝炎，因以得名肝炎草。

⁴⁸⁶ 委陵菜 weilingcai 《救荒本草》

【来源】 为蔷薇科植物委陵菜的全草。

【异名】 翻白菜（《救荒本草》），翻白草（《植物名实图考》），黄州白头翁（《中国药用植物志》），龙牙草（《南京民间药草》），天青地白、小毛药、虎爪菜（《贵州民间方药集》），蛤蟆草（《东北药用植物志》），老鸦翎、老鸦爪（《山东中药》），白头翁（《四川中药志》），地区草（内蒙古呼和浩特《医药卫生》3：42，1972），黄粘尾（《北方常用中草药手册》），野鸡膀花、龙牙菜（《新华本草纲要》），野鸡膀子、痢疾草（《长白山植物药志》），铁称托、三角齿委陵菜、黑七、黑牛七、山梅子、细翻白叶（《云南种子植物名录》），鸡腿儿（甘肃、青海），翻白叶（江苏、四川），下路鸡（湖南、广东），老鸦鳞、老鸹爪、老鸹翎、翻白蒿、鸡爪蒿（山东），一白草、生血丹、扑地虎、五虎嚼血（陕西），鸡脚爪、白玉草、广白头翁（四川），叶青地白、土防风、血参（福建），鸡爪草、翻白眼（江苏），龙芽菜（江西），南白头翁（天津），野鸡子（吉林），鸡骨爪（安徽），毛鸡腿子（河南），光鸡腿（湖北），鸡爪七（贵州），红柴胡（台湾）。

【植物名】委陵菜 *Potentilla chinensis* Ser.

【性味与归经】味苦，性寒。归肝、大肠经。

【功能与主治】清热解毒，凉血止痢。用于赤痢腹痛，久痢不止，痔疮出血，痈肿疮毒。

释名考订

《说文解字·女部》云："委，委随也。从女，从禾。"段玉裁注："随其所如曰委。"徐铉曰："委，曲也。取其禾谷垂穗委曲之貌。"本品多生于丘陵山坡草地灌丛中，"苗初塌地生"（《救荒本草》），故名委陵菜。基生叶为羽状复叶，《救荒本草》曰："叶仿佛类柏叶而极阔大，边如锯齿形。"以其形似而有老鸹翎、老鸹翎、野鸡膀子诸名。小叶片羽状深裂，上面绿色，被微柔毛，下面密生白色绵毛，因称天青地白、叶青地白、一白草。翻白草、白头翁者，亦因其叶之背面多白毛而呈白色，故名。但此系混称，应予纠正。本品用治赤白痢疾有效，因呼痢疾草。根粗壮，圆柱形或类圆锥形，鸡腿儿、光鸡腿、毛鸡腿子等因以得名。

487 使君子 shijunzi 《开宝本草》

【来源】为使君子科植物使君子的果实。

【异名】留求子（《南方草木状》），史君子（侯宁极《药谱》），使均子（《奇效良方》），五棱子（《药材资料汇编》），冬均子、病柑子（《中药材手册》），索子果（《南宁市药物志》），山羊屎（《台湾药用植物志》），君子（广西、山西、湖南、四川），留球子（四川、广西），均子、冬君子、锡疳子（广东），色干子、病疳子（福建）。

【植物名】使君子 *Quisqualis indica* L.

【性味与归经】味甘，性温。归脾、胃经。

【功能与主治】杀虫消积。用于蛔虫病，蛲虫病，虫积腹痛，小儿疳积。

释名考订

本品始载于《南方草木状》，原名留求子，擅疗婴孺之疾。宋《开宝本草》始有使君子之名，曰："俗传始因潘州郭使君疗小儿多是独用此物，后来医家因号为使君子也。"

488 侧柏叶 cebaiye 《药性论》

【来源】为柏科植物侧柏的干燥枝梢及叶。

【异名】柏叶（《名医别录》），扁柏叶（《十药神书》），丛柏叶（《闽东本草》），嫩柏叶（《中药处方名辨义》），香柏叶（《本草药名集成》）。

【植物名】侧柏 *Platycladus orientalis*（L.）Frsnco

异名：柏（《诗经》），椈（《尔雅》），扁柏（《滇南本草》），崖柏、偏柏（《中国药用植物志》），云片柏（《诗草木今释》），香柏、扁松（《中国东北经济树木图说》），柏树（《中药志》），柏子树（《全国中草药汇编》），岩柏、柏刺（《云南种子植物名录》），丛柏、线柏、细柏树（福建），香树、香柯树（湖北），板柏（江西），扫帚柏（山东），扁桧（江苏）。

【性味与归经】味苦、涩，性寒。归肺、肝、脾经。

【功能与主治】凉血止血，化痰止咳，生发乌发。用于吐血，衄血，咯血，便血，崩漏下血，肺热咳嗽，血热脱发，须发早白。

释名考订

我国古代所谓"柏"，多指柏类的多种植物。但文献作具体描述时，又多以柏科植物柏木 Cupressus funebris Endl. 为模式。如《本草纲目》载："《史记》言：松柏为百木之长，其树丛直，其皮薄，其肌腻，其花细琐，其实成丛，状如小铃，霜后四裂，中有数子，大如麦粒，芳香可爱。"所述者即为柏木。李时珍引王安石《字说》云："松柏为百木之长。松犹公也。柏犹伯也。故松从公，柏从白。"恐系附会之说。"柏"通"伯"，训作"大"。段玉裁《说文解字注·木部》云："柏，古多假借为伯仲之伯。"《释名·释车》云："柏车。柏，伯也；伯，大也。丁夫服任之大车也。"柏木为常绿乔木，高可达35m，胸围可达2m。以其高大，故有"柏"之名。侧柏为柏类之一。《本草纲目》曰："柏有数种，入药唯取叶扁而侧生者，故曰侧柏。"小枝扁平，直展，排成一平面，故而又称扁柏。

489 佩兰 peilan 《本草再新》

【来源】为菊科植物佩兰的地上部分。

【异名】蕳（《诗经》），兰（《毛诗传》），兰草、水香（《神农本草经》），都梁香（李当之《药录》），兰泽草（《本草经集注》），大泽兰（《雷公炮炙论》），燕尾香、香水兰（《开宝本草》），孩儿菊、千金草（《续古今考》），省头草（《唐瑶经验方》），女兰、香草（《本草纲目》），千金花（《本草乘雅半偈》），醒头草（《得配本草》），石瓣、针尾凤（《广东中药》），红泽兰（《梧州中草药》），麻杆药（《红河中草药》），丛生泽兰（《广西植物名录》），泽兰、圆梗泽兰（《全国中草药汇编》），上海佩兰（《浙江药用植物志》），老花草（《本草药名集成》），山兰（广东、广西、云南），山泽兰（广东、广西），野佩兰（安徽、上海），石兰、老山茶、鸡骨香、石骨兰、水泽兰（广西），野泽兰、蓝花一支蒿、三叶泽兰（云南），八月白、失力草（江苏），香佩兰（山西），铁脚升麻（湖北），杭佩兰（浙江杭州）。

【植物名】佩兰 Eupatorium fortunei Turcz.

【性味与归经】味辛，性平。归脾、胃、肺经。

【功能与主治】芳香化湿，醒脾开胃，发表解暑。用于湿浊中阻，脘痞呕恶，口中甜腻，口臭，多涎，暑湿表证，湿温初起，发热倦怠，胸闷不舒。

释名考订

本品始载于《神农本草经》，原名兰草，列为上品。《本草纲目》引《开宝本草》云："叶似马兰，故名兰草。其叶有歧，俗呼燕尾香。时人煎水以浴，疗风，故又名香水兰。"蕳，《诗·郑风·溱洧》："士与女，方秉蕳兮。"《毛传》："蕳，兰也。"《本草纲目》曰："兰乃香草，能辟不祥。陆玑《诗疏》言：郑俗，三月男女秉蕳于水际，以自祓除。盖蘭（兰）以蘭（闌）之，蕳以閒（闲）之，其义一也。"《淮南子》云："男子种兰，美而不芳。则兰须女子种之，女兰之名，或因乎此。女子、小儿喜佩之，则女兰、孩菊之名，又或以此也。"古人早有佩插兰草以辟秽之习俗。《楚辞·离骚》："扈江离与薜芷兮，纫秋兰以为佩。"《中国药学大辞典》云：佩兰，"夏月佩之辟秽，气香如兰，故名"。兰泽，《本草拾遗》云："兰草生泽畔，妇人和油泽头，故云兰泽。"都梁香，盛弘之《荆州记》曰："都梁县有小山，山水清浅，其中生兰草。"因称"都梁"，是以产地为名也。《本草纲目》又引《唐瑶经验方》曰："江南人家种之，夏月采置发中，令头不腻，故名省头草。"声转而为醒头草。秋季开花后割取地上部分，商品称作老花草。

490 金箔 jinbo 《本草蒙筌》

【来源】为自然元素类矿物铜族自然金经加工锤成的薄片。

【异名】金薄（《药性论》），金页（《化学药品辞典》）。

【矿物名】自然金 Aurum Natura

异名：黄金、璗（《尔雅》），金、金屑（《名医别录》），生金（《本草经集注》），黄金屑（《药性论》），金浆（《本草拾遗》），钉（《集韵·径韵》），苏伐罗（《梵书》），太真（《本草纲目》），黄牙（《镜源》）。

【性味与归经】味辛、苦，性平。归心、肝经。

【功能与主治】镇心，平肝，安神，解毒。用于惊痫，癫狂，心悸，疮毒。

释名考订

金供药用始见于《名医别录》，原名"金屑"。古人有"假其气尔"（《本草衍义》）之说。唐《药性论》改用"金薄"。至明，《本草蒙筌》始有"金箔"之名。箔，为击成极薄的金属片。明《本草经疏》曰："《太清法》云：'金性本刚，服之伤肌损骨。'惟作箔入药，可为镇心安神之用。"

491 金丝草 jinsicao 《中国沙漠地区药用植物》

【来源】为禾本科植物金丝草的全草。

【异名】落苏（《本草纲目》），金丝茅（《中国主要植物图说·禾本科》），黄毛草（《广州植物志》），笔仔草、猫仔草、墙头竹、牛尾草（《福建民间草药》），笔毛草、猴毛草、眉毛草、金黄草、胡毛草（《闽东本草》），猫毛草（《广东中药》），毛毛草（《广西药用植物名录》），牛毛草、竹叶草（《福建中草药》），马鞍草（《云南中草药》），金发草（《拉汉英种子植物名称》），猫尾草、狐狸尾、金花草、搭壁竹、马尾丝（广东），必子草、红毛草、笔须草、笔尾草（台湾），狮子草、拉屎草、松毛草（福建），细竹叶草、理纹草（云南），羊须草、吉祥草（广西），簇毛草（浙江），兔茅草（贵州）。

【植物名】金丝草 Pogonatherum crinitum（Thunb.）Kunth.

【性味与归经】味苦，性寒。

【功能与主治】清热解毒，凉血止血，利湿。用于热病烦渴，吐血，衄血，咳血，尿血，血崩，黄疸，水肿，淋浊带下，泻痢，小儿疳热，疔疮痈肿。

释名考订

本品为多年生簇生草本，茎直立，纤细，色金黄，故名金丝草。金黄草、黄毛草等名义同。穗状花序单生于主茎或分枝的顶端，形似笔毛，故名笔毛草、笔仔草；又似兽尾，因称牛尾草、猫尾草、狐狸尾。《本草纲目》名"落苏"，因其穗状花序微垂似流苏，故名。

492 金针菜 jinzhencai 《滇南本草》

【来源】为百合科植物黄花菜的花蕾。

【异名】萱草花（《圣济总录》），川草花（《救荒本草》），宜男花（《滇南本草》），黄花菜、鹿葱花（《本草纲目》），萱蕚（《随息居饮食谱》），黄花（《华北经济植物志要》），忘忧草、萱草（《上海市中药饮片炮制规范》），野金针菜（山东、江苏、安徽、浙江），金针花（四川）。

【植物名】黄花菜 Hemerocallis citrina Baroni

异名：鹿葱、黄金萱、麝香萱（《药材学》），柠檬萱草（《全国中草药汇编》），黄花萱草（山东、浙江、江苏），金萱（四川）。

【性味与归经】味甘，性凉。

【功能与主治】清热利湿，宽胸解郁，凉血解毒。用于小便短赤，黄疸，胸闷心烦，少寐，痔疮便血，疮痈。

释名考订

原植物为中药萱草的基原之一，本品因称萱草花。萱草的几种基原植物均有"萱草"之名，本品的花呈柠檬黄色，故有柠檬萱草、黄花萱草、金萱诸名。可为菜蔬，乃呼黄花菜。其花蕾经采收加工后呈条状，表面淡黄棕色或棕黄色，故名金针菜。周处《风土记》云：怀妊妇人佩其花，则生男。故名宜男。参见“萱草根”条。

493 金果榄 jinguolan《本草纲目拾遗》

【来源】 为防己科植物青牛胆或金果榄的块根。

【异名】 金榃榄（《药性考》），金苦榄（《柑园小识》），地胆、天鹅蛋（《分类草药性》），九牛胆、铜秤锤、金银袋（《广西野生资源植物》），金榄（《陆川本草》），地苦胆（《四川中药志》），金牛胆（《中国药用植物图鉴》），地蛋、破石珠、破岩珠（《湖南药物志》），山茨菇、九牛子、雪里开（《江西草药》），黄金古（《广西中草药》），九龙胆（《南方主要有毒植物》），金线吊葫芦（《云南中草药》），苦地胆（《广西本草选编》），金狮藤、九莲子（《全国中草药汇编》），药锁匙、玉锁匙、金锁匙（《中药材商品知识》），金狗胆（广西）。

青牛胆：金苦杬、金果杬（《广西中兽医药用植物》），金苦胆（《中药通报》），金古杬（《中国药用植物图鉴》），万丈深、鸡心吊葫芦、五香蛋（云南），九连珠、九连子、山石菇（陕西），黄薯子、金包银（江西），甘古榄（广东）。

金果榄：金甘榄、甘榄、假薯子、凤凰肠（广东），青果榄（广西），通心志（海南）。

【植物名】（1）青牛胆 *Tinospora sagittata*（Oliv.）Gagnep.

异名：覆瓦叶青牛胆（《广西药用植物名录》），尖叶金果榄（广州部队《常用中草药手册》），箭叶青牛胆（《滇南本草》整理本），覆瓦叶金果榄（《中药大辞典》），叠基青牛胆、四川青牛胆（《植物分类学报》），云南青牛胆（《云南种子植物名录》），大叶地苦胆（四川）。

（2）金果榄 *Tinospora capillipes* Gagnep.

异名：毛柄青牛胆（《中药志》），圆角金果榄（《药材学》），圆叶金果榄（《中国药用植物图鉴》），纤梗青牛胆（《中国高等植物图鉴补编》）。

【性味与归经】 味苦，性寒。归肺、大肠经。

【功能与主治】 清热解毒，利咽，止痛。用于咽喉肿痛，痈疽疔毒，泄泻，痢疾，脘腹疼痛。

释名考订

块根味苦色黄，表面皱缩，形似橄榄，故名金榃榄、金苦榄。“苦”，音转而为“果”，作金果榄。形、味俱似胆，故有地胆、地苦胆、金牛胆、青牛胆、金狗胆诸名。块根数个串生，又称九连珠、九牛胆。天鹅蛋、铜秤锤，亦以形似而得名。根细长而深，药农采挖时每凿山穿石，因称万丈深、破石珠、破岩珠。多用于喉症，金锁匙、玉锁匙、药锁匙等因以得名。

494 金荞麦 jinqiaomai《植物名实图考》

【来源】 为蓼科植物金荞麦的根茎。

【异名】 赤地利（《新修本草》），天荞麦根、金锁银开（《李氏草秘》），赤薜荔、山荞麦（《本草纲目》），开金锁（《本草从新》），见肿消、土三七、乳香草、奶草、金不换、蓝荞头（《本草纲目拾遗》），透骨消、贼骨头（《植物名实图考》），苦荞头（《草木便方》），野荞子（《分类草药性》），铁石子（《天宝本草》），荞麦三七（《浙江民间常用草药》），荞当归（《陕西中草药》），野苦荞、苦荞七（《甘肃中草药手册》），荞麦七（湖北、广西），荞子七（湖南、四川），野荞麦根、苦荞麦根、金荞麦根（上海），铜拳头、接骨莲、铁拳头（江西），荞三七、铁菱角、天荞蔸（湖南），血娃娃、野苦荞头、野荞根（云南），猴子七、荞麦当归（湖北），铁实子、家酉荞（四川）。

【植物名】 金荞麦 *Fagopyrum dibotrys*（D. Don）Hara

异名：五毒草、五蕺、蛇罔（《本草拾遗》），天荞麦（《李氏草秘》），野南荞（《四川中药志》），苦荞麦（《广西药用植物名录》），天松散、花麦肾、铁花麦（《浙江民间常用草药》），野荞麦（《南京地区常用中草药》），铁甲将军草（《全国中草药汇编》），万年荞（《云南药用植物名录》），花麦（江西、浙江），天花麦（浙江、福建），大加味菜、野三角麦、酸荞麦（广西），苦荞、南荞（四川），野荞菜、野荞（云南），臭荞麦、野苦麦（福建），野乌麦（安徽），荞麦兰（陕西）。

【性味与归经】味微辛、涩，性凉。归肺经。

【功能与主治】清热解毒，排脓祛瘀。用于肺痈吐脓，肺热喘咳，乳蛾肿痛。

释名考订

本品花、叶俱如荞麦，故得"荞麦"诸名。根茎断面呈黄赤色，有放射状纹理，因称金荞麦。又根茎累结成不规则团块状，常具瘤状分枝，质坚硬，表面色棕褐至黑赤，以其形似而名铁石子、铁菱角、铁拳头。见肿消、透骨消、接骨莲以功能名。《本草拾遗》称本品"主痈疽恶疮肿毒"，故名五毒草；又谓其能治蛇虫咬伤，遂得"蛇罔"之称，义犹"捕蛇之网"。《资治通鉴·汉成帝元延三年》"张罗罔置罘"胡三省注："罔，与网同。"金荞麦为中医喉科要药，汪连仕《采药书》谓其"能开锁缠喉风"，金锁银开、开金锁乃因得其名。具活血化瘀之功，民间因以"当归"、"三七"称之。《植物名实图考》谓："为治跌打要药，窃贼多蓄之，故俚医呼'贼骨头'。"

495 金莲花 jinlianhua 《本草纲目拾遗》

【来源】为毛茛科植物金莲花或宽瓣金莲花的花。

【异名】旱地莲、金芙蓉（《本草纲目拾遗》），旱金莲（《五台山志》），金疙瘩（《山西中药志》）。

【植物名】（1）金莲花 Trollius chinensis Bge.

异名：金梅草（《山西通志》）。

·（2）宽瓣金莲花 Trollius asiaticus L.

异名：亚洲金莲花（《经济植物手册》），重瓣金莲花（《东北植物检索表》）。

【性味与归经】味苦，性微寒。归肺、胃经。

【功能与主治】清热解毒，消肿，明目。用于感冒发热，咽喉肿痛，口疮，牙龈肿痛、出血，目赤肿痛，疔疮肿毒，急性鼓膜炎，急性淋巴管炎。

释名考订

金莲花者，"金"言其色，"莲"言其形。《广群芳谱》曰，金莲花"花色金黄，七瓣两层，花心亦黄色……一茎数朵，若莲而小"，故名。荷莲生于池泽，本品则生于旱地，《五台山志》谓其色"如真金，挺生陆地"，因称旱地莲、旱金莲。荷莲有名芙蓉，本品乃呼金芙蓉。药材干品呈金黄色，多皱缩成团，以形似而称金疙瘩。

496 金钱草 jinqiancao 《四川中药志》

【来源】为报春花科植物过路黄的全草。

【异名】神仙对坐草（《百草镜》），地蜈蚣（王安卿《采药志》），蜈蚣草（《本草纲目拾遗》），铜钱草（《草木便方》），仙人对坐草（《岭南采药录》），四川大金钱草、小茄（《中药通报》1：26，1959），对坐草（《江苏省植物药材志》），一串钱（《民间常用草药汇编》），临时救（《浙江民间草药》），一面锣、金钱肺筋草、藤藤侧耳根、白侧耳根、铜钱花、水侧耳根（《重庆草药》），大金钱草（《四川中药志》），大连钱草（《中国药用植物图鉴》），黄疸草（《本草推陈》），遍地黄（《湖南药物志》），羊耳朵、落地老鼠、耳朵草、大叶双钱草、延地蜈蚣、串钱草、爬山虎、老虎藤（《浙江民间常用草药》），肺心草（《贵州草药》），金花菜（《湖南农村常用中草药手册》），小金钱草、对叶草、爬地黄（《陕甘宁青中草药选》），老鼠耳朵、白过路蜈蚣（《浙南本草新编》），四川金钱草（《简明中医辞典》），大叶金钱草（南药《中草药学》），黄花过路草、龙鳞片（《福建药物志》），路边黄

（湖南、江西），过路蜈蚣（陕西、江西），软筋藤、藤黄波萝、过边黄、双铜钱、糯米草、盘有草（湖南），半边钱、九节莲、真金草、遍地金、路旁双叶草（云南），爬地蜈蚣、黄花过路黄、铜钱子带草、对生草（江西），鸡不食、黄花藤、对月草、寸金丹（陕西），枯疮药、马蹄草（广西），小黄药（四川），落地鼠耳草（浙江），对口草（安徽）。

【植物名】 过路黄 *Lysimachia christinae* Hance

【性味与归经】 味甘、咸，性微寒。归肝、胆、肾、膀胱经。

【功能与主治】 利湿退黄，利尿通淋，解毒消肿。用于湿热黄疸，胆胀胁痛，石淋，热淋，小便涩痛，痈肿疔疮，蛇虫咬伤。

释名考订

本品为多年生蔓生草本。因其叶近圆形而似钱，故名金钱草。铜钱草、龙鳞片、一面锣、老鼠耳朵等，亦以其叶形似而得名。按金钱草原为民间草药，近世以其能治结石症而闻名。目前各地以"金钱草"为名的品种有不下八科十一种之多。与唇形科金钱草（活血丹）相比较，本品功能相仿而叶大，因称大金钱草、大叶金钱草。主产于四川，又在四川首称"金钱草"，故有四川大金钱草之名。本品始载于《百草镜》，原名神仙对坐草。《本草纲目拾遗》曰：神仙对坐草，"山中道旁皆有之，蔓生，两叶相对，青圆似佛耳草，夏开小黄花，每节间有二朵，故名"。对坐草、对叶草、对生草、仙人对坐草等名义并同。本品喜生路边，茎柔弱，平卧延伸，以形状之，遂有地蜈蚣、蜈蚣草、延地蜈蚣、过路蜈蚣诸称。因花黄，乃呼过路黄。

497 金雀花 jinquehua 《滇南本草》

【来源】 为豆科植物锦鸡儿的花。

【异名】 坝齿花（《救荒本草》），金鹊花、阳雀花（《滇南本草》），黄雀花（《本草纲目拾遗》），土霸齿花（《植物名实图考》），猪蹄花（《福建民间草药》），斧头花、甲鱼嘴花（《浙江中药手册》），阳鹊花（《陕西中草药》），锦鸡儿花（《中华本草》），蜂花（江西、湖南），杨雀花（陕西、湖南），羊雀花（陕西、湖北），洋雀花、羊角花（陕西），鸟儿花、雀里子花（江西），蚂蚱花（河南），毛刀花（浙江），刺刺花（福建）。

【植物名】 锦鸡儿 *Caragana sinica*（Buchoz）

异名：酱瓣子（《救荒本草》），大蛇叶（《滇南本草》），飞来凤（《嘉兴府志》），地羊鹊（《天宝本草》），群雀、金雀木（《中国主要植物图说·豆科》），娘娘洼、崖里洼、骨担草、阳雀儿、铁扫帚（《中国药用植物图鉴》），娘娘袜子、千口针（《湖南药物志》），粘粘袜（《北方常用中草药手册》），黄雀梅（《青岛中草药手册》），大锈花针、黄棘（《全国中草药汇编》），豹皮鞭、鹅根刺（《中药大辞典》），锈花针（江西、安徽），金剑儿、金橘梅、金鸡儿、金鸟仔、乌鸡脚、铜皮铁骨（浙江），金柱树、鸡爪棵子、金雀、小叶金蜂（安徽），单绣花针、冷骨风（江西），追风箭、小石榴（湖南），金孔雀（云南）。

【性味与归经】 味甘，性微温。归脾、肾经。

【功能与主治】 健脾益肾，和血祛风，解毒。用于虚劳咳嗽，头晕耳鸣，腰膝酸软，气虚，带下，小儿疳积，痘疹透发不畅，乳痈，痛风，跌扑损伤。

释名考订

本品花单生，花萼钟形，基部偏斜，花瓣黄色带红色，凋谢时为褐红色，《救荒本草》谓其"状类鸡形"，故名锦鸡儿，讹为金鸡儿、金剑儿。《花镜》云："仲春开黄花，其形尖，旁开两瓣，势如飞雀可爱。"因称金雀花。《本草纲目拾遗》引《百草镜》云："白花者名银雀，最难得。""银雀"，音转而呼"阳雀"。

498 金银花 jinyinhua 《履巉岩本草》

【来源】为忍冬科植物忍冬的花蕾或带初开的花。

【异名】忍冬花（《新修本草》），老翁须（《苏沈良方》），银花（《温病条辨》），鹭鸶花（《植物名实图考》），金花（《江苏省植物药材志》），金藤花（《河北药材》），双花（《中药材手册》），二苞花（《中药志》），苏花（《药材资料汇编》），双苞花（《浙江民间草药》），二花（《陕西中药志》），二宝花（《江苏验方草药选编》），茶叶花（《北方常用中草药手册》），双宝花、尖子银花（《中药材品种论述》），包双花（东北），两宝花（上海、江西），怀银花、怀密、密二花、山二花（河南），二双、二宝、开口花（湖南），小金银花、小山花（广西），山银花（安徽），红金银花（山东）。

【植物名】忍冬 Lonicera japonica Thunb.

【性味与归经】味甘，性寒。归肺、心、胃经。

【功能与主治】清热解毒，疏散风热。用于痈肿疔疮，喉痹，丹毒，热毒血痢，风热感冒，温病发热。

释名考订

忍冬始载于《名医别录》，列为上品。金银花为忍冬的花蕾或带初开的花。《本草纲目》曰："花初开者，蕊瓣俱色白，经二三日，则色变黄。新旧相参，黄白相映，故呼金银花。"金花、银花之名，是为"金银"省呼。"双宝"、"二宝"诸称，皆由"金银"衍生。花成对腋生，苞片2枚，一大一小，因称双苞花。花冠筒细长，雄蕊生于花冠内面筒口附近，伸出花冠外，状若垂须，故有老翁须之名。《曲洧旧闻》云："土人呼为鹭鸶花，取其形似也。"参见"忍冬藤"条。

499 金精石 jinjingshi 《本草纲目拾遗》

【来源】为硅酸盐类矿物蛭石族蛭石。主含含水硅铝酸铁镁（$MgFeAl_3[(SiAl)_4O_{10}](OH)_2 \cdot 4H_2O$）。

【异名】金星石（《嘉祐本草》），金晶石、猫金、水金云母（《中药志》）。

【矿物名】蛭石 Vermiculitum

【性味与归经】味咸，性寒。归心、肝、肾经。

【功能与主治】镇心安神，止血，明目去翳。用于心悸怔忡，失眠多梦，吐血，嗽血，目疾翳障。

释名考订

金精石以性状为名。本品色黄褐或金黄，具金属样光泽，故有"金"之名。《本草纲目拾遗》云："其石似铁磺而松，色如黄金。""精"者，犹明亮。《广韵·清韵》云："精，明也。"按金精石解理面完整而平滑，可剥离成半透明状之薄片，金精石乃因以名之。

蛭石具有受热后体积急速膨胀的特性。层间水分子受热至气化，使层片迅速撑开，片裂并弯曲呈水蛭状，故有其名。

500 金樱子 jinyingzi 《雷公炮炙论》

【来源】为蔷薇科植物金樱子的果实。

【异名】刺榆子（《蜀本草》），刺梨子（《开宝本草》），金罂子（《梦溪笔谈》），山石榴（《奇效良方》），山鸡头子（《本草纲目》），糖莺子（《生草药性备要》），糖果（《分类草药性》），棠球、糖罐（《植物名实图考长编》），棠球子（《植物名实图考》），黄刺果（《中药形性经验鉴别法》），蜂糖罐、槟榔果（《贵州民间方药集》），金壶瓶（《浙江中药手册》），糖罐子、灯笼果（《药材学》），野石榴、糖橘子（《江苏省植物药材志》），糖罐子果（《四川中药志》），金樱果（《闽东本草》），小石榴（《四川武隆药用植物图志》），黄茶瓶、藤勾子、螳螂果、糖刺果（《广西中药志》），草鞋刺

（《泉州本草》），丁榔、糖鸡芽、粒公子、糖利桠（《湖南野生植物》），刺头、倒挂金钩（《全国中草药汇编》），蔷薇果（南药《中草药学》），鸡粮果（《中药正别名》），糖梨（四川、浙江），糖果子（湖北、广东），刺糖果（广西、四川），糖罐头、糖钵、鸡头铃、糖罐瓶、刺糖瓶、刺棚果、刺钵、长糖钵、鸡桃杏、糖糖髭、糖糖瓶、刺瓶果（浙江），大金樱、刺髻、雏鸡头、糖罂果、刺罐、糖罂子、金樱簕、糖樱子（广东），蜜罐子、母鸡卵、鸡糖卵子、瓦瓮子、糖菠萝、山橄榄、刺橄榄、弹棉槌（福建），刺果果、山鸡头、糖罐刺、鸡粮刺、鸡桃子（湖南），毛梨果子、大刺果子、糖罐罐（湖北），红金樱、糖莺果、钉铛果（广西），蜜糖罐子、油瓶果、油饼果子（安徽），和尚头、茨梨（四川），糖罐子簕、糖梨子簕（江西），金英子、油瓶瓶（山西），山鸡子（青海），酒瓶子（河北），刺果子（云南），野糖罐头（江苏常州）。

【植物名】金樱子 Rosa laevigata Michx.

异名：白玉带（《开宝本草》），刺梨（《中药志》），刺郎子树、三叶簕（《中药大辞典》），刺藤棘、螳螂子树（湖南），糖果树（四川），糖瓮树（广东）。

【性味与归经】味酸、甘、涩，性平。归肾、膀胱、大肠经。

【功能与主治】固精缩尿，固崩止带，涩肠止泻。用于遗精滑精，遗尿尿频，崩漏带下，久泻久痢。

释名考订

《本草纲目》云："金樱当作金罂，谓其子形如黄罂也。"《说文解字·缶部》云："罂，缶也。"按罂为古代一种盛酒浆的瓦器，大腹小口，有盖，也有铜制者。本品之形与罂相似，色橙黄至红黄，故名金樱子。《梦溪笔谈》正名作"金罂"。表面密被刺毛，因称刺梨子。山鸡头子者，亦以其形似而名之。《本草图经》谓其"形似小石榴"，遂有山石榴、野石榴诸称。蜂糖罐、糖刺果等，则以其形味兼似而得名。

501 金礞石 jinmengshi 《中药志》

【来源】为变质岩类蛭石片岩或水黑云母片岩。

【异名】酥酥石、烂石（《中药志》），礞金石（《矿物药浅说》）。

【矿物名】（1）蛭石片岩 Vermiculite Schist *

（2）水黑云母片岩 Hydrobiotite Schist *

【性味与归经】味甘、咸，性平。归肺、心、肝、胃经。

【功能与主治】坠痰下气，平肝镇惊。用于顽痰胶结，咳逆喘急，癫痫发狂，烦躁胸闷，惊风抽搐。

释名考订

金礞石之名历代本草未见记载。因其功效与青礞石基本相似，故两者常混用，统称为"礞石"。李时珍称礞石"有青、白二种，以青者为佳"，又谓青礞石"打开中有白星点，煅后则星黄如麸金"。有观点因此认为，所谓金礞石，就是青礞石的煅制品。现经考证，金礞石并非青礞石的煅制品，而是云母片岩的风化物；金礞石作为富含 Fe 和 Al 的硅酸盐而不同于青礞石。近代商品药材以其色棕黄并具金黄色光泽而称其为"金礞石"。酥酥石、烂石，因其体轻、质软、易碎，碎后如麦麸或呈小鳞片状，故名。

502 金钟茵陈 jinzhongyinchen 《滇南本草》

【来源】为玄参科植物阴行草的全草。

【异名】鬼麻油（《日华子本草》），角蒿、铃儿茵陈（《本草纲目拾遗》），黄花茵陈（《植物名实图考》），吊钟草（《南京民间药草》），吹风草、五毒草、徐毒草（《东北药用植物志》），北刘寄奴、罐儿茶（《中药志》），灵茵陈（《江苏省植物药材志》），油蒿（《四川中药志》），铁雨伞草（《泉州本草》），金花屏（《闽东本草》），油罐草（《贵州植物药调查》），铁杆茵陈（《上海常用中草药》），节节瓶、草茵陈、壶瓶草、野油麻（《浙江民间常用草药》），罐子草、油蒿菜（《贵州草药》），金壶瓶（金华《常用中草药单方验方选编》），山芝麻秧（《中国沙漠地区药用植物》），黄头翁、锁草、蜈蚣草（《福建药物志》），刘寄奴（东北、西北、华北、福建），铃茵陈（浙江、江苏、上海、安徽），茵陈（江西、湖北、福建、广西），土茵陈（江西、广西、湖南、浙江），角茵陈（江苏、浙江、安徽），山芝麻（上海、浙江、贵州），黑茵陈（四川、上海），山油麻、山茵陈（福建、浙江），芝麻蒿（辽宁、山东），茵陈蒿（湖北、福建），鬼芝麻（山东、安徽），八角茵陈（湖北、江西），阴文草、黄花剑、麻子草、倒吊钟、狗牙子草、苦金铃、罐子茵陈（湖南），倒挂金钟、八挂金钟、朝天石榴、麻夹子草、疳积草、英雄草（江西），山天芝麻、谷茵陈、金茵陈、脱力黄、冬瓜心（浙江），毛飞扬、软壳飞扬、山洋麻、竹船丝（福建），苍蝇草、道前草、线儿茶、介生草（山东），土茵陈草、山黄麻、陆梅草、鸡肉菜（广西），麦穗草、野芝麻（河北），葛茵陈、园香草（安徽），风吹草、随风草（辽宁），小瓶花、钟茵陈（云南），油薅菜（贵州），除毒草（吉林），茶叶棵子（北京），罐蒿（陕西），铁梗茵陈（江苏苏州）。

【植物名】 阴行草 *Siphonostegia chinensis* Benth.

【性味与归经】 味苦，性寒。归脾、胃、肝、胆经。

【功能与主治】 活血祛瘀，通经止痛，凉血，止血，清热利湿。用于跌打损伤，外伤出血，瘀血经闭，月经不调，产后瘀痛，癥瘕积聚，血痢，血淋，湿热黄疸，水肿腹胀，白带过多。

释名考订

本品始载于《滇南本草》。功能利湿退黄，故有"茵陈"之名。花冠筒状唇形，黄色，以形、色两者皆似而呼"金钟"。吊钟草、罐子草、壶瓶草、铃茵陈、角茵陈等，亦以其花冠之形肖似而得名。灵茵陈者，"灵"为"铃"之声转。《植物名实图考》曰："阴行、茵陈，南言无别，宋《图经》谓茵陈有数种，此又其一也。"铁杆茵陈者，《植物名实图考》谓其"茎硬有节，褐黑色"，故名。植株、种子与脂麻相类似，山芝麻、山油麻、野油麻、芝麻蒿等因以得名。北方地区以本品作刘寄奴用，商品呼作北刘寄奴。

503 金钱白花蛇 jinqianbaihuashe 《饮片新参》

【来源】 为眼镜蛇科动物银环蛇幼蛇的全体。

【异名】 金钱蛇、小白花蛇（《中药材手册》），手巾蛇、百节蛇、白菊花、多条金甲带、断肌甲（《中药志》），白花蛇、小花蛇、雨伞蛇（《药材学》），毛巾蛇（南药《中草药学》），金钱蕲蛇（《中药大辞典》），银报应、寸白蛇、过基甲、臭蛇、节节乌、白吊蛇、银角带、白手巾蛇、银包铁、银蛇（《广西药用动物》），银脚带、白节黑、四十八节、簸箕甲（《中国药用动物志》），过基峡、银色铁（《常见药用动物》），断基甲、白节蛇（广西），竹节蛇（湖北）。

【动物名】 银环蛇 *Bungarus multicinctus* Blyth

【性味与归经】 味甘、咸，性温；有毒。归肝经。

【功能与主治】 祛风，通络，止痉。用于风湿顽痹，麻木拘挛，中风口眼㖞斜，半身不遂，抽搐痉挛，破伤风，麻风，疥癣。

释名考订

旧时本品连同蕲蛇一并混称"白花蛇"，但本品的体形明显较蕲蛇为小，药市统称蕲蛇为大白花蛇，本品乃呼小白花蛇。商品多加工成圆盘状，形状与大小皆似钱币，因有"金钱"之称。躯干有白色环纹，故名银环蛇，省称作银蛇。白色环纹有48个以上，因称四十八节。百节蛇者，极言环纹之多。背部黑色或灰黑色，与白色环纹形成黑白相间状，银包铁、白节黑等因以得名。躯干花纹整齐美观，俗以印花毛巾喻之，故有毛巾蛇、手巾蛇诸名。

504 乳香 ruxiang 《名医别录》

【来源】为橄榄科植物乳香树、鲍达乳香树或野乳香树等皮部渗出的油胶树脂。

【异名】熏陆香（《南方草木状》），塌香（《梦溪笔谈》），西香（《本草衍义》），通明乳香（《普济本事方》），滴乳香（《洪氏集验方》），明乳香（《世医得效方》），石乳香（《寿世保元》），乳头香、马尾香（《海药本草》），多伽罗香、天泽香、摩勒香、杜噜香、浴香、滴乳、明乳、瓶香、袋香、拣香（《本草纲目》），尔香（湖南、湖北）。

乳香树：阿乳香、阿拉伯乳香（《中国药用植物图鉴》）。

【植物名】（1）乳香树 *Boswellia carterii* Birdw.

异名：卡氏乳香树（《中药志》）。

（2）鲍达乳香树 *Boswellia bhaw – dajiana* Birdw.

异名：药胶香树（《全国中草药汇编》）。

（3）野乳香树 *Boswellia neglecta* M. Moore

【性味与归经】味辛、苦，性微温。归心、肝、脾经。

【功能与主治】活血定痛，消肿生肌。用于胸痹心痛，胃脘疼痛，痛经经闭，产后瘀阻，癥瘕腹痛，风湿痹痛，筋脉拘挛，跌打损伤，痈肿疮疡。

释名考订

本品为乳香树皮部渗出的油胶树脂，垂滴如乳头状，气芳香，故名乳香、乳头香。为外来药物，因称西香。饮片呈小团块状，质坚脆，乃呼石乳香。《本草纲目》曰："佛书谓之天泽香，言其润泽也。"又曰："按叶廷珪《香录》云：乳香一名熏陆香，出大食国南，其树类松。以斤斫树，脂溢于外，结而成香，聚而成块。上品为拣香，圆大如乳头，透明，俗呼滴乳。次曰明乳，其色亚于拣香。又次为瓶香，以瓶收者。又次曰袋香，言收时只置袋中。"《梦溪笔谈》曰："熔塌在地上者，谓之塌香。"

熏陆香，梵名 kundura 或 kunduruka。《梦溪笔谈》云："熏陆即乳香也。"《大唐西域记》卷十一："熏陆香树，树叶若棠梨也。"《演密钞六》曰："熏陆者，出于西方，即树胶。夏天日炙，镕滴沙中，在地有香，谓之熏陆。"另据《全国中草药汇编》载：熏陆香为漆树科植物黏胶乳香树 *Pistacia lentiscus* L.，其树干经切伤后流出的树脂也作乳香入药。主产于希腊、土耳其及地中海南岸地区。谨记于此，供参考。

505 肿节风 zhongjiefeng 《全国中草药汇编》

【来源】为金粟兰科植物草珊瑚的全株。

【异名】接骨草（《本草拾遗》），观音茶、九节茶、接骨金粟兰（《生草药性备要》），接骨木（《植物名实图考》），九节风（《分类草药性》），驳节茶（《岭南采药录》），草珠兰（《修订增补天宝本草》），节骨茶（《中药志》），接骨莲、竹节茶（《中国植物志》），见肿消、驱骨风（《中草药》），嫩头子（《峨眉山之药用植物》），光粟兰（《中国木本植物属志》），山石兰、接骨兰（《广西中兽医药用植物》），山鸡茶、鸡膝风、山胡椒（《陆川本草》），骨风消（《南宁市药物志》），铜脚灵仙（《四川中药志》），大威灵仙、九节兰、青甲子、满山香（《湖南药物志》），隔年红、九节红、十月红、九节蒲（《闽东本草》），野青靛、山野靛（《浙江民间常用草药》），鸡骨香（《广西中草药》），接骨茶（《贵州草药》），鸭脚节、山牛膝（《福建中草药》），鱼子兰（《云南思茅中草药选》），九节花（《全国中草药汇编》），学士茶、接骨丹（《福建药物志》），野靛（《浙江药用植物志》），珍珠兰、九节草（《云南种子植物名录》），肿节香、铁拳头（江西、湖北），驳骨茶（广东、广西），山兰根、鸡良茶、大力牛、十八枝枪、火星木、九节级、铁郎伞、驳骨消、驳骨草、虎皮草、鹧鸪茶（广西），鸡脚节、九节青、鸭脚草、驳接兰、珊瑚花、野田青、赤紫草、节堇兰、青藤叶、牛折草（福建），牛膝头、驳骨兰、蛙节茶、鸡爪兰、大节茶、吉贝茶、九节莲、驳节兰、老贼骨（广东），山牛耳青、假山蓝草、驳节连树、藕节兰（海南），牛膝草、竹根七、肿节花、四叶七（湖北），节节竹、驳接风、接骨香（江西），铜灵仙、铁足大仙（四川），白野靛、野土靛（贵州），叶枝兰（云南）。

【植物名】草珊瑚 *Sarcandra glabra* （Thunb.） Nakai

【性味与归经】味苦、辛，性平。归心、肝经。

【功能与主治】清热凉血，活血消斑，祛风通络。用于血热发斑发疹，风湿痹痛，跌打损伤。

释名考订

本品以"接骨草"之名始见于《本草拾遗》，曰："接骨草苗如竹节，出广西……可治跌打损伤。"《植物名实图考》称为"接骨木"，云："江西广信有之。绿茎圆节，颇似牛膝……以有接骨之效，故名。"本品为常绿半灌木，茎数枝丛生，以节部明显膨大为其主要特征，因称肿节风、竹节茶、节骨茶等。鸭脚节、鸡脚节，亦以植株茎节部形似为名，义同肿节风。气香，乃呼肿节香、鸡骨香、满山香等。

506 **鱼鳔** yubiao 《本草纲目》

【来源】为石首鱼科动物大黄鱼、小黄鱼或鲟科动物中华鲟、鳇等的鱼鳔。

【异名】鳔鮧（《齐民要术》），鳔鲲、鱼白、鳔（《本草拾遗》），鱼胶（《三因方》），鳔胶（《圣济总录》），大鳔胶（《洪氏集验方》），白鳔、明鳔、江鳔（《普济方》），鱼胒、缒胶（《本草纲目》），鱼鳔胶（《本草述》），鱼肚（《医林纂要·药性》），白鱼鳔（《良朋汇集》），线胶（《全生集》），米鱼胶（《医学从众录》），鱼白胶（《全国中草药汇编》），线鱼胶（《本草药名集成》）。

大黄鱼：石首鳔（《本草纲目》），黄鱼鳔胶（《证治准绳》），黄鱼肚、黄唇胶（《本草药名集成》）。

小黄鱼：石首鳔（《本草纲目》），黄鱼鳔胶（《证治准绳》），黄鱼肚、黄唇胶（《本草药名集成》）。

中华鲟：鲟鱼胶（《药材学》），黄唇肚、黄鲟胶（《本草药名集成》）。

鳇：鳇胶（《药材学》），黄唇肚、黄鲟胶（《本草药名集成》）。

【动物名】（1）大黄鱼 *Pseudosciaena crocea* （Rich.）

（2）小黄鱼 *Pseudosciaena polyactis* Bleeker

（3）中华鲟 *Acipenser sinensis* Gray

异名：鲔（《诗经》），鮥（《毛诗传》），鮥鲔（《尔雅》），叔鲔（《说文解字》），尉鱼、仲明鱼（陆玑《诗疏》），鳣（《尔雅》郭璞注），鲟鱼（《本草拾遗》），乞里麻鱼（《饮膳正要》），碧鱼、鲔鱼（《本草纲目》），苦腊子（《中国经济动物志·淡水鱼类》），鲟（《辽宁动物志》），鳇鱼、鳣（《全国中草药汇编》），鳣鱼、黄鱼、蜡鱼、玉版鱼（《中国药用海洋生物》），铁甲、龙鲨（浙江）。

（4）鳇 *Huso dauricus* （Georgi）

异名：鳣（《诗经》），含光、蜡鱼（《临海异物志》），黄鱼（《尔雅》郭璞注），鳣鱼（《本草拾遗》），阿八儿忽鱼（《饮膳正要》），颊鱼（《医学入门》），玉版鱼、鲟鳇鱼（《本草纲目》），鳇鱼（宁原《食鉴本草》），佗氏鳇（《东北动物药》）。

【性味与归经】味甘，性平。归肾、肝经。

【功能与主治】补肾益精，滋养筋脉，止血，散瘀，消肿。用于肾虚滑精，产后风痉，破伤风，吐血，血崩，创伤出血，痔疮。

释名考订

鱼鳔，《本草纲目》曰："鳔即诸鱼之白脬，其中空如泡，故曰鳔。"古称鳔鮧。《本草纲目》又曰："按贾思勰《齐民要术》云:汉武逐夷至海上,见渔人造鱼肠于坑中,取而食之,遂命此名。言因逐夷而得是矣。沈括《笔谈》云:鳢鮧,乌贼鱼肠也。孙恬《唐韵》云:盐藏鱼肠也。《南史》云:齐明帝嗜鳢鮧,以蜜渍之一食数升。观此则鳔与肠皆得称鳢鮧矣。"众家所云莫衷一是。《本草拾遗》云:"鳢鮧乃鱼白也。"《龙龛手鉴·鱼部》云:"鮧,鱼肚别名也。"鱼捕后剖腹,取出鱼鳔,剖开,除去血管及黏膜后洗净,压扁晒干或洗净鲜用。鱼鳔煮沸溶化冷凝而成的冻胶称为鱼胶。鱼胶切成线条状者称为线胶、线鱼胶。

507 鱼脑石 yunaoshi 《药材资料汇编》

【来源】为石首鱼科动物大黄鱼或小黄鱼头骨中的耳石。

【异名】石首鱼头石(《千金要方》),石首鱼脑中枕(《日华子本草》),石首鱼鱿(《濒湖集简方》),石首骨(《本草汇言》),黄鱼脑石、鱼首石(《浙江中药手册》),鱼镜(《青岛中草药手册》),鱼枕骨(《全国中草药汇编》),鱼耳石(《本草药名集成》)。

【动物名】(1) 大黄鱼 *Pseudosciaena crocea* (Rich.)

异名:黄花鱼(《临海异物志》),石头鱼(《岭表录异》),鳔(《医心方》),石首鱼(《食性本草》),江鱼(《浙志》),黄鱼(《本草述》),海鱼、黄瓜鱼(《医林纂要·药性》),大黄花鱼(《黄渤海鱼类调查报告》),黄衣鱼(《中药志》),大黄花(《中国药用海洋生物》),桂花鱼、金鳞鱼(《常见药用动物》),大鲜(山东、江苏、浙江、广东),桂花黄鱼(浙江)。

(2) 小黄鱼 *Pseudosciaena polyactis* Bleeker

异名:黄花鱼(《临海异物志》),石头鱼(《岭表录异》),鳔(《医心方》),石首鱼(《食性本草》),江鱼(《浙志》),黄鱼(《本草述》),海鱼、黄瓜鱼(《医林纂要·药性》),花鱼、大眼、古鱼(《黄渤海鱼类调查报告》),小黄花鱼(《中药志》),小鲜(浙江、江苏),厚鳞仔、小黄瓜(福建),叫叫儿(浙江),小黄花(山东)。

【性味与归经】味甘、咸,性寒。归膀胱经。

【功能与主治】化石,通淋,消炎。用于石淋,小便不利,中耳炎,鼻炎,脑漏。

释名考订

本品为石首鱼头中之耳石,故名鱼脑石,又称鱼首石、鱼耳石。此石生于鱼内耳的球囊部分,动物学上称作"矢耳石",又名"鞱石"。石首鱼又称黄鱼,因其体背面和上侧面黄褐色,腹面金黄色,故名。

508 鱼腥草 yuxingcao 《履巉岩本草》

【来源】为三白草科植物蕺菜的地上部分。

【异名】岑草(《吴越春秋》),蕺(《名医别录》),蕺菜、菹菜(《新修本草》),紫背鱼腥草(《履巉岩本草》),紫蕺(《救急易方》),菹子(《本草纲目》),臭猪巢(《医林纂要·药性》),侧耳根(《遵义府志》),猪鼻孔(《天宝本草》),九节莲(《岭南采药录》),重药、鸡虱草(《现代实用中药》),折耳根、肺形草(《贵州民间方药集》),狗贴耳(《广州植物志》),臭菜、蕺足根(《中药志》),鱼鳞真珠草、猪姆耳(《福建民间草药》),秋打尾(《浙江中药手册》),狗子耳、臭草、野花麦(《江西民间草药》),臭质草(《浙江民间草药》),足耳根(《中国药用植物图鉴》),臭牡丹、臭灵丹、辣子草、奶头草(《湖南药物志》),草撮、红桔朝、臭蕺(《闽东本草》),热草(《滇南本草》整理本),臭腥草(《泉州本草》),臭根草、秋甲鳞、红星草、臭胆味、草扎儿、臭答草(《浙江常用民间草药》),鸡儿根、侄根(《湖南农村常用中草药手册》),侧儿根(《北方常用中草药手册》),鱼鳞草(《全国中草药汇编》),壁虱菜(《云南种子植物名录》),蕺耳根(《本草药名集成》),狗腥草(陕西、甘肃、宁夏、青海),狗耳菜(广东、广西、江西、福建),九节耳、狗折尾、猪贴耳(江西、广东),狗耳腥(湖南、广西),狗心草(甘肃、陕西),佛耳菜(湖南、广东),猪婆耳、代刀草、狗夹耳、吉耳菜、鼻血菜、蟑螂菜（广东），臭积草、吉茶、鹅不食、竹茶狗、母猪耳、鱼鳞腥臊草（福建），臭猪菜、猪耳菜、猪脚爪、足耳草、猪耳朵、臭节草（江西），臭交耳、臭甲母、臭耳朵草、臭猪（浙江），鸡心草、鸡药草（上海），泽儿根、足根（陕西），脚臭草（江苏），臭荞麦（湖南），翻背红（重庆），狗蝇子草（河南），腥气草（甘肃），翻转红（四川），摩臭草（广西）。

【植物名】蕺菜 *Houttuynia cordata* Thunb.

【性味与归经】味辛，性微寒。归肺经。

【功能与主治】清热解毒，消痈排脓，利尿通淋。用于肺痈吐脓，痰热喘咳，热痢，热淋，痈肿疮毒。

释名考订

鱼腥草始载于《名医别录》，原名蕺，列为下品。因其茎和叶背俱为紫红色而称紫蕺。自《本草经集注》以降，诸家本草多载其能作食用。《新修本草》曰："叶似荞麦，肥地亦能蔓生……山南江左人好生食之。"以其能作食用，故名蕺菜。又称葅菜，《本草纲目》曰："葅、蕺音相近也。"又谓此草"可以养猪"，因称臭猪菜。植株地上部分含挥发油，内含抗菌有效成分癸酰乙醛、月桂醛、α-蒎烯和芳樟醇。前两者并有特异臭气。以其似鱼腥气，故称鱼腥草、鱼鳞草、鱼鳞腥臊草。又名狗腥草、臭猪草、脚臭草等，盖以嗅觉因人而异而有不同之名。叶片似心形，因呼鸡心草。其形又似耳，狗耳菜、猪耳菜、猪贴耳等因以得名。侧耳根亦以叶形为说，盖因方言以音用字，讹为折耳根、足耳根、鸡儿根。

509 狗脊 _{gouji} 《神农本草经》

【来源】为蚌壳蕨科植物金毛狗脊的根茎。

【异名】百枝（《神农本草经》），狗青、强膂（《吴普本草》），扶盖、扶筋（《名医别录》），苟脊（《本草经集注》），金狗脊（《职方典》），黑狗脊（《脚气治法总要》），金毛狗脊（《本草备要》），金毛狗、黄狗脊（《分类草药性》），金毛脊（《校注医醇剩义》），狗丝毛（《中药志》），毛狗儿、金丝毛（《湖南药物志》），黄狗头（《广西药用植物名录》），金扶筋、金猫咪、老猴毛（《福建药物志》），金毛狮子（《浙江药用植物志》），狗脊骨（《常用中药名辨》），毛狗头（湖南、安徽），猴毛头、金毛猴、金狗头、金狗子、毛将军（福建），毛狗脊、毛犬（湖北），黄毛狗、金狗毛（广西），金毛狗薯（江西）。

【植物名】金毛狗脊 *Cibotium barometz*（L.）J. Sm.

异名：鲸口蕨（《中国蕨类植物志属》），黄狗蕨（广西），三面青（贵州）。

【性味与归经】味苦、甘，性温。归肝、肾经。

【功能与主治】祛风湿，补肝肾，强腰膝。用于风湿痹痛，腰膝酸软，下肢无力。

释名考订

狗脊始载于《神农本草经》，列为中品。历代本草所载狗脊的原植物品种较为复杂，在古代很长的一段时期，狗脊曾与菝葜和草薢相混淆。直至唐代，《新修本草》始明确指出狗脊"苗似贯众"，根"如狗脊骨"。至宋，《本草图经》对"狗脊"作了较为详细的描述："根黑色，长三四寸，两指许大；苗尖细碎，青色，高一尺已来；无花；其茎叶似贯众而细；其根长而多歧，似狗脊骨……今方亦用有金毛者。"并附有成得军、温州、眉州和淄州狗脊图四幅。经考，其中成得军狗脊应为今之狗脊蕨 *Woodwardia japonica*（L. f.）Smith，眉州狗脊则为单芽狗脊蕨 *Woodwardia unigemmata*（Makino）Nakai，其药材后世称黑狗脊；所云"有金毛者"，当是今蚌壳蕨科植物金毛狗脊 *Cibotium barometz*（L.）J. Sm.（即本品），其药材习称金毛狗脊。宋代所用狗脊，乃以黑狗脊为主，金毛狗脊为次要品种。明清以后，金毛狗脊的使用逐渐普遍，至今已取代黑狗脊，成为狗脊的主流品种。

本品原植物为大型土生蕨类，根茎横卧，粗壮，状"如狗脊骨"，故有狗脊之名。表面密被金黄色绒毛，有光泽，因称金毛狗脊、金狗脊、金毛脊、金毛狗、金毛狮子、毛狗儿等，皆以其形似而得名。功能补肝肾，强腰膝，祛风湿，利关节。《本草纲目》云："强膂、扶筋，以功名也。《别录》又名扶盖，乃扶筋之误。"狗青，殆"狗脊"字形之谬。

510 狗脊贯众 goujiguanzhong 南药《中草药学》

【来源】为乌毛蕨科植物狗脊蕨或单芽狗脊蕨的根茎。

【异名】狗脊（《神农本草经》），毛狗头（《湖南药物志》），贯众（《广西药用植物名录》），茄板菜（《贵州中草药名录》），大叶贯众（《中药大辞典》），牛肋扇（四川）。

狗脊蕨：日本狗脊、百杖、强膂（《中国药用植物图鉴》），猫儿兜、甜酒结（广西），上牛肋巴、大贯众（四川）。

单芽狗脊蕨：单芽狗脊（《中国主要植物图说·蕨类植物门》），管仲、冷卷子疙瘩（四川）。

【植物名】（1）狗脊蕨 *Woodwardia japonica* （L. f.） Smith

异名：虾公草（《湖南药物志》），黄狗蕨（《广西药用植物名录》），日本狗脊蕨（《台湾植物志》）。

（2）单芽狗脊蕨 *Woodwardia unigemmata* （Makino） Nakai

异名：真虾公草、细叶虎牙风（《湖南药物志》），顶芽狗脊蕨（《台湾植物志》），过冬青、豆丝蕨、冷蕨（湖北）。

【性味与归经】味苦，性凉。归肝、胃、肾、大肠经。

【功能与主治】清热解毒，杀虫，止血，祛风湿。用于风热感冒，时行瘟疫，恶疮痈肿，虫积腹痛，小儿疳积，痢疾，便血，崩漏，外伤出血，风湿痹痛。

释名考订

本品的原植物在历史上曾为狗脊的主要来源之一。其药材后世称"黑狗脊"。现在，金毛狗脊已取代黑狗脊成为狗脊的主流品种，黑狗脊则仅用于湖南、江西、广西等少数地区。另一方面，本品作为商品贯众的品种之一，在中南及湖南、云南、贵州、四川、甘肃、安徽等地使用，称为"狗脊贯众"。狗脊贯众，宋《本草图经》云："其茎叶似贯众而细，其根……似狗脊骨。"故名。参见"狗脊"条。

511 饴糖 yitang 《本草经集注》

【来源】为高粱、米、大麦、小麦、粟或玉米等粮食经发酵糖化制成的浓稠液状体。

【异名】饧（《方言》），胶饴（《伤寒论》），软糖（《新修本草》），饧糖（《食疗本草》），麦芽糖（《药材学》），糖稀（《发酵工业全书》）。

【性味与归经】味甘，性温。归脾、胃、肺经。

【功能与主治】缓中，补虚，生津，润燥。用于劳倦伤脾，里急腹痛，肺燥咳嗽，吐血，口渴，咽痛，便秘。

释名考订

饴糖在我国已有两三千年的制作历史。《诗·大雅·绵》："周原膴膴，堇荼如饴。"《方言》卷十三云："凡饴谓之饧。"《本草纲目》曰："刘熙《释名》云：糖之清者曰饴，形怡怡然也。稠者曰饧，强硬如钖也。"然《本草纲目》谷部卷二十五"饴糖"条页末脚注引刘熙《释名》则云："饧，洋也，煮米消烂洋洋然也。"另《畿辅通志·方言》引《蜀本草》云："饴即软糖也，北人谓之饧。"饴糖稠厚如胶，故名胶饴。用于制备饴糖的粮食原料有多种，但以大麦为最，《本草纲目》谓"饴饧用麦糵或谷芽同诸米熬煎而成"，因称麦芽糖。

512 京大戟 jingdaji 《江苏南部种子植物手册》

【来源】为大戟科植物大戟的根。

【异名】大戟（《神农本草经》），紫白戟（《博济方》），滁州大戟、并州大戟（《证类本草》），红芽大戟（《小儿药证直诀》），山大戟（《和剂局方》），紫大戟（《三因方》），细叶大戟（《奇效良方》），绵大戟（《滇南本草》），下马仙（《本草纲目》），北大戟（《药材学》），龙虎大节（《几种常见的有毒植物》），小狼毒（江苏、安徽），穿山虎、逼水龙、搜山虎、土大黄、山大黄（浙江），迫水龙、归山虎、假苦参（江苏），草大戟（山西），小搜山虎（贵州）。

【植物名】大戟 Euphorbia pekinensis Rupr.

异名：荞、邛钜（《尔雅》），乳浆草（《植物名实图考》），将军箭、山塘草、毛大戟（《广西中兽医药用植物》），九头狮子草（《中药志》），黄花草、大浆草、狼虎草、臌病草、飞龙草（《中药通报》），鼓胀草、天平一枝香（《中国药用植物图鉴》），空心塔（《广西药用植物名录》），二郎箭（《甘肃中草药手册》），奶浆（《几种常见的有毒植物》），一盘棋（《中药大辞典》），猫儿眼（吉林、辽宁、山东、江苏、湖北），猫眼草（辽宁、山东、江苏、甘肃），北京大戟、将军草（山西、江苏、四川），龙虎草（江苏、浙江、山西），千层塔（安徽、江西、湖北），大猫儿眼（山东、江苏），黄花大戟、猫猴子眼、一枝香、黄芽大戟（江苏），翻毛鸡、千层楼、震天雷（江西），猫儿眼草、眼眼草、猫眼棵子（山东），打碟子打碗、灯台草（吉林），瘰水龙草、一盘花（浙江），铁罩篱、点球球花（内蒙古），上莲下柳、残虫草（广西），大猫儿头、山猫儿眼草（湖北），小猫眼草、鼓胀棵子（安徽），一枝箭（广东）。

【性味与归经】味苦，性寒；有毒。归肺、脾、肾经。

【功能与主治】泻水逐饮，消肿散结。用于水肿胀满，胸腹积水，痰饮积聚，气逆咳喘，二便不利，痈肿疮毒，瘰疬痰核。

释名考订

大戟始载于《神农本草经》，列为下品。《本草纲目》曰："其根辛苦，戟人咽喉，故名。""戟"，刺激。唐柳宗元《与崔饶州论石钟乳书》云："食之使人偃蹇壅郁，泄火生风，戟喉痒肺。""大"，言指其药性峻烈。《本草纲目》又曰："今俚人呼为下马仙，言利人甚速也。"现代药理研究表明，大戟有强烈的刺激性，接触皮肤能引起皮炎，口服对口腔、咽喉黏膜以及胃肠黏膜能引起充血、肿胀，甚至糜烂，严重者可导致腹痛、泄泻、脱水、虚脱，以致呼吸麻痹而死亡。可见，现代药理的研究结果与古人的观察是一致的。

大戟为多年生草本。主产于江苏南京、扬州、邳县等地，故名京大戟。全株含有白色乳汁，乃呼乳浆草。功能泻水逐饮，擅治水肿痰饮，因称鼓胀草、臌病草。狼虎草，谓其毒性之甚。植物初生时，其芽呈红色，故有"红芽大戟"之名。本植物在国内分布甚广，且与历代本草记载的大戟正品完全相符。但是，现时在全国所用大戟的主流品种并非本品，而是茜草科植物红大戟 Knoxia valerianoides Thorel et Pitard 的根。

513 夜关门 yeguanmen 《分类草药性》

【来源】为豆科植物截叶铁扫帚的根或全株。

【异名】荓、马帚（《尔雅》），铁扫帚（《救荒本草》），三叶草（《滇南本草》），封草（《质问本草》），野鸡草（《植物名实图考》），菌串子（《分类草药性》），白马鞭、赵公鞭、野辟汗草、铁线八草（《国产牧草植物》），蛇倒退、蛇退草（《贵州民间方药集》），蛇脱壳、退烧草、小种夜关门、一枝箭、一炷香（《贵州民间草药》），千里光、半天雷、狐狸嘴、蝗虫串、胡蝇翼、闭门草、暗草（《福建民间草药》），胡流串、千里及（《闽南民间草药》），公母草、铁马鞭（《江西民间草药》），三叶公母草、铁扫把、阴阳草、小叶米筛柴、大力王（《江西民间草药验方》），蛇垮皮（《四川中药志》），绢毛胡枝子、老牛筋、蛇倒草（《中国药用植物图鉴》），凤交尾、化食草（《湖南药物志》），光门竹、夜合草（《闽东本草》），蛇利草（《广西药用植物名录》），马尾草、夜闭草（《浙江民间常用草药》），苍蝇翼（《福建中草药》），火鱼草、石青蓬（《上海常用中草药》），帽顶草、菌子串（《贵州草药》），穿鱼串、串鱼草（《云南中草药》），黄鳝藤（《昆明民间常用草药》），老糠菜（《文山中草药》），小苜蓿、掐不齐（《陕西草药》），铁杆蒿（《河南中草药》），小兔儿条（《甘肃中草药手册》），蛇药草（《湖北神农架中草药》），鱼串草（《全国中草药汇编》），小叶胡枝子（《中药大辞典》），截叶胡枝子（《浙江药用植物志》），小夜关门（广西、贵州、云南），一枝香、人字草（福建、广西），关门草（贵州、浙江），狗尾草（浙江、广西），马鞭草（福建、贵州），穿鱼草（湖南、云南），白关门草（闽东、浙南），苍蝇翅、小格蝇翅、国公鞭、关门竹、关门楼、雷公草、蝌蚪草、甘尾草、蝗虫草、千球草、石桥草（福建），一支烛、细叶坭鳅串、湖鳅串、乳头草、乌蝇萎死蛇、夜腊草（广东），细叶串、蚊虫草、蛇骨草、鱼仔草、绒珠马鞭、青天白（广西），大关门草、雉鸡尾巴、鸡虱草、鸡盲草、关儿草（浙江），豆毛草、收鳞草、凤尾交、叶开花、夜开花（湖南），疳积草、高脚阴阳草、牧地草（安徽），疳积药、野鸡尾、夜合锁（江西），鱼鳅串、黄鳝草、穿鱼条（云南），瓦子草（四川），乌蝇翼（台湾）。

【植物名】截叶铁扫帚 *Lespedeza cuneata* （Dum. – Cours.） G. Don

【性味与归经】味苦、涩，性凉。归肾、肝经。

【功能与主治】清热利湿，消食除积，祛痰止咳。用于小儿疳积，消化不良，胃肠炎，细菌性痢疾，胃痛，黄疸型肝炎，肾炎水肿，白带，口腔炎，咳嗽，支气管炎；外治带状疱疹，蛇虫咬伤。

释名考订

本品始载于《救荒本草》，原名铁扫帚，曰："生荒野中，就地丛生，一本二三十茎，苗高三四尺……"铁扫帚者，以其植株形似，故名。《植物名实图考》谓本品"长茎细叶……宛如雉尾"，因称野鸡草。白马鞭、一枝箭、一炷香等，亦以其茎枝细长而得名。叶互生，三出复叶，乃呼三叶草。小叶细小，倒披针形，以形似而称苍蝇翅、胡蝇翼；先端截形或微凹，故名截叶铁扫帚。蛇利草应作"蛇脷草"。两广一带方言称牲畜之舌为"脷"。本品之叶形似蛇舌，因呼蛇脷草，省作蛇利草。退烧草、化食草、疳积草等以功能为名。用治蛇虫咬伤有效，故有蛇倒退、蛇退草、蛇药草诸称。小叶片昼开夜合，夜关门、夜合草、阴阳草等因以得名。

514 夜明砂 yemingsha 《日华子本草》

【来源】为蝙蝠科动物蝙蝠等多种蝙蝠的干燥粪便。

【异名】天鼠屎、鼠法、石肝（《神农本草经》），黑砂星（《本草纲目》），檐老鼠屎（《江西中药》），蝙蝠粪（《药材学》），蝙蝠屎（《全国中草药汇编》），明砂（《湖南省中药材炮制规范》）。

【动物名】蝙蝠 *Vespertilio superans* Thomas

异名：服翼（《尔雅》），天鼠、伏翼（《神农本草经》），飞鼠（《方言》），仙鼠（《尔雅》郭璞注），夜燕（《本草纲目》），蟙蟆（《尔雅义疏》），挂鼠、天蝠（《山东药用动物》），东方蝙蝠（《拉汉兽类名称》），方蝙蝠、盐老鼠（《中国药用动物志》），盐蝙蝠（《常见药用动物》）。

【性味与归经】味辛，性寒。归肝经。

【功能与主治】清热明目，散血消积。用于青盲雀目，内外障翳，瘰疬，疳积，疟疾。

释名考订

本品为蝙蝠的干燥粪便，呈砂粒状，功能清热明目，擅疗青盲雀目、内外障翳等眼疾，故名夜明砂。蝙蝠始载于《神农本草经》，原名伏翼。《新修本草》曰："伏翼，以其昼伏有翼尔。"《尔雅》作服翼，"服"与"伏"古字相通。《尔雅义疏》云："按今登州谓蝙蝠为蟙蟆，语声之转耳。"《类聚》引《孝经·援神契》曰：蝙蝠伏匿，故夜食。今按伏匿、服翼声相近。"其形如鼠，古人以为此兽为地鼠所化，故有诸鼠名。群栖于洞穴，多在洞顶以后足爪钩住缝隙或突出物而作倒挂姿势停歇，因称挂鼠。

515 盲肠草 mangchangcao 《广东中药》

【来源】为菊科植物三叶鬼针草的全草。

【异名】鬼针草（《植物名实图考》），黄花雾（《生草药性备要》），豆渣草（《四川中药志》），一把针、引线包（《浙江民间常用草药》），三叶婆婆针、路边针、三叉枪（《广西本草选编》），一包针、刘寄奴、跟人走、带人走（《晋江中草药手册》），钢叉草、刺针草、三叶刺针草（《全国中草药汇编》），鬼菊（《福建药物志》），黄花母、金杯银盏（《岭南采药录》），三叶鬼针草（《广州植物志》），毛鬼针草（《江苏南部种子植物手册》），玉盏载银杯、婆婆针、感冒草（《广东中药》），针人草（《广西药用植物名录》），金盏银盘（广州部队《常用中草药手册》），鬼见愁、豆渣菜、狗札、细毛鬼针草（《陕西中草药》），豆叉菜（《西昌中草药》），权权草、牙金草（《云南思茅中草药选》），金丝苦令、草鞋坪（《福建中草药》），鬼针刺（《云南药用植物名录》），脱力草（南药《中草药学》），对叉草、粘连子、粘人草（《云南种子植物名录》），蟹钳草（广东、广西、湖南），粘身草（四川、福建），鬼黄花（福建、广西），金盏银盆（广西、云南），虾钳草（广东、广西），血见愁（陕西、广西），玉盏载金杯、空针草、老蟹夹、山虾钳、方骨苦楝、四方枝苦楝、四方骨苦楝、伤寒草、阿婆针、虾尾草、三叶兰（广东），黄花丹、鸡脚风、乌藤菜、老鸦菜、山东老鸦菜、对丫草、鸡脚草、红背艾（广西），婆婆刺、叉叉菜、剪子草（云南），四叉草、哑婆针（湖南），锥叉菜、毛锥子草（贵州），鬼谷针（广西临群），狗屎黏（浙江嵊县）。

【植物名】三叶鬼针草 *Bidens pilosa* L.

【性味与归经】味甘、微苦，性凉。

【功能与主治】清热，解毒，利湿，健脾。用于时行感冒，咽喉肿痛，黄疸肝炎，暑湿吐泻，肠炎，痢疾，肠痈，小儿疳积，血虚黄肿，痔疮，蛇虫咬伤。

释名考订

瘦果线形，上部具稀疏瘤状突起及刚毛，先端芒刺 3~4 枚，具倒刺毛，易附着人衣，故有鬼针草、婆婆针、粘身草诸名。其性诡异，因称鬼菊。三出复叶对生，乃呼三叶婆婆针、三叶鬼针草。感冒草以功能为名。广东民间用治阑尾炎，故名盲肠草。

516 闹羊花 naoyanghua 《本草纲目》

【来源】为杜鹃花科植物羊踯躅的花。

【异名】羊踯躅（《神农本草经》），羊踯躅花（《吴普本草》），踯躅花（《本草图经》），惊羊花、老虎花（《本草纲目》），闹阳花（《外科正宗》），石棠花（《本草纲目拾遗》），黄喇叭花（《浙江中药手册》），羊不吃草花（《药材学》），水兰花、老鸦花、豹狗花（《湖南药物志》），黄蛇豹花（《闽东本草》），黄牯牛花、石菊花、黄杜鹃花、阔头花、牛郎花、苦艾花、海龙花、牛黄花（《浙江民间常用草药》），大黄花（《湖南农村常用中草药手册》），三钱三、一杯倒、一杯醉（《广西中草药》），将羊花（《南方主要有毒植物》），山茶花、黄花花（南药《中草药学》），老虫花、黄映山红花、南天竺花（《中药正别名》），闹头花、狗头花、闹虫花、豺狗花（广西），牛狂花、石六轴花、石绿轴花（江苏），雷公花（广东），抵婆花（江西），老闹羊花（湖南）。

【植物名】羊踯躅 *Rhododendron molle*（Bl.）G. Don

异名：玉支（《名医别录》），羊不食草（《本草拾遗》），黄杜鹃（《本草蒙筌》），黄踯躅（《本草纲目》），巴山虎（《百草镜》），南天竺草（汪连仕《采药书》），黄色映山红（《本草纲目拾遗》），搜山虎（《植物名实图考》），影山黄、玉枝（《中国药用植物志》），闹羊木（《广西中兽医药用植物》），黄花杜鹃、羊不食、山枇杷、黄株标、黄稻节柴、大叶株标（《浙江民间常用草药》），映山黄（《南方主要有毒植物》），惊羊草（江西、广西），坐山虎、羊开口（广西），三月黄（浙江），牛不食（江苏），出山彪（湖南），毛老虎（江西），黄花女（广东）。

【性味与归经】味辛，性温；有大毒。归肝经。

【功能与主治】祛风除湿，散瘀定痛。用于风湿痹痛，偏正头痛，跌扑肿痛，顽癣。

释名考订

本品始载于《神农本草经》，原名羊踯躅，列为下品。《本草经集注》云："羊误食其叶，踯躅而死，故以为名。"闹羊花、惊羊花等，名义并同。食之既惊，羊必惧之，羊不食草乃得其名。本品毒性剧烈，以此而有闷头花、三钱三、一杯醉、一杯倒诸名。"虎"、"豹"、"豺"、"蛇"者，则以猛兽喻其毒性之甚。多生于丘陵山坡石缝中，石棠花、石菊花、山茶花等因以得名。本品形似杜鹃花，遂有"杜鹃"诸称。花黄色，故多以"黄"字冠诸名。

517 卷柏 juanbai 《神农本草经》

【来源】为卷柏科植物卷柏或垫状卷柏的全草。

【异名】万岁（《神农本草经》），豹足、求股、神投时（《吴普本草》），交时、万岁草（《名医别录》），石莲花、回阳草（《滇南本草》），不死草（《滇南本草图说》），长生不死草（《本草纲目》），万年松（《本草原始》），长生草（《花镜》），石花（《盛京通志》），还魂草（《分类草药性》），九死还魂草（《现代实用中药》），佛手草、万年青（《东北药用植物志》），见水还阳草（《浙江中药手册》），老虎爪（《河北药材》），山拳柏、打不死（《南宁市药物志》），岩松（《闽东本草》），一把抓（《文山中草药》），大还魂草、地面草（《福建药物志》），还阳草（山东、吉林、湖北、江苏、山西），回生草（湖北、广西、福建），拳头草、含生草（福建），猫猫爪、老猫爪（北京），高足还魂草、卷柏还魂草（四川），地侧柏（湖南），千年柏（江西），岩花（云南）。

卷柏：石打不死（《湖南药材手册》），见水还魂、见水还阳、大头松、七死八活（《浙江民间常用草药》），老不死（《陕甘宁青中草药选》），山卷柏（《中国药用孢子植物》），铁拳头（江苏、福建、浙江），返阳草、石兄弟、救命王、回春草、风水活（湖南），返魂草、高脚还魂草（广东），佛手柏（吉林），抓地还魂草（贵州），拳头松（山东），阴阳草（山西），还魂丹（福建），水湿还阳草（陕西），岩头松（江苏），鸡爪还阳草（湖北）。

垫状卷柏：寸金草、野蒲草、神仙一把抓（云南），九道生、晒不死（广西），九死还阳（湖北）。

【植物名】（1）卷柏 Selaginella tamariscina （Beauv.） Spring

（2）垫状卷柏 Selaginella pulvinata （Hook. et Grev.） Maxim.

【性味与归经】味辛，性平。归肝、心经。

【功能与主治】活血通经。用于经闭痛经，癥瘕痞块，跌扑损伤。

释名考订

本品为多年生常绿草本，全株呈莲座状，细叶似柏，干后内卷如拳，故名卷柏。豹足、老虎爪、佛手草、拳头草、一把抓等，皆以其形似而名之。生命力较强，干燥而内卷的枝叶一旦遇潮很快复苏展开，故能常茂不死。《本草纲目》曰："万岁、长生，言其耐久也。"还阳草、不死草、回生草、九死还魂草、见水还阳草等，皆因其耐久之性而得名。

518 炉甘石 luganshi 《外丹本草》

【来源】本品为碳酸盐类方解石族矿物菱锌矿，主含碳酸锌（$ZnCO_3$）。

【异名】炉先生（《土宿本草》），南炉甘石（《普济方》），甘石（《本草品汇精要》），卢甘石（《医学入门》），白炉甘石（《寿世保元》），芦甘石（《审视瑶函》），干石（《疮疡外用本草》），羊肝石（《现代实用中药》），浮水甘石（《中药志》），炉眼石（《矿物药与丹药》），龙脑甘石（《河南省中药材炮制规范》），浮甘石（广西），乳甘石（湖北）。

【矿物名】菱锌矿 Calamina

【性味与归经】味甘，性平。归肝、脾经。

【功能与主治】解毒明目退翳，收湿止痒敛疮。用于目赤肿痛，睑弦赤烂，翳膜遮睛，胬肉攀睛，溃疡不敛，脓水淋漓，湿疮瘙痒。

释名考订

炉甘石，《本草纲目》曰："炉火所重，其味甘，故名。"省称作甘石；省写作卢甘石。菱锌矿石一般多呈土块状、钟乳状、多孔块状等。颜色因杂质而不同，纯净者多为白色；含铁者呈褐色，乃称羊肝石。本品强调"炉火所重"，因呼炉先生。以体轻质松者为佳，因称浮水甘石、浮甘石。为中医眼科要药，故名炉眼石。炉甘石入药多经煅制，绝少生用。现代研究证明，生炉甘石主含碳酸锌，经煅烧后生成氧化锌，呈白色或灰白色细粉。氧化锌能部分溶解并吸收创面分泌物，具收敛、抗脓毒作用，又能抑制葡萄球菌的繁殖和生长，并无刺激作用，故对治疗溃疡、湿疹、阴疮下疳、眼睑炎、结膜炎、目障翳膜等疾患均能收到良好效果。事实证明，氧化锌是炉甘石的有效锌。《本草纲目》谓炉甘石"炉火所重"，表明古人的医疗实践与现代科学的研究结果完全一致。

519 泽兰 zelan 《神农本草经》

【来源】为唇形科植物毛叶地瓜儿苗的地上部分。

【异名】虎兰、龙枣（《神农本草经》），水香（《吴普本草》），虎蒲（《名医别录》），小泽兰（《雷公炮炙论》），地笋（《嘉祐本草》），泽兰叶（《仙授理伤续断秘方》），地瓜儿苗（《救荒本草》），红梗草（《滇南本草》），风药（《本草纲目》），奶孩儿（《本草纲目拾遗》），蛇王草、蛇王菊、捕斗蛇草（《岭南采药录》），毛叶地笋（《中药志》），草泽兰（《陕西中药志》），地笋硬毛变种（《广西药用植物名录》），硬毛地瓜儿苗（《中国高等植物图鉴》），地叭啦（《中国沙漠地区药用植物》），地藕秸子（南药《中草药学》），台湾地瓜儿苗（《中药大辞典》），地环子、地瘤（《云南种子植物名录》），毛地笋（《中药材品种论述》），香泽兰（《常用中药名辨》），地环（东北、山东、河北），竹节草（江苏、上海），山地苗、山地娄、白花四棱蒿、野甘露秧（山东），甘蒌棵子、大安叶、田瓜苗、方梗草（江苏），假油麻、扎兰（广东），地喇叭、地娄（河北），矮地瓜儿苗、短地瓜儿苗（吉林），野麻花（内蒙古），麻泽兰（贵州），甘露子（安徽），银条菜（湖南），青泽兰（四川），蛇总管（广西）。

【植物名】毛叶地瓜儿苗 *Lycopus lucidus* Turcz. var. *hirtus* Regel

【性味与归经】味苦、辛，性微温。归肝、脾经。

【功能与主治】活血调经，祛瘀消痈，利水消肿。用于月经不调，经闭，痛经，产后瘀血腹痛，疮痈肿毒，水肿腹水。

释名考订

泽兰始载于《神农本草经》，列为中品。形与佩兰相似，《吴普本草》曰："泽兰，生下地水旁，叶似兰。"故名。《本草纲目》则曰："此草亦可为香泽，不独指其生泽旁也。"按所称香泽为发油一类的化妆品。《释名·释首饰》："香泽者，人髮恒枯顇，以此濡泽之也。"《神农本草经》有名虎兰。《本草经考注》曰："兰草柔弱芳香，泽兰方茎强直不甚香，故名虎兰。凡高大刚刺非常之物以虎名之，虎杖、虎蓟之类似也。"本品茎直立，四棱形，节上多呈紫红色，故名红梗草。轮伞花序多花，花冠钟形白色，而称白花四棱蒿。《本草纲目》又曰："其根可食，故曰地笋。"地藕、地瓜，名义并同。其地上部分则称地藕秸子、地瓜儿苗。叶脉和叶面均密被硬毛，乃呼毛叶地笋、毛叶地瓜儿苗。

520 泽泻 zexie 《神农本草经》

【来源】为泽泻科植物泽泻的块茎。

【异名】水泻、芒芋、鹄泻（《神农本草经》），泽芝（《典术》），及泻（《名医别录》），禹孙（《本草纲目》），福泽泻（《寿世保元》），泽泄（《校注医醇剩义》），天鹅蛋、天秃（《药材资料汇编》），水泽泻（《四川中药志》），水慈菇（《南方主要有毒植物》），东方泽泻（《秦岭植物志》），野慈菇（《广西本草选编》），小圆泻（《中药材商品知识》），建泽泻、川泽泻、江西泽泻（《本草药名集成》），泽舍、台泻（台湾）。

【植物名】泽泻 Alisma orientale（Sam.）Juzep.

异名：蕍（《诗经》），蕍、藚、牛唇（《尔雅》），水蕍（《毛诗传》），泽蕍（《尔雅》郭璞注），蕍菜（《齐民要术》），水蕍菜（《救荒本草》），水泽（《中国药用植物图鉴》），如意花、车苦菜（《全国中草药汇编》），耳泽（《中药大辞典》），如意菜（陕西、甘肃），牛耳朵棵（安徽），鸭舌菜（广西），车古草（河北），水白菜（云南）。

【性味与归经】味甘、淡，性寒。归肾、膀胱经。

【功能与主治】利水渗湿，泄热，化浊降脂。用于小便不利，水肿胀满，泄泻尿少，痰饮眩晕，热淋涩痛，高脂血症。

释名考订

泽泻始载于《神农本草经》，列为上品。《本草纲目》曰："去水曰泻，如泽水之泻也。"故名泽泻，取义于它的去水功能。李梴《医学入门》则曰："生汝南池泽，性能泻水。""泽"以生境为训，"泻"以功能为说。《尔雅》作藚，《毛传》作水蕍，《尔雅》郭璞注作泽蕍，"蕍"，义同"泻"。按泽泻专能通利小便，最擅渗泄水道，古人每称其有神禹治水之功。《本草纲目》曰："禹能治水，故曰禹孙。"《尔雅义疏》云："按此即今河芋头也，花、叶悉如《图经》所说，根似芋子，故本草有芒芋之名。"牛耳朵棵、鸭舌菜者，以叶形似而得名。块茎类球形或卵圆形，色黄白，光滑，故有天秃、天鹅蛋诸名。《神农本草经》又名"鹄泻"。"鹄"亦天鹅之义，《六书故·动物三》云："鹄，辽人谓之天鹅。"

521 泽漆 zeqi 《神农本草经》

【来源】为大戟科植物泽漆的全草。

【异名】漆茎（《广雅》），大戟苗（《名医别录》），猫儿眼睛草、五凤灵枝（《履巉岩本草》），五凤草、绿叶绿花草、猫儿眼（《本草纲目》），凉伞草（《质问本草》），五盏灯、五朵云（《贵州民间方药集》），白种乳草（《福建民间草药》），肿手棵、马虎眼（《山东中药》），五点草、五灯头草（《江苏省植物药材志》），倒毒伞、一把伞（《四川中药志》），灯台草（《本草推陈续编》），乳草（《泉州本草》），龙虎草（江西《草药手册》），宽叶猫儿眼（《中国沙漠地区药用植物》），河白草（《几种常见的有毒植物》），芦丁草（《常用中草药植物简编》），猫眼草（《全国中草药汇编》），猫儿眼草、奶浆草（南药《中草药学》），水大戟（《云南种子植物名录》），五台头（《上海市中药饮片炮制规范》），毛耳草、羊奶奶（东北），断肠草（安徽、湖南），乳浆草（江苏、贵州），九头狮子草（湖北、湖南），铁骨伞（湖南、江西），乳青草、苦丁花、苦丁草、五朵草、大牛眼、五顶草、点浆草、胀歪歪草（江苏），奶奶头草、羊奶草、妈妈浆水草、灯灯头、灯台头（上海），癣草、古董草、奶汁草、铁虎伞、雨伞草（福建），猫儿眼棵、猫猫眼、狮子头（河南），牛奶浆、牛狂草（浙江），小大戟、烂肠草（四川），狮子草（湖北），灯盏草（云南），奶奶草（陕西），瞎眼花（山东），铁骨草（江西）。

【植物名】泽漆 Euphorbia helioscopia L.

【性味与归经】味辛、苦，性微寒；有毒。归大肠、小肠、脾经。

【功能与主治】逐水消肿，化痰散结，杀虫疗癣。用于大腹水肿，咳逆上气，瘰疬，癣疮。

释名考订

泽漆首载于《神农本草经》，列为下品。苏颂曰：泽漆"生泰山川泽……生时摘叶有白汁出，亦能啮人，故以为名"。啮，咬也。语中所云"啮人"，是指泽漆流出的白汁性稠如漆，可以粘人，故有"漆"之名。又似乳汁，因得乳草、奶浆草、羊奶草、妈妈浆水草诸名。《本草纲目》云："春生苗，一科分枝成丛，柔茎如马齿苋，绿叶如苜蓿叶，叶圆而黄绿，颇似猫睛，故名猫儿眼。茎头凡五叶中分，中抽小茎五枝，每枝开细花青绿色，复有小叶承之，齐整如一，故又名五凤草、绿叶绿花草。"杯状聚伞花序顶生，排列成复伞状，攒簇极密，以形状之，呼作狮子头、九头狮子草。伞梗5，每伞梗又分生2~3小梗，其形似伞，故有凉伞草、铁骨伞、一把伞诸名。又似灯盏重叠，灯台草、五盏灯、灯盏草等因以得名。本品有毒，分泌的乳状汁液对皮肤、黏膜有很强的刺激性。接触皮肤可致发红，甚至发炎溃烂；误服鲜草或乳状汁液，口腔、食管、胃黏膜均可发炎、糜烂，故民间俗称肿手棵、烂肠草、牛狂草。

522 降香 jiangxiang 《本草纲目》

【来源】为豆科植物降香檀树干或根部心材。

【异名】降真香（《证类本草》），紫藤香（《卫济宝书》），降真（《真腊风土记》），鸡骨降真香（《类编朱氏集验方》），紫降真香（《外科大成》），紫降香（南药《中草药学》）。

【植物名】降香檀 *Dalbergia odorifera* T. Chen

异名：花梨母（《海南植物志》），降香花梨母（《新华本草纲要》），降香黄檀（《西双版纳植物名录》），花梨木（海南）。

【性味与归经】味辛，性温。归肝、脾经。

【功能与主治】化瘀止血，理气止痛。用于吐血，衄血，外伤出血，肝郁胁痛，胸痹刺痛，跌扑伤痛，呕吐腹痛。

释名考订

降香入药始于唐代，本草记载最早见于《海药本草》，宋《证类本草》始有"降真香"之名。真，真人，为道家所称"修真得道"或"成仙"的人。《说文解字·匕部》云："真，仙人变形而登天也。"段玉裁注："此真之本义也。"道教尊玉清、上清、太清为三清境。明胡应麟《少室山房笔丛·太真科》云："三清之间各有正位：圣登玉清，真登上清，仙登太清。"古人认为，在祭祀或度箓时，须焚烧降香，仙真才会降临。珣曰："《仙传》：拌和诸香，烧烟直上，感引鹤降。醮星辰，烧此香甚为第一，度箓烧之功力极验。"《本草纲目》云："降真之名以此。"清汪昂亦曰："降真香，焚之能降诸真。故名。"降真香，省称作降香。因色紫，乃名紫降香。

523 参叶 shenye 《本草纲目拾遗》

【来源】为五加科植物竹节参或其同属多种近缘植物的叶。

【异名】七叶子（《中药志》），人参叶（《药材学》），定风草（《陕西中药志》），竹节人参叶（《本草推陈》），野三七叶（《广西本草选编》），七叶（《中药材品种论述》），竹节参叶（浙江）。

【植物名】竹节参 *Panax japonicus* C. A. Mey.

【性味与归经】味苦、甘，性微寒。归心、肺、胃经。

【功能与主治】清热，生津，利咽。治热病伤津，口干舌燥，心烦神倦，风火牙痛。

释名考订

本品为市售"参叶"之一，其来源为五加科植物竹节参 *Panax japonicus* C. A. Mey. 或其同属多种近缘植物的叶。这些近缘植物包括狭叶竹节参 *Panax japonicus* C. A. Mey. var. *angustifolium*（Burk.）

Cheng et Chu、珠子参 *Panax japonicus* C. A. Mey. var. *major*（Burk.）C. Y. Wu et K. M. Feng、疙瘩七 *Panax japonicus* C. A. Mey. var. *bipinnatifidus*（Seem.）C. Y. Wu et K. M. Feng 等，它们均为人参的同属植物，产自西北和西南诸省，植物形态与人参相似，功能与人参相类，尤其是，它们的根或根茎多被称作"七"。如竹节参有名竹节三七、竹鞭三七、萝卜七、竹三七、钮子七等，狭叶竹节参有名峨三七、竹根七、鸡头七、藏三七等，珠子参有名钮子三七、盘七、珠儿七、扣子七等，疙瘩七有名黄连七、羽叶三七、花叶三七、兴山三七等。本品因以有七叶、七叶子之名。

524 细辛 xixin 《神农本草经》

【来源】为马兜铃科植物北细辛、汉城细辛或华细辛的根及根茎。

【异名】少辛（《山海经》），小辛（《神农本草经》），细草（《吴普本草》），细条（《广雅》），绿须姜（侯宁极《药谱》），玉香丝（《现代实用中药》），独叶草、金盘草（《中药材手册》），卧龙丹（《安徽中草药》），四两麻（《湖北中草药志》），细身（东北）。

北细辛：辽细辛（《本草原始》），东北细辛（《药材学》），金盆草（《中药材手册》），烟袋锅花、细参、万病草（《中国药用植物图鉴》），铃铛花（山东），山细辛（河南），山人参（江苏），马蹄香（江西）。

汉城细辛：毛柄细辛（《全国中草药汇编》），辽细辛（《中国药典》），万病草（吉林长白山）。

华细辛：华阴细辛（《世医得效方》），西细辛（《本草原始》），铃铛花、烟袋锅（《青岛中草药手册》），白细辛（陕西、甘肃、宁夏、青海），金盆草、苕细辛、马蹄香（湖北），盆草细辛、苕叶细辛（四川），高山泥里花、金钟细辛（浙江）。

【植物名】（1）北细辛 *Asarum heterotropoides* Fr. Schmidt var. *mandshuricum*（Maxim.）Kitag.

（2）汉城细辛 *Asarum sieboldii* Miq. var. *seoulense* Nakai.

（3）华细辛 *Asarum sieboldii* Miq.

【性味与归经】味辛，性温。归心、肺、肾经。

【功能与主治】解表散寒，祛风止痛，通窍，温肺化饮。用于风寒感冒，头痛，牙痛，鼻塞流涕，鼻衄，鼻渊，风湿痹痛，痰饮喘咳。

释名考订

《本草图经》云："其根细而其味极辛，故名之曰细辛。"《本草纲目》曰："小辛、少辛，皆此义也。"绿须姜，亦因其根细味辛而得名。通常叶仅2片，叶柄长而纤细，故有细草、细条、细身诸名。《本草经集注》云：细辛"生华阴山谷，二月、八月采根"。《本草衍义》曰："细辛用根，惟华州者佳。"《本草图经》曰："细辛生华山山谷，今处处有之，然他处所出者，不及华州者真。"上述本草所云以华山、华阴、华州细辛为真为佳者，均指陕西华阴及其附近地区所产的细辛，故名华细辛，又称西细辛。我国东北地区及朝鲜所产的细辛为华细辛的同科植物北细辛和汉城细辛，商品统称"辽细辛"，又称东北细辛。

525 贯叶金丝桃 guanyejinsitao 《中国药典》

【来源】为金丝桃科植物贯叶金丝桃的地上部分。

【异名】元宝草（《本草纲目拾遗》），小汗淋草（《南京民间药草》），贯叶连翘、贵州连翘（《中国药用植物志》），小过路黄、小种黄（《贵州民间方药集》），赶山鞭、千层楼、上天梯（《四川中药志》），小对月草（《贵州植物药调查》），二棱金丝桃（《吉林省野生经济植物志》），小对叶草、小种癀药（《贵州草药》），小贯叶金丝桃（《陕西中草药》），对叶莲（《常用中草药植物简编》），大对叶草、千层塔、黄疸草、对口草、山连翘（湖北），小金丝桃、小刘寄奴、女儿茶、米儿茶、子叶草（陕西），小黄药、翳子药（贵州），夜关门、铁扫把（四川），小叶金丝桃（河南），小旱莲草（江苏）。

【植物名】贯叶金丝桃 *Hypericum perforatum* L.

【性味与归经】味辛，性寒。归肝经。

【功能与主治】疏肝解郁，清热利湿，消肿止痛。用于情志不畅，气滞郁闷，关节肿痛，小便不利。

释名考订

铁扫把、赶山鞭，因植株形似而得名。茎直立，多分枝，枝皆腋生，层层而上，因称千层楼、千层塔、上天梯。单叶对生，故有"对月"、"对叶"诸名。叶无柄，先端钝，基部抱茎，以形似而称元宝草。枝状似从"元宝"中心穿叶而出，果形似连翘，乃呼贯叶连翘。聚伞花序顶生，花形似桃花，花色金黄，基部合生成 3 束的纤细的雄蕊花丝也灿若金丝，惹人喜爱，故名贯叶金丝桃。小过路黄、小种黄，亦因其花色金黄而名之。茎和枝两侧各有凸起纵脉 1 条，遂称二棱金丝桃。

九　画

526 玳瑁 daimao 《绍兴本草》

【来源】为海龟科动物玳瑁的背甲。

【异名】文甲（《汉书》），瑇瑁（《本草拾遗》），蟕蠵（《桂海虞衡志》），瑇瑁甲（《本草汇言》），玳瑁甲（《本草辑要》），明玳瑁（《药材学》）。

【动物名】玳瑁 *Eretmochelys imbricate*（L.）

异名：鹰嘴海龟（《浙江动物志》），瑇玳（《全国中草药汇编》），十三鲮龟、明代瑁（《中国药用海洋生物》），十三鳞（《常见药用动物》），长命龟（浙江）。

【性味与归经】味甘、咸，性寒。归心、肝经。

【功能与主治】平肝定惊，清热解毒。用于热病高热，神昏谵语抽搐，小儿惊痫，眩晕，心烦失眠，痈肿疮毒。

释名考订

本品入药始载于《本草拾遗》，名瑇瑁。瑇瑁，名义不详。李时珍曰："其功解毒，毒物之所媢嫉者，故名。"殆为附会之言。《广韵·代韵》云："瑇，俗又作玳。"故瑇瑁又作玳瑁。为海龟科动物，鼻孔近于吻端，吻长而侧扁，上颌钩曲，嘴似鹰，因称鹰嘴海龟。《本草纲目》引《桂海虞衡志》云：玳瑁"背有甲十三片"。故有十三鳞、十三鲮龟诸名。甲壳外表面平滑而有光泽，呈半透明状，因呼明玳瑁。有暗褐色与乳黄色相间的不规则花纹，乃有文甲之称。

527 珍珠 zhenzhu 《开宝本草》

【来源】为珍珠贝科动物马氏珍珠贝、蚌科动物三角帆蚌或褶纹冠蚌等双壳类动物受外来异物刺激所产生的分泌物层叠而成。

【异名】真珠（《雷公炮炙论》），真朱（《本草经集注》），蚌珠（《南方志》），真珠子（《绍兴本草》），药珠（《宝庆本草折衷》），珠子（《儒门事亲》），濂珠（《增订伪药条辨》），米珠、湖珠（《中药材手册》）。

【动物名】（1）马氏珍珠贝 *Pteria martensii*（Dunker）

异名：马氏珠母贝（《拉汉无脊椎动物名称》），合浦珠母贝（《中国药用海洋生物》），珍珠贝（《海洋药物》），珠贝（《常见药用动物》）。

（2）三角帆蚌 *Hyriopsis cumingii*（Lea）

异名：蚌（《嘉祐本草》），活水蚌（《本草逢原》），三角蚌、水壳、劈蚌、江贝、翼蚌（《中药鉴别手册》），大燕蛤蜊（《中国药用动物志》）。

（3）褶纹冠蚌 *Cristaria plicata*（Leach）

异名：蚌（《嘉祐本草》），活水蚌（《本草逢原》），棉鞋蚌、尖顶蚌、鸡冠蚌（《中药鉴别手册》），河蛤蜊（《吉林中草药》），湖蚌、燕蛤蜊、大江贝、水壳（《中国药用动物志》）。

【性味与归经】味甘、咸，性寒。归心、肝经。

【功能与主治】安神定惊，明目退翳，解毒生肌，润肤祛斑。用于惊悸失眠，惊风癫痫，目赤翳障，疮疡不敛，皮肤色斑。

释名考订

《说文解字·玉部》："珠，蚌之阴精也。"珍珠生于蚌蛤之中，故名蚌珠。《南越志》云："珠有九品……一曰小平似覆釜者，名珰珠；次则走珠、滑珠等品也。"陆佃《埤雅》有谓"龙珠在颔，蛇珠在口，鱼珠在眼，鲛珠在皮，蚌珠在腹。"李时珍注曰："皆不及蚌珠也。"故入药唯取蚌珠。又特指称蚌珠为真珠，为有别于它珠也。珠可入药，也可做装饰品。供入药者称药珠。《本草经集注》有名"真朱"，恐误。按"朱"与"珠"通，但仅用于作朱砂之名。《字汇补·玉部》："珠，又与朱通。朱沙也。"《后汉书·袁安传》："朝廷以（袁）逢尝为三老，特优礼之，赐以珠画特诏祕器。"李贤注："《音义》云：'以朱沙画之也。''珠'与'朱'同。"故"真朱"当为"真珠"之误。王念孙《疏证》："珠为蚌精之名，亦为美玉之通称，故其字从玉。"《说文解字·玉部》："珍，宝也。"《天工开物·珠玉》："凡珍珠必产蚌腹……经年最久，乃为至宝。"故有珍珠之名。

528 珍珠母 zhenzhumu 《饮片新参》

【来源】为蚌科动物三角帆蚌、褶纹冠蚌或珍珠贝科动物马氏珍珠贝的贝壳。

【异名】珠牡、珠母（《本草图经》），真珠母（《宝庆本草折衷》），明珠母（《中药志》），大蚌壳（《中药材手册》），珍珠贝壳（《海洋药物》），真珠贝壳（《本草药名集成》），珠贝壳（山东青岛）。

【动物名】（1）三角帆蚌 *Hyriopsis cumingii*（Lea）

（2）褶纹冠蚌 *Cristaria plicata*（Leach）

（3）马氏珍珠贝 *Pteria martensii*（Dunker）

【性味与归经】味甘、咸，性寒。归肝、心经。

【功能与主治】平肝潜阳，安神定惊，明目退翳。用于头痛眩晕，惊悸失眠，目赤翳障，视物昏花。

释名考订

《本草纲目》曰：珍珠生于蚌蛤之中，"其孕珠如怀孕，故谓之珠胎"。蚌蛤之壳为孕珠母体，因称珍珠母，省作珠母。《本草图经》又称"珠牡"。"牡"，《说文解字·牛部》云："牡，畜父也。"引申为雄性者。然陆佃《埤雅》云："蚌蛤无阴阳牝牡。"则"珠牡"与"珠母"之名义同也。

529 珍珠透骨草 zhenzhutougucao 《中药志》

【来源】为大戟科植物地构叶的全株。

【异名】透骨草（《本草原始》），瘤果地构叶（《秦岭植物志》），北京地构叶（《陕甘宁盆地植物志》），地海透骨草（《中国经济植物志》），疣果地构菜（《甘肃中草药手册》），竹格叉（《全国中草药汇编》），地构菜（《中药大辞典》），瘤果地构菜（《中药材品种论述》），地构透骨草（《全国中药炮制规范》），吉盖草、枸皮草（《湖南省中药资源名录》），断肠草、追风草（内蒙古），来马回（河南），铁线草（甘肃），硬苗透骨草（山东）。

【植物名】地构叶 *Speranskia tuberculata* （Bunge） Baill.

【性味与归经】味辛，性温。归肝、肾经。

【功能与主治】祛风除湿，舒筋活血，散瘀消肿，解毒止痛。用于风湿痹痛，筋骨挛缩，寒湿脚气，腰部扭伤，瘫痪，闭经，阴囊湿疹，疮疖肿毒。

释名考订

本品以"透骨草"之名始载于《本草原始》，曰："苗治风湿，有透骨掺风之功，故名。"本品之药材为带有根状茎的干燥全株，有时在花序上留有小花和的果实。果实累累如珍珠，因称珍珠透骨草；外有疣点，乃呼瘤果地构叶。参见"凤仙透骨草"条。

530 荆芥 jingjie 《吴普本草》

【来源】为唇形科植物荆芥的地上部分。

【异名】假苏、鼠蓂（《神农本草经》），鼠实（《吴普本草》），姜芥（《名医别录》），荆芥穗、稳齿菜（《滇南本草》），静凤尾（《沈阳县志》），四棱杆蒿（《中药志》），裂叶荆芥（《广西药用植物名录》），钱芥（江西、湖南），山薄荷、土荆芥（湖南），香荆芥（河北），麻荆芥（湖北），小苗香（四川）。

【植物名】荆芥 *Schizonepeta tenuifolia* Briq.

【性味与归经】味辛，性微温。归肺、肝经。

【功能与主治】解表散风，透疹，消疮。用于感冒，头痛，麻疹，风疹，疮疡初起。

释名考订

荆芥始载于《神农本草经》，原名假苏，列入下品。《名医别录》名姜芥。《本草纲目》云："曰苏、曰姜、曰芥，皆因气味辛香，如苏、如姜、如芥也。"似苏而非苏，故名假苏。荆芥，《新修本草》曰："荆、姜声讹尔。"则荆芥为姜芥之音转。鼠蓂，古时有将荆芥插入鼠穴以驱鼠的习俗，《本草经考注》曰："以此草茎插鼠穴，则鼠不敢入。盖鼠蓂者，令鼠儿瞑眩之义。"

531 茜草 qiancao 《神农本草经》

【来源】为茜草科植物茜草的根及根茎。

【异名】茹卢本（《五十二病方》），茜根（《神农本草经》），血见愁（《造化指南》），茜草根（《本草乘雅半偈》），地苏木、活血丹（《本草纲目拾遗》），红龙须根（《贵州民间方药集》），沙茜秧根（《河南中药手册》），满江红、九龙根（《江苏省植物药材志》），红楝子根、拉拉秧子根（《山东中药》），小活血龙（《浙江民间草药》），入骨丹、红内消（《中药志》），小红根（《中药材手册》），红茜草、血茜草（《药材学》），土丹参、四方红根子（《闽东本草》），红茜根（《江苏药材志》），小活血（陕西、湖南、江西、浙江、广东、福建），女儿红（湖南、湖北），破血丹（陕西、河南），土茜草、红龙须（四川），鸡蛋根、骨折草（浙江），大活血丹、小血通（陕西），红根子（福建），红根（河南），拉把草根（河北），破血草（湖北）。

【植物名】茜草 *Rubia cordifolia* L.

异名：茹藘（《诗经》），茹芦（《五十二病方》），茅蒐（《毛诗传》），蒐（《山海经》），蘆茹（《内经》），蒨草、地血、牛蔓（陆玑《诗疏》），芦茹（《刘涓子鬼遗方》），红蓝（《史记》徐广注），染绛草（《本草经集注》），蒨、染绯草（《蜀本草》），西天王草、四补草、四岳近阳草、铁塔草、风车草（《造化指南》），蒨藤、五叶藤（《履巉岩本草》），过山龙（《格致余论》），土茜苗（《救荒本草》），八仙草（《本草纲目拾遗》），驴微子（《尔雅义疏》），金线草、红丝线、锯子草（《植物名实图考》），涩拉秧（《中药志》），四敛梗（《中药材品种论述》），拈拈草、牛人参（《中药大辞典》），四轮草（湖南、甘肃、江苏、广东、广西），活血草（江苏、江西、广东、浙江、湖南），调经草（江西、湖南、广东），舒筋草（甘肃、云南），小血藤（甘肃、贵州），四角草、大叶锯子草、红根锯子草、红根草（福建），驴高麦、驴干粮（河北），四方草、上天梯（湖南），粘蔓草、锯锯草（陕西），四棱草（安徽），驴面汤（山东），染蛋草（浙江），光叶老虎䐑（广东），黏黏草（甘肃），锯齿草（云南）。

【性味与归经】 味苦，性寒。归肝经。

【功能与主治】 凉血，祛瘀，止血，通经。用于吐血、衄血、崩漏、外伤出血，瘀阻经闭，关节痹痛，跌扑肿痛。

释名考订

茜草，《本草纲目》云："陶隐居本草言东方有而少，不如西方多，则西草为茜，又以此也。"《造化指南》有名"西天王草"，或取此义。"茜"，亦作"蒨"。《尔雅·释草》陆德明释文："蒨，本或作茜。"《玉篇·艸部》云："蒨，青葱之貌。"《唐韵》："草盛貌。"茜草长势葱茏，故得"蒨"之名。《山海经》有名"蒐"，曰："（厘山）其阳多玉，其阴多蒐。"《说文解字》云："蒐，茅蒐，茹藘（一作'芦'）。人血所生，可以染绛。"以根之色赤而言"人血所生"，是为古人虚妄之说。段玉裁注："云人血所生者，释此字所以从鬼也。从艸、鬼，会意。"茹藘，《说文解字》作茹芦，《五十二病方》亦有茹芦之名。"茹"，《说文解字·艸部》："茹，饲马也。""饲"，《说文解字·食部》段玉裁注："或作饲。"故"茹"有喂饲牲口之义。《尔雅义疏》云：茜草，"今田家名驴徼子，驴喜啖之也"。在今河北一带，茜草有被称作"驴高麦"、"驴干粮"者；在山东文登、荣城一带，则有"驴面汤"之称，亦皆以"驴喜啖之"而得名。故"茹藘"者，殆为"饲驴"之义。"驴"，古字作"驉"。易"马"从"艹"，则作"藘"。故"茹藘"当作"茹藘"（"茹芦"）。茜草根紫赤，因称血茜草、红茜草、红茜根。可用以染绛，故有染绛草、染绯草、染蛋草诸名。豆科植物苏木之心材黄红至棕红色，亦可染绛，本品似之，但用根及根茎，故名地苏木。《史记》徐广注谓本品一名"红蓝"。按"蓝"为本草中可制染料、堪染青碧的一类植物，李时珍有谓"蓝凡五种"。引申之，凡可染色之植物皆可称"蓝"。本品可以染绛，故名红蓝。善攀援蔓生，因称过山龙、上天梯。茎四棱形，而称四棱草、四角草、四方草。叶四片轮生，呼作四轮草。茎、叶均有倒刺，乃名四敛梗、涩拉秧、拈拈草、锯子草。本品止血行瘀之功卓著，血见愁、活血丹、调经草、破血草等因以得名。

532 荚果蕨贯众 jiaguojueguanzhong 《中药志》

【来源】 为球子蕨科植物荚果蕨的根茎。

【异名】 贯众（《本草图经》），黄瓜香（《长白山植物药志》），毛贯众（《中国蕨类植物志属》），贯仲（东北），鼠头蕨（四川）。

【植物名】 荚果蕨 *Matteuccia struthiopteris* (L.) Todaro

异名：小叶贯众（《陕西中草药》），野鸡膀子（北京、河北），鬼箭（河南）。

【性味与归经】 味苦，性微寒。

【功能与主治】 清热解毒，杀虫，止血。用于热病发斑，腮腺炎，湿热疮毒，蛔虫腹痛，蛲虫病，赤痢便血，尿血，吐血，衄血，崩漏。

释名考订

本品为商品贯众品种之一，主要在北京、陕西、河北、河南等局部地区使用。叶簇生，二型，有柄。营养叶长圆倒披针形，二回深羽裂，以其形似而有野鸡膀子之名。孢子叶较短，一回羽状，羽片向下翻卷成有节的荚果状包围囊群，故名荚果蕨贯众。根茎呈倒卵形或长圆形，上部钝圆，下部稍尖，形似鼠头，因称鼠头蕨。参见"绵马贯众"条。

⁵³³荜茇 bibo 《雷公炮炙论》

【来源】为胡椒科植物荜茇的果穗。

【异名】毕勃（《本草拾遗》），荜拨（《食医心鉴》），荜拨梨、阿梨诃咃（《酉阳杂俎》），逼拨（《扶南传》），椹圣（侯宁极《药谱》），蛤蒌（《赤雅》），毕茇（《大明会典》），鼠尾（《中药志》），必拨（《本草药名集成》），胡椒花（湖南）。

【植物名】荜茇 *Piper longum* L.

【性味与归经】味辛，性热。归胃、大肠经。

【功能与主治】温中散寒，下气止痛。用于脘腹冷痛，呕吐，泄泻，寒凝气滞，胸痹心痛，头痛，牙痛。

释名考订

本品为外来药物，始载于《雷公炮炙论》。《本草纲目》曰："荜茇，出《南方草木状》，番语也。陈藏器《本草》作毕勃，《扶南传》作逼拨，《大明会典》作毕茇。"均为拉丁语 piper 的不同译写。段成式《酉阳杂俎》云："荜拨，出摩伽陀，呼为荜拨梨。"其语源出于梵语 pippali 的音译。又《本草纲目》载："荜茇气味正如胡椒，其形长一二寸。"穗状，似花序，因称胡椒花。

⁵³⁴荜澄茄 bichengqie 《植物名实图考长编》

【来源】为樟科植物山鸡椒的果实。

【异名】山胡椒（《滇南本草》），味辣子（《分类草药性》），沉茄（《中国药用植物志》），木羌子（《广西中兽医药用植物》），澄茄子（《中药志》），山苍子、木姜子、木香子、野胡椒（《滇南本草》整理本），山香椒（《全国中草药汇编》），山姜子（广东、广西、福建、湖南），土澄茄（广西、江西），香叶子（湖南、安徽），苍子、洋苍子、乌樟子、赛樟树子、串乱子、冇樟子（福建），辣姜子、呈茄子、香山子、山椒子（湖南），香粉树子、香柴子、香树子（浙江），臭樟子、山汤子、土茄（江西），山花子、辣鼻子、山苍树子（广东），荜澄子（山西），木樟子（广西），金狗子（海南）。

【植物名】山鸡椒 *Litsea cubeba* （Lour.）Pers.

异名：山苍树、香叶、山番椒、乾果树、赛樟树（《中国药用植物志》），唱仔木、粉果木（《广西中兽医药用植物》），山姜、木姜（《中药志》），香粉树（《中药大辞典》），山樟（福建、广东、广西），山苍子树、赶狗樟（广东、广西），山汤树、满山香、过山香、苍子树、蚊姜树、乌皮樟、广九樟、辣樟、风樟、满山桂、野樟、串干树（广东），乌樟树、山乌樟、典樟、山豆樟、山金椒、山苍柴、草积柴、鸡粪柴、香高柴、香柴（浙江），臭枳柴、臭子柴、臭枳樟、臭油脂树、小叶樟、岩树、勾樟（福建），山樟树、苍子木、白风樟、细叶樟（广西），臭油果树、青皮树（云南），姜树、金猴树（海南），郎子树、歪歪子树（湖南），山鸡树（陕西），青檀树（四川），香叶树（江西）。

【性味与归经】味辛，性温。归脾、胃、肾、膀胱经。

【功能与主治】温中散寒，行气止痛。用于胃寒呕逆，脘腹冷痛，寒疝腹痛，寒湿郁滞，小便浑浊。

释名考订

荜澄茄之名始见于《雷公炮炙论》。宋《开宝本草》云："荜澄茄，生佛誓国，似梧桐子及蔓荆子，微大。亦名毗陵茄子。"经考，此"荜澄茄"为胡椒科植物荜澄茄 *Piper cubeba* L. 的果实，与本品为同名异物。本品原名山胡椒，首载于《滇南本草》，与胡椒科荜澄茄的果实形状相似，气味相类，功能相近。《植物名实图考长编》引《山西通志》云："山胡椒，夏月全州人以代茗饮，大能清暑益气，或以为即荜澄茄。"此后，"荜澄茄"之名遂逐渐取代"山胡椒"，并最终成为本品的正名。按胡椒科荜澄茄原产印度和印度尼西亚，我国早在建国前就已不再进口。而樟科荜澄茄（山鸡椒的果实，即本品）在我国则产区广泛，产量丰富，药用历史悠久，且疗效确实。现《中国药典》以"荜澄茄"

的名称正式收载本品。同时，学术界有建议以"澄茄子"之名取代"荜澄茄"，以避免本品与古本草中的"荜澄茄"相混淆。`

535 草乌 caowu 《圣济总录》

【来源】 为毛茛科植物北乌头的块根。

【异名】 草乌头（《太平圣惠方》），竹节乌头、金鸦、淮乌头（《本草纲目》），五毒根、耗子头（《中药材手册》），蓝附子、辽西乌头（《中国药用植物图鉴》），大草乌（《常用中药名辨》），五毒花根（东北），北草乌（河北、内蒙古），鸦头、鸭头、燕头（河北），小乌头（河南）。

【植物名】 北乌头 *Aconitum kusnezoffii* Reichb.

异名：小叶芦、靰鞡花（《中国药用植物图鉴》），鸡头草、百步草（《北方常用中草药手册》），蓝乌拉花、蓝花草（《中药大辞典》），蓝靰鞡花、宽裂北乌头（东北），勒草拉花（辽宁、山西），药羊蒿、小叶鸦儿芦（河北），毒根草（黑龙江），蓝花菜（辽宁），独根草（内蒙古）。

【性味与归经】 味辛、苦，性热；有大毒。归心、肝、肾、脾经。

【功能与主治】 祛风除湿，温经止痛。用于风寒湿痹，关节疼痛，心腹冷痛，寒疝作痛及麻醉止痛。

释名考订

形似乌鸟之头，故谓之乌头。以其多属野生者，乃称草乌头，简作草乌。鸦头、鸭头、燕头、耗子头者，亦以形似而得名，义与乌头并同。性大毒，因称五毒根、毒根草，一声之转，讹为独根草。乌头原为野生。至宋代，本草文献始有人工栽培乌头的记载。随着乌头种植的发展，乌头的名称也起了变化。宋代以前，乌头在本草文献中并无川、草之分。至宋，《宝庆本草折衷》最早将"草乌头"分立为专条。至明，《本草纲目》进一步明确："乌头有两种，出彰明者即附子之母，今人谓之川乌头是也。""乌头之野生于他处者，俗谓之草乌头……出江北者曰淮乌头。"可见，古之所谓草乌头，乃是乌头的野生品，此处所称之"草"作"野生"解，含草野、草莽、草棘之意。所云"江北"，系长江以北广大地区的总称。现今资料表明，这一带地区除生长有乌头外，还有北乌头、毛叶乌头等多种乌头，故李时珍所谓"出江北"而称"淮乌头"者，除乌头外，还应包括北乌头及其他种乌头。

536 草果 caoguo 《宝庆本草折衷》

【来源】 为姜科植物草果的果实。

【异名】 草果仁（《局方》），草果子（《小儿卫生总微论方》），老蔻（《广西药用植物名录》），土草果（贵州）。

【植物名】 草果 *Amomum tsao-ko* Crevost et Lemarie

异名：红草果（《中国植物志》），广西草果（《广西药用植物名录》），桂西草果（《中草药》）。

【性味与归经】 味辛，性温。归脾、胃经。

【功能与主治】 燥湿温中，截疟除痰，辟瘴解瘟。用于寒湿内阻，脘腹胀痛，痞满呕吐，疟疾寒热，瘟疫发热。

释名考订

古谓木实为果，草实为蓏。但是，根据古本草的分类原则，并不是所有的果蓏都可以入编果部的。据《本草纲目》，（除谷、菜类外）凡草木之实号为果蓏而入编果部的，须是"熟则可食，干则可脯；丰俭可以济时，疾苦可以备药；辅助粒食，以养民生"者。据此，草豆蔻、缩砂蔤、益智子、补骨脂、恶实、五味子、木鳖子、马兜铃等一大批果实、种子类药均被挡在果部大门以外而归入了草部。

草果入药始见于《局方》，《宝庆本草折衷》首先将其补入本草。李时珍误以为草果与草豆蔻为同一物，仅"微有不同"，故将草果并入了"（草）豆蔻"条，并归入《本草纲目》草部芳草类。《本草纲目》曰："今虽不专为果，犹入茶食料用，尚有草果之称焉。"换言之，草果虽被归入草部，"不专为果"，但因其"犹入茶食料用"，故仍与果部沾边，可谓草部与果部两者兼顾，以此而有草果之名。

537 草豆蔻 caodoukou 《雷公炮炙论》

【来源】 为姜科植物草豆蔻的种子。

【异名】 豆蔻（《名医别录》），漏蔻（《南方异物志》），豆蔻仁（《传信适用方》），草果（《通志》），草豆叩（《本草蒙筌》），草蔻仁（《医方集解》），豆蔻子（《广济方》），草蔻（《本草从新》），草大草蔻（《药材资料汇编》），偶子（《中药志》），飞雷子、弯子（《广东中药》），草扣仁（南药《中草药学》），草蔻子、草豆蔻肉（《常用中药名辨》），草豆扣、草扣、大红扣、大果砂仁（广西）。

【植物名】 草豆蔻 *Alpinia katsumadai* Hayata

异名：广州白豆蔻（《本草图经》），假麻树（《全国中草药汇编》），邓卡麻（广西北流）。

【性味与归经】 味辛，性温。归脾、胃经。

【功能与主治】 燥湿行气，温中止呕。用于寒湿内阻，脘腹胀满冷痛，嗳气呕逆，不思饮食。

释名考订

本品始载于《名医别录》，原名豆蔻，列为上品。《开宝本草》云："此草豆蔻也。"《本草衍义》云："豆蔻，草豆蔻也，此是对肉豆蔻而名。"《方言》卷一："凡物盛多谓之蔻。"郭璞注曰："今江东有小凫，其多无数，俗谓之蔻凫。"本品子多，豆蔻之名，殆取此义。"豆"，以其果实象形而名之。《南方异物志》作"漏蔻"，《本草纲目》曰："盖南人字无正音也。"当是方言所致。草豆叩、草豆扣者，"叩"、"扣"皆为"蔻"之省写。

538 茵陈 yinchen 《神农本草经》

【来源】 为菊科植物滨蒿或茵陈蒿的地上部分。

【异名】 因陈（《神农本草经》），因尘（《吴普本草》），马先（《广雅》），茵陈蒿（《名医别录》），茵蔯蒿（《雷公炮炙论》），因陈蒿（《本草拾遗》），石茵蔯（《日华子本草》），山茵陈、家茵陈（《本草图经》），绵茵陈（《本经逢原》），臭蒿、安吕草（《江苏省植物药材志》），婆婆蒿（《山东中药》），棉茵陈（《中药材手册》），野兰蒿（《湖南药物志》），花茵陈（《中国药典》），青蒿（东北、福建、四川、浙江、湖南、江苏、广西），黄蒿（东北、河北），香蒿（东北、陕西），白蒿、白头蒿（山东），蒲蒿（河北），绒蒿（广西）。

滨蒿：绛州茵陈蒿（《本草图经》），扫帚艾（《广州植物志》），东北茵陈蒿（《江苏植物志》），猪毛蒿（《广西药用植物名录》），扫帚艾蒿（《秦岭植物志》），白毛蒿、油蒿子（《北方常用中草药手册》），米米蒿（《内蒙古中草药》），北茵陈（《全国中草药汇编》），狼尾蒿（东北），西茵陈（西北），小白茵（陕西、山东、河北、吉林），东北茵陈（内蒙古、吉林、辽宁），绿茵陈（河北），五梨蒿（辽宁），三月白蒿（青海），铁杆茵陈（陕西）。

茵陈蒿：细叶青蒿（《广西中兽医药用植物》），猴子毛、羊毛茵陈、牛尾茵陈（《中药材品种论述》），白绵蒿（东北），铁青蒿（湖北、山东），土茵陈（浙江、福建），小白蒿（陕西、山东），松毛蒿、草茵陈、白茵、松毛艾、狗毛青、细青蒿（浙江），黑蒿、米蒿、白白蒿、鸡爪蒿（山东），蚊仔艾、蚊子苏、蚊烟草、茵陈草（福建），小青蒿、狗毛青蒿（湖南），桐蒿草、野蓬蒿（江苏），蚊仔烟草、青蒿草（台湾），细米蒿（湖北）。

【植物名】（1）滨蒿 *Artemisia scoparia* Waldst. et Kit.

（2）茵陈蒿 *Artemisia capillaries* Thunb.

【性味与归经】 味苦、辛，性微寒。归脾、胃、肝、胆经。

【功能与主治】清利湿热，利胆退黄。用于黄疸尿少，湿温暑湿，湿疮瘙痒。

释名考订

本品始载于《神农本草经》，列为上品。《本草拾遗》云："虽蒿类，苗细，经冬不死，更因旧苗而生，故名因陈，后加蒿字也。"《吴普本草》有名因尘，"尘"为"陈"之同音假借字。茵陈过去只用幼苗。后经研究发现，茵陈的三个主要利胆有效成分以秋季花前期和花果期含量最高。为此，国家药典规定茵陈有两个采收期，春季幼苗高 6 ~ 10cm 时采收或秋季花蕾长成至花初开时采割。春采者枝叶细柔，密被白色茸毛，绵软如绒，因称绵茵陈；秋采者老成，称为茵陈蒿。《中国药典》2010 年版将秋采者改称为花茵陈。

539 茯苓 fuling 《神农本草经》

【来源】为多孔菌科真菌茯苓的菌核。

【异名】服零（《五十二病方》），伏苓、茯菟（《神农本草经》），伏灵（《史记·龟策列传》），茯蕶（《广雅》），伏菟（《新修本草》），松腴、不死面（《记事珠》），云苓（《滇海虞衡志》），白茯苓（《圣济总录》），伏兔（《本草纲目》），白云苓（《幼幼集成》），松薯、松木薯、松苓（《广西中药志》），万灵精（《中药志》），伏令（高二适《新定急就章及考证》），玉灵、茯灵（《中国药用真菌》），云茯苓（《常用中药名辨》），镜面茯苓（《上海市中药饮片炮制规范》），松茯苓、野苓（湖南、湖北）。

【植物名】茯苓 Poria cocos（Schw.）Wolf

异名：茯苓菌（《广西中药志》）。

【性味与归经】味甘、淡，性平。归心、肺、脾、肾经。

【功能与主治】利水渗湿，健脾，宁心。用于水肿尿少，痰饮眩悸，脾虚食少，便溏泄泻，心神不安，惊悸失眠。

释名考订

茯苓始载于《神农本草经》，列为上品。在比《神农本草经》年代更早的《五十二病方》中，作"服零"。《本草纲目》曰："茯苓，《史记·龟策（列）传》作伏灵。盖松之神灵之气伏结而成，故谓之伏灵、伏神也。"《广雅》作"茯蕶"。"蕶"，"零"也。"零"通"灵"，亦作"神灵"解。《隶释·故民吴仲山碑》："神零有知。"洪适注："碑以零为灵。"伏令，段玉裁注："令，灵之假借字也。"由此，服零、伏灵、茯蕶、伏令诸名之义并同。茯苓者，《本草纲目》曰："俗作苓者，传写之讹尔。"或谓，"苓"亦"零"之义。朱骏声《说文通训定声·坤部》："苓，段借为零。"释作"零落"。《汉书·叙传上》云："得气者蕃滋，失时者苓落。"颜师古注："苓与零同。"《本草衍义》曰：茯苓"不抱根而成物，既离其本体则有零之义。"意为茯苓既寄生在松之根上，但又游离于松之本体（不抱根）而零（苓）落成物，故有"零"（"苓"）之名。因伏结于本根而使茯苓菌核中间抱有松根的部分，则称为茯神。

《神农本草经》有名"茯菟"，《新修本草》称"伏菟"，《本草纲目》呼作"伏兔"。按茯苓为多孔菌科真菌茯苓的菌核，呈球形、卵形、椭圆形至不规则形。陶弘景曰："大者如三四升器，外皮黑而细皱，内坚白，形如鸟、兽、龟、鳖者良。"据此，李时珍释"伏兔"名曰："其形如兔，故名"。

540 茶叶 chaye 《宝庆本草折衷》

【来源】为山茶科植物茶的芽叶。

【异名】苦荼、槚（《尔雅》），茶、茗、荈（《尔雅》郭璞注），㮦（《坤苍》），蔎茶（《集韵·麻韵》），苦㮦（《新修本草》），苶（《茶经》），腊茶（《圣济总录》），茶芽（《本草别说》），龙泓茶（《遵生八笺》），芽茶（《简便单方》），细茶（《万氏家抄方》），酪奴（《本草纲目》），苦茶（《中国药用植物图鉴》），茗茶（广西），家茶（山东青岛）。

【植物名】茶 *Camellia sinensis* O. Ktze.

异名：茶树（《救荒本草》），山茶（台湾、广西），茶叶树（山东）。

【性味与归经】味苦、甘，性凉。归心、肺、胃、肾经。

【功能与主治】清头目，除烦渴，消食，化痰，利尿，解毒。用于头痛，目昏，目赤，嗜睡，心烦口渴，食积痰滞，口臭，小便不利，水肿，肠炎，痢疾；外治烧、烫伤。

释名考订

"茶"，古字作"荼"。《尔雅·释木》云："槚，苦荼。"郭璞注："树小似栀子，冬生叶，可煮作羹饮。今呼早采者为荼，晚取者为茗。"陆德明《经典释文》："荼，音徒。《埤苍》作搽。"直至唐陆羽著《茶经》，始易"荼"为"茶"。陆德明《经典释文》引张揖《杂字》云："荈，茗之别名也。"《玉篇·艸部》则曰："荈，茶叶老者。"《方言》："蜀西南人谓茶曰蔎。"

"酪奴"之名典出北魏杨之《洛阳伽蓝记》卷三：南朝齐雍州刺史王奂及兄彪获罪，举族为齐武帝萧赜所诛，其子王肃自建业仓皇奔北魏。"肃初入国，不食羊肉及酪浆等物，常饭鲫鱼羹，渴饮茗汁。京师士子，道肃一饮一斗，号为'漏卮'。经数年已后，肃与高祖殿会，食羊肉酪粥甚多。高祖怪之，谓肃曰：'卿中国之味也。羊肉何如鱼羹？茗饮何如酪浆？'肃对曰：'羊者是陆产之最，鱼者乃水族之长。所好不同，并各称珍。以味言之，甚是优劣。羊比齐、鲁大邦，鱼比邾、莒小国。唯茗不中，与酪作奴。'""酪奴"乃因以得名。

541 荠苨 qini 《名医别录》

【来源】为桔梗科植物荠苨或薄叶荠苨的根。

【异名】苨、菧苨（《尔雅》），杏参（《本草图经》），杏叶沙参、白面根（《救荒本草》），甜桔梗（《本草纲目》），土桔梗（《本草原始》），空沙参（《本草从新》），梅参（《浙江民间常用草药》）。

【植物名】（1）荠苨 *Adenophora trachelioides* Maxim.

异名：心叶沙参（《东北植物检索表》），长叶沙参（《浙江民间常用草药》），杏叶菜、老母鸡肉（《中国高等植物图鉴》），老鸦肉、杏菜、灯笼棵、山铃铛（山东），山梗菜、山野芋（江苏），灯笼菜（辽宁），奶浆菜（湖北神农架）。

（2）薄叶荠苨 *Adenophora remotiflora*（Sieb. et Zucc.）Miq

异名：地参、歪脖菜（东北）。

【性味与归经】味甘，性寒。归肺、脾经。

【功能与主治】润燥化痰，清热解毒。用于肺燥咳嗽，咽喉肿痛，消渴，疗痈疮毒，药物中毒。

释名考订

《尔雅·释草》："苨，菧苨。"郭璞注："荠苨。"《尔雅义疏》云："菧苨，荠苨，亦以声为义。"《本草纲目》曰："荠苨多汁，有济泍之状，故以名之。济泍，浓露也。其根如沙参而叶如杏，故河南人呼为杏叶沙参。苏颂《图经》杏参，即此也。"梅乃杏类，故又称梅参。叶片心形，因呼心叶沙参。《植物名实图考》谓荠苨"根肥而无心"，故名空沙参。本品与桔梗相类而味甘，因称甜桔梗。似桔梗而非桔梗，乃名土桔梗。荠苨苗甘可食，《本草纲目》谓"江东人藏以为菹，亦可瀹食。"杏叶菜、老母鸡肉乃因以为名。

542 荠菜 jicai 《千金·食治》

【来源】为十字花科植物荠菜的全草。

【异名】荠（《诗经》），蒮草（《礼记》），护生草（《本草纲目》），芊菜、鸡心菜（《医林纂要·药性》），净肠草（《植物名实图考》），地米菜、鸡脚菜（《贵州民间方药集》），沙荠（《中国药用植物志》），假水菜（《陆川本草》），菱角菜（《广州植物志》），地地菜、雀雀菜、烟盒草（《四川中药志》），田儿菜（《中国药用植物图鉴》），荠只菜、蒲蝇花（《闽东本草》），香善菜、饭锹头菜、香芹娘、香料娘、香田荠（《浙江民间常用草药》），地菜、鸡翼菜（广州部队《常用中草药手册》），榄豉菜（《广西中草药》），枕头草（《上海常用中草药》），荠菜（《北方常用中草药手册》），田荠（《浙南本草新编》），三角草（《全国中草药汇编》），荠荠菜（华东、黑龙江、吉林、内蒙古、河南），上巳菜（福建、浙江），野菜（江苏、上海），只只菜（福建、台湾），三角菜、懿旨菜、荷包菜、班心菜、鸡喙菜（福建），烟盒菜、洋筋草、雀儿菜、曲曲菜（四川），香荠菜、喜喜菜、石翠花（安徽），香包草、耳勾草、鸡羽菜（广东），三月三、班面草（江西），清明草、香荠（浙江），荠草、野菜儿（江苏），麦地菜、麦荠荠菜（河南），鸡肉菜（湖南），粽子菜（黑龙江），粽子草（甘肃），娘娘指甲（河北），小铲铲草（青海），辣菜（山东），扇子草（台湾）。

【植物名】 荠菜 *Capsella bursa - pastoris*（L.）Medic.

【性味与归经】 味甘、淡，性凉。归肝、胃、膀胱经。

【功能与主治】 清热利湿，明目退翳，凉血止血。用于水肿，尿浊，泄泻，痢疾，目赤翳障，吐血，衄血，尿血，便血，月经过多。

释名考订

《本草纲目》曰："荠生济济，故谓之荠。"济济，《诗·大雅·旱麓》："瞻彼旱麓，榛楛济济。"《毛传》："济济，众多也。"嫩苗可供菜蔬，因称荠菜。味至鲜美，乃名鸡心菜、鸡肉菜。芊菜，芊，草木茂盛状，义同"济济"。蘼草，《小尔雅·广言》："蘼，细也。"其枝叶细蘼，故有其名。短角果呈倒三角形，因得三角草、三角菜诸称。粽子草、粽子菜、菱角菜等，亦因其果形相似而得名。《本草纲目》又云："释家取其茎作挑灯杖，可辟蚊、蛾，谓之护生草，云能护众生也。"上巳草之名源于古代节日。按农历三月三日为古之上巳节。吴自牧《梦粱录》卷二"三月"："三月三日上巳之辰，曲水流觞故事，起于晋时。"《物类·相感志》谓："三月三日收荠菜花。"其时正合上巳之日，故名上巳草，亦称三月三；又届清明时节，乃呼清明草。懿旨菜之名出于福建民间传说，谓"三月三，门前悬荠菜"的习俗与皇后懿旨有关。民间有以荠菜作药枕，故谓枕头草。医家用治赤白痢疾，遂有净肠草之名。

543 茺蔚子 chongweizi 《神农本草经》

【来源】 为唇形科植物益母草的果实。

【异名】 益母子（《本草经解》），茺玉子（《河北药材》），坤草子、田麻子（《中药材手册》），三角子（《药材学》），益母草子、苦草子（《江苏药材志》），冲玉子（《湖南药材手册》），三角胡麻（《全国中草药汇编》），小胡麻（江苏、浙江、上海、湖北、山东），三角小胡麻（江西）。

【植物名】 益母草 *Leonurus japonicus* Houtt.

【性味与归经】 味辛、苦，性微寒。归心包、肝经。

【功能与主治】 活血调经，清肝明目。用于月经不调，经闭，痛经，目赤翳障，头晕胀痛。

释名考订

"茺蔚"之名义参见本书"益母草"条。本品为益母草的果实，益母草有坤草、苦草、田麻棵等名，本品故有坤草子、苦草子、田麻子诸称。李时珍曰：茺蔚子，"药肆往往以作巨胜子货之"。按巨胜子为胡麻科芝麻的别名，芝麻又名胡麻，本品因得"胡麻"之称。另有亚麻子别称"大胡麻"，本品粒较亚麻子为小，乃呼小胡麻。果实呈三棱形，上端平截，基部楔形，以形似而有三角子、三角胡麻诸名。

544 荩草 jincao 《神农本草经》

【来源】为禾本科植物荩草的全草。

【异名】菉竹（《诗经》），王刍（《毛诗传》），荩草（《说文解字》），黄草（《吴普本草》），菉、蓐、鸱脚莎（《尔雅》郭璞注），盭草（《汉书》晋灼注），菉蓐草（《新修本草》），细叶秀竹（《广州植物志》），马耳草（《吉林中草药》），马耳朵草（河北、云南），荩竹（贵州）。

【植物名】荩草 *Arthraxon hispidus* （Thunb.）Makino

【性味与归经】味苦，性平。

【功能与主治】止咳定喘，杀虫解毒。用于久咳气喘，肝炎，咽喉炎，口腔炎，鼻炎，淋巴结炎，乳腺炎，疮疡疥癣。

释名考订

荩草始载于《神农本草经》，云："生川谷。""荩"，通"烬"。朱骏声《说文通训定声》："荩，叚借为烬。"《方言》卷二："荩，余也……炊薪不尽曰荩。"此草烧不尽、易复生，故得其名。《说文解字·蓐韵》云："蓐，陈草复生也。"徐锴《系传》："陈根复生繁缛也……言草繁多也。"《名医别录》谓荩草"可以染作金色"。《新修本草》曰："此草叶似竹而细薄，茎亦圆小……荆襄人煮以染黄，色极鲜好。"因称黄草。古时曾作为一种染黄朝服所用的染料，故有王刍之名。盭，草绿色。《广韵·屑韵》："盭，绶色也。"《汉书·百官公卿表上》云："诸侯王，高帝初置，金玺盭绶，掌治其国。"颜师古注引晋灼曰："盭，草名也……可染绿，因以为绶色也。"《尔雅义疏》云："荩草即菉，以可染绿，因而名绿。绿、菉字通也。"据此，荩草既可染黄又可染绿。植物染色现代工艺研究证示，用荩草直接进行染色，得黄色；用铜盐剂（胆矾）作媒染，可得绿色。可见我国古代早已掌握了较先进的植物染色技术。《尔雅义疏》又云："荩又作缤……缤、荩、盭并声同假借，荩、菉又一声之转也。""菉蓐"为叠韵联绵词。本品为一年生草本，秆细弱无毛，分枝多节，叶片之形似竹叶，故有荩竹、细叶秀竹之称。叶形又似兽耳，马耳草、马耳朵草因以得名。总状花序细弱，2～10个呈指状排列或簇生于秆顶，形似禽爪，故名鸱脚莎。

545 荔枝 lizhi 《本草拾遗》

【来源】为无患子科植物荔枝的果实。

【异名】离支（《上林赋》），荔支（《齐民要术》），丹荔、离枝（《本草纲目》），火山荔（《生草药性备要》），丽枝（《本草纲目拾遗》），勒荔（《广西中药志》），元红、甘节（《云南种子植物名录》），荔枝果（《本草药名集成》），麻荔枝（上海、浙江），丹枝（福建）。

【植物名】荔枝 *Litchi chinensis* Sonn.

【性味与归经】味甘、酸，性温。

【功能与主治】益气补血。用于病后体弱，脾虚久泻，血崩，湿疹。

释名考订

荔枝，在古籍中最早称为"离支（枝）"。唐朱应《扶南记·荔枝木》释"离枝"名曰："以其结实时，枝弱而蒂牢，不可摘取，必以刀劙其枝，故以为名。"劙，音 lí，意为以刀、斧等利器切割或剖分开。"劙"、"荔"一声之转。荔支、丽枝等，名义并同。熟时果皮色赤，故名丹荔、丹枝。火山荔，原为荔枝的一个原生野种，产广西梧州火山。宋《太平环宇记》曰："火山直对梧州城，山上有荔支，四月先熟，以其地热，故曰火山。核大而味酸。"后来成为荔枝的一个栽培品种，因产地而得名火山荔。勒荔，"勒"为"簕"字省写。"簕"，也作"竻"，为两广一带方言。原指竹上的刺。宋周去非《岭外代答·竹》云："南人谓刺为竻。"本品外果皮表面有多数小瘤状突起，似簕（勒），因以为名。麻荔枝，义同勒荔。麻，指物体表面粗糙，不平滑，如《聊斋志异·吕无病》云："衣服朴洁，而微黑多麻。"

546 荔枝草 lizhicao 《本草纲目》

【来源】为唇形科植物荔枝草的全草。

【异名】荠苧（《本草拾遗》），水羊耳（《生草药性备要》），过冬青、天明精（《经验广集》），凤眼草、赖师草、隔冬青（汪连仕《采药书》），雪里青（《慈航活人书》），皱皮葱（《本草纲目拾遗》），癞子草、野芝麻、癞客蛤草、野薄荷（《草木便方》），癞虾蟆（《分类草药性》），虾蟆草、假苏荆芥（《药物图考》），鼓胀草、沟香薷（《中国植物图鉴》），小活血、麻鸡婆、野芥菜、皱皮草、内红消（《江西中医药》6：57，1957），皱面鼠尾草（《祁州药志》），麻麻草、青蛙草（《民间常用草药汇编》），落地红、朴地消、根下红（《江西民间草药验方》），小花鼠尾草（《东北草本植物志》），癞疙宝草（《四川中药志》），野猪菜（《上海常用中草药》），灯盏窝（《陕西中草药》），蛤蟆草（《青岛中草药手册》），癞团草、猪婆草、荠宁（《全国中草药汇编》），荆芥、土荆芥、猴臂草（《云南药用植物名录》），雪见草（江苏、江西、浙江、湖北、贵州），癞虾蟆草（江苏、江西），癞格宝草（四川、贵州），癞蛤蟆草、水荆芥、梦仔草、天明清、猪婆菜、牛不吃、水薄荷、天芥菜、麦积草、过冬草（浙江），金蜘蛛、百层草、半红白田乌草、野白苏、绿玉簪（福建），癞头草、癞肚皮棵、黑紫苏（江苏），土活血、毛芥菜、毛苦菜（江西），七层塔、赖断头草、假苏（台湾），野荆芥、猴背草（云南），癞猴棵子、芝麻草（安徽），疥巴子草、蛤蟆皮（山东），野茄子、癞疙包草（贵州），鱼味草、臭草（广东），癞蛤蟆棵、野辣菜（河南），皱皮大菜（四川），大塔花（广西），见肿消（湖北），野青菜（湖南），蚧肚草（陕西）。

【植物名】荔枝草 Salvia plebeian R. Br.

【性味与归经】味苦、辛，性凉。归肺、胃经。

【功能与主治】清热解毒，凉血散瘀，利水消肿。用于感冒发热，咽喉肿痛，肺热咳嗽，咳血，吐血，尿血，崩漏，痔疮出血，肾炎水肿，白浊，痢疾，痈肿疮毒，湿疹瘙痒，跌打损伤，蛇虫咬伤。

释名考订

本品为一年生或二年生直立草本，喜生河边湿地。叶片长椭圆形似羊耳，因呼水羊耳。叶面有明显的深皱折，酷似荔枝外果皮上的疣状突起，故名荔枝草。《本草纲目拾遗》以本品之叶"丝筋纹辍，绽露麻累，凹凸最分明"而称其为皱皮葱。皱皮草、麻麻草、皱皮大菜、皱面鼠尾草等，名义并与此同。《草木便方》有名癞客蛤草，《四川中药志》称作癞疙宝草，其他类似的异名还有癞团草、癞蛤蟆棵、癞虾蟆草等。"癞"，章炳麟《新方言·释动物》云："'癞'者以（皮）多痱瘰。"以癞蛤蟆表皮"多痱瘰"而喻本品叶面绽露麻累、凹凸分明之深皱折，因得诸"癞"名。《本草纲目拾遗》引《百草镜》云："荔枝草冬尽发苗，经霜雪不枯。"过冬青、隔冬青、雪见草、雪里青等因以得名。本品功擅利水消肿，故有鼓胀草、见肿消诸称。

547 荔枝核 lizhihe 《本草衍义》

【来源】为无患子科植物荔枝的种子。

【异名】荔核（《景岳全书》），荔枝子（《串雅外编》），离枝核、丹荔核、大荔核（《药材学》），枝核（《四川中药志》），荔仁（《广西中药志》）。

【植物名】荔枝 Litchi chinensis Sonn.

【性味与归经】味甘、微苦，性温。归肝、肾经。

【功能与主治】行气散结，祛寒止痛。用于寒疝腹痛，睾丸肿痛。

释名考订

"荔枝"之名义参见本书"荔枝"条。本品为荔枝的种子，故名荔枝核。按核为果实中坚硬并包含果仁的部分。《尔雅·释木》郭璞注："子中有核人（仁）。"《世说新语·俭啬》云："王戎有好李，常卖之，恐人得其种，恒钻其核。"

548 荭草 hongcao 《名医别录》

【来源】 为蓼科植物红蓼的全草。

【异名】 游龙（《诗经》），茏古、红、蘬（《尔雅》），龙䐁、马蓼（《广雅》），红草、茏鼓（《尔雅》郭璞注），鸿蔼、荭、天蓼、石龙（《名医别录》），茏鼓（《新修本草》），水荭、大蓼（《本草拾遗》），水红（《本草图经》），龙、水红草（《尔雅翼》），水红花（《外科集验方》），红蓼（《普济方》），白水荭苗（《救荒本草》），蓼草（《滇南本草》），水荭花（《摘元方》），朱蓼（《花镜》），荭蓼（《汉音韵府》），大毛蓼（《植物学大辞典》），东方蓼、荭茏古（《中国药用植物志》），水蓬稞（《东北药用植物志》），九节龙、大接骨、果麻、追风草（《湖南药物志》），八字蓼、捣花、辣蓼、丹药头（《闽东本草》），酒药草、旱辣蓼、乌蚁花、酒曲草、大脚蓼、大树蓼、甜辣蓼、大叶蓼、头号辣蓼、酒药辣蓼（《浙江民间常用草药》），水红花草（《山西中草药》），家蓼（《新疆中草药手册》），狗尾巴吊（《北方常用中草药手册》），蓼子草（《陕甘宁青中草药选》），野水红（《青岛中草药手册》），狼尾巴花（《全国中草药汇编》），水荭草（南药《中草药学》），水泻花（《贵州中草药名录》），狗尾巴花（东北），大叶辣蓼（浙江、福建），节节风、吊吊花、骨子风、大号红辣蓼、大叶红夹竹（福建），家辣蓼、抱辣蓼草、风湿草、水红牛尾巴花（上海），飞毒草、背花草、木蓼、塘边蓼（广西），白胖蓼、山红花（河南），高节风、红曲草（江西），老鸦腿（陕西），红荭（云南），家蓼子草（四川），天红（浙江），过节九节风（湖南），大水红（安徽）。

【植物名】 红蓼 *Polygonum orientale* L.

【性味与归经】 味辛，性平；有小毒。归肝、脾经。

【功能与主治】 祛风除湿，清热解毒，活血，截疟。用于风湿痹痛，痢疾，腹泻，吐泻转筋，水肿，脚气，痈疮疔疖，蛇虫咬伤，小儿疳积，疝气，跌打损伤，疟疾。

释名考订

荭草，《尔雅》作"红"。属草本，从"艹"而为"荭"。《名医别录》有鸿蔼之名。《玉篇·艸部》王念孙《疏证》："鸿与荭同。"李时珍曰："此蓼甚大而花亦繁红，故曰荭，曰鸿。鸿亦大也。"因习生于水边湿地，故名水荭、水蓬稞、塘边蓼。《尔雅·释草》云："红，茏古；其大者蘬。"茏古，又作茏鼓。《尔雅》郭璞注："俗呼红草为茏鼓，语转耳。"茏鼓（古）之名源于"荭"字的方言读音。郝懿行《义疏》："今福山人呼水荭音若工，郭注茏鼓二字倒转即得'工'字之音，工、红古字通也。""鸿与红、古与鼓并声同假借。䐁，读若夔，龙䐁与茏古声亦相转。"今按，䐁亦写作蘬。本品植株高大，故名大蓼；茎叶密生长毛，乃呼大毛蓼。用于风湿痹痛、跌打损伤有效，因称大接骨、风湿草、追风草。游龙，《尔雅翼·释草·龙》谓："云游龙者，言其枝叶之放纵也。"

549 胡椒 hujiao 《新修本草》

【来源】 为胡椒科植物胡椒的近成熟或成熟果实。

【异名】 昧履支（《酉阳杂俎》），浮椒（《世医得效方》），玉椒（《通雅》），古月（《药材学》），白川、黑川（《中药大辞典》），一号文岛椒（《本草药名集成》）、黑胡、白胡（广西），黑古月、白古月（浙江）。

【植物名】 胡椒 *Piper nigrum* L.

【性味与归经】 味辛，性热。归胃、大肠经。

【功能与主治】 温中散寒，下气，消痰。用于胃寒呕吐，腹痛泄泻，食欲不振，癫痫痰多。

释名考订

胡椒为外来药物，原产东南亚。唐段成式《酉阳杂俎》谓："胡椒出摩伽国，呼为昧履支。"古之摩伽国属中天竺，故地在今印度西部。《本草纲目》曰："胡椒，因其辛辣似椒，故得椒名。"外国概称"胡"，故名胡椒。"浮椒"，为"胡椒"语声之讹。"古月"，为"胡"字之拆写。白胡椒内果皮灰白色或淡黄白色，表面平滑，因称玉椒；以婆罗洲山打根、文岛产者品质最佳，旧时多称"一号文岛椒"。

黑胡椒又名黑川，白胡椒又名白川。"川"字在药名中无实义，商家用以借代"胡椒"一名，为业内约定俗成之省写字。

550 胡芦巴 ^{huluba}《嘉祐本草》

【来源】 为豆科植物胡芦巴的种子。

【异名】 葫芦巴（侯宁极《药谱》），苦豆（《饮膳正要》），芦芭（《医学入门·本草》），卢巴（《本草纲目》），芦巴（《本草原始》），胡巴（《本草求真》），季豆、胡卢巴（《东北药用植物志》），葫芦巴子、胡巴子（《药材学》），小木夏（《新疆中草药手册》），卢巴子（《甘肃中草药手册》），香豆（《陕甘宁青中草药选》），芦巴子（辽宁、四川、山东、陕西、甘肃、宁夏），香苜蓿（陕西、甘肃、宁夏），香豆子（甘肃、新疆），苦豆子（甘肃），秀香草子（辽宁），香草籽（吉林）。

【植物名】 胡芦巴 *Trigonella foenum-graecum* L.

异名：芸香草（《盛京通志》），芸香（《植物名实图考》），香草（《中国高等植物图鉴》），苦朵菜（《中药大辞典》），苦草（东北）。

【性味与归经】 味苦，性温。归肾经。

【功能与主治】 温肾助阳，祛寒止痛。用于肾阳不足，下元虚冷，小腹冷痛，寒疝腹痛，寒湿脚气。

释名考订

据《本草图经》，胡芦巴"种出海南诸番"。其语源为波斯语 huluba 的音译。省称作胡巴、卢巴。全株有香气，因称香豆、香草籽。子味苦，乃呼苦豆、苦豆子。

551 胡荽子 ^{husuizi}《千金·食治》

【来源】 为伞形科植物芫荽的果实。

【异名】 芫荽子（《普济方》），原荽实（《药材学》），香菜子（《四川中药志》），芫荽实（《本草药名集成》），香荽子（四川）。

【植物名】 芫荽 *Coriandrum sativum* L.

异名：香菜（《韵略》），胡荽（《食疗本草》），香荽（《本草拾遗》），胡菜（《外台秘要》），蒝荽（《唐小说》），园荽（《东轩笔录》），胡葰（《日用本草》），莞荽（《普济方》），荽茜（《广西中兽医药用植物》），莛荽菜、莛葛草、满天星（《湖南药物志》），小茴萝（《广西药用植物名录》），莛荽（《全国中草药汇编》），芫荽棋、胡荽棋（《上海市中药饮片炮制规范》），白卯假花（东北），芫荽草（上海、浙江），芫茜、原荽、地胡椒、地茵蒿（广东），芫荽菜、胡荽菜（湖北），筵席菜、园心（湖南），莞蒝（台湾），延荽（福建）。

【性味与归经】 味辛、酸，性平。归肺、胃、大肠经。

【功能与主治】 健胃消积，理气止痛，透疹解毒。用于食积，食欲不振，胸膈满闷，脘腹胀痛，呕恶反胃，泻痢，肠风便血，脱肛，疝气，麻疹，痘疹不透，秃疮，头痛，牙痛，耳痛。

释名考订

胡荽子为伞形科植物芫荽的果实，始载于《千金·食治》。芫荽，《本草纲目》曰："荽……其茎柔叶细而根多须，绥绥然也。张骞使西域始得种归，故名胡荽。今俗呼为蒝荽，'蒝'乃茎叶布散之貌。俗作芫花之'芫'，非矣。"胡荽来自西域，其语源为伊朗语 koswi 的音译。《本草拾遗》云："石勒讳胡，故并汾人呼胡荽为香荽。”又名香菜，皆因其香气浓烈故也。伞形花序顶生，花小色白或色淡紫，以形似而称满天星。香美可食，鲜品可作菜佐，因称筵席菜。

552 胡黄连 huhuanglian《新修本草》

【来源】为玄参科植物西藏胡黄连的根茎。

【异名】割孤露泽（《开宝本草》），胡连（《本草正义》），假黄连（《全国中草药汇编》）。

【植物名】胡黄连 *Picrorhiza scrophulariiflora* Pennell

异名：绿花胡黄连（《云南药用植物名录》）。

【性味与归经】味苦，性寒。归肝、胃、大肠经。

【功能与主治】退虚热，除疳热，清湿热。用于骨蒸潮热，小儿疳热，湿热泻痢，黄疸尿赤，痔疮肿痛。

释名考订

胡黄连为玄参科植物，与毛茛科黄连本不相干。但“其性味功用似黄连”（《本草纲目》），药材的外观性状与黄连也有不少相似之处。它们都是根茎类药材，均呈圆柱形，长度相近，表面的颜色相似，断面的直径和花纹也颇为相类；它们的性味都为苦、寒，归经大同小异，两者的清热燥湿之功也基本一致。由于胡黄连同黄连有这么多相似之处，故很自然地被以“黄连”之名相称。胡黄连“出波斯国”（《新修本草》），其产地属古代泛指的胡地，因称胡黄连。《本草纲目》曰：“割孤露泽，胡语也。”

553 胡颓子 hutuizi《本草经集注》

【来源】为胡颓子科植物胡颓子的果实。

【异名】卢都子（《中藏经》），雀儿酥（《雷公炮炙论》），王婆奶（《履巉岩本草》），蒲颓子、半含春、黄婆奶（《本草纲目》），半春子、甜棒棰（《植物名实图考》），牛奶子、石滚子（《草木便方》），羊母奶子（亨利氏《中国植物名录》），糖罐头（迈尔氏《中国植物名录》），羊奶奶（《贵州民间方药集》），咸匏头（《福建民间草药》），羊头泡、白叶丹、半钱子、小青六、郎郎崽（《湖南药物志》），柿蒲、灯蒲（《泉州本草》），补阴丹、瓶匏、田蒲（《闽东本草》），假灯笼、梅花泡（《广西药用植物名录》），鸡卵子、清明子（《江西草药》），野荸荠、野枇杷、浆米草、野水葡萄、大麦奶、白蔴蓄、甜果儿、麦榄（《浙江民间常用草药》），潘桑果、野枣子、麦果果（《上海常用中草药》），斑楂、干茄、大麦前果、大叶巴楂子（金华《常用中草药单方验方选编》），蒲栗子（苏医《中草药手册》），羊奶子（《西藏常用中草药》），木半夏（《青岛中草药手册》），四枣、柿模（《全国中草药汇编》），旗杞（《浙江药用植物志》），土萸肉（福建、浙江），贯楂、旗枸、前果、钳公、乾球、棖刺、巴楂、半楂（浙江），三月枣、茶橘、糖枣、野樱桃（安徽），半身子、吊吊子、芒迟子（福建），三月小枣、羊母奶、甜棒子（湖北），半升子、秧李子、阳春子（湖南），麦婆拉、捕除果（江苏），秤铊子、丁吊子（江西），土羊奶（贵州）。

【植物名】胡颓子 *Elaeagnus pungens* Thunb.

异名：鸡卵子树（山东、江西、湖南），马奶树（江苏、上海），蔷密树、姐姐树、豆子树、黄羊奶树、张公钓鱼（湖南），天青地白、野苎麻、白叶刺头、叶刺头（福建），牛婆奶奶树、卢都树、含米柴（江西），羊不来、羊奶树（安徽），小叶斑楂、老鼠奶树（浙江），白背风（广西），脚米藤（上海）。

【性味与归经】味酸、涩，性平。

【功能与主治】收敛止泻，健脾消食，止咳平喘，止血。用于泄泻，痢疾，食欲不振，消化不良，咳嗽气喘，崩漏，痔疮下血。

释名考订

本品始载于《本草经集注》。《本草拾遗》曰："胡颓子生平林间，树高丈余，叶阴白，冬不凋，冬花，春熟最早。"此物秋日开花，经冬不凋；翌年春天，万物犹刚苏醒，其果实已经成熟，故谓"胡颓"。"胡"，此处表示疑问或反问，相当于"岂"。《左传·昭公七年》云："六物不同，民心不壹，事序不类，官职不则，同始异终，胡可常也？"此处的"颓"，意为凋谢。《本草纲目》云：胡颓子，"即《雷敩炮炙论》所谓雀儿酥也，雀儿喜食之。越人呼为蒲颓子。南人呼为卢都子。吴人呼为半含春，言早熟也。襄汉人呼为黄婆奶，象乳头也。刘绩《霏雪录》言安南有小果，红色，名卢都子，则卢都乃蛮语也"。果实椭圆形，状如乳头，因称王婆奶，会意也。《本草纲目》呼作黄婆奶，音近之讹也。牛奶子、羊奶奶，义同王婆奶。

554 南瓜 nangua 《滇南本草》

【来源】为葫芦科植物南瓜的果实。

【异名】麦瓜、癞瓜（《滇南本草》），番南瓜（《群芳谱》），番瓜（《本草求原》），阴瓜（《植物名实图考》），江南瓜（叶三多《生药学》），伏瓜（《民间常用草药汇编》），金冬瓜、冬瓜（《广州植物志》），金瓜（《陆川本草》），窝瓜、老倭瓜、翻瓜、老缅瓜（《中国药用植物图鉴》），番蒲（江西《草药手册》），饮瓜（《上海常用中草药》），蛮南瓜（《本草药名集成》），饭瓜（上海、云南、江苏、浙江），北瓜（广东、江西、山西），倭瓜（广西、云南），黄金瓜、红匏、统瓜（福建），小麦瓜（云南），方瓜（山东）。

【植物名】南瓜 *Cucurbita moschata* （Duch. ex Lam.） Duch. ex Poiret

异名：盘肠草（上海、四川）。

【性味与归经】味甘，性平。归肺、脾、胃经。

【功能与主治】补中益气，消炎止痛，解毒杀虫。用于肺痈，哮证，糖尿病，痈肿，烫伤，毒蜂螫伤。

释名考订

南瓜始载于《滇南本草》，但无形态描述。《本草纲目》将南瓜列入菜部，曰："南瓜种出南番，转入闽、浙，今燕京诸处亦有之矣。"南瓜、番瓜、蛮南瓜皆由此而得名。翻瓜，为番瓜之声讹。"倭"有矮之义。本品为大型瓠果，形扁圆，看似矮胖，故有倭瓜之名。窝瓜，为倭瓜之音转。下种于麦收之季，故名麦瓜。结实于盛夏之时，因称伏瓜。表面微有凹凸不平，因以有癞瓜之名。章炳麟《新方言·释动物》云："'癞'者以（皮）多痱瘰。"可经冬收藏，故有冬瓜之称。其皮及果肉色俱金黄，乃名金瓜、金冬瓜、黄金瓜。饭瓜、饮瓜者，因其可供饮食，故名。

555 南沙参 nanshashen 《本经逢原》

【来源】为桔梗科植物轮叶沙参或沙参的根。

【异名】白沙参（《范子计然》），沙参、知母（《神农本草经》），苦心、识美、虎须、白参、志取、文虎（《吴普本草》），文希（《名医别录》），羊婆奶（《本草纲目》），铃儿参（《得配本草》），泡参（《中药形性经验鉴别法》），面杆杖（《青海药材》），空沙参、桔参（《药材资料汇编》），泡沙参（《四川中药志》），稳牙参、保牙参、土人参（《湖南药物志》），山沙参（《河南中药手册》），鸡半腿（《云南中药资源名录》），大沙参（《常用中药名辨》），奶浆参（广西），奶沙参（湖南），鸡把腿（四川）。

轮叶沙参：四叶参（《新华本草纲要》），香沙参（东北），鸡肉菜（云南、山东），鸡怕腿（贵州），草参（黑龙江），土沙参（广西）。

沙参：土党参（浙江），沙和尚（安徽），龙须沙参（江苏）。

【植物名】（1）轮叶沙参 *Adenophora tetraphylla*（Thunb.）Fisch.

异名：铃儿草（《名医别录》），四叶沙参（《中药志》），钝叶沙参（《广西药用植物名录》），四叶菜（黑龙江、吉林），灯笼菜（吉林）。

（2）沙参 *Adenophora stricta* Miq.

异名：挺枝沙参（《中药志》），杏叶沙参（《全国中草药汇编》），米浆菜（湖南）。

【性味与归经】味甘，性微寒。归肺、胃经。

【功能与主治】养阴清肺，益胃生津，化痰，益气。用于肺热燥咳，阴虚劳嗽，干咳痰黏，胃阴不足，食少呕吐，气阴不足，烦热口干。

释名考订

《本草纲目》曰："沙参白色，宜于沙地，故名。"

另有一说。《吴普本草》云："沙参，一名白参，实白如芥，根大，白如芜菁。"《广雅疏证》云："案'沙'之言'斯'，白也。"《诗·小雅·瓠叶》："有兔斯首，燔之炙之。君子有酒，酌言酢之。"笺云："'斯'，白也……斯、沙古音相近。实与根皆白，故谓之'白参'，又谓之'沙参'。"沙参与白参义同。

沙参在古代本草中并无南、北之分，明代以前所用沙参皆指桔梗科沙参属（*Adenophora*）一些植物的根而言。及至明末，《本草汇言》（1624年）始见"真北沙参"之名；蒋仪《药镜》（1641年）则首以"北沙参"立条。但是，它们均未涉及北沙参植物形态及药材性状的描述。贾所学《药品化义》（1644年）在沙参条后注云："北地沙土所产，故名沙参。皮淡黄、肉白、中条者佳。南产色苍体尨纯苦。"这也许是古代本草区分南、北沙参的最早记述，但其所称"皮淡黄、肉白、中条者"究竟是否伞形科植物北沙参的根，仍难确定。直至清初，张璐《本经逢原》（1695年）云："沙参有南北二种，北者质坚性寒，南者体虚力微，功同北沙参而力稍逊。"至此，南、北沙参始见分明。

在"北沙参"之名问世以前，并无"南沙参"的名称。称作"北"沙参，是为了和桔梗科沙参相区别。桔梗科沙参虽然南北各省均有出产，但在"北沙参"名出现以后，为进一步强调它们之间的不同，避免混淆，遂在名前冠以"南"字，于是才有"南沙参"之名。

李时珍曰："此物无心味淡，而《别录》一名苦心，又与知母同名，不知所谓也。"《广雅疏证》曰："《神农本草》云：'沙参一名知母，味苦。'此苦心之所以名也。"《本草经考注》则云："沙参、知母，古误混同……知母下地参、水参、水须三名盖为沙参一名。沙参下黑字一名虎须亦是知母条错简欤。"

面杆杖、鸡半腿、挺枝沙参以根形名，铃儿草、灯笼菜以花形名。本品体轻质松泡，断面多裂隙，乃有泡参、空沙参之名。李时珍又曰："其根多白汁，俚人呼为羊婆奶。"奶沙参、奶浆参、米浆菜等名义并同。

556 南烛子 nanzhuzi 《本草纲目》

【来源】为杜鹃花科植物乌饭树的果实。

【异名】乌饭果（《药材学》），沙沙面（《全国中草药汇编》），乌饭子（江西、湖南），小叶乌饭子、瓒花子、洋桐饭子（湖南），乌子、南竹子（浙江），鸡眼果、米碎果（广西），南天烛子、南蜡烛（上海），乌饭果子（安徽），沙莲子（福建），零丁子（江西）。

【植物名】乌饭树 *Vaccinium bracteatum* Thunb.

异名：牛筋（《本草拾遗》），黑饭草、乌饭、饭草、南烛、乌饭草（《日华子本草》），乌草、文烛（《开宝本草》），南烛草木、男续、染菽、猴药、后卓、猴菽、草木之王、惟那木（《本草图经》），青精饭、杨桐、墨饭草（《本草纲目》），饱饭花（《植物名实图考》），华越橘（《中国植物图鉴》），苞越橘（《江苏省植物药材志》），米饭花（《台湾植物志》），十月乌、小刺辣、羊头饭柴、细叶羊头饭、羊桐饭、杨桃饭、羊头饭（湖南），乌饭糯、山乌饭、黑米饭、乌米饭树、南天烛、糯米台（浙江），乌拉饭、青茶条、乌果子树（安徽），乌饭草头、乌米饭（江苏），米碎子木、称杆树（广西），饭筒树（江西）。

【性味与归经】味酸、甘，性平。归肝、肾、脾经。

【功能与主治】补肝肾，强筋骨，固精气，止泻痢。用于肝肾不足，须发早白，筋骨无力，久泄梦遗，带下不止，久泻久痢。

释名考订

本品为杜鹃花科植物乌饭树的果实。李时珍引《古今诗话》云："寒食采其叶，渍水染饭，色青而光，能资阳气。"民间用其叶作乌饭，故有乌饭草、黑饭草、乌米饭诸名。《本草图经》云："其种是木而似草，故号南烛草木。"《开宝本草》云："亦名牛筋，言食之健如牛筋也。"南烛子味酸甘，苏颂称其"酸美可食"，李时珍谓"其味甘酸，小儿食之"，故猴菽者，以其形似豆，猴喜食之，故名。后卓，为猴菽音近讹字。染菽，亦乌饭之义。南烛、男续，皆为染菽语声之转。

557 南蛇藤 nansheteng 《植物名实图考》

【来源】为卫矛科植物南蛇藤的藤茎。

【异名】金银柳（《盛京通志》），金红树、果山藤（狄尔士《中国植物名录》），药狗旦子（迈尔氏《中国植物名录》），过山风、挂廊鞭、香龙草（《中国药用植物志》），穷揽藤、老石楪子（《东北药用植物志》），地南蛇（《江西中药》），大南蛇、老龙皮、大伦藤、臭花椒（《湖南药物志》），穿山龙（《泉州本草》），老牛筋（《东北常用中草药手册》），泥下蛇（《浙南本草新编》），黄果藤（《全国中草药汇编》），黄藤（东北、河北、山东、山西），钻山龙（江西、山东），过山龙（江西、浙江），过塘蛇（安徽、江西），金腰带、南藤、钻骨龙（江西），降龙藤、苦树皮、挂郎苞（江苏），七寸麻、齐寸麻（湖北），泥底蛇（浙江），四十八节草（湖南），月藤（上海），叫咀藤（陕西），猴子鞭（山东），麻山条（河南）。

【植物名】南蛇藤 Celastrus orbiculatus Thunb.

异名：蔓性落霜红（《中国树木分类学》），南蛇风（《中国高等植物图鉴》），黄豆瓣（《中药材品种论述》），明开夜合（东北、河北、山东、山西），降龙草（江苏），狗葛子、老鸦眼（山东）。

【性味与归经】味苦、辛，性微温。归肝、脾、大肠经。

【功能与主治】祛风除湿，通经止痛，活血解毒。用于风湿关节痛，四肢麻木，瘫痪，头痛，牙痛，疝气，痛经，经闭，小儿惊风，跌打扭伤，痢疾，痧症，带状疱疹。

释名考订

南蛇藤始载于《植物名实图考》，曰："黑茎长韧，参差生叶，叶如南藤，面浓绿，背青白，光润有齿。根茎一色，根圆长，微似蛇，故名。"地南蛇、泥下蛇、泥底蛇、过塘蛇等，都由"蛇"字衍生，其名义并同。金钱白花蛇又名四十八节，则"四十八节草"为"蛇草"之隐名。挂廊鞭、老牛筋、金腰带、过山龙等，亦皆以其形似而得名。为攀援灌木，秋季经霜后叶片转红色或黄色，因称蔓性落霜红。南蛇藤也为著名的纤维植物，树皮可作纺麻原料，纤维细长、拉力强、出麻率高，七寸麻乃因以得名。

558 南鹤虱 nanheshi 《中国药典》

【来源】为伞形科植物野胡萝卜的果实。

【异名】野胡萝卜子（《本草求真》），鹤虱（《中国药用植物志》），窃衣子（《中药志》），鹤虱子、黑实（江苏），粘裤蛆（江西）。

【植物名】野胡萝卜 Daucus carota L.

异名：胡萝卜（《本草纲目》），鹤虱风、野萝卜（《分类草药性》），山萝卜、赤珊瑚、香萝卜、金笋（《中国药用植物志》），葫芦菔、红芦菔（《中国高等植物图鉴》），虱子草（江西），红菜头（台湾）。

【性味与归经】 味苦、辛，性平；有小毒。归脾、胃经。

【功能与主治】 杀虫消积。用于蛔虫病、蛲虫病、绦虫病，虫积腹痛，小儿疳积。

释名考订

以野胡萝卜的果实充鹤虱用见诸于文献者，始于清代。吴其濬在《植物名实图考》"天名精"条下云："诸家皆云子名鹤虱。湘中土医有用鹤虱者，余取视之，乃野胡萝卜子。"又在"野胡萝卜"条下云："湖南俚医呼为鹤虱，与天名精同名，也肖其花，白为鹤子，细为虱子。"故名。按本品为双悬果，长卵形，具棱，棱上有翅，翅上有短钩刺或白色刺毛，易黏附在行人的衣裤上，故有窃衣子、黏裤蛆诸名。植物野胡萝卜多分布于长江以南各省区，为与菊科植物天名精的果实（药材名"鹤虱"）相区别，乃呼本品为南鹤虱。

559 南天仙子 nantianxianzi 《中药志》

【来源】 为爵床科植物水蓑衣的种子。

【异名】 广天仙子（《中药材手册》），水蓑衣子、天仙子（《上海市中药饮片炮制规范》）。

【植物名】 水蓑衣 *Hygrophila salicifolia* (Vahl) Nees

【性味与归经】 味苦，性寒。

【功能与主治】 清热解毒，消肿止痛。用于咽炎，乳腺炎，蛇虫咬伤；外治疮疖痈肿。

释名考订

旧时本品多由国外进口，在我国南方地区习用已久。其外形、大小与茄科天仙子略似，故被讹称为"天仙子"。但它的性味功能与茄科天仙子截然不同，且茄科天仙子有大毒，故两者绝对不可混用。国内主产于广东，故本品习称广天仙子，现定名为南天仙子。参见"水蓑衣"条。

560 南天竹子 nantianzhuzi 《本草纲目拾遗》

【来源】 为小檗科植物南天竹的果实。

【异名】 红杷子（王玷桂《不药良方》），天烛子（《三奇方》），天竺子（《鳊溪单方选》），红枸子（《现代实用中药》），文实（《药材学》），南竺子（《中国药用植物图鉴》），南竹子（《广西中药志》），天竹子（《浙江民间常用草药》），钻石黄（《上海常用中草药》），石竹子（《青岛中草药手册》），南天竺子（南药《中草药学》），天竺果、天竹果、黄天竺子（江苏）。

【植物名】 南天竹 *Nandina domestica* Thunb.

异名：南天烛（《本草图经》），蓝田竹（《竹谱详录》），杨桐（《本草纲目》），阑天竹（《群芳谱》），大椿（《花镜》），土甘草（《广西中兽医药用植物》），小铁树（《广西中药志》），木黄连（《广西药用植物名录》），南竹、天竹（《浙江民间常用草药》），拦天竹、南天竺、木椿、蓝日竹（《中草药通讯》），山黄芩（湖南、广东），观音竹、白天竹、天南爆天竹、南方竹、间山竹、老竹黄（福建），万寿竹、土黄连、细叶山黄连、三叶黄连（广西），刺黄连、花香竹、山黄连（四川），猫儿伞、斑鸠窝、岩黄连（贵州），老鼠刺、珍珠盖凉伞（湖南），白天南（上海），土黄柏（江西）。

【性味与归经】 味酸、甘，性平；有毒。归肺经。

【功能与主治】 敛肺，止咳，清肝，明目。用于久咳，喘息，百日咳，疟疾，下疳溃烂。

释名考订

南天竹始载于《本草图经》，原名南天烛。元李衎《竹谱详录》云："木身，上生小枝，叶叶相对而颇类竹。"人多植于庭除间，然其果实为浆果，鸟多喜食之，故也常经鸟食其果而传播种子，古人不察，以为天生，故有天竹之名。多野生于长江流域或以南地区，乃称南天竹。"天竺"者，《广雅》："竺，竹也。"王念孙《疏证》："竹、竺同声字，方言有重轻，故又谓竹为竺也。""竹"、"烛"字声韵相近，故又写作"天烛"。果期 8~10 月，熟时红色，因称红杷子、红枸子。

561 南五味子 nanwuweizi 《中国药典》

【来源】 为木兰科植物华中五味子的果实。

【异名】 西五味子（《四川中药志》），山五味子（西北），红铃子（浙江、江西），川五味子、西五味（四川），红皮子（浙江），山苞谷（云南）。

【植物名】 华中五味子 *Schisandra sphenanthera* Rehd. et Wils.

异名：活血藤（《天宝本草》），木瓜囊（《中国树木分类学》），楔药北五味子、西北五味子（《经济植物手册》），华中北五味子（《峨眉山药用植物研究》），大血藤（湖北、四川），过山龙、香石藤、满山香、吊吊香（云南），内风消、小血藤、野五味子藤（湖南），牛奶藤、香苏（浙江），五香血藤（贵州），血藤（四川），紫金血藤（重庆）。

【性味与归经】 味酸、甘，性温。归肺、心、肾经。

【功能与主治】 收敛固涩，益气生津，补肾宁心。用于久嗽虚喘，梦遗滑精，遗尿尿频，久泻不止，自汗盗汗，津伤口渴，内热消渴，心悸失眠。

释名考订

五味子历来有南北之分。北五味子主产于辽宁、黑龙江、吉林、河北及内蒙古等省区，南五味子主产于河南、陕西、甘肃、四川及云南等省。《本草纲目》云："五味今有南北之分，南产者色红，北产者色黑，入滋补药必用北产者乃良。"《中国药典》在 1995 年版以前收载的"五味子"条都包括北五味子和南五味子。后《中国药典》2000 年版（一部）将南五味子从"五味子"条中分出，作为独立的品种单列为"南五味子"条。产地多涉我国西部地区，故又称西五味。表面棕红色至暗棕色，遂有红皮子、红铃子诸名。参见"五味子"条。

562 南板蓝根 nanbanlangen 《中国药典》

【来源】 为爵床科植物马蓝的根茎及根。

【异名】 马蓝根（《本草便读》），南板蓝（《中药材手册》），大蓝根、大青根（《全国中草药汇编》），靛根（《本草药名集成》），板蓝根（湖北、湖南、四川、广东、广西、江西、云南、贵州），土板蓝根（浙江、湖南），蓝龙根、土龙根（湖南），靛青根（浙江），蓝靛根（四川）。

【植物名】 马蓝 *Baphicacanthus cusia* (Nees) Bremek.

异名：葴（《尔雅》），蓝（《神农本草经》），大青（《名医别录》），大叶冬蓝（《尔雅》郭璞注），大蓝（刘锡禹《传信方》），青蓝（《履巉岩本草》），板蓝（《本草纲目》），山蓝（《中药大辞典》），琉球蓝（《本草药名集成》），地蓝、山大蓝、大叶狗肝菜、山驳骨（广西），野靛、大靛、土靛（云南），蓝靛（福建诏安）。

【性味与归经】 味苦，性寒。归心、胃经。

【功能与主治】 清热解毒，凉血消斑。用于温疫时毒，发热咽痛，温毒发斑，痄腮，丹毒。

释名考订

本品药用始见于宋《本草图经》，名为马蓝。古称"蓝凡五种"，马蓝为"五蓝"之一，故有"蓝"之名。"马"者，大也。章炳麟《新方言·释言》云："古人于大物辄冠马字，马蓝、马蓼、马薤、马蜩、马蚿是也。"本品在"五蓝"中叶较大，古称"大叶冬蓝"，故有马蓝之名。《本草纲目》曰："马蓝，叶如苦荬，即郭璞所谓大叶冬蓝，俗中所谓板蓝者。"板蓝，因其叶片薄而板平，故名。药用其根（及根茎），因称板蓝根。板蓝根的异物同名品有多种，而市售板蓝根主要为两种：一种即为本品，另一种为十字花科植物菘蓝 *Isatis indigotica* Fort. 的根。就全国的使用情况来说，菘蓝之根是板蓝根的主流品种。马蓝根则在我国福建、台湾、湖北、湖南、广东、广西、四川、贵州、云南等南方地区作板蓝根入药，商品称为"南板蓝根"。其茎叶为制造青黛的原料之一，故本品又名靛青根、蓝靛根。

563 柘木 zhemu 《本草拾遗》

【来源】为桑科植物柘树的木材。

【异名】黄巴吉、黄根癀、黄根莉（福建），刺桑根（四川），柘柴（山东）。

【植物名】柘树 *Cudrania tricuspidata*（Carr.）Bur.

异名：柘（《诗经》），械、白桵（《尔雅》），柘桑（《淮南子》高诱注），文章树（《清异录》），灰桑树（《淮阴县志》），白柘、白棫（《尔雅义疏》），黄蛇退壳、大黄篰（《岭南采药录》），鸡脚刺（《中国经济植物志》），刺桑、奶桑（《贵州草药》），山荔枝、水荔枝、野荔枝、钓钩草（福建），棘针树、制针树（江苏），柘各树、刺针树（安徽），柞树（四川），蘗凿树（广东），黄桑（广西），铁骨子（河南）。

【性味与归经】味甘，性温。

【功能与主治】化瘀止血，清肝明目，截疟。用于虚损，妇女崩中血结，疟疾。

释名考订

柘木入药始载于《本草拾遗》。《本草纲目》引陆佃《埤雅》云："柘宜山石，柞宜山阜。柘之从石，其取此义欤？"本品为桑之属，故名柘桑。有乳状液汁，因称奶桑。小枝具坚硬棘刺，而呼刺桑。木材全体黄色或淡黄棕色，木汁能染赤黄色，乃谓黄桑。木材致密坚韧，故名铁骨子。《本草衍义》谓："柘木里有纹。"纹理细腻清晰，遂得文章树之称。"文章"，指错杂的色彩或花纹。《墨子·非乐上》云："非以大钟鸣鼓琴瑟竽笙之声以为不乐也，非以刻镂华文章之色以为不美也。"

564 相思子 xiangsizi 《新修本草》

【来源】为豆科植物相思子的种子。

【异名】红豆（《王右丞集》），云南豆子（《增订伪药条辨》），红漆豆（《现代实用中药》），毒红豆（叶三多《生药学》），难丹真珠、南丹真珠、八重山珊瑚（《中国主要植物图说·豆科》），郎君豆（《广东中药》），观音子、鬼眼子（《南宁市药物志》），土甘草豆（《药材学》），蟹眼豆、珊瑚豆、印度甘草豆、美洲甘草豆（《中药材品种论述》），黑豆小鸡（《云南药用植物名录》），相思豆（福建、广东、广西），鸳鸯豆、鸡眼子（广东、广西），鸡母珠（台湾、福建），红珠子、鬼豆、鸡母真珠、鸡母子（台湾），阴阳豆、观音珠、猴子眼（广西），相思红豆、美人豆（广东），鬼眼豆、红黑豆（湖北），小红豆（云南）。

【植物名】相思子 *Abrus precatorius* L.

异名：相思藤、畏羞草、红公卯、小人草（《中国主要植物图说·豆科》），相思子树（《药学名词合编》），红豆树、红珠木（《台湾药用植物志》），相思树（《本草药名集成》）、山甘草、大甘草（广西、广东），甘藤（云南），红厨木（台湾），土甘草（广西）。

【性味与归经】味苦、辛，性平；有大毒。

【功能与主治】清热解毒，祛痰，杀虫。用于用痈疮，腮腺炎，疥癣，风湿骨痛。

释名考订

《本草纲目》云："相思子生岭南，树高丈余，白色。其叶似槐，其花似皂角，其荚似扁豆，其子大如小豆，半截红色，半截黑色，彼人以嵌首饰。"所记"子大如小豆，半截红色，半截黑色"者，即为相思子。但是，相思子为缠绕木质藤本，并非"树高丈余"的乔木。经考，上文前半句中所言

"树高丈余"及对叶、花、荚形的描述，应是海红豆属植物海红豆，亦即唐代诗人王维诗句"红豆生南国，春来发几枝"中所说的"红豆"。

　　古人从阴阳理论出发，往往将一些植物生理现象拟人化。如称首乌"有赤、白二种，赤者雄，白者雌"，它们"根远不过三尺，夜则苗蔓相交，故称"夜合"、"夜交"。又如，将豆科植物合欢的羽状复叶因趋旋光性"至暮则合"的现象比若男女之合而称"合欢"。相思子因表面"半截红色，半截黑色"而被称作"阴阳豆"、"鸳鸯豆"，而后衍成"郎君豆"、"美人豆"，最后乃至"相思子"、"相思豆"。另李时珍曰："按《古今诗话》云：相思子圆而红。故老言：昔有人殁于边，其妻思之，哭于树下而卒，因以名之。"也聊为一说。

565 枳壳 zhiqiao 《雷公炮炙论》

【来源】 为芸香科植物酸橙及其栽培变种的未成熟果实。

【异名】 商枳壳（《儒门事亲》），陈枳壳（《鲁府禁方》），大枳壳（《串雅补》），玳玳花枳壳、苏枳壳（《全国中草药汇编》），川枳壳、江枳壳（《中药大辞典》），湘枳壳（《本草药名集成》），酸橙枳壳、药枳壳（四川），温枳壳（浙江）。

【植物名】 酸橙 *Citrus aurantium* L.

【性味与归经】 味苦、辛、酸，性微寒。归脾、胃经。

【功能与主治】 理气宽中，行滞消胀。用于胸胁气滞，胀满疼痛，食积不化，痰饮内停；脏器下垂。

释名考订

　　《神农本草经》载有枳实，并无枳壳。至刘宋，《雷公炮炙论》始有枳壳之名。《本草纲目》曰："枳实、枳壳气味功用俱同，上世亦无分别。魏晋以来，始分实、壳之用。"按枳实、枳壳均为果实，惟枳实为幼果，枳壳为未成熟的果实。《本草图经》云："七月、八月采者为实，九月、十月采者为壳。今医家多以皮厚而小者为枳实，完大者为壳。"在未成熟果实采摘之时，果实囊内汁胞干缩，果皮菲薄而中虚，且入药须除瓤核，只用皮壳，故名枳壳。据本草考证，宋代以前使用的枳实、枳壳，其基原植物为枳属枸橘 *Poncirus trifoliata* （L.）Raf.；宋代以后始为柑橘属酸橙 *Citrus aurantium* L.。《本草图经》有云枳壳品质"以商州（今四川宜宾市西北）者为佳"，因称"商枳壳"。又谓入药以"陈久者为胜"，故名"陈枳壳"。今之商品药材多以产地冠名：产四川者称川枳壳，产江西者称江枳壳，产江、浙者称苏枳壳，产湖南者称湘枳壳，产浙江温州者称温枳壳。

566 枳实 zhishi 《神农本草经》

【来源】 为芸香科植物酸橙及其栽培变种或甜橙的幼果。

【异名】 陈枳实（《证治准绳》），鹅眼枳实（《本草原始》），小枳实（《幼幼集成》），商枳实（《药材学》），酸橙枳实（《中药大辞典》），甜橙枳实（《中华本草》），枪子枳实、片子枳实（《本草药名集成》），川枳实、广柑枳实（四川），湘枳实（湖南），江枳实（江西），苏枳实（江苏），温枳实（浙江）。

【植物名】（1）酸橙 *Citrus aurantium* L.

　　异名：苦橙树、酸橙树（《药学名词合编》），枸头橙、大麦橙、皮头橙、臭橘子（《中药志》），钩头橙、苦橙（《中国药用植物图鉴》），橙果树（广西），小红橙（浙江），臭橙、香橙（江西），橙柑、酸广柑（四川），香柑（湖北），酸黄果（四川宁南）。

　　（2）甜橙 *Citrus sinensis* （L.）Osbeck

　　异名：橙（《开宝本草》），黄果（《滇海虞衡志》），橙子（《滇南本草》），新会橙（《植物名实图考》），柑、柑树（《药用植物学与生物学》），广橘（《中国树木分类学》），广柑（《中国果树分类学》），印子柑、雪柑（《广州植物志》），淑浦广柑（《中草药》）。

【性味与归经】味苦、辛、酸，性微寒。归脾、胃经。

【功能与主治】破气消积，化痰散痞。用于积滞内停，痞满胀痛，泻痢后重，大便不通，痰滞气阻，胸痹，结胸，脏器下垂。

释名考订

枳实始载于《神农本草经》，列为中品。《说文解字·木部》云："枳，木似橘。从木，只声。"《本草纲目》曰："枳乃木名，从只，谐声也。实乃其子，故曰枳实。"药用以陈久者为良，因称陈枳实。按古代枳实的原植物品种较为混乱，但宋代以前本草所载之枳实为枳属植物枸橘 *Poncirus trifoliata* (L.) Raf. 的果实则属确凿无疑。自宋代起，枳实的主流品种改为酸橙，遂与现今的药用习惯一致。今之商品枳实因植物来源不同分为两类：一类为酸橙枳实，其中产四川江津者为"川枳实"，产湖南沅江者为"湘枳实"，产江西新干者为"江枳实"；另一类为甜橙枳实，主产于四川、贵州。商品又因大小、形状不同分为三类：枪子枳实、鹅眼枳实和片子枳实。

567 枳椇子 zhijuzi 《新修本草》

【来源】为鼠李科植物北枳椇、枳椇或毛果枳椇的种子。亦有用带花序轴的果实。

【异名】木蜜（陆玑《诗疏》），树蜜、木饧、白石、白实、木实、木石（崔豹《古今注》），白石木子（《荆楚岁时记》），蜜积椇（《雷公炮炙论》），蜜屈律（《太平广记》），鸡距子、癫汉指头（《苏沈良方》），枳枳（《埤雅》），金钩梨（《尔雅翼》），背洪子、兼穷（《朱子大全》），拐枣（《救荒本草》），天藤、还阳藤（《滇南本草》），木珊瑚、鸡爪子、鸡矩、鸡橘子、桔枸、棘枸、金钩、结留子、曹公爪（《本草纲目》），白石枣（《医林纂要·药性》），万寿果（《药物出产辨》），卍字果（《广西中兽医药用植物》），鸡爪梨、甜半夜、龙爪（《中国树木分类学》），碧久子（《广州植物志》），金钩钩、酸枣（《江苏省植物药材志》），鸡爪果（《南宁市药物志》），枳枣、鸡矩子（《中药志》），转钮子（江西《草药手册》），鸡脚爪、万字果、橘扭子、九扭（《全国中草药汇编》），金钩子（《浙江药用植物志》），解酒子（福建）。

北枳椇：蛮子梨、枳拱子（《中国药用植物志》），婆婆子（东北），鸡爪（江苏、安徽），金果树子、金钩钩、酸枣子、龙爪子、鸡脚枣、臭杞子、九曲弯（江苏），鸡巨子、拐枣子（湖北），鸡椇子（四川）。

枳椇：钩子梨、万字梨、拐子枣（福建），万寿果子、鸡爪连子、万寿子（广西），鸡枣、鸡勾（贵州）。

毛果枳椇：毛拐枣（《江西药用植物名录》）。

【植物名】（1）北枳椇 *Hovenia dulcis* Thunb.

异名：枸（《诗经》），枳枸（《庄子》），椇（《礼记》），枸骨（陆玑《诗疏》），白石木（崔豹《古今注》），交加枝（《雷公炮炙论》），金钩木（《舆地志》），桔枸树（《卫生易简方》），梨枣树、鸡距（《本草纲目》），枳椇（《中国树木分类学》），龙爪树（《中国种子植物分类学》），金果树（《本草药名集成》），糖果树（浙江），含泡树（四川）。

（2）枳椇 *Hovenia acerba* Lindl.

异名：枸（《诗经》），鸡爪树、金果梨枸（《中国植物志》），南枳椇（《黄山植物的研究》），南方拐枣（《江西药用植物名录》），小花拐枣（《云南种子植物名录》），橘扭树（广东），鸡爪莲（广西）。

（3）毛果枳椇 *Hovenia trichocarpa* Chun et Tsiang

异名：黄毛枳椇（《东北林学院植物研究室汇刊》），毛枳椇（《中国树木分类学》），枳椇（安徽、浙江），毛果鸡爪莲（广西）。

【性味与归经】味甘，性平。归胃经。

【功能与主治】通利二便，解酒毒，止渴除烦。用于二便不利，酒醉，烦热口渴，呕吐。

释名考订

《本草纲目》曰："枳椇，徐锴注《说文》作槂枒，又作枳枸，皆屈曲不伸之意。"《说文解字·禾部》云："槂，多小意而止也。"段玉裁注本增"槂枒"二字，并注："二字各本无，今补。"王筠《句读》："多小意而止者，乃'槂枒'两字之义，形容之词也。'多小意'者，草木受病，枝叶诘屈，故曰小；逐处凹凸，故曰多；'而止'者，自此归于枯槁（槁），不复能茂畅也。"《本草纲目》云："槂枒，此树多枝而曲，其子亦卷曲，故以名之。曰蜜、曰饧，因其味也。曰珊瑚、曰鸡距、曰鸡爪，象其形也。曰交加、曰枅栱，言其实之纽屈也……又《诗话》云：子生枝端，横折歧出，状若枅栱，故土人谓之枅栱也。珍谓枅栱及俗称鸡矩，蜀人之称桔枸、棘枸，滇人之称鸡橘子，巴人之称金钩，广人之称结留子，散见书记者，皆枳椇、鸡距之字，方音转异尔。"拐枣、九扭、癞汉指头等，以形为名。梨枣树、甜半夜、糖果树等，以味为名。《滇南本草》称本品"久服轻身延年"，"万寿果"乃因以得名。"卐字果"者，"万寿果"之音转，更兼"卐"字笔划多弯折，象本品果柄扭曲之形。又名"万字果"，"万"为"卐"之音近讹字。本品擅醒酒，乃呼解酒子。

568 柏子仁 baiziren 《新修本草》

【来源】为柏科植物侧柏的种仁。

【异名】柏实（《神农本草经》），柏子、柏仁（《本草经集注》），柏子人（《外台秘要》），侧柏子（《日华子本草》），柏树子（《药材学》），柏树仁、柏树种（山东），侧柏子仁（四川）。

【植物名】侧柏 *Platycladus orientalis*（L.）Franco

【性味与归经】味甘，性平。归心、肾、大肠经。

【功能与主治】养心安神，润肠通便，止汗。用于阴血不足，虚烦失眠，心悸怔忡，肠燥便秘，阴虚盗汗。

释名考订

柏有多种，侧柏为其一。本品为侧柏的种仁，故名柏子仁。《外台秘要》称"柏子人"，"人"者，"仁"也。《齐民要术·种枣》云："《杂五行书》曰：'服枣核中人二七枚，辟疾病。'"参见"侧柏叶"条。

569 栀子 zhizi 《神农本草经》

【来源】为茜草科植物栀子的果实。

【异名】鲜支（《上林赋》），木丹（《神农本草经》），楂桃（《广雅》），卮子（《汉书》孟康注），越桃（《名医别录》），支子（《本草经集注》），山栀子（《药性论》），枝子（《新修本草》），山栀（《丹溪心法》），黄栀（《奇效良方》），小卮子（《本草原始》），山枝子（《济阴纲目》），黑栀子（《本草述》），山枝（《广西中兽医药用植物》），红栀子（《药材学》），黄黄子（《闽东本草》），黄鸡子（《广西中药志》），黄栀子（《江苏药材志》），红枝子（《全国中草药汇编》），小山栀（《常用中药名辨》），江山栀（《上海市中药饮片炮制规范》），黄枝子（广东、广西），大红栀、红山栀、小红栀、黄山栀、召枝、黑栀、黄山枝、黑枝子（江苏），山黄果、黄果仔、赖地黄果（广东），药枝子（湖南），苏栀子（山西），水枝子（云南），栀果（安徽）。

【植物名】栀子 *Gardenia jasminoides* Ellis

异名：林兰（《谢康乐集》），苍卜、白蟾、水横枝、山黄枝（《中国药用植物志》），山黄栀（《浙江药用植物志》），黄枝（江苏、江西、广东），山横枝树、黄果祇树、水枝（广东），潮枝、红枝（浙江），大栀子（新疆），黄果树（海南）。

【性味与归经】味苦，性寒。归心、肺、三焦经。

【功能与主治】泻火除烦，清热利湿，凉血解毒；外用消肿止痛。用于热病心烦，湿热黄疸，淋证涩痛，血热吐衄，目赤肿痛，火毒疮疡；外治扭挫伤痛。

释名考订

本品始载于《神农本草经》，列为中品。栀子，亦作卮子。《本草纲目》云："卮，酒器也。卮子象之，故名。俗作栀。"亦作支子、枝子，皆以同音、省写而假借之。生于丘陵山地或山坡灌林中，故名山栀子。果实深黄色，可以染黄，乃称黄栀子。广西称黄鸡子，闽东呼黄黄子，盖为方言依音用字。本品分布于南方，以浙江产者品质最佳；其形长圆，以桃喻之，故有"越桃"之名。《本草图经》云：栀子"夏秋结实，如诃子状，生青熟黄，中人深红……""中人"者，果仁。段玉裁《说文解字注·人部》云："果人之字，自宋元以前，本草方书、诗歌记载，无不作'人'字。"木实中仁，其色如丹（"中人深红"），故名木丹。

570 枸橘 gouju 《本草纲目》

【来源】为芸香科植物枸橘的未成熟果实。

【异名】枳实（《神农本草经》），枳壳（《雷公炮炙论》），臭橘（《本草图经》），枸棘子（《履巉岩本草》），野橙子（《本草纲目》），唐橘（《中国树木分类学》），枸橘李、钢铃子（《江苏省植物药材志》），枸鬏李、野梨子、苦橘子（《上海常用中草药》），香橼（山西、陕西、河南），枸橘子（江苏、安徽、浙江），枸桔梨、狗桔李、苦桔篱、小青皮、狗吉利（浙江），臭橘子、枸橘梨、钢楂子、杨橘（江苏），绿衣枳实、绿衣枳壳、臭山桔（福建），臭枸橘蛋、陈刺蛋（河南），青旦旦、土枳实（陕西），枸橘蛋子、野橘子（安徽），臭柑子、狗屎柑（湖南），槿槿圆橘（四川），臭枳子（山东），野柑子（广西）。

【植物名】枸橘 *Poncirus trifoliata* (L.) Raf.

异名：枳（《周礼》），铁篱笆（《植物名实图考》），铁篱寨（《中国药用植物图鉴》），铁李寨（山西、河南），臭杞、臭刺、臭棘（山东），绿角刺（河南），雀不站（四川）。

【性味与归经】味辛、苦，性温。归肝、胃经。

【功能与主治】疏肝，和胃，理气，止痛。用于胸腹胀满，胃痛，疝气，睾丸肿胀，乳房结核，子宫下垂，跌打损伤，解酒毒。

释名考订

据本草考证，在宋代以前使用的枳实、枳壳即为本种。枸橘之名始见于《本草纲目》，曰："枸橘处处有之。树、叶并与橘同，但干多刺。"枸橘，即以其枝干多钩刺而得名。"枸"，通"钩"，《荀子·性恶》云："枸木必将待隐栝烝矫然后直。"杨倞注："枸，读为钩，曲也。"李时珍曰："人家多收种为藩篱。"故名铁篱笆、铁篱寨。树、叶、果又似柑、橙，因称野橙子、野柑子。《本草纲目拾遗》谓枸橘"枝多刺而实臭"，乃称臭橘。臭柑子、狗屎柑等，名义并同。

571 枸杞子 gouqizi 《名医别录》

【来源】为茄科植物宁夏枸杞的果实。

【异名】苟起子（《本草经集注》），杞子（《藏府药式补正》），枸杞红实（《宝庆本草折衷》），甜菜子（《救荒本草》），西枸杞（《本草纲目》），甘杞子（《寿世保元》），甘枸杞（《一草亭百科全书》），狗奶子（《广雅疏证》），红青椒、枸蹄子（《河南中药手册》），枸杞果（《河北药材》），血枸子、红耳坠（《中药材手册》），地骨子、枸茄茄（《山西中药志》），枸杞豆、血杞子（《药材学》），枸地芽子（《四川中药志》），西北枸杞（《中药材品种论述》），茨枸杞（《中药鉴别手册》），红枸杞、甘州枸杞子、北枸杞（《常用中药名辨》），贡果（《新编中药炮制法》），果杞（《中药正别名》），西杞果（西北），津枸杞、血枸杞（河北、山西、天津），茨果子、红果子、明目子（宁夏），枸杞、山枸杞（山西），枣杞（湖北）。

【植物名】宁夏枸杞 *Lycium barbarum* L.

异名：中宁枸杞（《中国高等植物图鉴》），狭叶枸杞（《兰州植物志》），白疙针、白葛针（内蒙古），白刺（青海）。

【性味与归经】味甘，性平。归肝、肾经。

【功能与主治】滋补肝肾，益精明目。用于虚劳精亏，腰膝酸痛，眩晕耳鸣，阳痿遗精，内热消渴，血虚萎黄，目昏不明。

释名考订

枸杞子为枸杞的果实。枸杞，《毛诗传》名枸檵，《神农本草经》名枸忌，《本草经集注》名苟起，《广雅》名苦杞，《本草衍义》名枸棘，皆语声相转也。然若以音、义两者求之，则似应以"枸棘"之名最适。《广雅·释诂二》："棘，箴也。"《方言》卷三云："凡草木刺人，自关而西谓之刺，江湘之间谓之棘。"按枸杞为灌木，茎枝多棘刺，故有"棘"之名。"枸"者，树根盘错状也。枸杞之根，《神农本草经》有地骨、地辅、地骨诸名，《广雅》称地筋，皆以其根形相似而得名。《雷公炮炙论》曰：枸杞，"其根似物形状者为上"。在古代，有不少关于枸杞根形的记述和传说。《本草图经》记曰："世传蓬莱县南丘村多枸杞，高者一二丈，其根盘结甚固。"周密《浩然斋日》抄云："宋徽宗时，顺州筑城，得枸杞于土中，其形如葵状，驰献阙下，乃仙家所谓千岁枸杞，其形如犬者。"又《续仙传》云："朱孺子见溪侧二花犬，逐入于枸杞丛下。掘之得根，形如二犬。"宋苏轼《和陶〈桃花源〉》诗序曰："蜀青城老人村……溪中多枸杞，根如龙蛇，饮其水，故寿。"唐刘锡禹诗云："枝繁本是仙人杖，根老新成瑞犬形。"可见，枸杞之根，尤为年深者，多盘根错节，形状各异，如骨，如筋，如龙，如蛇，如犬。李时珍曰："道书言千载枸杞，其形如犬，故得枸名，未审然否？"《山海经·海内经》曰："（盐长之国）有木，青叶紫茎，玄华黄实，名曰建木，百仞无枝，（上）有九欘，下有九枸，其实如麻，其叶如芒。"郭璞注："枸，根盘错也。"据此乃曰：枸杞者，枸棘也。其树根盘错，茎枝多棘刺，故以为名。

572 枸骨叶 gouguye 《本草拾遗》

【来源】为冬青科植物枸骨的叶。

【异名】猫儿刺（《本草纲目》），枸骨刺（《本草汇言》），八角茶（《本草从新》），老鼠刺、角刺茶、十大功劳叶、苦丁（《本草纲目拾遗》），老虎刺、八角刺（《中国药用植物志》），老鼠怕、猴子刺、天鼠红（《广西中兽医药用植物》），功劳叶（《中药志》），狗青芳（《江西中药》），老虎刺叶、鸟不宿叶（《药材学》），羊角刺（《湖南药物志》），散血丹（《广西中药志》），六角茶、六角刺、鹅掌簕（《全国中草药汇编》），狗簕、猫公刺、山猫象（《中药材品种论述》），老鼠簕、老虎脚底板、枸簕、枸朸（江西），狗公刺、羊角簕（湖南），猫脚爪、枸骨茶（浙江），角刺、狗儿刺（安徽），耗子牙（四川），龟蓬簕（广西）。

【植物名】枸骨 *Ilex cornuta* Lindl. ex Paxt.

异名：木蜜（陆玑《诗疏》），狗骨（《本草纲目》），枢木（《本草经疏》），十大功劳（《本经逢原》），杠骨树（《药学名词合编》），鸟不宿（《中药志》），红矛（《中国药用植物图鉴》），老鼠树、猫儿香（江苏），功劳树（上海），扛谷树（福建），八角莲（湖南）。

【性味与归经】味苦，性凉。归肝、肾经。

【功能与主治】清热养阴，益肾，平肝。用于肺痨咯血，骨蒸潮热，头晕目眩。

释名考订

本品入药始见于《本草拾遗》，曰："木肌白似骨，故云枸骨。"叶硬革质，卷曲，常有六角或八角，故名六角茶、六角刺、八角茶、八角刺等。尖角有刺，形如动物爪，故有猫儿刺、老鼠刺、老虎刺、狗儿刺诸名。狗青笋、鹅掌簕、羊角簕者，"笋"、"簕"均为南方方言，原指竹上的刺，后泛指刺。元李衎《竹谱详录》云：“南方呼刺为笏。”枸骨茶者，因本品的嫩叶为加工苦丁茶的原料来源之一，故名。功劳叶，为十大功劳叶之简称，以称其效用广泛而得名。

现时商品功劳叶有两种。全国广大地区药用的功劳叶是冬青科枸骨之叶（即本品），而在广东、广西、福建、江西、贵州及浙江部分地区，则以小檗科十大功劳属（*Mahonia*）植物的叶作功劳叶入药。“十大功劳”之名最早见于清《本经逢原》，是为枸骨的俗名。其后，《本草纲目拾遗》在论述“角刺茶”时谓：“角刺茶，出徽州，土人二三月采茶时，兼采十大功劳叶，俗名老鼠刺，叶曰苦丁。”这里虽然没有记载老鼠刺的植物形态，但说明了十大功劳叶与苦丁茶系来自同一植物。目前广大地区使用的苦丁茶多为枸骨嫩叶的加工品，而枸骨则古来即有“老鼠刺”的别名。因此，《本经逢原》所称的“十大功劳”和《本草纲目拾遗》所称的“十大功劳叶”，其植物来源都是冬青科枸骨，这当是无疑义的。

《植物名实图考》将枸骨和十大功劳分列为两条。根据其在“十大功劳”条下的描述，并观其附图，应为小檗科植物阔叶十大功劳 *Mahonia bealei* (Fort.) Carr. 和细叶十大功劳 *Mahonia fortunei* (Lindl.) Fedde。从此以后，就有了两种十大功劳叶。为了便于区别，现习惯上将冬青科枸骨的叶称作“功劳叶”（《中国药典》以“枸骨叶”之名收载），将小檗科十大功劳属植物的叶（多以阔叶十大功劳的叶入药）称作“十大功劳叶”。

573 柿蒂 shidi 《本草拾遗》

【来源】为柿树科植物柿的宿萼。

【异名】柿钱（《洁古家珍》），柿丁（《中药志》），柿子把（《中药材手册》），柿萼、柹蒂（《药材学》），柿饼蒂（江苏），柿子蒂（四川），柿顶（广西）。

【植物名】柿 *Diospyros kaki* Thunb.

异名：水柿（《滇南本草》），镇头迦（《本草纲目》），桐柿（《广西中兽医药用植物》），柿花树（云南），柿树（浙江），柿子树（甘肃），刺花树（云南丽江）。

【性味与归经】味苦、涩，性平。归胃经。

【功能与主治】降气止呃。用于呃逆。

释名考订

柿的原产地中国，栽培历史在 2500 年以上。北魏《齐民要术》中已有以君迁子为砧木用嫁接方法繁殖柿的记载。《本草纲目》曰：“胡名镇头迦。”

据《辞海》：蒂为花或瓜果与枝茎相连的部分。按本品为柿之宿萼，与枝茎相连，故名柿蒂，又名柿萼。柿蒂中央带有短果柄者形状似钉，因称柿丁。平展后近方形，中央有圆形凹陷的果柄痕，其形略似古钱，乃名柿钱。

574 咸秋石 xianqiushi 《药物出产辨》

【来源】为食盐的人工煅制品。

【异名】盆秋石（《中药志》），秋石（《药材学》），盐秋石（《矿物中药与临床》）。

【矿物名】咸秋石 Sal Praeparatum

【性味与归经】味咸，性寒。归心、肾、肺经。

【功能与主治】滋阴涩精，清心降火。用于骨蒸劳热，虚劳咳嗽，遗精，赤白带下，暑热心烦，口疮，咽喉肿痛。

释名考订

本品始见于南宋以后，最初是作为秋石（淡秋石）的混伪品出现的。南宋《宝庆本草折衷》曰：“秋石者，出于人之真元……薄俗亦以食盐煎制，其体色与秋石无异，但味苦而咸。或患肿渴及嗽，更服盐，反增其极矣。"李时珍亦曰："方士亦以盐入炉火煅成伪者，宜辨之。"后随着岁月的推移，本品作为中药中一个不同于秋石（淡秋石）的新的品种，逐渐为医家所接受。但由于两者都称作"秋石"，故用药时常致混淆。至清，秋石始有淡秋石之名，以与本品相区别。至近代，本品也开始以独立的专条为本草典籍所收载，称作咸秋石，又名盐秋石。完整者呈盆状，因呼盆秋石。历经几百年的风风雨雨，咸秋石终于名正言顺地在祖国医药的伟大殿堂里得到了自己的一席之地。参见"秋石"条。

575 威灵仙 weilingxian（侯宁极《药谱》）

【来源】为毛茛科植物威灵仙、棉团铁线莲或东北铁线莲的根及根茎。

【异名】能消（《开宝本草》），葳灵仙（《苏沈良方》），葳苓仙（《珍珠囊》），铁脚威灵仙（《宝庆本草折衷》），葳灵（《本草蒙筌》），灵仙（《药品化义》），黑脚威灵仙（《生草药性备要》），黑薇（《药材学》），黑薇灵仙（《中药材品种论述》）。

威灵仙：黑骨头、黑木通（《贵州民间方药集》），铁杆威灵仙（《药材资料汇编》），铁灵仙（《河北药材》），老虎须（《陆川本草》），铁脚灵仙（《江苏省植物药材志》），黑须公、芝查藤根（《广东中药》），铁搧帚（《浙江中药手册》），黑灵仙（《四川中药志》），土灵仙、杜灵仙（华东），铁扫帚（陕西、浙江、江西、湖北），青龙须（湖北、广西、云南），黑茜（江苏、安徽），百根草、百条根、本威灵仙、铁线根、鸟子花根（福建），小威灵仙、粉灵仙、马灵仙、一抓根（广西），老牛须、九十九条、藤威灵仙（四川），岩壁须、路洗帚（浙江），小黑药、灵仙藤根（云南），多须公（广东），虾公须（江西），铁扫帚根（江苏），九龙须（湖北）。

棉团铁线莲：黑须根（东北），软灵仙、铁扫帚根、铁扫帚（山东）。

东北铁线莲：驴笼头菜根、铁丝根（辽宁）。

【植物名】（1）威灵仙 *Clematis chinensis* Osbeck

异名：华中威灵仙（《经济植物手册》），七寸风（《广西中兽医药用植物》），中华威灵仙（《中药志》），辣椒藤（《陆川本草》），牛闲草、牛杆草（《江苏省植物药材志》），小木通（《中国药用植物图鉴》），灵仙藤（《四川中药志》），搜山虎（南药《中草药学》），山辣椒秧子（东北），山辣子、九牛穿、剪刀风、一把锁（湖南），乌头瓜、白钱草（安徽），小叶花木通、青风藤（陕西），药王草、羊角须（福建），九里火（浙江），黑老婆秧（山东），候仙（台湾）。

（2）棉团铁线莲 *Clematis hexapetala* Pall.

异名：山蓼（《救荒本草》），山蓼铁线莲、立威灵仙、六瓣铁线莲（《中科院植物所植物园栽培植物名录》），狭叶铁线莲（《经济植物手册》），小叶棉团铁线莲、大叶棉团铁线莲（《东北草本植物志》），细叶棉团铁线莲（《东北药用植物志》），狭叶威灵仙（《中药通报》），棉花团子、山棉花（《北方常用中草药手册》），棉花铁线莲（南药《中草药学》），棉花团、山辣椒秧（东北），棉花茧子、野棉花、驴笼头菜（辽宁），黑老婆秧（山东），棉花子花（黑龙江），棉花花（吉林）。

（3）东北铁线莲 *Clematis manshurica* Rupr.

异名：辣蓼铁线莲（《中国植物志》），辣铁线莲（《中国经济植物志》），山辣椒（《沈阳药学院学报》），山辣椒秧子（《北方常用中草药手册》），山辣椒秧、黑尾（东北），野辣椒秧、野辣椒秧子（黑龙江、吉林），风车草（吉林）。

【性味与归经】味辛、咸，性温。归膀胱经。

【功能与主治】祛风湿，通经络，止痹痛。用于风湿痹痛，肢体麻木，筋脉拘挛，屈伸不利。

释名考订

威灵仙为中医常用的祛风除湿、通络止痛药，多用于风湿所致之肢体疼痛、筋脉拘挛等症。《本草纲目》释其名曰："威，言其性猛；灵仙，言其功神。"《本草求真》所见略同："威喻其性，灵喻其效，仙喻其神耳。"古人对威灵仙的推崇由此可见一斑。

威灵仙为毛茛科铁线莲属植物，以根的外皮呈深黑色为其主要特征，故有"铁脚威灵仙"之称。李时珍曰：威灵仙"初时黄黑色，干则深黑，俗称铁脚威灵仙以此。别有数种，根须一样，但色或黄或白，皆不可用。"李时珍所称"色或黄或白"者，是指威灵仙同属植物中的铜脚威灵仙一类（根的外皮色浅带棕者）。商品威灵仙至今仍有"铁脚威灵仙"与"铜脚威灵仙"之别，而药用以"铁脚"者为威灵仙的正品。

根多数，细长密集如马尾状，故有青龙须、黑须根、铁扫帚、铁丝根诸名。本品之形又似白薇而色黑，因称黑薇、黑薇灵仙。

576 厚朴 houpo 《神农本草经》

【来源】为木兰科植物厚朴或凹叶厚朴的干皮、根皮及枝皮。

【异名】厚皮（《吴普本草》），重皮（《广雅》），赤朴（《名医别录》），烈朴（《日华子本草》），大厚朴（《世医得效方》），厚朴皮（《本草纲目》），川厚朴（《寿世保元》），紫厚朴（《医宗说约》），淡柏（《中国药用植物志》），紫油厚朴（《中药志》），油朴（南药《中草药学》），如意卷厚朴、如意朴、靴筒朴、靴朴、筒朴、根朴、枝朴、鸡肠朴（《本草药名集成》），川朴（陕西、四川、湖北、上海）。

厚朴：紫油朴、京庄、省庄、京八寸、羊耳朴、耳朴、尺朴、脑朴（四川）。

凹叶厚朴：温朴（《全国中草药汇编》），龙泉厚朴、温厚朴（浙江）。

【植物名】（1）厚朴 *Magnolia officinalis* Rehd. et Wils.

异名：油朴树（四川、山东），桂皮花树（湖南），厚朴树（湖北）。

（2）凹叶厚朴 *Magnolia officinalis* Rehd. et Wils. var. *biloba* Rehd. et Wils.

异名：庐山厚朴（《中国树木分类学》），裂叶厚朴（《中国种子植物分类学》）。

【性味与归经】味苦、辛，性温。归脾、胃、肺、大肠经。

【功能与主治】燥湿消痰，下气除满。用于湿滞伤中，脘痞吐泻，食积气滞，腹胀便秘，痰饮喘咳。

释名考订

厚朴始载于《神农本草经》，列为中品。《本草纲目》谓，"其木质朴而皮厚"，故名厚朴。恐非。将厚朴之"朴"解作"其木质朴"，似有望文生训之嫌。《说文解字·木部》云："朴，木皮也。"《汉书·司马相如传》颜师古注："张揖曰：'厚朴，药名。'朴，木皮也。此药以皮为用，而皮厚，故呼'厚朴'云。"《吴普本草》名"厚皮"，《广雅》称"重皮"，重皮，犹言厚皮。《说文解字·重部》："重，厚也。"本品主产于四川，故名川朴。以色紫而油润者为佳，因称紫油厚朴。李时珍谓："其……味辛烈而色紫赤，故有……烈、赤诸名。"

厚朴药材的商品规格甚多，主干的干皮加工后呈卷筒状或双卷筒状，故名筒朴、如意朴；近根部的干皮和根皮经加工后其形如靴，而称靴朴、靴筒朴；近根部的干皮块呈片状或半卷形，多似耳状，乃名耳朴；根皮经加工后呈单筒状或不规则块片，有的弯曲似鸡肠，遂称鸡肠朴。

577 厚朴花 houpohua 《饮片新参》

【来源】为木兰科植物厚朴或凹叶厚朴的花蕾。

【异名】调羹花（《中药材手册》），川朴花（四川、湖北），朴花（四川），温朴花（浙江温州）。

【植物名】（1）厚朴 *Magnolia officinalis* Rehd. et Wils.

（2）凹叶厚朴 *Magnolia officinalis* Rehd. et Wils. var. *biloba* Rehd. et Wils.

【性味与归经】味辛、微苦，性温。归脾、胃、肺经。

【功能与主治】芳香化湿，理气宽中。用于脾胃湿阻气滞，胸脘痞闷胀满，纳谷不香。

释名考订

"厚朴"之名义参见本书"厚朴"条。本品的花被较厚，肉质，内轮呈匙形，故名调羹花。商品规格因产地不同分为两种，四川、湖北产者名川朴花，浙江温州产者名温朴花。

578 砒石 pishi 《开宝本草》

【来源】为氧化物类矿物砷华的矿石，或由硫化物类矿物毒砂、雄黄、雌黄加工制成。

【异名】礜（《道书》），砒黄、砒霜（《日华子本草》），信砒（孙用和），人言（《本事方》），信石（《急救易方》），砒（《全生指迷方》），信（《儒门事亲》），好盆唇砒（《普济方》），白色信石（《婴童百问》），白信（《增补万病回春》），明砒（《医宗必读》），白明砒（《审视瑶函》），红砒（《增广验方新编》），红信石、白信石（《中药志》），白砒（《药材学》），红矾（《中药大辞典》），信州砒黄（《常用中药名辨》），亚砒酸（《矿物中药与临床》），信精（《矿物药及其应用》），红信（《本草药名集成》），人信（湖北）。

【矿物名】（1）砷华 Arsenolitum

（2）毒砂 Arsenopyritum

（3）雄黄 Realgar

（4）雌黄 Orpimentum

【性味与归经】味辛，性大热；有大毒。归肺、脾、肝经。

【功能与主治】外用攻毒杀虫，蚀疮去腐；内用劫痰平喘，攻毒抑癌。外治用于恶疮腐肉，瘰疬顽癣，牙疳，痔疮；内用于寒痰哮喘，癌肿。

释名考订

砒石原名砒黄，始载于《日华子本草》，宋《开宝本草》始见有砒石之名。《本草纲目》曰："砒，性猛如貔，故名。"貔究为何兽，已无从考查。传说中的貔是一种外形似虎的猛兽，毛灰白色，又名白罴、白狐、执夷。《说文解字》引《周书》曰："如虎如貔，貔，猛兽。"以貔喻砒，言砒之毒性猛烈。因属石，乃作"礜"，省写作"砒"。砒的天然矿石砷华常呈浅黄或浅红色，条痕也呈浅黄色，《本草图经》称"色如鹅子黄"，故名砒黄。《本草纲目》又曰："惟出信州，故人呼为信石，而又隐信字为人言。"信砒、信精诸名，义与信石同。按信州为唐置州名，宋改为信州上饶郡，治所在今江西上饶西北，至今仍为我国砒石主要产区之一。人言为"信"之拆字。以"人言"为砒石名，隐含对人之言的某种贬义。商品砒石有红、白之分，红砒又名红信石，白砒又称白信石，药用以红砒为主。红砒又有红矾之称，以其色淡红、略透明、具玻璃样光泽与矾相类，故名。

579 砂仁 sharen 《本草蒙荃》

【来源】为姜科植物阳春砂、绿壳砂或海南砂的果实或种子。

【异名】缩沙蜜（《药性论》），缩砂仁（《医学启源》），缩砂蔤（《海药本草》），缩砂（《小儿卫生总微论方》），连皮缩砂（《良朋汇集》）。

阳春砂：阳春砂仁（《南越笔记》），土密砂（《增订伪药条辨》），春砂仁（《中国药用植物图鉴》），长泰砂仁（福建），连壳砂（广东），砂果（云南）。

绿壳砂：西砂仁（《饮片新参》），野豆蔻（叶三多《生药学》），壳砂（《新华本草纲要》），勐崙砂仁（《云南种子植物名录》），绿壳砂仁（云南、广西）。

海南砂：海南砂仁（《中国植物志》），海南壳砂（《中药鉴别手册》），海南壳砂仁、长舌砂、土砂仁（海南）。

【植物名】（1）阳春砂 Amomum villosum Lour.

（2）绿壳砂 Amomum villosum Lour. var. xanthioides T. L. Wu et Senjen

（3）海南砂 *Amomum longiligulare* T. L. Wu

【性味与归经】味辛，性温。归脾、胃、肾经。

【功能与主治】化湿开胃，温脾止泻，理气安胎。用于湿浊中阻，脘痞不饥，脾胃虚寒，呕吐泄泻，妊娠恶阻，胎动不安。

释名考订

本品始载于《药性论》，原名缩沙蜜，曰："出波斯国。"《海药本草》云："生西海及西戎诸国。"缩沙蜜，名义未详，疑为外来语之译音。李时珍从"藕下白蒻多蓿，取其密藏之意"联想到缩沙蜜"仁藏壳内"，其名"亦或此意欤"。当属附会之言。砂仁，"砂"，为"缩沙蜜"之略称。《本草原始》则曰："仁类砂粒……俗呼砂仁。"此亦一说。砂仁古来就有国产和进口之分。国产者即今之阳春砂仁，进口者即今之绿壳砂仁。阳春砂仁主产于广东、广西、云南、福建，以广东阳春产者为道地药材，故名。绿壳砂根茎先端的芽、叶舌多呈绿色，果实成熟时亦为绿色，故有其名；"生西海及西戎诸国"，因称西砂仁。

580 牵牛子 qianniuzi 《雷公炮炙论》

【来源】为旋花科植物裂叶牵牛或圆叶牵牛的种子。

【异名】草金铃（《雷公炮炙论》），黑牵牛子（《博济方》），金铃（《本草图经》），黑牵牛、白牵牛（《仁斋直指方》），黑白牵牛（《女科百问》），黑丑、白丑（《本草纲目》），白牵牛子（《中药材手册》），丑牛（《药材学》），喇叭花子（《全国中草药汇编》），二丑（华东），黑白丑（安徽、云南、湖北），丑牛子（云南、四川）。

裂叶牵牛：大碗花子、筋角拉子（江苏），狗耳草子（河北），降粮子（山东），江梁子（河南新乡）。

【植物名】（1）裂叶牵牛 *Pharbitis nil*（L.）Choisy

异名：盆甑儿草（《酉阳杂俎》），狗耳草（《救荒本草》），牵牛花（《花镜》），勤娘子、姜花（《植物名实图考》），常春藤叶牵牛（《中国北部植物图志》），牵牛（《中国植物志》），江良科（《中药大辞典》），喇叭花（江苏、河南、云南、上海），打破碗花、碗碗花（贵州），大牵牛花（广西），紫牵牛（四川），马桶花（上海），大花牵牛（湖北），碗公花（台湾），牵牛郎（江苏），打碗花（山东）。

（2）圆叶牵牛 *Pharbitis purpurea*（L.）Voigt

异名：紫花牵牛（《广州植物志》），毛牵牛、紫牵牛（《中药志》），洋牵牛（《云南种子植物名录》），牵牛花、喇叭花（内蒙古、青海、云南、河南、山西），打碗花（山西），大牵牛花（广西），串紫莲（内蒙古）。

【性味与归经】味苦，性寒；有毒。归肺、肾、大肠经。

【功能与主治】泻水通便，消痰涤饮，杀虫攻积。用于水肿胀满，二便不通，痰饮积聚，气逆喘咳，虫积腹痛。

释名考订

牵牛，《本草经集注》云："此药始出田野，人牵牛易药，故以名之。"另有一释。王闿运《牵牛花赋》序云："胎于初秋，应灵匹之期，故受名矣。"古人称牛郎、织女为"灵匹"。民间传说，每年七夕牛郎织女渡天河相会。本种之花开于七夕之期，合于牛郎星名，故物亦以"牵牛"名之。种子有黑白两色，《本草纲目》曰："近人隐其名（黑者）为黑丑，白者为白丑，盖以丑属牛也。""金铃"象其子之形，"狗耳"象其叶之形，"喇叭"象其花之形也。花冠又似漏斗，先端5浅裂，状如有缺损的碗口，因称打破碗花、打碗花。花清晨而开，日出而蔫，观赏须早起，故名勤娘子。《植物名实图考》云："其花色蓝，以渍姜，色如丹。南方以作红姜，故又名姜花。"

581 轻粉 qingfen 《本草拾遗》

【来源】为用升华法炼制而成的氯化亚汞（Hg_2Cl_2）结晶。

【异名】汞粉（《本草拾遗》），峭粉（《日华子本草》），水银粉（《嘉祐本草》），腻粉（《传家秘宝方》），银粉（刘完素），扫盆（《本草便读》），甘汞（《中国药典》），颖粉（《本草药名集成》），扫粉（湖南）。

【矿物名】氯化亚汞 Calomelas

【性味与归经】味辛，性寒；有毒。归大肠、小肠经。

【功能与主治】外用杀虫，攻毒，敛疮；内服祛痰消积，逐水通便。外治用于疥疮，顽癣，臁疮，梅毒，疮疡，湿疹；内服用于痰涎积滞，水肿鼓胀，二便不利。

释名考订

本品为鳞片状结晶，形似雪花，具银样光泽，体轻，质脆，用手捻之易碎成细粉，以形性两者似之而称银粉。《本草拾遗》名轻粉，《日华子本草》称峭粉，《传家秘宝方》呼作腻粉，《本草纲目》曰："轻言其质，峭言其状，腻言其性。"轻粉系人工炼制品，其主要原料为汞，故有汞粉、水银粉、颖粉诸名。炼制时，先将药料研匀，铺于铁器内，上覆小乌盆，盐泥封固盆口，以炭火炼制。炼制结束冷却后，取下覆盆，"其粉凝于盆底，状若雪花而莹洁，以翎扫之"（《本草品汇精要》）。扫盆、扫粉等因以得名。

在自然界中，有天然氯化亚汞矿物存在。它常与自然汞、辰砂、方解石、褐铁矿等共生在一起。它的颜色为白色、无色、浅灰、浅黄或棕色，具有金刚石般的光泽，较软，可以用刀切开。特别是，它还具有甜味，因有甘汞之称。

582 鸦胆子 yadanzi 《本草纲目拾遗》

【来源】为苦木科植物鸦胆子的果实。

【异名】老鸦胆（《生草药性备要》），鸦胆、苦榛子（《吉云旅钞》），苦参子（《本草纲目拾遗》），鸦蛋子（《植物名实图考》），鸭蛋子（《医学衷中参西录》），鸭胆子、雅旦子（《中药志》），鸦旦子（《中药材手册》），解苦楝（《广西中药志》），猪赖药、苦森子（《南方主要有毒植物》），小苦楝（《广西中草药》），苦胆子、苦子（南药《中草药学》），天胆子、苦透心（广东），羊屎豆（福建），丫蛋子（湖北），老鸭蛋（广东广州）。

【植物名】鸦胆子 Brucea javanica（L.）Merr.

异名：苦桑叶、苦蔬（《南方主要有毒植物》），山苦参、羊屎兰（福建），山黄柏、羊不食（广西），苦杉木（海南）。

【性味与归经】味苦，性寒；有小毒。归大肠、肝经。

【功能与主治】清热解毒，截疟，止痢，外用腐蚀赘疣。用于痢疾，疟疾；外治赘疣，鸡眼。

释名考订

本品成熟时色黑如鸦，味苦如胆，故名"鸦胆"；药用其实，乃名鸦胆子。鸦蛋子、鸭蛋子、鸭胆子等，皆为鸦胆子音近讹字。羊屎豆者，以其形似而名；猪赖药者，以其味苦而名；苦榛子者，形似、味苦两兼而名也。《本草纲目拾遗》有名苦参子。此名对后世影响较大，一度曾致混乱，误以鸦胆子为苦参之实。如《医学衷中参西录》谓：鸦胆子"俗称鸭蛋子，即苦参所结之子……为凉血解毒之要药"。按苦参为豆科植物，鸦胆子为苦木科植物，两者完全不同，不可混淆。"苦参子"者，苦榛子语声之讹也。

583 韭菜子 jiucaizi 《滇南本草》

【来源】 为百合科植物韭菜的种子。

【异名】 韭子（《本草经集注》），家韭子（《普济方》），韭菜仁（《岭南采药录》），野韭菜子（《药材学》）。

【植物名】 韭菜 *Allium tuberosum* Rottl. ex Spreng.

异名：韭（《诗经》），丰本（《礼记》），草钟乳（《本草拾遗》），起阳草（侯宁极《药谱》），懒人菜（《尔雅翼》），长生韭（王祯《农书》），壮阳草（《本草述》），扁菜（《广西药用植物图志》），野韭菜（江苏），小韭菜（云南），细韭菜（四川）。

【性味与归经】 味辛、甘，性温。归肝、肾经。

【功能与主治】 温补肝肾，壮阳固精。用于肝肾亏虚，腰膝酸痛，阳痿遗精，遗尿尿频，白浊带下。

释名考订

韭为象形字，象叶出地上之形。《说文解字·韭部》云："韭，菜名。一种而久者，故谓之韭。象形，在一之上。一，地也。"圃人种薤，一岁而三四割之，其根不伤。《本草纲目》曰："谓之长生韭，言剪而复生，久而不乏也。"《齐民要术》则谓："谚曰：韭者懒人菜，以其不须岁种也。"陈藏器曰："谓韭是草钟乳，言其温补也。"功能兴阳道、治阳痿，故有"起阳"、"壮阳"之称。其根丛生，故名丰本。叶条形、扁平，而称扁菜。

584 虻虫 mengchong 《本草经集注》

【来源】 为虻科昆虫华虻、双斑黄虻或同科其他多种昆虫的雌性全体。

【异名】 蜚虻（《神农本草经》），牛虻（《本草崇原》），牛蚊子（《中药形性经验鉴别法》），绿头猛钻（《青海药材》），牛苍蝇（《浙江中药手册》），瞎虻虫、瞎蚂蜂（《河北药材》），瞎蠓（《中药志》），牛蝇子、瞎眼蠓（《中药材手册》），牛魔蚊（《四川中药志》），牛蝇、瞎蒙（《全国中草药汇编》），牛虻虫（《中药材商品知识》），瞎矇（《常见药用动物》）。

华虻：中华虻、白斑虻、灰虻（《中国药用动物志》），牛瞎蒙虫、大虻虫、瞎蜉蜂、蜚虻（《本草药名集成》），虻（广西）。

双斑黄虻：复带虻（《中国药用动物志》），土虻虫（山东），瞎虻（内蒙古）。

【动物名】 （1） 华虻 *Tabanus mandarinus* Schiner
（2） 双斑黄虻 *Atylotus bivittateinus* Takahasi

【性味与归经】 味苦，性微寒；有毒。归肝经。

【功能与主治】 破血消癥，逐瘀通经。用于癥瘕积聚，蓄血，血瘀经闭，跌扑伤痛。

释名考订

本品入药始载于《神农本草经》，原名蜚虻，列为中品。"虻"，"芒"也。"芒"，"刺"也。《类篇·虫部》云："虻，啮人飞虫。"此虫头部有刺，雄虫吸食植物汁液，雌虫吸食人畜血液，故名虻虫。尤喜唼牛、马之血，而称牛虻、牛魔蚊。《本草纲目》则曰："虻以翼鸣，其声虻虻，故名。"又曰："蜚与飞同。"虻虫能飞，故曰蜚虻。形如苍蝇而体大，故有牛蝇子、牛苍蝇之名。

585 哈蟆油 hamayou 《药材资料汇编》

【来源】 为蛙科动物中国林蛙雌蛙的输卵管。

【异名】 田鸡油、哈什蟆油、蛤蚂油（《中药通报》5：205，1956），哈士蟆油（《中药志》），吧拉蛙油（《全国中草药汇编》），蛤士蟆油（南药《中草药学》），蛤蟆油（《上海市中药饮片炮制规范》)。

【动物名】中国林蛙 *Rana temporaria chensinensis* David

异名：山蛤（《本草图经》），蛤士蟆（《饮片新参》），哈什蟆、红肚田鸡、蛤蚂（《中药通报》5：205，1956），田鸡（《辽宁主要药材》），雪蛤（《药材资料汇编》），哈蟆、黄哈蟆（《药材学》），哈士蟆（《北方常用中草药手册》），蛤蟆、吧拉蛙（《吉林中草药》），金鸡蛤蟆（《中国药用动物志》），林蛙（《内蒙古药用动物》），黄蛤蟆（《常见药用动物》），赤蛙、赤蛤蟆、油蛤蟆（《本草药名集成》）。

【性味与归经】味甘、咸，性平。归肺、肾经。

【功能与主治】补肾益精，养阴润肺。用于病后体弱，神疲乏力，心悸失眠，盗汗，痨嗽咳血。

释名考订

哈蟆，即蛤蟆。在民间，蛤蟆是青蛙和蟾蜍的通称。"蛤"是多音字。在表达蛤蜊、文蛤及中药蛤壳、蛤蚧等名词时，发 gé 音；在表达蛤蟆这一名词时，发 há 音。所以，蛤蟆油和哈蟆油的读音应该是一致的。中国林蛙是蛙的一种，自当以"蛤蟆"为名。在原动物名和药用部位明确的情况下，如以"蛤蟆油"作为本品的正名，自当是最合适的命名。但是，相当多的人却习惯于将"蛤"念成 gé，有不少人甚至还不清楚"蛤"在组成"蛤蟆"这个词时发 há 音，而如果将"蛤蟆"念成"gé 蟆"，那一定会感到十分别扭。于是，"哈蟆油"之名即应运而生。

哈蟆油为蛙科动物中国林蛙的输卵管，药材呈不规则的块状或片状，表面黄白色，呈脂肪光泽，摸之有滑腻感，有如固体油状物，故有"油"之名。

586 骨碎补 gusuibu 《本草拾遗》

【来源】为槲蕨科植物槲蕨的根茎。

【异名】猴姜、胡狲姜（《本草拾遗》），石毛姜（《日华子本草》），石庵蔄、胡孙姜（《开宝本草》），骨碎布、木上寄生草（《宝庆本草折衷》），骨破补（《握灵本草》），过山龙（《植物名实图考》），石岩姜（《草木便方》），石良姜（《分类草药性》），毛姜、申姜（张寿颐），猴掌（《广西中兽医药用植物》），马骝姜（《南宁市药物志》），毛贯仲（《青海药材》），碎补（《四川中药志》），槲姜（江西《中草药学》），猴申姜、毛生姜、鸡姜（《浙江民间常用草药》），肉碎补、猴掌姜、石连姜（《广西民间常用中草药手册》），石巴掌（《四川中草药治疗手册》），上树姜（《中药正别名》），猴生姜（江西、福建、湖南），猴子姜（湖南、广西），软碎补、鸭脚碎补（广东），猴里姜、猴已姜（福建），樟姜、石姜（江西），猴子掌（广西），猴脚板（湖南），猕猴姜（浙江），碎补还阳（湖北神龙架）。

【植物名】槲蕨 *Drynaria fortunei* (Kunze) J. Sm.

异名：舒州骨碎补、戎州骨碎补（《证类本草》），岩连姜、观音桥（《中国药用植物志》），巴岩姜（《中国药用植物图鉴》），飞鹅草、大飞龙（《广西药用植物名录》），岩姜（《江西药用植物名录》），爬岩姜（广州部队《常用中草药手册》），绿爬山虎、树蜈蚣、黄爬山虎、麻雀翅膀、搜山虎（《云南中草药选》），石碎补、飞天鼠、牛飞龙、飞来凤（《中药大辞典》），西南槲蕨（《西双版纳植物名录》），板崖姜（《鼎湖山植物手册》），崖姜（浙江、四川、贵州），爬山虎（湖南、云南），爬崖姜（湖南、贵州），地蜈蚣、树吊兰、石吊兰、屋檐姜、石鸡儿、树连姜（四川），石板姜、王姜、枫姜（湖南），猴子草、铁蕨蕨（云南），凤凰鸡、板岩姜（广东），飞蛇子（安徽）。

【性味与归经】味苦，性温。归肝、肾经。

【功能与主治】疗伤止痛，补肾强骨；外用消风祛斑。用于跌扑闪挫，筋骨折伤，肾虚腰痛，筋骨萎软，耳鸣耳聋，牙齿松动；外治斑秃，白癜风。

释名考订

骨碎补的根状茎肉质粗壮似姜，表面红棕色，密被棕褐色披针形细小鳞片，柔软如毛。张寿颐曰:"此药之根似于姜,且生茸茸之毛,故又有毛姜之名。一名猴姜,或谓即以有毛,其形似猴得名……又名申姜,则以申年之即猴儿年耳。"《本草纲目》引陈藏器曰:"江西人呼为胡孙姜,象形也。""胡孙",即猢狲,亦即猴。广西人称作"马骝姜",亦以形、色为名。按"骝"为一种身赤颈毛黑的良马,《篇海类编·鸟兽类·马部》云:"骝,紫骝,赤马黑鬣。"体赤而毛黑,本品似之,故有其名。石庵(菴)蕳者,《开宝本草》曰:"根着树石上,有毛,叶如庵蕳",故名。李时珍则云:"谓叶如庵蕳者,殊谬。"他认为:"庵蕳主折伤破血,此物功同,故有庵蕳之名。"

骨碎补之名始见于《本草拾遗》,云:"骨碎补,开元皇帝以其主伤折、补骨碎,故作此名。"所称开元皇帝即唐玄宗李隆基。在历代本草中,由皇帝亲自命名的药名,骨碎补可谓绝无仅有。陈藏器为开元年间人,他撰著的《本草拾遗》成书于开元二十七年(739年)。作为开元皇帝的同时代人,他的记述应可信据。

587 钟乳石 zhongrushi
《本草崇原》

【来源】 为碳酸盐类方解石族矿物方解石的钟乳状集合体下端较细的圆柱状管状部分,主含碳酸钙($CaCO_3$)。

【异名】 石钟乳(《神农本草经》),钟乳(《吴普本草》),公乳、留公乳、夏石(《名医别录》),黄石砂(《药性论》),卢布、夏乳根(《石药尔雅》),石乳(《中药材手册》),竹乳(《河比中草药》),滴水石(《浙江省中药炮制规范》),岩浆石(湖北)。

【矿物名】 钟乳石 Stalactitum

【性味与归经】 味甘,性温。归肺、肾、胃经。

【功能与主治】 温肺,助阳,平喘,制酸,通乳。用于寒痰喘咳,阳虚冷喘,腰膝冷痛,胃痛泛酸,乳汁不通。

释名考订

钟乳石始载于《神农本草经》,原名石钟乳,列为上品。此石常见于石灰岩溶洞中,系石灰岩、大理岩在风化过程中被地下水溶解形成重碳酸钙溶液,当压力减小或蒸发时,大量二氧化碳逸出,再析出方解石沉淀。经过长期自上而下的积淀,渐次形成钟乳状集合体,倒悬于洞顶。南宋范成大《桂海虞衡志》描述了广西境内溶洞中钟乳石的壮观景象:"桂林接宜、融山洞穴中,钟乳甚多。仰视石脉涌起处,即有乳床,白如玉雪,石液融结成者。乳床下垂,如倒数峰小山,峰端渐锐且长如冰柱,柱端轻薄中空如鹅翎。乳水滴沥不已,且滴且凝,此乳之最精者。"钟乳,原指古代钟面上隆起的饰物。在钟带间,其形如乳,故名。《周礼·考工记·凫氏》"钟带谓之篆,篆间谓之枚"郑玄注引汉郑司农曰:"枚,钟乳也。"钟乳石,以形似而得其名。清孙星衍另有一说,曰:"'锺'当为'湩',《说文》云:'乳汁也。''锺',假音字。"谓滴乳成石,故以为名。李时珍则曰:"石之津气,钟聚成乳,滴溜成石,故名石钟乳。"语中"钟"字作"汇聚"解,其义亦通,如《国语·周语下》云:"泽,水之钟也。"卢布,犹言其似芦之空中及似布之薄片状也。"夏",厦也。《楚辞·九章·哀郢》云:"曾不知夏之为丘兮,孰两东门之可芜?"王逸注:"夏,大殿也。"钟乳石生于溶洞,如生广厦,故名夏石、夏乳根。

588 钩吻 gouwen
《神农本草经》

【来源】 为马钱科植物胡蔓藤的全株。

【异名】 野葛(《神农本草经》),秦钩吻、毒根(《吴普本草》),冶葛、胡蔓草(《南方草木状》),黄野葛(《千金要方》),除辛(《蜀本草》),吻莽、断肠草(《梦溪笔谈》),黄藤、烂肠草(《本草纲目》),朝阳草(《生草药性备要》),大茶药、虎狼草(《岭南采药录》),梭葛草(《福建民间草药》),黄花苦晚藤(《广西药用植物图志》),大茶藤(《中国药用植物图鉴》),苦晚公、荷班药(《岭南草药志》),黄猛菜(《广西中药志》),发冷藤、大茶叶(《广西药用植物名录》),狗角花

(《云南中草药》)，大鸡苦蔓、胡蔓薤、朝阳遽、苦闷公、猪人参、陈村大睡、羊带归、梭柙（《南方主要有毒植物》)，黄花苦蔓（《全国中草药汇编》)，山砒霜、梭葛、大王茶（《福建药物志》)。狗闹花（《云南种子植物名录》)，大茶叶藤（华南)，甘尾（福建、广东)，大炮叶（广东、贵州)，甘晚树、大茶、大柴药、大王根、还江债、大叶莛（广东)，黄花断肠草、闹狗花、大断肠草（云南)，石晚藤、大苦根、大茶根（广西)，黄藤根、苦蔓藤（福建)，断肠藤、橄榄枯（广东)。

【植物名】胡蔓藤 *Gelsemium elegans*（Gardn. et Champ.）Benth.

【性味与归经】味辛、苦，性温；有大毒。

【功能与主治】祛风攻毒，散结消肿，止痛。用于疥癫，湿疹，瘰疬，痈肿，疔疮，跌打损伤，风湿痹痛，神经痛。

释名考订

钩吻之名始载于《神农本草经》，又名野葛。野葛，《吴普本草》谓其"叶如葛"，《梦溪笔谈》称"其草蔓生如葛"。《本草纲目》云："此草虽名野葛，非葛根之野者也，或作冶葛……"冶葛，即野葛。朱骏声《说文通训定声·颐部》云："冶，叚借为野。"《论衡·言毒》云："毒螫渥者，在虫则为蝮蛇蜂虿，在草则为巴豆冶葛。"在同一文中，还有"草木之中，有巴豆、野葛，食之凑懑，颇多杀人"之语，则"冶葛"即"野葛"可知矣。为常绿藤本，故名胡蔓藤。茎呈圆柱形，外皮灰黄色至黄褐色，皮部黄棕色，木部淡黄色，因称黄藤、黄野葛。叶形似茶而大，故有大茶药、大王茶诸名。植株喜生向阳山坡，乃呼朝阳草。钩吻者，《本草经集注》云："言其入口则钩人喉吻。或言：吻当作挽字，牵挽人肠而绝之。"《本草纲目》曰："广人谓之胡蔓草，亦曰断肠草，入人畜腹内，即粘肠上，半日则黑烂，又名烂肠草。"本品有大毒，毒根、山砒霜、虎狼草等，皆以其毒性剧甚而得名。

589 **钩藤** gouteng《本草原始》

【来源】为茜草科植物钩藤、大叶钩藤、毛钩藤、华钩藤或无柄果钩藤的带钩茎枝。

【异名】钓藤（《名医别录》)，吊藤（《本草经集注》)，钩藤钩子（《小儿药证直诀》)，钓钩藤（《滇南本草》)，钓藤勾（《婴童百问》)，莺爪风（《草木便方》)，嫩钩钩（《饮片新参》)，金钩藤（《贵州民间方药集》)，勾勾、钓藤钩（《药材学》)，钩丁（《陕西中药志》)，钩藤钩（《中药材手册》)，倒挂金钩、钩耳（《湖南药物志》)，双钩藤（《全国中草药汇编》)，嫩双钩（《简明中医辞典》)，嫩钩藤、双钩钩、钩钩、双钩（《常用中药名辨》)，桂林钩、星子钩（《本草药名集成》)，鹰爪风（四川、湖北、陕西)，吊钩藤（湖南、广西)。

钩藤：挂钩藤（《广西中兽医药用植物》)，吊藤钩（《中药材品种论述》)，金钩钓、老鹰爪（广州部队《常用中草药手册》)，倒挂刺（《全国中草药汇编》)，倒钩藤、猫鹰爪、鹰爪红、倒挂钩（湖南)，金钩吊、温钩藤、白前钩藤（浙江)，倒金钩、大通气、四楞通（云南)，倒吊钩、吊钩子（福建)，方钩藤、桂双钩（广西)。

大叶钩藤：大钩丁（广西桂平)。

毛钩藤：红钩藤（广西)，倒钩藤（贵州)。

华钩藤：挂钩藤（《药材学》)，老鹰爪（《中药材品种论述》)，勾丁（湖北)。

无柄果钩藤：耿马钩藤（《全国中草药汇编》)。

【植物名】（1）钩藤 *Uncaria rhynchophylla*（Miq.）Jacks.

异名：钩葛（《中国树木分类学》)，金钩莲（《贵州植物志》)，吊风根、吊风（广东)，金钩草（福建)。

（2）大叶钩藤 *Uncaria macrophylla* Wall.

异名：有毛钩藤、南宁钩藤（《中药材品种论述》)，水泡木（广西南宁)。

（3）毛钩藤 *Uncaria hirsuta* Havil.

异名：台湾钩藤、满天红、倒吊风（台湾)。

（4）华钩藤 *Uncaria sinensis*（Oliv.）Havil.

异名：金钩莲（《中药材品种论述》）。

（5）无柄果钩藤 *Uncaria sessilifructus* Roxb.

异名：白钩藤（《广西药用植物名录》），长梗钩藤（《西双版纳植物名录》）。

【性味与归经】味甘，性凉。归肝、心包经。

【功能与主治】息风定惊，清热平肝。用于肝风内动，惊痫抽搐，高热惊厥，感冒夹惊，小儿惊啼，妊娠子痫，头痛眩晕。

释名考订

本品始载于《名医别录》，原名"钩藤"。《本草纲目》曰："其刺曲如钓钩，故名。或作吊，从简耳。"植株为木质藤本，叶腋有成对或单生的钩，向下弯曲，先端尖，故有钩藤、双钩藤诸名。倒挂金钩、莺爪风、鹰爪风、老鹰爪等，皆以其形似而得名。习惯以嫩者为佳，故又名嫩钩钩、嫩钩藤。旧时商品按质量分为不同规格：温钩藤，质佳；桂林钩，质亦优；星子钩（质较差）。

590 香附 xiangfu 《本草纲目》

【来源】为莎草科植物莎草的根茎。

【异名】雀头香（《江表传》），地毛（《广雅》），月萃哆（《金光明经》），莎草根（《名医别录》），香附子（《新修本草》），抱灵居士（《记事珠》），草附子、莎结、地藾根（《本草图经》），大香附子（《传信适用方》），净香附（《类编朱氏集验方》），大香附（《普济方》），大理府香附（《滇南本草》），雷公头（《本草纲目》），南香附（《良朋汇集》），香附米（《本草求真》），苦羌头（《中药材手册》），地莘荠（《浙江民间中草药》），韭姜（《民间药与验方》），莎草疙瘩（《河南药材》），猪通草茹（《陆川本草》），沙草根、附末、黑香附、白香附（《药材学》），猪莘荠、地韭姜（《浙江中药手册》），梭草根（《江苏省植物药材志》），东香附、金香附（《本草药名集成》），三棱草根（山东、天津、江苏、江西、陕西、甘肃、宁夏、青海），草头香（福建、广东），土香附、淡香附、厚香头、猪鬃草头、丁香仔（广东），地垢薯、草鸡头、钩草头、勃茹毛（广西），苦虫头、苦姜头、猴香蛋（福建），三楞草根、地赖根（河北），棱草根、沙棱子豆（山东），九蓬根、红茅根（江苏），火炮锤、香胡子（贵州），雷公草子（湖北），土香（台湾）。

【植物名】莎草 *Cyperus rotundus* L.

异名：蕍侯、莎（《尔雅》），莎随（《大戴礼记》），夫须（《名医别录》），山莎（《纂文》），水香棱、水巴戟、水莎、香棱、续根草、三棱草（《本草图经》），回头青（《清异录》），水三棱（《本草纲目》），地韭（《民间药与验方》），地沟草（《广西中兽医药用植物》），香头草（《广州植物志》），野韭菜、隔夜抽（《浙江中药手册》），小三棱、米珠子、缩缩草（《江苏省植物药材志》），吊马棕（《湖南药物志》），地贯草、猪鬃草、地糕草（《广西中药志》），土香草（《泉州本草》），田头草（《湖南农村常用中草药手册》），芋头草、宗刀草、地蒲草、地罩草、猪通草、雷公头草、辣姜草、千年菜（广西），粪箕子草、香附草、雷公草、陀子草、鸡爪三棱（江西），水前、猪毛青、蓑衣草（江苏），地筋草、旱三棱、野结头（上海），厚香头草、连头草、过夜青（广东），三楞草、姑娘草、酒药云香草（云南），韭菜果（贵州），张罗草（山东），山芽草（福建），地三草（河南），怀毛草（湖南）。

【性味与归经】味辛、微苦、微甘，性平。归肝、脾、三焦经。

【功能与主治】疏肝解郁，理气宽中，调经止痛。用于肝郁气滞，胸胁胀痛，疝气疼痛，乳房胀痛，脾胃气滞，脘腹痞闷，胀满疼痛，月经不调，经闭痛经。

释名考订

香附为莎草科植物莎草的根茎。《本草纲目》曰："《别录》止云莎草，不言用苗用根。后世皆用其根，名香附子，而不知莎草之名也。其草可为笠及雨衣，疏而不沾，故字从草从沙。"江苏民间有称蓑衣草，其典当出于此。香附，《新修本草》称"香附子"，曰："根若附子，周匝多毛……荆襄人谓之莎草根，合和香用之。"故名。《本草纲目》则云："其根相附连续而生，可以合香，故谓之香附子。"两者释义稍有不同。《本草纲目》又云："按《江表传》云，魏文帝遣使于吴求雀头香，即此。"据《资治通鉴》卷六十九："帝遣使求雀头香、大贝、明珠、象牙、犀角、玳瑁、孔雀、翡翠、斗鸭、长鸣鸡于吴……吴王曰：'……而所求若此，宁可与言礼哉！'皆具以与之。"元代胡三省对此质疑云："本草以香附子为雀头香，此物处处有之，非珍也，恐别是一物。"

591 香薷 xiangru 《名医别录》

【来源】 为唇形科植物石香薷或江香薷的地上部分。

【异名】 香菜（《千金要方》），香菜、香戎（《食疗本草》），石香菜（《四声本草》），石苏、石香菜（《开宝本草》），石香薷、香茸（《本草图经》），紫花香菜（《履巉岩本草》），蜜蜂草（《本草纲目》），蚊子香、华香薷（《现代实用中药》），蚊子草（《广西野生资源植物》），南香薷（《中药材手册》），青香薷（《中药志》），五香草（《杭州药用植物志》），细叶香薷（《湖南药物志》），小香薷（《贵州植物药调查》），石艾、独行千里（《陆川本草》），华荆芥（《广西中药志》），野香薷、细叶七星剑（广州部队《常用中草药手册》），荠苧（《江西草药》），痧药草、山茵陈、野紫苏、香茅（《浙江民间常用草药》），土香草（《广西中草药》），香茹（《全国中草药汇编》），广香薷（《中药材品种论述》），细叶荠苧（《广西植物名录》），无花香薷（《中药鉴别手册》），香薷草（浙江、江西、安徽、湖南、福建、广东、广西、四川），小叶香薷、蓼刀竹（江西、福建、广东、广西、四川），细香薷（浙江、江西、湖南、广西），野荆芥（安徽、湖北、陕西、浙江），土香薷、土荆芥（浙江、广西），华荠苧（广西、湖南），七星剑（广东、广西），香草（江西、浙江），还魂草、痧药、凉芥、香茹草、小叶荠苧、大叶七星剑、神曲草、细心草、香芋（广西），江香薷、小茴香、中华石荠苧、满山香（江西），臭荆芥、雨芥、闹芥（江苏），凉粉草、仙人冻、石辣子（广东），辣辣草、土黄连（贵州），痱子草、荆苏麻（陕西），香薷仔、石花子草（福建），小荆芥（湖北），

【植物名】 （1）石香薷 *Mosla chinensis* Maxim.
（2）江香薷 *Mosla chinensis* Maxim. cv. *Jiangxiangru*

【性味与归经】 味辛，性微温。归肺、胃经。

【功能与主治】 疏肝解郁，理气宽中，调经止痛。用于肝郁气滞，胸胁胀痛，疝气疼痛，乳房胀痛，脾胃气滞，脘腹痞闷，胀满疼痛，月经不调，经闭痛经。

释名考订

香薷始载于《名医别录》，列为中品。据本草考证，古代最早药用的香薷品种应为唇形科植物香薷 *Elsholtzia ciliate* (Thunb.) Hyland.。而后香薷的药用品种逐渐演变，目前，香薷的正品来源主要为石香薷（华荠苧）*Mosla chinensis* Maxim. 及其栽培变种江香薷 *Mosla chinensis* Maxim. cv. *Jiangxiangru*，而香薷 *Elsholtzia ciliate* (Thunb.) Hyland. 则被称为"土香薷"，不作正品香薷用。

"薷"，从"艹"从"需"。"需"，读作 ruǎn。《集韵·狝韵》云："需，柔也，通作耎。"《周礼·考工记·鲍人》孙诒让《正义》："需当作耎。"《本草纲目》曰："薷，本作菜。《玉篇》云，菜，（香）菜、苏之类是也。其气香，其叶柔，故以名之。草初生曰茸，孟诜《食疗》作香戎者，非也。俗呼蜜蜂草，象其花房也。"《本草纲目》又曰："香薷、石香薷，一物也，但随所生而名尔。生平地者叶大，厓石者叶细，可通用之。"以此，石香薷当是以生境得名。江香薷者，本品以江西产者为道地药材，故名。

592 香橼 xiangyuan 《本草图经》

【来源】 为芸香科植物枸橼或香圆的成熟果实。

【异名】香圆（《全国中草药汇编》），陈香橼、香橼皮、陈香橼皮（《常用中药名辨》），香圆皮（《上海市中药饮片炮制规范》），陈香圆（江苏、浙江），香元皮（湖北），蜜罗柑（云南）。

枸橼：钩缘子（《南方草木状》），香橼果（《中药鉴别手册》），川佛手（《中草药》），药柑、香橼柑（四川），枸橼皮（广东），黄皮枳壳（云南），香圆片（浙江），香圆柑（福建龙岩）。

香圆：香圆子（《江苏药材志》），陈香元（《中药鉴别手册》），香圆枳壳、香圆枳实（《中药大辞典》），癞香圆、粗皮香圆（江苏）。

【植物名】（1）枸橼 *Citrus medica* L.

异名：香泡树（《中国药用植物图鉴》），云香（广西），香杨（福建），蜜罗（上海），香黄（广东）。

（2）香圆 *Citrus wilsonii* Tanaka

异名：西南香圆（《全国中草药汇编》），香泡树（云南）。

【性味与归经】味辛、苦、酸，性温。归肝、脾、肺经。

【功能与主治】疏肝理气，宽中，化痰。用于肝胃气滞，胸胁胀痛，脘腹痞满，呕吐噫气，痰多咳嗽。

释名考订

本品始见于《本草经集注》，原名"枸橼"。"枸"者，钩也。"橼"，《本草纲目》曰："俗作圆。"本品柑果长圆形、卵形或近球形，茎枝有短硬棘刺，故名枸橼。苏颂曰："虽味短而香芬大胜，置衣箱中，则数日香不歇。"故有香橼之名。香圆者，又香又圆之谓也。入药以陈久者为良，因称陈香橼。

593 香加皮 xiangjiapi 《中药志》

【来源】为萝藦科植物杠柳的根皮。

【异名】五加皮、北五加皮、杠柳皮（《科学的民间药草》），臭五加（《山东中药》），山五加皮（《山西中药志》），香五加皮（《四川中药志》），北加皮（《常用中药名辨》），津加皮、衮州加皮、杨桃根皮（华北），鬼柳叶根、桂柳叶根（河南），臭五加皮、臭加皮（四川）。

【植物名】杠柳 *Periploca sepium* Bge.

异名：小桃花、木羊科、羊桃科（《救荒本草》），狭叶萝藦（《中国植物图鉴》），羊奶子（《中国药用植物图鉴》），香五加（《秦岭植物志》），羊角条、羊奶条、羊角叶（东北、河北、河南），羊奶条棵子、羊桃、刺木棒、臭槐（东北），羊角弯、山柳子、羊条梢、羊刀叶（华北），羊角桃（河南、山西），钻墙柳、爬山虎、阴柳、银柳、羊角梢、追风使、狗奶子（江苏），羊角蔓（甘肃），野柳（河南），羊奶藤（辽宁），柳柳叶（山东），羊桃梢（山西），羊肚梢（陕西）。

【性味与归经】味辛、苦，性温；有毒。归肝、肾、心经。

【功能与主治】利水消肿，祛风湿，强筋骨。用于下肢浮肿，心悸气短，风寒湿痹，腰膝酸软。

释名考订

本品长期以来一直被误作五加皮入药，故有"五加"诸名。其误用历史已难以考证。因主产于北方，乃称北五加皮。本品含有毒成分，为避免与五加科五加皮相混淆，《中国药典》（一部，1977年版）始改称为香加皮。香气浓郁特异，喜恶因人而异，恶其气者贬称臭加皮。追风使，因其功能而名。植株为落叶蔓性灌木，具乳汁，因呼羊奶条。叶似初生桃叶，蓇葖果双生，甚细而尖似羊角，故有羊角桃、羊角弯、木羊角科诸名。叶又似柳叶，果似豇豆角，易"豆"从"木"，乃有杠柳之称。

594 秋石 qiushi 《本草品汇精要》

【来源】为人尿或人中白的加工品。

【异名】秋丹石（《本草蒙筌》），秋冰（《本草纲目》），淡秋石（《本经逢原》），秋石丹（《矿物药与丹药》），童秋石（《本草药名集成》）。

【性味与归经】味咸，性寒。归肺、肾经。

【功能与主治】滋阴降火，止血消瘀。用于虚劳羸瘦，骨蒸劳热，咳嗽，咳血，咽喉肿痛，遗精，尿频，白浊，带下。

释名考订

秋石为人尿或人中白的加工品。李时珍曰："古人惟取人中白、人尿治病，取其散血、滋阴降火、杀虫解毒之功也。王公贵人恶其不洁，方士遂以人中白设法煅炼，治为秋石。"关于"秋石"之名义，本草有多种诠释。有谓于秋月所制故名，有谓取秋气下降之意，也有谓乃秋露水搅澄之义，等等。总之，都与秋天相关。《本草纲目》曰："《淮南子》丹成，号曰秋石，言其色白质坚也。"古以五行、五色配四时，秋为金，其色白，故有"五色以白为秋"之说。《尔雅·释天》云："秋为白藏。"邢昺疏郭璞注："言秋之气和，则色白而收藏也。"陆游《闻雨》诗："慷慨心犹壮，蹉跎鬓已秋。"秋石色白且质坚如石，故有其名。《本草蒙筌》谓，须于秋月取童子溺炼制，因称童秋石。其精炼者，以粗成之秋石"再加升打"，则质更纯洁，乃有"秋冰"之称。古代道家炼药都用丹砂（朱砂），后经引申，凡依方精制的药物都可称作"丹"。本品以人尿或人中白炼制而成，《淮南子》谓之"丹成"，因称秋丹石。

秋石入药始于北宋。南宋以后，在秋石商品中出现了以食盐煎制的伪品。为避免混淆，乃于秋石名前冠以"淡"字，名"淡秋石"。参见"咸秋石"条。

595 重楼 chonglou 《新修本草》

【来源】为百合科植物云南重楼或七叶一枝花的根茎。

【异名】蚤休、蚩休（《神农本草经》），草甘遂（《新修本草》），螫休、重台根（《日华子本草》），紫河车（《本草图经》），重台草（《太平圣惠方》），白甘遂（《小儿药证直诀》），金线重楼（《丹溪治法心要》），草紫河车（《本经逢原》），草河车、虫蒌（《植物名实图考》），九道箍、鸳鸯虫、从六根（《分类草药性》），螺丝七、海螺七、灯台七（《陕西中药志》），白河车（《浙江民间常用草药》），白蚤休、土三七（云南），螺陀三七（湖南）。

云南重楼：石龙参、糯米香根（云南），宽叶海螺七（湖北）。

七叶一枝花：牛角七（《贵州草药》），重蒌、九重楼（《南方主要有毒植物》），灯盏七（《甘肃中草药手册》），北重楼（《青岛中草药手册》），白重楼（广西、上海），海罗七（湖北）。

【植物名】（1）云南重楼 Paris polyphylla Smith var. *yunnanensis*（Franch.）Hand. – Mazz.

异名：独脚莲（《滇南本草》），三层草（《本草纲目》），重楼一枝箭（《植物名实图考》），阔瓣蚤休（《中国药用植物志》），宽瓣重楼（《中国植物志》），阔瓣重楼（《广西药用植物名录》），金盘托荔枝（南药《中草药学》），滇重楼（《云南植物研究》），七叶一枝花、重楼、重台、大重楼、两把伞（云南），山重楼、独足莲（四川），王孙、一把伞（贵州）。

（2）七叶一枝花 Paris polyphylla Smith var. *chinensis*（Franch.）Hara

异名：重楼金线、重台（《新修本草》），重楼一枝箭（《植物名实图考》），铁灯盏、七叶一盏灯（《分类草药性》），华重楼（《中国植物志》），双层楼（《福建民间草药》），多叶重楼、七子莲、枝花头（《广西中兽医药用植物》），九层楼（《广西药用植物图志》），七层塔、八角盘、孩儿掏伞（《闽东本草》），金盘托珠、七叶遮花、独叶一枝花、红重楼、金丝两重楼（《浙江民间常用草药》），轮叶王孙（《北方常用中草药手册》），平伐重楼（《新华本草纲要》），重楼草（华中），铁灯台（广东、广西、陕西、湖南、江西），七叶莲（广东、广西、福建、台湾、江西），独脚莲（云南、贵州、广西），七枝莲（广东、广西），七叶一枝香（安徽、江西），一支箭、九龙盘、双喜草、金丝重楼、铁灯头（湖南），独立一枝花、铁雨伞、双台、金盘托荔枝（浙江），七指莲、仙人托伞（广东），七叶一枝蒿（云南），七子叶（江西）。

【性味与归经】味苦，性微寒；有小毒。归肝经。

【功能与主治】清热解毒，消肿止痛，凉肝定惊。用于疔疮痈肿，咽喉肿痛，蛇虫咬伤，跌扑伤痛，惊风抽搐。

释名考订

重楼始载于《神农本草经》，原名蚤休，曰："下三虫，去蛇毒。"《本草纲目》曰："虫蛇之毒，得此治之即休，故有蚤休、螫休诸名。"蚤休，义即"早休"。"蚤"，通"早"。《广韵·皓韵》云："蚤，古借为早暮字。"《醒世恒言·刘小官雌雄兄弟》云："明日莫管天晴下雪，蚤些走罢。"虽休、螫休，义同蚤休。"虽"、"螫"，皆为"蚤"之讹字。《本草纲目》曰："重台、三层，因其叶状也。金线重楼，因其花状也。甘遂，因其根状也。"按蚤休为多年生直立草本，一茎独上，高二三尺。叶轮生于茎端，通常 7 片，以形似而称一把伞；年久者轮生叶可增至 2～3 层，犹如楼台重叠，因得重楼、重台、三层草诸名。夏季顶生一花，故名七叶莲、七叶一枝花；状如灯盏，乃呼铁灯盏、铁灯台、灯台七、七叶一盏灯。花丝短扁，花药较长，呈金黄色，下垂如金丝，因称金线重楼。根状茎棕褐色，横走而肥厚，表面具明显的斜向环节，形似箍圈，故名九道箍；又如螺壳纹理，遂有螺丝七、海螺七、螺陀三七诸称。形如甘遂，断面黄白色，草甘遂、白甘遂等因以得名。《本草纲目》又曰：河车之名"因其功用也"。按道家炼丹，称北方正气名河车，炼丹所用铅汞，须与河车相合始能成丹。蚤休名河车，示其清热解毒、消肿定惊之功卓著。本草另有"紫河车"药名，是为健康人之胎盘。为使两者不致混淆，本品呼作草紫河车，强调是草本紫河车，后简作草河车。

596 鬼针草 guizhencao《本草拾遗》

【来源】为菊科植物婆婆针的全草。

【异名】鬼钗草（《本草拾遗》），石见穿、铁笓帚（《本草纲目拾遗》），鬼黄花、山东老鸦草（《福建民间草药》），鬼骨针（《江苏省植物药材志》），盲肠草、跳虱草（《福建中医杂志》3：9，1959），豆渣菜、叉婆子（《除害灭病爱国卫生运动手册》），引线包、针包草、一把针（《浙江民间草药》），刺儿鬼、鬼蒺藜（《中国药用植物图鉴》），粘花衣、鬼菊、擂钻草、山虱母、咸丰草（《闽东本草》），乌藤菜、鬼钗、鬼黄草、清胃草、跟人走（《泉州本草》），豆渣草（《本草推陈续编》），脱力草、小鬼针（《江苏药材志》），索人衣、一包针（《江西草药》），家脱力草（《上海常用中草药》），叉叉棵（《青岛中草药手册》），针线包（《浙南本草新编》），刺针草（《全国中草药汇编》），粘身草（河北、福建、甘肃），老鸦草、粘衣草、针刺草、烛台草、黄花老鸦草、鬼针、家蚤刺、大头锁、鬼兰草（福建），饿蚂蟥、攀倒甑、鸦婆针、斑头甑（湖南），小叶豨莶草、虾草、北山豨莶草（北京），铁钓竿、山苦楝（台湾），金盏银盘、婆婆刺（云南），止血草、粘花衣草（江苏），锥叉菜、毛锥子草（贵州），竭力草（浙江）。

【植物名】婆婆针 *Bidens bipinnata* L.

【性味与归经】味苦，性微寒。归肺、心、胃经。

【功能与主治】清热解毒，祛风除湿，活血消肿。用于咽喉肿痛，湿热泻痢，黄疸尿赤，风湿痹痛，肠痈腹痛，疔疮肿毒，蛇虫咬伤，跌打损伤。

释名考订

本品瘦果条形，先端冠毛芒状，3～4 枚，长 2～5mm。《本草拾遗》云："子作钗脚，着人衣如针，北人呼为鬼针，南人谓之鬼钗。"一把针、跟人走、粘花衣，皆以其果有针芒而得名。"鬼针"、"鬼钗"、"鬼菊"、"鬼蒺藜"者，以其性诡异也。

597 鬼箭羽 guijianyu 《日华子本草》

【来源】为卫矛科植物卫矛具翅状物的枝条或翅状附属物。

【异名】卫矛、鬼箭（《神农本草经》），神箭（《广雅》），狗骨（《本草图经》），曲节草、绿豆青、六月凌（《植物名实图考》），四棱锋、芸杨、鬼见愁（《中国树木分类学》），鬼剪羽（《中国东北经济树木图说》），风枪林（《中国药用植物志》），山鸡条子（《东北药用植物志》），四面锋、篦箕柴（《浙江中药手册》），四面戟（《药材学》），刀尖茶、雁翎茶、四棱茶、千层皮（《辽宁经济植物志》），四方柴、四面箭、天师剑、雷毒柴、四角风箱（《浙江民间常用草药》），刮头篦子、斩鬼箭（《青岛中草药手册》），韦陀鞭（浙江、江苏），鬼箭翅、割漆刀、斩鬼剑、漆妹子刀、脆枝子条（山东），小鬼篦子、鬼篦子、四棱麻、四面鼠、见肿消（江苏），鬼剑令、风车叶、卫肚边（浙江），四角锋、华陀箭（江西），四棱棒（四川），四边刀（安徽），鬼见羽（贵州），鬼羽愁（河南）。

【植物名】卫矛 *Euonymus alatus* (Thunb.) Sieb.

异名：狭翅卫矛、四棱树、桫椤树（《中国东北经济树木图说》），四棱树（《中国药用植物志》），小卫矛（《陕甘宁盆地植物志》），有刺卫矛（《甘肃中草药手册》），四棱榆（《陕甘宁青中草药选》），篦子树（湖南、河南），鼻子木（山西、陕西），披树、小八柴、拔树、四角树、方梗树（江苏），巴木、八树、篦子木（陕西），梭椤树（四川），小叶鬼见愁（河南），穿裤子树（湖南），雷轴树（浙江），山扁榆（河北），扒树（湖北）。

【性味与归经】味苦、辛，性寒。归肝、脾经。

【功能与主治】行血通经，散瘀止痛。用于月经不调，产后瘀血腹痛，跌打损伤肿痛。

释名考订

本品始载于《神农本草经》，原名卫矛，又名鬼箭，列为中品。卫者，箭羽之谓也。《释名·释兵》云："（矢）其旁曰羽，如鸟羽也……齐人曰卫，所以导卫矢也。"本品小枝多呈四棱似矛，而栓翅较宽如卫，故名卫矛。鬼者，诡异也。枝条上生栓翅又如箭羽，因称鬼箭、鬼箭羽。寇宗奭则谓"人家多燔之遣祟"，因以"鬼箭"为名，此亦一说。神箭，义同鬼箭。四棱锋、四边刀等，皆因其枝茎四棱且有栓翅，故名。"雁翎"者，亦以鸟羽为说。叶形似茶叶，四棱茶、雁翎茶等因以得名。六月花谢，因称六月凌。"凌"犹"零"也，义即凋零。

598 禹余粮 yuyuliang 《神农本草经》

【来源】为氢氧化物类矿物褐铁矿，主含碱式氧化铁 [$FeO(OH)$]。

【异名】太一余粮、石脑（《神农本草经》），禹哀、太一禹余粮（《吴普本草》），白余粮（《名医别录》），太一、余粮、石中黄子（《新修本草》），天师食、山中盈脂、石饴饼（《石药尔雅》），禹余粮石（《博济方》），石中黄（《重刊本草衍义》），禹余石（《普济方》），余粮石（《寿世保元》），禹粮石（《本草述钩元》），太乙禹余粮（《医宗金鉴》），白禹粮（《中国医学大辞典》），砷黄粉（《中药志》），太乙余粮（《药材学》），自然谷（《四川中药志》），禹粮土（南药《中草药学》），观音米、观音土、黄土铁、棕铁矿（《本草药名集成》）。

【矿物名】褐铁矿 Limonitum

【性味与归经】味甘、涩，性微寒。归胃、大肠经。

【功能与主治】涩肠止泻，收敛止血。用于久泻久痢，大便出血，崩漏带下。

释名考订

禹余粮是一种褐铁矿石，在我国已有数千年的药用历史。《本草经集注》在"禹余粮"条下注云："今多出东阳，形如鹅鸭卵，外有壳重叠，中有黄细末如蒲黄。"《本草图经》有禹余粮图，示一打破的瘤状体，具甲壳层，中含粉末。这些描述和图示与现代正品禹余粮完全一致。

晋张华《博物志》曰："世传昔禹治水，弃其所余食于江中而为药也。"因得"禹余粮"之名。

《本草纲目》则曰:"石中有细粉如面,故曰余粮。"近人杨熙龄亦谓:"其质类谷粉,故有余粮之名。"

禹余粮始载于《神农本草经》,与禹余粮并出的还有"太一余粮"一条,均列为上品。《新修本草》曰:"太一余粮及禹余粮,乃一物而以精粗为名尔。"《本草纲目》虽也将"禹余粮"与"太一余粮"分列为两条,但在"禹余粮"条下注明"俗称太一禹余粮。见太一下。"李时珍曰:"按别录言,禹余粮生东海泽池及山岛,太一余粮生太山山谷……晋宋以来,不分山谷、池泽所产,故通呼为太一禹余粮。"太一,相传为禹之师。《本草拾遗》曰:"太一者,道之宗源。太者大也,一者道也。大道之师,即理化神君,禹之师也,师尝服之,故有太一之名。"据《玉函山房辑佚书·河图括地象》载:"八年水厄解,岁乃大旱,民无食,禹大哀之。行旷山中,见物如豕人立,呼禹曰:'尔禹,来岁大旱,西山土中食,可以止民之饥也。'禹归,以问于太一曰:'是何应欤?'太一曰:'腥腥(猩猩)也,人面豕身知人名也。'禹乃大发民众,以食于西山。"此西山土中之食即太一余粮。山中盈脂、石饴饼亦以此得名。"师尝服之,故有太一之名",天师食之名亦当典出于此。"民无食,禹大哀之",故有禹哀之称。

599 食盐 shiyan 《名医别录》

【来源】为海水或盐井、盐池、盐泉中的盐水经煎晒而成的结晶体。

【异名】盐(《周礼》),卤(《尔雅》),咸鹾(《礼记》),泽盐、海盐(《本草图经》),白盐(《传信适用方》),沧盐(《普济方》),大盐(《本草品汇精要》),鹾、井盐、池盐(《本草纲目》),淮盐、烧盐(《寿世保元》),雪白盐(《景岳全书》),盐巴、咸盐、粗盐、精盐、卵盐、散盐(《本草药名集成》)。

【矿物名】食盐 Natrii Chloridum

【性味与归经】味咸,性寒。归胃、肾、大肠、小肠经。

【功能与主治】涌吐,清火,凉血,解毒。用于食停上脘,心腹胀痛,胸中痰癖,二便不通,齿龈出血,喉痛,牙痛,目翳,疮疡,毒虫螫伤。

释名考订

在我国迄今最古的医方著作《五十二病方》中,就已有盐作药用的记载。《说文解字·盐部》云:"盐,卤也。天生曰卤,人生曰盐。"《本草纲目》曰:"盐品甚多,海盐取海卤煎炼而成……井盐取井卤煎炼而成。"又曰:"盐字象器中煎卤之形。""盐",字原作"鹽",为会意字。"鹽"字由"臣"、"卤"、"皿"三部分组成,意为盐工(臣)在煎炼器皿(皿)中的盐卤(卤)。"鹾"之言"瑳"也,谓所炼之盐鲜白如玉色。按盐为人体不可缺少的无机物质,也是一种重要的食品调味品,故名食盐。

600 胆矾 danfan 《本草品汇精要》

【来源】为硫酸盐类矿物胆矾族胆矾的晶体或为人工制备的含水硫酸铜。

【异名】石胆、毕石(《神农本草经》),君石(《李当之本草》),黑石、铜勒(《吴普本草》),墨石、碁石(《名医别录》),立制石(《本草经集注》),石液、制石液(《石药尔雅》),胆子矾(《本事方》),鸭嘴胆矾(《济生方》),翠胆矾(《本草蒙筌》),蓝矾(《中药材手册》),云胆矾(《药材学》),石胆矾(《四川中药志》),石矾、铜黄、硫酸铜矿(《本草药名集成》),翠矾(湖南),胆石(云南),绿胆矾(湖北)。

【矿物名】胆矾 Chalcanthitum

【性味与归经】味酸、辛,性寒;有毒。归肝、胆经。

【功能与主治】涌吐风痰,解毒收湿,祛腐蚀疮。用于风痰壅塞,喉痹咽痛,癫狂烦躁;外治风眼赤烂,口疮牙疳,胬肉,疮疡不溃。

释名考订

《本草纲目》曰："胆以色味命名，俗因其似矾，呼为胆矾。"属石，乃名石胆、胆石、石胆矾。胆矾色蓝黑，因以有黑石、墨石、蓝矾、翠矾、翠胆矾诸称。李时珍谓"鸭嘴色者为上"，故又名鸭嘴胆矾。毕石，疑为"碧石"之讹。君石，"君"，当为"珺"之省写。《改并四声篇海·玉部》引《奚韵》云："珺，美玉也。"故君（珺）石者，是以色美而得名。碁石疑为"綦石"之讹。《尚书·顾命》："四人綦弁，执戈上刃。"孔颖达疏引郑玄曰："青黑曰綦。"按胆矾呈深蓝色，与"綦"正合；因属石类，乃呼"綦石"。

601 胆南星 dannanxing 《本草选旨》

【来源】为天南星的细粉与牛、羊或猪胆汁经拌和、发酵而制成的加工品。

【异名】胆星（《本草纲目》），牛胆星（《绛囊撮要》），九制胆星（《景岳全书》），牛胆南星（《直指小儿方》），黑胆星（《医宗金鉴》），九制牛胆南星（《幼幼集成》），陈胆星（山东）。

【性味与归经】味苦、微辛，性凉。归肺、肝、脾经。

【功能与主治】清热化痰，息风定惊。用于痰热咳嗽，咯痰黄稠，中风痰迷，癫狂惊痫。

释名考订

本品为天南星的细粉与牛、羊或猪的胆汁加工制成，故名胆南星，简称胆星。然古代制胆星多以牛胆作原料。《本草汇言》曰："（胆南星）前人以牛胆制之。"《本草纲目》载有"造胆星法"："以南星生研末，腊月取黄牯牛胆汁和剂，纳入胆中，系悬风处干之。"故有牛胆星、牛胆南星诸名。《药品化义》曰："胆星……必须九制则纯。"《本草纲目》则谓："年久者弥佳。"九制胆星、陈胆星等因以得名。

602 胖大海 pangdahai 《本草纲目拾遗》

【来源】为梧桐科植物胖大海的种子。

【异名】安南子、大洞果（《本草纲目拾遗》），胡大海、大发（《中国药学大辞典》引自张寿颐），大海子（《药物出产辨》），通大海（《兽医国药及处方》），大海（《中药志》），大海榄（《中药临床应用》），新州子、暹罗子、蓬大海、星大海（《本草药名集成》），洋果（广西）。

【植物名】胖大海 *Sterculia lychnophora* Hance
异名：红胖大海（《西双版纳植物名录》）。

【性味与归经】味甘，性寒。归肺、大肠经。

【功能与主治】清热润肺，利咽开音，润肠通便。用于肺热声哑，干咳无痰，咽喉干痛，热结便闭，头痛目赤。

释名考订

胖大海之名首载于《本草纲目拾遗》，曰："出安南大洞山……土人名曰安南子，又名大洞果。"胖大海药材的外层种皮极薄，质脆，易脱落；中层种皮较厚，为薄壁组织，质松易碎，"以水泡之，层层胀大，如浮藻然"（《本草纲目拾遗》）。胖大海之名，即由它的这一特性而来。"胖"者，意为膨胀、膨大；"海"者，犹"晦"也，言其胀于水中时那种"如浮藻然"蒙蒙不可彻见的状态。又近人张寿颐云："此药亦曰大发，以其一得沸水即裂皮发胀，几盈一瓯故也。"与《本草纲目拾遗》之说别无二致。

胖大海生于热带地区，分布于越南、马来西亚、泰国、印度尼西亚等国。旧时商品规格以产地为名：产于马来半岛、集散于新加坡者名新州子，产于泰国者名暹罗子，产于越南者名安南子。

603 狮子七 shiziqi 《陕西中草药》

【来源】 为景天科植物狭叶红景天的根及根茎。

【异名】 土三七（《新疆中草药》），九头狮子七、涩疙瘩（《秦岭植物志》），狮子头、涩疙疸（《全国中草药汇编》），红景天（《中国药典》）。

【植物名】 狭叶红景天 *Rhodiola kirilowii* (Regel) Maxim.

异名：高壮景天（《拉汉种子植物名称》），长茎红景天（《植物分类学报》增刊），大株红景天（《中国药典》），狮子草（《秦岭植物志》）。

【性味与归经】 味苦、涩，性温。归肺、心、肝、大肠经。

【功能与主治】 养心安神，活血化瘀，止血，清热解毒。用于气虚体弱，短气乏力，心悸失眠，头昏眩晕，胸闷疼痛，跌打损伤，月经不调，崩漏，吐血，痢疾，腹泻。

释名考订

本品根粗壮，根状茎肥厚，块状，多歧若疙瘩状，味苦涩，因称涩疙瘩。俗呼狮子头，会意也，以狮子之雄壮喻本品之粗壮肥厚。狮子七，"七"者，根或根茎之谓也。

在浩如烟海的中草药名中，有一类药名常以"名词＋汉字'七'"的形式出现，如珠子七、萝卜七、纽子七、乌龟七、金鞭七等等。在本草药名学的范畴里，它们是特殊的一类。在这类药名中，"七"通常被用于对粗壮的根或根茎的称谓。"七"前面的名词作"形如××的"解。如上面列举的几个药名，它们的含义是：形如珠子（萝卜、纽子、乌龟、金鞭）的根（或根茎）。当然，"形如"是象形，有时也可意会，这样，"七"前面的名词就成了形容词，作"如××那样……的"解，如本条"狮子七"。这类药名涉及的中药品种很多，药名的数量也很大。就使用的地域范围论，多在我国中西部地区；就产生的年代论，多见诸于清代以后的典籍，且多地方药志。这类药名的形成原因，可能与中药"三七"的药名有关。

604 独活 duhuo 《神农本草经》

【来源】 为伞形科植物重齿毛当归的根。

【异名】 独摇草（《名医别录》），川独活（《仙授理伤续断秘方》），独滑（《本草蒙筌》），长生草（《本草纲目》），肉独活（《中药志》），恩施独活（南药《中草药学》），西大活、巴东独活、资丘独活、绩独活、山独活、九眼独活（《本草药名集成》），玉活（江西、湖南、湖北），香独活（浙江、上海），水独活（安徽、广西），浙独活（浙江、湖南），大活、山大活、野独活、羌活（湖北）。

【植物名】 重齿毛当归 *Angelica pubescens* Maxim. f. *biserrata* Shan et Yuan

异名：重齿当归（《中国植物志》），毛白芷（《药材学》），柔毛当归（《广西药用植物名录》），毛当归（《中国高等植物图鉴》），毛独活（《全国中草药汇编》）。

【性味与归经】 味辛、苦，性微温。归肾、膀胱经。

【功能与主治】 祛风除湿，通痹止痛。用于风寒湿痹，腰膝疼痛，少阴伏风头痛，风寒挟湿头痛。

释名考订

独活为多年生高大草本。茎高 1~2m，粗至 1.5cm，中空。叶二回三出羽状复叶，长 20~40cm，宽 15~25cm；茎生叶叶柄长达 30~50cm。复伞形花序顶生或侧生，花序梗长达 5~20cm。这样的形态特征会将植株的重心抬得很高，使其容易"树大招风"，以至"无风自动"。陶弘景曰：此草"一茎直上，不为风摇，故曰独活"。《名医别录》曰："此草得风不摇，无风自动，故名独摇草。""独滑"者，"独活"语声之讹也。本品为伞形科当归属植物，茎生叶先端渐尖，基部楔形，边缘有不整齐的尖锯齿或重锯齿；花序梗、伞辐及茎的上部均密被短糙毛，故名重齿毛当归。习惯认为四川产者品质最佳，因称川独活；西北地区也有栽培，呼作西大活。旧时商品以产地不同分为巴东独活（产湖北巴东、兴山等地，主销出口）、资丘独活（产湖北资丘、五峰等地，主销国内，为上品）、绩独活

（又称"山独活"，产安徽绩溪、歙县等地）和九眼独活（产四川雅安地区）。本品香气特异，因呼香独活。《神农本草经》谓本品"久服轻身耐老"，故有"长生草"之名。

605 急性子 jixingzi 《救荒本草》

【来源】 为凤仙花科植物凤仙花的种子。

【异名】 金凤花子（《世医得效方》），凤仙子（《本草纲目》），指甲草子、凤仙花子（《中药材手册》），金凤子（《玉溪中草药》），指甲花子、催生子（四川）。

【植物名】 凤仙花 *Impatiens balsamina* L.

异名：小桃红、夹竹桃、海莼、染指甲草（《救荒本草》），凤仙、旱珍珠、菊婢（《本草纲目》），凤仙草（《珍异药品》），小粉团（《分类草药性》），指甲草（《中药材手册》），满堂红（《浙江中药手册》），水指甲（《南宁市药物志》），季季草、此楫草（东北），龙爪凤仙花（华东），山金凤（云南），小桃草（河南），白凤仙（广西）。

【性味与归经】 味微苦、辛，性温；有小毒。归肺、肝经。

【功能与主治】 破血软坚，消积。用于癥瘕痞块，经闭，噎膈。

释名考订

急性子之名始见于明《救荒本草》"小桃红"条下。小桃红者，其叶狭长似桃叶，其花粉红似桃花，其实状如小桃，故名。经考，小桃红的原植物即凤仙花科凤仙花。凤仙花又名金凤花、指甲花，本品故有凤仙花子、金凤子、指甲草子诸名。蒴果成熟时，果皮触之会突然迸裂而弹出种子，性颇急速，故名急性子。民间有将本品用于难产催生，因称催生子。

606 姜黄 jianghuang 《植物名实图考》

【来源】 为姜科植物姜黄的根茎。

【异名】 宜州姜黄（《本草图经》），蝉肚郁金、宝鼎香（《本草纲目》），黄姜（《生草药性备要》），川姜黄（《药材学》），毛姜黄（《中国药用植物图鉴》），色姜黄（《中药材商品知识》），广姜黄（《上海市中药饮片炮制规范》），串姜黄、个姜黄（湖北），子姜黄（四川），红球姜（云南）。

【植物名】 姜黄 *Curcuma longa* L.

【性味与归经】 味辛、苦，性温。归脾、肝经。

【功能与主治】 破血行气，通经止痛。用于胸胁刺痛，胸痹心痛，痛经经闭，癥瘕，风湿肩臂疼痛，跌扑肿痛。

释名考订

姜黄始载于《新修本草》。据本草考证，最早作姜黄使用者，应包括温郁金 *Curcuma wenyujin* Y. H. Chen et C. Ling、莪术 *Curcuma. aeruginosa* Roxb.、广西莪术 *Curcuma kwangsiensis* S. G. Lee et C. F. Liang 等姜黄属多种植物，但并不包括姜黄 *Curcuma longa* L.。明代以前，植物姜黄的根茎作郁金使用。直至清代，本草所述姜黄的形态始与今之姜黄 *C. longa* L. 相符，说明 *C. longa* L. 的根茎作姜黄使用始于清代，其后逐渐成为姜黄的主流品种。《植物名实图考》曰："姜黄……其形状全似美人蕉而根如姜，色极黄，气亦微辛。"故名。《本草纲目》曰："圆如蝉腹形者，为蝉肚郁金。"色黄，气香特异，以色、香两者为说，乃呼宝鼎香。主产于四川，因称川姜黄。

607 前胡 qianhu 《雷公炮炙论》

【来源】 为伞形科植物白花前胡的根。

【异名】 湔胡（《唐韵》），北前胡（《本草纲目》），狗头前胡（《青岛中草药手册》），嫩前胡、粉前胡、白前胡（《常用中药名辨》），土当归（浙江、江苏、安徽、江西），鸡脚前胡（湖南、湖北、陕西、江西），信前胡（江西、四川、上海），山独活（江苏、湖北），官前胡（湖北、四川），香前胡、野前胡（安徽），土前胡（广东），香草根（湖北），本前胡（台湾）。

【植物名】白花前胡 *Peucedanum praeruptorum* Dunn.

异名：姨妈菜、罗鬼菜（李宗昉《黔志》），山葵、山萝卜（《安徽志》），水前胡（《植物名实图考》），云前胡、小前胡（《云南药用植物名录》），岩棕（《全国中草药汇编》），南石防风、坡地石防风（《中药大辞典》），岩风（浙江、湖南、山东、江苏），小防风、水防风、山胡芹、山芫荽、山胡萝卜（山东），野香芹、田螺菜、射香草（江西），山葡萄、山当归、牡丹人参（台湾），山芹菜、野芹菜（浙江），棕苞前胡、岩川芎（湖南），毛前胡（四川），射香菜（广东），棕包头（湖北），小叶前胡（江苏盱眙）。

【性味与归经】味苦、辛，性微寒。归肺经。

【功能与主治】降气化痰，散风清热。用于痰热喘满，咯痰黄稠，风热咳嗽痰多。

释名考订

《本草纲目》曰："按孙愐《唐韵》作湔胡，名义未解。"在历代本草中，凡言及前胡或柴胡，每以两者互作比类。《本草经集注》云：前胡"根似柴胡而柔软"。《新修本草》云：柴胡"今出近道，状如前胡，蒿叶似邪蒿"。《本草图经》云：前胡"今郾延将来者，大与柴胡相似。但柴胡色赤而脆，前胡黄而柔软"。《本草纲目》：柴胡"北地所产者，亦如前胡而软……南地所产者，不似前胡，正如蒿根，强硬不堪使用"。柴胡始载于《神农本草经》，而前胡则"《本经》上品有茈胡而无此，晚来医乃用之"（《本草经集注》）。可见，本草中先有柴胡，后有前胡。柴胡先于前胡入药。前胡以根似柴胡而得"胡"之名。又，《日华子本草》云：前胡"七八月采之，外黑里白"。《本草图经》曰：前胡"类当归，皮斑黑，肌黄而脂润，气味浓烈"。《本草纲目》谓："前胡有数种，惟以苗高一二尺……其根皮黑肉白、有香气为真。"诸家本草均记述了前胡"根皮黑"的特征，还以此作为鉴别前胡真伪的依据。按"前"，通"䍐"，释作浅黑色。《周礼·春官·巾车》云："木路，前樊鹄缨。"郑玄注："前，读为'缁翦'之翦。翦，浅黑也。木路无龙勒，以浅黑饰韦为樊，鹄色饰韦为缨。"可见，前胡之"前"乃以根皮之色为名。本品之根形似柴胡，表面灰棕色至黑褐色，故得前胡之名。

608 首乌藤 shouwuteng 《江苏省植物药材志》

【来源】为蓼科植物何首乌的藤茎。

【异名】夜交藤（《本经逢原》），棋藤（《南京民间药草》），首乌秧（《河北药材》），外红藤（《湖南农村常用中草药手册》），紫乌藤（《中药大辞典》），九其藤（湖南、四川、贵州），其藤、其藤（江苏、上海），红线藤、红藤仔、红藤头（广东），千线藤、九贞藤（广西），活苔藤、何首乌藤（四川），红骨蛇、白鸡屎藤（台湾），药乌藤（江苏）。

【植物名】何首乌 *Polygonum multiflorum* Thunb.

【性味与归经】味甘，性平。归心、肝经。

【功能与主治】养血安神，祛风通络。用于失眠多梦，血虚身痛，风湿痹痛，皮肤瘙痒。

释名考订

首乌藤原名夜交藤，为蓼科植物何首乌的藤茎。古本草认为首乌"有赤、白二种，赤者雄，白者雌"（《开宝本草》），并认为雌、雄两种首乌都是有灵气的。唐李翱《何首乌传》曰："根远不过三尺，夜则苗蔓相交，或隐化不见。"何首乌名为夜合、交茎，其藤茎名为夜交藤，其源盖出于此。

按古之所谓"赤首乌"，即现今所用的何首乌。古之所谓"白首乌"，经考证，其原植物应为萝藦科牛皮消组的植物，其中主要是戟叶牛皮消 *Cynanchum bungei* Decne. 。可见，所谓赤、白两种首乌，其基原完全不同，绝非同一植物的雌雄之异。那么，古人为什么会产生"夜则苗蔓相交，或隐化不见"的神奇感觉呢？首先，是出于古人对何首乌的推崇和神化。古人认为何首乌"神效助道，著在仙书"，功能"壮气驻颜，黑发延年"（《何首乌传》）。其次，虽然这两种植物亲缘关系相差很远，但它们都属多年生缠绕草本，分布区域和生态习性也比较相近；它们都较喜欢温暖、湿润的生长环境，所以它们存在相邻或相伴生长的条件。至于"苗蔓相交"，则与它们缠绕茎的旋转方向有关。白首乌的茎具有左旋性，也就是按顺时针方向旋转的特性；赤首乌的茎旋转方向则无定律，可以有左旋，也可以有右旋。所以，当这两种植物生长在一起的时候，就很容易发生缠绕而给人以"苗蔓相交"的感觉。

李时珍引《斗门方》云："取根若获九数者，服之乃仙。故名九真藤。"九真藤，因传写之误，讹作"九其藤"；简作"其藤"，而后遂有"其藤"、"棋藤"诸称。参见"何首乌"条。

609 炮姜 paojiang 《本草经疏》

【来源】为姜科植物姜的干燥根茎的炮制加工品。

【异名】炮姜炭（《太平圣惠方》），黑姜（《本草备要》），黑姜炭（《幼幼集成》），干姜炭、炒姜炭（《常用中药名辨》），姜炭（《上海市中药饮片炮制规范》），黑炮姜（《本草药名集成》）。

【植物名】姜 *Zingiber officinale* Rosc.

【性味与归经】味辛，性热。归脾、胃、肾经。

【功能与主治】温经止血，温中止痛。用于阳虚失血，吐衄崩漏，脾胃虚寒，腹痛吐泻。

释名考订

炮，原是一种烹调方法，谓把带毛的肉用泥裹住放在火上烧烤。《说文解字·火部》云："炮，毛炙肉也。"段玉裁注："毛炙肉，谓肉不去毛炙之也。"《广韵·肴韵》云："炮，合毛炙物也。一曰裹物烧。"《说文解字》徐灏《注笺》："炮，引申之为凡炮炙之称。"作为中药的炮炙方法，古之"炮"法与今之"烫"法相类。根据《中国药典》的规定，炮姜的炮炙方法为：取净干姜，用砂烫至鼓起，表面呈棕褐色。

610 洋金花 yangjinhua 《本草纲目拾遗》

【来源】为茄科植物白曼陀罗的花。

【异名】曼陀罗花（《法华经》），蔓陀罗花、千叶蔓陀罗花、层台蔓陀罗花（《洛阳花木记》），山茄花（《扁鹊心书》），胡茄花（《本草原始》），大闹杨花、马兰花（《生草药性备要》），风茄花（《本草求原》），醉仙花、洋喇叭花（《中药材手册》），洋大麻子花、关东大麻子花、虎茄花（《山东中药》），风麻花、酒醉花（《陕西中药志》），佛花（《中华药学杂志》），弥陀花（《几种常见的有毒植物》），痨病烟（《青岛中草药手册》），羊惊花、大喇叭花、广东闹羊花（《全国中草药汇编》），南洋金花（《本草药名集成》），喇叭花（福建、广东、广西、山西、江苏、江西），闹羊花（福建、广东、台湾、四川、广西北流、云南元谋），吃娘花（陕西、甘肃、宁夏），枫茄花（上海、河北），万桃花（福建、台湾），大麻子花、娇气花、痴花（山东），疯花、千人花（浙江），鼓吹花（福建），假塔花（广东），闹阳花（四川），醉仙桃花（江苏），号筒花（云南）。

【植物名】白曼陀罗 *Datura metel* L.

异名：风茄儿、山茄子（《本草纲目》），大颠茄（《生草药性备要》），颠茄、闷陀罗（《广西通志》），白美丽曼陀罗（楼之岑《生药学》），重瓣曼陀罗、紫花重瓣曼陀罗、壮丽曼陀罗（《中国药用植物志》），花曼陀罗（《中国经济植物志》），老鼠愁（《中药大辞典》），猪颠茄、猪波罗（广西），癫茄树、天茄（广东），胡茄、野蓖麻（山东），洋蓖麻（山西），耗子阎王（内蒙古），麻大罗（海南）。

【性味与归经】味辛，性温；有毒。归肺、肝经。

【功能与主治】平喘止咳，解痉定痛。用于哮喘咳嗽，脘腹冷痛，风湿痹痛，小儿慢惊；外科麻醉。

释名考订

洋金花，原名曼陀罗花。曼陀罗，为梵语"mandarava"的音译。《本草纲目》曰："曼陀罗，梵语杂名也。"此花有白、紫等色，故名曼陀罗花。本品辛温，有毒。李时珍曰："相传此花笑采酿酒饮，令人笑；舞采酿酒饮，令人舞。予尝试之，饮须半酣，更令一人或笑或舞引之，乃验也。"从现代药理学的角度来分析，这是洋金花中所含阿托品的作用。人应用大量阿托品时，出现以兴奋为主的精神症状。给家兔侧脑室注射一定剂量的阿托品后，在出现翻正反射消失的同时，发生阵发性强烈抽搐，甚至强直性惊厥，角弓反张。本品有名大闹杨花、闹阳花；在南方诸省，更有称作闹羊花者。这当是以羊食后发生惊厥而名之。据此，洋金花疑为羊惊花之讹。风茄花，义同羊惊花，花酿酒饮使人癫狂，"风"言疯也。颠茄，"颠"亦疯之训也。"痴"、"醉"、"娇"等在特定环境中皆有疯癫之义，疯花、痴花、醉仙花、娇气花乃因以得名。

《本草纲目》曰："曼陀罗……绿茎碧叶，叶如茄叶。"故有"茄"之名。洋金花"状似牵牛花而大"，因称大喇叭花。号筒花、鼓吹花，亦因其花形似喇叭而名之。

611 穿山甲 chuanshanjia
《本草图经》

【来源】 为鲮鲤科动物穿山甲的鳞甲。

【异名】 鲮鲤甲（《名医别录》），鳢鲤甲（《补缺肘后方》），鲮鱼甲（《千金翼方》），陵鲤甲（《伤寒总病论》），鲮鲤角（《本草衍义》），川山甲（《三因方》），鳖鲤甲（《本草经疏》），鲮甲（《玉楸药解》），山甲（《本草求真》），甲片（《疡科遗编》），山甲片（《中药材手册》），甲珠（《中药志》），鲮鲤鳞（《药材学》），麒麟片、鳞片、随碱片（《广西中药志》），山甲珠（《全国中草药汇编》），钱鲤甲（《中国药用动物志》），地鳞（《广西药用动物》），钱鳞甲（《常见药用动物》），鲮鲤片（江苏），甲张（湖南）。

【动物名】 穿山甲 *Manis pentadactyla* Linnaeus

异名：石鲮（《临海异物志》），龙鲤（郭璞《江赋》），鲮鲤（《名医别录》），石鲮鱼（《本草纲目》），石鲮鲤（《药材学》），陵鲤（《中国药用动物志》）。

【性味与归经】 味咸，性微寒。归肝、胃经。

【功能与主治】 活血消癥，通经下乳，消肿排脓，搜风通络。用于经闭癥瘕，乳汁不通，痈肿疮毒，风湿痹痛，中风瘫痪，麻木拘挛。

释名考订

本品始载于《名医别录》，原名鲮鲤甲。此兽是一种全身披覆瓦状角质鳞片、擅掘洞而居的动物。《本草纲目》曰："其形肖鲤，穴陵而居，故曰鲮鲤，而俗称为穿山甲。郭璞《赋》谓之龙鲤。《临海水土记》云：尾刺如三角菱，故谓石鲮。"主要分布于我国南方，其中以福建、广东、广西、云南等地数量较多。川山甲者，"川"，当为"穿"之音讹。麒麟片，以其全身披鳞甲形肖麒麟，故名。鳞片呈扇形、菱形、盾形或三角形等，与古制钱币形似，故有钱鲤甲、钱鳞甲之名。炮制穿山甲，须用砂子置锅内，将甲片炒至胖鼓呈金黄色，因称炮甲珠、山甲珠，省称作甲珠。

612 穿心莲 chuanxinlian
（广州部队《常用中草药手册》）

【来源】 为爵床科植物穿心莲的地上部分。

【异名】 春莲秋柳（《岭南采药录》），榄核莲（《湖南药物志》），万病仙草、四支邦（《福建中医药》1962年），一见喜、百病草（《泉州本草》），草黄连（《药学学报》），苦胆草、斩蛇剑、圆锥须药草（广州部队《常用中草药手册》），日行千里、四方莲、金香草、金耳钩、春莲夏柳（《广东中草药》），苦草（《福建中草药》），竹节黄（《中草药通讯》1970年），蛇剑（《青岛中草药手册》），四方草（《全国中草药汇编》），印度草（湖南、江西、广东汕头、山东青岛），斩龙剑、蛇针草、夜蛇草、蛇草、牛母草、血压草（广东），苦赛黄连、热痛草（福建），雄胆草（海南）。

【植物名】穿心莲 *Andrographis paniculata*（Burm. f.）Nees

【性味与归经】味苦，性寒。归心、肺、大肠、膀胱经。

【功能与主治】清热解毒，凉血，消肿。用于感冒发热，咽喉肿痛，口舌生疮，顿咳劳嗽，泄泻痢疾，热淋涩痛，痈肿疮疡，蛇虫咬伤。

释名考订

本品始载于《岭南采药录》，原名春莲秋柳，云："草本。同一本有叶两种，春季所发叶似莲叶，秋季所发叶似柳叶。"故名。叶对生，基部楔形；茎直立，状似从两叶中穿心而过，故名穿心莲。总状花序顶生或腋生，集成大型的圆锥花序，雄蕊 2，花丝有丛毛，因呼圆锥须药草。蒴果长椭圆形，似橄榄核而稍扁，故又称榄核莲。茎四棱，乃名四方草、四方莲。斩龙剑、斩蛇剑，以其擅治蛇伤而名之。清热解毒之功卓著，福建民间呼作百病草、万病仙草，觅得此草后自然会"一见喜"。本品味极苦，以此而有草黄连、苦胆草、苦赛黄连诸名。原产南亚和东南亚诸国。印度用作苦味健胃药，载于 1954 年《印度药典》，故有印度草之名。

613　穿破石 chuanposhi 《岭南采药录》

【来源】为桑科植物构棘的根。

【异名】柘根（《千金要方》），川破石（《生草药性备要》），地棉根、拉牛入石（《岭南采药录》），柘藤根（江西《草药手册》），黄龙脱皮、山黄箕、铁篱根（《江西草药》），金蝉退壳、黄龙退壳、金腰带（《全国中草药汇编》），黄蛇根、黄篱根、牵牛入石（广东），大疗黄、土巴吉、土巴戟（福建），山黄芪、野黄芪（浙江），黄龙脱壳（湖南）。

【植物名】构棘 *Cudrania cochinchinensis*（Lour.）Kudo et Masamune

异名：奴柘（《本草拾遗》），限枝（《益部方物略记》），蒗芝（《云谷杂记》），限支（《本草纲目拾遗》），黄蛇（《广东中药》），饭团簕（《广西中草药》），小柘树（《中药大辞典》），柘藤（《西双版纳植物名录》），山荔枝（浙江、福建、广东、安徽），黄桑勒（广东、广西），野梅子（湖南、广东），假荔枝（福建、广东），九层皮（浙江、云南），千层皮（福建、云南），老桑簕、大力黄、猪肚筋、黄凿簕、大黄勒、簕凿树（广东），冬杨梅、猴欢喜、黄母鸡、刺楮、九重皮（浙江），鸟不踏、黄金刺、老鼠刺、千重皮（福建），簕路子、金钢藤、黄桑木（广西），构棘芝、牛丁子树（云南），榨木（湖北），黄金桂（台湾），野黄鳝藤（湖南），奶浆刺（贵州）。

【性味与归经】味淡、微苦，性凉。

【功能与主治】祛风通络，清热除湿，解毒消肿。用于风湿痹痛，跌打损伤，黄疸，腮腺炎，肺结核，胃和十二指肠溃疡，淋浊，蛊胀，闭经，劳伤咳血，疔疮痈肿。

释名考订

本品为常绿灌木，似柘而小，故名奴柘。《益部方物略记》中有名限枝。限，水边。《文选·潘岳〈西征赋〉》李善注："限，厓也。"《尔雅·释丘》"望厓洒而高岸"郭璞注："厓，水边。"清岳端《题闺秀朱柔则寄外沈用济画卷》诗有"柳下柴门傍水限，夭桃树树又花开"之句。本品喜生于溪边灌丛中，以生境言而名"限枝"。根皮橙黄色，故名黄蛇根、金腰带。聚花果球形，肉质，"大如雀卵"，熟时橙红色，以其形似而称山荔枝、假荔枝、冬杨梅、野梅子。"穿破石"者，全株枝条具粗壮的棘刺，故名。鸟不踏、老鼠刺、老桑簕诸名，义同穿破石。

614　络石藤 luoshiteng 《本草拾遗》

【来源】为夹竹桃科植物络石的带叶藤茎。

【异名】络石、石鲮（《神农本草经》），鲮石、明石、悬石、云花、云珠、云英、云丹（《吴普本草》），石蹉、略石、领石、石龙藤（《名医别录》），耐冬、石血（《新修本草》），络石草（《近效方》），鬼系腰（《外科精要》），石薜荔（《医学入门》），白花藤（《植物名实图考》），爬山虎（《南京民间药草》），过墙风（《广西中兽医药用植物》），爬墙虎、鹿角草（《江苏省植物药材志》），石气柑、万字金银（《四川中药志》），沿壁藤、铁线草、风藤、折骨草、交脚风（《湖南药物志》），乳风绳（《浙江民间草药》），合掌藤、双合草、剃头草（《闽东本草》），羊角藤（《广西中药志》），石盘藤、过桥风（《江西草药》），绿刺、软筋藤、酸树芭、膏链（《南方主要有毒植物》），感冒藤（《全国中草药汇编》），对叶藤（南药《中草药学》），上树龙、石岩皮（《中药材品种论述》），扒墙虎（华南、湖南、河南、江苏），石南藤（吉林、陕西、江西、湖南、湖北），万字茉莉（山东、北京），藤络（湖南、浙江），茉莉藤、吸壁藤、墙络藤、风旋花、红对叶肾、拉屎肾、盆紫藤、棉絮绳、地下珠、对肾藤、羊崩藤（浙江），尖刀癀、双合藤、对叶钳壁虎、乳汁藤、钳壁藤、双对叶、芽桐草、双合仔、双合子、酸树藤（福建），石梆、树攀、钻骨風、钻骨蛇、救布藤、打不死、上山夹杂（广东），扫把藤、匙羹藤、牛角藤、猪屎荐、羊角荐（海南），见水生、苦莲藤（广西），小凉粉子（贵州），骑墙虎（江西），白花络石藤（湖北），楠藤（吉林），花蛇草（陕西），糯米花（山东），六角草（江苏）。

【植物名】络石 *Trachelospermum jasminoides* (Lindl.) Lem.

【性味与归经】味苦，性微寒。归心、肝、肾经。

【功能与主治】祛风通络，凉血消肿。用于风湿热痹，筋脉拘挛，腰膝酸痛，喉痹，痈肿，跌扑损伤。

释名考订

络石藤始载于《神农本草经》，列为上品。《新修本草》曰："以其包络石木而生，故名络石。"略石、领石、绿刺者，盖"络石"语声之讹，或方言依音而无定字。"疗产后血结，大良也"，乃称石血。俗呼耐冬，因其冬夏常青、凌冬不凋，故名。擅缠绕攀援，故有鬼系腰、爬山虎、上树龙、沿壁藤诸名。其叶对生，因呼合掌藤、对叶藤、对叶钳壁虎。其蔓折之有白汁，遂称乳汁藤。羊角藤、尖刀癀者，以蓇葖果形似而得名。本品花白色、气芳香，以意会之呼作茉莉藤。《植物名实图考》云："开五瓣白花，形如卍字。""卍"，音"万"。假音转义，而称万字茉莉。

615 绞股蓝 jiaogulan 《救荒本草》

【来源】为葫芦科植物绞股蓝的全草。

【异名】七叶胆（《中草药通讯》2：24，1972），小苦药（《全国中草药汇编》），遍地生根（《中药大辞典》），蛇王（《广西药用植物名录》），甘茶蔓（《药材资料汇编》1999年版），小叶五爪龙、软梗五爪金龙、猪血台（浙江），落地生、公罗锅底（云南），八爪龙（湖北）。

【植物名】绞股蓝 *Gynostemma pentaphyllum* (Thunb.) Mak.

【性味与归经】味甘、苦，性微寒。归脾、肺经。

【功能与主治】益气健脾，化痰止咳，清热解毒，化浊降脂。用于脾胃气虚，倦怠食少，肺虚燥咳，咽喉疼痛，高脂血症。

释名考订

绞股蓝始载于《救荒本草》，曰："绞股蓝，生田野中，延蔓而生，叶似小蓝叶。"故得"蓝"之名。按"绞"有缠绕之义。唐柳宗元《晋问》云："晋之北有异材……根绞怪石，不土而植。"本品为多年生攀援草本，茎细弱，多分枝，卷须纤细，多引蔓缠绕，状如数股绳索绞合纠缠，因呼"绞股"。掌状复叶，小叶5~9，通常5~7，故有七叶胆、八爪龙、小叶五爪龙诸名。易繁殖，茎蔓扦插极易成活，落地生、遍地生根等因以得名。

十 画

616 秦艽 qinjiao 《神农本草经》

【来源】为龙胆科植物秦艽、麻花秦艽、粗茎秦艽或小秦艽的根。

【异名】秦胶（《本草经集注》），秦纠、秦纠（《新修本草》），秦爪（《四声本草》），宁化军秦艽（《大观本草》），左秦艽（《张聿青医案》），大艽、左宁根（《青海药材》），左扭（《河北药材》），鸡腿艽、山大艽（《中药材手册》），曲双（《中药志》），西大艽、西秦艽、萝卜艽、辫子艽（《全国中草药汇编》），左扭根、左拧根（青海、陕西、河北）。

秦艽：秦缪（《现代实用中药》），牛尾秦艽（《药材学》），纹秦艽（《常用中药名辨》），左拧（华北、西北），人艽（湖南、湖北），搅根子（河北），鹅腿艽（甘肃）。

麻花秦艽：扭丝艽（《中药材品种论述》）。

粗茎秦艽：牛尾艽（《中药志》），川秦艽（《全国中草药汇编》），麻花艽（《中国药典》），萝卜秦艽（《本草药名集成》），大秦艽、白秦艽（云南）。

小秦艽：山秦艽、五岭龙胆（《中药志》），狗秦艽（《全国中草药汇编》），狗艽子（甘肃）。

【植物名】（1）秦艽 *Gentiana macrophylla* Pall.

异名：大叶龙胆（《中国北部植物图志》），大叶秦艽（《中国药用植物图鉴》）。

（2）麻花秦艽 *Gentiana straminea* Maxim.

异名：蓟芥（《中国植物志》），麻花艽（《中国高等植物图鉴》）。

（3）粗茎秦艽 *Gentiana crassicaulis* Duthie ex Burk.

异名：粗茎龙胆（《中国植物志》），狗尾艽（《新华本草纲要》），厚茎秦艽（《云南药用植物名录》）。

（4）小秦艽 *Gentiana dahurica* Fisch.

异名：达乌里龙胆（《中国北部植物图志》），兴安龙胆、狗尾艽（《中药志》），兴安秦艽（《中药材品种论述》），达乌里秦艽（《中华本草》）。

【性味与归经】味辛、苦，性平。归胃、肝、胆经。

【功能与主治】祛风湿，清湿热，止痹痛，退虚热。用于风湿痹痛，中风半身不遂，筋脉拘挛，骨节酸痛，湿热黄疸，骨蒸潮热，小儿疳积发热。

释名考订

秦艽始载于《神农本草经》，名秦艽，列为中品。《玉篇·艸部》云："艽，秦艽，药。"《篇海类编·花木类·艸部》云："艽，药名。与艽同。"故秦艽即秦艽。按"丩"为"纠"之古字。《说文解字·丩部》："丩，相纠缭也。一曰瓜瓠结丩起。象形。"段玉裁注："谓瓜瓠之藤，缘物缠结而上。""丩"，今作"纠"。《玉篇·丩部》："纠，绞也，缭也。"《集韵·黝韵》："纠，《说文》：'绳三合也。'或作纠。"《本草纲目》曰："秦艽出秦中，以根作罗纹交纠者佳，故名秦艽、秦纠。"《神农本草经》又名秦胶。"胶"，为"艽"之同音假借字。在秦艽根部表面有纵向或扭曲的纵沟，此即所谓"罗文交纠"。《本草纲目》又曰："秦艽但以左文者为良。"以此遂有左秦艽、左扭、左拧根诸名。左宁根者，"宁"为"拧"之省写字。

617 秦皮 qinpi 《神农本草经》

【来源】为木犀科植物苦枥白蜡树、白蜡树、尖叶白蜡树或宿柱白蜡树的枝皮或干皮。

【异名】梣皮（《淮南子》），岑皮（《吴普本草》），樊槻皮（《本草经集注》），秦白皮（《药性论》），枰木皮（《本草拾遗》），蜡树皮、苦榴皮（《简明中医辞典》），北秦皮（上海）。

苦枥白蜡树：东北秦皮（《中国高等植物图鉴》）。

白蜡树：四川秦皮（《药学学报》）。

尖叶白蜡树：陕西秦皮（《药学学报》）。

宿柱白蜡树：陕西白点秦皮（《药学学报》）。

【植物名】（1）苦枥白蜡树 *Fraxinus rhynchophylla* Hance

异名：梣（《淮南子》），苦历木（《淮南子》高诱注），石檀（《名医别录》），苦树（《新修本草》），盆桂（《日华子本草》），樊鸡木（《集韵》），枰木、苦枥、秦木（《本草纲目》），秤星树（《植物名实图考》），大叶白蜡树、大苦枥（《中国树木分类学》），大叶梣（《河北习见树木图说》），花曲柳（《东北药用植物志》），白蜡树（《北方常用中草药手册》），见水蓝（《云南种子植物名录》），蜡树、华曲柳（东北），大叶苦枥（河北、山东）。

（2）白蜡树 *Fraxinus chinensis* Roxb.

异名：梣（《淮南子》），枰木（《本草拾遗》），小叶梣（《中国药用植物图鉴》），鸡糠树、青榔木（《全国中草药汇编》），白荆树（安徽、河南、四川），水白蜡、见水蓝（云南）。白桪木、子蹲柴（浙江），南京元宝树（上海），青榔树（河南）。

（3）尖叶白蜡树 *Fraxinus szaboana* Lingelsh.

异名：尾叶梣（《武汉植物研究》），尖叶梣（《中国植物志》），山蜡树、白心木、水楸（陕西）。

（4）宿柱白蜡树 *Fraxinus stylosa* Lingelsh.

异名：宿柱梣（《中国植物志》），户县白蜡树（《秦岭植物志》），柳叶梣（《药学学报》）。

【性味与归经】味苦、涩，性寒。归肝、胆、大肠经。

【功能与主治】清热燥湿，收涩止痢，止带，明目。用于湿热泻痢，赤白带下，目赤肿痛，目生翳膜。

释名考订

《本草纲目》云："秦皮，本作梣皮。其木小而岑高，故以为名。人讹为枰木，又讹为秦。或云本出秦地，故得秦名也。"《新修本草》则曰："树叶如檀，故名石檀。俗因味苦，呼为苦树。"又曰："取皮渍水便碧色，书纸看之皆青色。"故有"见水蓝"之名。按秦皮中的主要有效成分为马栗树皮苷和马栗树皮素，它们的水溶液在日光下可见碧蓝色荧光，这是秦皮主要的理化鉴别特征。又介壳虫科昆虫白蜡虫每群栖于白蜡树的枝干上分泌蜡质，故本品又名蜡树皮。秤星树者，《植物名实图考》云："以其皮有白点如秤星，故名。"主产于辽宁、黑龙江、内蒙古、陕西、河南等地，故药肆多称北秦皮。

618 珠子参 zhuzishen 《中国药典》

【来源】为五加科植物珠子参的根茎。

【异名】珠儿参（《本草从新》），珠参（《本草纲目拾遗》），滇珠参（《济阴方》），钮子三七、七药子（《中国药用植物志》），竹鞭三七（《湖南药物志》），土三七、盘七、野三七（《云南植物志》），竹子三七（《云南中草药选》），竹节人参（《全国中草药汇编》），雪三七（《中药材品种论述》），珠儿七（《云南中药资源名录》），明珠参（华东），扣子七（西藏、四川、湖北），钮子七（山西、陕西、四川），疙瘩七、带节参三七、大药子（云南），芋儿七、七叶子（四川），龙须参（安徽），珠珠参（湖南），小叶扣子七（湖北）。

【植物名】珠子参 *Panax japonicus* C. A. Mey. var. *major*（Burk.）C. Y. Wu et K. M. Feng

异名：大叶三七（《中国高等植物图鉴》），秀丽假人参（《中国植物志》）。

【性味与归经】味苦、甘，性微寒。归肝、肺、胃经。

【功能与主治】 补肺养阴，祛瘀止痛，止血。用于气阴两虚，烦热口渴，虚劳咳嗽，跌扑损伤，关节痹痛，咳血，吐血，衄血，崩漏，外伤出血。

释名考订

本品始载于《本草从新》，原名珠儿参。《本草纲目拾遗》引张观斋云："珠儿参者，其形独蒜似之，去皮煮熟，色如红熟人参，因圆大而如珠，故名。"珠参、珠子参名义并同。按本品根茎细长，节部膨大类球形，多呈串珠疙瘩状，因称疙瘩七；又类旧式上衣的钮扣且功近三七，故名钮子三七、扣子七。

619 **蚕砂** ^{cansha} 《医学入门·本草》

【来源】 为蚕蛾科昆虫家蚕蛾幼虫的干燥粪便。

【异名】 原蚕屎（《名医别录》），蚕沙（《本草经集注》），晚蚕沙（《斗门方》），原蚕沙（《圣济总录》），晚天矢（《本草备要》），二蚕沙（《江苏药材志》），蚕屎、晚蚕砂、原蚕砂、蚕粪（《药材学》），夏蚕砂（《上海市中药饮片炮制规范》），二蚕砂（江苏、浙江）。

【动物名】 家蚕蛾 *Bombyx mori* L.

【性味与归经】 味甘、辛，性温。归肝、脾、胃经。

【功能与主治】 祛风除湿，和胃化浊，活血通经。用于风湿痹痛，肢体不遂，头风头痛，风疹瘙痒，吐泻转筋，腰脚冷痛，烂弦风眼，妇女闭经、崩漏。

释名考订

本品入药始见于《名医别录》，原名原蚕屎。为蚕的粪便，呈细小颗粒状，《本草纲目》曰："蚕之屎曰沙。"故名蚕砂。"原蚕"、"晚蚕"之名义，参见本书"蚕蛾"条。本品宜在夏季时收集，药用应取蚕二眠至三眠时排泄者，故有夏蚕砂、二蚕砂诸名。

620 **蚕蛾** ^{cane} 《虫类药的应用》

【来源】 为蚕蛾科昆虫家蚕蛾雄虫的全体。

【异名】 原蚕蛾（《名医别录》），晚蚕蛾（《日华子本草》），雄蚕蛾（《太平圣惠方》），魏蚕蛾、天蛾（《宝庆本草折衷》），雄晚蚕蛾（《本草必用》）。

【动物名】 家蚕蛾 *Bombyx mori* L.

异名：家蚕（《拉英汉昆虫名称》），蚕（《中药志》），桑蚕（《中国药用动物志》）。

【性味与归经】 味咸，性温。归肝、肾经。

【功能与主治】 补肝益肾，壮阳涩精。用于阳痿早泄，遗精滑精，白浊。

释名考订

"蚕"，繁体字作"蠶"。《本草纲目》曰："蠶从朁，象其头身之形；从虫虫，以其繁也。"原蚕，为一年中两度孵化的蚕。《尔雅·释言》："原，再也。"《淮南子·泰族训》云："原蚕一岁再收，非不利也。然而王法禁之者，为其残桑也。"陶弘景曰："原蚕是重养者，俗呼为魏蚕。"《方言》云："魏，细也。自关而西，秦晋之闲，凡细而有容谓之魏。"郭璞注："今转为二蚕是矣。"又称晚蚕，是为季晚之义。

621 **蚕豆花** ^{candouhua} 《现代实用中药》

【来源】 为豆科植物蚕豆的花。

【异名】 胡豆花（上海、四川）。

【植物名】蚕豆 *Vicia faba* L.

异名：佛豆（《益部方物略记》），胡豆（《本草纲目》），南豆（《蒙化府志》），糊豆、树豆（《中国主要植物图说·豆科》），罗汉豆、川豆（浙江），夏豆（上海），马齿豆（台湾）。

【性味与归经】味甘、涩，性平。

【功能与主治】凉血，止血，止带，降压。用于咯血，吐血，鼻衄，便血，血痢，带下；高血压病。

释名考订

本品为豆科植物蚕豆的花。蚕豆，《本草纲目》曰："豆荚状如老蚕，故名。"王祯《农书》则谓："其蚕时始熟，故名。"其义亦通。蚕豆为外来物种，原产亚洲西南部和北非，为张骞出使西域时引入，故有胡豆之称。声讹而作"糊豆"。马齿豆，以子叶（豆瓣）形似而名之。《本草纲目》又曰："蚕豆南土种之，蜀中尤多。"因呼南豆、川豆。江南一带有在立夏时节食蚕豆的习俗，遂有夏豆之名。

622 盐肤子 yanfuzi 《本草纲目》

【来源】为漆树科植物盐肤木的果实。

【异名】盐麸子、叛奴盐（《开宝本草》），盐梅子、盐梂子（《本草纲目》），假五味子、油盐果（《南宁市药物志》），盐肤木子（《湖南药物志》），乌烟桃、乌盐泡、甫莲桃、付叶桃、红叶桃（《浙江民间常用草药》），五叶桃（《浙南本草新编》），盐酸白（广东、福建），盐酸果、盐霜果、盐碱果（云南），臭椿子、山樗子（山东），乌酸桃（浙江），红盐果（江西）。

【植物名】盐肤木 *Rhus chinensis* Mill.

异名：楷木（《山海经》），酸桶、酢桶（《本草拾遗》），盐麸树（《开宝本草》），肤木（《本草图经》），木盐（《通志》），天盐（《灵草篇》），五楷、盐肤子木（《本草纲目》），盐霜柏（《生草药性备要》），夫烟树（《田居蚕室录》），枯盐萁（《宁乡县志》），盐麸木、五倍子树、麸杨、红麸杨（《中国东北经济树木图说》），麸杨树（《中国药用植物图鉴》），盐霜柴、山乌烟、猴头盐、老鸦盐（《浙南本草新编》），盐酸木、敷烟树、蒲连盐、老公担盐（《全国中草药汇编》），盐树（东北、福建、广东），盐子树（安徽、江西），倍子树（广西、浙江），猴盐柴、土地公盐、老鼠盐、江南盐、铺地盐、蒲盐、盐桑柴、魁盐树、山木盐（福建），倍子柴、山盐木、盐桶氄、敷盐柴、红盐柴、盐树苗（江西），咸酸木、五倍树、盐霜木、盐灰木（广西），盐霜树、盐仔木、盐灰树（广东），盐酸树、肤盐渣树（云南），肤连树、角倍树（湖北），倍树（贵州），五倍柴（湖南），盐白木（四川），山盐青（台湾）。

【性味与归经】味酸、咸，性凉。

【功能与主治】生津润肺，降火化痰，敛汗，止痢。用于痰嗽，喉痹，黄疸，盗汗，痢疾，顽癣，痈毒，头风白屑。

释名考订

《开宝本草》曰："子秋熟为穗，粒如小豆，上有盐似雪，食之酸咸。"故名盐霜果、盐酸果、盐酸白。粉屑状谓之麸，因称盐麸子。盐肤子者，"肤"为"麸"音近讹字。成熟时红色，乃名红盐果。枝叶似椿，故有臭椿子、山樗子诸名。《本草纲目》曰："叶上有虫，结成五倍子。"五倍柴、倍子树等因以得名。"楷"者，"萮"也；"萮"即古之"备"（备）字，因属木类，故字从"木"。此树之白粉可备无盐时用，故称楷木。其味酸，遂有酢桶、酸桶等名。

623 荸荠 biqi 《日用本草》

【来源】为莎草科植物荸荠的球茎。

【异名】芍、凫茈、凫茨（《尔雅》），葃菇、水芋、乌芋（《广雅》），乌茨、藉姑、水萍（《名医别录》），荸脐（《本草衍义》），地栗（《通志》），黑三棱（《博济方》），铁荸脐（《救荒本草》），荸荠（《本草纲目》），马蹄（《本草求原》），地梨（《汝南圃史》），蒲荠、必齐、野荸荠、野荸脐（《尔雅义疏》），荸脐（《植物名实图考》），红慈菇（《民间常用草药汇编》），乌薯（《广西中兽医药用植物》），马薯（《泉州本草》），荶荠（《全国中草药汇编》），田薯仔、尾梨、马茅（福建），灯草莓、荸栗子、卜血子（湖南），荸荠头、野地栗（江苏），码薯（台湾），甜慈姑（四川）。

【植物名】荸荠 *Eleocharis tuberose*（Roxb.）Roem et Schult.

【性味与归经】味甘，性寒。归肺、胃经。

【功能与主治】清热生津，化痰，消积。用于温病口渴，咽喉肿痛，痰热咳嗽，目赤，消渴，痢疾，黄疸，热淋，食积，赘疣。

释名考订

《尔雅·释草》云："芍，凫茈。"郝懿行《义疏》："《说文》：'芍，凫茈也。'《齐民要术》引樊光曰：'泽草，可食也。'……《本草衍义》作荸脐，今呼蒲荠，亦呼必齐，并语声之转。"《本草纲目》曰："乌芋，其根如芋而色乌也。凫喜食之，故《尔雅》名凫茈，后遂讹为凫茨，又讹为荸荠。盖切韵凫、荸同一字母，音相近也。三棱、地栗，皆形似也。"吴瑞曰："小者名凫茈，大者名地栗。"

624 莱菔 laifu 《新修本草》

【来源】为十字花科植物萝卜的新鲜根。

【异名】葵、芦萉（《尔雅》），芦菔、荞根（《说文解字》），紫花菘、温菘（《尔雅》孙炎注），苞葵（《尔雅》郭璞注），罗服（《潜夫论》），萝蔔（《汉书》晋灼注），雹葵（陆德明《经典释文》），紫菘（《新修本草》），萝卜（《食疗本草》），萝菖、楚菘、秦菘（《本草图经》），土酥（《蔬食谱》），夏生、破地锥（王祯《农书》），红萝卜（《汝南圃史》），萝蔔蔔（《本草纲目》），透心红（《宁州志》），萝白（《广州植物志》），大萝卜、窖萝卜（《广西中兽医药用植物》），莱菔根（《药材学》），菜头（《福建药物志》），地灯笼、寿星头（云南、湖南）。

【植物名】萝卜 *Raphanus sativus* L.

异名：葖菜、芴（《尔雅》），春莲花（东北）。

【性味与归经】味辛、甘，性凉；熟者味甘，性平。归脾、胃、肺、大肠经。

【功能与主治】消食，下气，化痰，止血，解渴，利尿。用于消化不良，食积胀满，吞酸，吐食，腹泻，痢疾，便秘，痰热咳嗽，咽喉不利，咯血，吐血，衄血，便血，消渴，淋浊；外治疮疡，损伤瘀肿，烫伤，冻疮。

释名考订

莱菔，古称芦萉，即萝卜。《尔雅·释草》云："葵，芦萉。"郭璞注："'萉'宜为'菔'。芦菔，芜菁属，紫花大根，俗呼雹葵。"按"萉"与"菔"通，"芦"、"莱"一声之转，故芦菔又称莱菔。《本草纲目》曰："莱菔乃根名，上古谓之芦萉，中古谓之莱菔，后世讹为萝卜。"王祯《农书》则谓："北人萝卜，一种四名：春曰破地锥，夏曰夏生，秋曰萝卜，冬曰土酥，谓其洁白如酥也。"古有谓麦性黏滞，能助湿热。李时珍曰："陆佃乃言莱菔能制面毒，是來麰之所服，以菔音服，盖亦就文起义耳。"语中所称"來麰"者，"來"指小麦，"麰"指大麦。

625 莱菔子 laifuzi 《本草衍义补遗》

【来源】为十字花科植物萝卜的种子。

【异名】萝卜子（《日华子本草》），芦菔子（《宝庆本草折衷》），葵子（《癸辛杂识》），芦芭子（《药材学》），萝卜米（广西），白萝卜子（青海），旱萝卜子（北京），卜子（河南），内菔子（台湾）。

【植物名】萝卜 *Raphanus sativus* L.

【性味与归经】味辛、甘，性平。归肺、脾、胃经。

【功能与主治】消食除胀，降气化痰。用于饮食停滞，脘腹胀痛，大便秘结，积滞泻痢，痰壅喘咳。

释名考订

萝卜又称莱菔。本品是萝卜的种子，故名"莱菔子"。《宝庆本草折衷》名芦菔子，《癸辛杂识》称葵子。《尔雅·释草》云："葖，芦萉。"郭璞注："'萉'宜为'菔'。芦菔，芜菁属，紫花大根，俗呼雹葖。"邢昺疏："今谓之萝卜是也。"参见"莱菔"条。

626 **莱菔叶**^{laifuye}《新修本草》

【来源】为十字花科植物萝卜的基生叶。

【异名】萝卜叶（《百一选方》），萝卜杆叶（《滇南本草》），莱菔菜（《本草从新》），萝卜缨（《本草再新》），莱菔甲（《现代实用中药》），萝卜菜（《广西中兽医药用植物》），萝卜甲（《江苏省植物药材志》），莱菔英（《食物中药与便方》），萝卜英（《国医论坛》1：18，1986），莱菔缨（《上海市中药饮片炮制规范》）。

【植物名】萝卜 *Raphanus sativus* L.

【性味与归经】味辛、苦，性平。归脾、胃、肺经。

【功能与主治】消食理气，清肺利咽，散瘀消肿。用于食积气滞，脘腹痞满，呃逆，吐酸，泄泻，痢疾，咳痰，音哑，咽喉肿痛，妇女乳房肿痛，乳汁不通；外治损伤瘀肿。

释名考订

本品为萝卜的基生叶，长可达 30cm，琴形羽状分裂，状若缨子，故名萝卜缨、莱菔缨。缨子，为古代一种穗状装饰物。《汉书·杨雄传上》云："风似似而扶辖兮，鸾凤纷其御蕤。"颜师古注："蕤，车之垂饰缨蕤也。"莱菔英，英，为古兵器矛上的装饰物。《诗·鲁颂·閟宫》云："公车千乘，朱英绿縢，二矛重弓。"《毛传》："朱英，矛饰也。"故莱菔英者，义同莱菔缨。又名莱菔甲。"甲"有叶之义。杜甫《有客》诗有"自锄稀莱甲"之句。莱菔之叶可为菜蔬，《本草纲目》曰："莱菔，今天下通有之……根、叶皆可生可熟，可菹可酱，可豉可醋，可糖可腊，可饭，乃蔬中最有利益者。"莱菔菜、萝卜菜遂因以得名。参见"莱菔"条。

627 **莲子**^{lianzi}《本草经集注》

【来源】为睡莲科植物莲的种子。

【异名】菂、薂（《尔雅》），藕实、水芝丹（《神农本草经》），莲实（《尔雅》郭璞注），莲实肉（《圣济总录》），莲肉（《本草纲目》），莲心肉（《寿世保元》），建莲肉、建莲子（《幼幼集成》），湘莲肉（《霍乱论》），湘莲、建莲（《中药志》），湘莲子、湖莲子（《中药材手册》），莲蓬子（《山西中药志》），莲米、白莲米、土白莲（《四川中药志》），莲仁、莲子肉、白莲肉（《常用中药名辨》），白莲子、红莲子、甜莲肉（《本草药名集成》），红莲米（湖北），莲心（上海）。

【植物名】莲 *Nelumbo nucifera* Gaertn.

异名：荷（《诗经》），芙渠（《尔雅》），泽芝、水芝（崔豹《古今注》），芙蓉（《尔雅》郭璞注），莲藕（《本草纲目》），药藕草（华中）。

【性味与归经】味甘、涩，性平。归脾、肾、心经。

【功能与主治】补脾止泻，止带，益肾涩精，养心安神。用于脾虚泄泻，带下，遗精，心悸失眠。

释名考订

莲子始载于《神农本草经》，原名藕实，列为上品，为睡莲科植物莲的种子。莲，古称荷，一名芙渠，又名芙蓉。《说文解字》段玉裁注："盖大叶骇人，故谓之荷。"芙渠，大叶扶摇而起，渠渠宽大，故名。芙蓉者，敷布容艳之谓也。

"莲"，在本种有多种释义。《诗·陈风·泽陂》孔颖达疏："北方人……以莲为荷。"又《乐府诗集·相如歌辞·江南一首》："江南可采莲，莲叶何田田。"此中之"莲"是为荷之别名，亦以指全株植物。《说文解字·艸部》云："莲，芙渠之实也。"又《尔雅·释草》："荷，芙蕖……其实莲。"此以"莲"为荷之果实，即莲子。郭璞注："莲，谓房也。"此又以"莲"指荷之花托，即莲房。温庭筠《达摩支曲》："捣麝成香尘不灭，拗莲作丝寸难绝。"此中之"莲"应是指它的肥大根茎藕。莲夏季开花，花谢后花托逐渐增大，形成莲蓬，内生多数坚果，即莲子。《本草纲目》曰："莲者连也，花实相连而出也。"恐未的当。《说文解字》徐灏《注笺》："莲之言连，其房如蜂窠相连属也。"此说近之。

莲子，古称"菂"。《尔雅·释草》云："荷……其中菂。"郭璞注云："菂乃子也。"李时珍曰："菂者的也，子在房中，点点如的也。的乃凡物点注之名。"

628 莲花 lianhua 《日华子本草》

【来源】为睡莲科植物莲的花蕾。

【异名】菡萏（《诗经》），荷花（《毛诗传》），水花（崔豹《古今注》），藕花（《本草药名集成》），白莲花（山西）。

【植物名】莲 *Nelumbo nucifera* Gaertn.

【性味与归经】味苦、甘，性平。归肝、胃经。

【功能与主治】活血止血，去湿消风。用于跌损呕血，血淋，崩漏下血；外治天泡湿疮，疥疮瘙痒。

释名考订

莲花，古名菡萏。《诗·陈风·泽陂》："彼泽之陂，有蒲菡萏。"《尔雅·释草》云："荷，芙蕖……其华菡萏。"邢昺注："菡萏，莲花也。"李时珍曰："菡萏，函合未发之意。"可见，莲花自古即以含苞待放的花蕾入药，这与现时的药用情况是相吻合的。参见"莲子"条。

629 莲房 lianfang 《食疗本草》

【来源】为睡莲科植物莲的花托。

【异名】莲蓬壳（《海上名方》），莲壳（《儒门事亲》），莲蓬（《仁斋直指方》），莲房壳（《奇效良方》）。

【植物名】莲 *Nelumbo nucifera* Gaertn.

【性味与归经】味苦、涩，性温。归肝经。

【功能与主治】化瘀止血。用于崩漏，尿血，痔疮出血，产后瘀阻，恶露不尽。

释名考订

莲房为莲的花托，呈倒圆锥状，顶部平，有小孔 20 ~ 30 个，每个小孔为一子房。每当夏去秋至、"露冷莲房坠粉红"（杜甫《秋兴》诗）之时，莲结束花期，进入果期，花托逐渐增大。"花褪连房成菂，菂在房如蜂子在窠之状"（《本草纲目》），故有莲房之名。莲房质地蓬松，因称莲蓬。似壳状，而名莲蓬壳。参见"莲子"条。

630 莲须 ^{lianxu} 《本草纲目》

【来源】 为睡莲科植物莲的雄蕊。

【异名】 莲花须（《济生方》），金樱草（《本草品汇精要》），莲花蕊（《孙天仁集效方》），莲蕊须、佛座须（《本草纲目》），白莲蕊（《集验良方》），莲花心（《兰室秘藏》），白莲须（《幼幼集成》），莲蕊（《四川中药志》），莲旺（《广东中药志》）。

【植物名】 莲 *Nelumbo nucifera* Gaertn.

【性味与归经】 味甘、涩，性平。归心、肾经。

【功能与主治】 固肾涩精。用于遗精滑精，带下，尿频。

释名考订

本品为莲的雄蕊。花药条形，花丝细长，质轻、柔软如须髯，故名莲须。又花丝多数，环生于花托之下，花托形似佛座，因称佛座须。参见"莲子"条。

631 莲子心 ^{lianzixin} 《食性本草》

【来源】 为睡莲科植物莲成熟种子中的幼叶及胚根。

【异名】 薏（《尔雅》），苦薏（陆玑《诗疏》），莲薏（《本草纲目》），莲心（《本草备要》），莲米心（《四川中药志》），莲子蕊（《中国经济植物志》），莲芯（湖南），莲子芯（山东青岛）。

【植物名】 莲 *Nelumbo nucifera* Gaertn.

【性味与归经】 味苦，性寒。归心、肾经。

【功能与主治】 清心安神，交通心肾，涩精止血。用于热入心包，神昏谵语，心肾不交，失眠遗精，血热吐血。

释名考订

莲子心，古名"薏"。《尔雅·释草》云："荷，芙蕖……其中的，的中薏。"陆玑《诗疏》："的中有青为薏，味甚苦。"《本草纲目》谓薏为"莲子中青心"，并释曰："薏犹意也，含苦在内也。古诗云：食子心无弃，苦心生意存"；"薏藏生意，藕复萌芽，展转生生，造化不息"。参见"莲子"条。

632 莳萝子 ^{shiluozi} 《海药本草》

【来源】 为伞形科植物莳萝的果实。

【异名】 时美中（侯宁极《药谱》），慈谋勒（《开宝本草》），莳萝椒（《本草蒙筌》），小茴香（《本草纲目》），瘪谷茴香（《本草正义》），土茴香（《中药志》），臭小茴（《中药鉴别手册》），野茴香、川茴（广西），野小茴（甘肃），北茴香（天津），洋茴香（黑龙江哈尔滨）。

【植物名】 莳萝 *Anethum graveolens* L.
异名：马芹（华南），香草（上海），香莳萝（山东）。

【性味与归经】 味辛，性温。归脾、胃、肝、肾经。

【功能与主治】 温脾肾，开胃，散寒，行气，解鱼肉毒。用于痧秽呕逆，腹中冷痛，寒疝，痞满少食。

释名考订

莳萝为外来药，原产地西亚。始载于《开宝本草》，曰："生佛誓国，如马芹子，辛香。"莳萝，为波斯语 zira 的音译，或谓为梵文 jirakad 之音译。"慈谋勒"，当为外来语的汉文译写。果实形似茴香而小，故有诸"茴香"名。《本草蒙筌》曰："颗粒似蔓椒开口，俗呼为莳萝椒。"

633 莴苣 ^{woju} 《食疗本草》

【来源】 为菊科植物莴苣的茎和叶。

【异名】 莴苣菜（《肘后方》），白苣（《千金·食治》），生菜（《食经》），千金菜（《清异录》），莴笋（《滇南本草》），石苣、莴菜（《本草纲目》），千层剥（《植物名实图考》），藤菜（《河北药材》）。叶莴苣（《中国蔬菜栽培学》），香莴笋（上海、浙江），青笋（云南）。

【植物名】 莴苣 *Lactuca sativa* L.

【性味与归经】 味苦、甘，性凉。归胃、小肠经。

【功能与主治】 利尿，通乳，清热解毒。用于小便不利，尿血，乳汁不通，虫蛇咬伤，肿毒。

释名考订

《本草纲目》曰："按彭乘《墨客挥犀》云：莴菜自呙国来，故名。"宋代陶谷《清异录·蔬》云："呙国使者来汉，隋人求得菜种，酬之甚厚，故名千金菜。"其嫩茎肥大如笋，因称莴笋。可为菜蔬，故有诸"菜"名。《本草纲目》谓："剥皮生食，味如胡瓜。"因有生菜之称。

634 莪术 ^{ezhu} 《医学入门·本草》

【来源】 为姜科植物蓬莪术、广西莪术或温郁金的根茎。

【异名】 蓬莪茂（《雷公炮炙论》），蒁药（《新修本草》），蓬莪（《本草拾遗》），蓬莪蒁（《日华子本草》），蓬莪术（侯宁极《药谱》），蓬术（《洪氏集验方》），广茂（《珍珠囊》），广术（《儒门事亲》），莪蒁（《本草备要》），蓬蒁（《本经逢原》），青姜（《续医说》），羌七（《生草药性备要》），广术（《本草求真》），黑心姜（《岭南采药录》），文术（《四川中药志》）。

蓬莪术：绿姜（广东、广西、云南、四川），蓝姜、黑姜（广东、广西、云南），蓝心姜（广东、广西），蓝肉姜、血母姜（广东），三七姜（台湾），土莪术（四川）。

广西莪术：端州蓬莪茂（《本草图经》），毛莪术（广西）。

温郁金：温州蓬莪茂（《本草图经》），姜黄芀（根茎新头）（《浙南本草新编》）。

【植物名】 （1）蓬莪术 *Curcuma phaeocaulis* Val.

（2）广西莪术 *Curcuma kwangsiensis* S. G. Lee et C. F. Liang

（3）温郁金 *Curcuma wenyujin* Y. H. Chen et C. Ling

【性味与归经】 味辛、苦，性温。归肝、脾经。

【功能与主治】 行气破血，消积止痛。用于癥瘕痞块，瘀血经闭，胸痹心痛，食积胀痛。

释名考订

唐宋时期本草将姜科植物蓬莪术、郁金、姜黄等的肥厚根茎称作"蒁"，如称蓬莪术为蒁药，称姜黄为蒁，称郁金为马蒁。本品始载于《雷公炮炙论》，原名蓬莪茂。"茂"，音 shù，亦作"蒁"，简作"术"。故蓬莪茂者，亦呼蓬莪蒁，又作蓬莪术。商品以产地不同分为三类：①莪术（原植物为蓬莪术，主产于广东、广西、云南、四川）；②桂莪术（原植物为广西莪术，主产于广西、四川、云南）；③温莪术（原植物为温郁金，主产于浙江瑞安）。

635 荷叶 ^{heye} 《食疗本草》

【来源】 为睡莲科植物莲的叶。

【异名】 蕸（《尔雅》），经霜败荷叶（《肘后方》），败荷叶（《圣济总录》），卷荷叶（《三因方》），荷叶心（《永类铃方》），贴水荷叶（《经验良方》），荷钱、藕荷、芰荷、嫩荷叶（《本草纲目》），莲叶（《中药材手册》），藕叶（《药材学》），荷花叶（《四川中药志》），霜败荷叶（《中药处方名辨义》），经霜荷叶、紫背荷叶、蕸叶（《本草药名集成》）。

【植物名】莲 *Nelumbo nucifera* Gaertn.

【性味与归经】味苦，性平。归肝、脾、胃经。

【功能与主治】清暑化湿，升发清阳，凉血止血。用于暑热烦渴，暑湿泄泻，脾虚泄泻，血热吐衄，便血崩漏。

释名考订

荷叶叶柄粗长；叶片圆形、硕大，直径可达90cm。《说文解字·艸部》云："荷，芙蕖叶。"段玉裁注："盖大叶骇人，故谓之荷。"蕸，荷叶之古称。《尔雅·释草》："荷，芙蕖……其茎茄，其叶蕸。"按"蕸"字从"艹"从"遐"。"遐"，有"又长又大"之义。《文选·何晏〈景福殿赋〉》曰："爰有遐狄，镽质轮菌，坐高门之侧堂，彰圣主之威神。"李周翰注："遐狄，长逖也，古之长人，以铜铸之。"荷叶硕大，因得蕸之名。参见"莲子"条。

636 荷梗 hegeng 《本草再新》

【来源】为睡莲科植物莲的叶柄或花柄。

【异名】茄（《尔雅》），荷（陆玑《诗疏》），芙渠茎（《说文解字》），莲蓬杆（《续回生集》），藕杆（《随息居饮食谱》），荷叶梗（《时病论》），荷叶柄（《本草药名汇考》）。

【植物名】莲 *Nelumbo nucifera* Gaertn.

【性味与归经】味苦，性平。归脾、胃经。

【功能与主治】清热解暑，理气化湿，和胃安胎。用于暑湿胸闷不畅，泄泻，痢疾，带下，妊娠呕吐，胎动不安。

释名考订

荷梗为莲的叶柄或花梗。陆玑《诗疏》云："其茎为荷。"李时珍从陆说，并为之诠释："茎乃负叶者也，有负荷之义。"

荷梗古名"茄"。《尔雅·释草》云："荷，芙蕖……其茎茄。"李时珍释曰："茄音加，加于蕸上也。"显为附会之说。按"茄"，古字通"荷"。《说文解字·艸部》段玉裁注："茄之言柯也，古与荷通用。"如《诗·陈风·泽陂》："彼泽之陂，有蒲与荷。"而汉樊光注《尔雅》引《诗》云："有蒲与茄。"以此可以佐证。参见"莲子"条。

637 荷蒂 hedi 《太平圣惠方》

【来源】为睡莲科植物莲的叶基部。

【异名】荷叶蒂、荷鼻（《本草拾遗》），莲蒂（《岭南采药录》），荷叶鼻（《中药材手册》），荷叶蒂头（浙江、上海）。

【植物名】莲 *Nelumbo nucifera* Gaertn.

【性味与归经】味苦、涩，性平。归脾、胃、肝经。

【功能与主治】清热祛湿，和胃安胎。用于胎动不安，白痢，泄泻，久泻脱肛。

释名考订

荷蒂位于荷叶的叶基部同叶柄基部的连接处。正面叶脉微凹，由中央向外辐射状散出；背面叶脉突起，中央有残存的叶柄基部，其状颇似瓜的果蒂，故名荷蒂。凸出又如鼻状，因称荷鼻。参见"莲子"条。

638 桂皮 guipi 《本草经集注》

【来源】为樟科植物天竺桂、阴香或川桂的树皮。

【异名】土肉桂（台湾、云南、广东、广西、江西、湖南、安徽、福建），香桂（贵州、广东、广西、海南、湖南、四川），山肉桂（广东、台湾、福建、安徽），山玉桂（福建、广东），官桂皮、山桂皮、香料桂皮（湖南），土桂（福建）。

天竺桂：土桂皮（《中药大辞典》），台湾肉桂（《台湾中药材图鉴》），海山肉桂、假肉桂（台湾）。

阴香：阴香皮（《岭南采药录》），广东桂皮（《中国树木分类学》），爪哇桂皮（楼之岑《生药学》），土山肉桂（《全国中草药汇编》），野玉桂（《中药大辞典》），小桂皮（广西），假肉桂（福建）

川桂：川桂皮（《中国高等植物图鉴》），三条筋（湖北、陕西），桂皮香（云南），野肉桂（贵州）。

【植物名】（1）天竺桂 *Cinnamomum japonicum* Sieb.

异名：山桂、月桂（《本草纲目》），浙樟（《中国经济植物志》），阴香（《中国药用植物图鉴》），浙江樟（《江西植物志》），浙江桂（《浙江药用植物志》），大叶天竺桂、大叶香桂、竺香、桂香、菖桂（浙江），天竹桂、野桂（福建），假桂树（广东），桂枝树（安徽）。

（2）阴香 *Cinnamomum burmannii* (C. G. et Th. Nees) Blume

异名：坎香草、阴草（《生草药性备要》），月桂（《中国药用植物图鉴》），假桂枝（广州部队《常用中草药手册》），桂树、山桂枝（《全国中草药汇编》），胶桂（《中药大辞典》），假玉桂、桂木（广西、广东），山桂（广东、福建），鸭母桂、香胶仔、香柴、大叶樟、炳继树、坎香、潺桂（广东），香桂树、桂樟、粘连树、阿尼茶（云南），野桂树、野樟树、野玉桂树（海南），柴桂（福建）。

（3）川桂 *Cinnamomum wilsonii* Gamble

异名：黄花川桂（《中国树木分类学》），银叶樟（《中国树木志略》），银叶桂（《中国植物志》），臭马桂、柴桂（《全国中草药汇编》），桂皮树、臭樟、臭樟木、大叶子树、关桂、樟桂（四川），桂树（广东），香桂树（湖北），大叶香叶子树（四川宝兴）。

【性味与归经】味辛、甘，性温。归脾、胃、肝、肾经。

【功能与主治】温脾胃，暖肝肾，祛寒止痛，散瘀消肿。用于脘腹冷痛，呕吐泄泻，腰膝酸冷，寒疝腹痛，寒湿痹痛，瘀滞痛经，血痢，肠风，跌打肿痛。

释名考订

陶弘景于"桂"条云："今东山有桂皮，气粗相类，而叶乖异，亦能凌冬，恐或是牡桂，时人多呼丹桂，正谓皮赤尔。北方今重此，每食辄须之。"《海药本草》载有"天竺桂"。《开宝本草》云："天竺桂……功用似桂，皮薄不过烈。"按本品为樟属樟组 Sect. *Cinnamomum* 中多种植物的树皮，"功用似桂"，与桂"气粗相类"，故名桂皮。多作香料或副食佐料，因称香料桂皮。有作药用者，但称官桂。天竺桂，《本草纲目》谓："此即今闽、粤、浙中山桂也，而台州天竺最多，故名。"

639 桂花 guihua 《本草纲目拾遗》

【来源】为木犀科植物木犀的花。

【异名】木犀花（《墨庄漫录》），白桂花（上海），山桂花（福建）。

【植物名】木犀 *Osmanthus fragrans* (Thunb.) Lour.

异名：木樨（《尔雅》），桂（《南方草木状》），九里香、岩桂（《墨庄漫录》），银桂（《花镜》），桂花树（江苏、浙江、上海），山木犀（福建），桂花钻（广西），八月桂（安徽）。

【性味与归经】味辛，性温。归肺、脾、肾经。

【功能与主治】散寒破积，化痰止咳。用于牙痛，咳喘痰多，经闭腹痛。

释名考订

本品原名岩桂，亦名木犀，始见于《本草纲目》香木类"箇桂"条。古人一度以为其"亦是箇桂之类而稍异"，故以"桂"相称。《本草纲目》曰："丛生岩岭间，谓之岩桂"；其花"白者名银桂"。木质致密，清顾张思《土风录》谓其木"纹理如犀"，因称"木犀"。中秋前后开花，故名八月桂。花极芳香，乃呼九里香。

640 桂枝 guizhi 《伤寒杂病论》

【来源】为樟科植物肉桂的嫩枝。

【异名】柳桂（《本草别说》），嫩桂枝、川桂枝（《常用中药名辨》），桂枝柴（广东）。

【植物名】肉桂 *Cinnamomum cassia* Presl

【性味与归经】味辛、甘，性温。归心、肺、膀胱经。

【功能与主治】发汗解肌，温通经脉，助阳化气，平冲降逆。用于风寒感冒，脘腹冷痛，血寒经闭，关节痹痛，痰饮，水肿，心悸，奔豚。

释名考订

本品为樟科植物肉桂的嫩枝，故名桂枝、嫩桂枝。桂枝之名始见于汉张仲景《伤寒杂病论》，但所用"桂枝"究为何物，后世有不同认识。按《神农本草经》载有牡桂、箇桂，而无桂枝之名。《新修本草》云："其牡桂嫩枝皮名为肉桂，亦名桂枝。"至宋，《本草别说》记载："今又有一种柳桂，乃桂之嫩小枝条也，尤宜入治上焦药用也。"这是与今商品桂枝完全一致的第一次文献记载。但是，在《本草别说》之后的数百年间，桂枝仍主要使用肉桂的嫩枝枝皮。如《本草纲目》曰："牡桂……即木桂也，薄而味淡，去粗皮用。其最薄者为桂枝，枝之嫩小者为柳桂。"语中所称"桂枝"和"柳桂"显为二物。直至清代初期，柳桂才逐渐成为桂枝的正品，并沿用至今。柳桂者，以柳枝喻肉桂之枝条细嫩，故以为名。参见"肉桂"条。

641 桔梗 jiegeng 《神农本草经》

【来源】为桔梗科植物桔梗的根。

【异名】符蒀、白药、利如、梗草、卢茹（《吴普本草》），犁如（《广雅》），房图、荠苨（《名医别录》），苦梗（《丹溪心法》），苦桔梗（《本草纲目》），白桔梗（《一草亭百科全书》），玉桔梗（《中国药学大辞典》），铃铛花根（《东北药用植物志》），大药（《江苏省植物药材志》），包袱花根（《陕甘宁青中草药选》），土人参（南药《中草药学》），南桔梗、芽桔梗（《常用中药名辨》），四叶菜根、沙油菜根、和尚菜根（《本草药名集成》），和尚头花根（东北），土桔梗（甘肃、四川），秋桔梗、粉桔梗（上海），和尚帽花根、明叶菜根子（吉林），过腰菜根、包袱根（山东），苦菜根（河北），鸡肉参（云南），绿花根（贵州），蓝花根（湖南），掘菜根（河北张家口）。

【植物名】桔梗 *Platycodon grandiflorum*（Jacq.）A. DC.

异名：六角荷（《花经》），大花桔梗（楼之岑《生药学》），灯笼稞（《北方常用中草药手册》），沙油菜、山铃铛花（《中药大辞典》），紫花桔梗（《中药材》），和尚头、四叶菜、明叶菜、喇叭花（东北），包袱花（山东、辽宁），铃铛花（山东），六角花（上海），和尚头花（辽宁），狗旦、和尚帽子花（河北张家口），蓝花兜（广西桂林）。

【性味与归经】味苦、辛，性平。归肺经。

【功能与主治】宣肺，利咽，祛痰，排脓。用于咳嗽痰多，胸闷不畅，咽痛，音哑，肺痈吐脓。

释名考订

桔梗始载于《神农本草经》，列为下品。《说文解字·木部》云："桔，一曰直木。"《玉篇·木部》："梗，梗直也。"按桔梗为多年生草本，主根长纺锤形，少分枝。《本草纲目》曰："此草之根结实而梗直，故名。"梗草者，其名义同。荠苨与桔梗为同科植物，形颇相似，故两者常混称。荠苨"根味甜绝"（《本草经集注》），故名甜桔梗；桔梗味苦，乃呼苦桔梗，兼与荠苨相区别。根色白，因称白药。白桔梗、玉桔梗者，皆因其根色而得名。秋桔梗，"秋"亦白之义。按古以五色、五行对应四时，秋为金，其色白，故五色以白为秋。《尔雅·释天》云："秋为白藏。"郭璞注："气白而收藏。"

642 桃仁 taoren 《本草经集注》

【来源】 为蔷薇科植物桃或山桃的种子。

【异名】 桃核仁（《神农本草经》），桃人（《刘涓子鬼遗方》），光桃仁（《幼幼集成》），单桃仁（《药材学》）。

桃：毛桃仁、扁桃仁（《四川中药志》），大桃仁（南药《中草药学》）。

山桃：山桃仁（《中国药典》）。

【植物名】（1）桃 *Prunus persica* (L.) Batsch

异名：旄（《尔雅》），大黄桃、小金利核桃、尖嘴桃、毛桃（《滇南本草》），气桃（《草木便方》），桃树（《岭南草药志》），红桃（《广西中兽医药用植物》），白桃（《中国药用植物图鉴》），花桃（山西、江西），山毛桃、野桃子（四川），苦桃（台湾），桃子树（广西），野桃（浙江）。

（2）山桃 *Prunus davidiana* (Carr.) Franch.

异名：榹桃、胡桃（《尔雅》），辽桃（《中国植物图鉴》），毛桃树（《中国树木分类学》），毛桃、野桃、花桃（《中国东北经济树木图说》），山毛桃（河南、内蒙古）。

【性味与归经】 味苦、甘，性平。归心、肝、大肠经。

【功能与主治】 活血祛瘀，润肠通便，止咳平喘。用于经闭痛经，癥瘕痞块，肺痈肠痈，跌扑损伤，肠燥便秘，咳嗽气喘。

释名考订

桃在我国已有数千年的栽培历史。《诗·周南·桃夭》："桃之夭夭，灼灼其华。"描述了桃花盛开时的丽景。《本草纲目》云："桃性早花，易植而子繁，故字从木、兆。十亿曰兆，言其多也。"高树藩《中文形音义综合大字典》以"兆"即预兆，谓古有视桃花盛衰预卜丰歉的习俗，故桃音从"兆"。两说均嫌牵强。桃人，"人"即"仁"，释义参见本书"苦杏仁"条。古人认为双仁有毒，入药须用单仁者，因称单桃仁。

643 桃儿七 taoerqi 《陕西中草药》

【来源】 为小檗科植物桃儿七的根及根茎。

【异名】 奥莫色（《月王药珍》），鬼打死（《湖北植物志》），鸡素苔（《甘肃卫生通讯》），铜筷子（《陕西中草药》），小叶莲（《西藏常用中草药》），桃耳七（《全国中草药汇编》），羊蒿爪（甘肃），鹅木塞（西藏），土龙胆（甘肃），奥毛赛（青海）。

【植物名】 桃儿七 *Podophyllum hexandrum* Royle

异名：印度普达非伦（李承祜《生药学》），足叶草、华鬼臼、竹叶草（《药学学报》），印鬼臼（《中草药通讯》），西藏鬼臼（《中国高等植物图鉴》），鬼臼（《全国中草药汇编》），藏鬼臼（《中国药典》）。

【性味与归经】 味苦、微辛，性温；有毒。

【功能与主治】 祛风除湿，活血止痛，祛痰止咳。用于风湿痹痛，跌打损伤，月经不调，痛经，脘腹疼痛，咳嗽。

释名考订

早在一千多年前，本品即以"奥莫色"（omose）之名载于《月王药诊》。"鹅木塞"、"奥毛赛"，都为"奥莫色"的不同译写。叶2～3片，生于茎顶，具长叶柄，叶盾状著生，似荷叶而小，故名小叶莲。又似足掌，因称足叶草。浆果卵圆形似桃，乃名桃儿七；"七"，为我国中西部地区民间对植物粗壮根及根茎的称谓。根茎呈不规则结节块状，每一结节类球形，表面有众多须状根和须根痕，状如多臼相连，故有"鬼臼"之称。

644 桃金娘 taojinniang 《生草药性备要》

【来源】为桃金娘科植物桃金娘的果实。

【异名】多南子（《临海异物志》），都念子（《本草拾遗》），倒捻子（《岭表录异》），山稔子（《生草药性备要》），金丝桃（《花镜》），都捻子、海漆、黏子、倒黏子（《本草纲目拾遗》），岗黏子（《植物名实图考》），山菍（《本草求原》），冬年、丹黏子、逃军粮（《闽产录异》），岗捻子、倒念子、白花红捻（《岭南采药录》），稔子（福建、广东、广西），当梨子（江西、广东），豆稔子、稔果子（广西）。

【植物名】桃金娘 *Rhodomyrtus tomentosa*（Ait.）Hassk.

异名：岗稔（湖南、广东、广西、福建、浙江），多莲（福建、广东、广西），水刀莲（湖南、广东、台湾），豆稔（福建、广东、广西），稔子木、稔子树（广东、广西），哆年（广东、台湾），桃娘（福建、湖南），山哆年、刀莲（福建），刀年（台湾），朵尼（广西），多奶（福建）。

【性味与归经】味甘、涩，性平。归肝、脾经。

【功能与主治】养血止血，涩肠固精。用于血虚体弱，吐血，鼻衄，劳伤咳血，便血，崩漏，遗精，带下，痢疾，脱肛，烫伤，外伤出血。

释名考订

桃金娘为常绿小灌木。清《南越笔记》卷十五云："丛生野间，似梅而末微锐，似桃而色倍赪，中茎纯紫，丝缀深黄如金粟，名曰桃金娘。"逃军粮者，桃金娘之声讹。

《临海异物志》名"多南子"，《本草拾遗》称"都念子"。但在桃金娘的诸多异名中，影响最大者还是"倒捻子"。唐《岭表录异》曰："子如软柿，头上有四叶，如柿蒂，食者必捻其蒂，故谓之'倒捻子'。或呼为'都捻子'，盖语讹也。"在后世本草中，乃多自采用上述释义。清《广东新语》另有一释，云："以其为用甚众，食治皆需，故又名'都捻'。"《闽产录异》卷二有"冬年"之名，曰："以其可以度年，故名'冬年'。"今按，《临海异物志》中"多南子"一名远早于《岭表录异》中的"倒捻子"，故刘恂对"倒捻子"的释义恐不确。同理，《广东新语》对"都捻"、《闽产录异》对"冬年"的训释似也嫌牵强。纵观文献，桃金娘的众多异名，如多南、都念、倒捻、都捻、倒黏、冬年、丹黏、倒念、多莲、桃娘、当梨、朵尼、豆稔、多奶、刀莲等，皆音近而字异。究其成因，盖为方言依音用字，或语有轻重，或随音附会，或声转而无定字。桃金娘之名也和它们的读音相近，应是由历史上的异名发展而来。

645 核桃仁 hetaoren 《本草纲目》

【来源】为胡桃科植物胡桃的种子。

【异名】虾蟆（《酉阳杂俎》），胡桃肉（《海上集验方》），胡桃瓤（《太平圣惠方》），胡桃穰（《梅师方》），胡桃仁（《瑞竹堂经验方》），桃仁（《本草纲目》），核桃肉（《寿世保元》），合桃仁（《本草药名集成》）。

【植物名】胡桃 *Juglans regia* L.

异名：播罗斯（《梵书》），核桃（《本草纲目》），万岁子（《花镜》），播师罗（《广群芳谱》），羌桃（《名物志》），铁核桃（《云南种子植物名录》），茶核桃（云南），山核桃（河南），合桃（山东）。

【性味与归经】味甘，性温。归肾、肺、大肠经。

【功能与主治】补肾，温肺，润肠。用于肾阳不足，腰膝酸软，阳痿遗精，虚寒喘嗽，肠燥便秘。

释名考订

胡桃，即核桃，它与扁桃、腰果、榛子一起，并称为世界四大干果。《西京杂记》卷一："胡桃，出西域，甘美可食。"《本草图经》曰："此果本出羌胡，汉时张骞使西域始得种还，植之秦中，渐及东土，故名之。"又名核桃，《本草纲目》曰："此果外有青皮肉包之，其形如桃，胡桃乃其核也。"故名。胡桃瓤，即胡桃仁。"瓤（ráng）"，用同"瓤"。《字正通·禾部》云："瓤，果实犀，凡果实中之子曰犀瓤。与瓤通。"

本品内果皮骨质，表面凹凸不平，故有"虾蟆"之称。古人多以"虾蟆"之名喻称表面"多痱瘰"者。如荔枝草之叶"丝筋纹辍，绽露麻累，凹凸最分明"，《草木便方》称其为"癞客蚂草"；天名精叶脉分明，"叶皱似紫苏"，乃有癞格宝草、癞蛤蟆草诸名。

646 夏天无 xiatianwu 《浙江民间常用草药》

【来源】为罂粟科植物伏生紫堇的块茎。

【异名】一粒金丹、洞里神仙、野延胡、飞来牡丹（《百草镜》），伏延胡索、日本延胡索、延胡索（《台湾药用植物志》），伏地延胡索（江西《草药手册》），落水珠、夏无踪、土玄胡、炮竹花（江西），土元胡（安徽）。

【植物名】伏生紫堇 *Corydalis decumbens* (Thunb.) Pers.

异名：美丽紫堇（江西《中草药学》），无柄紫堇（《浙江药用植物志》）。

【性味与归经】味苦、微辛，性温。归肝经。

【功能与主治】活血止痛，舒筋活络，祛风除湿。用于中风偏瘫，头痛，跌扑损伤，风湿痹痛，腰腿疼痛。

释名考订

夏天无分布于江苏、安徽、浙江、江西等地。它的生物学特性是喜凉爽，怕高温，忌干旱。幼苗出土后，气温即使降至 -5℃ 也不致受冻。2 月中旬至 4 月上旬时生长迅速，至 4 月中、下旬平均气温达 17℃ 以上时开始倒苗。其时，我国华东地区尚未进入夏季。至夏季到来、草木葱茏之时，田间林下已见不到此草了，故名夏天无、夏无踪。块茎近球形，因称一粒金丹、落水珠。本品与延胡索为同属植物，其植株及块茎的形态亦与延胡索相类，故有诸"延胡索"名。

647 夏枯草 xiakucao 《神农本草经》

【来源】为唇形科植物夏枯草的果穗。

【异名】夕句、乃东（《神农本草经》），燕面（《名医别录》），麦穗夏枯草、麦夏枯、铁线夏枯草（《滇南本草》），铁色草（《本草纲目》），滁州夏枯草（《大明一统志》），棒柱头花（《中国药用植物志》），棒槌草（《中药志》），枯草穗（《药材学》），大头花（《浙江中药手册》），羊肠菜、白花草（《河北药材》），胀饱草（《山东中药》），干叶叶（《陕西中药志》），灯笼头、榔头草（《江苏省植物药材志》），夏枯花（《四川中药志》），锣锤草、牛牯草、东风、地牯牛、广谷草（《湖南药物志》），六月干、棒头柱（《闽东本草》），欧夏枯草（《中国高等植物图鉴》），夏枯头（《全国中草药汇编》），棒头草（南药《中草药学》），棒柱头草、炮仗草、滚子花、羊胡草、牯牛草、南夏枯草（《中药材品种论述》），夏枯草花（《常用中药名辨》），夏枯球（江苏、湖北、广东、广西），蜂窝草（江西、福建、贵州），灯笼草（江苏、四川），血见愁（青海、四川），茶叶草（上海、浙江），四层楼、花鼓槌、鼓锤草、地疯婆、牛触头、地蜂蒲、松蒲草、枯草、蜈蚣草头、千层楼、红松蒲头草、黄枯草头、牛鹿角花、矮子大凉伞、九重楼、花鼓草、花果槌儿（浙江），檬栀花、倒花伞、倒花伞花、虾钳草、节节草、蒙重草、蜜蜂罐、虾姑草（福建），九重花、万重楼、牛牛草、土枇杷、金疮小草、羊蹄尖、古牛草（四川），枯草花、倒扣草、倒刺草、倒钩草、倒梗草、癫倒草、丝线吊铜钟（广东），艾谷草、泥鳅串草、茶盘菜、绿豆菜（湖南），小本蛇药草、毛虫药、紫花草（广西），牛犊菜、牛鼻卷、牛低头（河南），芒锤草、假公草、大头草（陕西），野夏枯草、茶浪头、牛奶头（上海），山菠菜、铁色花、野菠菜（山东），牛郎头、蜂房草（安徽），团草花、顶头蓝花（云南），猪屎草、棒头花（河北），箭韧草、矮子打伞（江西），蜜罐罐（青海）。

【植物名】 夏枯草 *Prunella vulgaris* L.

【性味与归经】 味辛、苦，性寒。归肝、胆经。

【功能与主治】 清肝泻火，明目，散结消肿。用于目赤肿痛，目珠夜痛，头痛眩晕，瘰疬，瘿瘤，乳痈，乳癖，乳房胀痛。

释名考订

夏枯草因其植株入夏即渐趋枯萎而得名。牛犊菜、牛低头，谓其植株低矮。果穗呈圆棒状，形似麦穗，因称麦穗夏枯草，省作麦夏枯。棒槌草、鼓锤草、灯笼草、炮仗草等，亦以其形似而名之。

648 柴胡 chaihu 《本草图经》

【来源】 为伞形科植物柴胡或狭叶柴胡的根。

【异名】 地熏、茈胡（《神农本草经》），山菜、茹草（《吴普本草》），柴草（《本草品汇精要》），柴胡头（上海），蚂蚱腿（辽宁）。

柴胡：北柴胡（《本草汇言》），津柴胡（《中药志》），北胡、汉柴胡、柴荆关柴胡、铁苗柴胡、川柴胡（《药材学》），秋柴胡（《常用中药名辨》），硬柴胡（华北），竹叶草根（河北、北京），黑柴、山菜根（河北），狗头柴胡（山东），柴首（湖北）。

狭叶柴胡：南柴胡（《全国中草药汇编》），细柴胡、春柴胡（《常用中药名辨》），软柴胡（华北、辽宁、上海），香柴胡（东北），红胡根（江苏）。

【植物名】 （1）柴胡 *Bupleurum chinense* DC.

异名：竹叶柴胡（《植物名实图考》），硬苗柴胡（《东北植物药图志》），蛇叶柴胡（《中国药用植物图鉴》），韭叶柴胡（安徽、山东），山柴胡、毛柴胡（内蒙古），黑柴胡、剪子股草（河北）。

（2）狭叶柴胡 *Bupleurum scorzonerifolium* Willd.

异名：软苗柴胡（《中药志》），蛇叶柴胡（《江苏省植物药材志》），红柴胡（《中国植物志》），硬边柴胡（《西昌中草药》），细叶柴胡（东北），韭叶柴胡（江苏、安徽），小柴胡（甘肃、江苏），麦苗柴胡、牙柴胡、山竹子、大柴胡、金线柴胡（山东），扁叶胡、芽胡（江苏），羊舌头草（浙江），竹柴胡（四川），斩龙草（内蒙古）。

【性味与归经】 味辛、苦，性微寒。归肝、胆、肺经。

【功能与主治】 疏散退热，疏肝解郁，升举阳气。用于感冒发热，寒热往来，胸胁胀痛，月经不调，子宫脱垂，脱肛。

释名考订

柴胡始载于《神农本草经》，原名茈胡，列为上品。宋《本草图经》始以"柴胡"作正名。苏恭曰："此是古柴字。"此说有误。按"茈"有"柴"之读音（chái），并无"柴"之字义。《本草纲目》曰："茈字有柴、紫二音：茈姜、茈草之茈皆音紫，茈胡之茈音柴。茈胡生山中，嫩则可茹，老则采而为柴，故苗有芸蒿、山菜、茹草之名，而根名柴胡也。"今按，"茈"，同"紫"。《尔雅·释草》王念孙《疏证》："茈，与紫同。"茈草，即为紫草。"茈"，又念作"柴"，专用于"茈胡"的读音。后人为便于区分，乃将二字分开使用。在民间，茈胡"老则采而为柴"，缘由于此，乃易"艹"从"木"，将"茈胡"改成了"柴胡"。《本草品汇精要》有名柴草，殆其可为柴也。

649 党参 dangshen 《本草从新》

【来源】 为桔梗科植物党参、素花党参或川党参的根。

【异名】 防风党参、防党、白党（《本草从新》），黄参、防党参、上党参（《百草镜》），狮头参（《本草纲目拾遗》），潞党参（《本草害利》），西潞党（《时病论》），中灵草（《青海药材》），红党（《药材学》），大条党（《中药通报》）。

党参：台参、仙草根（《中国高等植物图鉴》），臭党参（《陕甘宁青中划药选》），东党参、狮子盘头参（东北），红皮党参、黄党（西北），召参（河南），都党（河北），本党参（辽宁），洋党参（湖北）。

素花党参：家党参、野党参、南坪党参（四川），美人面（甘肃）。

川党参：川茂党（《中药通报》），臭党、东沙党、土条参、坝党参、柴党参、纹党参（四川），柴党（湖北）。

【植物名】（1）党参 *Codonopsis pilosula*（Franch.）Nannf.

（2）素花党参 *Codonopsis pilosula* Nannf. var. *modesta*（Nannf.）L. T. Shen

（3）川党参 *Codonopsis tangshen* Oliv.

【性味与归经】 味甘，性平。归脾、肺经。

【功能与主治】 健脾益肺，养血生津。用于脾肺气虚，食少倦怠，咳嗽虚喘，气血不足，面色萎黄，心悸气短，津伤口渴，内热消渴。

释名考订

党参之名始见于清《本草从新》，曰："按古本草云：参须上党者佳。今真党参久已难得，肆中所卖党参，种类甚多，皆不堪用。唯防风党参，性味和平足贵，根有狮子盘头者真，硬纹者伪也。"语中所称"真党参"，系指产于山西上党的五加科人参。在我国古代，人参以产于山西上党者为道地药材。后历经风雨，上党人参日渐减少乃至最后绝迹，后人遂用其他形态类似人参的根类植物伪充之，并继续沿用"上党人参"的名称。这些伪充品"种类甚多"，多不堪用。然而，经过长期的发展，它们中形似防风、根有狮子盘头的一类终于得到医家的认可。它们以不同于人参的功效从诸多伪充品中独立出来，成为新的药材品种。因其亦产于山西上党且根形似参，故被称为党参。古之上党辖境在今山西省长治市及黎城县的一部分，北周宣政元年（578年）置潞州，明嘉靖八年（1529年）升为潞安府，故党参又称潞党参。《本草纲目拾遗》"防风党参"条引翁有良辨误云："皮色黄而横纹，有类乎防风，故名防党。江南徽州等处呼为狮头参，因芦头大而圆凸也。"又引《百草镜》云："党参，一名黄参，黄润者良……嫩而小枝者，名上党参。老而大者，名防党参。"

650 鸭跖草 yazhicao 《本草拾遗》

【来源】 为鸭跖草科植物鸭跖草的地上部分。

【异名】 鸡舌草、鸭舌草、笪竹叶、鼻斫草、碧竹子（《本草拾遗》），碧竹草（《本草图经》），青耳环花、碧蟾蜍、竹叶草（《竹谱详录》），鸭脚草、耳环草、碧蝉儿花（《百一选方》），翠蝴蝶、竹节菜（《救荒本草》），地地藕（《滇南本草》），蓝姑草、淡竹叶菜（《活幼全书》），竹鸡草（《濒湖集简方》），竹叶菜、淡竹叶、碧蝉花（《本草纲目》），竹节草（《生草药性备要》），小青草、广竹花（《本草纲目拾遗》），水竹子（《植物名实图考长编》），竹叶青、翠峨眉（《植物名实图考》），露草、帽子花（《植物学大辞典》），三荚子菜（《东北药用植物志》），竹叶兰（《贵阳民间药草》），竹鸡苋（《江西中药》），三角菜、牛耳朵草、水浮草、鸭食草、鸭子菜、菱角伞（《辽宁经济植物志》），芩鸡舌草（《中国药用植物志》），鸡冠菜、蓝花姑娘（《江苏药材志》），竹根菜（《四川中药志》），竹管草、竹剪草（《江西草药》），碧蝉蛇（广州部队《常用中草药手册》），兰花草、野靛青、鸦雀草、靛青花草、萤火虫草、鸭脚青、挂兰青、哥哥啼草、竹叶活血丹（《浙江民间常用草药》），竹夹菜、鹅儿菜（《广西中草药》），蓝花菜（《北方常用中草药手册》），竹叶水草、水竹叶草、竹叶青菜、鸭脚板草（《上海常用中草药》），鸭仔草（《福建中草药》），小竹叶（《丽江中草药》），鸭鹊草、蓝花水竹草、三荚菜、桂竹草（《全国中草药汇编》），竹荚菜、蓝花草、三角草（南药《中草药学》），竹仔草、竹仔菜（广东、福建），竹菜（广东、广西），晒不死（江苏、浙江），水竹叶（安徽、四川），蓝花竹叶（湖南、湖北），百日晒、野靛、福菜、挂梁青、管蓝青、鸭鹊菜、火萤头草、竹节花、六月晒、日头黄、鸡蛋包草、蓝紫草（浙江），水竹草、竹草、尖叶竹草、大竹草、竹骨草、白竹菜、蛇竹菜、细叶草、水竹菜（广东），竹高菜、竹竹菜、竹子菜、竹叶蓝、竹箕菜（广西），蓝翠蛾、蝴蝶花、歪歪花、蓝鹅草、小蓝草（安徽），蓝花叶、蓝花鸭跖草、竹叶七、竹结巴菜（湖北），水竹、金调羹、绿蝴蝶（福建），蓝花淡竹叶、蓝花竹叶草、蓝花竹叶菜（湖南），竹叶花、凤眼灵芝、凤眼草（四川），三节子草、三甲子草（山东），鸭趾草（云南），鸭爪菜（江苏），蓝天鹅（陕西），喜鹊花（吉林），蓝蓝花（河南），气死日头、菱角草（山东青岛）。

【植物名】鸭跖草 *Commelina communis* L.

【性味与归经】味甘、淡，性寒。归肺、胃、小肠经。

【功能与主治】清热泻火，解毒，利水消肿。用于感冒发热，热病烦渴，咽喉肿痛，水肿尿少，热淋涩痛，痈肿疔毒。

释名考订

鸭跖草之名义未详。"跖"，依其字义当作"脚掌"解，草之全名殆以形似解。然此草性状却并未有与"鸭掌"形似者。按此草又名鸭食草、鸭仔草、鸭子菜、鹅儿菜等。《本草纲目》云："三四月生苗，紫茎竹叶，嫩时可食。"或谓鹅鸭喜食，呼作"鸭子草"；后因语声相转，乃名"鸭跖草"。鸭脚草、鸭趾草、鸭爪菜，犹鸭跖草之义也。鸦雀草、鸭鹊草，鸭脚草之讹也。本品之叶形似竹叶，故多有"竹"之名。其性耐久难燥，而有百日晒、晒不死、气死日头诸称。《本草纲目》曰："四五月开花，如蛾形，两叶如翅，碧色可爱。"翠蝴蝶、蓝翠蛾、碧蝉花等因以名之。"巧匠采其花，取汁作画色及彩羊皮灯，青碧如黛也。"野靛青、靛青花草等遂有其名。

651 钱蒲 qianpu 《本草纲目》

【来源】为天南星科植物金钱蒲的根茎。

【异名】大节菖蒲（《滇南本草》），菖蒲（《本草纲目》），鲜菖蒲（《中国药用植物图鉴》），金钱菖蒲、钱菖蒲、细叶菖蒲（《中药材品种论述》），鲜石菖蒲（《常用中药名辨》），石菖蒲（云南、新疆），建菖蒲、小石菖蒲（四川），水菖蒲（广西那坡）。

【植物名】金钱蒲 *Acorus gramineus* Soiand.

异名：随手香（四川、贵州），小随手香、洗手香、带手香、路边香、三奈香（四川），水剑草、十香和（云南）。

【性味与归经】味辛，性温。

【功能与主治】化湿开胃，开窍豁痰，醒神益智。用于脘痞不饥，噤口下痢，神昏癫痫，健忘耳聋。

释名考订

钱蒲植株矮小纤细，叶狭如韭。药店多有栽莳，一般以鲜品供配方用，因称鲜菖蒲、鲜石菖蒲。李时珍曰："甚则根长二三分，叶长寸许，谓之钱蒲是矣。""钱"，当是言其形微。如榆叶称榆钱，小荷叶谓荷钱。宋杨万里《秋凉晚步》诗："绿池落尽红蕖却，荷叶犹开最小钱。"《植物名实图考》曰："凡生名山深僻处者，一寸皆不止九节，今人以小盆莳之，愈剪愈矮，故有钱蒲诸名。"全株有浓香，以手抚叶，手上会有特殊的香气留驻，随手香、洗手香、带手香等因以得名。

652 铁苋 tiexian《植物名实图考》

【来源】为大戟科植物铁苋菜的全草。

【异名】黄麻叶、牛泥茨、三珠草、天紫苏（《本草纲目拾遗》），人苋、海蚌含珠、撮斗撮金珠（《植物名实图考》），六合草、半边珠（《草木便方》），野黄麻（《天宝本草》），肉草、喷水菜（《广西中兽医药用植物》），凤眼草（《药材资料汇编》），小耳朵草、大青草（《江苏省植物药材志》），猫眼草、蚬草（《南宁市药物志》），痢疾草（《江西民间草药》），野麻草（《闽南民间草药》），拉痢草（《药材学》），玉碗捧真珠、粪斗草（《福建民间草药》），血见愁（《安徽药材》），筒筒草（《四川药志》），血布袋、布袋口（《中国药用植物图鉴》），野六麻、野苦麻（《闽东本草》），皮撮珍珠、珍珠草、瓢里珍珠、田螺草、海底藏珍珠（《湖南药物志》），藏珠草（《广东中药》），榎草（《广西中药志》），金石榴、茶丝黄（《台湾药用植物志》），撮斗珍珠（《江西草药》），叶下双桃、叶里仙桃、金畚斗、金盘野苋菜（《浙江民间常用草药》），含珠草（《广西中药志》），灯盏窝、草蚌含珠（《贵州草药》），七盏灯（《重庆草药》），猫眼菜（广州部队《常用中草药手册》），萤火虫草、野棉花、寒热草（《上海常用中草药》），野络麻、老鼠耳朵草（《浙江民间常用草药》），沙罐草（《陕西中草药》），山黄麻（《福建中草药》），朴草（《北方常用中草药手册》），麻子草（广东《医药科技动态》8：3，1971），撮斗装珍珠、叶里含珠（《全国中草药汇编》），铁杆草、铁头草、铁杆愁、铁苋头、红眼斑（东北），海蚌抱珠、编笠草（陕西、甘肃、宁夏），蚌壳草、铁灯碗（四川、贵州），簸斗装珍珠（江西、湖北），叶里藏珠（江西、广西），鸳蚌珠草、玉碗珠、逢真珠、破碗包珍珠、杓斗子菜、撮斗子草、叶里存珠、一盏灯、一盏龙、野麻仔、金蒲黄（福建），下合花、下合草、小黄麻、螺丝草、沙锅草、风子草、瓦片草（四川），畚斗装珍珠、钵斗装珍珠、撮筐装珍珠、撮钵装金珠、金簸斗（江西），蚬壳草、满盘珠、叶上珠、凹肚真珠、痢子草（广东），假黄麻、海马含珠、掌上明珠、喷水草、麻勾草（广西），老母鸡窝、糖鸡屎棵、红叶菜、银丁菜、花间草（河南），血旱头棵子、蝎头棵、烂莲菜（江苏），野苋、鸡蛋壳菜、老牛苋（山东），马黄双、风壳草（陕西），猫耳朵、金半斗（浙江），止血草、海花珠（贵州），疳积草（湖北），鬼见愁（北京），海藏珠（湖南）。

【植物名】铁苋菜 Acalypha australis L.

【性味与归经】味苦、涩，性凉。归心、肺、大肠、小肠经。

【功能与主治】清热，利水，杀虫，止血。用于痢疾，腹泻，咳嗽吐血，便血，子宫出血，疳积，腹胀，皮炎，湿疹，创伤出血。

释名考订

形似苋菜，茎硬，叶粗涩，不中食，故名铁苋菜。功擅凉血止血，用治吐血、衄血、尿血、便血、崩漏有效，因称血见愁。果实球形似珠，藏于蚌状苞片之内，故谓海蚌含珠。果实和苞片的形状因人因地因时可有不同的比拟，以此而有叶里仙桃、瓢里珍珠、撮斗撮金珠、玉碗捧真珠诸名。

653 铁落 tieluo《神农本草经》

【来源】为生铁煅至红赤、外层氧化时被锤落的铁屑。

【异名】生铁洛（《素问》），铁液（《名医别录》），铁屎（《千金要方》），铁屑（《新修本草》），铁花（《本草图经》），铁蛾（《本草纲目》），煅落铁屑（《仁斋直指方》），铁落花（《青岛中草药手册》），铁叶、生铁落（《全国中草药汇编》）。

【矿物名】磁铁矿 Magnetitum

【性味与归经】味辛，性凉。归肝、心经。

【功能与主治】平肝镇惊，解毒敛疮，补血。用于癫狂，热病谵妄，心悸易惊，风湿痹痛，疮疡肿毒，贫血。

释名考订

《新修本草》曰："是锻家烧铁赤沸，砧上锻之，皮甲落者。"故名铁落，或名铁屑、煅落铁屑。李时珍曰："生铁打铸，皆有花出，如兰如蛾，故俗谓之铁蛾。"亦谓之铁花、铁落花。铁屎者，以其为锻铁弃物也。《名医别录》中有"铁液"之名，曰："铁落一名铁液，可以染皂。"《本草经集注》云："铁落是染皂铁浆。"此说乃承接《名医别录》而言。对此，后世本草都持异议，宋《嘉祐本草》并据此另立"铁浆"条。从后世本草对"铁浆"立意的表述观之，"铁液"之名当以归入"铁浆"为宜。

654 铁包金 tiebaojin 《岭南采药录》

【来源】为鼠李科植物铁包金的茎藤或根。

【异名】狗脚刺、提云草、小桃花（《岭南采药录》），老鼠乌、鼠乳头、乌金藤（《福建民间草药》），乌口仔、假榄仔（《广东中药》），乌儿仔（《湖南药物志》），鼠米、乌痧头、乌李楝（《福建中草药》），鼠乳根（《全国中草药汇编》），小号铁包金、乌石米（《福建药物志》），老鼠耳（福建、广东、湖南、湖北），乌龙根（湖南、湖北、广东），老鼠乳（福建、广东），老鼠屎藤（广东、广西），老鼠屎（湖南、广东），染布根、老鼠乳藤根、铁皮铜骨、鼠年根、老鼠乳头、黄鳝藤、细叶老鼠屎藤、铜皮铁骨、老鼠稔、乌鼠乳、老鼠鳞、细老鼠乳、雀仔屎（广东），乌纱根、老鼠米、老鼠奶、龙须藤、山乌藤、碎米珠、山乌沉（福建），牛鞭子藤、大鸡米、牛健子（广西），鸭公青（湖北）。

【植物名】铁包金 *Berchemia lineata* (L.) DC.

异名：老鼠草（《岭南草药志》），勾儿茶、小叶铁包金（《广东中药》），细叶勾儿茶（《中国草本图录》），米拉藤、小叶黄鳝藤（《台湾植物志》），细纹勾儿茶（广州部队《常用中草药手册》），乌染草、乌骨草、鼠耳草、乌纱草（福建），打杵子树（湖北），密叶勾儿茶（海南）。

【性味与归经】味苦、微涩，性平。归肝、肺经。

【功能与主治】化瘀止血，镇咳止痛。用于肺结核咯血，胃、十二指肠溃疡出血，精神分裂症，跌打损伤，风湿骨痛，疔疮疖肿，睾丸脓肿，痔疮，烫伤。

释名考订

本品根的栓皮呈棕褐色或黑褐色似铁，木质部色橙黄似金，故名铁包金。铁皮铜骨者，义同铁包金。主根粗壮，圆柱形，以色、形两者求之，乌龙根、黄鳝藤、牛鞭子藤等因以得名。核果圆柱形，肉质，长4~5mm，熟时黑色或紫黑色，以形似而有鼠乳头、老鼠屎、老鼠米诸名。

655 铁线莲 tiexianlian 《花镜》

【来源】为毛茛科植物铁线莲或重瓣铁线莲的全株或根。

【异名】铁线牡丹（《滇南本草》），番莲（《花镜》），金包银（广西）。

铁线莲：转子莲（《中国种子植物分类学》），大蓼、山木通、光板银（江西），铜威灵仙、威灵仙（浙江），龙须草（广西），蜘珠花（上海）。

重瓣铁线莲：铁线牡丹花（云南）。

【植物名】（1）铁线莲 *Clematis florida* Thunb

（2）重瓣铁线莲 *Clematis florida* var. *plena* D. Don

【性味与归经】味苦、微辛，性温；有小毒。归肝、脾、肾经。

【功能与主治】利尿，通络，理气通便，解毒。用于风湿性关节炎，小便不利，闭经，便秘腹胀，风火牙痛，眼起星翳，虫蛇咬伤，黄疸。

释名考订

铁线莲之名始见于《花镜》，云："铁线莲一名番莲，或云即威灵仙，以其本细似铁线也……叶类木香，每枝三叶，对节生；一朵千瓣，先有包叶六瓣，似莲先开。"其本（根）"细似铁线"，其花"似莲"，故名铁线莲。

656 铁皮石斛 tiepishihu 《中国药典》

【来源】为兰科植物铁皮石斛的茎。

【异名】林兰（《神农本草经》），黄草（李承祜《药用植物学》），黄草石斛、结子斗（《中药大辞典》），霍山石斛（《中草药学》），耳环石斛（《中国药典》），环草、枫斗（《药学学报》），环草石斛（《植物分类学报》），大黄草（湖北、湖南、广东、广西、四川、贵州），黑节草（浙江、广西、贵州、云南），铁皮枫斗、铁皮兰（广西），岩竹（浙江）。

【植物名】铁皮石斛 Dendrobium officinale Kimura et Migo

【性味与归经】味甘，性微寒。归胃、肾经。

【功能与主治】益胃生津，滋阴清热。用于热病津伤，口干烦渴，胃阴不足、食少干呕，病后虚热不退，阴虚火旺，骨蒸劳热，目暗不明，筋骨痿软。

释名考订

铁皮石斛属兰科植物，多生长在山地湿润的原生态阔叶林中，以较发达的气根附生于满布苔藓的树干或岩石上，故有林兰之名。茎圆柱形，表皮呈铁绿色，干后呈青灰色，因有"铁皮"之称。茎经加工，呈螺旋状或弹簧状，以形似而称环草、耳环石斛，商品称为枫斗。有的扭卷成钮结状，乃呼结子斗。

657 铅丹 qiandan 《神农本草经》

【来源】为用纯铅加工制成的红色粉末，主含四氧化三铅。

【异名】丹（《范子计然》），黄丹（《抱朴子》），真丹（《肘后方》），铅华（《名医别录》），丹粉（《新修本草》），黄龙肝（《石药尔雅》），红丹、虢丹（《续本事方》），国丹（《秘传外科方》），铅黄（《本草衍义》），黄虢丹（《普济方》），东丹（《慎斋遗书》），飞丹（《疮疡经验全书》），朱粉（《本草纲目》），真黄丹、山东黄丹（《一草亭百科全书》），松丹（《现代实用中药》），朱丹、陶丹、彰丹、福来丹（《药材学》），障丹、桃丹粉（《非金属矿产开发应用指南》），铅粉（《本草纲目的矿物史料》），菊丹（《矿物性中药之研究》），漳丹、章丹、桃丹、湘丹（《湖南药材手册》），红铅养、彰红丹（《本草药名集成》），金丹（湖北），广丹（上海），樟丹（吉林）。

【矿物名】铅丹 Plumbum Rubrum

【性味与归经】味辛，性微寒；有毒。归心、肝经。

【功能与主治】外用拔毒生肌，内服坠痰镇惊。外治用于痈疽肿毒，溃疡不敛，内服用于惊痫癫狂。

释名考订

"丹"之本义原指朱砂。《字汇·丶部》云："丹，丹砂。"道家炼药多用之。后经引申，凡用矿石经炉火烧炼所得之药石，泛称为"丹"，大多呈粉状或颗粒状物。《说文解字·丹部》："丹者石之精。"《抱朴子·内篇·金丹》云："若取九转之丹内神鼎中，夏至之后，爆之鼎热。"本品为用铅烧炼而成的粉状物，故名"铅丹"，省称作"丹"。"丹粉"为"铅丹"之同义复用。色橙红或橙黄。明《医学入门》曰："炒铅为丹，其色黄，故又名黄丹。"铅黄之名义并同。亦色红，乃有红丹、朱粉、朱丹诸名。桃丹亦以其色红而名之，声转而为"陶丹"。为求佳品而称真丹。广丹、湘丹，各以产地为名。产于彰德者名彰丹。按彰德为汉置魏郡，治所在今河南安阳地区，为铅丹著名产地。"章"、"漳"、"障"、"樟"者，均为"彰"语声讹字。"虢"（guó），古国名。为公元前十一世纪周分封的诸侯国。有东虢、西虢之分。东虢在今河南荥阳，旧为铅丹产地，故名虢丹、黄虢丹。因其产于东虢，故又有东丹之名。国丹者，"国"为"虢"之音讹。

658 铅粉 qianfen《开宝本草》

【来源】为铅经加工制成的白色粉末，主含碱式碳酸铅。

【异名】胡粉（《黄帝九鼎神丹经》），水粉（《范子计然》），粉锡、解锡（《神农本草经》），定粉（《药性论》），锡粉、丹地黄、流丹、鹊粉、铅白、流丹白毫、白膏（《石药尔雅》），光粉（《日华子本草》），铅灰（《政和本草》），白粉、瓦粉（《汤液本草》），韶粉、铅白霜（《世医得效方》），铅华、官粉、辰粉（《本草纲目》），紫背铅（《本草述》），宫粉（《药材学》），太乙粉（江苏南京）。

【矿物名】水白铅矿 Hydrocerussitum

【性味与归经】味甘、辛，性寒；有毒。归脾、肾经。

【功能与主治】消积，杀虫，解毒，燥湿，收敛，生肌。用于疳积、虫积腹痛，痢疾，癥瘕，疟疾，疥癣，痈疽溃疡，湿疹，口疮，丹毒，烫伤，狐臭。

释名考订

铅粉始见于《神农本草经》，原名"粉锡"，列为下品。《开宝本草》曰："《本经》呼为粉锡，然其实铅粉也。故英公序云'铅锡莫辨'者，盖谓此也。"古时铅、锡常混称不分，铅也指锡类。《广韵·仙部》："铅，锡之类也。"《玉篇·金部》："铅，黑锡也。"《本草纲目》释"粉锡"名曰："铅、锡一类也，古人名铅为黑锡，故名粉锡。""粉"，指本品为白色粉末；"锡"，即"黑锡"，为铅之别称。锡粉、铅粉，义与粉锡同。

《博物志》言称"烧铅锡成胡粉"，乃以"铅锡"作"铅"之复词。陶弘景曰："即今化铅所作胡粉也。"早在先秦时代，铅粉就已被用作白色颜料和化妆粉。"夫铅黛所以饰容，而盼倩生于淑姿。"李时珍曰："胡者餬也，和脂以餬面也。"铅粉因以有胡粉之名。"解锡"，有解化铅锡之义。物质燃烧后的残留物曰"灰"，本品为"烧铅锡"而成，因称铅灰。定、瓦、光、白、官、韶、辰诸粉，李时珍谓："定、瓦言其形，光、白言其色。俗呼吴越者为官粉，韶州者为韶粉，辰州者为辰粉。"

659 秫米 shumi《本草纲目》

【来源】为禾本科植物粱或粟具黏性的种子。

【异名】众（《尔雅》），秫（《名医别录》），糯秫、糯粟（《新修本草》），黄糯、黄米（《本草纲目》），小黄米（《本草述》），小米、粟米（《简明中医辞典》），北秫米（《上海市中药饮片炮制规范》）。

【植物名】（1）粱 Setaria italica（L.）Beauv.

异名：白粱粟（《本草经集注》），粟谷（《齐民要术》），秈粟（《本草纲目》），寒粟（《植物名实图考》），粟（《中药志》），谷（华北），俊子（东北），狗尾巴粟（浙江），狗尾粟（广西武鸣）。

（2）粟 Setaria italica（L.）Beauv. var. germanica（Mill.）Schred.

【性味与归经】味甘，性微寒。归肺、胃、大肠经。

【功能与主治】祛风除湿，和胃安神，解毒敛疮。用于疟疾寒热，筋骨拘急，泄泻痢疾，夜寐不安，肿毒，漆疮，冻疮，犬咬伤。

释名考订

《尔雅·释草》云："众，秫。"郭璞注："谓黏粟也。"郝懿行《义疏》："今北方谓谷子之黏者为秫谷子，其米为黄小米。"《植物名实图考》曰："秫为粱、粟之黏者。""秫"，甲骨文作"术"，象形，后加"禾"旁为类符。《说文解字·禾部》段玉裁注："术"，"下象其茎叶，上象其采"。《篇海类编·花木类·禾部》云："采，同穗。"《本草纲目》有名秫米，《说文解字·米部》："米，粟实也。"段玉裁注："粟举连秠者言之，米则秠中之人（仁），如果实之有人（仁）也。"按本品为秫的种仁，故名秫米。我国北方广为栽种，因称北秫米。

660 积雪草 jixuecao 《神农本草经》

【来源】为伞形科植物积雪草的全草。

【异名】连钱草（《徐仪药图》），地钱草（《新修本草》），马蹄草（《滇南本草》），胡薄荷（《天宝方》），老公根、葵蓬菜、崩口碗（《生草药性备要》），荷包草（《本草纲目拾遗》），地棠草（《植物名实图考》），大马蹄草、土细辛（《草木便方》），葵莱菜、钱菜草、雷公根（《岭南采药录》），破铜钱（《江苏南部种子植物手册》），野荠菜、马脚迹、遍地金钱草、半边月（《江西民间草药》），蚶壳草、鲎圭草（《福建民间草药》），遍地香（《浙江中药手册》），灯盏菜、牛浴菜（《南宁市药物志》），钱凿口、乞儿钵壳草（《广州植物志》），咕喽菜、连线草、大铜钱（《中国药用植物图鉴》），半边钱、刚果龙、地浮萍、野冬苋菜、盘龙草、节节连（《湖南药物志》），酒杯菜（《广西中药志》），大叶金钱草（《江西民间草药验方》），乞食碗、蚶壳钱草（《泉州本草》），含壳草（《台湾药用植物志》），大叶伤筋草、葫瓜草、落地梅花（《浙江民间常用草药》），缺碗草、芋子草（《江西草药》），芽黄草、草如意（《云南中草药》），十八缺、大马蹄、骷髅子药、雷公菜（《贵州草药》），老鸦碗（《滇南本草》整理本），老豹碗、大水碗（《福建药物志》），破铜钱草（《浙江药用植物志》），落得打（江苏、浙江、广东、上海），金灯盏（江苏、浙江、安徽），大叶破铜钱（安徽、江西、湖北），崩大碗、灯盏草（广东、广西），铜钱草（江苏、浙江），铁灯盏（江西、浙江），大铜钱草（湖北、湖南），扣子草、野冬苋草、蛇皮草、寸步趴、大救驾、灯盏蒿、野冬苋、边碗草、边碗莲、米钱草、灯盏青、马脚草、细叶马蹄草、大星子草（湖南），乞丐婆碗、肺风草、水灯盏、大比钱、白骨蚶壳草、车田草、鲎杓草、老称碗、黄排碗、老抛碗、田螺碗、大叶克食碗（福建），纸钱凿、鼎盖草、跌破碗、大利钱、钱串草、遍地金钱、二角箭、田特菜、雷公碗、红花蚶壳草（广东），刺蟆碗、金钱草、大叶郎郎碗、大叶落地金钱、大蛤蟆碗、大金钱、蛤壳草、老鸭碗、顺地薄荷（浙江），大碗碗草、碗碗草、细马蹄、地细辛、马蹄细辛、地排草、地蓬草（四川），钱齿草、半边碗、透骨消、大金钱草、铁凿草、大叶蛇、野其菜（江西），损伤药、花灯盏、四泽菜、四方藤、四方雷公根、螺丝草、铜钱菜（广西），马蹄叶、红马蹄草、地索草（云南），偷鸡落得打、旧铜钱草（江苏），蚶壳仔草、蚋仔草（台湾），拔地麻、缺灯盏（湖北），野芦（上海），缺碗叶（安徽），止占草（海南）。

【植物名】积雪草 *Centella asiatica*（L.）Urb.

【性味与归经】味苦、辛，性寒。归肝、脾、肾经。

【功能与主治】清热利湿，解毒消肿。用于湿热黄疸，中暑腹泻，石淋血淋，痈肿疮毒，跌扑损伤。

释名考订

积雪草之名始载于《神农本草经》。陶弘景曰："积雪草方药不用，想此草以寒凉得名耳。"按本品为多年生草本，四季长青，虽经冬而不死，故名积雪草。茎匍匐，细长；叶片近圆形，《新修本草》云："此草叶圆如钱，荆楚人谓为地钱草，《徐仪药草图》名连钱草。"叶边缘有钝锯齿，类钱币之边有缺口，以形似而称破铜钱、钱齿草、钱凿口。或以破损之碗类比，崩口碗、崩大碗、缺碗草等因得其名。透骨消、损伤药、大叶伤筋草等以功能而名。本品擅治跌打损伤，江、浙、沪一带因以俚称"落得打"，意为"不打白不打"。

661 臭牡丹 choumudan 《本草纲目拾遗》

【来源】为马鞭草科植物臭牡丹的茎叶。

【异名】大红袍、臭八宝（《植物名实图考》），矮童子（《分类草药性》），大红花（《贵州民间方药集》），野朱桐、臭枫草、臭珠桐（《福建民间草药》），矮桐（《江西民间草药》），矮桐子（《中国药用植物志》），逢仙草（《湖南药物志》），野牡丹、番茉莉花（《泉州本草》），臭灯桐、假真珠梧桐（《闽东本草》），红臭牡丹（《广西药用植物名录》），矮脚桐（《贵州草药》），臭树、臭草、鸡虱草（《浙江民间常用草药》），臭茉莉（《庐山中草药》），紫牡丹（《云南种子植物名录》），龙船花（浙江、福建），臭虫药、紫子花、臭红花、臭头莲、白蚁草、白蚁树、绣球花、臭桶盘、鸡屙糖树（浙江），野珠桐、野梧桐、小梧桐、臭风、臭枫、臭头风、臭屎茉莉（福建），矮梧桐、大风把、风毒草、大头风、大髻婆（广东），红牡丹、蚂蚁花棵、四棱臭草（云南），地桐子、百日红（湖北），老虫消、大风草（湖南），臭八仙（山东）。

【植物名】臭牡丹 *Clerodendrum bungei* Steud.

【性味与归经】味辛、微苦，性平。

【功能与主治】解毒消肿，祛风湿，降血压。用于痈疽，疔疮，发背，乳痈，痔疮，湿疹，丹毒，风湿痹痛，高血压病。

释名考订

臭牡丹始载于《本草纲目拾遗》。植株有臭味，花为顶生而密集的伞房状聚伞花序，花冠淡红色、红色或紫红色，远望之有似牡丹，故名臭牡丹。似牡丹而非牡丹，因称野牡丹。紫牡丹、红牡丹、红臭牡丹，皆因色异而名。又名大红花，雅称之呼作"大红袍"。《植物名实图考》谓本种之叶"似油桐叶而小"，故多有"桐"之名。植株低矮，矮桐子、矮脚桐、矮梧桐等因以得名。以物拟人，呼作矮童子。

662 臭梧桐 chouwutong 汪连仕《采药书》

【来源】为马鞭草科植物海州常山的嫩枝及叶。

【异名】海州常山（《本草图经》），海桐（《群芳谱》），臭桐（《广群芳谱》），臭芙蓉（《百草镜》），地梧桐（《养生经验合集》），秋叶、八角梧桐（汪连仕《采药书》），楸叶常山（《现代实用中药》），臭牡丹（《药材学》），大臭牡丹（《四川中药志》），粪桶彭、臭桐彭、白丁冬、山靛青、牛牯力（《浙江民间常用草药》），楸茶叶（《全国中草药汇编》），百日红（《福建药物志》），臭枝子、河楸叶、六月雪、香大姐、臭梧桐叶（山东），追骨风、野臭蒲（江苏），臭老汉（四川），山麻秸（安徽），山知麻（河南），山猪茄（台湾），狐臭菜（甘肃），臭树叶（浙江洞头）。

【植物名】海州常山 *Clerodendrum trichotomum* Thunb.

异名：泡花桐、臭木（《中国树木分类学》），矮桐子、岩桐子（《中国药用植物志》），臭桐柴（《浙江药用植物志》），光叶海州常山（《云南植物志》），山梧桐（《中药材品种论述》），后庭花（江苏、福建、浙江），泡花树、泡火桐、白矮桐子（四川），臭树、臭楸、臭梧（江苏），臭牡丹树（湖北），大叶山靛青（浙江），香楸（山东）。

【性味与归经】味甘、苦，性平。归肝经。

【功能与主治】祛风除湿，平肝止痛。用于风湿痹痛，半身不遂，眩晕头痛，风疹湿疮。

释名考订

本品始载于《本草图经》，原名"海州常山"，因其产海州，初误作常山入药，故名。气异臭，花又略似梧桐，故名臭梧桐。语声之转，讹为"臭芙蓉"。植株远较梧桐矮小，因称地梧桐、矮桐子。《本草图经》谓其"叶似楸叶"，故有诸"楸"之名。功能祛风除湿，乃呼追骨风。

663 射干 shegan 《神农本草经》

【来源】 为鸢尾科植物射干的根茎。

【异名】 乌扇、乌蒲（《神农本草经》），黄远（《吴普本草》），乌蓮（《广雅》），夜干（《本草经集注》），乌翣、乌吹、草姜（《名医别录》），鬼扇（《肘后方》），凤翼（《本草拾遗》），仙人掌、紫金牛（《土宿本草》），扁竹根（《永类钤方》），开喉箭、黄知母（《分类草药性》），紫良姜、铁扁担、黄姜（《江苏省植物药材志》），蝴蝶花根（《药材学》），金扁担、铜扁担（《浙江民间常用草药》），嫩射干、黄射干（《常用中药名辨》），紫金鞭、射干花根（《本草药名集成》），金钥匙（江西、安徽），扁竹黄（贵州），野姜（湖南），金鞭（云南），上山虎（贵州）。

【植物名】 射干 *Belamcanda chinensis* (L.) DC.

异名：野萱花、扁竹（《本草纲目》），地萹竹（《镇江府志》），较剪草、黄花扁蓄（《生草药性备要》），秋蝴蝶（《花镜》），马螂花（《植物名实图考》），扁竹兰（《中药形性经验鉴别法》），冷水丹、冷水花（《南京民间药草》），开口剪、扇把草、鲤鱼尾、鱼翅草、（《广西中兽医药用植物》），金蝴蝶、金绞剪（《浙江中药手册》），山蒲扇（《东北药用植物志》），剪刀草（《中药志》），绞剪草（《全国中草药汇编》），较剪兰、剪刀梏（《广州植物志》），六甲花、跑马攀鞍（《广西中兽医药用植物》），野萱草（《中国药用植物图鉴》），高搜山、凤凰草（《湖南药物志》），黄花蝴蝶、黄蝴蝶花、金刚剑、黄花金交剪、金交剪（《浙江民间常用草药》），蝴蝶花（江苏、江西、福建、浙江、湖南），扇子草（山西、陕西、甘肃、湖北），凤翼花、扁兰（陕西、甘肃、宁夏），交剪草（广东、广西），马虎扇子、鬼蒲扇、老婆扇子、蝴蝶兰、马尾扇子（山东），扁竹花、金丝蝴蝶、鬼子扇（福建），龙尾巴、土铰剪（浙江），鬼绞剪、野剪刀花（广东），大扇把子、扇把子（甘肃），尾蝶花、红尾蝶花（台湾），老君扇（湖南），交剪王（广西），老鸦扇（陕西），草蒲扇（河北），乌扁（山西），扁担草（江西）。

【性味与归经】 味苦，性寒。归肺经。

【功能与主治】 清热解毒，祛痰，利咽。用于热毒痰火郁结，咽喉肿痛，痰涎壅盛，咳嗽气喘。

释名考订

射干始载于《神农本草经》，列为下品。《本草图经》曰："射干之形，茎梗疏长，正如射人长竿之状，得名由此尔。"《本草纲目》曰："其叶丛生，横铺一面，如乌翅及扇之状，故有乌扇、乌翣、凤翼、鬼扇、仙人掌诸名。"扇把草、山蒲扇、老君扇诸名，义皆与此同。又名乌蓮、乌蒲。"蓮"，同"箑"。《淮南子·精神》高诱注："箑，扇也。"《说文解字·艸部》云："蓮莆，瑞草也……扇暑而凉，谓之蓮莆。乌翣之草谓之乌蓮，又谓之乌蒲，其义一也。"乌翣，"翣"，《广雅疏证》："翣与蓮通，翣、扇一声之转。"《周礼·少仪》陆德明《释文》："卢云：翣，扇也。"叶互生，扁平，宽剑形，先端渐尖，套叠排成两列，状如剪口，遂有绞剪草、金绞剪、开口剪、剪刀草诸名。鲤鱼尾、龙尾巴等，亦以叶形为名。花呈蝶形，橘黄色，故名金蝴蝶。根茎断面形似知母而色黄，因称黄知母。《本草纲目》又曰："俗呼扁竹，谓其叶扁生而根如竹也。根叶又如蛮姜，故曰草姜。"《日华子本草》则谓其根"形似高良姜大小"，故有黄姜、紫良姜之名。为喉证要药，因呼开喉箭。《本草经集注》有名夜干。《广雅疏证》云："方多作'夜干'字，今'射'亦作'夜'音。"秦汉时期，武官中设有"仆射"一职。仆射，读音作"仆 yè"。《集韵·祃韵》云："仆射，官名。射者，武事。古者重武，以主射名官。关中语转为此音。""射"之 yè 音原为"仆射"专用，但后渐次有将"射干"读作"yè干"者，最后则在文字书写上将"射干"讹为"夜干"。

664 徐长卿 xuchangqing 《神农本草经》

【来源】 为萝藦科植物徐长卿的根及根茎。

【异名】 鬼督邮、石下长卿（《神农本草经》），别仙踪（《本草图经》），料刁竹（《生草药性备要》），钓鱼竿、逍遥竹、一枝箭（《简易草药》），英雄草、料吊（《本草求原》），土细辛（《植物名实图考》），铃柴胡（《植物学大辞典》），生竹（《岭南采药录》），一枝香、牙蛀消（《中国药用植物志》），瑶山竹、寮刁竹（《广西中兽医药用植物》），天竹、溪柳、蛇草（《福建民间草药》），黑薇（《东北药用植物志》），山刁竹、蛇利草、药王（《南宁市药物志》），柳叶细辛（《四川中药志》），上天梯、老君须、香遥边、摇边竹、摇竹消、三百根（《湖南药物志》），千云竹（广州部队《常用中草药手册》），痢止草（《全国中草药新医疗法展览会资料选编·传染病》），遥竹逍、了刁竹（《全国中草药汇编》），瑶消竹（江西《中草药学》），寥刁竹（河北、福建、湖南、四川），独脚虎（江苏、浙江），天竹香（浙江、福建），药王一支竹（广东、广西），观音竹、刁竹根、天竹根、柳枝癀、柳枝黄（福建），满山香、一线香、马尾瑶道、消遥竹、遥竹消（江西），一枝竹、条山竹、刁竹、英雄寮吊竹（广东），天竹百条根、天竹儿（浙江），寮竹细辛、獠刁细辛（四川），小白薇、寥刁（安徽），条刁竹、瑶刁竹（广西），竹叶土细辛（贵州），白细辛（云南），黄毛细辛（湖南），谷茬细辛（河南），竹叶七（陕西）。

【植物名】徐长卿 *Cynanchum paniculatum*（Bge.）Kitag.

异名：尖刀儿苗（《救荒本草》），獐耳草（《本草纲目拾遗》），九头狮子草（《植物名实图考》），线香草（《中国药用植物志》），铜锣草、蜈蚣草（《东北药用植物志》），对叶莲（《贵阳民间药草》），对节莲（《全国中草药汇编》），斩龙草、铜胆草（东北），投骨草（辽宁、山东），对叶草（河北、山西），蛇脷草（广东、广西），小柳叶茶、鱼鳞草、翳子草（安徽），小对叶草、对月莲、对月草（贵州），七里香、九里香（浙江），七星草、透骨草（山东），对节连（云南），百斤草（广西）。

【性味与归经】味辛，性温。归肝、胃经。

【功能与主治】祛风，化湿，止痛，止痒。用于风湿痹痛，胃痛胀满，牙痛，腰痛，跌扑伤痛，风疹、湿疹。

释名考订

徐长卿始载于《神农本草经》，列为上品。《本草纲目》曰："徐长卿，人名也，常以此药治邪病，人遂以名之。"《吴普本草》云："石间生者为良。"故名石下长卿。本品为多年生直立草本，茎细而梗直，节长似竹，故有诸"竹"名。高可达1m，不分枝，因称一枝香、一枝箭。"对叶"、"对月"、"对节"者，以其叶对生，故名。叶片披针形至线形，以形似而称蛇脷草。"脷"为两广方言，指动物的舌头。蛇利草者，为蛇脷草省写之讹。獐耳草、尖刀儿苗等，亦以其叶形相似而得名。《神农本草经》有名鬼督邮。李时珍释曰："此草独茎而叶攒其端，无风自动，故曰鬼独摇草，后人讹为鬼督邮尔。""鬼"者隐化不现，善称之，呼为别仙踪。牙蛀消、痢止草，以功能为名。根细密如须，具特殊香气，故有老君须、三百根、天竹香、满山香诸名。陶弘景谓"其根正如细辛，小短扁扁尔，气亦相似"，土细辛、柳叶细辛、寮竹细辛、黄毛细辛等因以得名。

665 豹骨 ᵇᵃᵒᵍᵘ 《医林纂要·药性》

【来源】为猫科动物金钱豹、云豹或雪豹的骨骼。

【异名】金钱豹骨（《药材学》），川四腿、文豹骨（《中药材手册》），云豹骨（《全国中草药汇编》）。

【动物名】（1）金钱豹 *Panthera pardus* L.

异名：程（《庄子》），豹（《名医别录》），失剌孙（《梦溪笔谈》），银钱豹、文豹（《中国动物图谱·兽类》）。

（2）云豹 *Neofelis nebulosa*（Griffith）

异名：乌云豹、龟纹豹（《中国动物图谱·兽类》），荷叶豹（《全国中草药汇编》），艾豹、什豹（《中国药用动物志》），樟豹（台湾）。

（3）雪豹 *Uncia uncia* Schreber

异名：艾叶豹（《本草纲目》），荷叶豹（《中国动物图谱·兽类》），打马热（《中华本草》）。

【性味与归经】味辛、咸，性温。归肝、肾、脾经。

【功能与主治】追风定痛，强壮筋骨，镇惊安神。用于风寒湿痹，筋骨疼痛，四肢痉挛麻木，腰膝酸楚，小儿惊风抽搐。

释名考订

豹入药始载于《名医别录》。《说文解字·豸部》曰："豹，似虎，圜文。从豸，勺声。"又云："豸，兽长脊，行豸豸然，欲有所司杀形。"段玉裁注："许言兽者，谓凡杀物之兽也。"徐灏笺："豸，自是猛兽，故貔、貐、豺、豹等字皆从之。"豹为猛兽，故字从"豸"。"圜文"，圆形的纹。豹全身颜色鲜亮，毛色棕黄，遍布黑色斑点和环纹，形成古钱状斑纹，故名金钱豹。《本草纲目》曰："豹……状似虎而小，白面团头，自惜其毛采。其文如钱者，曰金钱豹，宜为裘。如艾叶者，曰艾叶豹。"《梦溪笔谈·辨证》曰："《庄子》云：'程生马。'尝观《文字注》：'秦人谓豹曰程。'予至延州，人至今谓虎豹为程。盖言虫也。方言如此，抑亦旧俗也。"可见，称豹为程为古方俗之言。

666 脐带 qidai 《本草拾遗》

【来源】为初生健康婴儿的脐带。

【异名】初生脐带（《本草拾遗》），命蒂（《本草纲目》），坎气（《本草从新》），坎炁（《药材学》）。

【动物名】人 *Homo sapiens* Linnaeus

【性味与归经】味甘、咸，性温。归心、肺、肾经。

【功能与主治】益肾，纳气。用于虚劳羸弱，气血不足，肾虚喘咳。

释名考订

本品为新生儿的脐带。脐，《本草纲目》曰："以其当心肾之中，前直神阙，后直命门，故谓之脐。脐之为言齐也。"呈细长带状，故名脐带。《本草纲目》又曰："胎在母腹，脐连于胞，胎息随母。胎出母腹，脐带既剪，一点真元，属之命门丹田。脐干自落，如瓜脱蒂。故脐者，人之命蒂也。"坎炁，又作坎气。"炁"，字同"气"。《玉篇·火部》云："炁，古气字。"道家多以指人的元气。《关尹子·六匕》云："以神存炁，以炁存形。"坎，为《易》卦名。《易·说卦》："坎为水……"中医理论认为肾主水。坎为肾水，炁为元气。本品功能益肾纳气，故名坎炁。

667 狼毒 langdu 《神农本草经》

【来源】为瑞香科植物瑞香狼毒的根。

【异名】续毒（《神农本草经》），生狼毒（《外台秘要》），石川狼毒（《大观本草》），绵大戟、山萝卜（《滇南本草》），川狼毒（《集效方》），大将军、棉大戟、西北狼毒（《药材学》），红狼毒（《中药材手册》），搜山虎、一扫光、药萝卜、生扯拢（《云南中草药》），猴子根（《贵州中草药名录》），千里马、独萝卜、小狼毒、一束香、一棵松、万丈深（《云南种子植物名录》），紫皮狼毒（《中药材品种论述》），断肠草（东北、河北、内蒙古、湖北），洋火头（东北），一把香（四川、云南），地萝卜、大萝卜、烧山火、土瓜狼毒（云南），野狼子根、狗娃娃（甘肃），棉大吉（湖北），棉戟（湖南），山大戟（山西），狼毒根（四川），馒头花根（青海），拔萝卜（河北），软条（吉林）。

【植物名】瑞香狼毒 *Stellera chamaejasme* L.

异名：闷头花（《高原中草药治疗手册》），火柴头花（南药《中草药学》），红火柴头花（东北、四川、内蒙古），洋火头花（东北），珍珠花（河北、山西），山丹花、粉团花、狼青草、打碗花（甘肃），过山芦、细叶子香（云南），猴子草（贵州），燕子花（河北），馒头花（青海），草瑞香（吉林），头痛花（内蒙古）。

【性味与归经】味苦、辛，性平；有毒。归肺、脾、肝经。

【功能与主治】逐水祛痰，破积杀虫。用于水肿腹胀，痰、食、虫积，心腹疼痛，慢性气管炎，咳嗽，气喘，淋巴结、皮肤、骨、副睾等结核，疥癣，痔瘘。

释名考订

本品始载于《神农本草经》，列为下品。《本草纲目》列入草部毒草类。李时珍曰：狼毒，"观其名，知其毒矣"。清吴任臣《山海经广注》所辑《山海经》佚文曰："狼山多毒草，盛夏鸟过之不能去。"今人夏纬英以此为据，认为狼毒得名于狼山之毒草。此说恐嫌附会。狼毒古今均有异物同名品存在。据考证，本草记载的正品狼毒应是瑞香科植物瑞香狼毒 *Stellera chamaejasme* L. 的根（即本品）。但目前在全国广大地区习用的狼毒却为大戟科植物月腺大戟 *Euphorbia ebracteolata* Hayata 或狼毒大戟 *Euphorbia fischeriana* Steud. 的根，药材名为白狼毒。

本品为多年生草本，茎丛生，以形似而称一把香。"香"与"香"之间相邻而疏，状如被勉强撮合在一起的陌路人，故名"生扯拢"。夏季开黄色、白色或淡红色花，顶生的圆头状花序未开时象一束火柴头，故有洋火头、红火柴头花诸名称。根外皮棕色至紫棕色，红狼毒、紫皮狼毒乃因以得名。多产于华北、西北等地区，川蜀产者呼川狼毒。续毒，疑为"蜀毒"之讹。

668 狼把草 langbacao 《本草图经》

【来源】为菊科植物狼把草的全草。

【异名】㰤、乌阶（《尔雅》），乌杷（《尔雅》郭璞注），狼杷草、郎耶草（《本草拾遗》），小鬼叉（《东北药用植物志》），豆渣草（《四川中药志》），夜叉头（《中国植物志》），狼耶草（《陕西中草药》），叉子草、老蟹叉（《湖南药物志》），鬼叉（《安徽省中药资源名录》），一包针（上海、安徽、湖南），引线包（江西、内蒙古、浙江），针包草（浙江、内蒙古），狗布针、大鬼针草、狼尾棵（安徽），大狼把草、接力草、针线包（上海），鬼针草、野阿婆针（湖南），鬼刺、鬼针（陕西），山豆渣菜（四川），田边菊（福建），金盏银盆（广西）。

【植物名】狼把草 *Bidens tripartita* L.

【性味与归经】味甘、微苦，性凉。

【功能与主治】清热解毒，利湿，通经。用于肺热咳嗽，咯血，咽喉肿痛，赤白痢疾，黄疸，月经不调，闭经，小儿疳积，瘰疬结核，湿疹癣疮，蛇虫咬伤。

释名考订

本品始载于《本草拾遗》，原名狼杷草。为一年生草本，瘦果扁平，边缘有倒刺毛；先端有两枚芒刺，状如杷齿。呼"狼杷"者，乃喻其齿之锐，盖以形状为名。一包针、针线包、鬼叉、老蟹叉等，皆以其形似果上倒刺毛或芒刺而得名。《尔雅》："㰤，乌阶。"郭璞注："即乌杷也。子连相着，状如杷齿，可以染皂。"据郭注，《尔雅》"㰤"字恐系"㰤"字之误。《尔雅义疏》云："按《释名》云：齐鲁间谓四齿杷为㰤，以证郭注所说子连着如杷齿，则《尔雅》㰤当作㰤，今作㰤，居缚反，恐字形之误耳。"至明，《本草纲目》作"狼把草"，从此沿用。

669 凌霄花 Lingxiaohua 《新修本草》

【来源】为紫葳科植物凌霄或美洲凌霄的花。

【异名】茇华（《吴普本草》），紫葳华（《博物志》），芰华（《名医别录》），陵霄花（《本草图经》），傍墙花（《淮安府志》），堕胎花（《植物名实图考》），藤罗花（《天宝本草》），倒挂金钟（《岭南采药录》），吊墙花（《全国中草药汇编》），杜凌霄花（江苏）。

凌霄：女葳花（《神农本草经》），武威花（《华北习见观赏植物》），陵时花、武葳花、鬼目花（《广西中兽医药用植物》），洛阳花、武夷花、落阳花（山东），龙骨藤花、钟形花（安徽），上树蜈蚣花、白狗肠花（广西），马桶花、马花（湖南），猪母花（浙江景宁），紫霄花（浙江淳安）。

美洲凌霄：美洲凌霄花（江苏）。

【植物名】（1）凌霄 *Campsis grandiflora*（Thunb.）Loisel. ex K. Schum.

异名：苕（《诗经》），紫葳（《神农本草经》），武威、瞿陵、陵居腹、鬼目（《吴普本草》），陵苕、陵时（《名医别录》），女葳（《药性论》），藤萝草、追罗（《分类草药性》），上树蜈蚣、碎骨风、九重藤、狗肠子、金缺子（《广西中兽医药用植物》），藤萝、藤五加（《贵州草药》），云霄藤（《湖南农村常用中草药手册》），五爪龙、上树龙（《全国中草药汇编》），紫藤（《云南种子植物名录》），红花倒水莲（湖南、广东、广西、江西），穿骨龙、倒挂金钩（江苏、浙江），追风箭、争墙风、钻方风、凌霄藤、黄花凌霄（湖南），九爪龙、九龙下海、钻天龙、钻地龙、钻地蜈蚣（江西），爬墙风、钻天蜈蚣、飞天雷公、钻天雷公、飞天蜈蚣（广西），九龙过海、追风藤（安徽），驳骨软丝莲、望江南（江苏），陵霄吊墙风（广东），木枫藤（浙江），接骨丹（湖北），搜骨风（四川）。

（2）美洲凌霄 *Campsis radicans*（L.）Seem.

异名：美国凌霄（《中国树木分类学》），厚萼凌霄（《中国植物志》），洋凌霄（《中药鉴别手册》），美凌霄（南药《中草药学》），杜凌霄（江苏、湖南），飞天蜈蚣（广西）。

【性味与归经】味甘、酸，性寒。归肝、心包经。

【功能与主治】活血通经，凉血祛风。用于月经不调，经闭，癥瘕，产后乳肿，风疹发红，皮肤瘙痒，痤疮。

释名考订

凌霄，言攀高也。凌，攀登。《管子·兵法》："凌山坑，不待钩梯；历水谷，不须舟檝。"霄，天空。如：重霄，九霄。《本草图经》曰：凌霄"初作蔓生，依大木，久延至巅"。《本草纲目》云："附木而上，高数丈，故曰凌霄。"上树龙、傍墙花、上树蜈蚣等，亦以其擅攀登而得名。紫葳者，《本草纲目》云："俗谓赤艳曰紫葳，此花赤艳，故名。"武威、陵苕，分别为紫葳、凌霄之音转。苃华者，紫葳花之急呼。花色橙黄，如钟状倒垂，因称倒挂金钟。俗传"飞鸟过之，其卵即陨"，遂有堕胎花之名。

670 高良姜 gaoliangjiang 《名医别录》

【来源】为姜科植物高良姜的根茎。

【异名】杜若（《神农本草经》），膏凉姜（《本草经集注》），高凉姜（《岭表录异》），雷州高良姜、詹州高良姜（《本草图经》），良姜（《和剂局方》），蛮姜、佛手根（《履巉岩本草》），海良姜（《药材学》），风姜（《中国药用植物图鉴》），海良羌（南药《中草药学》），山姜（福建、云南），小良姜（广东、广西）。

【植物名】高良姜 *Alpinia officinarum* Hance

异名：比目连理花（《中国药用植物图鉴》）。

【性味与归经】味辛，性热。归脾、胃经。

【功能与主治】温胃止呕，散寒止痛。用于脘腹冷痛，胃寒呕吐，嗳气吞酸。

释名考订

李时珍曰："陶隐居言此姜始出高良郡，故得此名。"按"高良"原作"高凉"，汉置高凉县，吴改为郡，其治所在今广东省湛江地区茂名市一带，至今仍为我国高良姜的主产区之一。故"高良姜"者，李时珍曰："高良当作高凉也。"刘恂《岭表录异》即有"高凉姜"之名。同属植物大高良姜的根茎亦供药用，药材名为大良姜；本品植株与根茎均较大高良姜为小，乃呼小良姜。

671 瓶尔小草 pingerxiaocao 《植物名实图考》

【来源】为瓶尔小草科植物瓶尔小草的全草。

【异名】独叶一枝枪（《百草镜》），瓶尔草、瓶儿草、平儿草（《植物名实图考》），一支箭（《中国植物志》），矛盾草（广西、贵州、四川），蛇舌草、蛇吐须、吞弓含箭、蛇咬一支箭、单枪一枝箭（贵州），一枝箭、一枝枪、一矛一盾（广西），蛇须草、独叶一枝箭（云南）。

【植物名】瓶尔小草 *Ophioglossum vulgatum* L.

【性味与归经】味甘，性微寒。归肺、胃经。

【功能与主治】清热凉血，解毒镇痛。用于肺热咳嗽，肺痈，肺痨吐血，小儿高热惊风，目赤肿痛，胃痛，疔疮痈肿，蛇虫咬伤，跌打肿痛。

释名考订

本品孢子囊形似小瓶，故有瓶尔小草之名。营养叶 1 枚，狭卵形或长圆卵形；孢子囊穗呈柱状，先端具突尖，以形似而称一枝枪、一枝箭、独叶一枝枪、单枪一枝箭等。以矛和盾分别喻称其孢子囊穗和叶，乃呼矛盾草。孢子囊穗又状似蛇信，蛇舌草、蛇须草、蛇吐须等因以得名。

672 拳参 quanshen 《本草图经》

【来源】为蓼科植物拳参的根茎。

【异名】紫参、牡蒙（《神农本草经》），众戎、音腹、伏菟、重伤（《吴普本草》），童肠、马行（《名医别录》），淄州拳参（《大观本草》），刀枪药（《中药志》），破伤药、刀剪药、疙瘩参（《河北药材》），虾参、石蚕、回头参、山柳柳（《山东中药》），蚕休（《药材学》），山虾子（《江苏省植物药材志》），马峰七（《广西中药志》），草河车（北京、内蒙古、黑龙江、辽宁、吉林、新疆、江苏、浙江、上海、湖南、湖北、河南），重楼（东北、新疆、湖南、上海、江苏），山虾（山东、江苏），鸢头鸡、地蜂子、红三七、红地榆、地蚕子（贵州），地虾、拳头参、山参、小牛舌头、夏参（山东），红蚕休、活血莲、红内消、马尾七（湖北），土马蜂、湿疙瘩、一口血（四川），红重楼（浙江），红苍术（安徽）。

【植物名】拳参 *Polygonum bistorta* L.

异名：五鸟花（《本草纲目》），砾地拳参（《东北植物药图志》），石生蓼（《东北草本植物志》），拳蓼（《中国高等植物图鉴》），狗尾巴吊（东北），刀剪草（河北、内蒙古），倒根草（新疆、湖南），倒头草（山东莱阳）。

【性味与归经】味苦、涩，性微寒。归肺、肝、大肠经。

【功能与主治】清热解毒，消肿，止血。用于赤痢热泻，肺热咳嗽，痈肿瘰疬，口舌生疮，血热吐衄，痔疮出血，蛇虫咬伤。

释名考订

根茎粗壮，盘曲如拳，故名拳参。其色紫，因称紫参。苏颂谓其"根似海虾"，则又名地虾、山虾、虾参。童肠，亦以根茎卷曲似肠而得名。音腹、重傷（伤），则以字形近而为"童腸（肠）"之讹。多生于丘陵山地，植株茂盛，故有牡蒙之名。"牡"，《大戴礼记·易本命》云："丘陵为牡，溪谷为牝。""蒙"，草木茂盛。三国魏曹植《封二子为乡公谢恩章》云："既荣本干，枝叶并蒙。"《本草经考注》则云："牡蒙之为言，蒙也，言其根皮有毛蒙茸也。"然本品之根皮并无毛茸，此释或指称其残留须根。本品功能消肿止血，遂有破伤药、刀枪药、刀剪药、红内消诸称。若以根茎形、色相似为说，疙瘩参、鸢头鸡、地蚕子、地蜂子、红重楼、红蚕休乃因以得名。

673 粉霜 fenshuang 《本草品汇精要》

【来源】为用升华法炼制而成的氯化高汞。

【异名】白雪（《抱朴子》），水银霜、白灵砂（《本草纲目》），白粉霜（《药材资料汇编》），白大升（《矿物中药与临床》），升汞（《中华本草》）。

【矿物名】氯化高汞 Calomelas Depuratum

【性味与归经】味辛，性温；有大毒。

【功能与主治】攻毒，蚀恶肉，杀虫。用于杨梅疮毒，腋下狐臭。

释名考订

《本草纲目》曰："以汞粉转升成霜，故曰粉霜。"按汞粉即轻粉。以轻粉"转升"所得之霜应是轻粉的再升华精制品。从化学的角度而论，它仍是甘汞，即氯化亚汞；它与轻粉的不同只是在纯度和质量上的差别而已。但据现代研究，古代本草所载之粉霜最初所指应是升汞，即氯化高汞。升汞和甘汞，无论从原料的组方，还是从功效或毒性来说都是完全不同的。在宋代的《灵砂大丹秘诀》中，分别记载了"轻粉法"和"粉霜法"。据法炼制所得的产物，前者是氯化亚汞（甘汞），后者是氯化高汞（升汞）。其后，元代的《庚道集》，明代的《本草品汇精要》、《外科启玄》，清代的《疡医大全》等，都有"升粉霜法"的记载。各本所载组方基本相同；经现代学者模拟实验，所得之产物也都是升汞。诸文献对粉霜的炼制方法记述甚详，但都不是如《本草纲目》所称的那样"以汞粉转升成霜"，由此可见，《本草纲目》所记有误。

本品用升华之法炼制而成，故名"大升"。白色结晶研为细末入药，遂有粉霜之名。白雪，以形似而得名。谓其药效灵验，乃得灵砂之称。

674 粉萆薢 fenbixie 《本草从新》

【来源】为薯蓣科植物粉背薯蓣的根茎。

【异名】萆薢（《神农本草经》），百枝（《吴普本草》），竹木（《雷公炮炙论》），赤节（《名医别录》），白菝葜（《日华子本草》），川萆薢（《本草原始》），金刚、硬饭团（《植物名实图考》），山田薯、土薯蓣（《泉州本草》），粉贝也（《中药处方名辨义》），黄山药（四川、贵州、云南），黄姜（浙江、湖南、广西），黄萆薢、黄山薯、黄生姜（浙江、福建），山萆薢（湖南、湖北），黄肠、野猪薯、黄山姜、土黄连、黄薯、山黄姜（浙江），山姜黄（湖南），麻甲头（广东）。

【植物名】粉背薯蓣 Dioscorea hypoglauca Palibin

【性味与归经】味苦，性平。归肾、胃经。

【功能与主治】利湿去浊，祛风除痹。用于膏淋，白浊，白带过多，风湿痹痛，关节不利，腰膝疼痛。

释名考订

萆薢之名始载于《神农本草经》，列为中品。李时珍曰："萆薢之功，长于去风湿，所以能治缓弱痛痹。"《说文解字·疒部》："痹，湿病也。"《素问·痹论》云："风、寒、湿三气杂至，合而为痹也。""痹"又作"痺"，《正字通·疒部》："痺，或曰痹即俗痹字。"按"痹"，从"疒"从"卑"；"萆"，从"艹"从"卑"。萆薢者，卑解也。"卑"取"痹"义，卑解（萆薢），痹证解除之谓也。

根茎呈竹节状，类圆柱形，多分枝，故有竹木、百枝诸名。《本草纲目》曰："《日华本草》言时人呼为白菝葜，象形也。"切面黄白色或淡灰棕色，平坦，细腻，有粉性，故名粉萆薢。

675 益母草 yimucao 《本草图经》

【来源】为唇形科植物益母草的地上部分。

【异名】蓷（《诗经》），萑（《尔雅》），雈（《诗经》毛传），益母、茺蔚、益明、大札（《神农本草经》），臭秽（《尔雅》刘歆注），贞蔚（《名医别录》），苦低草、天麻草（《千金要方》），郁臭草（《本草拾遗》），夏苦草、土质汗（《近效方》），野天麻、火枕、负担（《经效产宝》），辣母藤（《履巉岩本草》），夏枯草、益母夏枯（《滇南本草》），郁臭苗（《救荒本草》），猪麻（《本草纲目》），益母艾（《生草药性备要》），地母草、野麻、灯笼草（《植物名实图考》），扒骨风（《分类草药性》），红花艾（《岭南采药录》），臭草（《中国药用植物志》），异叶益母草（《东北植物检索表》），益母蒿（《东北药用植物志》），旋风草（《陕西中药志》），坤草（《青海药材》），枯草（《药材资料汇编》），红花益母草、四棱草、铁麻干、红梗玉米膏（《中药志》），地落艾（《陆川本草》），田芝麻（《药材学》），苦草、田芝麻棵、小暑草（《江苏省植物药材志》），月母草（《四川中药志》），陀螺艾（《广西药用植物图志》），油耙菜、野油麻（《湖南药物志》），野黄麻、六角天麻（《浙江民间常用草药》），臭艾、爱母草（广东、广西、江西），四楞蒿（河北、山东），野艾（陕西、广东），溪麻（河北、浙江），四方艾、假夏枯草、大样益母艾、真蔚、山青麻、山生麻、假青麻、六味草、假麦枯草、白花条、婆乐艾、鸡罐艾、大叶艾、红头艾（广东），四楞草、四楞棵子、四棱蒿、风葫芦草、风轱辘草、车轱辘蒿、黄木草、玉米草（河北），田脂麻、九重楼、灯笼棵、天芝麻、天天开、贮麻、甜芝麻棵（江苏），云母草、鸭母草、野故草、野牧草、益子草、鸡母草（福建），田麻棵、紫花益母草、风车儿草、山麻、老鼠粮（山东），红艾、艾草、蜂窝草、红花外一丹草（海南），九塔花、野芝麻、白气麻（浙江），千层塔、猫儿根、骨节草（青海），燕艾、柴乐艾、益母菜（广西），玉米子草、血母草（四川），野火麻、对月草（安徽），茺蔚草（湖北）。

【植物名】益母草 *Leonurus japonicus* Houtt.

【性味与归经】味苦、辛，性微寒。归肝、心包、膀胱经。

【功能与主治】活血调经，利尿消肿，清热解毒。用于月经不调，痛经经闭，恶露不尽，水肿尿少，疮疡肿毒。

释名考订

益母草始载于《神农本草经》"茺蔚子"条下，列为上品。《本草纲目》云："此草及子皆充盛密蔚，故名茺蔚。"《尔雅义疏》则云："此草气近臭恶，故蒙臭秽之名。"《说文解字》段玉裁注："臭秽即茺蔚也。按臭茺双声，秽蔚叠韵。"据此，"茺蔚"为"臭秽"语声之转。"茺蔚"声转，又为"贞蔚"。《尔雅·释草》名"萑"（zhuī），《诗·王风·中谷有蓷》名"蓷"（tuī），《诗经》毛传名"雈"（zhuī），皆为"臭秽"速读之音。本品擅治妇科诸病，故名益母。月母草、爱母草、野牧草、云母草、鸭母草等，皆为益母草之音讹。《国语·晋语四》云："坤，母也。"则益母草又称坤草，隐名也。《本草纲目》又云："其茎方类麻，故谓之野天麻，俗呼为猪麻，猪喜食之也。夏至后即枯，故亦有夏枯之名。《近效方》谓之土质汗。林亿云：质汗出西番……治金疮折伤。益母亦可作煎，治折伤，故名为土质汗也。"（《外台秘要》注：《开宝本草》云：质汗主金疮伤折，瘀血内损，补筋，消恶血，下血，妇人产后诸血。并酒消服之，亦敷病处。出西蕃，如凝血。蕃人煎甘草、松泪、柽乳、地黄；并热血成之。今以益母成煎，故谓之土质汗也。）又名益母夏枯、假夏枯草，以与夏枯草属夏枯草相区别。枯草者，为夏枯草之省称，又讹为苦草，"枯"、"苦"音相近也。小暑为夏令节气，在夏至之后，益母草"夏至后即枯"，故小暑草亦寓"夏枯"之义。其叶似艾，花淡红或紫红，故有益母艾、红花艾、红花益母草、紫花益母草诸名。茎直立，四棱形，四棱草、四楞棵子、四方艾等因以名之。叶对生，轮伞花序腋生，"寸许一节，节节生穗"，以其形似，而有九重楼、九塔花、千层塔诸名。李时珍曰：茺蔚子"药肆往往作巨胜子货之。"按巨胜为胡麻科芝麻的别名，故本品又有田芝麻、野芝麻、野油麻诸多异名。

⁶⁷⁶益智仁 yizhiren 《宝庆本草折衷》

【来源】为姜科植物益智的果实。

【异名】益智子（《南方草木状》），益知子（《太平圣惠方》），摘芋子（《中药材手册》）。

【植物名】益智 *Alpinia oxyphylla* Miq.

异名：小良姜（广西陆川）。

【性味与归经】味辛，性温。归脾、肾经。

【功能与主治】暖肾固精缩尿，温脾止泻摄唾。用于肾虚遗尿，小便频数，遗精白浊，脾寒泄泻，腹中冷痛，口多唾涎。

释名考订

益智，《本草纲目》曰："脾主智，此物能益脾胃故也。与龙眼名益智义同。"

另有一说。古时有观察益智果穗成熟情况以预测当年禾稻丰歉的习俗。据《岛居随录》载："海南产益智，花实皆长穗而三节。观其上中下节，以候早中晚禾之丰歉。大丰则皆实，大凶则皆不实，罕有三节并熟者。"盖因此物能知岁之丰歉，故有益智之名。对此，李时珍曰："此亦一说也，终近穿凿。"苏轼《东坡杂记》亦云："其为药，治气止水，而无益于智，智岂求之于药。其得此名者，岂以知岁也。"

677 浙贝母 zhebeimu 《轩岐救正论》

【来源】 为百合科植物浙贝母的鳞茎。

【异名】 越州贝母（《本草图经》），土贝母（《本草正》），浙贝（《外科全生集》），象贝（《经验广集》），象山贝母（《本草从新》），象贝母（《百草镜》），大贝母（《疡医大全》），大贝（《本草正义》），家贝（《药材学》），贝母、浙母（《中国药用植物图鉴》），土贝（南药《本草药学》），浙原贝（《中药材商品知识》），珠贝（《中国药典》），菱肉贝（《本草药名集成》），元宝贝（浙江、上海、安徽），东贝、菱贝、肉贝（浙江），宝贝（湖南），板贝（湖北）。

【植物名】 浙贝母 *Fritillaria thunbergii* Miq.

【性味与归经】 味苦，性寒。归肺、心经。

【功能与主治】 清热化痰止咳，解毒散结消痈。用于风热咳嗽，痰火咳嗽，肺痈，乳痈，瘰疬，疮毒。

释名考订

贝母始载于《神农本草经》，并无分川、浙。《新修本草》曰："（贝母）出润州者最佳，江南诸州亦有。"润州（今镇江）及江南一带为浙贝母的产地，可见古代所称的贝母当包括浙贝母在内。至明代，贝母始有川、浙之分。《本草汇言》有"川者为妙"之说；而与《本草汇言》同年问世的《本草正》，则首先将浙贝母（称"土贝母"）与（川）贝母分条叙述。本草中正式出现"象贝母"名称者始自清代，最早者为清《本草从新》于"贝母"条下的附述，谓"象山贝母，体坚味苦"。稍后的《本草纲目拾遗》则引据《百草镜》对象贝母的名义作了诠释，"浙贝出象山，俗呼象贝母"，并进一步将川贝与浙贝明确分列，谓"出川者曰川贝，出象山者名象贝"。

浙贝母商品有两种规格：珠贝和大贝。珠贝为完整的鳞茎，呈扁球形如珠；大贝为鳞茎剥离下来的外层肥厚的单瓣鳞叶，一面凹入，一面凸出，略呈元宝形，故又有元宝贝之称。参见"川贝母"条。

678 浙桐皮 zhetongpi 《浙江药用植物志》

【来源】 为芸香科植物樗叶花椒或朵椒的树皮。

【异名】 海桐皮（《浙江天目山药用植物志》），木满天星（《广西本草选编》），鼓钉柴（《福建药物志》），刺桐皮（《上海市中药饮片炮制规范》）。

樗叶花椒：樗叶花椒皮（《浙江天目山药用植物志》），丁桐皮（浙江、福建），小满天星、满天星斗、百鸟不招（广西）。

朵椒：毛海桐皮（《中药鉴别手册》），水疗柴（浙江）。

【植物名】 （1）樗叶花椒 *Zanthoxylum ailanthoides* Sieb. et Zucc.

异名：檓（《尔雅》），藙（《礼记》），越椒（《广雅》），食茱萸（《千金·食治》），欓子（《本草拾遗》），艾子（《本草图经》），辣子（《本草纲目》），木花椒、有勒鸭脚木（《广西中兽医药用植物》)，椿椒、鼓钉树（《中药志》），椿叶花椒（《广西药用植物名录》），大叶莿葱、红莿葱、仁莿葱（台湾）。

（2）朵椒 *Zanthoxylum molle* Rehd.

异名：毛海桐（《中药志》），树椒（《浙江天目山药用植物志》），朵花椒（《中国高等植物图鉴补编》）。

【性味与归经】味辛、微苦，性平；有小毒。归肝、脾经。

【功能与主治】祛风除湿，通络止痛，利小便。用于风寒湿痹，腰膝疼痛，跌打损伤，腹痛腹泻，小便不利，齿痛，湿疹，疥癣。

释名考订

樗叶花椒的果实药用历史悠久，在《千金·食治》中被称作"食茱萸"。历代本草均记载本植物以果实入药。近代，则因其树皮有钉刺，在华东地区作海桐皮入药。因主产于浙江，故名浙桐皮，以与其他"海桐皮"相区别。刺桐皮、丁桐皮、木满天星、鼓钉柴等皆因其树皮有钉刺而得名。本品为花椒属植物，落叶乔木，奇数羽状复叶互生，叶形与臭椿极相似。臭椿又名樗，故本品有樗叶花椒、椿叶花椒之名。

679 娑罗子 suoluozi 《本草纲目》

【来源】为七叶树科植物七叶树、浙江七叶树或天师栗的种子。

【异名】娑罗果（《本草纲目》），娑婆子（《百草镜》），武吉（《杨春涯经验方》），天师栗（《益州方物记》），仙栗（《本草省常》），苏罗子（《药材资料汇编》），开心果（《江苏省植物药材志》），苏噜子（《中国药用植物图鉴》），索罗果（《陕西中药志》），梭椤子（《陕西中草药》），梭罗子（《全国中草药汇编》），猴板栗（南药《中草药学》），梭罗果（湖北），苏啰子（江苏苏州）。

七叶树：木沙椤子（山东），杪椤果（河南）。

天师栗：马孢子（《贵州中药药名录》），阴阳果、沙罗子（湖北），小苏罗子（山东）。

【植物名】（1）七叶树 *Aesculus chinensis* Bge.

异名：娑罗树（《留青日札》），七叶枫树（《中国药用植物图鉴》），梭椤树（河北、河南、山西），七叶莲（云南），杪罗树（河南）。

（2）浙江七叶树 *Aesculus chinensis* Bge. var. *chekiangensis*（Hu et Fang）Fang

异名：浙江天师栗（浙江）。

（3）天师栗 *Aesculus wilsonii* Rehd.

异名：梭椤树（湖北），杪罗树（河南）。

【性味与归经】味甘，性温。归肝、胃经。

【功能与主治】疏肝理气，和胃止痛。用于肝胃气滞，胸腹胀闷，胃脘疼痛。

释名考订

娑罗，为梵语 sala 之音译名。娑婆、苏罗、苏啰、梭罗、索罗皆为不同译写。掌状复叶，小叶常为 7 枚，故名七叶树。《吴船录》称其"可疗心疾"，《杨春涯经验方》谓烧灰冲酒服可治九种心痛，因称开心果。《本草纲目》曰："按宋祁《益州方物记》云：天师栗，惟西蜀青城山中有之，他处无有也。"云此物乃张天师学道于此所遗，似栗而味美，故名天师栗。天师得道成仙，又称仙栗。猴喜食之，因呼猴板栗。

680 海马 haima 《本草拾遗》

【来源】为海龙科动物线纹海马、刺海马、大海马、三斑海马或小海马等除去内脏的全体。

【异名】水马（《抱朴子》），鰕姑（《海南介语》），马头鱼（《动物学大辞典》），龙落子鱼（《药材学》），对海马（《全国中草药汇编》）。

线纹海马：大海马（《中药通报》），龙落子（《中国药用动物志》），克氏海马（《中国动物图谱·鱼类》），琉球海马（浙江）。

大海马：海马鱼（《中国海洋药物》），管海马（《中华本草》）。

三斑海马：斑海马、水雁（《中国药用动物志》），海狗子（浙江），龙落子（广西）。

小海马：日本海马（《中国药用动物志》），海蛆（《中国药典》），小海驹、珊瑚海马、小马、叼马、潮马（《本草药名集成》），龙落子、海驹子、水雁（山东），落龙子（浙江）。

【动物名】（1）线纹海马 *Hippocampus kelloggi* Jordan et Snyder

（2）刺海马 *Hippocampus histrix* Kaup

（3）大海马 *Hippocampus kuda* Bleeker

（4）三斑海马 *Hippocampus trimaculatus* Leach

（5）小海马 *Hippocampus japonicus* Kaup

【性味与归经】味甘、咸，性温。归肝、肾经。

【功能与主治】温肾壮阳，散结消肿。用于肾阳不足，阳痿，遗尿，肾虚作喘，癥瘕积聚，跌扑损伤；外治痈肿疔疮。

释名考订

海马，陈藏器按《异志》云："生西海，大小如守宫，虫形若马形。"故名。《本草纲目》引《南方异物志》云："海中有鱼，状如马头。"因称马头鱼。鰕姑者，《本草衍义》称其"身如虾"，《本草图经》谓其属"虾类"，故有其名。按"鰕"，同"虾"。《本草纲目》鳞部卷四十四："鰕音霞（俗作虾），入汤则红色如霞也。"商品以两只配成一对，扎以红绳，因有对海马之名。

681 海龙 ^hailong 《本草纲目拾遗》

【来源】为海龙科动物刁海龙、拟海龙或尖海龙的全体。

【异名】水雁（《现代实用中药》），海蛇（《药材资料汇编》）。

刁海龙：杨枝鱼、钱串子（《全国中草药汇编》），海钻（广西）。

拟海龙：海钻（《中药鉴别手册》）。

尖海龙：小海龙（《全国中草药汇编》），杨枝鱼（东北、浙江、山东），钱串子、鞋底索、竹鱼（浙江）。

【动物名】（1）刁海龙 *Solenognathus hardwickii*（Gray）

（2）拟海龙 *Syngnathoides biaculeatus*（Bloch）

（3）尖海龙 *Syngnathus acus* Linnaeus

【性味与归经】味甘、咸，性温。归肝、肾经。

【功能与主治】温肾壮阳，散结消肿。用于肾阳不足，阳痿遗精，癥瘕积聚，瘰疬痰核，跌扑损伤；外治痈肿疔疮。

释名考订

海龙生于海中，《本草纲目拾遗》引《赤嵌集》谓其"首尾似龙"，故名。头部之形又似雁头，因称水雁。本品属鱼类。竹鱼、杨枝鱼者，谓其体细长。全体被以具花纹的骨环及细横纹，以形似而呼钱串子。

682 海芋 ^haiyu 《本草纲目》

【来源】为天南星科植物海芋的根茎。

【异名】天荷（《本草拾遗》），羞天草（《庚辛玉册》），隔河仙、观音莲（《本草纲目》），一瓣莲、观音芋（《花镜》），尖尾野芋头、狼毒头（《生草药性备要》），青芋（《本草纲目拾遗》），独脚莲（《分类草药性》），野芋、木芋头（《岭南采药录》），老虎芋（《贵州民间方药集》），大虫芋、毒芋头、天蒙（《广西中兽医药用植物》），老虎蒙（《南宁市药物志》），野芋头、奚芋头（《岭南草药志》），土塘、天河芋（《湖南药物志》），广东狼毒（广州部队《常用中草药手册》），大狼毒（《广西本草选编》），朴薯头（《广西中草药》），山芋头、天芋、大根芋（《全国中草药汇编》），本狼毒、姑婆芋（《福建药物志》），野芋狼毒、扑茄头、大龙芋（《中药材品种论述》），狼毒（广东、广西、福建），痕芋头（广东、广西），土狼毒（台湾、广东），小狼毒、广狼毒、痕芋狼、埔芋、野埔芋、野山芋、坑芋、饭焦芋（广东），天合芋、大黑附子、黑附子、滴水芋、麻芋头、岩芋、大麻芋（云南），大朴薯、朴芋头、大虫楼、卜茹根、独角莲、伤寒芋、独芋（广西），麻脚狼毒（湖北），独脚芋（四川）。

【植物名】 海芋 Alocasia macrorrhiza （L.） Schott

异名：广东万年青、小叶野芋头、大叶野芋头（《中国植物图鉴》），三角风、大叶狼毒、大叶芋（广西），水芋、狗咬草（福建），大叶芋头（广东）。

【性味与归经】 味辛，性寒；有毒。

【功能与主治】 清热解毒，消肿散结。用于瘴疟，急剧吐泻，肠伤寒，风湿痛，疝气，赤白带下，痈疽肿毒，萎缩性鼻炎，瘰疬，疔疮，疥癣，蛇、犬咬伤。

释名考订

本品以天荷之名始载于《本草拾遗》，云："天荷与野芋相似而大也。"天荷，"天"，大也。其叶极大，以荷喻之，更冠"天"字，是为极言其大。又称海芋。"海"亦大之义也。《玉篇·水部》："海，大也。"《庚辛玉册》有名羞天草。《方言》云："羞……既广又大也。"故"羞天"之名义与"天荷"并同。《本草纲目》曰："夏秋间抽茎开花，如一瓣莲花，碧色。花中有蕊，长作穗，如观音象在圆光之状，故俗呼为观音莲。方士号为隔河仙，云可变金。"根状茎直立棒状形似独脚，故又有独脚莲之称。天河芋、天合芋者，皆为"天荷"之讹称。本品有大毒，因呼毒芋头。老虎芋、大虫芋者，谓其毒性之甚。两广和福建一带以本品作狼毒用，故有诸"狼毒"名。其根状茎的切片习称广狼毒或土狼毒。这是两广地区的习惯用法，实属误用，应予纠正。

683 海藻 haizao 《神农本草经》

【来源】 为马尾藻科植物海蒿子或羊栖菜的藻体。

【异名】 海藻、薚（《尔雅》），落首（《神农本草经》），海萝（《尔雅》郭璞注），薻（《名医别录》），海藻菜（《世医得效方》），乌菜（《罗源县志》），海带花（《中药材手册》），海草（广东、江苏、山东）。

海蒿子：大叶藻（《本草图经》），大叶海藻（《中国药典》），三角藻、马尾藻（辽宁），大谷穗（山东），大蒿子（辽宁旅顺、山东青岛），海根菜（山东龙口、青岛）。

羊栖菜：药茶、鹿尾菜（《中国药用植物图鉴》），小海藻（《中药鉴别手册》），洋奶子、虎茜、虎茜菜（《青岛中草药手册》），灯笼藻（《中药大辞典》），羊栖菜马尾藻（《拉汉藻类名称》），小叶海藻（《中国药典》），海茜、钓滚菜、灯笼海菜、六角菜、玉海菜、玉海草、灯笼菜、胡须泡、海菜、鹿角菜（福建），玉海藻、海茸、龟鱼茜、玉草、茜米（广东），杨角子、杨家菜、羊奶子（山东），大麦菜（浙江），鹿角尖（辽宁长海、山东荣成），海大麦（浙江嵊泗、山东青岛），海菜芽（山东荣成），秧菜（福建福鼎），玉茜（广东海陵岛）。

【植物名】（1）海蒿子 Sargassum pallidum （Turn.） C. Ag.

（2）羊栖菜 Sargassum fusiforme （Harv.） Setch.

【性味与归经】 味苦、咸，性寒。归肝、胃、肾经。

【功能与主治】 消痰软坚散结，利水消肿。用于瘿瘤，瘰疬，睾丸肿痛，痰饮水肿。

释名考订

《诗·召南·采苹》云："于以采藻，于彼行潦。""藻"，古字同"藻"。《说文解字·艸部》："薻，水草也。藻，薻或从澡。"《本草纲目》曰："藻乃水草之有文者，洁净如澡浴，故谓之藻。"海中所生，乃名海藻。《本草原始》亦云："横陈于海，若自澡濯然，故名海藻。""薄"，薄之言潭也。《汉书·杨雄传下》颜师古注："潭，深也。"海藻生于水下，水深曰"潭"。从"艹"，则为"薄"。"薅"为"薄"之古字，两者音、义俱同。《尔雅·释草》："薅，海薻。"郭璞注："药草也。一名海萝，如乱发，生海中。"萝，原指一些蔓生植物，如女萝、藤萝、茑萝等，多为托松而生，引蔓缠绕之物。称海萝者，亦言指其物如乱发之细长蔓延，若罗网之纠结缠绕。

684 海风藤 haifengteng 《本草再新》

【来源】 为胡椒科植物风藤的藤茎。

【异名】 石南藤、搜山虎（《滇南本草》），风藤、巴岩香（《中药志》），苍藤、大风藤（《中国植物志》），爬岩香（《全国中草药汇编》），本荜拨（《台湾中药材图鉴》），满坑香（《浙江药用植物志》），岩胡椒（《新华本草纲要》），真风藤、大风陈、山苍叶、风陈（台湾），野杜衡、小雀藤（云南），石楠藤（贵州），清风藤（上海）。

【植物名】 风藤 *Piper kadsura* (Choisy) Ohwi

异名：青蒌（《中药志》），细叶青蒌藤（《中国高等植物图鉴》），细叶青风藤（海南）。

【性味与归经】 味辛、苦，性微温。归肝经。

【功能与主治】 祛风湿，通经络，止痹痛。用于风寒湿痹，肢节疼痛，筋脉拘挛，屈伸不利。

释名考订

海风藤之名始见于清《本草再新》，但未作形态描述。商品海风藤异物同名品甚多。从全国大多数地区的使用情况来看，药材的主流商品为胡椒科植物风藤 *Piper kadsura* (Choisy) Ohwi，以藤茎入药。历版《中国药典》收载的海风藤也以风藤为正品。在本草中，风藤之名见于《本草纲目》草部卷十八"南藤"条，与石南藤、丁公藤、丁公寄、丁父等同为南藤的异名。本草考证的结果认为，本草记载的南藤包括了胡椒科植物风藤 *P. kadsura* (Choisy) Ohwi、石南藤 *Piper wallichii* (Miq.) Hand. - Mazz. 及外形相似的同属多种植物。直到现在，贵州等地多将海风藤呼作石楠藤；福建、湖北等地则多将石南藤称为海风藤。海风藤为木质藤本，功能祛风除痹，疗诸风，故名风藤。"海"，当为"大"之义。《玉篇·水部》云："海，大也。"在对海风藤主产区福建的调查中发现，同为植物风藤的藤茎，粗且扁圆状的叫海风藤，带叶的细藤茎则被称作石南藤。此者或可作为海风藤以"大"训"海"的佐证。

685 海松子 haisongzi 《开宝本草》

【来源】 为松科植物红松的种子。

【异名】 松子（《海药本草》），松子仁（《本草衍义》），新罗松子（《本草纲目》）。

【植物名】 红松 *Pinus koraiensis* Sieb. et Zucc.

异名：五粒松（《四声本草》），海松（《开宝本草》），新罗松（《本草纲目》），朝鲜五叶松（《经济植物手册》），朝鲜松（《中国裸子植物志》），果松、韩松（东北），红果松（吉林）。

【性味与归经】 味甘，性微温。归肝、肺、大肠经。

【功能与主治】 润燥，养血，祛风。用于肺燥干咳，大便虚秘，诸风头眩，骨节风，风痹；兼有润泽皮肤，敷荣毛发的功能。

释名考订

本品为松科植物红松的种子，古代"新罗往往进之"（《四声本草》），故名新罗松子。按新罗为朝鲜古国名，产红松。海松子者，舶来松子之谓也。古人认为"九州之外，更有瀛海"，故把外国称为海外。《本草纲目》果部卷三十"海红"条引李德裕《草木记》云："凡花木名海者，皆从海外来，如海棠之类是也。"本品从海外引进，因称海松子。五粒松者，苏颂曰："五粒字当作五鬣，音传讹也。"古代对于植物的花、叶、穗芒等，凡形状如马鬣者，概称之为"鬣"。明袁宏道《和王以明山居韵》诗有"近郊多麦陇，青鬣好柔丰"之句。段成式《酉阳杂俎·广动植之三》曰："松，凡言两粒、五粒，粒当言鬣。"红松的针叶五针一束，故有五粒（鬣）松之名。

686 海金沙 haijinsha 《嘉祐本草》

【来源】为海金沙科植物海金沙的孢子。

【异名】左转藤灰（《四川中药志》），海金砂（《江西草药》），海银沙（湖北、湖南长沙），金沙、海沙（四川），土金沙（广东），滇南海金沙（云南红河）。

【植物名】海金沙 *Lygodium japonicum* （Thunb.） Sw.

【性味与归经】味甘、咸，性寒。归膀胱、小肠经。

【功能与主治】清利湿热，通淋止痛。用于热淋，石淋，血淋，膏淋，尿道涩痛。

释名考订

《本草纲目》曰："其色黄如细沙也。谓之海者，神异之也。"以"海"作"神异"之训，似嫌牵强。或谓，其色黄又如海边细沙，故名海金沙。其质极细如灰，其藤多左旋缠绕，因称左转藤灰。

687 海桐皮 haitongpi 《开宝本草》

【来源】为豆科植物刺桐或乔木刺桐的干皮或根皮。

【异名】钉桐皮、鼓桐皮、丁皮（《药材资料汇编》），刺桐皮、钉铜皮（《中药材手册》），刺通、接骨药（《贵州草药》），桐皮、丁桐皮（山西），钉皮（湖南）。

【植物名】（1）刺桐 *Erythrina variegate* L. var. *orientalis* （L.） Merr.

异名：海桐（《开宝本草》），鹦哥花（《天中记》），空桐树、鸡桐木（《广西中兽医药用植物》），梯枯、山芙蓉（《中国药用植物图鉴》），黄肿木（《广西药用植物名录》），广东象牙红（广东、广西），有勒青桐、刺松树、刺青桐木、青桐木（广西），七刺桐、鸡公树（广东），旋仔药（台湾）。

（2）乔木刺桐 *Erythrina arborescens* Roxb.

异名：红嘴绿鹦哥、刺果鹦哥花（《中国主要植物图说·豆科》），刺木通（《中药志》），刺桐（《西昌中草药》），泡龙刺桐、刺通树（《全国中草药汇编》），刺桐树、鹦哥花、海桐、刺通（云南），鹦哥树（四川）。

【性味与归经】味苦、辛，性平。归肝、脾经。

【功能与主治】祛风除湿，舒筋通络，杀虫止痒。用于风湿痹痛，肢节拘挛，跌打损伤，疥癣，湿疹。

释名考订

《本草图经》云："海桐皮，出南海已南山谷，今雷州及近海州郡也有之。"树似桐，药用其皮，故名海桐皮。皮上有刺，因称刺桐。"钉"、"丁"诸称皆以其皮有刺而得名。刺呈圆锥状，观之若树皮向外鼓凸，乃呼鼓桐皮。功能祛风通络，而名刺通。用于跌打损伤有效，遂有接骨药之称。

688 海螵蛸 haipiaoxiao 《本草纲目》

【来源】为乌贼科动物无针乌贼或金乌贼的内壳。

【异名】乌鲗骨（《素问》），乌贼鱼骨（《神农本草经》），乌贼骨（《千金要方》），乌鱼骨（《博济方》），墨鱼盖（《中药志》），墨鱼骨（《药材学》），乌鱼盖（《北方常用中草药手册》），墨鱼石、乌贼甲、乌贼壳（《本草药名集成》），乌鱼板（山东青岛）。

【动物名】（1）无针乌贼 *Sepiella maindroni* de Rochebrune

异名：曼氏无针乌贼（《中国北部海产经济软体动物》），青滨无针乌贼（《中国药用海洋生物》），麻乌鲗、无针乌鲗（《中药大辞典》），墨鱼、花拉子、麻乌贼（山东、浙江），目鱼、乌贼（浙江），疴血乌贼（广东），臭屁股（福建），乌鱼（山东）。

（2）金乌贼 *Sepia esculenta* Hoyle

异名：乌鲗（《中药志》），金乌鲗（《中药大辞典》），目鱼（《海洋药物民间应用》），墨鱼、乌鱼、乌子（《中国药用动物志》），乌贼（河北、浙江），针墨鱼（广东）。

【性味与归经】 味咸、涩，性温。归脾、肾经。

【功能与主治】 收敛止血，涩精止带，制酸止痛，收湿敛疮。用于吐血衄血，崩漏便血，遗精滑精，赤白带下，胃痛吞酸；外治损伤出血，湿疹湿疮，溃疡不敛。

释名考订

本品始载于《神农本草经》，列为中品。内壳似骨状，因称乌贼骨。乌贼，古称乌鲗。《本草纲目》曰："腹中有墨可用，故名乌鲗。"《本草图经》曰："有文墨可为法则，故名乌鲗。鲗者，则也。""乌贼"者，宋陈昉《颖川小语》曰："鲗鱼，本草从鱼、从则。世俗见其能吐黑沫，且则、贼之音通，遂呼为乌贼。"另有一释。汉《南越志》云："其性嗜乌，每自浮水上，飞乌见之，以为死而啄之，乃卷取入水而食之，因名乌贼，言为乌之贼害也。"

海螵蛸之名始见于明《本草纲目》，以后渐成正名。李时珍释曰："骨名海螵蛸，象形也。""螵蛸"，《本草纲目》虫部卷三十九"螳螂、桑螵蛸"条释云：桑螵蛸，"其子房名螵蛸者，其状轻飘如绵也"。在该条"释名"项下"螵蛸"两字旁，李时珍还特别注明："音飘绡。"海螵蛸药材以质松易折断、体轻如飘绡为其性状特征，故以为名。

689 海金沙草 haijinshacao 《本草纲目》

【来源】 为海金沙科植物海金沙的全草。

【异名】 竹园荽（《履巉岩本草》），迷离网（《生草药性备要》），鸡胶莽（《质问本草》），斑鸠窝（《草木便方》），左篆藤、金线风、破网巾、黄金塔（《分类草药性》），左转藤（《天宝本草》），须须药、黑透骨、铁脚仙、乱头发（《贵州民间方药集》），磨菇藤、塞窦藤（《广西中兽医药用植物》），扫把藤、天仙草（《中国土农药志》），鼎擦藤、毛须藤（《闽南民间草药》），黑须草（《重庆草药》），铁线藤、蔓蔓藤、虾蟆藤、纺车藤、金金藤、见根藤、藤吊丝（《福建民间草药》），攀谷藤（《江西民间草药验方》），牛斗茜（《陆川本草》），罗网藤（《广州植物志》），满天云、硬筋藤、西牛藤（《湖南药物志》），松筋草（《广西中药志》），金线藤（《闽东本草》），吐丝草（广州部队《常用中草药手册》），鸡脚藤、爬古藤（《江西草药》），金沙藏叶、洗碗藤、爬墙蕨、金砂蕨（《广西中草药》），打鼓藤（《湖南农村常用中草药手册》），竹芫荽（《北方常用中草药手册》），过篱青、老虎中计（《浙南本草新编》），金沙藤、蛤蟆藤、猛古藤（《全国中草药汇编》），铁蜈蚣、铁脚蜈蚣、铁丝藤、柱状藤（《中国药用孢子植物》），大凿磨藤、老婆乱织（《本草药名集成》），铁线草（广东、湖南、四川），铁丝草（江西、广西），海金沙藤（广东、上海），鸡爪藤（浙江、福建），金丝线、铜筋草、钢丝藤、铜丝藤、蔓篱丝藤、金丝狼衣、上树狼衣、米筛花藤、铁线毛、铁线狼箕、鸹鸹线、苍藤、大藤狼衣、牛索面、过路青、披丝绳、钢丝绳、过山龙、布绒藤、龙须藤（浙江），铜丝草、洗鼎藤、禾网藤、牵藤凤尾草、丁吊丝、鼎帚藤、禾细藤、西毛藤、铁钩杆草、虾鸡藤子、加绉藤、车芒藤、土茵陈（福建），铁线网、洗锅扫藤、牛草网、牛抄芒、牛担网、牛头丝、崩古藤、手碌藤、叮冬藤、牛斗须藤、细样洗锅扫藤、叮当藤、牛儿林钱线草（广东），铁丝网、斑鸠巢、芒古藤、王藤草（湖南），牛抄倒、金花藤、和网藤、黄蜂钵（广西），小节节草、铁丝蕨蕨、无根藤、上树蕨其

（云南），洗锅把、夏把藤、望月藤（海南）、斑鸠子藤、戒指藤、铁脚蜈蚣根（江西）、鼎炊藤、凤尾草、珍中笔（台湾），转转藤、筋骨藤（四川），羽草（安徽），洗肝草（湖北），软筋藤（贵州）。

【植物名】海金沙 *Lygodium japonicum*（Thunb.） Sw.

【性味与归经】味甘，性寒。归膀胱、小肠、肝经。

【功能与主治】利尿通淋，清热解毒。用于石淋，水肿，小便不利，黄疸，乳痈，热疖。

释名考订

《本草纲目》曰："俗名竹园荽，象叶形也。"其攀援藤多左旋缠绕，因称左篆藤、左转藤。"筋"、"网"、"丝"、"线"者，盖因本品之茎纤细而长，牵缠纠结，故名。体轻，多叶，质脆，有弹性，民间有用于洗碗擦锅者，鼎擦藤、洗碗藤、洗锅扫藤等因以得名。

690 浮石 fushi 《日华子本草》

【来源】为火成岩类多孔质熔结熔岩，主要由非晶质火山玻璃构成。

【异名】水花（《本草拾遗》），白浮石（《本事方》），海浮石、海石（《儒门事亲》），水泡石（《东医宝鉴》），黄烂浮石（《仁斋直指方》），浮海石（《玉楸药解》），浮水石（《医林纂要·药性》），羊肚石（《药材资料汇编》），大海浮石（《中国矿物学》），浮岩（《矿物药及其应用》），岩浮石、海南石、擦脚石、水石、轻石（《本草药名集成》），江石沫子（吉林）。

【矿物名】浮石 Pumex

【性味与归经】味咸，性寒。归肺、肾经。

【功能与主治】清肺火，化老痰，利水通淋，软坚散结。用于痰热喘嗽，老痰积块，瘿瘤，瘰疬，淋病，疝气，疮肿，目翳。

释名考订

浮石为火山喷出的岩浆经凝固形成的多孔状石块，呈稀松似海绵状的卵形不规则块体。《本草纲目》曰："浮石乃江海间细砂水沫凝聚日久结成者。状如水沫及钟乳石，有细孔如蛀窠，白色，体虚而轻。"投入水中多浮而不沉，故名浮石、海浮石、浮水石。明《五杂俎·地部》谓："闽有浮石，亦类羊肚，而败絮其中，置之水中则浮。"因称羊肚石。

691 浮萍 fuping 《新修本草》

【来源】为浮萍科植物紫萍的全草。

【异名】苹、萍（《尔雅》），萍藻（《淮南子》），水萍、水花（《神农本草经》），水廉（《吴普本草》），水白、水苏（《名医别录》），浮萍、藻（《尔雅》郭璞注），萍子草（《补缺肘后方》），小萍子（《本草拾遗》），沟渠小萍（《太平圣惠方》），浮萍草（《本草图经》），紫背浮萍（《圣济总录》），紫浮萍（《世医得效方》），水藓（《本草品汇精要》），水帘、九子萍（《群芳谱》），草元根、水浮漂（《天宝本草》），萍、田萍（《中药志》），多根萍（《大兴安岭山脉的植物群落》），鸭褥（《中国药用植物图鉴》），水漂、青萍（《北方常用中草药手册》），水萍草（《全国中草药汇编》），紫背藻、红萍（福建、浙江），红浮萍（四川、广西），瓜子萍、豆板藻、鸭儿藻、红藻（浙江），浮瓜叶、余头蕰草、浮飘草（上海），红浮飘、无根草、四开花（四川），水草、细漂（广西），鸭子草（北京），湖瓢（陕西），伏平草（云南），水遍地绵（台湾）。

【植物名】紫萍 *Spirodela polyrrhiza*（L.） Schleid.

【性味与归经】味辛，性寒。归肺经。

【功能与主治】宣散风热，透疹，利尿。用于麻疹不透，风疹瘙痒，水肿尿少。

释名考订

浮萍始载于《神农本草经》，原名水萍。《尔雅》作"苹"。许慎《说文解字·艸部》云："苹，蓱也。无根，浮水而生者。"按苹为水草，浮水而生，所生之叶皆同水平，因作"苹"。又作"萍"。徐灏《注笺》："《尔雅·释草》云：'苹，蓱；其大者蘋。'即许所本。与'苹，蘋萧'异物同名，因以苹为蘋萧之专名，又增水旁作'萍'以为浮萍。今本水部萍字，乃后人所增耳。"藻，《方言》云："江东谓浮萍为藻。"按萍、藻语声之转，盖为方言依音用字。浮萍有两种，《本草纲目》曰："一种背面皆绿者。一种面青背紫赤若血者。"入药以后者为良。因其叶背色紫，故有紫萍、紫浮萍、紫背浮萍诸名。

692 浮小麦 fuxiaomai《本草蒙筌》

【来源】 为禾本科植物小麦干瘪轻浮的颖果。

【异名】 浮水麦（《本草蒙筌》），浮麦（《本草纲目》），瘪小麦（《青岛中草药手册》），瘪麦（《本草药名集成》），秕麦子、麦余子（山东）。

【植物名】 小麦 *Triticum aestivum* L.

【性味与归经】 味甘、咸，性凉。归心经。

【功能与主治】 益气，止汗，除热。用于自汗，盗汗，阴虚发热，骨蒸劳热。

释名考订

浮小麦入药最早见于《卫生宝鉴》。为采收后的小麦中瘪瘦轻浮的麦粒。《本草纲目》曰："浮麦，即水淘浮起者。""秕"，《玉篇·禾部》："秕，谷不成也。"章炳麟《新方言·释植物》云："今谓不成粟者为秕谷。俗字作瘪。"《农政全书·农事》云："盖麦花夜吐，雨多花损，故麦粒浮秕也。"因称秕麦子。

693 浮海石 fuhaishi《玉楸药解》

【来源】 为胞孔科动物脊突苔虫及瘤分胞苔虫等的骨骼。

【异名】 浮石（《日华子本草》），石花（《本草衍义》），海石（《丹溪心法》），水泡石（《东医宝鉴》），浮水石（《医林纂要·药性》），海浮石（《本草从新》），羊肚石（《药材资料汇编》），海花（《青岛中草药手册》），海石花（《全国中草药汇编》）。

【动物名】 （1）脊突苔虫 *Costazia aculeata* Canu et Bassler

异名：消突苔虫（《中华本草》）。

（2）瘤分胞苔虫 *Cellporina costazii*（Audouin）

异名：柯氏分胞苔虫（《中华本草》）。

【性味与归经】 味咸，性寒。归肺、肾经。

【功能与主治】 清肺化痰，软坚散结。用于肺热咳嗽痰稠，瘰疬痰核。

释名考订

全国药用的浮海石可分为三类：一类为矿物浮石，即火成岩类多孔质熔结熔岩，主产于辽宁、山东、福建、广东等地；另一类为水生苔藓类动物胞孔科脊突苔虫或瘤苔虫的骨骼（即本品），习称石花，主产于福建、浙江等地；第三类为海水中溶解的碳酸钙等盐类围绕贝壳、贝壳碎片或其他砂砾等固体沉积而成的海滨石灰华，又称小海石、晕石，主产于山东烟台。其中以前两类浮海石使用较为广泛，小海石仅为东北三省所习用。本品体轻，质硬而松脆，入水中浮而不沉，故名浮海石。

694 通草 tongcao《本草拾遗》

【来源】 为五加科植物通脱木的茎髓。

【异名】 寇脱（《山海经》），离南、活莌、倚商（《尔雅》），通脱木（《本草拾遗》），葱草（《本草汇言》），通草花（《花镜》），白通草（《药性切用》），通花（《草木便方》），花草（《中国树木分类学》），方通（《中药形性经验鉴别法》），蓪草（《中国药用植物志》），通大海、泡通（《贵州民间方药集》），通棍（《药材学》），大通草（《四川中药志》），五加风、宽肠、五角加皮、通花五加、大叶五加皮（《湖南药物志》），空心通草（《中药鉴别手册》），方草（南药《中草药学》），丝通（《本草药名集成》），大木通（湖南、云南），大通塔（湖南、广西），通木、通打棍（安徽），五甲通、大通（广西），川方通（上海），花泡通（四川），川通草（湖北），元通草（山西），百通草（山东）。

【植物名】通脱木 Tetrapanax papyriferus（Hook.）K. Koch

异名：大牡丹、大接骨（《云南中草药选》），木通树、天麻子、万丈深、紫金莲、白龙须（《云南植物志》），老虎风、五爪风（广西），水龙泡（四川），大叶王（浙江）。

【性味与归经】味甘、淡，性微寒。归肺、胃经。

【功能与主治】清热利尿，通气下乳。用于湿热淋证，水肿尿少，乳汁不下。

释名考订

通草之名始载于《神农本草经》，此后《名医别录》、《新修本草》等也有记载，但所指者并非本品，而是木通科木通。以通脱木作通草使用者始见于唐《本草拾遗》，曰："通脱木，生山侧，叶似萆麻，心中有瓤，轻白可爱，女工取以饰物……今俗亦名通草。"《本草纲目》引李东垣曰："阴窍涩而不利，水肿闭而不行，用之立通，因有通草之名。""通脱"者，《本草蒙筌》云："白瓤中藏，脱木得之，故名通脱。"与木通科通草（即今之"木通"）相比，本品白而粗长，故名白通草、大通草；轻虚空泡，因称泡通、空心通草。因产地加工方法不同，而有方通、丝通、通棍诸名。

695 通天草 tongtiancao 《饮片新参》

【来源】为莎草科植物荸荠的地上部分。

【异名】泽草（《齐民要术》引樊光），荸荠梗（《饮片新参》），地栗梗、荸荠苗（《苏州本产药材》），荸荠草（《药材学》），荸荠杆（浙江），野地栗苗（江苏），水灯蕊草（台湾）。

【植物名】荸荠 Eleocharis tuberose（Roxb.）Roem et Schult.

【性味与归经】味苦，性凉。

【功能与主治】清热利尿。用于小便不利，呃逆。

释名考订

为多年生沼泽生草本，故名泽草。秆丛生，圆柱形，高约1m，李时珍谓其"一茎直上，无枝叶"，状若"通天"，因称通天草。参见"荸荠"条。

696 桑叶 sangye 《神农本草经》

【来源】为桑科植物桑的叶。

【异名】神仙叶（《本草图经》），铁扇子（《百草镜》），嫩桑叶（《成方切用》），冬桑叶、桑树叶（《药材学》），霜桑叶（《中药材手册》），蚕叶（《福建药物志》），经霜桑叶（《常用中药名辨》），蚕虫叶（广西）。

【植物名】桑 Morus alba L.

异名：家桑（《日华子本草》），荆桑（王祯《农书》），桑椹树（《救荒本草》），山黄桑树（《中国药用植物志》），桑树（《中药志》），岩桑（陕西、湖北、四川），白桑（山东、广东），黄桑（江苏），山桑树（浙江），蚕桑（云南），洋桑（河北），山黄桑（四川），山蚕树（贵州），桑柢树（广东）。

【性味与归经】味甘、苦，性寒。归肺、肝经。

【功能与主治】疏散风热，清肺润燥，清肝明目。用于风热感冒，肺热燥咳，头晕头痛，目赤昏花。

释名考订

《说文解字·叒部》："桑，蚕所食叶木。从叒、木。""叒"，音 ruò。叒木，即古代神话中的木名榑桑。据说太阳初生时登上此木。《说文解字·叒部》："叒，日初出东方汤谷所登榑桑，叒木也。"徐锴《系传》："《十洲记》说，榑桑两两相扶，故从三'又'，象桑之婀娜也。"桑，《本草纲目》引徐锴《系传》云："叒（音若），东方自然神木之名，其字象形。桑乃蚕所食，异于东方自然神木，故加木于叒下而别之。"《舒艺宝随笔》曰："按叒木象叶重沓之貌。桑以叶重，故从叒象形。"

张颐寿谓："桑叶以老而经霜者为佳……故入药用冬桑叶，亦曰霜桑叶。"苏颂曰："十月霜后，三分、二分已落时，一分在者名神仙叶。"铁扇子者，《百草镜》云："大雪压过，次日雪晴采下。线穿悬户阴干，其色多青黑色，风吹作铁器声，故名铁扇子。"

697 桑芽 sangya 《江苏省植物药材志》

【来源】为槭树科植物苦茶槭或茶条槭的嫩叶。

【异名】女儿红、青桑头、桑条（《江苏省植物药材志》），青桑（《浙江天目山药用植物志》），桑芽茶（《全国中草药汇编》），茶条（《中药大辞典》），苦津茶、银桑叶（河南）。

【植物名】（1）苦茶槭 Acer ginnala Maxim. subsp. Theiferum（Fang）Fang

异名：鸡骨枫（《浙江药用植物志》）。

（2）茶条槭 Acer ginnala Maxim.

异名：华北茶条槭（《植物分类学报》），北茶条（《华北树木志》），黑枫（《中国东北经济树木图说》），茶条木、茶条树（《全国中草药汇编》），枫树（《长白山植物药志》），山茶叶树、茶枝子（辽宁），涩木（山东）。

【性味与归经】味微苦、微甘，性寒。归肝经。

【功能与主治】清肝明目。用于风热头痛，肝热目赤，视物昏花。

释名考订

本品基原之一苦茶槭叶形似桑叶，药用其叶芽，故名桑芽。多以开水冲泡代茶饮，因以"茶"相称。茶条槭为"枫树"的来源之一，至秋叶色红艳，因呼女儿红。

698 桑枝 sangzhi 《本草图经》

【来源】为桑科植物桑的嫩枝。

【异名】桑条（《本草图经》），青桑柴（《审视瑶函》），桑木（《串雅内编》），嫩桑枝（《药材学》），桑树枝（《四川中药志》），童桑枝（《常用中药名辨》）。

【植物名】桑 Morus alba L.

【性味与归经】味微苦，性平。归肝经。

【功能与主治】祛风湿，利关节。用于风湿痹病，肩臂、关节酸痛麻木。

释名考订

本品为桑的树枝，故名桑枝、桑条。传统认为以质嫩者为佳，因称嫩桑枝、童桑枝。参见"桑叶"条。

699 桑椹 sangshen 《新修本草》

【来源】为桑科植物桑的果穗。

【异名】葚（《尔雅》），桑实（《说文解字》），乌椹（《本草衍义》），文武实（《素问病机保命集》），桑椹子（《滇南本草》），黑椹（《本草蒙筌》），桑枣（《生草药性备要》），桑葚子（《本草再新》），桑果（《江苏省植物药材志》），桑粒（《东北药用植物志》），桑子（《药材学》），桑泡（《中药材手册》），桑藨（《四川中药志》），桑树果、黑桑椹（《本草药名集成》），桑树枣（江苏），桑仁（辽宁），桑果子（安徽），桑材仔（台湾）。

【植物名】桑 *Morus alba* L.

【性味与归经】味甘、酸，性寒。归心、肝、肾经。

【功能与主治】滋阴补血，生津润燥。用于肝肾阴虚，眩晕耳鸣，心悸失眠，须发早白，津伤口渴，内热消渴，肠燥便秘。

释名考订

桑椹，原作"葚"。《集韵》："葚，《说文》：'桑实也。'或从木。"《诗·卫风·氓》："于嗟鸠兮，无食桑葚。"陆德明《经典释文》："葚，本又作椹。"今按，"葚"与"椹"均从"甚"。"甚"有密集之义。《左传·襄公十八年》："涉于鱼齿之下，甚雨及之，楚师多冻，役徒几尽。"又《淮南子·说林》："甚雾之朝，可以细书，而不可以远望寻常之外。"按桑椹为聚花果穗，由多数小瘦果集合而成，可谓"甚"果聚合，从"艹"、从"木"，而有"葚"、"椹"诸名。"子"、"实"、"枣"、"粒"、"泡"，皆为果之义。藨，原是一种草，为莓的一种。《尔雅·释草》："藨，麃。"郭璞注："麃即莓也。今江东呼为藨莓。子似覆盆而大，赤，酢甜可啖。"桑椹形、性、味俱似藨莓，故名桑藨。参见"桑叶"条。

700 桑白皮 sangbaipi 《药性论》

【来源】为桑科植物桑的根皮。

【异名】桑根白皮（《神农本草经》），桑根皮、桑皮（孟诜《食疗本草》），白桑皮（《山西中药志》），桑树根皮、双白皮（江苏），伏蛇皮、马额皮（河北），双皮（山东），山谷皮（广东）。

【植物名】桑 *Morus alba* L.

【性味与归经】味甘，性寒。归肺经。

【功能与主治】泻肺平喘，利水消肿。用于肺热喘咳，水肿胀满尿少，面目肌肤浮肿。

释名考订

本品为桑除去栓皮的根皮，色白，故名桑根白皮，省作桑白皮、桑皮。参见"桑叶"条。

701 桑寄生 sangjisheng 《雷公炮炙论》

【来源】为桑寄生科植物桑寄生的带叶茎枝。

【异名】茑（《诗经》），寓木、宛童（《尔雅》），桑上寄生、寄屑（《神农本草经》），寄生树（《尔雅》郭璞注），桑耳（《新修本草》），寄生草（《滇南本草》），茑木（《本草纲目》），冰粉树、蠱心宝（《滇南本草》整理本），寄生、马桑寄生（四川）。

【植物名】桑寄生 *Taxillus chinensis* （DC.） Danser

异名：毛叶桑寄生（《华北树木志》），毛叶寄生（《中药志》），四川桑寄生（《湖北植物志》），柿寄生（《中药大辞典》），四川寄生（《云南种子植物名录》），水青岗寄生（广东），橙树寄生（贵州兴义）。

【性味与归经】味苦、甘，性平。归肝、肾经。

【功能与主治】祛风湿，补肝肾，强筋骨，安胎元。用于风湿痹痛，腰膝酸软，筋骨无力，崩漏经多，妊娠漏血，胎动不安，头晕目眩。

释名考订

本品入药始载于《神农本草经》，原名"桑上寄生"。《蜀本草》曰："诸树多有寄生，茎叶并相似……须桑上者佳。"故名桑寄生。《诗·小雅·頍弁》："茑与女萝，施于松柏。"《毛传》："茑，寄生也。"《本草纲目》曰："此物寄寓他木而生，如鸟立于木上，故曰寄生、寓木、茑木。俗呼为寄生草。"王念孙《疏证》则曰："《说文》云：茑，或从木作樛。寓木，故从木耳。樛之言捄也。《方言》：捄，依也。郭注云：谓可依倚之也。依倚树上而生，故谓之樛矣。"凡分列于正物侧旁之物谓之耳，如耳房、鼎耳。本品为桑上侧生之物，乃名桑耳。寄生植物之于寄主，宛若孩童依附长辈，因称宛童。

702 桑螵蛸 sangpiaoxiao 《神农本草经》

【来源】为螳螂科昆虫大刀螂、小刀螂或巨斧螳螂的卵鞘。

【异名】蜱蛸（《尔雅》），桑蛸条、害焦、致（《吴普本草》），蟭蟭（《尔雅》郭璞注），鸟洟、冒焦、螵蛸（《广雅》），致神、螳螂子（《名医别录》），桑上螳螂窠（《伤寒总病论》），夷冒（杨雄《方言》），野狐鼻涕（《酉阳杂俎》），螳螂卵（《蜀本草》），蟷蜋卵（《广韵》），螳螂窝（《本草述》），赖尿郎（《本草便读》），刀蜋窠、拒斧窠、遗尿窝（《中国药学大辞典》），老鸹苾脐（《河北药材》），螳螂蛋、尿唧唧（《山东中药》），流尿狗（《中药志》），刀螂蛋（《药材学》），刀螂窝（《中药材手册》），螳螂壳（《江苏药材志》），猴儿包（《四川中药志》），螳螂巢（广西、四川、湖南、河北、浙江），刀螂子（内蒙古、江苏、辽宁、河北），桑蛸（山西、浙江），烂尿狗、撒尿果（四川）。

大刀螂：团螵蛸（《中国药典》），元螵蛸、软螵蛸（《中国药用动物志》），刀娘子、刀螂蛋窝、遗尿巢（重庆）。

小刀螂：硬螵蛸（《中药大辞典》），长螵蛸（《中国药典》），小螵蛸（《中药材》）。

巨斧螳螂：黑螵蛸（《中国药典》）。

【动物名】（1）大刀螂 *Tenodera sinensis* Saussure

异名：不过、蟷蠰、莫䝙、蜉（《尔雅》），天马（《吕氏春秋》高诱注），蚀肬（《神农本草经》），𩏑（杨雄《方言》），蚚父（《说文解字》），蟷螂、石螂（《尔雅》郭璞注），齕肬（《方言》郭璞解），螳螂（《名医别录》），刀螂、蟷螂（《本草纲目》），斫郎（《说文解字注》），中华绿螳螂（《拉英汉昆虫名称》），中华刀螂、大螳螂（《中国药用动物志》），马螂康、老虎哥（广西）。

（2）小刀螂 *Statilia maculata*（Thunberg）

异名：斑小螳螂（《拉英汉昆虫名称》），斑螳螂（《中药志》），小螳螂、斑翅螳螂（《中国药用动物志》）。

（3）巨斧螳螂 *Hierodula patellifera*（Serville）

异名：蚀肬（《神农本草经》），螳螂（《名医别录》），刀螂、蟷螂（《本草纲目》），巨斧（《中药志》），拒斧（《拉英汉昆虫名称》），拒斧螳螂、二星螳螂、二点螳螂（《中药材》），广腹螳螂、天马（《中国药用动物志》）。

【性味与归经】味甘、咸，性平。归肝、肾经。

【功能与主治】固精缩尿，补肾助阳。用于遗精滑精，遗尿尿频，小便白浊，阳痿早泄。

释名考订

桑螵蛸为螳螂的卵鞘，《尔雅》名蜱蛸，《广雅》作螵蛸，《尔雅》郭璞注称蟭蟭。《本草纲目》曰：螳螂"子房名螵蛸者，其状轻飘如绵也。村人每炙焦饲小儿，云止夜尿，则蟭蟭、致神之名，盖取诸此"。《尔雅义疏》则云："按蜱、螵声转……冒焦、蟭蟭，亦皆螵蛸声之转也。"古时螵蛸以附着于桑树上者为正品，故名桑螵蛸。《神农本草经》曰："桑螵蛸生桑枝上。"《本草经集注》云："螳蜋俗呼石蜋，逢树便产，以桑上者为好。"现代临床应用的桑螵蛸已并非完全采于桑树之上，其原动物也已有多种。《酉阳杂俎》有名野狐鼻涕，《广雅》呼作鸟洟，"洟"，同"涕"。《说文解字·水部》："洟，鼻液也。"《尔雅义疏》云："今验螵蛸初著树未凝时，有似鼻涕，及至坚成，如茧包裹裹，粘着树枝，不能解也。"桑螵蛸功能固精缩尿，是治疗遗尿症的要药，赖尿郎、遗尿窝、流尿狗、撒尿果等因以得名。

十一画

703 菥蓂 ximing 《神农本草经》

【来源】为十字花科植物菥蓂的全草。

【异名】大荠（《尔雅》），蔑菥、大蕺、马辛（《神农本草经》），析目、荣目、马驹（《吴普本草》），老荠（《尔雅》郭璞注），遏蓝菜（《救荒本草》），麦蓝菜（《滇南本草》），花叶荠、水荠（《植物名实图考》），老鼓草（《中国药用植物志》），瓜子草、苏败酱（《中药志》），洋辣罐（《辽宁经济植物志》），苦秸、斜铲铲（《甘肃中草药》），败酱草（江苏、浙江、上海、安徽、福建、湖北、湖南、江西、广东、贵州、四川西昌），野榆钱（陕西、内蒙古），罗汉草、臭壁草、臭虫草、香虫草、乌蓝草、臭龟草、灯盏蒿（江苏），野油菜、苦工菜、响铃草、雀儿菜（四川），犁头菜、菥目（陕西），大荠菜、辣辣根（河南），土荸荠（云南），苦菜（安徽），大铲铲草（青海），罗汉菜（上海），苦稽（甘肃），小山菠菜（山东），犁头草（山西），南败酱（湖北）。

【植物名】菥蓂 *Thlaspi arvense* L.

【性味与归经】味苦、甘，性微寒。归肝、脾经。

【功能与主治】清热解毒，利水消肿。用于目赤肿痛，肺痈，肠痈，泄泻，痢疾，白带，产后瘀血腹痛，消化不良，肾炎水肿，肝硬化腹水，痈疮肿毒。

释名考订

菥蓂始载于《神农本草经》，列为上品。历代本草对菥蓂原植物来源的记载较为混乱，如《本草纲目》记云："荠与菥蓂一物也，但分大小二种耳。小者为荠，大者为菥蓂。"称菥蓂为荠之"大者"，菥蓂因以得大荠之名。菥蓂的种子倒卵形或宽卵形而扁，形如瓜子，故有瓜子草之称。

我国南方地区多以菥蓂作败酱草药用，商品称为"苏败酱"或"南败酱"。败酱，功能清热解毒、消痈排脓，《神农本草经》列为中品。诸家本草对败酱形态的描述不尽一致，但对败酱之名"气如陈败豆酱"的释义，则意见基本趋同。经检，菥蓂气弱，味淡，并无陈败豆酱气。再检，历代本草均未见以菥蓂作败酱药用的记载。菥蓂全草及种子含芥子苷及芥子酶，其化学成分与败酱科败酱有很大差别，也必然会反映出药理作用上的差别。那么，菥蓂为什么会被作败酱草药用的呢？据分析，很可能因为菥蓂的果实与败酱属多种植物的果实在外形上颇为相似（败酱属植物的果实多有翅状苞片，菥蓂的果实为短角果外有宽翅），而菥蓂药材是带果全草且叶片往往脱落，这样，它与白花败酱无叶的果枝就很易混淆了。

704 菴䕡 anlǚ 《神农本草经》

【来源】为菊科植物菴䕡的全草。

【异名】菴蕳（《本草经集注》），菴蕳草（《千金翼方》），菴蕳蒿（《广利方》），淹蕳（《履巉岩本草》），蕳蒿（《救荒本草》），覆蕳（《本草纲目》），狗乳花（《植物名实图考》），臭蒿（《药材资料汇编》），庵蒿（吉林）。

【植物名】菴萬 *Artemisia Keiskeana* Miq.

【性味与归经】味辛、苦，性温。

【功能与主治】行瘀通经，祛湿。用于妇女血瘀经闭，跌打瘀肿，风湿痹痛。

释名考订

菴萬之名始见于《神农本草经》，列为上品。"菴"，同"庵"，草屋。《正字通·艸部》云："草舍曰菴……释氏结草木为庐，亦曰菴。一作庵。"闾，里、巷的大门，泛指门。《说文解字·门部》："闾，里门也。"《周礼·地官·乡大夫》孙诒让《正义》："闾中有巷，巷首则有门。"《本草纲目》曰："此草乃蒿属，老茎可以盖覆菴闾，故以名之。贞元《广利方》谓之菴萬蒿云。又史注云：菴庐，军行宿室也。则闾似当作庐。"《通雅》云："菴萬为其可覆菴庐而名也。"覆闾者，名义竝同。淹萬，"淹"为"菴"之借字。

705 菝葜 baqia 《名医别录》

【来源】为百合科植物菝葜的根茎。

【异名】菝瓜、金刚根（《日华子本草》），金刚骨（《儒门事亲》），山犁儿、铁刷子（《救荒本草》），铁菱角（《本草纲目》），金刚刺（《医林纂要·药性》），金刚头、假草薢、山菱角、霸王引（《岭南采药录》），沟谷刺、豺狗刺、金巴斗（《中国树木分类学》），龙爪菜（《贵州民间方药集》），鸡肝根、路边刷（《广西中兽医药用植物》），净光子、野白茹（《中国土农药志》），红草薢（《中药志》），马甲、硬饭头、冷饭头（《广州植物志》），普贴（《福建民间草药》），鲎壳刺（《闽南民间草药》），铁刺苓（《浙江民间草药》），金刚鞭（《江西民间草药验方》），饭巴铎、冷饭巴（《四川中药志》），铁孩儿（《泉州本草》），马鞍兜、金刚蔸、金刚莲、狗骨头（《中药材品种论述》），蓬灯果、筋骨柱子、马鞍宫（广州部队《常用中草药手册》），马加刺兜、马加勒（江西《中草药学》），金刚藤头（《重庆草药》），红灯果（《全国中草药汇编》），马甲头（《云南种子植物名录》），白土茯苓、白土苓（江苏、浙江、广东、四川），红刺根（上海、湖北、江苏），土茯苓（台湾、广东），狗骨刺、马加筋、马夹棘、马古棘、普贴刺、斑树尾、猴首刺、山姜、木蟹刺、犬骨刺头、马卡刺、白棘刺、地龙骨、光饼刺（福建），小叶金刚、金刚连、龙山虎、坐山虎、天棱角、鲇鱼须、钉耙脑、螃蟹刺兜（湖南），白眼刺、百合刺、红根刺、铁棱壳、蒲鞋刺（浙江），大青草筋、青草筋、串地铃、金刚果（山东），马甲筋、车夹箕头、狗尾天雄（广东），乌鱼刺、饭巴沱（四川），飞天蜈蚣、马加箕兜（江西），九牛力、金刚力（广西），铁钉钯（湖北），铁罗汉（贵州）。

【植物名】菝葜 *Smilax china* L.

异名：王瓜草（《日华子本草》），金刚藤（《履巉岩本草》），金刚树（《救荒本草》），鲎壳藤（《中国树木分类学》），红金刚藤（《广西药用植物名录》），蚂蟥藤、螃蟹藤、铜藤（湖南），马革草、大甲霞菰菜（福建），红灯菜（湖北），金刚头藤（四川），马甲藤（广东）。

【性味与归经】味甘、酸，性平。归肝、肾经。

【功能与主治】利湿去浊，祛风除痹，解毒散瘀。用于小便淋浊，带下量多，风湿痹痛，疔疮痈肿。

释名考订

菝葜始载于《名医别录》，《日华子本草》名菝瓜、金刚根。《本草纲目》曰："菝瓜，犹菝菇也。菝菇，短也。此草茎蔓强坚短小，故名菝瓜。而江浙人谓之菝葜根，亦曰金刚根，楚人谓之铁菱角，皆状其坚而有尖刺也。"菝瓜，"菝"，"茇"也。按草木之根谓之茇。《方言》卷三："茇，根也。东齐或曰茇。"《说文解字·艸部》云："茇，草根也。春草根枯，引之而发土为拨，故谓之茇。""瓜"，通"觚"。《广韵·黠韵》："觚，劲也。"菝葜为攀援植物，根茎粗厚坚硬，故名菝瓜。金刚根、金刚刺、金刚头、山菱角等，名义竝同。根茎为不规则的块状，质坚硬，以形似而呼硬饭头、冷饭巴。表面紫棕色，断面红棕色，鸡肝根、红刺根等因以得名。郑樵《通志》云："其叶颇近王瓜，故名王瓜草。"

706 萝藦 luomo 《本草经集注》

【来源】为萝藦科植物萝藦的全草或根。

【异名】芄兰（《诗经》），雚（《尔雅》），芄、莞（《说文解字》），苦丸（《本草经集注》），白环藤、熏桑、鸡肠（《本草拾遗》），羊角菜、羊奶科、合钵儿、细丝藤、过路黄（《救荒本草》），雚兰、斑风藤（《植物名实图考》），奶浆藤、奶浆草（《民间常用草药汇编》），野隔山消（《湖南药物志》），野蕨、千层须（《江西草药》），土古藤、达藤（《浙江民间常用草药》），小隔山撬（《陕西中草药》），老婆筋（《河南中草药》），天鹅绒（《天津中草药》），青小布、大洋泡奶、刀口药（《安徽中草药》），鹤瓢棵、野蕨菜（华东），蔓藤草、乳浆藤（华北），奶合藤（浙江），墙飘（江苏）。

【植物名】萝藦 *Metaplexis japonica* (Thunb.) Mak.

【性味与归经】味甘、辛，性平。

【功能与主治】补益精气，通乳，解毒。用于虚损劳伤，阳萎，带下，乳汁不通，丹毒疮肿，瘰疬，蛇虫咬伤。

释名考订

萝藦为多年生草质藤本，长可达 8m。萝，原为一部分蔓生植物的通称，如女萝、藤萝、茑萝等。《诗·小雅·頍弁》："茑与女萝，施于松柏。"多为托松而生，或引蔓攀援之物。称萝藦者，亦言指其藤茎细长柔韧，如罗网纠结缠绕。《尔雅·释草》："雚，芄兰。"《说文解字·艸部》："芄，芄兰，莞也。"故雚、莞、芄及芄兰同为一物也。朱骏声《说文通训定声》云："疑莞、兰叠韵连语，累言曰芄兰，单言曰芄耳。"此训义通。《本草经集注》一名苦丸。苦丸，当为雚、莞之缓呼。全株具乳汁，故名羊婆奶。茎柔弱蔓延，因称鸡肠，象形也。《本草拾遗》有名白环藤，《本草纲目》云："白环，即芄字之（音）讹也。"蓇葖果叉生，纺锤形，先端渐尖，基部膨大，《救荒本草》称"结角似羊角状"，因呼羊角菜。

707 菟丝子 tusizi 《神农本草经》

【来源】为旋花科植物菟丝子的种子。

【异名】菟丝实（《吴普本草》），吐丝子（《本草求原》），无娘藤米米（《中药形性经验鉴别法》），黄藤子、龙须子（《东北药用植物志》），萝丝子（《江苏省植物药材志》），缠龙子（《河南中药手册》），无根藤子、小菟丝子（《中药材手册》），黄湾子、黄网子、黄萝子、豆须子（《山东中草药手册》），黄丝子（《辽宁常用中草药手册》），金黄丝子（《全国中草药汇编》），小粒菟丝子（《中药鉴别手册》），吐须种、黄须子、黄乱丝种子（山东），山麻子、独芦丝子（河北），无娘藤子、雷真子（四川），无娘子（陕西）。

【植物名】菟丝子 *Cuscuta chinensis* Lam.

异名：唐（《诗经》），蒙（《毛诗传》），玉女、菟丝（《尔雅》），菟芦（《神农本草经》），鸮萝、复实、赤网（《吴普本草》），兔丘（《广雅》），菟缕、菟累、蓎蒙（《名医别录》），野狐浆草（《太平圣惠方》），火焰草（《庚辛玉册》），金丝接骨草（《滇南本草》），金线草、野狐丝（《本草纲目》），狐丝（《群芳谱》），黄丝草（《本草述》），金丝草（《药性考》），无根金丝草（王安卿《采药志》），缠豆藤、豆马黄（《李氏草秘》），无根草（《本草纲目拾遗》），莫娘藤（《分类草药性》），豆寄生（《植物学大辞典》），土丝（《中国植物图鉴》），吐血丝（《岭南采药录》），无娘藤（《贵州民间方药集》），兔儿须、黄腊须（《河北药材》），盘死豆、黄乱丝（《山东中药》），麻棱丝、缠丝蔓（《山东中草药手册》），黄丝、黄油丝（《北方常用中草药手册》），黄藤、黄浪（《陕甘宁青中草药选》），吐丝（《中药材品种论述》），无根藤（浙江、广西），菟丝草（四川、上海），飞来藤、金丝藤、金丝龙门草、有头无根草、无根有头草（浙江），黄藤草、雾露草、羊弦藤（云南），无叶藤、没叶藤、没爷藤（江西）、缠死豆、豆缠、黄连丝（山东），菟儿丝、黄蜡草（河北），金织窝、飞扬藤（广东），瞌睡草、黄丝藤（安徽），没娘藤（四川），热痱子草（陕西），罗网藤（湖北），叩先草（甘肃），豆虎（台湾），豆阎王（河南）。

【性味与归经】味辛、甘，性平。归肝、肾、脾经。

【功能与主治】补益肝肾，固精缩尿，安胎，明目，止泻；外用消风祛斑。用于肝肾不足，腰膝酸软，阳痿遗精，遗尿尿频，肾虚胎漏，胎动不安，目昏耳鸣，脾肾虚泻；外治白癜风。

释名考订

本品始载于《神农本草经》，列为上品。植株为寄生草本，故名无根草、无娘藤。茎缠绕，色黄，细柔如线，故有黄丝草、金丝草、野狐丝诸名。尤喜寄生于豆科植物上，豆缠、豆虎、豆寄生、豆马黄（蚂蟥）、豆阎王、缠豆藤、缠死豆等因以得名。

菟丝之名，源与中药茯苓有关。《史记·龟策列传》曰："下有伏灵，上有兔丝"。《抱朴子》曰："菟丝之草，下有伏兔之根，无此兔在下则丝不得生于上。"引文中"伏灵"、"伏兔"均为茯苓的别称。按所述，此草纤细如丝，"下有伏兔"，故名兔（菟）丝。但实际的情况是，茯苓之上并无菟丝寄生。现代植物学告诉我们，菟丝多寄生在河谷、河岸两旁的豆科、菊科、藜科、马鞭草科牡荆属等草本或灌木丛木本植物上，寄主尤以大豆、黑豆为先。而以松树作为寄主，则几无可能。那么，"茯苓"之说又是从何而来的呢？按茯苓为多孔菌科真菌茯苓的菌核，呈球形、卵形、椭圆形至不规则形。陶弘景曰："大者如三四升器，外皮黑而细皱，内坚白，形如鸟、兽、龟、鳖者良。"在《本草纲目》茯苓条"集解"项下，李时珍记曰："下有茯苓，则上有灵气如丝之状，山人亦时见之，非兔丝子之兔丝也。"在生有野生茯苓的地面，多可见有呈粉白膜或粉白灰状的物质分布。有经验的药农多以这一特征作为采寻茯苓的依据。李时珍所云"下有茯苓，则上有灵气如丝之状"，指的就是这种物质。李时珍称"山人亦时见之"，还强调这种"如丝之状"的物质并非"兔丝子之兔丝"，可见，这种白色的丝状物是确实存在的。现代植物学研究已经搞清，这种物质是茯苓的菌丝体。就是这种菌丝体，使原来毫不相干的茯苓和菟丝牵缠上了关系。在上述《抱朴子》引文中，上文为"菟丝之草，下有伏兔之根"，称菟丝为"草"；下文为"无此兔在下则丝不得生于上"，则此"草"又被称作"丝"了。可见古人对此草之茎纤细如丝的认识十分深刻。在茯苓之上"有灵气如丝之状"，古人完全有可能在没有见到实物的情况下，很自然地将此"丝"同彼草作了联想：此"丝"之下有伏兔，因称兔（菟）丝。这就是"茯苓"之说的由来。

708 **菊花** juhua 《神农本草经》

【来源】为菊科植物菊的头状花序。

【异名】鞠（《尔雅》），长生（《太清经》），节华、鞠花（《神农本草经》），菊华、白华、女华、女茎（《吴普本草》），日精、女节、更生、周盈、傅延年、阴成（《名医别录》），金精、容成、玉英（《金匮玉函方》），甘菊、真菊（《抱朴子》），黄甘菊（《太平圣惠方》），小白菊（《滇南本草》），金蕊、治蔷（《本草纲目》），家菊（《群芳谱》），馒头菊、簪头菊（《医林纂要·药性》），甜菊花（《随息居饮食谱》），白茶菊（《本草纲目拾遗》），药菊（《河北药材》），都菊、川杭菊（《四川中药志》），大白菊（《广西药用植物名录》），甘菊花、白菊花（《全国中草药汇编》），杭菊、杭白菊、杭甘菊、池菊、滁菊、亳菊、贡菊（《上海市中药饮片炮制规范》），黄菊花（华南、浙江、上海），杭菊花（浙江、上海），川白菊（四川），大白莲（河南），秋菊（北京），白甘菊（上海），济菊（山东济南）。

【植物名】菊 *Chrysanthemum morifolium* Ramat.

【性味与归经】味甘、苦，性微寒。归肺、肝经。

【功能与主治】疏散风热，平肝明目，清热解毒。用于风热感冒，头痛眩晕，目赤肿痛，目暗昏花，疮痈肿毒。

释名考订

菊花始载于《神农本草经》，列为上品。《说文解字·艸部》云："菊，大菊，蘧麦也。"《尔雅·释草》："大菊，蘧麦。"郭璞注："一名麦句姜，即瞿麦。"可见，古之"菊"字所指并非今之菊花，而是石竹科植物瞿麦。菊花，古称"蘜"。《说文解字·艸部》："蘜，治墙也。"清李富孙《说文辨字正俗》谓蘜有日精、治蔷之名，并曰："今俗多习用鞠、菊二字。"唐徐坚《初学记》卷二十七引晋周处《风土记》曰："日精、治蔷，皆菊之花茎别名也。"《本草纲目》云："按陆佃《埤雅》云：菊本作蘜，从鞠，穷也。《月令》：九月，菊有黄华。华事至此而穷尽，故谓之蘜。节华之名，亦取其应节候也。"今按，"节华"疑为"菊花"音讹。《名医别录》一名傅延年。《太平御览》引《神农本草经》曰："菊一名傅公，一名延年。"据汉应劭《风俗通》记载，南阳郦县有甘谷，谷水甘美。山多菊，因得菊之滋液，谷水服之多寿。遂致蔚成时尚，遍及朝中三公，太傅袁隗、太尉胡广、司空王畅等皆趋之若鹜。"傅公"一名，或出于此。"延年"一名，谓能多寿。《太平御览》引《神农本草经》作"傅公"、"延年"。《名医别录》失一"公"字，误作"傅延年"。

药材因产地和加工方法不同而有亳菊、滁菊、杭菊、贡菊诸名。

709 菠菜 bocai 《履巉岩本草》

【来源】为藜科植物菠菜的全草。

【异名】菠薐（《嘉祐本草》），菠棱（《嘉话录》），波棱菜（《唐会要》），红根菜（《滇南本草》），赤根菜（《本草品汇精要》），波斯草（《本草纲目》），菠薐菜（《植物名实图考》），鹦鹉菜、鼠根菜（《现代实用中药》），敏菜、波斯菜（福建），甜菜、拉筋菜（湖南），飞薐菜、飞龙菜（台湾），角菜（广西）。

【植物名】菠菜 *Spinacia oleracea* L.

【性味与归经】味甘，性平。归肝、胃、大肠、小肠经。

【功能与主治】养血，止血，平肝，润燥。用于衄血，便血，头痛，目眩，目赤，夜盲症，消渴引饮，便秘，痔疮。

释名考订

宋《嘉祐本草》引刘禹锡《嘉话录》云："菠薐生西国中，有自彼将其子来，如苜蓿、葡萄因张骞而至也。本是颇陵国将来语讹尔，时多不知也。"颇陵国，又称波棱国，古国名，即今之尼泊尔。本品唐时由波棱国传入，故名波棱菜。波棱为尼泊尔语 Palinga 之音译。又称菠薐，简作菠菜。本品之叶呈戟形或三角状卵形，因称角菜。味甜，遂名甜菜。幼根色红，故有红根菜、赤根菜诸名。鹦鹉红嘴绿羽，本品红根绿叶似之，乃呼鹦鹉菜。鼠根菜，为赤根菜语声之讹。《本草纲目》曰："方士隐名为波斯草云。"

710 菰米 gumi 《本草经集注》

【来源】为禾本科植物菰的果实。

【异名】雁膳（《管子》），菰粱（《楚辞》），雕胡（《周礼》郑玄注），安胡（《枚乘七发》），蒋实（《楚辞》王逸注），苽米（孙炎），黑米（《杜工部集》），雕胡米（《本草图经》），凋苽、雕苽（《本草纲目》），菇米（《药材学》），苽白子（《江苏省植物药材志》），菰实（《吉林中草药》），野苽白子（江苏）。

【植物名】菰 *Zizania caduciflora*（Turcz. ex Trin.）Hand. – Mazz.

异名：蒋草（《说文解字》），菰蒋草、苽草（《本草经集注》），水芦竹（四川），苦姜草（山东），黄尾草（广西）。

【性味与归经】味甘，性寒。归胃、大肠经。

【功能与主治】清热除烦，生津止渴。用于心烦，口渴，大便不通，小便不利。

释名考订

菰米为菰的果实。《本草纲目》曰："菰本作苽，茭草也。其中生菌如瓜形，可食，故谓之苽。"苽为古"六谷"之一。《周礼·天官·膳夫》"凡王之馈，食用六谷"郑玄注引郑农司曰："六谷，稌、黍、稷、粱、麦、苽。苽，雕胡也。"《本草纲目》又曰："其米须霜雕时采之，故谓之凋苽。或讹为雕胡。"其说恐误。《广雅·释草》云："菰，蒋也；其米谓之雕胡。"王念孙《疏证》："菰与苽同。"姚文田、严可均《校议》：雕苽，"《御览》卷九百九十九引作'雕胡'。按：苽、胡同声"。《说文解字·艸部》："苽，雕苽，一名蒋。从艸，瓜声。"段玉裁注："各本'胡'字作'苽'……古胡切，五部。"据此，"胡"、"苽"为叠韵通假字，"雕苽"即"雕胡"。"雕"的本义为一种大型猛禽，食肉也食草。《玉篇·隹部》云："雕，鹫也。能食草。"此处泛指鸟类或水禽。故雕苽（雕胡）者，因鸟喜食之，故名。又呼雁膳，名义竝同，可为"雕苽"佐证。茭白子者，"茭"，字又作"菱"。《广韵·巧韵》云："菱……或作茭。"菱，借作"骹"。《说文解字·骨部》"骹，胫也"段玉裁注："凡物之茎皆曰骹。"茭白以白茎为用，故以为名。《本草纲目》谓："江南人呼菰为茭，以其根交结也。"此说恐无的当。颖果狭圆柱形，可煮食，因以"米"称。色黑褐，呼作黑米。

711 黄瓜 huanggua 《本草拾遗》

【来源】为葫芦科植物黄瓜的果实。

【异名】胡瓜（《千金·食治》），王瓜（《滇南本草》），刺瓜（《植物名实图考》），勒瓜（湖南）。

【植物名】黄瓜 *Cucumis sativus* L.

【性味与归经】味甘，性凉。归肺、脾、胃经。

【功能与主治】清热，利水，解毒。用于热病口渴，小便短赤，水肿尿少，水火烫伤，汗斑，痱疮。

释名考订

黄瓜始载于《本草拾遗》。《本草纲目》曰："张骞使西域得种，故名胡瓜。按杜宝《拾遗录》云：隋大业四年避讳，改胡瓜为黄瓜。"王瓜，为黄瓜音近省写。黄瓜熟时表面粗糙，具有尖刺的瘤状凸起，因呼刺瓜。勒瓜，义即刺瓜。"勒"为"簕"之省写。南方有簕竹，具刺，后因呼"刺"为"簕"。

712 黄芩 huangqin 《神农本草经》

【来源】为唇形科植物黄芩的根。

【异名】腐肠（《神农本草经》），茝（《说文解字》），黄文、妒妇、虹胜、经芩、印头、内虚（《吴普本草》），芘葿（《广雅》），空肠（《名医别录》），子芩、宿芩（《本草经集注》），独尾芩（《新修本草》），苦督邮（《记事珠》），芩、鼠尾芩、片芩、条芩、西芩、北芩（《本草纲目》），鼠尾黄芩（《证治准绳》），元芩、土金茶根（《东北药用植物志》），黄金茶根（《中药材手册》），烂心子、鼠芩（《中国药用植物图鉴》），枯黄芩、枯芩（《中药大辞典》），淡黄芩、淡芩（《常用中药名辨》），黄芩茶根、小叶茶根、野树豆花根（东北），黄金条根（河北、内蒙古、山东、黑龙江、辽宁），山茶叶根（北京）。

【植物名】黄芩 *Scutellaria baicalensis* Georgi

异名：九龙茶（西北），黄芩茶（河北、山东、内蒙古、黑龙江、辽宁），黄水水草、香水水草（内蒙古），烂心草、空心草（河北），黄金茶（山东）。

【性味与归经】味苦，性寒。归肺、胆、脾、大肠、小肠经。

【功能与主治】清热燥湿，泻火解毒，止血，安胎。用于湿温、暑湿，胸闷呕恶，湿热痞满，泻痢，黄疸，肺热咳嗽，高热烦渴，血热吐衄，痈肿疮毒，胎动不安。

释名考订

芩，古作"荶"。《说文解字·艸部》云："荶，黄荶也。"《本草纲目》曰："芩，《说文》作荶，谓其色黄也。或云芩者黔也，黔乃黄黑之色也。宿芩乃旧根，多中空，外黄内黑，即今所谓片芩，故又有腐肠、妒妇诸名。妒妇心黯，故以比之。"陶弘景曰："圆者名子芩，破者名宿芩，其腹中皆烂，故名腐肠。"按黄芩药材表面深黄色或棕黄色。老根（宿根）木部枯朽中空，外黄内黑，习称"枯芩"。空肠、内虚、烂心子诸名，义与"枯芩"同。新根（子根）内外鲜黄，《本草纲目》谓其"多内实"，称为子芩、条芩。黄文者，以色黄而名。《广雅》有"莐䕡"之名，或隐指黑色。"妓"，《玉篇》释作"美女"；"妓眉"，美女之眉也。

713 黄芪 huangqi 《汤液本草》

【来源】为豆科植物蒙古黄芪或膜荚黄芪的根。

【异名】黄耆、戴糁（《神农本草经》），戴椹、独椹、芰草、蜀脂、百本（《名医别录》），王孙（《药性论》），木耆（《新修本草》），羊肉（《日华子本草》），百药绵（侯宁极《药谱》），绵黄耆、宪州黄耆（《本草图经》），绵耆（《本草蒙筌》），绵芪（《药品化义》），箭芪（刘仁廉《医学集成》），独根（《甘肃中药手册》），箭黄芪（《中药材手册》），土山爆张根（《新疆药材》），二人抬（《辽宁经济植物志》），绵黄芪（《全国中草药汇编》），北芪、北黄芪、北箭芪（东北、内蒙古、山西），大有芪（青海）。

蒙古黄芪：绵花芪（内蒙古），西黄芪（上海）。

膜荚黄芪：绵上黄芪、山西绵黄芪、山西白皮芪、东北山黄芪（《黄芪生药学研究》），木黄芪（《哈农学报》），条芪、箭杆芪（《北方常用中草药手册》），西芪（黑龙江、内蒙古、青海），鸡爪芪、鞭杆芪、嫩芪（黑龙江），白黄芪、西绵芪（山西），马鞭根（甘肃），山爆仗（山东）。

【植物名】（1）蒙古黄芪 *Astragalus membranaceus*（Fisch.）Bge. var. *mengholicus*（Bge.）Hsiao
异名：内蒙黄芪（《药材学》），内蒙古黄芪（《全国中草药汇编》）。

（2）膜荚黄芪 *Astragalus membranaceus*（Fisch.）Bge.
异名：东三省黄芪（《中国主要植物图说·豆科》），东北黄芪（《中国药用植物图鉴》），东山黄芪（《中国高等植物图鉴》）。

【性味与归经】味甘，性微温。归肺、脾经。

【功能与主治】补气升阳，固表止汗，利水消肿，生津养血，行滞通痹，托毒排脓，敛疮生肌。用于气虚乏力，食少便溏，中气下陷，久泻脱肛，便血崩漏，表虚自汗，气虚水肿，内热消渴，血虚萎黄，半身不遂，痹痛麻木，痈疽难溃，久溃不敛。

释名考订

黄芪始载于《神农本草经》，原名黄耆，列为上品。《本草纲目》曰："耆，长也。黄耆色黄，为补药之长，故名。今俗通作黄芪。"王孙者，贵族也，黄耆位尊，故以得名。黄芪的主根粗直而长，极少分枝，故名"独根"；倒言之，则呼"百本"。本者，根也。古人擅语倒，如称甘草为"大苦"。《本草纲目》又曰：黄芪"根长二、三尺，以紧实如箭竿者为良。"箭芪、箭黄芪因以得名。性稍带木质，乃有木耆之称。多生于北方，故有北芪、北黄芪、北箭芪诸名。戴糁、戴椹、独椹者，"糁"，为"糂"之古字。《说文解字·米部》云："糂，以米和羹也。一曰粒也……糁，古文糂，从参。"黄芪总状花序腋生，黄色小花簇生成丛，似上戴饭糁之状，因称戴糁。戴椹、独椹者，"椹"为"糂"之形讹，"独"为"戴"之音转也。

黄芪异名甚多，然处方中惟以"绵黄芪（耆）"一名使用最多。对于此名的由来，古本草说法不一。宋苏颂《本草图经》曰："黄耆，今河东、陕西州郡多有之……八月中采根用。其皮折之如绵，谓之绵黄耆。"书中并附有宪州黄耆图一幅。苏颂的同朝代人陈承不同意上述说法，他认为："黄耆本出绵上者为良，故名绵黄耆，非谓其柔韧如绵也。今《图经》所绘宪州者，地与绵上相邻也。"按《本草图经》所称河东，为今山西境内黄河以东者。书中附宪州黄耆图，宪州系指今山西省静乐县南。绵上为沁州乡名。沁州，隋代始置州名，治所在今山西省沁源县。宪州和沁州同处河东，如以直线距离计算，相距不过百把公里，可谓"相邻也"，故沁州绵上黄芪很可能就是宪州黄芪。据此认为，对于绵黄芪（耆）的释义，陈承之说当比苏颂的《本草图经》更令人信服。事实上，宋以后诸家本草已多自采纳陈承的说法。如明《本草蒙筌》谓："绵耆出山西沁州绵上，此品极佳……"

714 黄连 huanglian 《神农本草经》

【来源】 为毛茛科植物黄连、三角叶黄连或云连的根茎。

【异名】 王连（《神农本草经》），支连（《药性论》），净黄连（《活幼心书》），古勇连（《药材学》），盆连（湖北），刁枝连（湖南）。

黄连：川黄连（《普济本事方》），鹰爪黄连（《类编朱氏集验方》），川连（《本草蒙筌》），味连（《中国药典》），家连（《中药材品种论述》），鸡爪黄连、鸡爪连（东北、华北、江西、福建、湖南、湖北、四川、广东）。

三角叶黄连：真雅连（《幼幼集成》），雅州连（《本草从新》），雅连（《中国药典》），峨眉连（《中药材品种论述》）。

云连：滇连（《滇南本草》），云黄连（《本草从新》），滇黄连（云南）。

【植物名】（1）黄连 *Coptis chinensis* Franch.

异名：仙姑草（《本草纲目拾遗》），苦连草（福建福州）。

（2）三角叶黄连 *Coptis deltoidea* C. Y. Cheng et Hsiao

异名：峨眉家连（《中药志》）。

（3）云连 *Coptis teeta* Wall

异名：云南黄连（《中国植物志》）。

【性味与归经】 味苦，性寒。归心、脾、胃、肝、胆、大肠经。

【功能与主治】 清热燥湿，泻火解毒。用于湿热痞满，呕吐吞酸，泻痢，黄疸，高热神昏，心火亢盛，心烦不寐，心悸不宁，血热吐衄，目赤，牙痛，消渴，痈肿疔疮；外治湿疹，湿疮，耳道流脓。

释名考订

黄连始载于《神农本草经》，列为上品。《本草纲目》曰："其根连珠而色黄，故名。"按黄连的根状茎节间短而密，结节紧结成连珠状。王连，即黄连，"王"、"黄"语声相转。《说文解字·支部》："支，去竹之枝也。"林义光《文源》云："即枝之古字，别生条也。"支连之名，正谓其根茎多分枝。

商品黄连有味连、雅连与云连之分。味连的原植物为黄连 *Coptis chinensis* Franch.，因其形如倒鸡爪状，故习称鸡爪黄连；味极苦，因称味连；多为栽培品，乃称家连。雅连的原植物为三角叶黄连 *Coptis deltoidea* C. Y. Cheng et Hsiao，多栽培于四川的峨眉与洪雅，故名峨眉连。又因其历史上主产于洪雅、又以雅安为集散地，乃称雅连。云连的原植物为云连 *Coptis teeta* Wall，分布于云南，因产地而得名。

715 黄柏 huangbo 《本草纲目》

【来源】 为芸香科植物黄皮树或黄檗的树皮。

【异名】檗木（《神农本草经》），檗皮（《伤寒论》），黄檗（《本草经集注》），黄檗皮（《食疗本草》），川檗（《本草述》），川黄檗（《本草害利》），川柏（《常用中药名辨》），柏皮（东北）。

黄皮树：川黄柏（《医学纲目》）。

黄檗：关黄柏（《本草药名集成》）。

【植物名】（1）黄皮树 *Phellodendron chinense* Schneid.

异名：华黄柏、华黄檗（《中国种子植物分类学》），小黄连树（《中国药用植物图鉴》），黄柏树、灰皮树（《云南种子植物名录》），黄山刺（甘肃）。

（2）黄檗 *Phellodendron amurense* Rupr.

异名：黄玻罗（《中药志》），黄波罗（《中国东北经济树木图说》），元柏（吉林、辽宁、山东）。

【性味与归经】味苦，性寒。归肾、膀胱经。

【功能与主治】清热燥湿，泻火除蒸，解毒疗疮。用于湿热泻痢，黄疸尿赤，带下阴痒，热淋涩痛，脚气痿躄，骨蒸劳热，盗汗，遗精，疮疡肿毒，湿疹湿疮。

释名考订

黄柏始载于《神农本草经》，原名"檗木"，列为上品。《说文解字·木部》："檗，黄木也。"徐锴《系传》："黄木，即今药家用黄檗也。"黄檗色黄，可以染黄，若用以染纸，可辟蠹虫，故字作"辟"。从"木"，则称"檗"。宋曾慥《类说·雌黄》："古人写书皆用黄纸，以檗染之，所以辟蠹，故曰黄卷。"李时珍曰："俗作黄柏者，省写之谬也。"商品因来源和产地不同而分为两种：川黄柏和关黄柏。川黄柏原植物为黄皮树，主产于四川、贵州、湖北、云南等地；关黄柏原植物为黄檗，主产于辽宁、吉林、河北等地。

716 黄精 huangjing 《雷公炮炙论》

【来源】为百合科植物滇黄精、黄精或多花黄精的根茎。

【异名】龙衔（《广雅》），太阳草（张华《博物志》），白及、米脯、兔竹、垂珠、鸡格（《抱朴子》），鹿竹、重楼、菟竹、救穷（《名医别录》），戊已芝（《五符经》），萎蕤、苟格、马箭、笔菜、仙人余粮（《本草图经》），气精（《宝庆本草折衷》），黄芝（《灵芝瑞草经》），生姜（《滇南本草》），米餔、野生姜（《本草蒙筌》），野仙姜（《广西通志》），山生姜（《本草备要》），玉竹黄精、白芨黄精（《本草从新》），阳雀蕨（《辰溪志》），土灵芝、老虎姜（《草木便方》），山捣臼（《岭南采药录》），鸡头参（《山西中药志》），懒姜（《贵州民间草药》）。

滇黄精：节节高、仙人饭（《云南种子植物名录》），大黄精（《中国药典》），仙姜、片尾参（云南），德保黄精（广西）。

黄精：西伯利亚老虎姜（《华北经济植物志要》），西伯利亚黄精（《青海常用中草药手册》），爪子参（《中药材品种论述》），鸡头黄精（《中国药典》），鸡爪参（西北），肉罗汉（华中），山白薯、黄鸡蛋饭、甜草根（河北），太白黄精、鸡头七、乌鸦七（陕西），山白及（青海），黄精肉（湖北），鸡头根（河南）。

多花黄精：野山姜（《中药材品种论述》），姜形黄精（《中国药典》），南黄精（广东、广西、江西），九蒸姜（浙江、福建），黄姜、野姜、九龙环、洋姜、黄三七（湖南），竹姜、山羌、狗羌（广东），甜黄精（四川），山白及（安徽），黄精姜（福建），九蒸头（浙江）。

【植物名】（1）滇黄精 *Polygonatum kingianum* Coll. et Hemsl.

异名：救穷草（《滇南本草》），金氏黄精（《中药志》），西南黄精（《全国中草药汇编》），靖西黄精、轮叶黄精（广西），转珠莲（贵州）。

（2）黄精 *Polygonatum sibiricum* Red.

异名：笔管菜（《救荒本草》），东北黄精（《吉林省野生经济植物志》），轮叶黄精（《药材学》），巴疗药、土人参、铁马鞭、铜鞭草、九道花、大黄精、观音果（《贵州草药》），黄鸡菜（东北、山东），鬼蔓菁（山东），山苞米（黑龙江）。

（3）多花黄精 *Polygonatum cyrtonema* Hua

异名：长叶黄精（《中国药用植物志》），城口黄精（《秦岭植物志》），囊丝黄精（《全国中草药汇编》），黄兰（福建），山包米（安徽）。

【性味与归经】味甘，性平。归脾、肺、肾经。

【功能与主治】补气养阴，健脾，润肺，益肾。用于脾胃气虚，体倦乏力，胃阴不足，口干食少，肺虚燥咳，劳嗽咳血，精血不足，腰膝酸软，须发早白，内热消渴。

释名考订

古人认为黄精属芝草之类，得坤土之精粹；五行土主黄，故以黄精为名。《本草图经》曰："隋时羊公《服黄精法》云：黄精是芝草之精也，一名葳蕤，一名白及，一名仙人余粮，一名苟格，一名马箭，一名垂珠，一名菟竹。"《本草纲目》曰："黄精为服食要药，故《别录》列于草部之首，仙家以为芝草之类，以其得坤土之精粹，故谓之黄精。《五符经》云，黄精获天地之淳精，故名为戊己芝，是此义也。余粮、救穷，以功名也。鹿竹、菟竹，因叶似竹，而鹿兔食之也。垂珠，以子形也。"《广雅》有名龙衔，"龙衔"即龙珠，亦"垂珠"之义。黄精植物的浆果呈球形，成熟时紫黑色或红色，故有龙衔之称。晋张华《博物志》卷五：黄帝问天老曰："天地所生，岂有食之令人不死者乎?"天老曰："太阳之草，名曰黄精。饵而食之，可以长生。"故黄精又名太阳草。陈嘉谟曰："根如嫩姜，俗名野生姜。九蒸九曝，可以代粮，又名米餔。"

717 黄藤 ^huangteng^ 《本草纲目》

【来源】为防己科植物黄藤的藤茎。

【异名】土黄连（《南宁市药物志》），刺黄连（《中药志》），黄连藤（《中国药用植物图鉴》），藤黄连（《四川中药志》），大黄藤（广西、云南），假黄藤（广东、广西），黄大沙、山大王、金锁匙（广西）。

【植物名】黄藤 *Fibraurea recisa* Pierre.

【性味与归经】味苦，性寒。归心、肝经。

【功能与主治】清热解毒，泻火通便。用于热毒内盛，便秘，泻痢，咽喉肿痛，目赤红肿，痈肿疮毒。

释名考订

本品为木质藤本，根和茎的木质部均呈鲜黄色，味甚苦，故有黄藤、黄连藤、藤黄连、土黄连、大黄藤诸名。功能清热解毒，擅治咽喉肿痛，因称金锁匙。

718 黄荆子 ^huangjingzi^ 《本草纲目拾遗》

【来源】为马鞭草科植物黄荆的果实。

【异名】臭小荆实、荆子（《救荒本草》），布荆子（《本草求原》），黄金子（《浙江中药手册》），土蔓荆子（广东），黄京子（广西桂林）。

【植物名】黄荆 *Vitex negundo* L.

异名：五指柑（《生草药性备要》），山荆（《玉环志》），山黄荆、黄荆条（《本草纲目拾遗》），黄荆树（《中国药用植物志》），埔姜（《台湾树木志》），蚊子柴（《中国药用植物图鉴》），臭荆（《陕甘宁青中草药选》），七叶黄荆（《中药大辞典》），疏序黄荆（《西双版纳植物名录》），曲香、铁扫把、绿黄金条（《云南种子植物名录》），荆条（东北、山西、甘肃、陕西、山东），蚊烟柴、七指风（广东、广西），黄荆柴（广西、湖南），布荆（四川、广东），黄荆木（河南、广西），荆子柴、荆木柴、山埔羌、五叶埔羌、五叶荆（广东），柴荆草、山大锯、五指风、五爪风（广西），五指枫、五指布荆、五指荆、白布惊树（海南），不惊茶、薄姜仔（台湾），黑荆条（河南），荆柴树（湖南），荆条棵（江苏）。

【性味与归经】味辛、苦，性温。归肺、胃经。

【功能与主治】祛痰止咳平喘，理气和胃止痛。用于咳喘痰多，胃痛，呃逆。

释名考订

　　荆，灌木名。又名楚。为马鞭草科牡荆属（*Vitex*）一类落叶灌木的通称。种类很多，有牡荆、黄荆、蔓荆等。枝条柔韧，可编筐篮；果实可入药。《说文解字·艸部》："荆，楚。木也。"王筠《句读》："'荆，楚。谓荆一名楚也。木也。'以字从艸，故云木；盖此物不大，故从艸；好丛生，故楚从林。"黄荆子为黄荆的果实，断面黄棕色，故名。黄金子、黄京子者，黄荆子音近之讹也。《太平御览》卷七百十八引《列女传》云："梁鸿妻孟光，荆钗布裙。"谓以黄荆枝条作髻钗，粗布为裙。后人以"荆钗布裙"借指贫困妇女或形容妇女装束简朴，简作"布荆"。本品因植株与成语"荆钗布裙"有关，故称布荆子。茎叶能驱蚊，因呼蚊子柴、蚊烟柴。

719 黄药子 huangyaozi 《滇南本草》

【来源】为薯蓣科植物黄独的块茎。

【异名】黄药（《刘涓子鬼遗方》），土芋（《本草拾遗》），土卵（《新修本草》），黄药根（《开宝本草》），苦药子（《圣济总录》），木药子、大苦（《本草纲目》），香芋（《本草纲目拾遗》），山慈姑、金线钓虾蟆（《植物名实图考》），红药子（《四川中药志》），棕板薯、野脚板薯（《湖南药材手册》），毛卵子、金丝吊蛋（广州部队《常用中草药手册》），黄独根（《江西草药》），猴姜七、毛卵砣（《万县中草药》），蓑衣包、黄狗头（《滇南本草》整理本），零余子、黄狗子（《全国中草药汇编》），黄药脂（南药《中草药学》），黄虾蟆、草苑薯、板薯、淮山薯（《中药大辞典》），苦茅薯（《云南药用植物名录》），赭魁（《中药材品种论述》），黑衣包、黄金子、棕色山药、苦黄精（《云南种子植物名录》），木药脂（《中药材商品知识》），毛肾子（《中药正别名》），棕包薯（华中），金线吊蛋、黄金山药（广东、广西），金线吊葫芦（江西、福建），铁秤陀、天雷星、老鼠芋、金丝吊蛤蟆、金丝卵蛋、金线蛤蟆（浙江），狗卵陀、狗卵子、麻雀蛋、牛卵子、野面薯（湖南），毛薯、毛拳头、牛卵薯、黄腊头、野山药（云南），山大薯、天生薯、圆头薯、狗头薯（广东），山药薯、山薯、心薯、土首乌（福建），老头蛋、毛狗蛋（河南），鬼脚板、野薯茛（江西），假大薯（广西），珠芽薯蓣（安徽），山乌龟（湖北）。

【植物名】黄独 *Dioscorea bulbifera* L.

　　异名：零余薯（《广州植物志》），雷公薯（《中国高等植物图鉴》），薯瓜乳藤（广东、广西），野尿藤、黄金藤（福建），大叶狗卵藤（广东），草苑苕（四川）。

【性味与归经】味苦，性寒；有小毒。归肺、肝、心经。

【功能与主治】化痰散结消瘿，清热凉血解毒。用于瘿瘤痰核，癥瘕痞块，疮痈肿毒，咽喉肿痛，蛇虫咬伤。

释名考订

　　本品味苦如药，因呼苦药子。断面淡黄色至黄棕色，乃名黄药、黄药子。块茎单生，因称黄独。其形类薯，故有诸"薯"名。铁秤陀、黄狗头、山乌龟、黄金山药等，皆以其形似而得名。根茎表面密生多数细长须根，故有毛薯、毛卵子、毛拳头诸名。为草质藤本，叶腋内生有大小不等的紫褐色的球形或卵圆形珠芽（零余子），金线吊虾蟆、金线吊蛋、金线吊葫芦等因以得名。

720 黄毛耳草 huangmaoercao 《浙江民间草药》

【来源】为茜草科植物金毛耳草的全草。

【异名】敷地两耳草、铜眼狮、地坎风（《广西野生资源植物》），山蜈蚣、对叶寸节草（《浙江民间草药》），絮被草、金锁匙、细花草、对口草、瓜子草、花生草（《湖南药物志》），地麻筋、山茄、山莲、地蜈蚣草（《中国药用植物志》），节节花、翻石草、布筋草（《广西药用植物名录》），串地蜈蚣、白山茄、落地蜈蚣、摊地蜈蚣（《浙江民间常用草药》），腹泻草（《中草医药经验交流》），白头走马仔、细种节节花（《全国中草药汇编》），石打穿（南药《中草药学》），仙人对坐草、上方旗、飞天蜈蚣（《福建药物志》），伤口草（《云南中药资源名录》），鹅不食草、蛇舌草（《中国中药资源志要》），地蜈蚣（江西、浙江、上海、香港、湖南），过路蜈蚣（浙江、江西、福建），蜈蚣草（浙江、江西），铺地蜈蚣（广西、浙江），扑地蜈蚣、坝地蜈蚣、爬地蜈蚣、网地蜈蚣、下山蜈蚣、锦石草、黄老虎（江西），踏地蜈蚣、延地蜈蚣、铺路蜈蚣、穿地蜈蚣、落地蜈蚣草（浙江），拖地莲、青藤仔（广东），紧牙草、扑地瓜子（湖南），铺地耳草（广西），耳草（福建），伤口药（贵州）。

【植物名】金毛耳草 *Hedyotis chrysotricha* (Palib.) Merr.

【性味与归经】味苦，性凉。

【功能与主治】清热利湿，解毒消肿。用于肠炎，痢疾，急性黄疸型肝炎，小儿急性肾炎，乳糜尿，功能性子宫出血，咽喉肿痛；外治蛇虫咬伤，跌打损伤，外伤出血，疔疮肿毒。

释名考订

本品为多年生草本。叶片卵形或椭圆形，以形似而称耳草、瓜子草。常呈铺散匍匐状，故有扑地瓜子、拖地莲、铺地耳草、敷地两耳草诸名。全株被有金黄色长柔毛，因称金毛耳草、黄毛耳草。腹泻草、伤口草，以功能为名。金锁匙者，因其擅治喉症，故名。茎铺地，叶对生，以形似而多有诸"蜈蚣"名。

721 黄蜀葵花 huangshukuihua 《嘉祐本草》

【来源】为锦葵科植物黄蜀葵或刚毛黄蜀葵的花。

【异名】侧金盏花（《本草纲目》），豹子眼睛花、荞面花（云南），漏芦花（四川）。

黄蜀葵：卡生花（《云南中草药》），豺子眼睛花（《云南种子植物名录》），藏郎花、雷龙花（四川），大号花（云南），麻杆花（湖北），野甲花（福建），黄稀饭花（贵州），秋茄花（浙江温州）。

【植物名】（1）黄蜀葵 *Abelmoschus manihot* (L.) Medic.

异名：黄葵（《说文解字》），秋葵、侧金盏（《群芳谱》），棉花葵（《植物名实图考》），黄色葵（《阳春县志》），草漏芦（《天宝本草》），滑药（《四川中药志》），野棉花、水芙蓉（《广西药用植物志》），水棉花、棉花七、棉花蒿、小棉花（《湖南药物志》），霸天伞、疽疮药（江西《草药手册》），黄芙蓉、辛麻（《云南中药药选》），玄麻、竹芙蓉（《云南中草药》），大野棉花（《文山中草药》），假羊桃、假芙蓉（南药《中草药学》），金花捷报、山加剖（《福建药物志》），黄秋葵（云南、四川、山东、贵州），野芙蓉（广西、云南、福建），假阳桃（福建、广东、广西），假棉花（广西、云南），木芙蓉（福建、云南），假洋桃、土黄芪、三胶破、溪麻、胡毛核、啜脓兰（福建），拔毒散、月亮麻、大黏蓟、火灼灼、弥勒佛掌（云南），水葵、野油麻、芙蓉麻（广西），啜脓膏、假三稔、金花草（海南），黄花莲、鸡爪莲、追风药（江西），夹蒿（四川），山棉花（浙江）。

（2）刚毛黄蜀葵 *Abelmoschus manihot* (L.) Medicus var. *pungens* (Roxb.) Hochr.

异名：刚毛秋葵（《中国经济植物志》），桐麻（《贵州草药》），刚毛黄秋葵（《中药大辞典》），辛麻（《新华本草纲要》），火炮药、辣脚、玄麻、黄芙蓉、豹子眼睛、黄麻（云南），秋葵（四川），杨麻（贵州）。

【性味与归经】味甘、辛，性凉。

【功能与主治】利尿通淋，活血止血，消肿解毒。用于淋证，吐血，衄血，崩漏，胎衣不下，痈肿疮毒，水火烫伤。

释名考订

黄蜀葵始载于《嘉祐本草》，曰："春生苗叶与蜀葵颇相似，叶尖狭多刻缺，夏末开花，浅黄色。"故名黄蜀葵花。《本草纲目》亦曰："六月开花，大如碗，鹅黄色，紫心六瓣而侧。"人因呼为侧金盏花。花冠淡黄，内面基部紫色，俯视之，以形似而称豹子眼睛花。本品功擅消痈肿，《本草衍义》称"疮家为要药"，疽疮药、拔毒散、啜脓膏等因以得名。植株形与棉花相似，故有棉花葵、野棉花、假棉花诸名。

722 梗通草 gengtongcao 《饮片新参》

【来源】为豆科植物田皂角茎中的木质部。

【异名】白梗通（《本草正义》），野通草、气通草、水通草（《江苏中药名实考》），梗通（江苏、上海）。

【植物名】田皂角 *Aeschynomene indica* L.

【性味与归经】味淡、微苦，性凉。

【功能与主治】清热，利湿，通淋，下乳。用于水肿，热淋，热病烦渴，小便赤涩，乳汁不下。

释名考订

草本植物的枝茎谓之"梗"，如《战国策·齐策三》中有"土偶桃梗"寓言。按本品为田皂角茎中的木质部，故以"梗"为名；功擅通利，因称梗通。呈圆柱状，中央有小孔，故名气通草。植株喜生潮湿地或水边，乃有水通草之名。田皂角，《植物名实图考》谓："土人以其形如皂角树"，故名。参见"合萌"条。

723 梧桐子 wutongzi 《本草经集注》

【来源】为梧桐科植物梧桐的种子。

【异名】青桐子（《中药材手册》），梧桐种子（《药材学》），瓢儿果、桐麻豌（《四川中药志》），桐麻碗（《全国中草药汇编》），凤眼果、红花果（《福建药物志》），翠果子（四川、湖北），青桐皮子（湖南），青桐果（四川蓬溪）。

【植物名】梧桐 *Firmiana plantanifolia*（L. f.）Marsili

异名：櫬、梧（《尔雅》），梧桐木（《说文解字》），青梧（《本草品汇精要》），桐麻、瓢羹树（《草木便方》），青桐（《花镜》），耳桐（《中国树木分类学》），桐麻树、苍桐、苍梧桐、青皮树（《广西中兽医药用植物》），櫬桐（《中国药用植物图鉴》），春麻（《湖南药物志》），中国梧桐、国桐、瓢儿果树、青桐皮（《全国中草药汇编》），青皮梧桐（江苏、浙江），瓢儿树（四川、湖北），调羹树（江西），白梧桐（福建），大梧桐（江苏），梧桐麻（湖南）。

【性味与归经】味甘，性平。归心、肺、肾经。

【功能与主治】顺气和胃，健脾消食，止血。用于胃脘疼痛，伤食腹泻，疝气，须发早白，小儿口疮，鼻衄。

释名考订

《本草纲目》云："梧桐名义未详。"按《遁甲书》云："梧桐可知日月正闰。生十二叶，一边有六叶，从下数一叶为一月，至上十二叶，有闰十三叶，小余者。视之，则知闰何月也。故曰梧桐不生则九州岛异。"据此，梧桐或为"悟桐"，以其可悟知日月正闰也。从木，而作梧桐。《本草纲目》又云："《尔雅》谓之櫬，因其可为棺，《左传》所谓'桐棺三寸'是矣。"按古称棺木为櫬，《说文解字·木部》云："櫬，棺也。"一名青桐，《尔雅·释木》郝懿行《义疏》："一种皮青碧而滑泽，今人谓之青桐，即此櫬梧是也。"又名苍桐，《广雅·释器》："苍，青也。"故苍桐之名与青桐义同。菁葵果在成熟前沿心皮腹缝开裂成果瓣，果瓣呈瓢羹状，故有瓢羹树、调羹树、瓢儿树诸名，是以梧桐子又称瓢儿果。

724 梅花 meihua《中国药典》

【来源】为蔷薇科植物梅的花蕾。

【异名】白梅花（《本草纲目》），绿萼梅花、绿萼梅（《本草纲目拾遗》），绿梅花（《药材学》），红梅花（江苏、四川）。

【植物名】梅 *Armeniaca mume*（Sieb.）Sieb. et Zucc.

【性味与归经】味微酸，性平。归肝、胃、肺经。

【功能与主治】疏肝和中，化痰散结。用于肝胃气痛，郁闷心烦，梅核气，瘰疬痰核。

释名考订

"梅"之名义参见本书"乌梅"条。

梅为落叶乔木，野生与栽培均有，商品称野梅或家梅。家梅者白花绿萼，花瓣多，俗称白梅花。梅的花萼通常红褐色，但白梅花的花萼为绿色，故又名绿萼梅、绿梅花。亦有红花红萼者，称为红梅花。红梅花形态与白梅花相似，但较白梅花稍大，花冠淡红色，重瓣，萼红褐色。白梅花主产于安徽、江苏、浙江等地；红梅花主产于四川、湖北等地。入药以白梅花为主，红梅花则较少使用。

725 梅花冰片 meihuabingpian《中国药学大辞典》

【来源】为龙脑香科植物龙脑香树脂中析出的天然结晶性化合物。

【异名】龙脑、膏香（《名医别录》），龙脑香、龙脑膏香（《新修本草》），脑子（《海上名方》），白龙脑（《太平圣惠方》），瑞龙脑（《本草图经》），梅花脑子（《小儿药证直诀》），梅花片脑（《夷坚志》），片脑（《寿域神方》），冰片、冰片脑、梅花脑（《本草纲目》），梅花龙脑（李承祜《药用植物学》），天然冰片、老梅片、梅片（《中药材手册》）；老式冰片、右旋龙脑（《中药志》），梅冰（《中药大辞典》），龙脑冰片（《上海市中药饮片炮制规范》）。

【植物名】龙脑香 *Dryobalanops aromatica* Gaertn. f.

异名：固不婆律（《酉阳杂俎》），龙脑树（《新修本草》），羯布罗香（《本草衍义》）。

【性味与归经】味辛、苦，性凉。归心、脾、肺经。

【功能与主治】开窍醒神，清热止痛。用于热病神昏、惊厥，中风痰厥，气郁暴厥，中恶昏迷，胸痹心痛，目赤，口疮，咽喉肿痛，耳道流脓。

释名考订

本品为龙脑香树脂中析出的天然结晶，色白透明，晶莹如冰，故名冰片。多呈多角形片状（梅花片）或颗粒状，因称梅片、梅花冰片。《本草纲目》曰："龙脑者，因其状加贵重之称也。以白莹如冰及作梅花片者为良，故俗呼为冰片脑，或云梅花脑。"近世有以化学方法合成的人造冰片（称"新式冰片"）问世，为与之相区别，本品遂有天然冰片、老式冰片、老梅片之称。龙脑香系外来药。《本草衍义》引《大唐西域记》云：西方秣罗矩吒国，在南印度境，有羯布罗香。干如松株，叶异，湿时无香。采干之后折之，中有香，状类云母，色如冰雪，此龙脑香也。

726 硇砂 naosha《药性论》

【来源】为卤化物类卤砂族矿物卤砂的晶体或人工制成品。

【异名】北庭砂（《四声本草》），赤砂、黄砂（《石药尔雅》），狄盐（《日华子本草》），铙沙（《北史·西域传·鬼兹国》），碙砂、浓沙（《开宝本草》），气砂（《本草图经》），透骨将军（《土宿本草》），戎硇、番硇（《本草求原》），淡硇（《增订伪药条辨》），白硇砂、淡硇砂、岩硇砂（《中药志》），白硇、盐砂（《本草药名集成》）。

【矿物名】卤砂 Sal Ammoniacum

【性味与归经】味咸、苦、辛，性温；有毒。归肝、脾、胃经。

【功能与主治】消积软坚，化腐生肌，祛痰，利尿。用于癥瘕积聚，噎膈反胃，喉痹肿痛，痈肿，瘰疬，翳障，息肉，赘疣。

释名考订

本品在南北朝时期传入中国。硇砂，为波斯语 nushadir 的音译。铙沙、硇砂、浓沙均为同一音译名的不同译写。李时珍曰："硇砂性毒。服之使人硇（疑为'恼'之误）乱，故曰硇砂。"恐系附会之说。《新修本草》云："硇砂出西戎。"《本草纲目》曰："狄人以当盐食。"则戎硇、狄盐因以得名。又称番硇，其名义同。《四声本草》云："（硇砂）生北庭为上。"故称北庭砂。北庭，唐方镇名。唐玄宗先天元年（712 年）始设，辖境在伊州以西（今甘肃境内），通称北庭，亦称伊西北庭。硇砂晶体呈粒状、不规则块状或纤维状集合体，无色、白色、淡灰色、黄白色或灰褐色，因有白硇、赤砂、黄砂诸名。《本草纲目》引《土宿本草》云："硇性透物，五金借之以为先锋，故号为透骨将军。"商品硇砂有两种，除本品外，还有一种为氯化物类石盐族矿物紫色石盐的结晶。后者因含少量硫和锂元素而现暗红色，故名紫硇砂，又称红盐、红硇砂。为使两者不致混淆，近代文献将本品称作白硇砂。

历代本草所载之硇砂多指本品，但现时市售商品硇砂则多为紫硇砂。紫硇砂是近代才出现的名称。它不同于白硇砂，不应作硇砂的通用品。尤其是用于食道癌等疾病的试治，应使用白硇砂为宜。紫硇砂与大青盐为同一类药，两者功效相似，无毒，为补肾、清热、凉血药，而无破癥瘕之功。

727 雪莲花 xuelianhua 《本草纲目拾遗》

【来源】为菊科植物绵头雪莲花、鼠曲雪莲花、水母雪莲花、三指雪莲花、槲叶雪莲花等的带根全草。

【异名】雪莲（《柑园小识》），雪荷花（《本草纲目拾遗》），玄果搜花（《晶珠本草》），大拇花（《修订增补天宝本草》），雪兔子（《西藏植物志》）。

绵头雪莲花：大木花（《四川中药志》），棉毛雪莲（《青藏高原药物图鉴》），绵头雪兔子（《西藏植物志》），雪棉花（四川西昌），大雪兔子（云南丽江）。

鼠曲雪莲花：鼠曲风毛菊（《中国高等植物图鉴》），鼠曲雪兔子（《西藏植物志》）。

水母雪莲花：水母雪莲（《中草药通讯》），甘青雪莲花（《全国中草药汇编》），水母雪兔子（《西藏植物志》）。

三指雪莲花：三指雪莲（《中草药通讯》），西藏雪莲花（《全国中草药汇编》），三指雪兔子（《西藏植物志》），小红兔（《中药材品种论述》）。

槲叶雪莲花：川西雪莲（《中草药通讯》），黑毛雪兔子（《西藏植物志》），槲叶雪兔子（《云南种子植物名录》）。

【植物名】（1）绵头雪莲花 Saussurea laniceps Hand. – Mazz.

（2）鼠曲雪莲花 Saussurea gnaphaloides（Royle）Sch. – Bip.

（3）水母雪莲花 Saussurea medusa Maxim.

（4）三指雪莲花 Saussurea tridactyla Sch. – Bip. ex Hook. f.

（5）槲叶雪莲花 Saussurea quercifolia W. W. Smith.

【性味与归经】味甘、微苦，性温。归肝、肾经。

【功能与主治】温肾壮阳，调经止血。用于阳痿，腰膝酸软，女子带下，月经不调，风湿痹证，外伤出血。

释名考订

本品分布于我国西部，多生于海拔 4000m 以上终年积雪的地带。其花序似莲花，故有雪莲花、雪荷花诸名。地上部分密被绵毛或绒毛，以形状之，而称雪兔子。

728 雪上一枝蒿 xueshangyizhihao《科学的民间药草》

【来源】为毛茛科植物短柄乌头、铁棒锤或宣威乌头的块根。

【异名】一支蒿（《云南中药志》）。

【植物名】（1）短柄乌头 Aconitum brachypodum Diels

（2）铁棒锤 Aconitum pendulum Busch

（3）宣威乌头 Aconitum subrosullatum Hand. – Mazz.

【性味与归经】味苦、辛，性温；有大毒。归肝经。

【功能与主治】祛风除湿，通络定痛。用于风湿痹痛，跌打伤痛。

释名考订

雪上一枝蒿多生于雪线以上的高山草甸，茎直立，叶深裂，形如艾蒿，故名。

729 接骨木 jiegumu《新修本草》

【来源】为忍冬科植物接骨木、毛接骨木或西洋接骨木的茎枝。

【异名】木蒴藋（《新修本草》），接骨草（《履巉岩本草》），续骨木、续骨草（《本草纲目》），扦扦活（《本经逢原》），七叶黄荆、放棍行、珊瑚配、迁迁活（汪连仕《采药书》），铁骨散（《植物名实图考》），接骨丹（《草木便方》），七叶金、透骨草（《福建民间草药》），接骨风（《四川中药志》），大婆参（《湖南药物志》），白马桑、大接骨丹（《陕西中草药》），插地活（《安徽中草药》），臭芥棵、暖骨树（《河南中草药手册》），臭草柴、青杆错（《贵州草药》），公道老（《全国中草药汇编》），九节风（《云南中药资源名录》），马尿梢、马尿骚（东北），根花木（广西），木本接骨丹（云南），插插活（贵州）。

接骨木：马尿溲（东北），气不愤（辽宁、河北），小接骨丹、走马箭、树五加、大五加、接骨散（云南），五叶剑、接骨柳（湖南），大接骨（广西），八角棵（山东），椰榔木（河北），臭草叶（四川），山绣球（河南），马尿梢子（辽宁）。

毛接骨木：本巴木、马尿烧（黑龙江）。

西洋接骨木：洋接骨木（《全国中草药汇编》）。

【植物名】（1）接骨木 Sambucus williamsii Hance

异名：接骨树（《新修本草》），木英树（《本草纲目》），东北接骨木、宽叶接骨木、朝鲜接骨木、钩齿接骨木（《东北木本植物图志》），无梗接骨木（《东北资源植物手册》），樟木树、戳树、公道老树（《中国药用植物图鉴》），欧接骨木（《湖南药物志》），空头树、舒筋树（江苏），大叶接骨木、大叶蒴藋（广西），狗爪子树（云南）。

（2）毛接骨木 Sambucus williamsii Hance var. miquelii （Nakai ex Kom. et K. Alis.） Y. C. Tang

异名：虾夷接骨木（《中国东北经济树木图说》），兴安毛接骨木（《拉汉种子植物名称》）。

（3）西洋接骨木 Sambucus nigra L.

【性味与归经】味甘、苦，性平。归肝经。

【功能与主治】接骨续筋，活血止痛，祛风利湿。用于风湿痹痛，痛风，大骨节病，急慢性肾炎，风疹，跌打损伤，骨折肿痛，外伤出血。

释名考订

落叶灌木或小乔木，高 4~8m；药用部分为茎枝，功能接骨续筋，活血止痛，临床多用于跌打损伤、骨折肿痛等证，故名接骨木。续骨木、铁骨散、接骨丹诸名义同。单数羽状复叶对生，通常具小叶 7 枚，七叶金、七叶黄荆等因以得名。《本草图经》曰："花、叶都类蒴藋、陆英、水芹辈，故一名木蒴藋。"扦扦活者，扦，扦插，《新修本草》谓："斫枝插之便生。"故名。插插活、插地活者，竝同此义，

⁷³⁰救必应 jiubiying 《岭南采药录》

【来源】 为冬青科植物铁冬青的树皮或根皮。

【异名】 白木香（《岭南采药录》），羊不吃、土千年健、矮陀陀、消癀药（《贵州草药》），山熊胆（《福建药物志》），白沉香、白兰香、九层皮、红熊胆、百日红皮、白银香皮、熊胆树皮、熊胆木皮、白银树皮（广东）。

【植物名】 铁冬青 *Ilex rotunda* Thunb.

异名：白银香（江苏、福建、广西），大叶冬青（广东、广西），白银树（福建、广西），大叶白银香、白棉树、白橡树（广东），白皮冬青（浙江），山桐青（安徽），马口树（台湾）。

【性味与归经】 味苦，性寒。归肺、胃、大肠、肝经。

【功能与主治】 清热解毒，利湿止痛。用于暑湿发热，咽喉肿痛，湿热泻痢，脘腹胀痛，风湿痹痛，湿疹，疮疖，跌打损伤，烫火伤。

释名考订

本品功能清热解毒、利湿止痛，用于急性化脓性感染、上呼吸道感染、急性扁桃体炎、急性肠胃炎、烫火伤等疾患疗效显著，褒言之，呼作救必应。味甚苦，故有山熊胆、羊不吃诸名。

⁷³¹常山 changshan 《本草纲目》

【来源】 为虎耳草科植物常山的根。

【异名】 恒山、互草（《神农本草经》），鸡骨常山（《本草经集注》），翻胃木（侯宁极《药谱》），川常山（《普济方》），尝山（《本草乘雅半偈》），小常山（《幼幼集成》），土常山（《中国药用植物志》），大金刀（《湖南药物志》），鸡骨风、风骨木（广州空军《常用中草药手册》），大常山、树盘根、一枝蓝（《云南中草药选》），南常山（《北方常用中草药手册》），黄常山（浙江、四川、广西、湖北），正常山（广西），摆子药（贵州），赵子龙（湖南长沙）。

【植物名】 常山 *Dichroa febrifuga* Lour.

异名：茗叶常山（《中国药用植物志》），白常山（《拉汉种子植物名称》），蓝花常山（《中药材品种论述》）。

【性味与归经】 味苦、辛，性寒；有毒。归肺、肝、心经。

【功能与主治】 涌吐痰涎，截疟。用于痰饮停聚，胸膈痞塞，疟疾。

释名考订

世有常山，原名恒山，属虎耳草科植物，始载于《神农本草经》，为著名的截疟和退热药。

世有恒山，曾名常山，为古山名，在今河北曲阳西北，《尚书·舜典》称"北岳"。汉前元元年（前 179 年），因避文帝刘恒讳，改北岳恒山为常山，同时改恒山郡为常山郡。《汉书·地理志·常山郡》注曰：常山郡"高帝置，莽曰：'井关置冀州。'张晏曰：'恒山在西，避文帝讳，故改曰常山。'"此名延续了数百年，直至周武灭齐（577 年）后，始重新复名恒山。

药草恒山与北岳恒山有相同的名称，且两者在历史上又都被改名为"常山"，故在相当长的时期里，世以药草恒山始产于北岳恒山并以产地得名，后又同样因避汉文帝刘恒讳字而改名常山。如《本草纲目》"常山"条曰："恒亦常也。恒山乃北岳名，在今定州。常山乃郡名，亦今真定。岂此药始产于此得名欤？"但是，实际情况却同世人的推测有很大差异。在北岳恒山改名为常山以后，药草恒山

并未随之改名，《神农本草经》中也仍以恒山之名收载。这是因为，《神农本草经》成书于东汉永元年间，此时距汉文帝继位已过去了两百多年将近三百年。其间沧海桑田，西汉已变成了东汉，皇帝也已经换了十几个。时过境迁，当年的避讳之事自然也就不了了之。在以后的一千多年中，本草中仍一直以恒山为名。直至宋代，始将恒山改名为常山。据考，此为避宋真宗赵恒名讳。

那么，药草恒山是不是因产于北岳恒山而得名的呢？回答是否定的。从植物分布情况的调查可知，虎耳草科常山在我国多分布于秦岭以南和长江中下游地区，淮河以北已不复见，更毋言黄河以北了。

据《汉书·地理志上》云："武陵郡有佷山。"孟康注曰："佷，音恒，出药草恒山。"佷山，古县名；亦山名，在今湖北省长阳县境内。在《三国志·蜀书》中，有"章武二年壬寅春二月，先主……自佷山通武陵"的记载。另据晋陶弘景："恒山，今出宜都、建平，细实黄者呼为鸡骨恒山，用最胜。"陶弘景所称"宜都"，为三国蜀置郡名，治所在今湖北省宜都市西北。晋朝时，宜都郡属荆州，辖夷道、佷山、夷陵三县。（《晋书》卷十五志第五："宜都郡……统县三，户八千七百，夷陵、夷道、佷山。"）文献的相互印证，表明此处确是常山古之产地。由此推测，本品应是以产地佷山得名，后音近相转讹为"恒山"；至宋，因避真宗赵恒之讳而改称为常山。

在《神农本草经》中，本品有互草之名。"互"，当为"恒"字传写之误。"恒"，省写作"亘"；"亘"，异体字作"亙"，因形近致误而作"互"。本品植物多生长于南方，故名南常山。根呈圆柱形，常弯曲扭转，以形似而称鸡骨常山。表面黄至棕黄色，乃名黄常山。炮制后切成薄片，以形、色两者求之而称大金刀。摆子药，以功能名。本品之根久嚼令人作呕，故有翻胃木之称。"赵子龙"，廋语也。汉代因避文帝刘恒讳，改恒山郡为常山郡，其地正是三国时期蜀汉名将赵云的家乡。赵云，字子龙，常山真定人，人称"常山赵子龙"。以我国家喻户晓的"赵子龙"作本品别称，意在隐含"常山"之名。

732 常春藤 changchunteng 《本草拾遗》

【来源】　为五加科植物中华常春藤的茎叶。

【异名】　土鼓藤（《本草拾遗》），龙鳞薜荔（《日华子本草》），尖叶薜荔（《太平圣惠方》），三角藤（《履巉岩本草》），三角风、三角尖（《本草纲目》），上树蜈蚣（《分类草药性》），爬墙虎、槭枫、尖角枫（《中国树木分类学》），钻天风（《四川中药志》），百脚蜈蚣（《中国药用植物图鉴》），犁头南枫藤、三叶木莲、土枫藤、散骨风、三角箭（《浙江民间常用草药》），爬树龙、岩筋、风藤（《云南中草药》），追风藤、爬岩枫、上天龙（《陕西中草药》），三角枫（《甘肃中草药手册》），三角枫藤（浙江、湖南、四川），爬山虎（湖北、湖南），大风藤、藤三角、过墙风、巴岩风（湖南），树穿衣、风藤草、罗蛇藤（云南），三角青、下山虎（广西），犁头腰、三角耙（福建），爬岩茎、爬树藤（湖北），枫荷梨藤、枫树藤（江西），牛皮枫、藤三角枫（四川），爬崖藤（陕西），枫藤（安徽），狗姆蛇（广东）。

【植物名】　中华常春藤 Hedera nepalensis K. Koch var. sinensis（Tobl.）Rehd.

【性味与归经】　味辛、苦，性平。归肝、脾、肺经。

【功能与主治】　祛风，利湿，和血，解毒。用于风湿痹痛，瘫痪，口眼㖞斜，衄血，月经不调，跌打损伤，咽喉肿痛，疔疖痈肿，肝炎，蛇虫咬伤。

释名考订

本品始载于《本草拾遗》。为多年生藤本植物，四季常绿不凋，故名常春藤。性擅攀缘，常附生于阔叶林中的树干或沟谷阴湿的岩壁上，故有上树蜈蚣、上天龙、爬墙虎、爬树龙诸名。形与薜荔相类而叶尖，因称尖叶薜荔。龙鳞薜荔者，因其幼枝、叶柄及花萼均被有鳞片，故名。叶二型，不育枝上的叶呈三角状卵形或戟形，三角藤、三角风、三角尖等因以得名。薜荔又名木莲，本品乃呼三叶木莲。追风藤、散骨风者，以功能为名。《本草拾遗》曰："小儿取藤于地，打作鼓声。"故有土鼓藤之称。

733 野料豆 yeliaodou 《饮片新参》

【来源】 为豆科植物野大豆的种子。

【异名】 治豆（《古今注》），穞豆、稆豆（《本草拾遗》），劳豆、山黑豆（《救荒本草》），鹿豆（《本草纲目》），零乌豆、马料豆（《本草汇言》），细黑豆、料豆（《本经逢原》），马豆（《本草经解》），野毛豆（《百草镜》），驴豆（《药性考》），野绿豆、荳豆（《植物名实图考》），蔓豆、毛豆、饭豆、白豆、山黄豆（《中国主要植物图说·豆科》），野黑豆（《陕甘宁盆地植物志》），乌豆（《全国中草药汇编》），野劳豆（江苏、上海），野黄豆、野小豆、山豆（陕西），野利豆、黑料豆（上海），柴豆（江苏），河豆子（山东）。

【植物名】 野大豆 *Glycine soja* Sieb. et Zucc.

异名：鹿藿、饿马黄（《植物名实图考》），野毛扁豆（《中药大辞典》），野大豆藤（浙江），小落豆秧（辽宁）。

【性味与归经】 味甘，性凉。归肾、肝经。

【功能与主治】 补益肝肾，祛风解毒。用于肾虚腰痛，风痹，筋骨疼痛，阴虚盗汗，内热消渴，目昏头晕，产后风痉，小儿疳积，痈肿。

释名考订

"穞"之本义为野生之稻。《玉篇·禾部》云："穞，自生稻。"引申为野生者。李白《代秋情》诗："几日相别离，门前生穞葵。"本品为野生豆类，故名穞豆。稆豆，《后汉书·孝献帝纪》李贤注："《埤苍》曰：'稆，自生也。'稆同穞。"故稆豆即穞豆。《日用本草》云："稆豆即黑豆中最细者。"因得细黑豆之名。零乌豆，"零"有细碎之义，故零乌豆义即细黑豆，皆以形色得名。生于山野，山豆、山黑豆因以为名，亦属野生之义。为缠绕草本，乃呼蔓豆。可充喂马饲料，因称马料豆，简作马豆、料豆；色黑，而称黑料豆。劳豆、驴豆、鹿豆、荳豆、利豆者，皆穞豆语声之转也。

734 野菊花 yejuhua 《本草正》

【来源】 为菊科植物野菊的头状花序。

【异名】 苦薏（《本草经集注》），野黄菊花（《浙江民间常用草药》），山菊花（《东北中草药》），千层菊、黄菊花（《安徽中草药》），金菊花（广西、云南），山甘菊花、甘菊花（广西），小土菊花、菊花头（上海），黄菊子（山西），毛菊花（湖南），溪边黄花（江西），篱菊花（江苏），苦菊（广东）。

【植物名】 野菊 *Chrysanthemum indicum* L.

异名：野山菊（《植物名实图考》），路边菊（《岭南采药录》），野黄菊（《江苏省植物药材志》），山九月菊（《辽宁经济植物志》），鬼仔菊（《广西中药志》），土菊花、草菊（《福建药物志》），田边菊（湖北、上海），路边黄菊（广东、广西），黄菊（广东、福建），土甘菊、金芯菊、路边黄（福建），黄花艾、油菊（陕西），九月菊（山东），黄花草（甘肃），东篱菊（云南）。

【性味与归经】 味苦、辛，性寒。归肝、心经。

【功能与主治】 清热解毒，泻火平肝。用于疔疮痈肿，目赤肿痛，头痛眩晕。

释名考订

本品为菊花的同属植物，多野生。《本草纲目》曰："处处原野极多，与菊无异。"故名野菊花。多生于山坡草地、田边、篱下、路旁或河边水湿地，故有山菊花、田边菊、篱菊花、路边黄菊、溪边黄花诸名。《本草经集注》云："其花（与菊花）正相似，惟以甘、苦别之尔。"因称苦菊。又称苦薏，《本草纲目》曰："薏乃莲子之心，此物味苦似之，故与之同名。"

735 曼陀罗子 ^{mantuoluozi}《本草纲目》

【来源】 为茄科植物白曼陀罗或毛曼陀罗的果实或种子。

【异名】 醉葡萄（《广西通志》），天茄子、胡茄子（《分类草药性》），狗核桃（《贵州民间方药集》），金茄子（《广西中兽医药用植物》），风茄果（《浙江中药手册》），洋大麻子、山大麻子（《中国土农药志》），笋仙桃（《陆川本草》），伏茄子（《重庆草药》），醉仙桃（《上海常用中草药》），金盘托荔枝（《云南中草药选》），假荔枝（《全国中草药汇编》），刺疙瘩（陕西、甘肃、宁夏），仿荔枝、玉盘托荔枝（云南），枫茄子（上海）。

【植物名】（1）白曼陀罗 *Datura metel* L.

异名：白曼陀罗：野老麻子（陕西、甘肃、宁夏），疯茄子、陀罗子（四川），铁荔枝、山茄果（浙江）。

（2）毛曼陀罗 *Datura innoxia* Mill.

异名：毛曼陀罗：野大麻子（《北方常用中草药手册》），臭麻子（山东、江苏）。

【性味与归经】 味辛、苦，性温；有毒。归肝、脾经。

【功能与主治】 平喘，祛风，止痛。用于喘咳，惊痫，风寒湿痹，泻痢，脱肛，跌打损伤。

释名考订

"曼陀罗"与"风茄"诸义参见本书"洋金花"条。

天茄，即颠茄。《说文解字·一部》："天，颠也。"果实似桃，食之使人醉闷，故名醉仙桃。表面遍生疏短小刺，因称刺疙瘩、笋仙桃。"笋"，刺也。宋周去非《岭外代答·竹》云："南人谓刺为笋。"其形又似荔枝，以此而有假荔枝、仿荔枝、金盘托荔枝诸名。参见"洋金花"条。

736 蚱蝉 ^{zhachan}《神农本草经》

【来源】 为蝉科昆虫黑蚱的全虫。

【异名】 蜩、鸣蜩（《诗经》），蝒、马蜩（《尔雅》），蛈（《方言》），鸣蝉（《新修本草》），秋蝉（《太平圣惠方》），马蜩（《集韵·萧韵》），蜘蟟（《七修类稿》），齐女（《本草纲目》），知了（《说文通训定声》），蚱蟟（《中药志》），蝉、秋凉虫（《中国药用动物志》），老秋蝉（《上海市中药饮片炮制规范》），蟪蛄、蚰蟟（山东），叽鸟子（湖北）。

【动物名】 黑蚱 *Cryptotympana pustulata* Fabricius

【性味与归经】 味咸、甘，性寒。归肝、肺经。

【功能与主治】 清热，息风，镇惊。用于小儿惊风，癫痫，夜啼。

释名考订

蚱蝉入药始载于《神农本草经》。《玉篇》曰："蚱，蝉声也。"按雄蝉腹部有特殊的发音器，能连续不断发出尖锐的声音，鸣声如"蚱"，故以"蚱"名。《本草经集注》曰："《诗》云：'鸣蜩嘒嘒'者，形大而黑。"《本草衍义》谓："蚱蝉，夏月身与声俱大。"《本草纲目》释蝉之名曰："蝉者，变化相禅也。"《庄子·寓言》云："万物皆种也，以不同形相禅，始卒若环，莫得其伦，是谓天均。"成玄英疏："禅，代也。夫物云云，禀之造化，受气一种而形质不同，运运迁流而更相代谢。"蝉的若虫一旦羽化就变化为成虫，留下的是一个空壳，但物种因此而得以延续，生命因此而得以发展，如此新陈代谢，循环往复，生生不息而传之万世。蝉，古名蜩。《本草纲目》曰："蜩，其音调也。"蜩有多种。《尔雅·释虫》云："蜩，蜋蜩、螗蜩；蚻，蜻蜻；蠽，茅蜩；蝒，马蜩；蜺，寒蜩。"邢昺疏："此辨蝉之大小及方言不同之名也。"据本草所载体大、色黑、鸣声大的形态特征，药用蚱蝉当是"蝒，马蜩"。《说文解字》段玉裁注："凡言马者为大，马蜩者，蜩之大者也。"蛈，《方言》卷十一："蝉，其大者谓之蛈。""蟟"，同"蛈"。《七修类稿》名蜘蟟，《说文通训定声》曰知了，《中药志》

谓蚱蟟，山东称蜘蟟，皆以其鸣叫之拟声为名。"齐女"之名源于传说。崔豹《古今注·问答释义》："牛亨问曰：'蝉名齐女者何？'答曰：'齐王后忿而死，尸变为蝉，登庭树，嘒唳而鸣，王悔恨。故世名蝉曰齐女也。'"然李时珍曰："此谬说也。按诗人美庄姜为齐侯之子，螓首蛾眉，人隐其名，呼为齐女，义盖取此。"

737 蛇含 shehan 《神农本草经》

【来源】 为蔷薇科植物蛇含委陵菜的全草。

【异名】 蛇衔（《神农本草经》），威蛇（《日华子本草》），小龙牙（《斗门方》），紫背龙牙（《本草图经》），紫背草（《仁斋直指方》），蛇含草（《本草蒙筌》），蛇包五披风（《植物名实图考》），五匹风（《草木便方》），五皮风、地五甲、五爪龙（《分类草药性》），地五加、五爪虎（《贵州民间方药集》），地五爪、五虎下山（《江西民间草药》），五爪风、五星草、五虎草（《湖南药物志》），五爪金龙、五叶蛇莓（《浙江民间常用草药》），金棒锤（《甘肃中草药手册》），五叶委陵菜（《西昌中草药》），五叶莓（贵州、安徽、山东、浙江），狗脚迹（贵州、云南），小叶五爪龙（江西、广西），蛇眼草、落地梅花、虎迹草、猫脚迹、五叶蛇扭、五瓣叶、五张叶、五叶擒羊、五爪蛇莓、白云叶莲、蛇莓草、五叶碗头、蛇扭、五爪苗（浙江），小五爪、小五爪龙、五爪莲（湖南），地爪龙、狗脚药、黄铃草（广西），五叶莲、五叶仔（福建），红线草、蛇泡（江西），五皮枫、五皮草（云南），红头绳、对口草（安徽），五叶藤（山东），小龙牙草（湖北）。

【植物名】 蛇含委陵菜 *Potentilla kleiniana* Wight et Arn.

【性味与归经】 味苦，性微寒。归肝、肺经。

【功能与主治】 清热解毒，止咳化痰。用于外感咳嗽，百日咳，咽喉肿痛，小儿高热，惊风，疟疾，痢疾，腮腺炎，乳腺炎，蛇虫咬伤，带状疱疹，疔疮，痔疮，外伤出血。

释名考订

本品始载于《神农本草经》，名蛇含，又名蛇衔。《本草纲目》曰："按刘敬叔《异苑》云：'有田父见一蛇被伤，一蛇衔一草着疮上，经日，伤蛇乃去。田父因取草治蛇疮，皆验。遂名曰蛇衔草也。'"今按，"衔"、"含"义通，都有口咬之义，故蛇衔即蛇含。威蛇，亦以辟蛇功能为说，"威"，威慑之义也。《本草纲目》又云："其叶似龙牙而小，背紫色，故俗名小龙牙，又名紫背龙牙。""蛇眼草"，"蛇衔草"之讹也。在吴语中，"眼"、"衔"叠韵。本品基生叶及下部茎生叶均为5小叶，故其异名多以"五"冠之，以此而有蛇包五披风、五匹风、地五甲、五爪龙、五爪虎、五虎下山诸名。由此引申，乃有狗脚迹、猫脚迹、虎迹草诸称。

738 蛇莓 shemei 《名医别录》

【来源】 为蔷薇科植物蛇莓的全草。

【异名】 蚕莓（《日用本草》），鸡冠果、野杨梅（《救荒本草》），蛇含草、蛇泡草、蛇盘草、哈哈果、麻蛇果（《滇南本草》），蛇藨、地莓（《本草会编》），三点红、龙吐珠、狮子尾（《生草药性备要》），九龙草（《本草纲目拾遗》），疔疮药、蛇蛋果、地锦（《植物名实图考》），三匹风（《草木便方》），三皮风、三爪龙（《分类草药性》），一点红（《岭南采药录》），老蛇泡（《贵州民间方药集》），龙衔珠（《民间常用草药汇编》），蛇不见（《江西民间草药》），蛇蓉草、三脚虎、蛇波藤（《福建民间草药》），蛇八瓣（《安徽药材》），金蝉草（《贵阳民间药草》），小草莓、地杨梅（《陆川本草》），龙球草（《广东中药》），三叶藨（《四川中药志》），野莓草（《泉州本草》），平地莓、落地杨梅（《广西药用植物名录》），鸟脚草、蛇格公、蛇公公、大笼盖、三叶扭、草鞋背金、一粒金丹（《浙江民间常用草药》），蛇葡萄、蛇果藤、蛇枕头（《上海常用中草药》），鼻血豆豆（《甘肃中草药》），三匹草（《西昌中草药》），三叶莓、蛇果草、宝珠草（《全国中草药汇编》），长蛇泡、三叶草、米汤果（《云南种子植物名录》），和尚头草（福建、广东），小龙芽（浙江、台湾），蛇卵子草

（上海、浙江），三爪风（湖南、贵州），三仙草、蛇乌苞、蛇龟草、倒春藤、三加皮、三股风、三爪草、凤凰草、赛龙珠、过江龙、三叶蛇莓草（湖南），蛇果、蛇咬草、红顶果、蛇麻果、豹子眼睛、蛇蒿、血疔草（云南），蛇杨梅、蛇扭、三瓣叶、三叶蛇莓、大蛇吐、蛇结公、三叶蛇扭（浙江），老蛇果、大蛇蘑、地秧泡、蛇泡、三叶泡、三披草（四川），蛇果果、紫莓草、红果果、三叶蘑、三面风（江苏），倒地梅、龙珠草、九龙吐珠、蛇菠仔、飞蛇子（广东），蛇果子、蛇泡子、三叶红线草（安徽），老鼠屎、歪角莲（河南），蛇衔、蛇婆、威蛇（台湾），红毛七、蛇泡果子（湖北），老蛇刺占、老蛇婆（福建），蛤蟆眼、鸡蛋黄草（山东），含珠草、红口药（广西），三皮风根（贵州）。

【植物名】蛇莓 *Duchesnea indica*（Andr.）Focke

【性味与归经】味甘、苦，性寒。

【功能与主治】清热解毒，散瘀消肿。用于感冒发热，咳嗽，小儿高热惊风，咽喉肿痛，白喉，黄疸型肝炎，细菌性痢疾，阿米巴痢疾，月经过多；外治腮腺炎，蛇虫咬伤，眼结膜炎，疔疮肿毒，带状疱疹，湿疹，癌症。

释名考订

蛇莓之名始载于《名医别录》，列为下品。《本草经集注》云："园野亦多，子赤色，极似莓而不堪啖……"故有"莓"之称。功能清热解毒、散瘀消肿，古今本草均有蛇莓用于疗蛇伤的记载。唐《日华子本草》云，蛇莓"通月经，熁疮肿，傅蛇虫咬"。《四川中药志》（1960 年版）中亦有蛇莓"涂蛇蝎、毒虫咬伤"的记述。蛇莓之名当由此得之。蛇蘑，《尔雅·释草》："蘑，廊。"郭璞注："廊，即莓也。"故蛇蘑即蛇莓。蛇泡者，"泡"，通"苞"；"苞"，同"蘑"。《集韵·小韵》云："蘑……或作苞。"故有诸多"蛇泡"之名。花托在果期膨大，海绵质，鲜红色，覆以众多瘦果，形似杨梅，遂有野杨梅、地杨梅、落地杨梅诸称。《本草纲目》引《本草会编》云："近地而生，故曰地莓。"地锦者，《植物名实图考》云："蛇莓多生阶砌下，结红实，色至鲜，故名以锦。""南安人以茎叶捣敷疔疮，隐其名曰疗疮药。"鸡冠果、龙吐珠等，则因匍匐茎多数，蔓生，果实鲜红色，以形、色而得名。茎生叶为三出复叶，故有三爪龙、三叶蘑、三匹风诸称。《本草纲目》引《日用本草》曰："蚕老时熟红于地，其中空者为蚕莓；中实极红者为蛇残莓，人不啖之，恐有蛇残也。"殆其果为蛇所食，因称麻蛇果、蛇果果、蛇果草。

⁷³⁹蛇蜕 ^shetui 《神农本草经》

【来源】为游蛇科动物黑眉锦蛇、锦蛇或乌梢蛇等蜕下的表皮膜。

【异名】龙子衣、蛇符、龙子单衣、弓皮（《神农本草经》），龙皮、蛇脱、龙单衣、蛇筋、蛇附（《吴普本草》），龙子皮（《名医别录》），蛇皮（《雷公炮炙论》），蛇蜕皮（《药性论》），蛇退皮（《伤寒总病论》），蛇退（《仁斋直指方》），蛇壳、龙退（《本草纲目》），龙衣（《分类草药性》），青龙衣（《浙江中药手册》），长虫皮（《河南中药手册》），白龙衣（《山西中药志》），蛇壳子（广西）。

【动物名】（1）黑眉锦蛇 *Elaphe taeniura* Cope

异名：黄颔蛇、黄喉蛇（《本草纲目》），慈鳗（《生物学通报》），菜花蛇、秤星蛇（四川、江苏），双线蛇、三索线、广蛇、菜化蛇（广西），花广蛇（江苏），黄长虫（浙江）。

（2）锦蛇 *Elaphe carinata*（Guenther）

异名：棱锦蛇、王锦蛇、臭黄颔、棱鳞锦蛇、王蛇、油菜花、黄蟒蛇（《中国药用动物志》），松花蛇（《中草药》）。

（3）乌梢蛇 *Zaocys dhumnades*（Cantor）

【性味与归经】味甘、咸，性平。归肝经。

【功能与主治】祛风，定惊，退翳，解毒。用于小儿惊风，抽搐痉挛，翳障，喉痹，疔肿，皮肤瘙痒。

释名考订

"蛇"，字本作"它"。《说文解字·它部》云："它，虫也。从虫而长，象宛曲垂尾形。上古草居患它，故相问无它乎。"后"它"字被假借为其它的"它"，并逐渐失去了作为蛇的本义，于是就将"它"字另加"虫"旁，产生了"蛇"字。"蜕"，《说文解字·虫部》："蛇蝉所解皮也。"按本品为蛇所蜕下的表皮膜，因称蛇蜕。《本草纲目》曰："蜕音脱，又音退，退脱之义也。"蛇退、蛇脱，因以得名。《本草纲目》又曰："龙、弓、符、筋，并后世廋隐之名耳。"古以龙身如蛇，多以龙蛇并称，故有龙衣、龙皮诸名，以隐蛇蜕之称。弓皮、蛇筋，以形为名。青、白龙衣，以色为名。蛇符即为蛇附，谓是蛇之外附皮也。

740 蛇含石 shehanshi 《本草纲目》

【来源】 为硫化物类矿物黄铁矿结核或褐铁矿化黄铁矿结核。

【异名】 蛇黄（《新修本草》），蛇黄石（《本草汇言》）。

【矿物名】 （1）黄铁矿结核 Pyritum Globuloforme

（2）褐铁矿 Limonitum

【性味与归经】 味甘，性寒。归心包、肝经。

【功能与主治】 镇惊安神，止血定痛。用于心悸，惊痫，肠风血痢，胃痛，骨节酸痛，痈疮肿毒。

释名考订

本品始载于唐《新修本草》，原名"蛇黄"，曰："蛇黄出岭南，蛇腹中得之，圆重如锡，黄黑青杂色。"本品体圆，质重，黄黑青相杂类蛇之色，由此而得名"蛇黄"。古人可能由"蛇黄"之名联想到"牛黄"，这样就有了"蛇腹中得之"的臆测。至宋，《本草图经》曰："今医所用，云是蛇冬蛰时所含土，到春发蛰吐之而去……与旧说不同，未知孰是？"古人经过实践，未从蛇腹中发现"蛇黄"，于是又有了"与旧说不同"的蛇冬蛰含土之说。不过，古人对此说也是持怀疑态度的，故有"未知孰是"的疑问。至明，本草文献中已出现"蛇含"之名，但此名与"蛇冬蛰时所含土"已没有太大关系。《本草纲目》曰："《庚辛玉册》云：蛇含自是一种石。云蛇入蛰时，含土一块，起蛰时化作黄石。不稽之言也。有人掘蛇窟寻之，并无此说（石）。"至此，古人终于明白，蛇含既不是生在蛇腹中的"蛇黄"，也不是蛇含之土所化之石。"蛇含自是一种石。"然而，因讹传所得"蛇含石"之名却从此流传下来，并被用作为本品的正名。

741 蛇床子 shechuangzi 《神农本草经》

【来源】 为伞形科植物蛇床的果实。

【异名】 蛇米（《神农本草经》），蛇珠（《吴普本草》），蛇粟（《广雅》），蛇床仁（《药性论》），蛇床实（《千金要方》），气果、双肾子（《分类草药性》），癞头花子（《浙江中药手册》），野茴香（《中国药用植物图鉴》），野萝卜碗子（《陕甘宁青中草药选》），野胡萝卜子（江苏、河北），野芫荽子、野蒿子（山东），蛇娘子、吸床子（江苏），假胡芦卜子（安徽）。

【植物名】 蛇床 Cnidium monnieri (L.) Cuss.

异名：盱、虺床（《尔雅》），马床（《广雅》），思益、绳毒、枣棘、墙蘼（《名医别录》），秃子花（《陕甘宁青中草药选》），野胡萝卜（东北、甘肃、河北、广西、江苏），假芹菜（广东、广西），野芫荽（山东、浙江），蛇狼草、蛇床草、野胡萝卜棵（江苏），山芫荽（山东）。

【性味与归经】 味辛、苦，性温；有小毒。归肾经。

【功能与主治】 燥湿祛风，杀虫止痒，温肾壮阳。用于阴痒带下，湿疹瘙痒，湿痹腰痛，肾虚阳痿，宫冷不孕。

释名考订

本品形如粟米，《本草纲目》曰："蛇虺喜卧于下食其子，故有蛇床、蛇粟诸名。其叶似蘼芜，故曰墙蘼。"蛇米、蛇珠者，名义同蛇粟。虺床，义即蛇床。虺（huǐ），蛇之类也。《字汇》云："虺，蛇属，细颈大头，色如绶文，大者长七八尺。"《本草纲目》又曰："凡花实似蛇床者，当归、芎䓖、水芹、藁本、胡萝卜是也。"则野胡萝卜、假芹菜诸名，盖由此义。果实为双悬果，椭圆形，以形似而有双肾子之名。

742 铜绿 tonglü《本草拾遗》

【来源】为铜器表面经二氧化碳或醋酸作用后生成的绿色锈衣。

【异名】铜青（《抱朴子》），生绿（《经验方》），青铜（《本草求真》），铜锈（《中药大辞典》），康青（《上海市中药饮片炮制规范》），坑青、京青、芜青（《浙江省中药炮制规范》），铜青粉（《成都市习用中药材质量规定》），铜醋矾、西碌（《本草药名集成》）。

【矿物名】铜绿 Malachitum

【性味与归经】味酸、涩，性微寒；有小毒。归肝、胆经。

【功能与主治】明目退翳，涌吐风痰，解毒祛腐，杀虫止痒。用于目翳，眼睑糜烂，中风痰壅，痈疽，鼻息肉，喉痹，牙疳，臁疮，狐臭，顽癣，痔瘘。

释名考订

《本草拾遗》曰："生熟铜皆有青……铜绿独在铜器上，绿色者是。"故名。铜青、生绿、青铜、铜锈诸名义同。铜绿主含碱式碳酸铜和碱式醋酸铜。早在 16 世纪，人们就知道"以醋制铜生绿，收取晒干货之。"（《本草纲目》）铜醋矾之名，当典出于此。这个方法一直延续了几百年，并为今人所沿用。康青、坑青，当为"糠青"之讹。糠青为化学品碱式碳酸铜的俗名。铜绿的主要化学成分虽然是碱式碳酸铜，但它与作为化学品的碱式碳酸铜之间毕竟还不能完全划等号，所以，把"糠青"（康青、坑青）作为铜绿的异名，似无的当。

743 银耳 yiner《中国药学大辞典》

【来源】为银耳科真菌银耳的子实体。

【异名】白木耳（《酉阳杂俎》），白耳、桑鹅、五鼎芝（《清异录》），白耳子（《贵州民间方药集》），雪耳（《药材资料汇编》1999 年版）。

【植物名】银耳 Tremella fuciformis Berk.

【性味与归经】味甘、淡，性平。归肺、胃、肾经。

【功能与主治】滋阴生津，润肺养胃。用于虚劳咳嗽，痰中带血，津少口渴，病后体虚，气短乏力。

释名考订

本品为银耳科真菌银耳的子实体，多寄生于朽木上，其色白，形卷曲如耳，故名银耳、雪耳、白木耳。桑鹅，宋《清异录》云："北方桑生白耳，名桑鹅。"按《神农本草经》载有"五木耳"。据《新修本草》，"五木耳"是指生于楮、槐、榆、柳、桑五种树上之木耳。生桑木者统称"桑耳"。《本草经集注》云："按老桑树生燥耳，有黄者，赤、白者。"其中白色之耳名桑鹅。"桑"者，谓其生于桑木；"鹅"者，色白之谓也。《清异录》另有"五鼎芝"之名。五鼎为高贵之义，古代高官贵族列五鼎而食，称作五鼎食；芝，仙草。"五鼎芝"者，谓银耳贵重难得，为富人服食之品。

744 银朱 yinzhu 《本草蒙筌》

【来源】 为以水银、硫黄和氢氧化钾为原料经加热升华而制成的硫化汞。

【异名】 心红（《本草蒙筌》），水华朱（胡演《升丹炼药秘诀》），猩红、紫粉霜（《本草纲目》），砥朱（《矿物药及其应用》），辛红、银砵（《本草药名集成》）。

【矿物名】 银朱 Vermilion

【性味与归经】 味辛，性温；有毒。归心、肺经。

【功能与主治】 攻毒，杀虫，燥湿，祛痰。用于痈疽，肿毒，溃疡，湿疮，疥癣，结胸，小儿内钓。

释名考订

本品以水银为主要原料加工制成，呈鲜艳的红色、朱红色，故名银朱。李时珍曰："昔人谓水银出于丹砂，熔化还复为朱者，即此也。名亦由此。"水华朱，为银朱之代称。"水华"者，水银也。液珠灵动，银光熠熠，故有其名。心红、猩红、紫粉霜等，皆以其色赤而得名。

银朱和灵砂都是用升炼法制成的硫化汞，但两者所用原料、炼制时间和炼制时的火候等均不相同，制成品的质量也有差别。灵砂的质量较银朱为好，所含杂质也较银朱为少。在临床应用上，银朱多作外用。

745 银杏叶 yinxingye 《中国药典》

【来源】 为银杏科植物银杏的叶。

【异名】 白果叶（《本草品汇精要》），白果树叶（《中药材手册》），飞蛾叶（《全国中草药汇编》），蛾叶（江西、湖南），蒲扇（江苏），鸭脚板（湖南）。

【植物名】 银杏 Ginkgo biloba L.

【性味与归经】 味甘、苦、涩，性平。归心、肺经。

【功能与主治】 活血化瘀，通络止痛，敛肺平喘，化浊降脂。用于瘀血阻络，胸痹心痛，中风偏瘫，肺虚咳喘，高脂血症。

释名考订

"银杏"之释义参见本书"白果"条。《本草纲目》曰："银杏，原产江南……叶薄，纵理俨如鸭掌形"，故名鸭脚板。蛾叶、蒲扇，皆以叶形为名。

746 银柴胡 yinchaihu 《本草纲目》

【来源】 为石竹科植物银柴胡的根。

【异名】 银夏柴胡（《本草原始》），银胡（《本草求真》），牛肚根、沙参儿、白根子、土参（《中药志》），山菜根、山马踏菜根（《山东中药》）。

【植物名】 银柴胡 Stellaria dichotoma L. var. lanceolata Bge.

异名：狭叶歧繁缕（《中国药用植物图鉴》），丝石竹繁缕（《常用中草药植物简编》），披针叶繁缕（《云南植物研究》），山菜、山马踏菜（山东）。

【性味与归经】 味甘，性微寒。归肝、胃经。

【功能与主治】 清虚热，除疳热。用于阴虚发热，骨蒸劳热，小儿疳热。

释名考订

历代本草原本只有"柴胡"。雷公云："凡使，茎长软、皮赤、黄髭须，出在平州平县，即今银州银县也。"至宋，《本草图经》云："柴胡……以银州者为胜。"所称银州，相当于今陕西省米脂县。

但经考证，在宋代以前，这种产于银州的柴胡（有时简称为"银柴胡"）并非现今所称的银柴胡，而是伞形科柴胡属植物银州柴胡 *Bupleurum yinchowense* Shan et Y. Li，为柴胡属植物中的一个新种。《本草纲目》曰："银州……所产柴胡长尺余，而微白且软，不易得也。"在本草中，它被视为传统药用柴胡的佳品。

明、清以来，有以一种"根似桔梗、沙参，白色而大者"伪充银州柴胡的。它们"形不类鼠尾，又不似前胡，较本草不对，治病难分两用"（《本草纲目拾遗》引翁有良），一度而致混淆。伪充者的身份后被搞清，为石竹科植物银柴胡 *Stellaria dichotoma* L. var. *lanceolata* Bge. 的根。随着医疗的发展，石竹科银柴胡以完全不同于伞形科柴胡的功能与疗效慢慢为人们所认识，并逐渐脱离柴胡而发展为独立的新品种。对银柴胡名称的涵义也有了与以往完全不同的诠释。《本草纲目拾遗》引金御乘云："盖银指色言，不指地言，犹金银花白色者曰银花是也。"

747 甜茶 tiancha 《饮片新参》

【来源】为虎耳草科植物伞形绣球或腊莲绣球的嫩叶。

【异名】蜜香草（《本草图经》），伞花八仙叶（《浙江天目山药用植物志》）。

腊莲绣球：甘茶（《中国药用植物图鉴》）。

伞形绣球：蜀漆、常山苗（《上海市中药饮片炮制规范》），甜菜、斩心菜（浙江）。

【植物名】（1）伞形绣球 *Hydrangea angustipetala* Hayata

（2）腊莲绣球 *Hydrangea strigosa* Rehd.

【性味与归经】味甘，性凉。

【功能与主治】截疟，利尿降压。用于疟疾，高血压病。

释名考订

伞形绣球的叶具有甜味，《本草图经》谓"人用为饮香，其味如蜜"，故有甜茶、甘茶、蜜香草诸称。腊莲绣球的叶并无甜味，所以有专家认为它不能作甜茶用。但由于腊莲绣球和伞形绣球的根同作土常山入药，故在习惯上，它们的嫩叶也就均作甜茶药用了。

748 甜瓜蒂 tianguadi 《本草经集注》

【来源】为葫芦科植物甜瓜的果柄。

【异名】瓜蒂（《神农本草经》），瓜丁（《千金翼方》），苦丁香（《宝庆本草折衷》），甜瓜把（《山东中药》），黄金瓜蒂（《药材学》），香瓜蒂、香瓜把（《本草药名集成》）。

【植物名】甜瓜 *Cucumis melo* L.

异名：甘瓜（《名医别录》），香瓜（《滇南本草》），果瓜（《本草纲目》），熟瓜（《本草从新》），穿肠瓜、粪甜瓜（《本草纲目拾遗》），白兰瓜、华莱士瓜（《中国植物志》），蜜糖埂（《中国药用植物图鉴》），白梨瓜、梨瓜（《新疆中草药》），穿肠草、川肠草、屎瓜秧、甜瓜秧（《全国中草药汇编》），燕瓜（《本草药名集成》），黄金瓜（浙江、上海），蜜糖瓜（浙江）。

【性味与归经】味苦，性寒；有毒。归心、胃、胆经。

【功能与主治】涌吐痰食，除湿退黄。用于风痰壅盛，宿食停滞，食物中毒，痰热癫痫，湿热黄疸。

释名考订

本品始载于《神农本草经》，原名瓜蒂，列为上品。《本草图经》曰："瓜蒂即甜瓜蒂也。"甜瓜，《本草纲目》曰："瓜字篆文，象瓜在须蔓间之形。甜瓜之味甜于诸瓜，故独得甘、甜之称。"其气甚香，因称香瓜。成熟果皮多黄色，乃呼黄金瓜。有谓古人用从粪便中解出之种子栽植此瓜，故又称穿肠瓜、粪甜瓜。"蒂"之释义参见本书"柿蒂"条。《本草纲目》曰："按王祯云：……（瓜）其蒂曰蓸，谓系蔓处也。"《正字通·疋部》云："蓸，与蒂通。""丁"，钉也。本品以形似而名瓜丁。又以其味苦且形似丁香，故名苦丁香。山东等地习称瓜蒂为瓜把，因称甜瓜把。

749 甜地丁 tiandiding 《中药鉴别手册》

【来源】为豆科植物米口袋、少花米口袋、狭叶米口袋、蓝花米口袋或洱源米口袋的带根全草。

【异名】米布袋（《救荒本草》），地丁（《本草纲目》），紫花地丁（《本草原始》），小丁黄（《吉林中草药》），疔毒草（《中药鉴别手册》），米口袋地丁（《中药大辞典》）。

米口袋：毛紫云英（《中国植物图鉴》），多花米口袋、大米口袋、独行虎、羊角子（《中国主要植物图说·豆科》），萝卜地丁、猫耳朵草（《全国中草药汇编》），小丁花（《中药大辞典》），蛤蟆草（东北），痒痒草（河北、辽宁、山东），破血丹、女儿草、草桔梗、地槐（陕西），紫地丁、槐连当（山东），小豆棵、棒槌草（河南），地丁草、地丁花（江苏），大根地丁（辽宁），老鼠布袋（山东）。

少花米口袋：小米口袋（《中国主要植物图说·豆科》），萝卜地丁（《中药大辞典》）。

狭叶米口袋：细叶米口袋（《东北草本植物志》），老鼠布袋（山东）。

蓝花米口袋：金菖根、地米菜、野花生（《云南药用植物名录》）。

洱源米口袋：小叶米口袋（《内蒙古中草药》），康滇米口袋（《西昌中草药》），小米口袋（《中华本草》），皮寒药（四川）。

【植物名】（1）米口袋 *Gueldenstaedtia multiflora* Bunge

（2）少花米口袋 *Gueldenstaedtia pauciflora* (Pall.) Fisch.

（3）狭叶米口袋 *Gueldenstaedtia stenophylla* Bunge

（4）蓝花米口袋 *Gueldenstaedtia coelestis* (Diels) Simpson

（5）洱源米口袋 *Gueldenstaedtia verna* (Georgi) A. Boriss

【性味与归经】味甘、苦，性寒。归心、肝经。

【功能与主治】清热解毒，凉血消肿。用于痈肿疔疮，丹毒，肠痈，瘰疬，毒虫咬伤，黄疸，肠炎，痢疾。

释名考订

本品的荚果呈圆筒状，被白色茸毛，内有种子多数。俗以此象形，喻为盛米之布袋，故有米布袋、米口袋之名。本品为商品紫花地丁之一，"米口袋地丁"乃因以得名。种子黑色，细小，气微，味淡，微甜，本品因称甜地丁，以相对于罂粟科的苦地丁，并区别于其他诸种"地丁"。

750 甜杏仁 tianxingren 《本草从新》

【来源】为蔷薇科植物杏或山杏部分栽培种味甜的种子。

【异名】巴旦杏、叭哒杏（《药材学》），叭杏仁、京杏仁、南杏仁（《上海市中药饮片炮制规范》），大套扁、马蹄套、大叭杏（《本草药名集成》），龙王帽、九道眉、旷杏仁、北山杏、白玉扁、京杏（北京、河北），叭杏、巴达杏（湖南），叭哒杏仁（湖北），甘杏（四川）。

【植物名】（1）山杏 *Prunus armeniaca* L. var. *ansu* Maxim.

（2）杏 *Prunus armeniaca* L.

【性味与归经】味甘，性平。归肺、大肠经。

【功能与主治】润肺止咳平喘，润肠通便。用于肺虚咳喘，肠燥便秘。

释名考订

"杏仁"之名义参见本书"苦杏仁"条。

杏仁有苦、甜之分。一般来说，栽培杏的种仁有的味苦，有的味甜；野生杏则概为苦杏仁。就原植物而言，西伯利亚杏、东北杏及野生山杏的种仁多为苦杏仁，而杏及山杏栽培种的种仁则有些是甜杏仁，有些则是苦杏仁。杏仁生于北方，故多称北杏仁。甜杏仁之所以被称为南杏仁，是为强调其与苦杏仁的不同。巴旦杏、叭哒杏、叭杏仁诸名当与扁桃有关。杏与扁桃均为蔷薇科植物。扁桃为古代从西域引入，其种仁亦供入药，商品称巴旦杏仁。"巴旦"为波斯语 badam 之音译。与杏仁一样，巴旦杏仁也有甜、苦之分，古代入药所用者多为甜巴旦杏仁。甜杏仁为后起品种，因与巴旦杏仁同称"杏仁"，且亦以甜者入药，遂以此附会，因有巴旦杏、叭哒杏、叭杏仁诸名。但此属误称，应予纠正。参见"巴旦杏仁"条。

旧时甜杏仁商品有多种规格。龙王帽：产北京南口、居庸关、黑龙庙一带；九道眉：又名旷杏仁，产北京房山、良乡一带；北山杏：产北京一带；白玉扁：产北京昌平、密云一带；京杏：产近京一带和陕甘地区。此外，甜杏仁还有"大套扁"、"马蹄套"、"大叭杏"等商品规格名。

751 梨^{li} 《名医别录》

【来源】 为蔷薇科植物白梨、沙梨、秋子梨等的果实。

【异名】 快果（《本草经集注》），果宗、玉乳、蜜父（《本草纲目》）。

白梨：猪嘴梨（《山东树木志》），秋白梨（河北、山东），鸭梨、蜜梨、雪花梨（河北），黄梨、油梨、夏梨、白挂梨（山西），莱阳梨、慈梨、窝梨（山东）。

沙梨：乳梨、棠梨、雪梨、清水梨（《滇南本草》），酥梨（《山东树木志》），淡水梨（江苏、广东），水梨（台湾）。

秋子梨：青梨（《中国植物志》），香水梨（《中科院植物所植物园栽培植物名录》），花盖梨（东北）。

【植物名】（1）白梨 *Pyrus bretschneideri* Rehd.

（2）沙梨 *Pyrus pyrifolia*（Burm. f.）Nakai

（3）秋子梨 *Pyrus ussuriensis* Maxim.

【性味与归经】 味甘、微酸，性凉。归肺、胃、心经。

【功能与主治】 清肺化痰，生津止渴。用于肺燥咳嗽，热病烦躁，津少口干，消渴，目赤，疮疡，烫火伤。

释名考订

"梨"，原作"棃"。从"木"，"利"声。陶弘景云："梨种殊多，并皆冷利，多食损人，故俗人谓之快果，不入药用。"李时珍不同意陶说，曰："陶隐居言梨不入药。盖古人论病多主风寒，用药皆是桂、附，故不知梨有治风热、润肺凉心、消痰降火、解毒之功也。"并引朱震亨曰："梨者，利也。其性下行流利也。"按"梨"为形声字，声符兼表意。本品味至甘美，故有果宗、玉乳、蜜父诸称。

752 盒子草^{hezicao} 《本草纲目拾遗》

【来源】 为葫芦科植物盒子草的全草或种子。

【异名】 合子草（《本草拾遗》），圣知子、圣先子、盍合子、仙沼子（《日华子本草》），预知子（《物理小识》），鸳鸯木鳖、水荔枝、盒儿藤（《百草镜》），天球草、龟儿草（《本草纲目拾遗》），无白草（《上海常用中草药》），匍丝网草（《浙江药用植物志》），打破碗子藤、野瓜藤（南药《中草药学》），汤罐头草、野苦瓜、湿疹草（《新华本草纲要》），小叶盒子草《云南种子植物名录》，预知子藤（江西），五瓜藤（广东），山苦瓜（广西），黄丝藤（江苏），马爬儿（江苏苏州）。

【植物名】 盒子草 *Actinostemma tenerum* Griff.

【性味与归经】 味苦，性寒。归肾、膀胱经。

【功能与主治】 利水消肿，清热解毒。用于水肿，鼓胀，疳积，湿疹，疮疡，蛇虫咬伤。

释名考订

本品始载于《本草拾遗》，原名合子草，云："蔓生岸旁，叶尖，花白，子中有两片如合子。"《本草纲目拾遗》称为天球草，因其"五月结实为球"，故名。喜生水边草丛中，所结之实状如荔枝，色青有刺，因称水荔枝。蒴果绿色，卵形或长圆状椭圆形，成熟时近中部盖裂，果盖锥形，以形似而呼盒子草。《本草纲目拾遗》又曰："球内生黑子二片，生时青，老则黑，每片浑如龟背，又名龟儿草"。《百草镜》则称其果"藏子二粒，色黑如木鳖而小"。故有鸳鸯木鳖之名。

本草历史上曾有过"预知子"究为何物的争论。赵学敏认为预知子即"天球草"，曰："此草……近时人罕用，而吴氏遵程著《从新》，以予（预）知子为近日所无，真不知即天球草也，世不用，而草医又易以他名"。近代据考证，本草所称"预知子"的原植物确为《本草纲目拾遗》所载之天球草，亦即葫芦科植物盒子草 *Actinostemma tenerum* Griff.（即本品）。参见"八月札"条。

753 象皮 xiangpi 《本草纲目》

【来源】为象科动物亚洲象的皮。

【异名】印度象皮、生象皮（《药材学》）。

【动物名】亚洲象 *Elephas maximus* L.

异名：印度象（《中国经济动物志》），大象（《常见药用动物》）。

【性味与归经】味甘、咸，性温。归心、脾经。

【功能与主治】止血敛疮，祛腐生肌。用于外伤出血，溃疡久不收口，褥疮。

释名考订

《本草纲目》引许慎《说文解字》云："象字篆文，象耳、牙、鼻、足之形。"经核，《说文解字》原文为："象耳、牙、四足之形。"段玉裁注："'象'当作'像'。'耳、牙'疑当作'鼻、耳'。'尾'字各本无，今补。"今按，"象"为象形字。甲骨文和金文中的"象"字都突出了象的长鼻这一特征。

754 猪苓 zhuling 《神农本草经》

【来源】为多孔菌科真菌猪苓的菌核。

【异名】豕零（《庄子》），猳猪屎（《神农本草经》），豕橐（《庄子》司马彪注），豨苓（《韩昌黎集》），地乌桃（《本草图经》），木猪苓（《小儿药证直诀》），结猪苓（《幼幼集成》），野猪食（《东北药用植物志》），猪屎苓（《四川中药志》），粉猪苓（《中国药用真菌》），猪茯苓（《中国药用真菌图鉴》），猪零（《本草药名集成》），野猪粪（东北、浙江、陕西、甘肃），野猪屎（东北），黑猪苓（四川、湖北），猪苓菌、楼子菌（四川），亥苓、枫苓（安徽），坚猪苓（湖北），山猪粪（青海）。

【植物名】猪苓 *Polyporus umbellatus*（Pers.）Fries

【性味与归经】味甘、淡，性平。归肾、膀胱经。

【功能与主治】利水渗湿。用于小便不利，水肿，泄泻，淋浊，带下。

释名考订

猪苓始载于《神农本草经》，列为中品。按"苓"有猪粪之义。元方回《瀛奎律髓》云："马矢为通，猪矢为零。"《本草经集注》曰："（猪苓）是枫树苓，其皮至黑，作块似猪矢，故以名之。"豕零，豕者，猪也。《方言》卷八："猪，关东西或谓之彘，或谓之豕。""零"，通"苓"。朱骏声《说文通训定声·坤部》云："苓，叚借为零。"有"零落"之义。《本草纲目》曰："猪屎曰零，其块零落而下故也。""猳"、"豨"，亦"猪"也。《广雅·释兽》："猳，豕也。"王念孙《疏证》："猳为牡豕，又为豕之通称。"《方言》卷八："猪……南楚谓之豨。"故此，豕零、猳猪屎、豨苓诸名之义并同猪苓。生于林中树根旁地上，表面黑色，其形呈团块状，以桃喻之，因称地乌桃。

755 猪牙皂 zhuyazao 《名医别录》

【来源】为豆科植物皂荚的不育果实。

【异名】猪牙皂角（《海上集验方》），猪牙皂荚（《新修本草》），牙皂（《本事方》），牙皂荚（《本草图经》），猪牙荚（《本草蒙筌》），乌犀（《本草纲目》），小皂（《本经逢原》），眉皂（《中药志》），小牙皂（南药《中草药学》），山牙皂（《新华本草纲要》），细牙皂（《上海市中药饮片炮制规范》），会牙皂、东牙皂（东北），眉毛皂、肥牙皂（四川）、小皂荚（陕西）、小皂角（山东）。

【植物名】皂荚 Gleditsia sinensis Lam.

【性味与归经】味辛、咸，性温；有小毒。归肺、大肠经。

【功能与主治】祛痰开窍，散结消肿。用于中风口噤，昏迷不醒，癫痫痰盛，关窍不通，喉痹痰阻，顽痰喘咳，咯痰不爽，大便燥结；外治痈肿。

释名考订

本品为皂荚树因衰老或受伤后所结的发育不正常的果实。其形小如猪牙，故名猪牙皂。简作牙皂。果实圆柱形，略扁长而弯曲，以形似而称眉皂、眉毛皂。色紫黑，有光泽，先端渐尖呈鸟喙状，形似犀角尖端，因称乌犀。参见"皂荚"条。

756 猪殃殃 zhuyangyang 《野菜谱》

【来源】为茜草科植物猪殃殃的全草。

【异名】锯子草（陕西、江苏、江西、福建、湖南、广西、贵州），拉拉藤（陕西、江苏、江西、福建、湖南、云南、贵州），锯锯藤（四川、贵州），小茜草、小飞扬藤、红丝线、血见愁、小红线线草、小红丝线（广西），细叶茜草、土茜草、活血草、红叶茜草、蓬子草、活血丹（江西），小锯子草、小禾镰草（湖南），四角金、三宝莲（福建），大红袍（四川），细茜草（云南），小锯藤（贵州），四季抽（浙江）。

【植物名】猪殃殃 Galium aparine L.

【性味与归经】味辛、微苦，性微寒。

【功能与主治】清热解毒，利尿通淋，消肿止痛。用于痈疽肿毒，乳腺炎，阑尾炎，水肿，感冒发热，痢疾，尿路感染，尿血，牙龈出血，刀伤出血。

释名考订

猪殃殃之名始见于《野菜谱》。为一年生蔓生或攀援草本，茎多分枝，具四棱，沿棱生有倒生刺毛，猪食之扎口，人摸之扎手，故有猪殃殃、锯子草、锯锯藤、拉拉藤诸名。叶4~8片轮生，状似飞翔之翅膀，故有"飞扬"之称。细茜草、小茜草者，因其形似茜草而细小，故名。可用于血证，因称血见愁。

757 猪屎豆 zhushidou 《广西本草选编》

【来源】为豆科植物猪屎豆的全草。

【异名】三圆叶猪屎豆、沙字绿肥（《中国主要植物图说·豆科》），野黄豆、潼蒺藜、大眼蓝（《中国药用植物图鉴》），黄野百合（《台湾药用植物志》），野苦豆、大眼兰（广州部队《常用中草药手册》），椭圆叶猪屎豆、野花生（江西《草药手册》），大马铃（《广西本草选编》），白猪屎豆（《中药材》），猪屎青（广东、海南、江西），土沙苑（广东、广西），野黄豆草（广东、江西），本沙苑、鬼子豆、水蓼竹（福建），苦买豆、假兰豆（广西），假沙苑（广东），响铃草（四川），戀戀草（台湾），野落花生（江西）。

【植物名】猪屎豆 *Crotalaria pallida* Ait.

【性味与归经】味苦、辛，性平；有毒。

【功能与主治】清热利湿，解毒散结。用于痢疾，湿热腹泻，小便淋沥，小儿疳积，乳腺炎。

释名考订

本品原产于热带地区，中国南方各地栽培较多。主要用作绿肥，因称"猪屎"，谓其肥效堪比猪肥。属豆类，故名猪屎豆。野苦豆、假兰豆、苦买豆等，亦因其类豆而得名。猪屎青，以色名，义同猪屎豆，强调本品是绿肥。本品的种子及幼嫩叶有毒。过去曾有将本品的种子混充沙苑子入药，故有"沙苑"诸名。临床有因误服而引起中毒的报道，严重者可因腹水和肝昏迷而死亡，故本品绝不能作沙苑子入药。

758 猫爪草 maozhaocao《中药材手册》

【来源】为毛茛科植物小毛茛的块根。

【异名】猫爪儿草（《河南中药手册》），鸭脚板（安徽）。

【植物名】小毛茛 *Ranunculus ternatus* Thunb.

异名：三散草（湖南、浙江），小金凤花、鳖仔草（台湾），黄花草（湖南），大叶奶管吮（浙江），金花草（广西兴安）。

【性味与归经】味甘、辛，性温。归肝、肺经。

【功能与主治】化痰散结，解毒消肿。用于瘰疬痰核，疔疮肿毒，蛇虫咬伤。

释名考订

猫爪草块根肉质，呈纺锤形，质坚实，常5~6个簇生一起，形似猫爪，故名。鸭脚板，亦以根形为名。单叶3裂或三出复叶，因称三散草。

759 猕猴桃 mihoutao《开宝本草》

【来源】为猕猴桃科植物中华猕猴桃的果实。

【异名】苌楚（《诗经》），羊桃、鬼桃、羊肠（《神农本草经》），御弋、铫弋（《名医别录》），藤梨、木子、猕猴梨（《开宝本草》），阳桃（《日用本草》），鼠矢（《广群芳谱》），大红袍（《贵州民间方药集》），大零核、猴仔梨（《福建民间草药》），山毛梨、毛梨儿（《四川中药志》），甜梨（《广西药用植物名录》），杨桃（《江西草药》），绳梨、金梨、野梨、红绳梨、群梨（《浙江民间常用草药》），山洋桃（《贵州草药》），狐狸桃（江西《草药手册》），洋桃果（《安徽中草药》），白毛桃（《云南中草药选》），红藤梨（南药《中草药学》），毛羊桃（河南、山东），野洋（湖南、山东），毛桃子（四川、云南），毛梨子（四川、湖北），洋桃（贵州、安徽），公洋桃、藤拉果（湖南），毛藤梨、山冬瓜（福建），大洋桃（四川），马屎桃（湖北），野狸桃（广西），马屎果（江西），山羊桃（陕西）。

【植物名】中华猕猴桃 *Actinidia chinensis* Planch.

异名：梨藤（《东阳县志》），毛叶猕猴桃（《经济植物手册》），岩风藤（《四川中药志》），软毛猕猴桃（《广西植物志》），毛栗树（《云南中草药选》），毛梨树（四川、云南），花铃树、金梨藤（浙江），丝葛藤（湖南），杨桃藤（江西）。

【性味与归经】味酸、甘，性寒。归胃、肝、肾经。

【功能与主治】解热，止渴，健胃，通淋。用于烦热，消渴，肺热干咳，消化不良，湿热黄疸，石淋，痔疮。

释名考订

本品为浆果，大小、形状似桃似梨；表面密生棕色长毛，以形似而称猕猴桃、猕猴梨。羊桃、鬼桃、狐狸桃，义同猕猴桃。阳桃、杨桃、洋桃者，为"羊桃"语声之讹。本品为藤本植物，因得藤梨、藤拉果诸名。

760 麻黄 mahuang 《神农本草经》

【来源】为麻黄科植物草麻黄、中麻黄或木贼麻黄的草质茎。

【异名】龙沙（《神农本草经》），狗骨（《广雅》），卑相、卑盐（《名医别录》），陈麻黄、净麻黄（《幼幼集成》）。

草麻黄：田麻黄（《中药志》），草本麻黄（《中国药用植物图鉴》），川麻黄（山西、河北、陕西、甘肃、宁夏、青海），海麻黄（山东）。

中麻黄：中间麻黄（《中国药用植物图鉴》），川麻黄（四川），柴麻黄（甘肃）。

木贼麻黄：山麻黄、木麻黄（《中药志》）。

【植物名】（1）草麻黄 *Ephedra sinica* Stapf

异名：豆称草（叶三多《生药学》），华麻黄（《中国植物图鉴》），地松、马蜂草（华北）。

（2）中麻黄 *Ephedra intermedia* Schrenk et C. A. Mey.

（3）木贼麻黄 *Ephedra equisetina* Bge.

【性味与归经】味辛、微苦，性温。归肺、膀胱经。

【功能与主治】发汗散寒，宣肺平喘，利水消肿。用于风寒感冒，胸闷喘咳，风水浮肿。

释名考订

麻黄茎细长圆柱形而微扁，表面淡绿色至黄绿色；若放置日久，则变为黄色。传统认为麻黄以陈年者为佳，故所用者多见黄色，因以"黄"为名。茎表面有细纵走棱线，手触之有粗糙感，故冠"麻"之名。俗以表面粗糙、不光滑者曰"麻"，例如："这种纸一面光，一面麻。"龙沙，"沙"亦粗糙之义。明方以智《物理小识·草木类上》云："糙叶树……叶沙，磨器细于木贼，猎梅叶亦沙，可用。"本品小枝细长，表面粗糙，故名龙沙。狗骨，以其外形似而名之。"卑"者，贱也。卑相之名，当由"狗骨"引申而来。卑盐，或为"卑颜"之讹。

761 鹿角 lujiao 《神农本草经》

【来源】为鹿科动物马鹿或梅花鹿已骨化的角或锯茸后翌年春季脱落的角基。

【异名】马鹿：马鹿角（《中国药典》）。

梅花鹿：花鹿角（《中药志》）。

【动物名】（1）马鹿 *Cervus elaphus* Linnaeus

异名：八叉鹿（《中药志》），黄臀赤鹿（《中国药用动物志》），草鹿（湖北），赤鹿（山东）。

（2）梅花鹿 *Cervus nippon* Temminck

异名：斑龙（《本草纲目》），花鹿（《中国动物图谱·兽类》），鹿（广西）。

【性味与归经】味咸，性温。归肾、肝经。

【功能与主治】温肾阳，强筋骨，行血消肿。用于肾阳不足，阳痿遗精，腰脊冷痛，阴疽疮疡，乳痈初起，瘀血肿痛。

释名考订

在甲骨文、金文中，"鹿"均为象形字。《本草纲目》曰："鹿之篆文，象其头、角、身、足之形。"《说文解字》曰："鹿，兽也。象头角四足之形。鸟、鹿足相似，从匕。"段玉裁注："鸟、鹿足相比（类），从比。"药用之鹿有梅花鹿和马鹿之分。梅花鹿夏季时体毛较薄，无绒毛，在背脊两旁和体侧下缘镶嵌着许多排列有序的白色斑点，状似梅花，故得其名。马鹿体形远较梅花鹿为大，形似骏马，因得其称。

"角"之释义参见本书"水牛角"条。雄鹿有分叉的角，长全时有4～5叉。古人认为鹿乃仙兽，自能乐性。雷公引《乾宁记》云："其鹿与游龙戏，乃生此异。"谓鹿与龙相戏乃生异角，故鹿有"龙"之称。其身斑斑，因呼斑龙。

762 鹿茸 lurong 《神农本草经》

【来源】为鹿科动物梅花鹿或马鹿的雄鹿未骨化、密生茸毛的幼角。

【异名】斑龙珠（《澹寮方》），茄茸（《史载之方》），茸角（《药材学》）。

梅花鹿：黄毛茸、梅花鹿茸（《药材学》），黄毛鹿茸（《中药材手册》），花茸（《中药志》），花鹿茸（《中国药典》）。

马鹿：青毛茸（《药材学》），青毛鹿茸、草茸（《中药材手册》），马鹿茸（《中国药典》）。

【动物名】（1）梅花鹿 *Cervus nippon* Temminck

（2）马鹿 *Cervus elaphus* Linnaeus

【性味与归经】味甘、咸，性温。归肾、肝经。

【功能与主治】壮肾阳，益精血，强筋骨，调冲任，托疮毒。用于肾阳不足，精血亏虚，阳痿滑精，宫冷不孕，羸瘦，神疲，畏寒，眩晕，耳鸣，耳聋，腰脊冷痛，筋骨痿软，崩漏带下，阴疽不敛。

释名考订

鹿茸首载于《神农本草经》，列为中品，为雄性梅花鹿或马鹿未骨化、密生茸毛的幼角，亦称茸角。王筠《句读》："草初生之状谓之茸，鹿茸盖取此义。"鹿有斑龙之名，鹿茸则以此而名斑龙珠。茄茸，《本草图经》曰：鹿茸"以形如小紫茄子者为上"，故名。梅花鹿茸之茸毛红黄色或棕黄色，因称黄毛鹿茸。马鹿茸之茸毛青灰色或灰黄色，乃有青毛鹿茸、草茸之名。鹿春季生茸，至秋茸皮脱落，完全骨化，即成鹿角。

763 鹿衔草 luxiancao 《滇南本草》

【来源】为鹿蹄草科植物鹿蹄草或普通鹿蹄草的全草。

【异名】小秦王草、秦王试剑草（《本草纲目》），破血丹（《植物名实图考》），鹿寿草、冬绿、紫背金牛草（《中药材手册》），大肺筋草、红肺筋草（《重庆草药》），鹿寿茶（《陕西中草药》），鹿安茶（《山西中草药》），鹿含草（《浙江药用植物志》），肺心草（贵州、云南、四川）。

鹿蹄草：河北鹿蹄草、美花鹿蹄草（《拉汉种子植物名称》），川北鹿蹄草（《中国高等植物图鉴》），潞安茶（南药《中草药学》），常绿茶（山西、安徽、江西），肺痨草、白茵陈、高山鹿衔草、罗汉茶（四川），白鹿寿草（陕西），地青菜（湖北）。

普通鹿蹄草：雅美鹿蹄草、山美人鹿蹄草（《拉汉种子植物名称》），卵叶鹿蹄草（《中药材手册》），小鹿衔、紫背鹿衔草（《丽江中草药》），云南鹿蹄草（《全国中草药汇编》），背红厚叶、马鹿草（云南），天青地红（湖北），红背金牛草（四川南桐）。

【植物名】（1）鹿蹄草 *Pyrola calliantha* H. Andres

（2）普通鹿蹄草 *Pyrola decorate* H. Andres

【性味与归经】味甘、苦，性温。归肝、肾经。

【功能与主治】祛风湿，强筋骨，止血，止咳。用于风湿痹痛，肾虚腰痛，腰膝无力，月经过多，久咳劳嗽。

释名考订

古人观察鹿罹病时常衔食此草而愈，故名鹿衔草、鹿安茶。鹿含草者，"含"、"衔"义通，都有口咬之义，故"鹿含"即"鹿衔"。鹿蹄草，《本草纲目》谓"鹿蹄象叶形"，故名。又曰："能合金疮，故名试剑草。"叶片薄草质，长圆形至倒卵状长圆形或匙形，上面绿色，下面色较淡，常带紫色，因称紫背金牛草。破血丹因功能而名。可用于久咳劳嗽，故有肺筋草、肺痨草、肺心草诸称。

764 商陆 shanglu 《神农本草经》

【来源】 为商陆科植物商陆或垂序商陆的根。

【异名】 葛根、夜呼（《神农本草经》），商陆根（《金匮玉函经》），当陆（《本草经集注》），章陆（《雷公炮炙论》），白昌（《开宝本草》），章柳根（《本草图经》），大药（《滇南本草》），白商陆（《普济方》），见肿消（《分类草药性》），白母鸡、长不老（《南京民间药草》），湿萝卜（《贵州民间方药集》），狗头三七（《药材资料汇编》），春牛头、抓消肿、牛萝卜（《四川中药志》），下山虎、牛大黄（《湖南药物志》），土人参（南药《中草药学》），猪母耳、金七娘、金鸡姆（《福建药物志》），花商陆（广西、浙江），土母鸡（广西、湖北），地萝卜（湖北），野胭脂（浙江）。

商陆：并州商陆（《证类本草》），杜大黄（《广西中药志》），野萝卜（《北方常用中草药手册》），山萝卜（西南、西北、江西、广西、福建、湖北），水萝卜（东北、西北、山东），抱母鸡（云南、江西、江苏），白花商陆（四川、山东），当路归、下奶果子、狗头三七、张果老（江苏），天萝卜、萝卜参、假红参（云南），白抱鸡婆、抱鸡婆、乌鸡婆儿（江西），土冬瓜（湖北），王母牛（山东），红商陆（陕西），粉孩儿（福建）。

垂序商陆：白鸡腿、白癞鸡婆（江西）。

【植物名】（1）商陆 *Phytolacca acinosa* Roxb.

异名：苋陆（《易经》），蓬蓪、马尾（《尔雅》），常蓼（《广雅》），蓫、蓫柳（《玉篇》），章柳（《本草图经》），大苋菜（《中国药用植物志》），苋菜蓝、肥猪菜（《中药大辞典》），红花倒水莲（广西、江西），湿苋菜、山包谷（贵州），大苦菜（云南），红苋菜（四川），白苋菜（福建），倒水莲（江西），到薯莲（广东），胭脂花（浙江），艳红子（安徽）。

（2）垂序商陆 *Phytolacca americana* L.

异名：十蕊商陆（《拉汉种子植物名称》），洋商陆（徐国钧《药用植物学与生药学》），美商陆（《中药志》），美洲商陆（《江苏植物志》），大麻菜（云南），山萝卜木（广西）。

【性味与归经】 味苦，性寒；有毒。归肺、脾、肾、大肠经。

【功能与主治】 逐水消肿，通利二便，外用解毒散结。用于水肿胀满，二便不通；外治痈肿疮毒。

释名考订

商陆始载于《神农本草经》，列为下品。《本草纲目》曰："此物能逐荡水气，故曰蓬蓪。讹为商陆，又讹为当陆，北音讹为章柳。"孙衍星曰："盖蓪即葛俗字，商即葛假字。"而"陆"，应是"蓬"之音转。"蓬蓪"，倒呼之，则为"商陆"。《尔雅》郭璞注："《广雅》曰：'马尾，商陆。'《本草》云：'别名葛。'今关西亦呼为葛，江东呼为当陆。"《说文解字·艸部》段玉裁注："是累呼曰蓬蓪，单呼曰葛。"《雷公炮炙论》有名章陆，"章"，古字通"商"。《荀子·王制》云："修宪命，审诗商，禁淫声。"王念孙《读书杂志》云："引之曰：商，读为章，章与商古字通。"故章陆即商陆。章柳，为章陆之声讹。《玉篇》有名"蓫"，《集韵·有韵》曰："蓫，草名，章陆也。""陆"、"柳"、"蓫"并语声之转也。商陆之茎绿色或紫红色类苋，故名苋陆。猪母耳以叶形名，"萝卜"以根形名，见肿消以功能名也。本品药性峻烈，苏廷琬谓其"疏五脏，散水气，有排山倒海之势"，因称下山虎。药材横切面黄白色，粗糙，具多数同心环状突起，似花纹，故药市多称花商陆。

765 旋覆花 xuanfuhua 《神农本草经》

【来源】为菊科植物旋覆花或欧亚旋覆花的头状花序。

【异名】覆、盗庚（《尔雅》），盛椹（《神农本草经》），戴椹（《名医别录》），飞天蕊（侯宁极《药谱》），金钱花（《本草图经》），野油花（《小儿卫生总微论方》），滴滴金、夏菊（《本草纲目》），金钱菊（《花史》），艾菊、迭罗黄（《群芳谱》），满天星（《岭南采药录》），六月菊（《铁岭县志》），黄熟花（《南京民间药草》），水葵花、金盏花（《贵州民间方药集》），猫耳朵花、驴耳朵花（《山东中药》），复花（《新疆药材》），小黄花（《河北药材》），金沸花（《中药志》），全福花（《药材学》），金佛花（《南川常用中草药》），覆花（《陕西中草药》），小黄花子、鼓子花（《北方常用中草药手册》），牛郎花（南药《中草药学》），全复花《中药处方名辨义》，全覆花（《常用中药名辨》），大黄花（东北），伏花（上海、吉林、河北），狗尾巴、姐姐花、猫耳花、柳叶菊（山东），独脚黄菊花、金菊花（湖南），元伏花、金覆花（江苏），野烟花（河北），苦苦菜花（青海），黄花儿（浙江）。

【植物名】（1）旋覆花 *Inula japonica* Thunb.

异名：日本旋覆花（《中药鉴别手册》），野烟（山东）。

（2）欧亚旋覆花 *Inula britannica* L.

异名：欧洲旋覆花（《内蒙古植物志》），毛旋覆花（《中药大辞典》），大花旋覆花（东北、华北）。

【性味与归经】味苦、辛、咸，性微温。归肺、脾、胃、大肠经。

【功能与主治】降气，消痰，行水，止呕。用于风寒咳嗽，痰饮蓄结，胸膈痞满，喘咳痰多，呕吐噫气，心下痞硬。

释名考订

旋覆花入药始载于《神农本草经》，列为下品。《本草衍义》曰："花淡黄绿繁茂，圆而覆下。"故名旋覆。"旋"，圆也。《庄子·达生》成玄英疏："旋，规也。规，圆也。"在《本草纲目》"旋覆花"条释名项下，记有金沸草、金钱花、滴滴金、盗庚、夏菊、戴椹等名，并谓："诸名皆因花状而命也。"《尔雅》云："覆，盗庚。"《本草纲目》曰："盖庚者金也，谓其夏开黄花，盗窃金气也。"五行中庚属金。此说稍嫌附会。全福花，为"旋覆花"之声转。金沸花，古时"沸"、"覆"一声，《说文解字·水部》云："沸，泉出貌……从水弗声。分勿切。"故金沸花即"金覆花"。盛椹、戴椹者，"椹"，为"糂"字形讹。《说文解字·米部》云："糂，以米和羹也。一曰粒也。"本品头状花序顶生，色黄，排列成疏散的伞房花序，犹如上戴饭糂之状，故有戴椹、盛椹之名。

766 望月砂 wangyuesha 《本经逢原》

【来源】为兔科动物东北兔、华南兔等野兔的干燥粪便。

【异名】兔蕈（《雷公炮炙论》），兔屎（《补缺肘后方》），玩月砂（姚僧坦《集验方》），明月砂（《太平圣惠方》），兔粪（《苏沈良方》），野兔子屎、山兔屎（《药材学》）。

【动物名】（1）东北兔 *Lepus mandschuricus* Radde

异名：草兔、山兔、山跳子（《中药志》），林兔（《拉汉兽类名称》），兔子（《中国药用动物志》）。

（2）华南兔 *Lepus sinensis* Gray

异名：短耳兔、野兔、粗毛兔（《中药志》），硬毛兔（《中国药用动物志》）。

【性味与归经】味辛，性寒。归肝、肺经。

【功能与主治】明目去翳，解毒杀虫。用于目翳，痔疮，疳积。

释名考订

本品为野兔的干燥粪便。功能明目去翳，故名望月砂。呈圆球形而略扁，浅棕色或灰黄色，散布于林下灌木或杂草丛中，粗观之若菌蕈之盖，因称兔蕈。

767 望江南 ^{wangjiangnan}《救荒本草》

【来源】为豆科植物望江南的茎叶。

【异名】金豆子（《本草纲目拾遗》），羊角豆（《中国植物图鉴》），野扁豆（《中国树木分类学》），狗屎豆、黎茶（《中国药用植物志》），凤凰草、喉百草（《江苏省植物药材志》），大羊角菜（《南宁市药物志》），豆荚草、土蚕菜（《湖南药物志》），头晕菜（《广西中药志》），草旆那（《台湾药用植物志》），飞天蜈蚣、铁蜈蚣（《江西草药》），大夜明、夜关门、假决明（《南方主要有毒植物》），山咖啡（《福建中草药》），大更药、望江南决明（安徽，四川，江西，广东，广西），生刺叶（广东）。

【植物名】望江南 *Cassia occidentalis* L.

异名：金花豹子（《百草镜》），猪骨棉、假槐花、凤凰花草（安徽、四川、江西、广东、广西），大蜈蚣草、天蚕草、地蚕草、江南槐（湖南），倒挂龙、叶苦参（云南），筋骨草、绉蜈蚣（安徽），双高藤、鸭掌枫（广东），金角儿树（江苏）。

【性味与归经】味苦，性寒；有小毒。

【功能与主治】清肝明目，健胃，通便，解毒。用于目赤肿痛，头晕头胀，消化不良，胃痛，腹痛，痢疾，便秘。

释名考订

本品始载于《救荒本草》，云："望江南……今人多採其子作草决明子代用。""假决明"乃因以得名。功能清肝明目，用治目赤肿痛有效，故名望江南，以隐喻其明目之功。叶互生，双数羽状复叶，长约20cm，小叶4～5对，具短柄，以形似而得"蜈蚣"之名。荚果扁平，线形，褐色，长10～13cm，以形似而有"羊角"之称。"旆那"为同属植物番泻叶的英文（senna）音译名，本品与番泻叶通便作用相似，故得"草旆那"之名。大更药，"更"，更衣，避讳语，古时大小便的婉辞。本品功能通便，因呼大更药。

768 羚羊角 ^{lingyangjiao}《神农本草经》

【来源】为牛科动物赛加羚羊的角。

【异名】泠角（《广雅》），羚羊、嫩羚羊（《中药材手册》），羚角（《药材资料汇编》1999年版）。

【动物名】赛加羚羊 *Saiga tatarica* Linnaeus

异名：麠（《说文解字·鹿部》），高鼻羚羊（《全国中草药汇编》），大鼻羚羊（南药《中草药学》），大鼻羚（《中药鉴别手册》），高鼻羚、猪鼻羚羊（《中国动物图谱·兽类》）。

【性味与归经】味咸，性寒。归肝、心经。

【功能与主治】平肝息风，清肝明目，散血解毒。用于肝风内动，惊痫抽搐，妊娠子痫，高热痉厥，癫痫发狂，头痛眩晕，目赤翳障，温毒发斑，痈肿疮毒。

释名考订

"羚"，古作"麠"。《说文解字·鹿部》云："麠，大羊而细角。从鹿，霝声。"《尔雅》郭璞注："麠羊，似羊而大，角员锐，好在山崖间。"古人将羚羊与鹿相比类，故字从"鹿"。《本草纲目》引王安石《字说》云："鹿则比类，而环角外向以自防；麠则独栖，悬角木上以远害，可谓靈（灵）也。故字从鹿，从靈。"古有"麠羊挂角"之说，传羚羊夜则悬角木上以避害，可见此兽性主灵，故以麠为名。"麠"字形繁，《本草纲目》曰："省文，后人作羚。"药用其角，因称羚羊角。《广雅》作"泠角"。"泠"、"麠"语声相转。

769 断血流 duanxueliu 安徽《断血流治疗各科疾病出血症的研究》

【来源】为唇形科植物灯笼草的全草。

【异名】大叶香薷（《植物名实图考》），蜂窝草、节节草（《贵州民间药物》），荫风轮、山藿香（《贵州草药》），瘦风轮、田螺菜、蒙锄草、九层塔（《全国中草药新医疗法展览会技术资料选编》），多头花塔草（《广西植物名录》），多头风轮菜（《全国中草药汇编》），风轮草（四川、陕西、甘肃），土荆芥（江苏、浙江），楼台草、风轮菜、走马灯草、走马灯笼、小益母草、漫胆草、夏枯草、土防风、绣球草、脚癣草（云南），节节菜、第第草（四川），刀口药、大铺地香（湖南），节节花、野薄荷（福建），止血丹（安徽），野鱼腥草（广西）。

【植物名】灯笼草 *Clinopodium polycephalum* （Vaniot）C. Y. Wu et Hsuan ex Hsuan

【性味与归经】味微苦、涩，性凉。归肝经。

【功能与主治】收敛止血。用于崩漏，尿血，鼻衄，牙龈出血，创伤出血。

释名考订

本品有很强的止血作用，民间多将其用于各种出血症，故名断血流。药理实验证示，以本品1g或0.5g敷于家兔颈动脉、股动脉切口，肝脏及后肢皮肤、肌肉切割创面，均能显著缩短止血时间，作用强于云南白药。为多年生草本。轮伞花序多花，圆球状，花时径达2cm，沿茎及分枝形成宽而多头的圆锥花序，形似长串灯笼，因称灯笼草。花序生于枝顶或叶腋，《植物名实图考》谓其"开花逐层如节"，以形状之，乃有节节草、九层塔、楼台草诸名。灯笼草为安徽民间草药。《中国药典》以"断血流"之名收载时，来源还包括它的同属植物风轮菜 *Clinopodium chinense* （Benth.）O. Kuntze。

770 淫羊藿 yinyanghuo 《神农本草经》

【来源】为小檗科植物淫羊藿、箭叶淫羊藿、柔毛淫羊藿、巫山淫羊藿或朝鲜淫羊藿的地上部分。

【异名】刚前（《神农本草经》），仙灵脾（《雷公炮炙论》），仙灵毗（《柳柳州集》），黄连祖、千两金、干鸡筋、放杖草、弃杖草（《日华子本草》），三枝九叶草（《本草图经》），仙灵脾叶（《苏沈良方》），干雄筋（《国药的药理学》），铜丝草、铁打杵（《贵州民间方药集》），羊藿（《四川中药志》），三叉骨、三叉风、桂鱼风、肺经草、铁菱角、鲫鱼风（《湖南药物志》），羊藿叶（《北方常用中草药手册》），羊角风（《全国中草药汇编》），羊合叶、乏力草、鸡爪莲（南药《中草药学》），阴阳合（江西、福建），牛角花（贵州、福建），铁铧口、铁耙头（湖南），三角耙（福建）。

淫羊藿：小叶淫羊藿（《东北药用植物图志》），心叶淫羊藿（《中药志》），短角淫羊藿（《湖北植物志》），野黄连、野蔓莲、含阴草（陕西），鬼见愁（甘肃）。

箭叶淫羊藿：铁箭头（《浙江药用植物志》），鸡爪黄连（《湖北植物志》），铁打杆（四川、贵州），铁连角（陕西、湖北），三角莲、铁蚊虫（江西），天仁合、放木草（四川），骚羊古、铁鹞子（贵州），羊合草、肺叶草（广西），铁角莲、淫羊合（湖北），羊角叶（广东），铁莲阁叶（福建），菊鱼风（湖南）。

柔毛淫羊藿：毛叶淫羊藿（《四川中药志》）。

朝鲜淫羊藿：东北淫羊藿（《全国中草药汇编》），大叶淫羊藿（《中药材品种论述》），广当幌子（《辽宁植物志》）。

【植物名】（1）淫羊藿 *Epimedium brevicornum* Maxim.

（2）箭叶淫羊藿 *Epimedium sagittatum*（Sieb. et Zucc.）Maxim.

（3）柔毛淫羊藿 *Epimedium pubescens* Maxim.

（4）巫山淫羊藿 *Epimedium wushanense* T. S. Ying.

（5）朝鲜淫羊藿 *Epimedium koreanum* Nakai

【性味与归经】味辛、甘，性温。归肝、肾经。

【功能与主治】补肾阳，强筋骨，祛风湿。用于肾阳虚衰，阳痿遗精，筋骨痿软，风湿痹痛，麻木拘挛。

释名考订

淫羊藿之名始见于《神农本草经》，列为中品。陶弘景曰："服之使人好为阴阳。西川北部有淫羊，一日百遍合，盖食此藿所致，故名淫羊藿。"羊合叶之名，其义并同。"藿"，原义是指豆叶。《广雅·释草》云："豆角谓之荚，其叶谓之藿。"《本草纲目》曰："豆叶曰藿，此叶似之，故亦名藿。""仙灵脾、千两金、放杖、刚前，皆言其功力也。鸡筋、黄连祖，皆因其根形也。"铁铧口、铁耙头、三角耙诸名，皆以其叶形也。

771 淡竹叶 danzhuye 《滇南本草》

【来源】为禾本科植物淡竹叶的茎叶。

【异名】竹叶门冬青（《分类草药性》），迷身草（《岭南科学杂志》），山鸡米（《华南经济禾草植物》），金竹叶（《广西中兽医药用植物》），长竹叶（《江苏省植物药材志》），淡竹米（《药材学》），山冬、地竹（《广西中药志》），林下竹（《闽东本草》），米身草（《中药通报》），山大麦（《浙江民间常用草药》），金鸡米（《全国中草药汇编》），麻布丁（华南），竹叶（湖南、山西、贵州、云南），山鸡谷（广东、广西），生鸡谷、竹鸡米、生鸡米、山鸡屎、虱婆草、碎骨草（广东），水竹叶、竹叶草（湖南），淡竹草、尖头草子（浙江），阴竹梢、草淡竹（江苏），小竹草（海南），山麦冬叶（福建龙岩）。

【植物名】淡竹叶 *Lophatherum gracile* Brongn.

【性味与归经】味甘、淡，性寒。归心、胃、小肠经。

【功能与主治】清热泻火，除烦止渴，利尿通淋。用于热病烦渴，小便短赤涩痛，口舌生疮。

释名考订

淡竹叶始载于《滇南本草》。《本草纲目》云："竹叶，象形。"叶似竹叶而味淡，故名淡竹叶。多野生于山坡林下或沟边阴湿处，因称林下竹、水竹叶。颖果纺锤形似谷米，山鸡米、竹鸡米、山鸡谷、淡竹米等因以得名。须根稀疏，其近顶端或中部常肥厚成纺锤状的块根，《本草纲目》谓其"与麦门冬一样，但坚硬尔"。故有"麦冬"、"门冬"诸名。

772 淡豆豉 dandouchi 《本草汇言》

【来源】为豆科植物大豆成熟种子的发酵加工品。

【异名】香豉（《伤寒论》），豉（《名医别录》），淡豉、大豆豉（《本草纲目》），杜豆豉（《全国中草药汇编》），香豆豉、清豆豉（《常用中药名辨》），黑豆豉（《本草药名集成》），豆豉（四川）。

【植物名】大豆 *Glycine max* （L.） Merr.

【性味与归经】味辛、苦，性凉。归肺、胃经。

【功能与主治】解表，除烦，宣发郁热。用于感冒，寒热头痛，烦躁胸闷，虚烦不眠。

释名考订

本品在《伤寒论》中即有记载，原名"香豉"。《本草经集注》云："豉，食中之常用，春秋天气不和，蒸炒以酒渍服之，至佳。"《释名·释饮食》云："豉，嗜也。五味调和，须之而成，乃可甘嗜也。故齐人谓豉，声如嗜也。"《本草纲目》曰："豉，诸大豆皆可为之，以黑豆者入药。"故名黑豆豉。豉有淡咸两种，以淡者入药，因称淡豆豉。

⁷⁷³密陀僧 ^{mituoseng}《新修本草》

【来源】为硫化物类方铅矿族矿物方铅矿提炼银、铅时沉积的炉底，或为铅熔融后的加工制成品。

【异名】蜜陀僧（《雷公炮炙论》），没多僧（《新修本草》），陀僧（《普济方》），炉底（《本草纲目》），南陀僧（《医宗金鉴》），银池、淡银（《药物出产辨》），金生（《标准药性大字典》），金炉底、银炉底（《现代实用中药》），金陀僧（《中药志》），金底（《矿物药及其应用》），佗僧、铅脚（《本草药名集成》）。

【矿物名】方铅矿 Lithargyrum

【性味与归经】味咸、辛，性平；有毒。归肝、脾经。

【功能与主治】外用杀虫收敛，内服祛痰镇惊。外治用于痔疮，湿疹湿疮，溃疡不敛，疥癣，狐臭，内服用于风痰惊痫。

释名考订

本品始载于《雷公炮炙论》，原名"蜜陀僧"。唐《新修本草》云："密陀僧……出波斯国，一名没多僧，并胡言也。"按"密陀僧"为波斯语 murdā seng 之音译。"蜜陀僧"、"没多僧"为其不同译写。至宋，《本草图经》曰："今岭南、闽中银铜冶处亦有之，是银铅脚。"《本草纲目》云："密陀僧原取银冶者，今既难得，乃取煎销银铺炉底用之。"以此遂有炉底、银炉底之名。因其呈金黄色或淡灰黄色，对光照之熠熠生辉，故又名金陀僧、金炉底。省称作陀僧、金底。

⁷⁷⁴密蒙花 ^{mimenghua}《本草纲目》

【来源】为马钱科植物密蒙花的花蕾及其花序。

【异名】小锦花（《雷公炮炙论》），蜜蒙花（《开宝本草》），羊耳朵、广中蜜蒙花（《滇南本草》），蒙花（《本草求真》），黄饭花（《南宁市药物志》），疙瘩皮树花（《中药材手册》），老蒙花（《药材学》），羊耳花、鸡骨头花（《四川中药志》），蒙花珠、水锦花（《中国药用植物图鉴》），虫见死、羊耳朵尖（《北方常用中草药手册》），米汤花（云南、广西、四川），染饭花（广西、贵州、云南），酒药花、糯米花、狗骨子、羊叶子、羊耳朵朵尖、羊咪咪花（云南），迷蒙花、老密蒙花、假黄花（广西），土蒙花、蜂糖花（四川）。

【植物名】密蒙花 Buddleja officinalis Maxim.

异名：虫见死草（《滇南本草》），黄花醉鱼草（《四川中药志》），断肠草（《云南种子植物名录》），羊春条（陕西、广西、四川），黄花树、绵条子、骨黄木、番黄木（广西），七里香、九里香（云南），绵糊条子（湖北），密蒙树（四川），蒙花树（陕西）。

【性味与归经】味甘，性微寒。归肝经。

【功能与主治】清热泻火，养肝明目，退翳。用于目赤肿痛，多泪羞明，目生翳膜，肝虚目暗，视物昏花。

释名考订

本品始载于宋《开宝本草》，原名蜜蒙花。《证类本草》、《本草衍义》等宋代本草均作"蜜"字，喻此花气香味甘。至明，《本草品汇精要》在目录中名为蜜蒙花，但在正文中却写作密蒙花。其后的《本草纲目》采用密蒙花之名，并释其名曰："其花繁密蒙茸如簇锦，故名。"后此名一直沿用至今。

本品是传统药用密蒙花的正品。但在浙、苏、皖、鲁、湘、粤等地，除本品外，还有以瑞香科植物结香花 Edgeworthia chrysantha Lindl. 的花蕾或头状花序作密蒙花入药者。商品将前者称作"老蒙花"，将后者称作"新蒙花"，以示区别。

775 续断 xuduan 《神农本草经》

【来源】为川续断科植物川续断的根。

【异名】龙豆、属折（《神农本草经》），接骨、南草（《名医别录》），川续断（《普济本事方》），接骨草（《卫生易简方》），京续断（《宋氏女科秘书》），川断（《临证指南》），续断肉、川断肉（《常用中药名辨》），山萝卜根、小续断（湖北），苦菜药（广西），川萝卜根（四川），山萝卜（云南）。

【植物名】川续断 *Dipsacus asperoides* C. Y. Cheng et T. M. Ai

异名：鼓锤草、和尚头（《滇南本草》），泡头草、帽子疙瘩菜、苦小草（云南），滋油菜、马蓟（四川），黑老鸦头（湖北）。

【性味与归经】味苦、辛，性微温。归肝、肾经。

【功能与主治】补肝肾，强筋骨，续伤折，止崩漏。用于肝肾不足，腰膝酸软，风湿痹痛，跌扑损伤，筋伤骨折，崩漏，胎漏。

释名考订

续断之名首见于《神农本草经》，谓其主"折跌，续筋骨"。《药品化义》曰："善理血脉损伤，接续筋骨断折，故名续断。"《本草纲目》云："属折、接骨，皆以功命名也。"叶与小蓟叶相似，但大于小蓟，因称马蓟。"马"者，大也。花序头状球形，故有鼓锤草、和尚头诸名。山萝卜根、川萝卜根，亦以其形似而有其称。古时续断多产四川，《植物名实图考》曰："续断……今所用皆川中产。"以此遂有川断、川续断之名。

776 绵萆薢 mianbixie 《中药志》

【来源】为薯蓣科植物绵萆薢或福州薯蓣的根茎。

【异名】萆薢（《神农本草经》），川萆薢（南药《中草药学》），畚箕斗、山畚箕、山薯、狗粪棵（《浙江药用植物志》），棉萆薢、大萆薢（湖南、福建）。

绵萆薢：山白薯（《浙江民间草药汇编》），川贝也、贝也（上海），棉蓖薢（湖南）。

福州薯蓣：山萆薢、山薯蓣、白犬骨刺、土瓜（福建），福萆薢、猴子薯（浙江）。

【植物名】（1）绵萆薢 *Dioscorea spongiosa* J. Q. Xi，M. Mizuno et W. L. Zhao

异名：猴骨草（福建）。

（2）福州薯蓣 *Dioscorea futschauensis* Uline ex R. Kunth

异名：福建绵萆薢（《全国中草药汇编》），福州绵萆薢（《中药材品种论述》），土萆薢、解毒草、猴骨草（福建），小萆薢、三脚灵（湖南）。

【性味与归经】味苦，性平。归肾、胃经。

【功能与主治】利湿去浊，祛风通痹。用于淋病白浊，白带过多，湿热疮毒，腰膝痹痛。

释名考订

萆薢始载于《神农本草经》，列为中品。据考证，古本草记载药用萆薢的植物来源至少包括两个科，一为薯蓣科薯蓣属（*Dioscorea*）植物，另一为百合科菝葜属（*Smilax*）植物。历史上菝葜和萆薢多有混淆，晋张华《博物志》就有"菝葜与萆薢相乱"之说。《植物名实图考》中萆薢有附图两幅，但均为菝葜属植物，菝葜与萆薢相乱的史实由此可见一斑。唐《新修本草》对两者的区别说得很清楚："萆薢细长而白，菝葜根作块结，黄赤色。"所言"细长而白"者，指的是薯蓣科薯蓣属萆薢；所言"根作块结，黄赤色"者，指的则是百合科菝葜属植物。"绵萆薢"之名在历代本草中均未见记载，只是近代在商品药材中始有粉萆薢、绵萆薢、红萆薢、白萆薢、土萆薢之分，其中主要为两大类，一类为粉萆薢，另一类为绵萆薢。"萆薢"之名义参见本书"粉萆薢"条。相对于粉萆薢而言，本品质地疏松，略呈海绵状，故名绵萆薢。

777 绵马贯众 mianmaguanzhong 《中药志》

【来源】 为鳞毛蕨科植物粗茎鳞毛蕨的根茎及叶柄残基。

【异名】 蕳苻、止泺（《尔雅》），贯众、贯节、贯渠、百头、虎卷、扁苻（《神农本草经》），贯来、贯中、渠母、贯钟、伯芹、药渠、黄钟（《吴普本草》），伯萍、乐藻、草鸱头（《名医别录》），伯药、药藻（陆德明《经典释文》），凤尾草（《本草图经》），蕨薇菜根（《滇南本草》），贯仲、管仲、黑狗脊（《本草纲目》），东绵马、日绵马（李承祜《药用植物学》），粗根鳞毛蕨（《经济植物手册》），鸡膀鳞毛蕨（《东北药用植物志》），绵马羊齿（《中国经济植物志》），东北贯众、大贯众（《全国中草药汇编》），牛毛黄、牛毛广、野鸡膀子（东北），广东菜（吉林），大管仲（北京）。

【植物名】 粗茎鳞毛蕨 Dryopteris crassirhizoma Nakai

【性味与归经】 味苦，性微寒；有小毒。归肝、胃经。

【功能与主治】 清热解毒，止血，杀虫。用于时疫感冒，风热头痛，温毒发斑，疮疡肿毒，崩漏下血，虫积腹痛。

释名考订

贯众入药始载于《神农本草经》，列为下品。根茎粗壮，叶簇生于根茎顶端，李时珍曰："其根一本而众枝（按：指叶柄）贯之，故……根名贯众、贯节、贯渠。渠者，魁也。""俗作贯仲、管仲者，皆谬称也。"《吴普本草》云："一名渠母。""母"疑为"毌"之误。"毌"，音 guàn，为"贯"之古字。《说文解字·毌部》云："毌，穿物持之也。"《集韵·换韵》："毌，穿物也，通也。通作贯。"据此，"渠母"应为"贯渠"之倒呼。《本草经考注》云："贯来，来恐朱讹，钟、中、朱共为众之音转借字，黄钟亦贯钟之讹字耳。""百头"，也为一根而众枝丛生之意，"百"泛指众多，义与贯众同。"伯药"者，即百头之药也。按"伯"与"佰"通，朱骏声《说文通训定声·豫部》："伯，叚借为佰。"为一百之数，"佰"为"百"之大写。伯芹、伯萍，字当为伯药之讹。《本草图经》曰："叶大如蕨……绿色，似小鸡翎。"以其形似而称"野鸡膀子"；美称之，则为"凤尾草"。《本草纲目》谓"其根曲而有尖嘴，黑须丛簇，亦似狗脊根而大，状如伏鸱"，因得草鸱头之名。《神农本草经》有名"扁苻"，谓其叶片扁长如符节，故名。《尔雅》称"蕳苻"，传写之误也。

778 绿豆 lǜdou 《开宝本草》

【来源】 为豆科植物绿豆的种子。

【异名】 青小豆（《太平圣惠方》），小豆、细豆（福建）。

【植物名】 绿豆 Vigna radiate（L.）R. Wilczak

【性味与归经】 味甘，性寒。归心、肝、胃经。

【功能与主治】 清热解毒，消暑，利水。用于暑热烦渴，丹毒，痈肿，水肿，泻痢，药食中毒。

释名考订

绿豆，又名青小豆，以其颜色青绿而得名。始载于《开宝本草》，原名菉豆。"菉"，《尔雅义疏》云："绿、菉字通也。"亦作绿色解。

779 绿矾 lǜfan 《日华子本草》

【来源】 为硫酸盐类矿物水绿矾的矿石，主含含水硫酸亚铁（$FeSO_4 \cdot 7H_2O$）。

【异名】 青矾（《新修本草》），皂荚矾（刘禹锡《传信方》），皂矾（《普济方》），滥矾（《全国中草药汇编》），土绿矾（《本草药名集成》），黑矾（吉林），绛矾（煅制品）。

【矿物名】 水绿矾 Melanteritum

【性味与归经】 味酸、涩，性寒。归肝、脾经。

【功能与主治】补血消积，解毒敛疮，燥湿杀虫。用于血虚萎黄，疳积，腹胀痞满，肠风便血，疮疡溃烂，喉痹口疮，烂弦风眼，疥癣瘙痒。

释名考订

"矾"之释义参见本书"白矾"条。

绿矾、青矾皆以色名。《本草图经》曰："绿矾……初生皆石也，煎炼乃成。其形似朴硝而绿色。"《本草纲目》曰："绿矾……状如焰消。其中拣出深青莹净者，即为青矾；煅过变赤，即为绛矾。"绛矾又称矾红。按天然绿矾主要含硫酸亚铁（$FeSO_4 \cdot 7H_2O$），呈浅绿色或黄绿色；煅烧成绛矾后则主要含氧化铁（Fe_2O_3），呈绛红色。《本草纲目》又曰："绿矾可以染皂色，故谓之皂矾。""皂"，古字作"皁"。《玉篇·皁部》云："皁，色黑也。"绿矾含亚铁离子，遇鞣质即生成黑色沉淀。旧时民间有以绿矾加石榴皮（中含大量鞣质）煮水以染皂帛的做法。刘禹锡《传信方》作"皂荚矾"，谬矣。

十二画

⁷⁸⁰琥珀^{hupo} 《雷公炮炙论》

【来源】为古代松科松属植物的树脂埋藏地下经年久转化而成的化石样物质。

【异名】育沛（《山海经》），虎珀、虎魄（《汉书》），江珠（《博物志》），琥魄（《后汉书》），石珀、水珀、花珀、物象珀、瑿珀（《雷公炮炙论》），兽魄、顿牟（《隋书》），火珀、血珀、金珀、蜡珀（《大明一统志》），明珀、香珀（《本草纲目》），洋珀、西珀（《增订伪药条辨》），红松脂（《药材资料汇编》），血琥珀、苏云珀（《中药材手册》），有珀（《中药志》），西血珀（《广西药材》），光珀（《全国中草药汇编》），红琥珀（《青藏药用矿物》），遗玉（《矿物药及其应用》），煤珀、黑珀、黑琥珀（《本草药名集成》）。

【矿物名】琥珀 Succinum

【性味与归经】味甘，性平。归心、肝、膀胱经。

【功能与主治】镇惊安神，散瘀止血，利水通淋，去翳明目。用于惊风癫痫，惊悸失眠，血淋血尿，小便不通，妇女闭经，产后瘀滞腹痛，目生翳障，痈疽疮毒，跌打损伤。

释名考订

琥珀最早自西域传入我国。《汉书·西域传上》称"虎魄"，出"罽宾"，"自武帝始通"。罽宾为汉代西域国名，梵语"迦湿弥罗"，在今克什米尔一带。"虎魄"一词是外来词的音译，其语源为叙利亚语 harpax。因其类玉，故改从"玉"旁。

琥珀如石如玉，晶莹光泽；或红或橙，天生秀色。其中时有蜂、蚁裹嵌其间，形色如生。以火燃之，香气四溢，爆裂有声。尤为神奇者，琥珀经摩擦后，能吸引草芥之类的轻微物品。《易经·乾》孔颖达疏："亦有异类相感者，若磁石引针，琥珀拾芥。"琥珀的这些奇妙特性引发了古人的探索和联想。对于琥珀的形成，古人众说纷纭。琥珀在传入之初译称为"虎魄"，因为古人认为此物为虎死后"精魄入地"所化。后来，从茯苓生于松树根上，联想到琥珀是"千年茯苓所化"；从琥珀中藏有蜜蜂，又联想到琥珀是"烧蜂巢所作"。直至南北朝以后，古人始逐渐认识到琥珀为"松脂入地所化"。

兽魄，即虎魄；"兽"为"虎"之代词。顿牟，"牟"，通"眸"。《荀子·非相》杨倞注："牟与眸同。"牟子，眼珠子，琥珀形似之，故以为名。江珠，义同顿牟，亦以形名。《正字通·玉部》云："色明莹，名蜡珀；色似松香，红而且黄，名明珀；无红色，如淡黄，多皱纹，名水珀；如石重，色黄者，名石珀；文一路赤一路黄者，名花珀；淡者名金珀；黑者名黑珀。"幽暗不明者名瑿珀；海外引入者名洋珀、西珀。血珀者，以色名；光珀者，以泽名；香珀者，以气名也。

781 斑蝥 banmao 《本草图经》

【来源】 为芫青科昆虫南方大斑蝥或黄黑小斑蝥的虫体。

【异名】 斑苗、龙尾（《神农本草经》），盤蝥（《说文解字》），斑猫、斑蚝、盘蝥、龙蚝、斑菌、腝发、晏青（《吴普本草》），龙苗（《药性论》），盤蝥虫（《本草拾遗》），斑猫虫（《普济方》），花斑猫（《外科启玄》），斑毛（《得宜本草》），班蝥（《本草汇纂》），羊米虫（《陆川本草》），老虎斑毛、花斑毛、花壳虫、小豆虫、放屁虫（《中药志》），花罗虫（《广东中药》），花斑蝥（《全国中草药汇编》）。

南方大斑蝥：大斑芫青（《拉英汉昆虫名称》），大斑蝥、中国斑蝥（《虫类药的应用》）。

黄黑小斑蝥：黄斑芫青、小斑蝥（《中国药用动物志》），眼斑芫青（《拉英汉昆虫名称》），中国黄斑蝥（《虫类药的应用》）。

【动物名】 （1）南方大斑蝥 *Mylabris phalerata* Pallas
（2）黄黑小斑蝥 *Mylabris cichorii* Linnaeus

【性味与归经】 味辛，性热；有大毒。归肝、胃、肾经。

【功能与主治】 破血逐瘀，散结消癥，攻毒蚀疮。用于癥瘕，经闭，顽癣，瘰疬，赘疣，痈疽不溃，恶疮死肌。

释名考订

本品始载于《神农本草经》，原名斑苗，列为下品。《本草图经》作斑蝥。陶弘景曰："豆花时取之，甲上黄黑斑色，如巴豆大者是也。"《本草纲目》曰："斑言其色，蝥，刺，言其毒如矛刺也。亦作盤蝥，俗讹为斑猫。"因传写之误，又讹为盤蝥（盘蝥）。《本草图经》谓斑蝥为"七月、八月大豆叶上甲虫"，因称小豆虫。《太平御览》引《神农本草经》云："春食芫花为芫青。"晏青，当为"芫青"语声之转。《本草纲目》又曰："人获得之，尾后恶气射出，臭不可闻。"故有放屁虫之名。本品有毒，刺激皮肤和黏膜会发泡或引起炎症。以其性相类，因称斑蚝、龙蚝。"蚝"，音 cì，为"毛虫"两字的合文，字同"蛓"。蛓是一种害虫，为刺蛾科黄刺蛾的幼虫。俗称"洋辣子"，能蜇人；被蜇后，皮肤疼痛难忍。

782 款冬花 kuandonghua 《神农本草经》

【来源】 为菊科植物款冬的花蕾。

【异名】 冬花（《万事家抄方》），款花（《疮疡经验全书》），看灯花（《本草崇原集说》），艾冬花（《山西中药志》），九九花（《中药志》），连三朵（《中草药学》），西冬花（陕西），九尽花（青海）。

【植物名】 款冬 *Tussilago farfara* L.

异名：蘱、菟奚、颗冻（《尔雅》），款东（《急就篇》），兔奚、橐吾、虎须（《神农本草经》），款冻、苦萃（《广雅》），氏冬（《名医别录》），钻冻（《本草衍义》），代冬、水平菜（《救荒本草》），八角乌（《植物名实图考》），驹足草（叶三多《生药学》）。

【性味与归经】 味辛、微苦，性温。归肺经。

【功能与主治】 润肺下气，止咳化痰。用于新久咳嗽，喘咳痰多，劳嗽咳血。

释名考订

本品入药始载于《神农本草经》，列为中品。款冬，"款"，有"至"、"到达"之义。《本草纲目》曰："款者至也，至冬而花也。"《文选·张衡〈西京赋〉》云："绕黄山而款牛首。"李善注引薛综曰："款，至也。"《艺文类聚》卷八十一引晋傅咸《款冬赋》云："惟此奇卉，款冬而生。"谓此卉不畏严寒，凌冬而生。款冬之名，义当由此。《尔雅义疏》曰："此花冬荣，忍冻而生，故有款冬、苦萃诸名。"颜师古注《急就篇》云："款东，即款冬也，亦曰款冻，以其凌寒叩冰而生，故为此名也。"《本草衍义》曰："百草中惟此不顾冰雪，最先春也。世又谓之钻冻。"《本草纲目》引晋郭缘生《述征记》曰："洛水至岁末凝厉时，款冬生于草冰之中，则颗冻之名以此而得。"氐冬、艾冬花者，"氐"、"艾"皆有"至"之义。"氐"，《说文解字·氐部》："氐，至也。"段玉裁注："氐之言抵也。""艾"，《广雅·释诂一》："艾，至也。"据此，氐冬、艾冬花之名义与款冬同也。款冬入冬孕蕾，历经数九寒天，至冬去春来时盛开，故名九九花、九尽花。冬花、款花，并为款冬花之省称。看灯花者，殆为款冬花语声之讹。叶片宽心形、肾形或马蹄形，因称驹足草，干燥花蕾呈不规则短棒状，常2～3个花序基部连生，俗称"连三朵"。

783 博落回 boluohui 《本草拾遗》

【来源】为罂粟科植物博落回或小果博落回的根或全草。

【异名】落回（《酉阳杂俎》），号筒草、勃勒回（《植物名植图考长编》），滚地龙、号筒木（《广西中兽医药用植物》），号筒青（《土农志》），山号筒、山麻骨（《中国土农药志》），勃逻回（《中国药用植物志》），猢狲竹、角罗吹、号角竹斗、亚麻筒（《浙江农药志》），山火筒（《农药植物手册》），蒿筒杆（《中国药用植物图鉴》），山梧桐（《杭州药用植物志》），鸡蛋红（《四川中药志》），通大海、泡通珠、边天蒿、通天大黄（《湖南药物志》），三钱三（《广西中药志》），土霸王（《江西民间草药验方》），号桐树（《江西医药》7：371，1966），通天窍、黄薄荷（《贵州草药》），翻牛白、狮子爪（《广西中草药》），号筒梗（《湖南农村常用中草药手册》），喇叭筒、吹火筒、蛇罗麻（《安徽中草药》），蒲罗吹、响榔（《浙南本草新编》），博落筒（《全国中草药汇编》），号筒树（安徽、湖北、湖南、江西、福建、广西、贵州），号筒杆（江西、安徽、广西、湖南），空洞草（浙江、贵州）。

【植物名】（1）博落回 *Macleaya cordata*（Willd.）R. Br.

（2）小果博落回 *Macleaya microcarpa*（Maxim.）Fedde

【性味与归经】味苦、辛，性寒；有大毒。

【功能与主治】杀虫，祛风解毒，散瘀消肿。用于痈疖肿毒，臁疮，痔疮，湿疹，跌打肿痛，风湿关节痛，滴虫性阴道炎；杀蛆虫。

释名考订

博落回始载于《本草拾遗》，曰："博落回生江南山谷，茎叶如蓖麻，茎中空，吹作声如博落回。"故名。落回、勃勒回、勃逻回，皆以拟声为名。其茎吹之能作响，故又称号筒草、号筒杆、山号筒、喇叭筒。"三钱三"以博落回之毒性为说。本品含多种生物碱，毒性甚大，入药多作外用，内服宜慎。

784 葫芦 hulu 《饮片新参》

【来源】为葫芦科植物葫芦或瓠瓜的陈旧的老熟果壳。

【异名】旧壶卢瓢（《海上方》），壶卢（《日华子本草》），破瓢（《孙天仁集效方》），陈壶卢瓢、茶酒瓢、败瓢（《本草纲目》），败瓠（《食物本草会纂》），瓢、葫芦壳、陈葫芦、神仙葫芦（《药材学》），葫芦瓢、抽葫芦（《四川中药志》），陈瓠壳（《福建药物志》）。

【植物名】（1）葫芦 *Lagenaria siceraria*（Molina）Standl.

异名：壶（《诗经》），匏瓜（《说文解字》），约腹壶（《广志》），悬瓠、蒲芦（《本草纲目》），蒲子（《海南植物志》），扁蒲（广东），蒲瓜（甘肃）。

（2）瓠瓜 *Lagenaria siceraria*（Molina）Standl. var. *depressa*（Ser.）Hara

异名：匏（《诗经》），瓠（《毛诗经》），悬瓠（崔豹《古今注》），甜瓠瓤（《新修本草》），匏卢、瓠瓤（《广韵》），腰舟（《鹖冠子》陆佃注），瓠匏（《滇南本草》），蔵姑（《群芳谱》），葫芦瓜（《本草求原》）。

【性味与归经】味甘，性平。归肺、脾、肾经。

【功能与主治】利水消肿，通淋，退黄。用于水肿，腹胀，淋证，黄疸。

释名考订

葫芦始见于《日华子本草》，原名壶卢。《本草纲目》曰："壶，酒器也。卢，饭器也。此物各象其形，又可为酒饭之器，因以名之……其圆者曰匏，亦曰瓢，因其可以浮水如泡、如漂也。"《说文解字·勹部》云："匏，瓠也。从包，从夸声。包，取其可包藏物也。"

朱骏声《说文通训定声》云："壶，叚借为瓠。"《诗·豳风·七月》："七月食瓜，八月断壶。"《毛传》："壶，瓠也。"《广雅疏证》云："匏之转声为瓢，瓠之叠韵为瓠㿉……瓠㿉，或作壶卢，或作瓠瓜。"今按，或又作"葫芦"。皆以其物形圆，如壶如卢，故名。《国语·鲁语》："苦匏不材，于人共济而已。"三国韦昭注：不材，"言不可食也"；共济，"佩匏可以渡水也"。佩匏于腰作渡水之舟，故名腰舟。中间缢细、下部大于上部，因称约腹壶。葫芦壳，即葫芦瓢。《本草纲目》曰："瓢乃匏壶破开为之者。"入药以陈败者为佳，故有"破"、"旧"、"陈"、"败"诸缀。

785 葫芦茶 hulucha 《生草药性备要》

【来源】为豆科植物葫芦茶或蔓茎葫芦茶的枝叶。

【异名】牛虫草、迫颈草、百劳舌（《广西中兽医药用植物》），金剑草、螳螂草（《泉州本草》），田刀柄、钊板茶、咸鱼草（《岭南草药志》），葫芦叶（《湖南药物志》），麻草、鲮鲤舌（《闽东本草》），鳖颈草（《广西药用植物名录》），三脚虎、龙舌广（《台湾药用植物名录》），龙舌癀（《福建中草药》），蒲芦草（广东、广西、海南），不落地、牛舌麻、剪犁头、犬嘴舌、双剑草、尖刀癀、杨梅草、到骨草、山埔姜（福建），鲑鱼草、咸鱼菜、龙舌红、龙舌茶、蒲芦茶、双葡萄、狗舌草、剃刀柄、三胎叶（广东），狗舌茶、长颈鹅、鳖头草、扎腰草（广西），马郎果叶、河地马桩（云南），地马庄（贵州），金腰带（江西），咸虾茶（海南），虎咬癀（台湾）。

【植物名】（1）葫芦茶 *Tadehagi triquetrum*（L.）Ohashi

（2）蔓茎葫芦茶 *Tadehagi triquetrum*（L.）Ohashi subsp. *Pseudotriquetrum*（DC.）Ohashi

【性味与归经】味苦、涩，性凉。

【功能与主治】清热解毒，利湿退黄，消积杀虫。用于中暑烦渴，感冒发热，咽喉肿痛，肺病咳血，肾炎，黄疸，泄泻，痢疾，风湿关节痛，小儿疳积，钩虫病，疥疮。

释名考订

葫芦茶始载于《生草药性备要》。叶片卵状披针形至狭披针形，先端急尖似舌形，故有鲮鲤舌、龙舌癀、龙舌广、狗舌草诸名。叶柄具宽翅，形似葫芦，《生草药性备要》谓其可"作茶饮"，故名葫芦茶。扎腰草、剃刀柄等，亦以叶形似而得名。荚果条状长圆形，以形似而称鳖头草、鳖颈草。民间腌制咸鱼、肉类时放入本品，谓可防蝇蛆，因称咸鱼草、咸虾茶。

786 葛根 gegen 《神农本草经》

【来源】为豆科植物野葛或甘葛藤的块根。

【异名】鸡齐根（《神农本草经》），干葛（《阎氏小儿方》），甘葛（《滇南本草》），粉葛（《草木便方》），黄葛藤根（《天宝本草》），葛麻茹（《陆川本草》），葛子根（《山东中药》），粉葛根（《中药志》），黄葛根（《四川中药志》），葛条根（《陕西中药志》）。

野葛：白葛（《名医别录》），海州葛根（《证类本草》），野葛根（《中药志》），柴葛根（《药材学》），甜葛（《四川中药志》），甘葛根（《常用中药名辨》），田葛藤根、刘头茹根、北葛根（《本草药名集成》），山葛根（广东），山刈根（福建），刈根（台湾）。

甘葛藤：铁葛根（《本草药名集成》），家葛根（湖南）。

【植物名】（1）野葛 *Pueraria lobata*（Willd.）Ohwi

异名：葛（《诗经》），绤绤草（《说文解字》），鹿藿、黄斤（《名医别录》），黄葛藤（《天宝本草》），葛茎藤（《中国土农药志》），田葛藤（《植物分类学报》），野扁葛（《中药大辞典》），葛麻藤（《中药材品种论述》），过山藤（《中国药学杂志》），葛条（东北、华北、河南、山东、福建、陕西），葛藤（东北、山东、江西、陕西），黄麻藤（陕西、广西），粉葛藤（江西、甘肃），葛藤草（台湾），大葛藤（江苏），苦葛（贵州），黄葛麻（湖北），夹孖藤（广西）。

（2）甘葛藤 *Pueraria thomsonii* Benth.

异名：家葛（《中国主要植物图说·豆科》），葛麻藤（广西、云南），葛麻（广西）。

【性味与归经】味甘、辛，性凉。归脾、胃、肺经。

【功能与主治】解肌退热，生津止渴，透疹，升阳止泻，通经活络，解酒毒。用于外感发热头痛，项背强痛，口渴，消渴，麻疹不透，热痢，泄泻，眩晕头痛，中风偏瘫，胸痹心痛，酒毒伤中。

释名考订

《说文解字·艸部》云："葛，绤绤草也。从艸，曷声。"《尔雅·释诂下》云："曷，止也。"朱骏声《说文通训定声》云："曷，叚借为遏。"《周易·困》云："困于葛藟。"孔颖达疏："葛、藟，引蔓缠绕之草。"按本品为蔓生缠绕植物，易阻遏人之通行。"葛"为形声字，声符兼表意，故有其名。药用其根，而称葛根。葛根味甘，以粉性足者为佳，故有甘葛、粉葛之名。"绤绤"，为葛布的统称，引申为葛服。葛之细者曰绤，粗者曰绤。野葛的纤维可织布成衣，因称绤绤草。《本草纲目》："鹿食九草，此其一种，故曰鹿藿。"

787 葎草 lücao 《新修本草》

【来源】为桑科植物葎草的全草。

【异名】勒草、黑草（《名医别录》），葛葎蔓（《新修本草》），葛勒蔓（《独行方》），来莓草（《开宝本草》），葛葎草（《圣济总录》），葛勒子、涩萝蔓（《救荒本草》），割人藤（《本经逢原》），锯锯藤（《贵州民间方药集》），假苦瓜、苦瓜藤（《广州植物志》），老虎藤（《安徽药材》），拉拉藤（《江苏野生植物志》），五爪龙、牛跤迹（《福建民间草药》），穿肠草、拉拉秧（《东北药用植物志》），拉拉蔓（《河北药材》），大锯锯藤（《四川中药志》），过沟龙（《江西草药》），牵牛藤、爪龙藤、千金拔、野丝瓜藤（《浙江民间草药汇编》），麻葛蔓（《甘肃中草药手册》），簕草（《全国中草药汇编》），拉人藤（浙江、上海），大叶五爪龙（浙江、江西），锯叶藤子、有刺五叶藤、牛脚迹、狗脚迹、刮皮藤、虎爪藤、葛勒草、蜈蚣藤、五爪金龙、五花龙、小五爪叶、五叶藤（福建），蛇不钻、锯拉草、降龙草（湖北），五爪风、过路乌泡、锯子草（湖南），大拉拉藤、猪儿刺藤、老虎刺（安徽），拉子藤、野丝瓜、葫芦藤（上海），乌山蔓、山苦瓜、苦瓜草（台湾），葛麻藤、苣苣藤（陕西），割拉蔓、拉狗蛋（山东），五叶杂藤、五叶葎（浙江），河转草、五披风（四川），拦马藤（吉林），拉马藤子（辽宁），串肠草（内蒙古），野桑草（青海），过满龙（河北），大拉拉秧（河南），路路藤（江苏），野苦瓜（江西），倒挂藤（云南），锯藤（广西）。

【植物名】葎草 *Humulus scandens*（Lour.）Merr.

【性味与归经】味甘、苦，性寒。归肺、胃、大肠、膀胱经。

【功能与主治】清热解毒，退热除蒸，利尿通淋。用于肺热咳嗽，发热烦渴，骨蒸潮热，热淋涩痛，湿热泻痢，热毒疮疡，皮肤瘙痒。

释名考订

葎草始载于《名医别录》，原名勒草。《本草纲目》云："此草茎有细刺，善勒人肤，故名勒草。讹为葎草，又讹为来莓，皆方音也。"《植物名实图考》则曰："南方呼刺皆曰勒，未可以葎、勒音转定为一物。"而讹为"来莓"者，则以"来"、"莓"两字合音与"勒"音相近故也。割人藤、刮皮藤、锯锯藤、拉拉藤、拉人藤、拦马藤等皆因其茎枝多刺而得名。葛蔂蔓、葛勒蔓、葛蔂草、葛勒草者，"葛"，《说文解字·艸部》："从艸，曷声。"《尔雅·释诂》："曷，止也。"《易·困》云："困于葛、藟。"孔颖达疏："葛、藟，引蔓缠绕之草。"本品蔓生缠绕，阻遏行人，因以"葛"名。茎长可达数米，乃称过沟龙、路路藤。叶掌状深裂，裂片多为 5，故有五爪龙、五叶藤、五叶蔂、狗脚迹诸名。

788 葡萄 putao 《神农本草经》

【来源】　为葡萄科植物葡萄的果实。

【异名】　蒲陶（《史记》），蒲桃（《周礼》郑玄注），草龙珠、水晶葡萄、马乳葡萄、紫葡萄、琐琐葡萄（《本草纲目》），赐紫樱桃（《群芳谱》），菩提子（《亨利氏中国植物名录》），山葫芦（《中国树木分类学》），索索葡萄（《北方常用中草药手册》），豆粒葡萄（《中药大辞典》），白葡萄干（《中国药典》），白葡萄、葡提子（广西），吊乳头（四川），玫瑰香葡萄（北京）。

【植物名】　葡萄 *Vitis vinifera* L.

【性味与归经】　味甘、酸，性平。归肺、脾、肾经。

【功能与主治】　补气血，强筋骨，利小便。用于气血虚弱，肺虚咳嗽，心悸盗汗，烦渴，风湿痹痛，淋病，水肿，痘疹不透。

释名考订

葡萄始载于《神农本草经》，列为上品。原产于欧洲、西亚及北非一带。据资料记载，最早栽培葡萄的是小亚细亚、里海和黑海之间及其南岸地区。大约在 7000 年前，南高加索、中亚细亚、叙利亚、伊拉克等地区也开始了葡萄的栽培。《周礼·地官司徒》云："场人，掌国之场圃，而树之果蓏、珍异之物，以时敛而藏之。"郑玄注："果，枣李之属。蓏，瓜瓠之属。珍异，蒲桃、枇杷之属。"此语意为：场人掌管廓门内的场圃，对于种植的瓜果、葡萄、枇杷等果品，须按时收获并贮藏好。可见，早在 3000 多年前，我国已有葡萄的栽培。而后西汉张骞出使西域，又将欧亚种葡萄传入中国。《汉书》曰：张骞使西域还，"采蒲陶、目宿种归"。《史记·大宛列传》云："宛左右以蒲陶为酒……俗嗜酒，马嗜苜蓿。汉使取其实来，于是天子始种苜蓿、蒲陶肥饶地。"关于"葡萄"一词的语源，比较可信的说法是源于大夏国（Bactria）都城"Bactra"一词的音译，此地曾是葡萄的著名产地。字又作"蒲陶"、"蒲桃"、"蒲萄"，皆胡语，无正字，随人会意而已。《本草纲目》曰："葡萄……其圆者名草龙珠，长者名马乳葡萄，白者名水晶葡萄，黑者名紫葡萄。"皆以形色为名。

789 葱白 congbai 《名医别录》

【来源】　为百合科植物葱的鳞茎。

【异名】　葱茎白（《本草纲目》），葱头（《炮炙大法》），葱白头（《药品化义》）。

【植物名】　葱 *Allium fistulosum* L.

异名：和事草（《清异录》），胡葱（《本草图经》），芤、菜伯（《本草纲目》），火葱（《草木便方》），四季葱（《广西中兽医药用植物》），食葱（《中药志》），大葱（《中国药用植物图鉴》），香葱（南药《中草药学》）。

【性味与归经】　味辛，性温。归肺、胃经。

【功能与主治】　发表，通阳，解毒，杀虫。用于伤寒寒热头痛，阴寒腹痛，虫积内阻，二便不通，痢疾，痈肿。

释名考订

葱始载于《神农本草经》，列为中品。葱、芤，皆因其叶片圆柱形且中空而得名。《本草纲目》曰："葱从囱，外直中空，有囱通之象也。芤者，草中有孔也，故字从孔，芤脉象之。葱初生曰葱针，叶曰葱青，衣曰葱袍，茎曰葱白，叶中涕曰葱苒，诸物皆宜，故曰菜伯、和事。"

790 葶苈子 tinglizi 《神农本草经》

【来源】为十字花科植物独行菜或播娘蒿的种子。

【异名】大适、大室（《神农本草经》），丁历（《名医别录》），丁苈子（《药材学》），辣辣子（青海）。

独行菜：赤须子（《炮炙论》），麻麻子（《中国沙漠地区药用植物》），羊辣罐子（《长白山植物药志》），拉拉盖子（青海、陕西），辣麻子（山西）。

播娘蒿：华东葶苈子（《中药大辞典》），苦芥子、黄蒿子（甘肃），眉毛蒿子、线香子（江苏），麦蒿子（河北）。

【植物名】（1）独行菜 *Lepidium apetalum* Willd.

异名：革、亭历（《尔雅》），狗荠（《广雅》），革蒿（《名医别录》），苦葶苈（《雷公炮炙论》），公荠（陆德明《经典释文》），曹州葶苈（《本草图经》），麦秸菜（《救荒本草》），辣辣菜（《植物名实图考》），辣麻（《中国药用植物志》），腺独行菜（《东北植物检索表》），雀扑拉、筷子头（《东北药用植物志》），辣麻麻菜（《北方常用中草药手册》），腺茎独行菜（《秦岭植物志》），小辣辣（《中国沙漠地区药用植物》），小花独行菜（南药《中草药学》），白花草（《中药大辞典》），无瓣独行菜、沙荠、葶苈（《长白山植物药志》），北葶苈（《中国药典》），辣麻麻（东北、内蒙古），羊辣罐（北方各省），辣辣根（内蒙古、甘肃、北京），芝麻眼草、宁津草（天津），葶苈草（湖北），辣蒿（山东）。

（2）播娘蒿 *Descurainia sophia*（L.）Webb ex prantl

异名：我（《诗经》），萝（《尔雅》），莪蒿（《尔雅注》），萝蒿（《诗传》），菥（《说文解字》），甜葶苈（《外台秘要》），米蒿（《救荒本草》），抱娘蒿（《本草纲目》），南葶苈（《中药通报》），眉眉蒿、黄蒿（《中国药用植物志》），密密蒿（《北方常用中草药手册》），布娘蒿（《甘肃中草药手册》），米米蒿（江苏、山东、河南、陕西），野芥菜（内蒙古、河北、陕西），婆婆蒿（福建、山东），蒿麦蒿、麦里蒿、麦蒿蒿、山东甜葶苈、眉玉蒿（山东），眉毛蒿、扫地娘（江苏），蜜蜜蒿（河南），芝麻眼草（河北），蜈蚣草（湖北）。

【性味与归经】味辛、苦，性大寒。归肺、膀胱经。

【功能与主治】泻肺平喘，行水消肿。用于痰涎壅肺，喘咳痰多，胸胁胀满，不得平卧，胸腹水肿，小便不利。

释名考订

葶苈，原作"亭历"。《尔雅·释草》云："革，亭历。"《说文解字》、《急就篇》、《五十二病方》等亦作"亭历"。"亭"，通"渟"，意为停滞，水积聚而不流通。《史记·秦始皇本记》云："禹凿龙门，通大夏，决河亭水，放之海。"同样的意思，在《史记·李斯列传》中则被写作："禹凿龙门，通大夏，疏九河，曲九防，决渟水，致之海。""历"，行。《战国策·秦策一》云："伏轼撙衔，横历天下。"高诱注："历，行也。"葶苈具行水消肿之功，《神农本草经》谓其能"通利水道"，《名医别录》谓其能"下膀胱水"，《药性论》谓其"能利小便"，《本草纲目》谓其能消"面目浮肿"。亭历，能决亭水而使历之，故名。从"艹"，而为"葶苈"。

791 落花生 luohuasheng 《滇南本草图说》

【来源】为豆科植物落花生的种子。

【异名】花生（《酉阳杂俎》），落花参（《滇南本草》），番豆、土露子（《物理小识》），长生果（《本经逢原》），落地松、地豆（《滇海虞衡志》），落地生（《刘启堂经验秘方》），及地果（《南城县志》），千岁子（《花镜》），地果（《植物名实图考》），南京豆（《植物学大辞典》），番果（《现代实用中药》），花生番豆（《中国主要植物图说·豆科》），长果、果子（山东），及第果（云南），涂豆（福建）。

【植物名】落花生 Arachis hypogaea L.

【性味与归经】味甘，性平。归脾、肺经。

【功能与主治】健脾养胃，润肺化痰。用于脾虚不运，反胃不舒，乳妇奶少，脚气，肺燥咳嗽，大便燥结。

释名考订

本品果实由子房柄伸长至地下后生成，似花落地而生，故名落花生，简作"花生"。最早从国外引入，荚果如豆，因有番豆、番果诸称。土露子、及地果者，言其果长于土中也。又作"及第果"，及地果之讹也。功擅滋养补益，民间因呼长生果。千岁子者，亦长生之义也。《植物名实图考长编》引《南越笔记》云："以清微有参气，亦名落花参。"

792 落地生根 luodishenggen 《岭南采药录》

【来源】为景天科植物落地生根的根及全草。

【异名】土三七、叶生根（《植物名植图考》），番鬼牡丹（《岭南采药录》），叶爆芽（《陆川本草》），厚面皮、着生药、伤药（《南宁市药物志》），古仔灯、新娘灯（《闽南民间草药》），天灯笼、枪刀草（《泉州本草》），打不死、晒不死（《广西中药志》），大疗癀、大还魂（《全国中草药新医疗法展览会资料选编》），还魂草、叶落地根、瓦顶草、落地青、落地生、刀枪药（广东），倒吊莲、生刀草、脚母草、大番魂（台湾），厚叶三七、刀斩药（广西），还原草（湖北），烧不死（云南），刀没痕（福建）。

【植物名】落地生根 Bryophyllum pinnatum（L. f.）Okon

【性味与归经】味苦、酸，性寒。归肺、肾经。

【功能与主治】凉血止血，清热解毒。用于吐血，外伤出血，跌打损伤，疮疖痈肿，乳痈，乳岩，丹毒，溃疡、烫伤、胃痛、关节痛，咽喉肿痛、肺热咳嗽。

释名考订

本品极易繁殖，叶片落地即可生出不定根或芽珠，故名落地青、叶爆芽、叶生根、落地生根。花萼钟状，花冠管状，淡红色或紫红色，以形似而称天灯笼、古仔灯、新娘灯。叶片肉质，因呼厚面皮。《植物名实图考》曰："伏日拔置赫曦，经月不槁。""赫曦"，亦作"赫羲"、"赫爔"。《文选·潘岳〈在怀县作〉诗》之一："初伏启新节，隆暑方赫羲。"张铣注："赫曦，炎盛貌。"本品之性耐久难燥，生命力强，故有打不死、晒不死、还原草、大还魂诸名。活血止血、化瘀定痛之功近于三七，土三七、刀没痕、伤药、刀枪药等因以得名。

793 萱草根 xuancaogen 《本草拾遗》

【来源】为百合科植物萱草、北黄花菜、黄花菜或小黄花菜的根。

【异名】漏芦果、漏芦根果（《滇南本草》），地人参（《分类草药性》），黄花菜根（《山东中药》），水大蒜、皮蒜、地冬、绿葱兜（湖南），绿葱根、镇心丹、昆明漏芦（云南），多儿母、红孩儿、爬地龙（贵州），天鹅孵蛋（浙江），玉葱花根（广东），竹叶麦冬（广西）。

萱草：野金针菜根（《药材学》），大萱草根（《中药志》），条参（云南），十姊妹（陕西）。

黄花菜：野金针菜根（《药材学》），金针菜根（南药《中草药学》），金针花根（四川）。

小黄花菜：小萱草根（《中药志》），雷皮葱根（四川）。

【植物名】（1）萱草 Hemerocallis fulva（L.）L.

异名：谖草（《诗经》），妓女（《吴普本草》），宜男（周处《风土记》），忘忧草、丹棘（崔豹

《古今注》），鹿葱（《南方草木状》），鹿剑（《土宿本草》），漏芦、芦葱（《滇南本草》），疗愁（《本草纲目》），益男草（《本草原始》），橙花萱草（《济南植物名录》），大萱草（《中药材手册》），黄花草（《中药大辞典》），栽秧花（《云南种子植物名录》），野金针菜、黄花菜、山金针、扁葱、水鹿葱（浙江），红花金针草、野黄花菜（湖南），绿春菜（贵州），土金针（四川）。

（2）北黄花菜 *Hemerocallis lilio - asphodelus* L.

异名：金针菜（《滇南本草》），黄花菜（《本草纲目》），黄花、葱鹿、野金针菜（《中国药用植物志》），忘萱草（《东北植物检索表》），棒根萱草（《东北药物志》），黄花萱草（《内蒙古中草药》），野黄花菜（《秦岭植物志》），盖狗帽、山金针、野金针（河南），萱草（山东），扇子草（河北）。

（3）黄花菜 *Hemerocallis citrina* Baroni

（4）小黄花菜 *Hemerocallis minor* Mill.

异名：蜜萱（《植物名实图考》），黄花菜、金针菜（《中国药用植物图鉴》），红萱（《全国中草药汇编》），细叶萱草（《云南种子植物名录》），金盏花（东北），凤尾七（华中），萱草（吉林、河北、云南），小萱草（辽宁、吉林、河北），红萱草（四川），多鬼母（贵州）。

【性味与归经】味甘，性凉；有毒。归脾、肝、膀胱经。

【功能与主治】清热利湿，凉血止血，解毒消肿。用于黄疸，水肿，淋浊，带下，衄血，便血，崩漏，瘰疬，乳痈，乳汁不通。

释名考订

《本草纲目》曰："萱本作谖。谖，忘也。《诗》云：'焉得谖草？言树之背。'谓忧思不能自遣，故欲树此草，玩味以忘忧也。吴人谓之疗愁。董子云：欲忘人之忧，则赠之丹棘，一名忘忧故也。其苗烹食，气味如葱，而鹿食九种解毒之草，萱乃其一，故又名鹿葱……李九华《延寿书》云：嫩苗为蔬，食之动风，令人昏然如醉，因名忘忧。此亦一说也。""萱"，古作"蕿"。《说文解字·艸部》云："蕿，令人忘忧草也。"芦葱，为鹿葱之音转。鹿剑者，以其叶片长条形如剑，故名。

794 **萹蓄** bianxu 《神农本草经》

【来源】为蓼科植物萹蓄的地上部分。

【异名】竹（《诗经》），萹茿（《说文解字》），编草（《水经注》），蓄辩、萹蔓（《吴普本草》），萹竹（《本草经集注》），地萹蓄、编竹（《履巉岩本草》），扁畜（《救荒本草》），粉节草、道生草（《本草纲目》），扁竹（《本草崇原》），萹竹草（《尔雅义疏》），萹蓄蓼（《植物名实图考》），大蓄片（《南京民间药草》），扁竹蓼、乌蓼（《中国药用植物志》），野铁扫把、路柳、疳积药（《贵州民间方药集》），斑鸠台（《安徽药材》），蚂蚁草、猪圈草、桌面草、路边草、七星草、铁片草（《江苏省植物药材志》），扁猪牙（《东北药用植物志》），扁竹草（《中药材手册》），牛筋草（《陕西中药志》），大铁马鞭、地蓼、牛鞭草、姝子草（《中药志》），边血草（《中国药用植物图鉴》），残竹草（《滇南本草》整理本），大萹蓄（《全国中草药汇编》），猪牙草（东北、河南、西藏），猪牙菜（东北），竹节草（江苏、浙江、山东），白日头草、太阳草、踢地花草、野猪花菜、地边血、野扫帚秧、瓜子草、牛索面、红节草、扁血草（浙江），红蛛子丝、旱萹草、野落帚、塌皮落帚、紫包草、踏勿草（上海），萹子草、扁珠草、珠芽草、扁蓄子芽（山东），曲仔药、泻痢药、小山桂、野山桂（福建），羊尾巴、犟脖筋（陕西），通淋草、雉头草（湖北），节节草、竹鞭菜（江苏），竹叶草（云南），铁疙疤皮（河南），萹竹竹（内蒙古）。

【植物名】萹蓄 *Polygonum aviculare* L.

【性味与归经】味苦，性微寒。归膀胱经。

【功能与主治】利尿通淋，杀虫，止痒。用于热淋涩痛，小便短赤，虫积腹痛，皮肤湿疹，阴痒带下。

释名考订

叶细绿如竹而茎扁圆，因称萹竹。《诗经》名"竹"。《诗·卫风·淇奥》："瞻彼淇奥，绿竹猗猗。"《毛传》："竹，萹竹也。"《尔雅·释草》云："竹，萹蓄。"萹，《说文解字·艸部》云："萹，萹茿也。"《楚辞·九章·思美人》王逸注："萹，萹蓄也。""茿"，音zhú。"茿"、"蓄"叠韵通用，则萹茿与萹蓄同为一物也。蓄辩，为萹蓄之倒呼。扁血、边血，为萹蓄省写之谬。"编"与"萹"读音相近，故有"编竹"之名。擅治膀胱热淋，因以有通淋草之称。《本草纲目》曰："节间有粉，多生道旁，故方士呼为粉节草、道生草。"茎细长如鞭，故名铁马鞭、牛鞭草。茎节赤，而称红节草。

795　楮实子 chushizi 《素问病机保命集》

【来源】为桑科植物构树的果实。

【异名】榖实、楮实（《名医别录》），榖子（《千金要方》），楮桃（《濒湖集简方》），角树子、野杨梅子（《江苏省植物药材志》），构泡（《重庆草药》），榖木子、榖树子、榖树卵子（《上海常用中草药》），谷树子（《上海市中药饮片炮制规范》），构树子（江苏、四川、湖北、山东、湖南），榖沙树果、榖米（广西），榖桃、楮实米（河南），楮实树子、楮桃树子（江苏），山桃子、土桃子（安徽），构实（河北），构桃子（陕西），谷皮树子（湖南），楮桃子（山东）。

【植物名】构树 *Broussonetia papyrifera*（L.）L. Her. ex Vent.

异名：榖（《诗经》），楮（《说文解字》），榖桑、楮桑（陆玑《诗疏》），构（《酉阳杂俎》），斑榖（《本草图经》），楮桃树（《救荒本草》），楮树（《植物名实图考》），酱黄木（《岭南采药录》），奶树（《中国药用植物图鉴》），谷（《海南植物志》），谷木（《全国中草药汇编》），榖树（南药《中草药学》），造纸树、壳树、柯树（《中药大辞典》），纱纸树、楮实子树（广东、广西），大构（湖北、贵州），沙纸树（广西、山东），谷桑（湖南、河北），皮树（安徽、河南），构桑（河北、陕西），奶浆树、榖浆树、大榖树、小构树（湖南），榖纱树、沙纸木（广西），构子树、厚皮浆树（云南），构皮树（贵州），合浆树（江西），构桃树（河南），榖皮树（广东），纸皮树（安徽）。

【性味与归经】味甘，性寒。归肝、肾经。

【功能与主治】补肾清肝，明目，利尿。用于肝肾不足，腰膝酸软，虚劳骨蒸，头晕目昏，目生翳膜，水肿胀满。

释名考订

《说文解字·木部》云："楮，榖也。"段玉裁注："《山海经》传曰：榖，亦名构。此一语之轻重耳。"则楮、榖、构三者是一物也。按构树为桑科落叶乔木，全株含乳汁，故有奶树、奶浆树、榖浆树诸名。《本草纲目》曰："楮本作柠（chǔ），其皮可绩为纻故也。楚人呼乳为榖，其木中白汁如乳，故以名之。"所称"楚人呼乳为榖"之说语出《汉书·叙传上》，曰："楚人谓乳'榖'。"又颜师古注引如淳曰："牛羊乳汁曰构。"则构、榖皆以其树多乳汁而得名也。按构树的茎皮为优质造纸原料，所造之纸古称榖纸，又呼楮纸，以至于"楮"字后竟成了纸的代称，如苏轼《书鄢陵王主簿所画折枝》诗："若人富天巧，春色入毫楮。"故此，构树又称造纸树、纸皮树、沙纸树。经检，有将构树称作"谷"、"谷木"、"谷桑"、"谷皮树"者，误也。究其原委，是把"榖"、"榖"两字搞混淆了，将"榖"字念成了"谷"，而"榖"又是"谷"的繁体字，因以致谬。其实，此误古已有之。《本草纲目》记曰：榖，"陆佃《埤雅》作榖米之榖，训为善者，误矣"。

796　椒目 jiaomu 《本草经集注》

【来源】为芸香科植物青椒或花椒的种子。

【异名】川椒目（《赤水玄珠》），花椒目、蜀椒目（《上海市中药饮片炮制规范》）。

【植物名】（1）青椒 *Zanthoxylum schinifolium* Sieb. et Zucc.

（2）花椒 *Zanthoxylum bungeanum* Maxim.

【性味与归经】味苦、辛，性温；有小毒。归脾、肺、膀胱经。

【功能与主治】利水消肿，祛痰平喘。用于水肿胀满，痰饮喘逆。

释名考订

本品为药材花椒的种子，呈卵圆形或半球形，外表面黑色，具光泽，形似目珠，故名椒目。传统认为主产于四川，故有川、蜀诸缀。

797 棕榈皮 zonglüpi 《日华子本草》

【来源】为棕榈科植物棕榈的叶柄及叶鞘纤维。

【异名】栟榈木皮（《本草拾遗》），败棕（《和剂局方》），棕毛、败棕榈（《普济方》），棕树皮毛（《摄生众妙方》），陈败棕（《良朋汇集》），棕榈毛（《玉楸药解》），陈棕、旧棕荐（《本草纲目拾遗》），老棕（《增广验方新编》），棕皮（《本草求原》），旧棕（《医方丛话》），棕板（《中药志》），陈棕皮（南药《中草药学》），棕柄、棕骨（《本草药名集成》），稀码棕（河北）。

【植物名】棕榈 *Trachycarpus fortunei*（Hook. f.）H. Wendl.

异名：棕（《山海经》），栟榈（扬孚《异物志》），棕树（通称），山棕（广西、贵州），棕衣树、百页草、棕榈竹、棕葵花（广西），定海针（湖南），老虎脚（江西），大棕（云南），千斤拔（浙江）。

【性味与归经】味苦、涩，性平。归肺、肝、大肠经。

【功能与主治】收敛止血。用于吐血，衄血，尿血，便血，崩漏。

释名考订

本品入药始载于《本草拾遗》，原名栟榈木皮。原植物棕榈，即《山海经》所载之"棕"，亦即《异物志》所载之栟榈。"棕"，本作"椶"。《正字通·木部》云："棕，同椶，俗省。"《本草纲目》曰："皮中毛缕如马之鬃鬣，故名。椶，俗作棕。鬣音闾，毼也。"鬃鬣，马鬃。此为从形态释义。《广雅疏证》则云："椶之言总也。皮如丝缕，总总然聚生也。《说文》云：'总，聚束也。'又云：'布之八十缕为椶'。"此乃以声义为说也。中医认为棕榈须以陈久者入药，故常冠"陈"、"败"、"老"、"旧"诸缀。目前市售商品因各地用药习惯不同而分为三种：以纤维状鞘片之陈久者入药的称为陈棕皮；将叶柄削去外面纤维晒干后入药者称为棕骨（又名"棕板"）；以取自破旧棕床的网状织物或绳索入药者称为陈棕。

798 粟芽 suya 《本草纲目》

【来源】为禾本科植物粱的发芽颖果。

【异名】蘖米（《名医别录》），粟蘖（《本草衍义》），谷芽（《中国药典》），谷子芽（山东）。

【植物名】粱 *Setaria italica*（L.）Beauv.

【性味与归经】味甘，性温。归脾、胃经。

【功能与主治】消食和中，健脾开胃。用于食积不消，腹胀口臭，脾胃虚弱，不饥食少。

释名考订

粟、黍、谷、麦、豆类之芽，古称"蘖"。《说文解字·米部》云："蘖，牙米也。"段玉裁注："古多以牙为芽。"又注："芽米谓之蘖。"粟蘖，又名粟芽。"粟"，古字作"稾"。《说文解字·卤部》云："稾，嘉谷实也。""卤"（tiáo）为会意字，王筠《句读》："上象蒂形，下象实形。"作形容词，如草木果穗累累下垂之貌。"稾"（"粟"），从"卤"从"米"，《本草纲目》曰："象穗在禾上之形。"按粟是古代主要的粮食作物之一，为民生之必需。秦汉以前，粟为谷类之总称；汉以后，始称穗大毛长粒粗者为粱，穗小毛短粒细者为粟。《本草纲目》曰："粱者，良也。或云种出自梁州，或云粱米性凉，故得粱名。"《说文解字》引孔子曰："粟之为言续也。"按"粟"、"续"音韵相叠。段玉裁注："孔子以叠韵为训也。嘉种不绝，蒸民乃粒，禹稷之功也。"表达了古人对大自然给予人类不断恩赐的感激之情。

粟，北方称谷子，发芽颖果称谷芽。但在南方，则将稻的子实称谷子，稻的发芽颖果称谷芽。为避免混淆，还是将两种谷芽分别称作粟芽和稻芽为好。

799 酢浆草 cujiangcao 《新修本草》

【来源】为酢浆草科植物酢浆草的全草。

【异名】酸箕（李当之《药录》），三叶酸草（《千金要方》），醋母草、鸠酸草、小酸茅（《新修本草》），雀林草（《外台秘要》），酸浆、赤孙施（《本草图经》），醋啾啾、田字草（《百一选方》），酸浆草（《履巉岩本草》），雀儿草、酸母草（《永类钤方》），酸饺草（《滇南本草》），小酸苗（《本草品汇精要》），酸草（《摘元方》），三叶酸、三角酸、雀儿酸（《本草纲目》），酸迷迷草（《本草纲目拾遗》），斑鸠草、酸味草（《生草药性备要》），三叶酸浆（《植物名实图考》），酸酸草（《分类草药性》），酸斑苋（《岭南采药录》），咸酸草、酸酢草（《福建民间草药》），酸得溜（《江苏省植物药材志》），匍匐酢浆草（《中国种子植物分类学》），铺地莲（《南宁市药物志》），婆姑酸、酢母草（《民间药与验方》），三叶破铜钱、黄花梅（《江西民间草药》），酸味味（《中国药用植物图鉴》），黄花草、六叶莲、野王瓜草、王瓜酸、冲天泡、长血草（《湖南药物志》），老鸭嘴、满天星（《广西中药志》），咸酸甜草（《泉州本草》），酸批子（《闽东本草》），酸米米（《广西药用植物志》），东阳火草、水晶花（《上海常用中草药》），蒲瓜酸、鸹鸪酸（《浙江民间常用草药》），黄花酢浆草（广州部队《常用中草药手册》），老鸦草（《湖南农村常用中草药手册》），三叶饺（《昆明民间常用草药》），酸荄草、木瓜叶（《丽江中草药》），酢酱（《青岛中草药手册》），浆儿莓酸、酸滋草（《浙南本草新编》），三叶草（《陕甘宁青中草药选》），酸角草（《云南种子植物名录》），酸梅草（江苏、安徽、江西、浙江），酸咪咪（江苏、江西、贵州），酸芝草、老鸦饭（福建、浙江），斑鸠酸（福建、广东），酸梅子草（上海、浙江），酸酱草（浙江、湖南），酸林草、黏酢浆草、酸菜草、酸了草、坡鸠酸、阿婆酸、酸甲菜、三叶菜、酸黄瓜菜、斑鸠窝、阴阳草（广西），白鸡酸、卜鸠酸、卜鸪酸、鹏盐酸、盐鸠酸、黄鸽酸草、鸹鸠盐酸、味酸草、小斑鸠酸、咕咕酸（广东），何丕草、甜细花、酸披草、没头露草、茅酸草、色瓜草、三角盐酸草、酸露草、霜露草、隔夜合（福建），黄瓜草、三梅草、雀灵草、扭金草、四叶草、老鸦酸草、酸王小草、雷公剪、恨天雷（湖南），小鸡草、红叶老鸦饭、盐酸草、姜鱼酸、黄花金钱草、鸹鸪酸草（浙江），酸不溜、酸不浆、酸瓜草、酸婆婆鸡、酸酒缸（河南），劈碰草、野草头、酸酸梅、酸梅菜、酸咪咪草（上海），九九酸、酸老九、酸酒草、酸米草（江西），三合心草、酸夫儿草、孩儿酸、擦铜草（四川），老鸦腌菜、六瓣草、酸爪草（云南），鹏鸪酸、酸甜草、地酸菜（海南），急性草、酸咪菜、黄瓜香（贵州），盐酸仔草、山盐酸、胡蝇翼（台湾），小三梅草、小叶酸草、瑟瑟草（陕西），酸溜草、酸溜溜（山东），酸米子草、酸儿子草（湖北），疔草、雨箭草（江苏），酸溜子（安徽），六叶酸（河北）。

【植物名】酢浆草 *Oxalis corniculata* L.

【性味与归经】味酸，性寒。归肝、肺、膀胱经。

【功能与主治】清热利湿，凉血散瘀，消肿解毒。用于泄泻，痢疾，黄疸，淋病，赤白带下，麻疹，吐血，衄血，咽喉肿痛，疔疮，痈肿，疥癣，痔疾，脱肛，跌打损伤，烫火伤。

释名考订

"酢"，为"醋"之本字。《说文解字》段玉裁注："酢，本载浆之名，引申之凡味酸者皆谓之酢。"本品味酸，故名酢浆、酸浆。小叶三枚，因称三叶酸草。花和小叶昼开夜合，故有阴阳草、隔夜合诸名。《本草图经》云："南人用揩鍮石器，令白如银。"乃呼擦铜草。

800 硝石 xiaoshi 《雷公炮炙论》

【来源】 为硝酸盐类硝石族矿物硝石经加工精制而成的结晶体或人工制品。

【异名】 朴消（《神农本草经》），消石、芒消（《名医别录》），苦消（《药性论》），北帝元珠、化金石、水石（《石药尔雅》），地霜（《蜀本草》），生消（《开宝本草》），焰消（《土宿本草》），焰硝（《普济方》），火消、牙消、北帝玄珠（《本草纲目》），火硝（《外科大成》），土硝（《药材学》），炮硝（《四川中药志》），银消（《非金属矿产开发应用指南》），银硝、马牙硝（《上海市中药饮片炮制规范》），生硝（《矿物药及其应用》），生消石、硝、河东野盐石（《本草药名集成》），牙硝（湖南）。

【矿物名】 硝石 Nitrum

异名：钾硝石、印度硝石（《中华本草》）。

【性味与归经】 味苦、微咸，性温；有小毒。归心、脾、肺经。

【功能与主治】 攻坚破积，利水泻下，解毒消肿。用于中暑伤冷，痧胀吐泻，心腹疼痛，黄疸，癥积，诸淋涩痛，喉痹，目赤，痈肿疔毒。

释名考订

硝石原作"消石"，始载于《名医别录》。在古本草中，"消"是盐硝类药（主要为硫酸钠盐、硝酸钾盐类）的统称。元王好古曰："消石者，消之总名也。但不经火者，谓之生消；朴消经火者，谓之芒消、盆消。"它们为什么会被称作"消"呢？它们既为矿石，又为何从"氵"不从"石"呢？对此，诸家本草众说纷纭。陶弘景引皇甫士安曰：此物"以水投中即消，故名消石"。李时珍释"朴消"名曰："此物见水即消，又能消化诸物，故谓之消。"崔昉《外丹本草》则云："消石，阴石也。此非石类，乃咸卤煎成。"简言之，此类物质"见水即消"，"又能消化诸物"；"非石类，乃咸卤煎成"，故从"氵"而以"消"为名。"消"的这些性质完全符合盐硝类药的特征。古称之"消"，现多已改作"硝"。

《本草纲目》曰："消石，丹炉家用制五金八石，银工家用化金银，兵家用作烽燧火药，得火即焰起。"故有化金石、银硝、焰消、火消、炮硝诸名。又曰："以水煎化，倾盆中，一夜结成。澄在下者，状如朴消，又名生消，谓炼过生出之消也。结在上者，或有锋芒如芒消，或有圭棱如马牙消，故消石亦有芒消、牙消之名，与朴消之芒、牙同称，而水火之性则异也。"一名地霜，《开宝本草》云："所在山泽，冬月地上有霜，扫取以水淋汁后，乃煎炼而成（消石）。"故名。因其味苦，又名苦消。

801 硫黄 liuhuang 《吴普本草》

【来源】 为自然元素类矿物硫族自然硫。

【异名】 石流黄（《范子计然》），石硫黄（《神农本草经》），石留黄、流黄（《吴普本草》），昆仑黄（《本草经集注》），黄牙（《丹房镜源》），黄英、烦硫、石亭脂、九灵黄童、山石住（《石药尔雅》），黄硇砂（《海药本草》），舶上硫黄（《博济方》），神惊石（《本草图经》），将军（《汤液本草》），舶上倭硫黄（《庚辛玉册》），土精（《吴都赋》刘逵注），舶上黄（《普济方》），冬结石、石硫赤、石硫青、石硫丹、石硫芝、阳侯（《本草纲目》），舶硫（《遵生八笺》），白硫黄（《百草镜》），倭黄、天生黄（《本草纲目拾遗》），硫黄花（《中国医学大辞典》），西丁（《标准药性大字典》），倭硫黄（《药材学》），舶来黄（《矿物药浅说》），硫磺（《全国中草药汇编》），西土（《上海市中药饮片炮制规范》），舶硫黄、鱼子黄、土硫黄、生黄（《本草药名集成》），鱼子硫黄（湖南）。

【矿物名】 自然硫 Sulfur

异名：斜方硫（《中华本草》）。

【性味与归经】 味酸，性热；有毒。归肾、脾、大肠经。

【功能与主治】 外用解毒杀虫疗疮；内服补火助阳通便。外治用于疥癣，秃疮，阴疽恶疮；内服用于阳痿足冷，虚喘冷哮，虚寒便秘。

释名考订

《本草纲目》云："硫黄秉纯阳火石之精气而结成，性质通流，色赋中黄，故名硫黄。"古人认为阴阳二气合成宇宙万物，火为纯阳，水为纯阴。硫黄秉纯阳之精，赋大热之性，能补命门真火不足，具有壮阳道、固真气、逐寒冷、坚筋骨之功。流黄，"流"为通假字，以其属石类，改作"硫黄"，也称石硫黄。同音假借作"留黄"。有从海外引进者，称为舶硫黄、舶来黄、舶上硫黄。倭硫黄者，多从日本进口。《本草经集注》云："今第一出扶南、林邑。色如鹅子初出壳，名昆仑黄。"按昆仑黄亦为进口硫黄，我国唐代前后，泛称今中南半岛南部及南洋诸岛为"昆仑"。扶南、林邑均为古国名。扶南辖境约当今柬埔寨、老挝南部、越南南部和泰国东南部一带，林邑故地在今越南中部。《本草图经》曰："今惟出南海诸番，岭外（即岭南）州郡或有而不甚佳……其色赤者名石亭脂，青色者号冬结石，半白半黑名神惊石，并不堪入药。"此为含较多杂质所致。硫黄又名"将军"。中药中以"将军"之名为异物同名品者有三：蟋蟀、大黄和硫黄，动、植、矿物各占其一。蟋蟀以其擅斗；大黄取其骏快；而硫黄，则"含其猛毒，为七十二石之将，故药品中号为将军。"（《本草纲目》）

802 雄黄 xionghuang 《神农本草经》

【来源】为硫化物类雄黄族矿物雄黄，主含二硫化二砷（As_2S_2）。

【异名】黄食石（《神农本草经》），石黄（《本草经集注》），黄石（《药性论》），熏黄、黄金石（《新修本草》），天阳石、鸡冠石（《石药尔雅》），南雄黄（《世医得效方》），鸡冠雄黄（《普济方》），明雄黄（《幼幼集成》），明雄、雄黄精、腰黄（《中药志》），雄精（《中药大辞典》），臭雄黄（《矿物药及其应用》），苏雄、苏雄黄、苏尖、烧雄、烧雄黄（《本草药名集成》）。

【矿物名】雄黄 Realgar

【性味与归经】味辛，性温；有毒。归肝、大肠经。

【功能与主治】解毒杀虫，燥湿祛痰，截疟。用于痈肿疔疮，蛇虫咬伤，虫积腹痛，惊痫，疟疾。

释名考订

吴普曰："山阴有丹，雄黄生山之阳，故曰雄，是丹之雄，所以名雄黄也。"天阳石，天生阳石之谓也。雄黄中微透明或半透明、晶面具金刚光泽者，称为明雄或雄黄精。颜色鲜红，形如琥珀坠，古人随身系在腰带上作装饰品，故有腰黄之称。苏敬曰："出石门者名石黄，亦是雄黄，而通名黄金石。石门者为劣尔。恶者名熏黄，止用熏疮疥，故名之。"李时珍曰："雄黄入点化黄金用，故名黄金石。"黄金石，省称作黄石。鸡冠石以色名。掌禹锡引《抱朴子》曰："雄黄当得武都山中出者，纯而无杂，其赤如鸡冠，光明晔晔者，乃可用。"又苏颂曰："形块如丹砂，明澈不夹石，其色如鸡冠者真。"

803 紫草 zicao 《神农本草经》

【来源】为紫草科植物新疆紫草或内蒙紫草的根。

【异名】藐、茈草（《尔雅》），紫丹、紫芙（《神农本草经》），地血（《吴普本草》），茈茛（《广雅》），紫草茸（《小儿药证直诀》），鸦衔草（《本草纲目》），紫草根（《现代实用中药》），山紫草（《江苏省植物药材志》），红石根（《辽宁经济植物志》），紫根、紫草根子（《中国药用植物图鉴》），野紫草、野麻灯（《湖南药物志》），大紫草（《江苏植物志》），红紫草（《湖北中药志》），红条紫草（广西）。

新疆紫草：天山紫草（《新疆中草药手册》），软苗紫草（《中药鉴别手册》），老紫草、细紫草（《中药材商品知识》），西紫草、新紫草（《本草药名集成》），紫草皮（新疆）。

内蒙紫草：蒙紫草（《中药志》），硬紫草（内蒙古）。

【植物名】（1）新疆紫草 *Arnebia euchroma*（Royle）Johnst.

异名：新藏假紫草（《中国高等植物图鉴》），软紫草（《中国植物志》）。

（2）内蒙紫草 *Arnebia guttata* Bunge

异名：内蒙古紫草、滴紫筒草（《内蒙古中草药》），假紫草（《中国高等植物图鉴》），黄花紫草（《全国中草药汇编》），帕米尔假紫草（《中药大辞典》），黄花软紫草（《中国植物志》）。

【性味与归经】味甘、咸，性寒。归心、肝经。

【功能与主治】清热凉血，活血解毒，透疹消斑。用于血热毒盛，斑疹紫黑，麻疹不透，疮疡，湿疹，水火烫伤。

释名考订

紫草始载于《神农本草经》，列为中品。《本草纲目》曰："此草花紫根紫，可以染紫，故名。"《说文解字·糸部》云："紫，帛青赤色。"按紫为红与蓝合成的颜色，故有紫丹之名。茈草、茈蓂者，"茈"，即"紫"。王念孙《疏证》："茈，与紫同。""蓂"，《玉篇·艸部》云："蓂，紫草也。"又名"藐"，郝懿行《尔雅义疏》："此云'藐，茈草'，即紫蓂也。"《神农本草经》中又名"紫芙"。《尔雅义疏》："芙、藐声近也。"鸦衔草者，谓鸦衔之即得其色。按此草色深者近于鸦之黑色，故名。

804 紫珠 zizhu 《本草拾遗》

【来源】为马鞭草科植物杜虹花带枝的叶。

【异名】紫荆（《本草拾遗》），止血草（《福建民间草药》），紫珠叶（《中药志》），贼子草（《中国药用植物图鉴》），创伤草、贼仔草（福建），鸡济木叶、贼佬钻（广东），贼佬药（广西南宁）。

【植物名】杜虹花 *Callicarpa formosana* Rolfe

异名：粗糠仔、鸦鹊饭（《中国树木分类学》），螃蟹目、雅目草（《闽南民间草药》），白毛柴、白奶雪草（《闽东本草》），粗糠草（《全国中草药汇编》），白粗糠（《台湾中药材图鉴》），紫珠草（福建、广东），粗糠柴、螃蟹目草、田蟹目、螃蟹眼睛草、毛蟹草、大走马、鲫鱼草（福建），老蟹眼、大叶米仔碎、小叶橡皮毛（广东），毛将军、粗糠（台湾）。

【性味与归经】味苦、涩，性凉。归肝、肺、胃经。

【功能与主治】凉血收敛止血，散瘀解毒消肿。用于衄血，咯血，吐血，便血，崩漏，外伤出血，热毒疮疡，水火烫伤。

释名考订

紫珠，以其果实之形、色而得名。《本草拾遗》云："至秋子熟，正紫，圆如小珠。"螃蟹目、老蟹眼，皆因其果实之形似目珠而名之。雅目草，"雅"者，"鸦"也。《说文解字·隹部》云："雅，楚乌也……秦谓之雅。"《集韵·麻韵》云："雅，鸟名。《说文》：'楚乌也。'或作鸦。"今按，"雅"为"鸦"之古字，后"雅"字常借为雅正之义，后世遂别构"鸦"字。故雅目草者，鸦目草也，亦以果实形似而得名。成熟果实鸟喜食之，因称鸦鹊饭。《本草拾遗》又云："树似黄荆"，故一名紫荆。小枝、叶柄和花序均密被灰黄色星状毛，状如糠屑，故多有"粗糠"之名。本品功能止血，因呼止血草。为治金创要药，窃贼多蓄之，故俚俗称为创伤草、贼仔草、贼佬钻、贼佬药。

805 紫菀 ziwan 《神农本草经》

【来源】为菊科植物紫菀的根及根茎。

【异名】青菀（《吴普本草》），紫蒨（《名医别录》），返魂草根、夜牵牛（《斗门方》），紫菀茸（《本草述》），关公须（《植物名实图考》），青宛（《药材学》），甜紫菀（《中药材手册》），小辫儿、软紫菀、紫苑（《全国中草药汇编》），小辫（南药《中草药学》），辫紫菀（《本草药名集成》），子菀、红泥鳅串（湖北），驴耳朵（山东）。

【植物名】紫菀 *Aster tataricus* L. f.

异名：驴夹板菜（《北方常用中草药手册》），夹板菜（《全国中草药汇编》），山白菜（东北），返魂草、青牛舌头花（河北），驴耳朵菜（辽宁）。

【性味与归经】味辛、苦，性温。归肺经。

【功能与主治】润肺下气，消痰止咳。用于痰多喘咳，新久咳嗽，劳嗽咳血。

释名考订

紫菀始载于《神农本草经》，列为中品。"紫"，以根色为名。"菀"，解作"茂盛"，言其须根丛生，细密繁茂。《集韵·迄韵》："菀，茂也。"《诗·大雅·桑柔》："菀彼桑柔，其下候旬。"严粲注："菀然茂盛之桑，其叶雅而柔濡。"《本草纲目》曰：紫菀，"其根色紫而柔宛，故名"。柔宛，犹柔婉。《本草纲目》作"柔软"释，其义亦通。须根细密，以形似而呼关公须。采收后，产地加工将细根编成小辫状晒干，故名小辫儿、辫紫菀。

806 紫贝齿 zibeichi 《中国医学大辞典》

【来源】为宝贝科动物阿文绶贝、山猫眼宝贝、虎斑宝贝等的贝壳。

【异名】文贝（《南州异物志》），紫贝（《新修本草》），砑螺（《本草图经》），紫贝子、南蛇牙齿、狗支螺（《幼幼集成》），紫贝止（《药材学》），海巴（《中华本草》）。

【动物名】（1）阿文绶贝 *Mauritia arabica*（Linnaeus）

异名：绶贝（《本草纲目》），阿拉伯绶贝（《拉汉无脊椎动物名称》），子安贝（《中国药用海洋生物》），惊螺（《海洋药物民间应用》），猪仔螺（广西）。

（2）山猫眼宝贝 *Cypraea lynx*（Linnaeus）

异名：小猫眼宝贝（《拉汉海洋生物名称》），山猫眼球贝（《中药志》），山猫宝贝（《全国中草药汇编》）。

（3）虎斑宝贝 *Cypraea tigris* Linnaeus

异名：虎皮贝（西沙群岛）。

【性味与归经】味咸，性平。归肝、心经。

【功能与主治】平肝潜阳，镇惊安神，明目退翳。用于肝阳眩晕，惊悸失眠，目赤翳障。

释名考订

本品入药始载于《新修本草》，原名紫贝，云："紫贝，形似贝……上有紫斑而骨白。"故名。壳口狭长，两侧唇缘各有一排唇齿，呈紫褐色，因称紫贝齿。紫贝止，"止"为"齿"省写之谬。又名文贝。《本草纲目》引《南州异物志》曰："文贝甚大，质白文紫，天姿自然，不假外饰而光彩焕烂。故名。"《本草图经》曰："画家用以砑物，故名曰砑螺也。""砑"，音义近"压"。本品为宝贝科动物阿文绶贝、山猫眼宝贝、虎斑宝贝等的贝壳。阿文绶贝壳表具纵横交错的棕褐色条纹及众多星状花纹，条纹形似绶带，星状花纹初看形似阿拉伯文，故名阿文绶贝；山猫眼宝贝壳表具不规则的较大而稀的黑褐色斑点，以形似而呼"山猫眼"；虎斑宝贝则以其壳表斑纹似虎皮而得名。

807 紫石英 zishiying 《吴普本草》

【来源】为氟化物类萤石族矿物萤石，主含氟化钙（CaF_2）。

【异名】氟石（《中药大辞典》），紫石晶火石（《青岛中草药手册》），赤石英（《中国矿物药》），莹石（《矿物中药与临床》），荧石（《中国药典》），紫玉英、水苍玉、紫石、水碧、弗石（《本草药名集成》）。

【矿物名】萤石 Fluoritum

【性味与归经】味甘，性温。归肾、心、肺经。

【功能与主治】温肾暖宫，镇心安神，温肺平喘。用于肾阳亏虚，宫冷不孕，惊悸不安，失眠多梦，虚寒咳喘。

释名考订

早在南北朝时期，紫石英药材就有紫色石英和萤石两种，但历代本草均以紫色石英（即硅酸盐类石英族矿物石英中的紫色透明晶体）为紫石英的正品。《本草求真》曰："紫石英即系石英之紫色者，故而别其名曰紫。"这种紫石英直至 20 世纪 50 年代药材市场上尚有销售。但目前，除山东、四川、云南等个别地区以矿物紫色石英作紫石英药用外，全国大部分地区均以萤石作紫石英用。《中国药典》也将萤石作为紫石英的基原药材。萤石，"萤"，通"荧"。《尔雅·释虫》陆德明释文："荧，本；今作萤。"《广韵·青韵》云："荧，光也。"《文选·班固〈答宾戏〉》李善注："荧，小光也。"按本品半透明至透明，呈玻璃样光泽，故名萤（荧）石。氟石者，本品的化学成分主为氟化钙（CaF_2），故名。参见"白石英"条。

808 紫苏叶 zisuye 《药性论》

【来源】 为唇形科植物紫苏的叶。

【异名】 苏叶（《本草经集注》），紫苏茎叶（《千金要方》），紫菜（《植物名实图考》），香苏叶（东北），赤苏叶（山西、福建）。

【植物名】 紫苏 *Perilla frutescens*（L.）Britt.

异名：桂荏（《尔雅》），苏（《名医别录》），赤苏（《补缺肘后方》），小紫苏（《外科正宗》），紫苏草（《江苏省植物药材志》），皱紫苏（《全国中草药汇编》），香苏（东北、河北），红苏（河北、江苏、广东、广西），鸡苏（江西、福建、湖南），红紫苏（四川、广东），臭苏、红勾苏、红芙苏（广东），膨苏、匀苏、鱼苏（福建），嫩紫苏、全紫苏（四川），斑纹皱紫苏（云南），水苏（贵州），大紫苏（湖北），家苏（北京），祖师草（湖南），野紫苏（广西），黑苏（江苏）。

【性味与归经】 味辛，性温。归肺、脾经。

【功能与主治】 解表散寒，行气和胃。用于风寒感冒，咳嗽呕恶，妊娠呕吐，鱼蟹中毒。

释名考订

紫苏入药始载于《名医别录》，原名"苏"，列为中品。苏有紫苏和白苏之分。药用的苏叶和苏子多为紫苏叶和紫苏子；白苏子虽亦供药用，但习惯上不简称为苏子。苏梗的来源则包括紫苏和白苏，且现时商品以白苏梗为常见。中医处方中未见以白苏叶入药者。

历代本草均将紫苏和白苏分条记述，且它们的药效确有所区别，但植物学家则认为紫苏和白苏为同一植物来源，将它们的学名统统定为苏 *Perilla frutescens*（L.）Brit.。从中药学的角度来说，这样的定名似无的当，容易把药材搞混了。

紫苏者，紫，谓其茎叶之色，以别白苏也；苏，言指其气香舒畅。《方言》卷十："舒，苏也。"郭璞注："谓苏息也。""苏"，繁体字作"蘇"。《本草纲目》曰："蘇从稣，音稣，舒畅也。苏性舒畅，行气和血，故谓之苏。"嫩叶古作菜蔬，《本草纲目》曰："紫苏嫩时采叶，和蔬茹之，或盐及梅卤作菹食甚香。"故有紫菜之称。苏叶嫩者偏红，老者偏黑，赤苏、红苏、黑苏等因以得名。其气香，称香苏；倒言之则呼臭苏。又名桂荏。《尔雅·释草》云："苏，桂荏。"郭璞注："苏，荏类，故名桂荏。"荏，即同属植物白苏。《本草纲目》曰："苏乃荏类，而味更辛如桂，故《尔雅》谓之桂荏。"

809 紫河车 ziheche 《本草蒙荃》

【来源】 为健康产妇的胎盘。

【异名】 胞衣（《梅师集验方》），人胞（《本草拾遗》），首儿衣（《洪氏集验方》），混沌皮、混元丹（《本草蒙荃》），仙人衣、混沌衣、混元母、佛袈裟（宁源《食鉴本草》），人胞衣（《医学入门》），胎衣（《本草纲目》），胎盘、胎胞、包衣、京河车、温河车、杜河车（《药材学》），人胎盘（《青岛中草药手册》），衣胞（《全国中草药汇编》）。

【动物名】人 *Homo sapiens* Linnaeus

【性味与归经】味甘、咸，性温。归肺、肝、肾经。

【功能与主治】温肾补精，益气养血。用于虚劳羸瘦，阳痿遗精，不孕少乳，久咳虚喘，骨蒸劳嗽，面色萎黄，食少气短。

释名考订

《本草纲目》曰："人胞，包人如衣，故曰胞衣。方家讳之，别立诸名焉。"胎衣、包衣、仙人衣、佛袈裟，名义并同，皆为"包人如衣"之义。"河车"原为道家用语。道家炼丹，称北方正气为河车。谓炼丹所用铅汞与河车相合始能成丹。《本草纲目》曰："丹书云：天地之先，阴阳之祖，乾坤之橐钥，铅汞之匡廓，胚胎将兆，九九数足，我则乘而载之，故谓之河车。"又《钟吕传道记》云："吕曰：'所谓河车者，何也？'钟曰：'……车之为物，盖轸有天地之象，轮毂如日月之比。高道之士，起喻于车，且车行于地而转于陆。今以河车亦有说矣：盖人身之车，阳少阴多，言水之处甚众。车则取意于搬运，河乃主象于多阴，故此河车不行于陆而行于水。'"按车为载物之具，行于地而转于陆。胎盘荷运胎儿，如车载物，浮载于水中，故名河车。其色紫，因称紫河车。又名混沌皮、混沌衣。混沌为古代传说中指世界开辟前元气未分、模糊一团的状态。《白虎通·天地》云："混沌相连，视之不见，听之不闻，然后剖判。"以此喻指胎儿问世前的状态，故有其名。古代医学的训释，反映了人类对生命起源的早期认识。

810 紫荆皮 zijingpi 《开宝本草》

【来源】为豆科植物紫荆的树皮。

【异名】肉红、内消（《本草纲目》），紫荆木皮（《本草经疏》），白林皮（《分类草药性》）。

【植物名】紫荆 *Cercis chinensis* Bge.

异名：紫荆木（《日华子本草》），满条红（《群芳谱》），罗钱桑（《中国树木分类学》），花苏方、裸枝树（《中国药用植物图鉴》），扁头翁、紫金盘（《中药大辞典》），笋筐树（《中药材品种论述》），米花木（东北），笋筐桑、罗圈桑、罗椎树（湖北），罗圈树、馍叶树、罗春桑（陕西），烂石根（安徽），乌桑（河南），紫花树（湖南）。

【性味与归经】味苦，性平。归肝经。

【功能与主治】活血通经，消肿解毒。用于风寒湿痹，妇女经闭、血气疼痛，喉痹，淋疾，痈肿，癣疥，跌打损伤，蛇虫咬伤。

释名考订

紫荆，《本草纲目》云："其木似黄荆而色紫，故名。其皮色红而消肿，故疡科呼为肉红、内消。"本品之花先叶而开，绽放时其花甚繁，呈紫色或玫瑰红色，因有紫花树、满条红诸称。

811 紫草茸 zicaorong 《本经逢原》

【来源】为胶蚧科昆虫紫胶蚧在树枝上所分泌的胶质。

【异名】赤胶（《名医别录》），紫钟、紫矿（《新修本草》），紫梗（《本草纲目》），紫胶（蔡邦华《昆虫分类学》），紫虫胶、花没药（《药材学》），虫胶（《中药志》），胶质紫草茸、棒状虫胶（《全国中草药汇编》），紫矿茸（《上海市中药饮片炮制规范》）。

【动物名】紫胶蚧 *Laccifer lacca* Kerr

异名：胶虫、紫虫、紫梗虫、鳞片虫（《中药志》），紫胶虫（《中国药典》）。

【性味与归经】味甘、咸，性平。

【功能与主治】清热，凉血，解毒。用于麻疹、斑疹不透，月经过多，崩漏，疮疡，湿疹。

释名考订

紫草茸并非紫草的嫩苗，而是紫胶蚧在树枝上所分泌的树脂状胶质。因其色紫，能如紫草染手，故以"紫草"为名。《本经逢原》云："今人专治痘疮，有活血起胀之功，无咸寒作泻之患，其功倍于紫草，故以紫草茸呼之，实非紫草同类也。"紫矿，《本草纲目》云："此物色紫，状如矿石。破开乃红，故名。"《新修本草》原名紫钪。"钪"与"矿"同。颜元孙《干禄字书·上声》云："矿，正作钪。"赤胶、紫胶者，以形、色而得名。此胶为虫所分泌，因称虫胶。以树枝为此胶载体，故名紫梗、棒状虫胶。

812 紫硇砂 zinaosha 《中药志》

【来源】 为卤化物类石盐族矿物紫色石盐的结晶体。

【异名】 碱硇砂、藏脑、脑砂（《中药志》），盐硇砂（《药材学》），藏硇砂、咸硇砂（《中药材手册》），血硇、盐硇（《陕西省药品标准》），红盐（《内蒙古蒙成药标准》），藏红盐（《中国矿物药》），红硇砂（《上海市中药饮片炮制规范》），硇砂（《中国药典》1990 年版附录）。

【矿物名】 紫色石盐 Halitum Violaceoum

【性味与归经】 味咸、苦、辛，性温；有毒。归肺、胃经。

【功能与主治】 破瘀消积，软坚蚀腐。用于癥瘕积聚，噎膈反胃，鼻生息肉，喉痹目翳，痈肿瘰疬，恶疮赘疣。

释名考订

本品为蒙医习用药材。早年多来自印度，并在西藏集散，故称藏硇砂。由于本品是晚近出现的中药新品种，历代本草对它均无记载，早年又为从海外引入，故在对其来源的认知上可能最初就出现了偏差。本品为氯化物类石盐族矿物紫色石盐的结晶体，同中药大青盐的矿物来源相同。但是，本品却从一开始就被称作"硇砂"。本品与中药硇砂同为氯化物类矿物，两者都为不规则的块状晶体、有玻璃样光泽，都有质脆易砸碎的物理特性，等等。也许就是这些共同的特征，导致人们从基原上对它同中药硇砂产生了认同。本品因色暗紫或紫红而称为紫硇砂，历代一直沿用的硇砂则被称作"白硇砂"。随着时间的推移，紫硇砂取代白硇砂，逐渐变成了市售硇砂的主流品种；至今，已成为商品硇砂的通用品。从本草学的角度来说，这完全是错误的。当然，这也是无奈的。参见"硇砂"条。

813 紫花地丁 zihuadiding 《本草纲目》

【来源】 为堇菜科植物紫花地丁的全草。

【异名】 箭头草（《普济方》），堇堇菜（《救荒本草》），地丁、羊角子（《乾坤生意秘韫》），地草果（《滇南本草》），独行虎（《本草纲目》），地丁草（《本草再新》），宝剑草（《植物名实图考》），如意草（《随息居饮食谱》），辽堇菜（《中国植物图鉴》），白毛堇菜（《中药志》），台湾如意草（《台湾药用植物志》），红水牛花（《浙江民间常用草药》），犁头草（《河南中草药手册》），云南堇菜（《滇南本草》整理本），山茄子、野茄子（《青岛中草药手册》），光瓣堇菜（《中国高等植物图鉴》），北堇菜、马来堇菜、光萼堇菜（《常用中草药植物简编》），铧头草（《全国中草药汇编》），紫地丁、兔耳草、马蹄癀草（《中药大辞典》），野堇菜（《东北师大科研通报》），南方堇菜、野堇（《中药鉴别手册》），堇菜地丁（《本草药名集成》），地黄瓜（四川、云南），六月绿花草（重庆、福建），犁尾尖、犁尾蕨草、犁头尖、瓮菜癀、犁头嘴、尖尾青蛙旺、应菜癀（福建），地头草、地头果、地茄子、犁嘴菜、剪刀菜（云南），铁头尖、犁铧头、犁铧草（陕西），紫花地丁草、猫耳朵草、疔疮草（上海），金盘银盘、拔疔草（江西），鸡食黄、鹊鸟花（台湾），金银草（河北），紫花菜（河南），小角子花（黑龙江），金剪刀（江苏），剪刀股（浙江），马蹄草（广西），苦地丁（湖北），五匹风（贵州）。

【植物名】紫花地丁 *Viola yedoensis* Makino

【性味与归经】味苦、辛，性寒。归心、肝经。

【功能与主治】清热解毒，凉血消肿。用于疔疮肿毒，痈疽发背，丹毒，蛇虫咬伤。

释名考订

自古以来紫花地丁就存在着同名异物问题。"地丁"之名更是散见于唐、宋以来诸家本草、各种方书。《本草衍义》中之地丁为蒲公英的别称。《滇南本草》所载紫花地丁为远志科远志属植物苦远志。《本草纲目》首次单列"紫花地丁"一条，但根据其描述，很难判断为何种植物。其后的《植物名实图考》尚有以唇形科黄芩属植物为紫花地丁者。还收有"堇堇菜"，俗名箭头草，从文字与附图来看，是为堇菜科堇菜属植物。近代经过梳理，紫花地丁商品主要有下列几种来源：①堇菜科堇菜属多种植物，习称"紫花地丁"，又称"堇菜地丁"；②罂粟科植物地丁紫堇，习称"苦地丁"；③豆科米口袋属多种植物，习称"甜地丁"；④龙胆科植物华南龙胆，习称"广地丁"，又称"龙胆地丁"。

本篇所述紫花地丁为堇菜科植物紫花地丁的全草。"紫花"以花色名。"地丁"者，名义未详。经检，大凡名为"地丁"者，花多单一，顶生，花梗细长，其形似钉。《本草纲目》菜部卷二十七"蒲公英"条"释名"项引《土宿本草》云："金簪草一名地丁，花如金簪头，独脚如丁，故以名之。"此释或可作比照参考。疔疮草，以功能为名。羊角子，以果实之形为名。箭头草、犁头草、兔耳草者，皆以叶形为名也。

814 紫萁贯众 ziqiguanzhong 《中药志》

【来源】为紫萁蕨科植物紫萁的根茎及叶柄残基。

【异名】綦、月尔（《说文解字》），紫綦（《尔雅》郭璞注），綦蕨（《尔雅》郑樵注），茈綦（《广雅》），茈萁（《后汉书·马融传》），紫蕨、迷蕨（《本草纲目》），蕨基（《广雅疏证》），毛老鼠、毛狗子（《湖南药物志》），贯仲（《简明中医辞典》），贯众（浙江、河南、广西、安徽、贵州、山东、四川），大贯仲（山东、江苏），高脚贯众（贵州、浙江），避瘟贯众、鸡脑壳、管仲、薇贯众（四川），鸡头蕨、毛贯众（浙江），黑龙骨、黑龙背（云南），飞蛾七（贵州），檀树贯众（湖南）。

【植物名】紫萁 *Osmunda japonica* Thunb.

异名：猫蕨（《贵州民间药物》），白线鸡尾（《湖南药物志》），老虎牙、水骨菜（《浙江天目山药用植物志》），大叶狼萁、狼衣、短命鬼草、山椭头、浪荡光、铁叶狼萁、浪荡扁、小叶贯众、漏精草、冷水草、紫萁仙（《浙江民间常用草药》），波丝克蕨（《贵州草药》），脚萁、脚蕨兰（《江西草药》），紫萁蕨（《贵州中草药名录》），野鸡羽（《山东中草药手册》），薇、金贝草（《广西本草选编》），鸡心贯众（《全国中草药汇编》），大叶狼衣、狼萁（《浙江药用植物志》），蕨萁（安徽、浙江），野人头、见血长、南京药、老虎台、猫儿蕨（湖北），一把抓（湖南），水蕨芝、老母猪哼（安徽），攀倒甑（四川），鸡母子、千年烂（福建），猫瓜（广西），野鸡翎（山东）。

【性味与归经】味苦，性微寒；有小毒。

【功能与主治】清热解毒，祛瘀止血，杀虫。用于流感，流脑，乙脑，腮腺炎，痈疮肿毒，麻疹，水痘，痢疾，吐血，衄血，便血，崩漏，带下，蛲虫病、绦虫病、钩虫病等肠道寄生虫病。

释名考订

《后汉书·马融传》云："其土毛则摧牧荐草，芳茹甘荼，茈萁、芸蒩。"李贤注："《尔雅》曰：'綦，月尔。'郭璞注：'即紫綦也，似蕨可食。'"郝懿行《义疏》："《广雅》：'茈綦，蕨也。'茈綦即紫綦……紫綦即紫蕨，以其紫色，因而得名。"要之，綦、茈萁、紫綦、茈綦、紫蕨是为同一物也。"茈"，同"紫"，紫色。《广雅·释草》王念孙《疏证》："茈，与紫同。"则茈萁即紫萁也。按贯众的品种十分复杂，据近年调查，其异物同品达 11 科 18 属 58 种之多，植物紫萁的根茎为其中一种，得名紫萁贯众。野鸡羽以叶形为名，猫蕨、鸡头蕨以根茎之形为名；须根密生，以形状之，遂有毛老鼠、毛狗子、毛贯众诸名。参见"绵马贯众"条。

815 景天 jingtian 《神农本草经》

【来源】 为景天科植物八宝的全草。

【异名】 戒火、慎火（《神农本草经》），火母、据火、救火（《名医别录》），慎火草（《千金要方》），护花草、拔火、谨火（《履巉岩本草》），挂臂青（《本草蒙筌》），护火、辟火（《本草纲目》），火丹草（《本经逢原》），火焰草、八宝草、佛指甲（《植物名实图考》），火炊灯（《分类草药性》），白景天（《中国种子植物分类学》），白花蝎子草（《经济植物手册》），石头菜、长叶景天、对叶景天（《东北植物检索表》），绣球花、跤蹬草（《福建民间草药》），胡豆七（《四川中药志》），蚕豆七、观音扇、橡皮七（《湖南药物志》），胶稔草、美人草（《闽东本草》），草本全枝莲、脚趾草、绣球石拷丹、铁指甲、金指甲、脚底叶、脚疗草（《浙江民间常用草药》），猪脚草（《浙江药用植物志》），九死还魂草（《中国中药杂志》），活血三七（《内蒙古植物志》），土三七、九头三七、打不死、见肉生（湖南），脚趾叶、鸡眼草、石别豆（江西），大打不死、脚指甲（四川），还魂草（陕西），苞菜还阳（湖北），八宝菜（吉林），鸡眼花（上海）。

【植物名】 八宝 *Sedum erythrostictum* Miq.

【性味与归经】 味苦、酸，性寒。归心、肝经。

【功能与主治】 清热，解毒，止血。用于丹毒，游风，烦热惊狂，咯血，吐血，疔疮，肿毒，风疹，漆疮，目赤涩痛，外伤出血。

释名考订

景天始载于《神农本草经》，又名戒火、慎火。纵观历代本草，凡所记景天之异名，几尽皆与"火"有关。陶弘景云："今人皆盆盛养之于屋上，云以辟火。"诸"火"之名，其源盖出于此。古人眼中景天的"避火"特性，可能与景天是肉质草本有关。景天的同科植物落地生根亦为多年生肉质草本，云南民间有"烧不死"之俗称。仙人掌科仙人掌亦为肉质植物，民间有火焰、火掌、避火簪等诸多异名。《植物名实图考》引《岭南杂记》谓仙人掌"种于墙头，亦辟火灾"。此或可为景天避火的佐证。据此，景天之名亦当与古代盆养避火的民间习俗有关。《篇海类编·天文类·日部》云："景，慕也，仰也。"景天"盆盛养之于屋上"，在这离天最近的地方仰视苍天，祈求天神保佑岁岁平安，故名景天。（《履巉岩本草》）有名护花草，"花"殆"火"之音讹。

景天性耐久难燥，因称打不死、还魂草。功能止血，故有土三七、九头三七诸名。

816 景天三七 jingtiansanqi 《江苏药材志》

【来源】 为景天科植物费菜、横根费菜的根或全草。

【异名】 费菜（《救荒本草》），土三七（《植物名实图考》），八仙草、生三七、广三七（《南京民间药草》），血山草（《山西中药志》），马三七、白三七、胡椒七、晒不干（《湖南药物志》），吐血草（苏医《中草药手册》），破血丹（《全国中草药汇编》），墙头三七、养心草（《浙江药用植物志》），金不换（湖北、北京），见血散（浙江、湖北），小种三七（湖南、贵州），回生草、血草、七叶草（福建），刀口草、打死还阳、山马苋（湖北），脚板草（安徽），豆瓣菜（辽宁），还魂草（贵州），九头三七（江西）。

费菜：黄参（《滇南本草》），长生景天、细叶费菜（《经济植物手册》），三百棒（《贵州民间方药集》），乳毛土三七、多花景天三七（《东北植物检索表》），鲜三七（《中国药用植物图鉴》），禹州鲜三七（《中药通报》），活血丹（《浙江民间常用草药》），六月淋、收丹皮、石菜兰、九莲花（《秦岭植物志》），小蝎子草、小肉马咋菜（《青岛中草药手册》），乳毛景天三七（《全国中草药汇编》），还阳草、豆瓣还阳、六月还阳（《湖北植物志》），汉三七（《山东经济植物》），六月莲（陕西、甘肃、宁夏），蝎子草（山东、江苏），田三七（广西、湖北），止血草、伤力根、厚头草（安徽），牛尾巴、黄花菜、大马菜（江苏），豆包还阳、四季还阳（湖北），六月霜（陕西），血连根（内蒙古），石头花（河北）。

横根费菜：北景天（《东北植物检索表》），堪察加景天（《中国植物志》），生刀药（《浙南本草新编》），养鸡草（湖南、贵州），倒山黑豆、晏海豆爿、岛山黑定（福建），铜打不死、土田三七（湖南），胡豆七（四川），佛指甲（贵州贵阳）。

【植物名】（1）费菜 *Sedum aizoon* L.

（2）横根费菜 *Sedum Kamtschaticum* Fisch.

【性味与归经】味甘、微酸，性平。归心、肝经。

【功能与主治】散瘀止血，安神。用于吐血，咯血，衄血，紫癜，崩漏，外伤出血，心悸失眠，烦躁不安。

释名考订

本品为景天属植物，功能与三七相类，故名景天三七、土三七。可生长于墙顶上，俗称墙头三七。多用于出血症，故有血草、吐血草、刀口草、见血散诸名。为肉质草本，叶片肥厚，以形似而名脚板草、豆瓣菜。性耐久难燥，因称晒不干。扦插繁殖极易成活，遂有还魂草、回生草诸名。

817 **蛤壳** geqiao 《本草原始》

【来源】为帘蛤科动物文蛤或青蛤的贝壳。

【异名】海蛤壳（《饮片新参》），蛤蜊皮（《全国中草药汇编》），蛤蜊壳（江苏、湖北）。

文蛤：白利壳（《中药志》）。

青蛤：青蛤壳、河蛤壳（《中药志》）。

【动物名】（1）文蛤 *Meretrix meretrix* Linnaeus

异名：花蛤（《梦溪笔谈》），黄蛤（《现代实用中药》），圆蛤（《药材资料汇编》），海蛤（《中国药用海洋生物》），蛤蛎（浙江）。

（2）青蛤 *Cyclina sinensis* Gmelin

异名：海蛤（《神农本草经》），墨蚬（《中国药用动物志》），蛤蜊（《常见药用动物》）。

【性味与归经】味苦、咸，性寒。归肺、肾、胃经。

【功能与主治】清热化痰，软坚散结，制酸止痛，外用收湿敛疮。用于痰火咳嗽，胸胁疼痛，痰中带血，瘰疬瘿瘤，胃痛吞酸；外治湿疹，烫伤。

释名考订

蛤壳入药始载于《神农本草经》，列为"文蛤"和"海蛤"两条。《日华子本草》云："有文彩为文蛤，无文彩为海蛤。"至明，《本草纲目》仍将"蛤"分列为"海蛤"和"文蛤"两条，但在"海蛤"条曰："海蛤者，海中诸蛤烂壳之总称，不专指一蛤也。"并曰："海中蛤蚌，名色虽殊，性味相类，功用亦同，无甚分别也。"现今通用的蛤壳药材其原动物为文蛤和青蛤，这与古代本草的认识是相一致的。"蛤"，从"虫"，从"合"。两壳扣合，故谓之蛤。文蛤，其壳有纹理，故名。花、黄、圆蛤诸称，皆以形色为名。

818 **蛤蚧** gejie 《雷公炮炙论》

【来源】为壁虎科动物蛤蚧的全体。

【异名】蛤解（杨雄《方言》），蛤蟹（《日华子本草》），蚧蛤（《证类本草》），仙蟾（《本草纲目》），大壁虎（《中药志》），对蛤蚧（《全国中草药汇编》），蛤蚧蛇（《中国药用动物志》）、蚧蛇（广东、广西），合蛇（广东）。

【动物名】蛤蚧 *Gekko gecko* Linnaeus

【性味与归经】味咸，性平。归肺、肾经。

【功能与主治】补肺益肾，纳气定喘，助阳益精。用于肺肾不足，虚喘气促，劳嗽咳血，阳痿，遗精。

释名考订

蛤蚧以其鸣叫声而得名。宋《开宝本草》云："一雌一雄，常自呼其名，曰蛤蚧。"西汉杨雄《方言》八："桂林之中，守宫大者而能鸣，谓之蛤解。"《日华子本草》作"蛤蟹"，乃以蛤解又加"虫"旁。形似壁虎而大，故名大壁虎。《本草纲目》曰："仙蟾因形而名。岭南人呼蛙为蛤，又因其首如蛙、蟾也。"其首之形又如蛇头，故名蛤蚧蛇。商品以两只合成一对，用线扎好，因称对蛤蚧。

819 蛴螬 qicao 《神农本草经》

【来源】为鳃角金龟科昆虫朝鲜黑金龟子或其他近缘昆虫的幼虫。

【异名】蟦（《尔雅》），蟦蛴（《神农本草经》），应条（《吴普本草》），蟦螬（《方言》），地蚕（《尔雅》郭璞注），蟦齐、教齐（《名医别录》），乳齐（《本草经集注》），土蚕（《安徽药材》），金龟子幼虫、蛴螬虫、核桃虫（《药材学》），老母虫（《四川中药志》），粪虫（《全国中草药汇编》），白地蚕、白土蚕、大头虫（《中国药用动物志》），臭屎虫、屎爬牛（广西）。

【动物名】朝鲜黑金龟子 *Holotrichia diomphalia* Bates

异名：朝鲜黑金龟甲（《全国中草药汇编》），大黑鳃角金龟（《中国药用动物志》），东北大黑鳃金龟（《中国动物药》），大黑鳃金龟（《东北动物药》），黑色金龟甲、朝鲜金龟子、大黑金龟子（《山东药用动物》），盖盖虫（《常见药用动物》）。

【性味与归经】味咸，性微温；有毒。归肝经。

【功能与主治】破瘀，散结，止痛，解毒。用于血瘀经闭，癥瘕，折伤瘀痛，痛风，破伤风，喉痹，痈疽丹毒。

释名考订

蛴螬入药始载于《神农本草经》，列为中品。《本草纲目》云："蛴螬，《方言》作蟦螬，象其蠹物之声……蟦、蟦，言其状肥也。"《广雅疏证》云："蟦与蛴同……蛴螬，双声字；蟦蛴，叠韵字也；单言之则或为蟦，或为螬。"其状如蚕而大栖居土中，因称地蚕、土蚕。

820 喉咙草 houlongcao 《中国药用植物志》

【来源】为报春花科植物点地梅的全草或果实。

【异名】雪里花（《本草纲目拾遗》），佛顶珠、地胡椒、五岳朝天、小虎耳草（《草木便方》），铜钱草、白花草（《中国树木分类学》），五朵云、汉先桃草、报春花（《中国药用植物志》），喉癣草（《浙江中医杂志》4：174，1957），小一口血（《四川中药志》），喉蛾草（《本草推陈》），响铃草、梅花草（《广西药用植物名录》），仙牛桃、金牛草（《陕西中草药》），清明花（《贵州草药》），白花珍珠草、五角星草（《上海常用中草药》），天星草、天吊冬、顶珠草（《云南中草药》），清明草（南药《中草药学》），满天星（《简明中医辞典》），旱仙桃草（《新华本草纲要》），金钱草（华东），猫眼草（浙江、江苏），五叶灯梅草、五叶梅花、喉风草、喉痛草、喉痹草、开喉箭、金盘托珠、望春花、花丛花、脐风草（浙江），波斯草、清风草、佛定珠（四川），五佛捧寿、清醒花（贵州），白花珍珠菜（安徽），荞壳草（云南）。

【植物名】点地梅 *Androsace umbellata* （Lour.） Merr.

【性味与归经】味苦、辛，性微寒。

【功能与主治】清热解毒，消肿止痛。用于扁桃体炎，咽喉炎，口腔炎，急性结膜炎，疔疮肿毒，烫火伤，蛇咬伤，跌打损伤。

释名考订

本品为一年生或二年生无茎草本。叶全部基生，平铺地面，状若莲座。花葶通常数条自"莲座"中抽出，伞形花序 4～15 朵花。花萼 5 深裂几达基部，裂片长卵形或卵状披针形，以形似而呼五角星草。花小色白，点点如星，故有白花草、天星草、满天星诸名。蒴果近球形，结于花梗顶部，因称佛顶珠、金盘托珠、五佛捧寿、白花珍珠草。小虎耳草、铜钱草以叶形相似而名。清明花、清明草，以采收季节而名。本品擅治喉症，喉咙草、喉蛾草、喉痹草、开喉箭等因以得名。

821 黑大豆 heidadou《本草图经》

【来源】为豆科植物大豆的黑皮种子。

【异名】乌豆（《肘后方》），黑豆（《日华子本草》），玄豆（《太平圣惠方》），大黑豆（《景岳全书》），秣食豆（《中药志》），冬豆子（《四川中药志》），黑小豆（江苏镇江）。

【植物名】大豆 *Glycine max*（L.）Merr.

异名：菽（《诗经》），戎叔、荏菽（《尔雅》），大菽（《管子》），毛豆（《滇南本草》），尗（《本草纲目》），算食豆（《中国药用植物图鉴》），黄豆（东北、山东、江苏、浙江、上海、四川、广东、广西、湖南、湖北）。

【性味与归经】味甘，性平。归脾、肾经。

【功能与主治】益精明目，养血祛风，利水，解毒。用于阴虚烦渴，头晕目昏，体虚多汗，肾虚腰痛，水肿尿少，痹痛拘挛，手足麻木，药食中毒。

释名考订

《说文解字·尗部》云："尗，豆也。象尗豆生之形也。"朱骏声《说文通训定声》："古谓之尗，汉谓之豆。今字作菽。"《本草纲目》曰："豆、尗皆荚谷之总称也。篆文尗，象荚生附茎下垂之形。豆象子在荚中之形。"《广雅》云："大豆，菽也。小豆，荅也。"本品在豆类中豆粒偏大，故名大豆；色黑，乃称黑大豆。乌豆、玄豆者，亦以其种皮色黑而得名。可作牲口饲料，因称秣食豆。《集韵·末韵》云："秣，《说文》：'食马谷也。'"

822 黑芝麻 heizhima《三元延寿书》

【来源】为胡麻科植物芝麻的种子。

【异名】胡麻、巨胜（《神农本草经》），藤苰（《广雅》），狗虱、方茎（《吴普本草》），鸿藏（《名医别录》），乌麻、乌麻子（《千金要方》），油麻、油麻子（《食疗本草》），黑油麻（《外台秘要》），交麻（《大业拾遗录》），脂麻（《本草衍义》），巨胜子、黑芝（《本草品汇精要》），黑脂麻（《本草纲目》），乌芝麻（《本草新编》），脂麻仁（《本草经解要》），小胡麻（《中国药学大辞典》），胡麻子（南药《中草药学》），胡麻仁（《中药材品种论述》），小油麻（湖南），麻子（江西）。

【植物名】芝麻 *Sesamum indicum* L.

【性味与归经】味甘，性平。归肝、肾、大肠经。

【功能与主治】补肝肾，益精血，润肠燥。用于精血亏虚，头晕眼花，耳鸣耳聋，须发早白，病后脱发，肠燥便秘。

释名考订

本品始载于《神农本草经》，名胡麻，列为上品。《本草纲目》曰："汉使张骞始自大宛得油麻种来，故名胡麻。"《正字通·麻部》云："麻，《素问》：'麻麦稷黍豆为五谷。'麻，即今麻油。中国有四棱、六棱者。张骞从外国得八棱黑麻种，故又曰胡麻。""麻"者，《本草图经》谓："苗梗如麻。"故名。巨胜，亦作苣蕂。《正字通》云："一名巨胜，言其大而胜，即黑脂麻也。"《本草纲目》曰：

"巨胜即胡麻之角巨如方胜者。"《本草经集注》谓："淳黑者名巨胜……又茎方名巨胜，茎圆名胡麻。"《新修本草》则云："此麻以角作八棱者为巨胜，四棱者名胡麻。"诸说不一。《本草纲目》又曰："方茎以茎名，狗虱以形名，油麻、脂麻谓其多脂油。按张揖《广雅》：胡麻一名藤弘。'弘'亦巨也。""藤"，或为"薐"字形近致讹。则"藤弘"为"苣薐"之倒呼也。本品有黑色、白色、淡黄色之分，而以黑色者为佳，因称黑脂麻、黑油麻。

"芝麻"，为"脂麻"之讹称。《本草纲目》曰："俗作芝麻，非。""芝"字在本药名中并无实义，然历经沿革竟成正名，究其原因有三：一，原名胡麻，宋以后，"脂麻"之名逐渐成为本品的主流名称，而"脂"与"芝"都读作"zhī"，易于同声相转；二，本品之原植物为草本植物，而草本植物的汉字名称偏旁从"艹"符合人们的书写习惯；三，便于省写。中药名中多有省写字，而"芝"字是发"zhī"音且部首从"艹"的汉字中笔画最少的一个字。

823　锁阳 suoyang《本草衍义补遗》

【来源】为锁阳科植物锁阳的肉质茎。

【异名】琐阳（《丹溪心法》），不老药（《国药的药理学》），锈铁棒（《新疆药材》），地毛球（《中药志》），黄骨狼（《宁夏中草药手册》），铁棒锤（《北方常用中草药手册》），锁药、黄菇卵（《中国沙漠地区药用植物》），锁严子（《陕甘宁青中草药选》），羊锁不拉（《内蒙古中草药》），锈铁锤、锁燕（《全国中草药汇编》）。

【植物名】锁阳 *Cynomorium songaricum* Rupr.

异名：新疆锁阳（《药材学》），准噶尔锁阳（《中国沙漠地区药用植物》）。

【性味与归经】味甘，性温。归肝、肾、大肠经。

【功能与主治】补肾阳，益精血，润肠通便。用于肾阳不足，精血亏虚，腰膝痿软，阳痿滑精，肠燥便秘。

释名考订

锁阳始载于《本草衍义补遗》，为多年生肉质寄生草本。地下茎短粗，全体呈圆柱形，暗紫红色或红棕色，上丰下俭，鳞甲栉比，以形似而称锈铁棒、黄骨狼。下部埋于土中，通常仅顶端露于地面，类半球状，因呼地毛球、黄菇卵。功能补肾壮阳，用治阳痿遗精有效，故名锁阳。不老药、锁严子诸名，亦源于其补肾之功。

824　鹅管石 eguanshi《中药志》

【来源】为碳酸盐类方解石族矿物方解石的细管状集合体（钟乳鹅管石）或腔肠动物枇杷珊瑚科粗糙盔形珊瑚的石灰质骨骼（珊瑚鹅管石）。

【异名】钟乳鹅管石：通石、芦石（《名医别录》），虚中（《吴普本草》），滴乳石（《饮片新参》）。

珊瑚鹅管石：海白石（《中国药用动物志》）。

【矿物名】钟乳鹅管石 Stalactitum Tubuliforme

【动物名】粗糙盔形珊瑚 *Galaxea aspera* Quelch

【性味与归经】味甘、微咸，性温。归肺、肾、胃经。

【功能与主治】温肺，壮阳，通乳。用于肺寒久嗽，虚劳咳喘，阳痿早泄，梦遗滑精，腰脚冷痹，乳汁不通。

释名考订

鹅管石之名最早见于金代刘完素《宣明论》卷九治劳嗽方中，明代《本草品汇精要》乃独立成条，云："此石……长二三寸，形圆而层层甲错，色白酥脆易折，中空如管，故谓之鹅管石也。"从本草考证可知，本草所指的鹅管石是钟乳石的一种。古代以钟乳石明净、轻薄、中空似鹅翎管者为佳，以后遂有鹅管石之名。这种鹅管石被称作钟乳鹅管石。又名虚中、通石、芦石，亦以其中空似鹅翎管的特征而得名。

在商品药材中，尚有以珊瑚类粗糙盔形珊瑚等动物的石灰质骨骼作鹅管石使用者，称为珊瑚鹅管石。目前全国大多数地区所使用的鹅管石是后者，即珊瑚鹅管石，只有辽宁、山东、甘肃、吉林、云南等少数地区使用的是钟乳鹅管石。但是，根据本草文献记载，当以钟乳鹅管石为鹅管石的正品。

825 鹅不食草 ebushicao 《食性本草》

【来源】为菊科植物鹅不食草的全草。

【异名】石胡荽（《四声本草》），食胡荽（《本草品汇精要》），野园荽（《濒湖集简方》），鸡肠草、天胡荽（《本草纲目》），鹅不食（《生草药性备要》），地芫荽（《医林纂要·药性》），球子草（《植物名实图考》），满天星、沙飞草、地胡椒、大救驾（《简易草药》），三节剑（《分类草药性》），山胡椒、连地稗（《岭南采药录》），二郎戟、小救驾（《贵州民间方药集》），杜网草、猪屎草（《福建民间草药》），砂药草（《江苏省植物药材志》），白地茜（《南宁市药物志》），雾水沙、猫沙、小拳头（《广东中药》），通天窍（《四川中药志》），猪屎潦（《广西中药志》），铁拳头、散星草、地杨梅、三牙钻、蚊子草（《浙江民间常用草药》），白珠子草（《福建中草药》），二郎剑（《四川常用中草药》），三牙戟（《全国中草药汇编》），小二郎箭（南药《中草药学》），鞭打绣球（《云南种子植物名录》），不食草（河北、河南、山西、江苏），二郎箭（四川、上海、陕西），猪屎残（广东、广西），偷鸡打（江西、浙江），地茜、地同蒿、地茼蒿、移星草、牙楔草、老鼠脚迹、老鼠脚、老鼠耳、疟疾草（广西），猪屎咀、匍地杨梅、小本过饥草、杜远草、水榭留、小还魂、米碎草、珠子草（福建），铁金花、消食草、园子草、细细草、痧痱草、野茼蒿、冰冰丹（湖南），龙吐珠、真珠癀、蛤蟆黄、蝶仔草（台湾），小龙芽草、地胡荽、地下草（陕西），偷鸡掼、珠草、偷鸡环（浙江），羳子草、打不死、猪屎豆（江西），胡椒草、九逆黄、石胡椒（四川），野芫荽、脾寒草（安徽），出世老、蛆仔草（广东），鸡宗胆、鱼眼草（云南），痧药草（江苏），鹅儿不食草（上海）。

【植物名】鹅不食草 *Centipeda minima* (L.) A. Br. et Aschers.

【性味与归经】味辛，性温。归肺经。

【功能与主治】发散风寒，通鼻窍，止咳。用于风寒头痛，咳嗽痰多，鼻塞不通，鼻渊流涕。

释名考订

鹅不食草始载于南唐《食性本草》，为一年生小草本。《本草纲目》谓其"细茎小叶，形状宛如嫩胡荽"，故有诸"胡荽"之名。鸡肠草者，亦因其茎细圆、断面黄白色而名之。《本草纲目》又曰："其气辛熏不堪食，鹅亦不食之。"故名鹅不食草。地胡椒、山胡椒者，亦因其味辛辣而得名。本品之叶楔状倒披针形，颇与古代兵器戟相似，故有三牙戟、二郎戟诸称。头状花序细小，色白，扁球形，单生于叶腋，龙吐珠、球子草、白珠子草等因以得名。搓揉嗅鼻能取嚏，乃呼通天窍。

826 鹅掌金星草 ezhangjinxingcao 《植物名实图考》

【来源】为水龙骨科植物金鸡脚的全草。

【异名】辟瘟草、鸭脚金星草（《百草镜》），独脚金鸡（《本草纲目拾遗》），猪蹄叉、乌毛丁、鸡脚叉（《贵州民间方药集》），鸭脚珠、鸭脚掌、三叉剑（《江西民间草药》），鸭脚草（《江苏省植物药材志》），三角风、双凤尾草（《四川中药志》），七星箭（《陕西植物药调查》），鹅脚伸筋、三叉风、盐桃草（《湖南药物志》），鸭掌香、鸭胶掌、鸭胶草（《闽东本草》），金星草（《泉州本草》），三叶莼蕨（《台湾植物志》），二叉曲、三叉虎、三滴血（《广西药用植物名录》），鸭脚金星、鸭爪掌、鸡爪良姜、鸭脚青、鸡脚爪、远足金鸡、鸭脚方、鸭脚竹星（《浙江民间常用草药》），燕尾草（《秦岭植物志》），鹅掌草、小搜山虎、爬山虎（《昆明民间常用草药》），鱼鳖草（《陕甘宁青中草药选》），七星剑（南药《中草药学》），鸟见飞、金星鸡脚草（《福建药物志》），鸡脚七（《贵州中草药名录》），鸭掌金星草（《浙江药用植物志》），金鸡脚假萆蕨（《植物分类学报》），鹅掌金星（浙江、云南、广西、安徽、湖南、湖北），七星草（云南、江苏、广东），三叉箭（湖南、湖北、广西），鸭婆脚（安徽、湖南），七星丹（江西、广东），鸭麻脚、鸭麻蹄、鸭脚莲、鸡屎莲、满山香、千里香、金鸡爪、常脚金星（广东），鸭脚香、鸭脚爪、鸭掌金星、三角牛、鸭踏香（福建），金鸡足、八字草、金鸡蕨、一枝剑（四川），鸡爪草、鸡爪莲、脚子风、山黄连（湖南），阉鸡尾、小爬山虎、凤尾金星（云南），鸭脚斑、三叉剑枫、独脚金鸡草（江西），独立金鸡、鸭足金星（安徽），鹅脚金星、笔架草（重庆），三叉蕨（广西），小石剑（陕西）。

【植物名】金鸡脚 *Phymatopsis hastata* (Thunb.) Kitag.

【性味与归经】味甘、微苦、微辛，性凉。

【功能与主治】祛风清热，利湿解毒。用于小儿惊风，感冒咳嗽，小儿支气管炎，咽喉肿痛，扁桃体炎，中暑腹痛，痢疾，尿路感染，腹泻，筋骨疼痛；外治痈疖疔疮，蛇虫咬伤。

释名考订

本品为蕨类植物，孢子囊群圆形，红棕色，排列于叶背中脉两侧，状若星点，以形似而称金星草、七星草、七星剑。叶片通常 3 裂，偶有 5 裂或 2 裂；裂片披针形，先端渐尖，因其形似，故有金鸡脚、独脚金鸡、鸭脚金星草、鹅掌金星草诸名。《本草纲目拾遗》谓其可"治伤寒疟痢，风气肿毒，时气恶气"，且"佩带之可辟疫气"，因呼辟瘟草。

827 番红花 fanhonghua 《本草品汇精要》

【来源】为鸢尾科植物番红花的柱头。

【异名】咱夫蓝（《饮膳正要》），撒夫郎、番栀子蕊（《回回药方》），撒馥兰（《本草品汇精要》），撒法即（《医林集要》），泊夫蓝、撒法郎（《本草纲目》），藏红花（《本草纲目拾遗》），西藏红花（《增订伪药条辨》），秋番红花（《华北经济植物志要》），西花（《中药鉴别手册》），西红花（《中国药典》），印度红花（天津）。

【植物名】番红花 *Crocus sativus* L.

【性味与归经】味甘，性平。归心、肝经。

【功能与主治】活血化瘀，凉血解毒，解郁安神。用于经闭癥瘕，产后瘀阻，温毒发斑，忧郁痞闷，惊悸发狂。

释名考订

番红花是外来药物，它在国外的使用已有十分悠久的历史。早在公元前一千多年，番红花就已经是一种名贵的药物和香料。它在早年还用于染色。在希伯莱文中，番红花一词的词根即是染成黄色的意思。

番红花在我国最早见于元忽思慧撰《饮膳正要》，名咱夫蓝。该书是元蒙时期重要的营养学专著，它增收的一些品种后被《本草品汇精要》、《本草纲目》等书所转引，如《本草纲目》"番红花"条所载内容，基本上均摘自《饮膳正要》。在与《饮膳正要》同时代的《回回药方》中，记有撒夫郎一名，其下注云："即番栀子蕊"。按栀子为茜草科植物，我国古代多以它的果实作黄色染料。古人以番红花生于番地，又同栀子一样可以染黄且药用雌蕊而称其为"番栀子蕊"，这一命名十分形象，也完全符合古人对事物的观察。至明，《本草品汇精要》以"撒馥兰"之名收载本品，附异名"番红花"，并谓其"类红蓝花而长"。这是本品在历代本草中第一次被称作"红花"。所谓"红蓝花"，即菊科植物红花 *Carthamus tinctorius* L.，其花冠筒细长，表面红黄色或红色，形与番红花颇为相似。类红花而出西方番地，因得番红花之名。

咱夫蓝、撒夫郎、撒馥兰，其语源为元、明时阿拉伯文 zefiran、jafrana 或英文 saffran 之音译。《本草纲目》将番红花列入隰草类，别称泪夫蓝。"泪"，音 jì，读音与"咱"完全不同。该条"附方"中引《医林集要》有撒法即一名，"即"与"郎"也有一点之差。纵观文献，"泪"、"即"显为李时珍引摘之误。

番红花原产西班牙、伊朗等国，经由印度进口，以西藏为集散地。《本草纲目拾遗》、《植物名实图考》误为西藏所产，遂称其为藏红花，后一直沿用至今。

828 番泻叶 fanxieye 《饮片新参》

【来源】为豆科植物狭叶番泻或尖叶番泻的小叶。

【异名】旃那叶、泻叶（《药物学大成》），番杏叶（李承祜《生药学》），泡竹叶、地熏草（《上海市中药饮片炮制规范》），弟兄草（浙江温州）。

狭叶番泻：印度番泻叶（徐国钧《药用植物学与生药学》），狭叶番泻叶（《广西植物名录》）。

尖叶番泻：亚历山大番泻叶（《中药志》），埃及番泻叶（《本草药名集成》）。

【植物名】（1）狭叶番泻 *Cassia angustifolia* Vahl

异名：第勒维里番泻（李承祜《生药学》），丁内未利番泻（楼之岑《生药学》），狭叶番泻树（南药《中草药学》）。

（2）尖叶番泻 *Cassia acutifolia* Delile

异名：埃及番泻（《中药志》），埃及旃那（《台湾药用植物志》），尖叶番泻树（南药《中草药学》）。

【性味与归经】味甘、苦，性寒。归大肠经。

【功能与主治】泻热行滞，通便，利水。用于热结积滞，便秘腹痛，水肿胀满。

释名考订

本品从海外引进，药用其叶，功专泻下通便，故名番泻叶，简作泻叶。"番杏叶"，为番泻叶之音讹。"旃那"，为英文"senna"之音译。商品因产地不同分为两种：印度番泻叶和亚历山大番泻叶。印度番泻叶又名丁内未利番泻叶，原植物为狭叶番泻，主产于印度；亚历山大番泻叶又名埃及番泻叶，原植物为尖叶番泻，主产于埃及。

服用本品，单味宜泡茶饮；若作汤剂，煎煮宜后下。上海药市有名泡竹叶。"泡"，指服法；"竹叶"，为"泻叶"之隐名。地熏草之名为上海特有的异名。北方俚俗所称"拉屎"一词，用沪语来表达时同中药"柴胡"二字的发音几乎完全一致。故用于通便的番泻叶在沪被谑称为"柴胡草"，意即"拉屎草"。在《神农本草经》中，柴胡有"地熏"之名，"柴胡草"乃雅作"地熏草"。"地熏"，为"柴胡"（拉屎）之隐名。异地人不明就里，讹为"弟兄草"。

829 猴枣 houzao 《饮片新参》

【来源】为猴科动物猴等胃或胆的结石。

【异名】猴子枣、羊肠枣（《药物出产辨》），猴丹（《中国医学大辞典》），申枣（《药材资料汇编》），猴宝、猴结石、印度猴枣、马来西亚猴枣、域枣（《本草药名集成》）。

【动物名】猴 *Macaca mulatta* Zimmermann

【性味与归经】味苦、微咸，性寒。归心、肺、肝经。

【功能与主治】消痰镇惊，清热解毒。用于痰热喘嗽，小儿惊痫，瘰疬痰核。

释名考订

猴枣始载于陈仁山《药物出产辨》，曰："猴枣生于老猿猴之胃及肝胆间，缘猿猴常食各种山果，积年累月，其精液所结成为石者，形如枣，犹如牛之生黄，狗之生宝。"对于猴枣的基原，目前还不十分清楚。一般认为是猴的肠胃结石；也有认为是猴的胆结石；1985 年国家医药总局专家赴印度等国考察后认为，猴枣是母山羊肠胃之间的结石。究竟为何基原，还有待作进一步考究和分析。本品主要为进口，分为印度猴枣和马来西亚猴枣两种。前者商品称猴枣，后者称域枣。

830 猴骨 hougu 《证类本草》

【来源】　为猴科动物猴等的骨骼。

【异名】　猕猴骨（《证类本草》），申骨（《四川中药志》）。

【动物名】　猴 *Macaca mulatta* Zimmermann

异名：狙（《庄子》），沐猴（《史记》），猕猴（陆玑《诗疏》），胡孙（《格古论》），王孙（《柳河东集》），猢狲（《太平圣惠方》），马留（《倦游杂录》），马流（《云麓漫钞》），恒河猴、广西猴（《中国经济动物志·兽类》），黄猴（《中药大辞典》），猴子、马骝（《中国药用动物志》）。

【性味与归经】　味酸，性平。归心、肝经。

【功能与主治】　祛风除湿，强筋壮骨，镇惊，截疟。用于风寒湿痹，四肢麻木，关节疼痛，骨折，小儿惊痫。

释名考订

本品始载于《证类本草》，为猴的骨骼。猴，《本草纲目》曰："按班固《白虎通》云：猴，候也。见人设食伏机，则凭高四望，善于候者也。猴好拭面如沐，故谓之沐，而后人讹沐为母，又讹母为猕，愈讹愈失矣……猴形似胡人，故曰胡孙。"马留之名见于宋张师正《倦游杂录》，曰："京师优人以杂物布地，遣沐猴认之，即曰'着也马留'。"又作马流，南宋赵彦卫《云麓漫钞》卷五："北人谚语曰胡孙为马流。"北魏贾思勰《齐民要术》曰："常系猕猴于马坊，令马不畏、避恶、消百病也。"李时珍《本草纲目》亦云："养马者厩中畜之，能辟马病，胡俗称马留云。"马留名义，殆出于此。十二生肖以申为猴，王充《论衡·物势》云："申，猴也。"故有申骨之名。

831 猴头菌 houtoujun 《全国中草药汇编》

【来源】　为齿菌科真菌猴头菌或珊瑚状猴头菌的子实体。

【异名】　猬菌、刺猬菌、猴头（《中国药用真菌》），小刺猴头（《吉林省有用和有害真菌》），猴菇、猴头菇、猴菇菌（上海）。

【植物名】　(1) 猴头菌 *Hericium erinaceus* (Bull. ex Fr.) Pers.

(2) 珊瑚状猴头菌 *Hericium coralloides* (Scop. ex Fr.) Pers. ex Gray

【性味与归经】　味甘，性平。归脾、胃经。

【功能与主治】　健脾养胃，安神，抗癌。用于体虚乏力，消化不良，失眠，胃与十二指肠溃疡，慢性胃炎，消化道肿瘤。

释名考订

猴头菌为齿菌科真菌猴头属之可食菌类，在我国已有将近两千年的食用历史。三国沈莹《临海水土异物志》载："民皆好啖猴头羹，虽五肉臛不能及之，其俗言：'宁负千石之粟，不愿负猴头羹。'"猴头，以其子实体形似而得名。又似一蜷缩成球的刺猬，故有诸"猬"名。

832 粪箕笃 fenjidu 《岭南采药录》

【来源】　为防己科植物粪箕笃的根、根茎或全株。

【异名】　蛤蟆草、田鸡草（《岭南采药录》），硬毛千金藤（《植物分类学报》），刚毛千金藤（《台湾药用植物志》），扁斗藤（《广西本草选编》），梨壁藤（广东、广西、福建），犁头藤（广东、福建），和尚藤、缚鱼藤、铁板膏药、山膏药、铁线藤、蛇姆龟、三角耙（福建），铲箕笃、瓢羹菜、犁头草、蛇头藤、畚箕草、飞天雷公、松紧藤（广西），方钉草、七厘藤、蛤仔藤、三角藤、青蛙藤、疔草（广东），犁藤、秤锤藤（海南）。

【植物名】粪箕笃 *Stephania longa* Lour.

【性味与归经】味苦，性寒。归大肠、膀胱、肝经。

【功能与主治】清热解毒，利湿消肿，祛风活络。用于泻痢，小便淋涩，水肿，黄疸，风湿痹痛，喉痹，聤耳，疮痈肿毒，蛇虫咬伤。

释名考订

本品的核果干燥后扁平而呈凹状，略似粪箕，故称粪箕笃、畚箕草。"笃"，似为"兜"或"斗"之讹称。戽斗为用于汲水灌田的老式农具，形似畚箕，本品似之，故有戽斗藤之名。叶呈三角状卵形，基部近平截或微圆，绿色，形似青蛙，故又有青蛙藤、蛤蟆草、田鸡草诸称。三角耙、犁头草、蛇头藤等，亦以叶片形似而得名。本品功能清热解毒，常用于疮痈肿毒，遂得疔草之称。多以鲜叶适量捣烂外敷，铁板膏药、山膏药等因以得名。

833 湖北贝母 hubeibeimu 《中药志》

【来源】为百合科植物湖北贝母的鳞茎。

【异名】奉节贝母（《中药材品种论述》），贝母（湖北、四川），窑贝、板贝、平贝（湖北）。

【植物名】湖北贝母 *Fritillaria hupehensis* Hsiao et K. C. Hsia

【性味与归经】味微苦，性凉。归肺、心经。

【功能与主治】清热化痰，止咳，散结。用于痰热咳嗽，瘰疬痰核，痈肿疮毒。

释名考订

本品分布于湖北西南部、四川东部和湖南西北部。据史料记载，作为川贝的地区习惯用药，本品在当地民间已有百年以上的使用历史。现均为栽培，主产区在湖北鹤峰、建始、宣恩、利川、恩施、长阳、五峰等县市，故名"湖北贝母"。当地称为窑贝。因顶端板平，而呼平贝、板贝。本品家种始于四川省奉节县，故又有奉节贝母之称。近年来，本品发展较快。《中国药典》（一部）2000 年版已将湖北贝母正式收载入典。参见"川贝母"条。

834 滑石 huashi 《神农本草经》

【来源】为硅酸盐类滑石族矿物滑石，主含含水硅酸镁 $[Mg_3(Si_4O_{10})(OH)_2]$。

【异名】脬石（《南越志》），液石、共石、脱石、番石、脆石（《名医别录》），冷石（《本草经集注》），夕冷（《药性论》），留石（《石药尔雅》），画石（《本草衍义》），白滑石、桂府滑石（《证治准绳》），活石（《中药志》），硬滑石（《中药材手册》），白玉粉（《药材资料汇编》），尽石（《矿物药与丹药》），北石（《中国矿物药》），原滑石、肥皂石、涂石、嫩石（《本草药名集成》），西化石、南化石（湖北）。

【矿物名】滑石 Talcum

【性味与归经】味甘、淡，性寒。归膀胱、肺、胃经。

【功能与主治】利尿通淋，清热解暑，外用祛湿敛疮。用于热淋，石淋，尿热涩痛，暑湿烦渴，湿热水泻；外治湿疹，湿疮，痱子。

释名考订

《本草纲目》谓："滑石性滑利窍，其质又滑腻，故以名之。"又名脬石、脱石、画石。脬石以产地为名。《本草图经》引《南越志》云："脬城县出脬石，脬石即滑石也。"《尔雅·释器》云："肉去其骨曰脱。"郭璞注："剥其皮也。"李时珍以"肉无骨"释脱石之名，喻示滑石以"无硬者为良"。

寇宗奭曰："滑石今谓之画石，因其软滑可写画也。""尽石"，当为"画石"之讹。"画"与"尽"的繁体字"畫"、"盡"因字形相近而致讹。滑石，音转而为活石，活、滑相通也。

按滑石有两种：硅酸盐类滑石和黏土质类滑石。两种滑石历来混用，并一直沿续至今。作为商品药材，北方多用硅酸盐类滑石，习称"硬滑石"；南方多用黏土质类滑石，习称"软滑石"。《中国药典》规定，以硅酸盐滑石为滑石的正品，黏土质类滑石则可作为地区习用药材使用。

835 溲疏 soushu 《神农本草经》

【来源】 为虎耳草科植物溲疏的果实。

【异名】 巨骨（《名医别录》），空木、卵花（《植物学大辞典》），空疏（《中国树木分类学》），紫阳花（《中科院植物所植物园栽培植物名录》）。

【植物名】 溲疏 *Deutzia scabra* Thunb.

【性味与归经】 味苦、辛，性寒；有小毒。

【功能与主治】 清热，利尿。用于发热，小便不利，遗尿。

释名考订

溲疏以功能为名。《后汉书·张湛传》李贤注："溲，小便也。"《说文解字·疋部》云："疏，通也。"本品功专通利水道，用于小便不利。《本经逢原》曰："溲溺疏利，则气化无滞，子脏安和。"故有溲疏之名。

836 寒水石 hanshuishi 《吴普本草》

【来源】 为硫酸盐类石膏族矿物红石膏或碳酸盐类方解石族矿物方解石。

【异名】 凝水石、白水石（《神农本草经》），凌水石（《名医别录》），盐精（《丹房镜源》），水石、冰石（《石药尔雅》），鹊石（《本事方》），盐精石、泥精、盐枕、盐根（《本草纲目》）。

红石膏：北寒水石（《中药材》）。

方解石：黄石（《名医别录》），冰洲石（《中国矿物药》），南寒水石（《中药材》），分解石（四川）。

【矿物名】（1）红石膏 Gypsum Rubrum

（2）方解石 Calcitum

【性味与归经】 味辛、咸，性寒。归心、胃、肾经。

【功能与主治】 清热降火，利窍，消肿。用于时行热病，壮热烦渴，水肿，尿闭，咽喉肿痛，口舌生疮，痈疽，丹毒，烫伤。

释名考订

寒水石原名"凝水石"，始载于《神农本草经》。《名医别录》云："色如云母，可析者良，盐之精也。生常山山谷又中水县及邯郸。"《本草经集注》云，《名医别录》所载凝水石之产地"地皆咸卤，故云盐精，而碎之亦似朴硝。"《本草纲目》云："拆片投入水中，与水同色，其水凝动。"故名凝水石。又云："夏月研末，煮汤入瓶，倒悬井底，即成凌冰，故有凝水、白水、寒水、凌水诸名。生于积盐之下，故有盐精以下诸名。"所称"盐精以下诸名"，是指"泥精"、"盐枕"、"盐根"诸名。综上所述，寒水石应是一种"色如云母"、"碎之亦似朴硝"、能溶于水、溶液无色透明、易结晶析出的无机盐类。据近人考证，认为其矿物来源应是白钠镁矾（$Na_2SO_4 \cdot MgSO_4 \cdot 4H_2O$），或是硫酸镁和硫酸钾的复盐（$MgSO_4 \cdot K_2SO_4 \cdot 4H_2O$），如此等等，至今尚无定论。唐《新修本草》以后，寒水石的基原发生了混淆，作寒水石药用者，已不是盐精之凝水石，而是石膏、方解石了。宋《本草衍义》谓："陶隐居言'夏月能为冰者佳'，如此则举世不能得，似乎失言。"对此，李时珍指出："唐宋以来，相承其误，通以二石为用，而盐精之寒水，绝不知用，此千载之误也。"尽管如此，目前的用药情况依然是北方（北京、天津、山东、山西、辽宁、甘肃、内蒙古等）以硫酸盐类石膏族矿物红石膏作寒水石，南方（华东、中南、华南、西南）则以碳酸盐类方解石族矿物方解石作寒水石。

837 犀角 xijiao 《神农本草经》

【来源】 为犀科动物印度犀、爪哇犀或苏门犀等的角。

【异名】 乌角（《太平圣惠方》），生犀角（《博济方》），生犀（《小儿药证直诀》），乌犀（《普济本事方》），黑犀（《世医得效方》），低密（《本草纲目》），乌犀角（《证治准绳》），犀牛角（《得配本草》），亚洲犀角、暹罗角（《中药志》），小犀角、蘑菇头、滑角、馒头角（《本草药名集成》）。

【动物名】（1）印度犀 *Rhinoceros unicornis* L.

异名：兕（《尔雅》），独角犀（《中药大辞典》），大独角犀（《中药鉴别手册》），铁板犀（《本草药名集成》）。

（2）爪哇犀 *Rhinoceros sondaicus* Desmarest

异名：兕（《尔雅》），小独角犀（《中药大辞典》）。

（3）苏门犀 *Rhinoceros sumatrensis* Cuvier

异名：双角犀、亚洲双角犀（《中药志》），苏门答腊犀、长毛犀牛（《本草药名集成》）。

【性味与归经】 味酸、咸，性寒。归心、肝经。

【功能与主治】 清热，凉血，定惊，解毒。用于伤寒温疫热入血分，惊狂，烦躁，谵妄，斑疹，发黄，吐血，衄血，下血，痈疽肿毒。

释名考订

犀角始载于《神农本草经》，为犀科动物印度犀、爪哇犀或苏门犀的角，商品统称犀角或暹罗角。全球现存犀牛共五种。除了上述三种亚洲犀牛外，还有两种非洲犀牛：白犀和黑犀。这五种犀牛中，印度犀和爪哇犀为单角犀牛（爪哇犀仅雄兽有角），苏门犀和两种非洲犀均为双角犀牛。单角者皆长在鼻端；双角则在鼻上呈纵向排列，前角长，后角短。

据文献记载，三种亚洲犀牛都有过在我国境内生存繁衍的历史。

从商代晚期至西汉的出土文物中，已多次见有写实的犀牛形象，经分辨，它们都是双角的苏门犀。李时珍曰："犀字，篆文象形。"周代金文"犀"字，字头"尸"与部首"牛"之间的部分为纵列的两个"个"字形，形似犀牛的两只角。《说文解字·牛部》曰：犀，"南徼外牛，一角在鼻，一角在顶，似豕"。可见，直至东汉，人们所认识的犀牛还只是"一角在鼻，一角在顶"的苏门犀，独角犀尚未见识。

东汉以后，随着佛教的传入，印度犀开始引入了中国。据报道，在西晋墓葬的出土文物中，出现了印度犀的形象。古人把这种独角的犀牛称之为"兕"，以与双角的苏门犀相区别。《尔雅·释兽》云："兕，似牛。"郭璞注："一角，青色，重千斤。"

爪哇犀应是从越南传入中国的，有关的事迹已多次见诸于古代文献。《唐书·南蛮传》云："林邑国……贞观初，遣使贡驯犀。"《本草纲目》兽部卷五十一："洪武初，九真曾贡之，谓之独角犀。"其中林邑国故地在今越南中部；九真故地在今越南北部。

犀角表面乌黑色，故有黑犀、乌犀、乌犀角诸名。商品有犀角和小犀角之分。小犀角又称蘑菇头、滑角或馒头角，为犀牛顶上的小角。另据《本草纲目》记载，"低密"为番名。

犀牛是国际上重点保护的濒危野生动物。根据国务院 1993 年 5 月 29 日《关于禁止犀牛角和虎骨贸易的通知》，本品已被禁止使用。参见"广角"条。

十三画

838 **蓍草** shicao 《新修本草》

【来源】 为菊科植物高山蓍的全草。

【异名】 蓍（《神农本草经》），蜈蚣草（《分类草药性》），乱头发（《贵州民间方药集》），蚰蜒草、锯齿草（《中国植物志》），羽衣草（《贵州草药》），千条蜈蚣（江西《草药手册》），锯草（《内蒙古中草药》），一枝蒿（华北、内蒙古、陕西、甘肃、宁夏、青海、四川），飞天蜈蚣（河北、四川、江西、贵州、湖南、广西），蜈蚣蒿、蜈蚣七（陕西），抬头蜈蚣（湖南），千锯草（内蒙古），蛇见草（甘肃）。

【植物名】 高山蓍 *Achillea alpine* L.

【性味与归经】 味苦、酸，性平。归肺、脾、膀胱经。

【功能与主治】 解毒利湿，活血止痛。用于乳蛾咽痛，泄泻痢疾，肠痈腹痛，热淋涩痛，湿热带下，蛇虫咬伤。

释名考订

《本草纲目》曰："按班固《白虎通》载孔子云：蓍之为言耆也。老人历年多，更事久，事能尽知也。陆佃《埤雅》云：草之多寿者，故字从耆。"《说文解字·老部》："耆，老也。"古人认为蓍是一种长寿的植物，故字从耆。又名一枝蒿。蒿，为菊科蒿类植物的总称。《尔雅·释草》云："繁之丑，秋为蒿。"郭璞注："丑，类也。春时各有种名，至秋老成，皆通呼为蒿。"《说文解字·艸部》："蓍，蒿属。"《本草图经》谓：蓍，"今蔡州上蔡县白龟祠旁，其生如蒿作丛……"。按本品为多年生草本，亦蒿类植物，茎多单生，直立，故名一枝蒿。叶片长线状披针形，栉齿状羽状深裂，以形似而多以"蜈蚣"为名。乱头发、锯齿草、羽衣草，亦因其叶形似而得名。民间用于治蛇虫咬伤有效，因称蛇见草。

839 **墓头回** mutouhui 《本草纲目》

【来源】 为败酱科植物糙叶败酱或异叶败酱的根。

【异名】 地花菜、墓头灰（《救荒本草》），箭头风（《职方典》），九头鸟（《陕西中草药》），脚汗草、铜班道、虎牙草、追风箭（《甘肃中草药手册》），臭脚跟、木头回、见肿消（河南）。

【植物名】 （1）糙叶败酱 *Patrinia rupestris* （Pall.） Jass. subsp. *scabra* （Bge.） H. J. Wang

异名：鸡粪草（《本草原始》），观音菜、白苦爹、苦苴（福建），血晕草（河北）。

（2）异叶败酱 *Patrinia heterophylla* Bge.

异名：摆子草（河北、甘肃），刀尖草、刀伤草、老虎草（陕西）。

【性味与归经】 味苦、微酸涩，性凉。归心、肝经。

【功能与主治】 燥湿止带，收敛止血，清热解毒。用于赤白带下，崩漏，泄泻痢疾，黄疸，疟疾，肠痈，疮疡肿毒，跌打损伤，子宫颈癌，胃癌等。

释名考订

本品治妇女崩中带下有卓效，故名血晕草。墓头回者，誉其有起死回生之功。语声之转，讹为墓头灰、木头回。民间有以本品治疟疾，疟疾俗称"打摆子"，故有摆子草之名。用于跌打损伤有效，因称刀伤草、见肿消。箭头风者，《本草纲目拾遗》引《职方典》曰："花如箭镞。治风、四肢骨节痛。"故名。具特异臭气，俚称臭脚跟、脚汗草。《本草原始》谓："闻之极臭，俗呼鸡粪草。"

840 蓖麻子 bimazi 《新修本草》

【来源】为大戟科植物蓖麻的种子。

【异名】草麻子（《雷公炮炙论》），蓖麻仁（《圣济总录》），草麻仁（《外科正宗》），大麻子（《中国药用植物志》），红大麻子（《药材学》），扒帽子、八麻子（《青岛中草药手册》），老麻子（陕西、甘肃、宁夏），山东黄豆、洋黄豆（江苏、浙江），毕麻子、黑麻子（辽宁），天麻子果、红天麻子（云南），八门子、扁扁子（山东），红蓖麻子（广西），滨麻子（山西），麻子（安徽），天麻子（北京），金豆（上海），牛蓖子（福建）。

【植物名】蓖麻 Ricinus communis L.

异名：草麻（《新修本草》），红蓖（《广西中兽医药用植物》），草麻（《中国药用植物图鉴》），牛蓖子草、勒菜（《中药大辞典》），红蓖麻（福建、台湾、广东、云南文山），红麻（广东、广西），牛蓖、杜麻、杜蓖（福建），山蓖麻、蓖麻风、蓖麻树（广西），红土蓖（台湾）。

【性味与归经】味甘、辛，性平；有毒。归大肠、肺经。

【功能与主治】泻下通便，消肿拔毒。用于大便燥结，痈疽肿毒，喉痹，瘰疬。

释名考订

本品始载于《雷公炮炙论》，原名"草麻子"。《新修本草》云："叶似大麻叶而甚大，其子如蜱，又名草麻。"蓖麻子，《本草纲目》曰："蓖亦作蠕。蠕，牛虱也。其子有麻点，故曰蓖麻。"按蜱（bí）和蠕（bī）均指寄生在牛、马等牲畜身上的一种吸血昆虫，如牛虱。本品形似之，故以为名，从"艹"，乃称草麻子、蓖麻子。大麻子、牛蓖子，义同蓖麻子。扒帽子、八麻子、八门子者，蓖麻子语声之讹也。蒴果球形，有软刺，故有勒菜之名。"勒"，"簕"也；南方有簕竹，为一种有刺的竹，南人因呼刺为"簕"。

841 蓬蘽 penglei 《神农本草经》

【来源】为蔷薇科植物灰白毛莓的果实。

【异名】覆盆（《神农本草经》），陵蘽、阴蘽（《名医别录》），割田藨（《本草纲目》），寒莓（《本草会编》），寒藨（《医林纂要·药性》），灰绿悬钩子（《拉汉种子植物名称》），白毛悬钩子（《常用中草药植物简编》），乌龙摆尾（江西、湖南），乌泡（湖南、贵州），乌泡子、乌泡子簕、天青地白、乌云盖雪（江西），狗屎泡、灰山泡、八月泡、红泡勒（广西），黑乌泡、倒生根、蛇乌泡（湖南），大乌泡（贵州）。

【植物名】灰白毛莓 Rubus tephrodes Hance

【性味与归经】味甘、酸，性温。

【功能与主治】补肾益精，缩尿。用于头目眩晕，多尿，阳痿，不育，须发早白，痈疽。

释名考订

本品始载于《神农本草经》，列为上品。蓬蘽属莓一类植物。《本草纲目》曰："蓬蘽与覆盆同类，故《本经》谓一名覆盆。此种生于丘陵之间，藤叶繁衍，蓬蓬累累，异于覆盆，故曰蓬蘽、陵蘽，即藤也。"按"蘽"，也作"藟"。《说文解字·木部》："藟，木也。"段玉裁注："其物在草木之间，近于草者则为草部之蔂，《诗》之蔂也；近于木者，则为木部之藟。"本品为落叶灌木，故以"蘽"名。陵蘽、阴蘽皆为蓬蘽声转之名。《本草纲目》又曰："其实八月始熟，俚人名割田藨。""藨"，《尔雅》："藨，麃。"郭璞注："麃，即莓也。"六七月开小白花，就蒂结实，三四十颗成簇，生则青黄，熟则紫黯，微有黑毛，状如熟椹而扁，故多有"乌泡"之名。"泡"，为"藨"之音近借字。果期可延至秋末，故有寒莓、寒藨之称。

⁸⁴²蒺藜 ^{jili}《毛诗传》

【来源】 为蒺藜科植物蒺藜的果实。

【异名】 茨（《诗经》），蒺藜子、旁通、屈人、止行、豺羽、升推（《神农本草经》），荠（《说文解字》），即藜（《名医别录》），白蒺藜（《药性论》），杜蒺藜（《太平圣惠方》），白蒺藜子（《传信适用方》），刺蒺藜（《本草衍义》），土蒺藜（《御药院方》），休羽（《本草纲目》），旱草（《本草经解》），三角蒺藜（《本草求真》），三角刺（《中国药用植物志》），蒺骨子、野菱角、地菱（《江苏省植物药材志》），八角刺（《青海药材》），蒺藜菁葵（《山东中药》），狗娃刺（《北方常用中草药手册》），硬蒺藜（东北、山东），蒺藜狗子（吉林、辽宁、山东、四川、山西），鬼见愁、鬼头针（江苏、安徽），蒺藜骨子、白吉利、草黄子、虎郎子、蒺藜角、血见愁、红花子（江苏），棱角、八角钉、蒺藜力、羊角刺、菱角刺（四川），三脚丁、三脚马仔、三脚虎（台湾），旱菱角、牛头刺（安徽），陀罗刺（甘肃），七厘丹（湖南），刺藜疙疸（内蒙古），蒺藜勾子（北京），拦路虎（山东）。

【植物名】 蒺藜 *Tribulus terrestris* L.

异名：痒痒草（安徽），吉利草（四川），蒺藜草（江苏）。

【性味与归经】 味辛、苦，性微温；有小毒。归肝经。

【功能与主治】 平肝解郁，活血祛风，明目，止痒。用于头痛眩晕，胸胁胀痛，乳闭乳痈，目赤翳障，风疹瘙痒。

释名考订

蒺藜始载于《神农本草经》，原名"蒺藜子"，列为上品。《尔雅·释草》云："茨，蒺藜。"《诗·墉风·墙有茨》："墙有茨，不可埽也。"朱骏声《说文通训定声》引《诗经》则作"墙有荠"，谓"茨"之义乃"荠"之借，并释曰："荠即蒺藜之合音。"《说文解字·艸部》云："荠，蒺藜。"按"茨"（cí）、"荠"（cí）音义俱同，皆为蒺藜急读之声。《本草纲目》曰："蒺，疾也；藜，利也；茨，刺也。其刺伤人，甚疾而利也。"蒺藜当道不可通行，"屈人"也；或驻足，或清障，或须绕道而行，故有止行、升推、旁通诸名。豺羽，言其芒刺梗棘凶利也。《本草经集注》云："多生道上而叶布地，子有刺，状如菱而小。"野菱角、旱菱角、菱角刺等因以得名。

⁸⁴³蒟酱 ^{jujiang}《新修本草》

【来源】 为胡椒科植物蒟酱的果穗。

【异名】 枸酱（《汉书·西南夷列传》），蒟子（《广志》），土荜茇（《食疗本草》），蒌子（《植物名实图考》），大荜茇（《成都县志》），蒟青、槟榔蒟（《岭南草药志》），青蒌、香茗（《广东中草药》），芦子、大芦子（《云南中草药选》），青蒟、蒌青（广东、广西），槟榔蒌（广西）。

【植物名】 蒟酱 *Piper betle* L.

异名：浮留藤（《新修本草》），扶留、扶留藤、扶恶土、蒌藤（《本草纲目》）。

【性味与归经】 味辛，性温。归脾、胃、肺经。

【功能与主治】 温中下气，消痰散结，止痛。用于脘腹冷痛，呕吐泄泻，虫积腹痛，咳逆上气，牙痛。

释名考订

本品之原植物古称扶留藤，一作浮留藤。《齐民要术》引晋顾微《广州记》云："扶留藤，缘树生，其花实即蒟也，可以为酱。"故名蒟酱。果穗呈半圆柱形，由许多小浆果聚合而成，状似荜茇，因称土荜茇、大荜茇。刘渊林注《蜀都赋》云："蒟酱缘木而生，其子如桑椹，熟时正青。"故有青蒟、蒟青、青蒌、蒌青诸名。蒌子、芦子者，"蒌"、"芦"为"留"之音转。《本草纲目》云：南方民间"食槟榔者，以此叶及蚌灰少许同嚼食之，云辟瘴疬，去胸中恶气"。槟榔蒟、槟榔蒌乃因以得名。

844 蒲黄 puhuang 《神农本草经》

【来源】 为香蒲科植物水烛香蒲、东方香蒲或同属植物的花粉。

【异名】 蒲厘花粉（《本草经集注》），蒲花（《江苏省植物药材志》），蒲棒花粉（《新疆药材》），蒲棒粉（湖北、湖南、山东），毛蜡烛花（湖北、湖南），蒲子花、蒲花粉（山东）。

水烛香蒲：蒲棒头花、草蒲黄、蒲草黄、水蜡烛花粉（《药材学》），水烛蒲黄（《常用中药名辨》）。

东方香蒲：蒲子面（北京）。

【植物名】（1）水烛香蒲 *Typha angustifolia* L.

异名：蒲（《诗经》），睢、香蒲（《神农本草经》），醮石（《吴普本草》），蒲厘（《本草经集注》），甘蒲（《新修本草》），蒲黄草（《经效产宝》），鬼蜡烛（《类证活人书》），蒲笋（《日用本草》），蒲蒻（《本草纲目》），水蜡烛（《广东新语》），水烛（《漳州府志》），蒲草（汪连仕《采药书》），蒲包草（《本草纲目拾遗》），毛蜡烛（《天宝本草》），狭叶香蒲（《东北植物检索表》），蒲董（《药材学》），窄叶香蒲（《中药鉴别手册》），水菖蒲（《新华本草纲要》），蒲绒草（上海），水雪草（福建），蒲草毛（河南），野蜡烛（浙江），料蒲（江苏）。

（2）东方香蒲 *Typha orientalis* Presl.

异名：蒲（《诗经》），睢、香蒲（《神农本草经》），醮石（《吴普本草》），甘蒲（《新修本草》），蒲蒻（《本草纲目》），金簪草（《现代实用中药》），会蒲（《中国蔬菜栽培学》），东香蒲（《东北药用植物志》），小香蒲（《经济植物学》），毛蜡烛（《贵州草药》），水蜡烛（湖北）。

【性味与归经】 味甘，性平。归肝、心包经。

【功能与主治】 止血，化瘀，通淋。用于吐血，衄血，咯血，崩漏，外伤出血，经闭痛经，胸腹刺痛，跌扑肿痛，血淋涩痛。

释名考订

蒲黄始载于《神农本草经》，列为上品。《说文解字·艸部》云："蒲，水艸也。可以作席。从艸，浦声。"浦为水滨。《吕氏春秋·本味》高诱注："浦，滨也。"蒲生池泽，故取"浦"声。本品为蒲的花粉，色黄，因称蒲黄。穗状花序长圆柱形，呈棒状，又呈蜡烛状，故有蒲棒粉、"蜡烛"诸名。

845 蒲公英 pugongying 《本草图经》

【来源】 为菊科植物蒲公英、碱地蒲公英或同属数种植物的全草。

【异名】 凫公英（《千金要方》），蒲公草、耩耨草（《新修本草》），仆公英（《千金翼方》），仆公罂（《本草图经》），地丁（《本草衍义》），金簪草（《土宿本草》），孛孛丁菜、黄花苗、黄花郎（《救荒本草》），鹁鸪英（《庚辛玉册》），婆婆丁（《滇南本草》），白鼓丁（《野菜谱》），黄花地丁、蒲公丁、白鼓钉、耳瘢草、狗乳草（《本草纲目》），奶汁草（《本经逢原》），残飞坠（《生草药性备要》），黄狗头（《植物名实图考》），卜地蜈蚣、鬼灯笼（《草木便方》），羊奶奶草（《本草正义》），双英卜地（《贵州民间方药集》），古古丁（《江苏省植物药材志》），茅萝卜（《四川中药志》），黄花三七（《杭州药用植物志》），扑灯蛾（山西）。

蒲公英：勃勃丁（《河南中草药手册》），经经杠（《北方常用中草药手册》），补补丁（《青岛中草药手册》），小菜花（《云南种子植物名录》），矮脚蒲公英（华中），乳汁草（湖南、福建、江西），黄花草（江苏、安徽），婆补丁（江苏、福建），灯龙花（四川、浙江），奶奶草（浙江、陕西），马花郎、羊花郎、水山药、水山菜、田癞塌、皮癞塌、田鼠塌（上海），崩杆苗、鹅娃子草、鹅娃菜、黄黄苗、随风飘（河南），把儿英、没根、高冠子簪花、蘑菇丁（河北），黄花郎子、黄花根子、锅巴丁、姑姑丁（江苏），阁老杆、灯盏花、黄花篮（甘肃），字字丁、地丁草、黄花绿叶草（云南），花花草、马曲曲菜、黄花菜（青海），鹅儿菜、风吹一把伞（安徽），木姑姑、木根根（山西），婆婆英（北京），灯龙草（四川），步步丁（山东），姑姑英（内蒙古），黄南姜（浙江）。

碱地蒲公英：华蒲公英（《东北植物检索表》），扑灯儿（内蒙古）。

【植物名】（1）蒲公英 *Taraxacum mongolicum* Hand. – Mazz.

（2）碱地蒲公英 *Taraxacum sinicum* Kitag.

【性味与归经】味苦、甘，性寒。归肝、胃经。

【功能与主治】清热解毒，消肿散结，利尿通淋。用于疔疮肿毒，乳痈，瘰疬，目赤，咽痛，肺痈，肠痈，湿热黄疸，热淋涩痛。

释名考订

蒲公英始载于《新修本草》，原名蒲公草。至宋，《本草图经》始见蒲公英之名。《本草纲目》曰：蒲公英"名义未详"。明李梴《医学入门》称："蒲公用此草治痈肿得效，故名。"独家之言，语出无据，疑为望文生训之说。经检，在《新修本草》稍前，孙思邈《备急千金要方》中有"凫公英"之名，即为本品。"凫"，音 fú，野鸭。"凫公"，犹"凫翁"，野鸭颈上的毛。《急就篇》卷二"春草鸡翘凫翁濯"颜师古注："凫者，水中之鸟，今所谓水鸭也。翁，头上毛也。"唐玄应《一切经音义》云："鸟头上毛曰翁。"按蒲公英的果实为瘦果，上具细软白色冠毛，状若凫翁。"英"，花也。《诗·郑风·有女同车》："有女同行，颜如舜英。"《毛传》："英犹华（花）也。"《本草衍义》谓本品"四时常有花，花罢飞絮"。絮即冠毛，状若"凫翁（公）"；花为"英"，故名凫公英。蒲公英、仆公英、仆公罂、鹁鸪英、白鼓丁等，皆为"凫公英"语声之转。"凫翁"随风飞扬，落地生根，因呼残飞坠。叶伏地而生，中心抽一茎，茎端出一花，其状如丁，故名地丁。花色黄，因称黄花地丁。又呼金簪草。《本草纲目》引《土宿本草》云："金簪草一名地丁，花如金簪头，独脚如丁，故以名之。"断其茎有白汁出，奶汁草、狗乳草、羊奶奶草等因以得名。

846 蒲种壳 puzhongqiao 《药材资料汇编》

【来源】为葫芦科植物瓠子的老熟果皮。

【异名】地蒲壳、扁蒲壳（《苏州本产药材》）。

【植物名】瓠子 *Lagenaria siceraria*（Molina）Standl. var. *hispida*（Thunb.）Hara

异名：甘瓠（《诗经》），瓠瓜（《说文解字》），甜瓠（《千金·食治》），净街棰（《清异录》），葫芦、龙蜜瓜、天瓜（《滇南本草》），长瓠（《本草纲目》），扁蒲（《群芳谱》），夜开花（江苏、上海），葫瓜（广西），蒲瓜（浙江）。

【性味与归经】味苦、淡，性寒。

【功能与主治】利尿，消肿，散结。用于腹胀，面目四肢浮肿，小便不通。

释名考订

瓠子始载于《新修本草》，云："瓠味皆甜，时有苦者，而似越瓜，长者尺余，头尾相似。"《本草纲目》名为长瓠，并曰："长瓠、悬瓠、壶卢、匏瓜、蒲卢，名状不一，其实一类各色，处处有之，但有迟早之殊。"李时珍将它们统称为"壶瓠之属"。瓠子的同属植物葫芦 *Lagenaria siceraria*（Molina）Standl. 有名蒲芦、蒲子、扁蒲、蒲瓜等。瓠子亦有葫芦、扁蒲、蒲瓜诸名。《群芳谱》云："瓠子，江南名扁蒲。就地蔓生，处处有之。苗、叶、花俱如葫芦……"瓠子物类蒲芦（葫芦），因称"蒲种"，"蒲"之种也，其果皮则称蒲种壳。

847 椿白皮 chunbaipi 《食疗本草》

【来源】为楝科植物香椿的树皮或根皮。

【异名】香椿皮（《经验方》），椿根白皮（《普济本事方》），椿树白皮（《万氏女科》），椿根皮（《增补万病回春》），椿皮（《本草纲目》），春颠皮（《分类草药性》），椿树皮、椿芽树皮、椿颠树皮（《四川中药志》），香椿根皮（《安徽中草药》），椿木皮（广西）。

【植物名】香椿 *Toona sinensis*（A. Juss.）Roem.

异名：杶（《夏书》），櫄（《左传》），橁（《山海经》），椿（《新修本草》），猪椿（《食疗本草》），红椿（《植物名实图考》），椿树、春菜树（《中国药用植物图鉴》），大红椿树（《台湾药用植物志》），白椿（《中药大辞典》），椿甜树（四川、湖北），椿芽树（四川、广西），马泡子树、毛椿、阳椿（云南），青先树、椿芽木（广西），椿颠树、春阳树（四川），香椿树（山东）。

【性味与归经】味苦、涩，性微寒。归大肠、胃经。

【功能与主治】清热燥湿，涩肠，止血，止带，杀虫。用于泄泻，痢疾，肠风便血，崩漏，带下，蛔虫病，丝虫病，疮癣。

释名考订

清汪灏《广群芳谱·木谱八》云："椿，《集韵》作櫄，《夏书》作杶，《左传》作橁，今俗名香椿。""春"，古字作"萅"。《说文解字》云："从艸，从日。艸，春时生也，屯声。"段玉裁注："日、艸、屯者，得时艸生也。屯字象艸木之初生，会意兼形声。"从"木"作"杶"，即今"椿"字。《说文解字·木部》云："橁，杶也。"段玉裁注："此杶木别名，非即杶字也。"《五经文字·木部》："橁，木也。与杶同物而异名。"按香椿为落叶乔木，偶数羽状复叶，有特殊香气。《本草纲目》又曰："椿香而樗臭，故椿字又作櫄，其气熏也。""熏"，薰也。《文选·江淹〈别赋〉》李善注："薰，香气也。"椿因其气香而得"櫄"之名，故又名香椿。《植物名实图考》谓："椿，即香椿……木理红实，俗名红椿。"

848 榅桲 ^wenbo^ 《本草拾遗》

【来源】为蔷薇科植物榅桲的果实。

【异名】木梨（《中国树木分类学》），土木瓜（《药材学》），闻香果（新疆）。

【植物名】榅桲 *Cydonia oblonga* Mill.

【性味与归经】味酸、甘，性微温。

【功能与主治】温中下气，消食，止泻，解酒。用于食积不消，脘腹痞胀，呕吐酸水，水泻，酒后纳呆。

释名考订

榅桲原产中亚地区，引入我国已有一千多年历史，现在陕西、新疆、江西、福建等地都有栽培。《本草纲目》曰："榅桲性温而气馞，故名。"《玉篇·皿部》云："榅，和也，或作温。"《玉篇·香部》云："馞，香大盛。""榅"、"桲"，从"木"旁而名榅桲。果实梨形，故名木梨。香气浓烈，因称闻香果。古人认为榅桲、楔櫨、樝子三物"与木瓜皆是一类各种"，新疆部分地区至今仍以本品作木瓜入药，故有土木瓜之名。

849 槐花 ^huaihua^ 《日华子本草》

【来源】为豆科植物槐的花或花蕾。

【异名】陈槐花（《世医得效方》），槐蕊（《本草正》），槐花米（《医方易简》），鬼树花（《中药志》），槐米（《常用中药名辨》），槐树花（河北）。

【植物名】槐 *Sophora japonica* L.

异名：櫰（《尔雅》），守宫槐（《群芳谱》），白櫰、櫰木、櫰花木、槐花木、猪屎槐（《中国主要植物图说·豆科》），家槐、中国槐（《中药志》），金药树、护房树（《中国药用植物志》），白槐

（山西、湖南、青海、广东），槐花树（广西、河北、江苏、四川），豆槐（青海、湖南），国槐（北京、山东），细叶槐（江西、湖南），圆槐、黄槐、黑槐（山东），槐树（广西），落地槐（河南），紫槐（湖南），本槐树（河北）。

【性味与归经】味苦，性微寒。归肝、大肠经。

【功能与主治】凉血止血，清肝泻火。用于便血，痔血，血痢，崩漏，吐血，衄血，肝热目赤，头痛眩晕。

释名考订

槐花，为槐的花或花蕾。《本草纲目》曰："其花未开时，状如米粒。"故名槐米、槐花米。槐蕊，蕊为种子植物的繁殖器官，如雌蕊、雄蕊；也指花，如唐黄巢《题菊花》诗："飒飒西风满院栽，蕊寒香冷蝶难来。"故槐蕊者，即为槐花。

槐为落叶乔木。谨按《尔雅》，槐有数种，其叶有昼合夜开者，名守宫槐。《说文解字·木部》云："槐，木也。从木，鬼声。"注曰："守宫槐，叶昼聂宵炕，按此皆槐之异者。"又《本草纲目》："《周礼》：秋取槐、檀之火。《淮南子》：老槐生火。《天玄主物簿》云：老槐生丹。槐之神异如此。"古人认为此木灵异，纯禀阴气，而鬼为阴之灵者，故字从木、从鬼而作"槐"。

850 槐角 huaijiao 《宝庆本草折衷》

【来源】为豆科植物槐的果实。

【异名】槐实（《神农本草经》），槐子（《本草经集注》），槐子仁（《太平圣惠方》），槐荚（《宝庆本草折衷》），槐角子（《济生方》），槐花子（《普济方》），槐角豆（《增补万病回春》），槐豆（《本草原始》），槐连豆（《中药材手册》），槐连灯、九连灯、天豆（《河南中药手册》），槐花果（云南），槐实子（内蒙古），槐豆角（山东海阳）。

【植物名】槐 *Sophora japonica* L.

【性味与归经】味苦，性寒。归肝、大肠经。

【功能与主治】清热泻火，凉血止血。用于肠热便血，痔肿出血，肝热头痛，眩晕目赤。

释名考订

本品始载于《神农本草经》，原名槐实。为槐的荚果，故名槐荚。王念孙《疏证》："豆荚长而端锐如角然，故又名豆角。"本品因以有槐角、槐豆角之称。荚果多弯曲，在种子间缢缩而呈连珠状，故有槐连豆之名。语声之转呼作槐连灯，衍作九连灯。

851 楤木 songmu 《本草拾遗》

【来源】为五加科植物楤木的茎皮或茎。

【异名】鹊不宿、刺老苞（《滇南本草》），鹊不踏（《本草纲目》），楤木白皮（《浙江民间草药》），刺龙苞、鸟不宿（《中国药用植物图鉴》），百鸟不栖、千枚针（《浙江民间常用草药》），鸟不企（广州部队《常用中草药手册》），楤白皮（《北方常用中草药手册》），百鸟不站（《曲靖专区中草药手册》），黑龙皮（《丽江中草药》），雀不站、破凉伞（《四川常用中草药》），狼牙棒（《陕甘宁青中草药选》），鸟不踏（湖南、湖北、福建），百鸟不落、白鲜皮、白心皮、鸟不站（湖南），老虎尾巴、老虎獠子、乌鸦不栖（海南），鸟不落、鸟不栖、刺杖（福建），鹰不扑（广西），飞天蜈蚣（四川），晚娘棒（江苏），雀不踏（湖北），鸟不停（江西），鹊不登（河南），楤木皮（青海），白千枚针（浙江）。

【植物名】楤木 *Aralia chinensis* L.

异名：吻头（《本草拾遗》），刺脑包（《滇南本草》），黄龙袍（《中国药用植物图鉴》），刺龙柏、刺虎椿（《中国植物志》），刺木通（《丽江中草药》），白老虎刺、白刺党、白汤头刺（《浙南本草新编》），刺龙包（《全国中草药汇编》），仙人杖、鸟不企草、老虎刺草（《中药大辞典》），刺椿头、刺楤头（陕西、贵州），刺包头（湖南、湖北），老虎八字刺、红桐刺、虎阳刺、红刺蒙桐、虎椒刺、鸟不踏刺、大猫刺、白塔刺头、黄狼尾巴、水牛刺（浙江），老刺苑、勒蓬树、虎柏刺、毛刺通、小刺大木、刺椿兜（湖南）、白刺椿、红梗满头棘、白刺桑柴、白刺中柴（福建），刺椿、刺楸树、刺头菜、树头菜（云南），红刺通、飞蜈蚣、天蜈蚣、丫棚树（陕西），猫儿刺、猫里刺、红老虎刺（江西），老虎吊、野楸树、脱楸树（江苏），红刺老包、刺泡头（湖北），大刺老包、刺树椿（四川），泡木刺（贵州），老虎愁（河南），刺楤（台湾）。

【性味与归经】 味辛、苦，性平。归肝、胃、肾经。

【功能与主治】 祛风除湿，利水和中，活血解毒。用于风湿关节痛，腰腿酸痛，肾虚水肿，消渴，胃脘痛，跌打损伤，骨折，吐血，衄血，疟疾，漆疮，骨髓炎，深部脓疡。

释名考订

楤木之名始见于《本草拾遗》，曰："楤木生江南山谷，高丈余，直上无枝，茎上有刺，山人摘取头茹食之。"按本品为有刺灌木或小乔木，高2～5m。树皮灰色，疏生粗壮直刺；小枝被黄褐色绒毛，疏生细刺。《本草纲目》曰：楤木，"今山中亦有之，树顶丛生叶，山人采食，谓之鹊不踏，以其多刺而无枝故也"。鹊不宿、鸟不落、雀不站、鹰不扑、百鸟不栖等，名义並同鹊不踏。叶为2～3回羽状复叶，叶柄粗壮，长可达50cm，小叶对生，以形似而称飞天蜈蚣。伞形花序组成顶生的大圆锥花序，因呼破凉伞。

852 硼砂 pengsha 《日华子本草》

【来源】 为硼酸盐类矿物硼砂族硼砂经精制而成的结晶。

【异名】 大朋砂（《丹房镜源》），蓬砂、鹏砂（《日华子本草》），月石（《三因方》），南硼砂（《普济方》），官硼砂（《增补万病回春》），盆砂（《本草纲目》），白硼砂（《寿世保元》），月石坠、月石块（《中药志》），西月石、黄月石（《上海市中药饮片炮制规范》），川月石、川硼砂、白月石（《本草药名集成》）。

【矿物名】 硼砂 Borax *

【性味与归经】 味甘、咸，性凉。归肺、胃经。

【功能与主治】 清热解毒，清肺化痰。用于咽喉肿痛，口舌生疮，目赤翳障，痰热咳嗽。

释名考订

硼砂始载于《日华子本草》，又名蓬砂、鹏砂。"硼砂"是外来语，为中古拉丁语 Borax 的音译。"蓬"、"鹏"、"朋"为同一音译名的不同译写。"月石"是"硼"字拆写。产地加工硼砂时，将采挖的矿砂溶化于沸水中，滤净后倒入缸盆内，在缸盆上放置数条横棍，棍上系数条麻绳，麻绳下端吊一铁钉，使绳垂直沉入溶液内。溶液冷却后在缸（盆）底部及绳上都有结晶析出，取出干燥。生在绳上者称"月石坠"；生在缸（盆）底部者称"月石块"，又称"盆砂"。李时珍曰："炼出盆中结成，谓之盆砂，如盆消之义也。"

853 雷丸 leiwan 《神农本草经》

【来源】 为白蘑科真菌雷丸的菌核。

【异名】 雷矢（《范子计然》），雷实（《吴普本草》），竹苓（《本草纲目》），白雷丸（《医学心悟》），竹铃芝、竹林子（《中药志》），竹苓子（《中药材手册》），木连子（《广西中药志》），竹铃子（《北方常用中草药手册》），雷公丸（《新华本草纲要》），来丸、竹矢（《中国药用真菌》），匀雷丸、原雷丸（《本草药名集成》），铁线吊蛋、竹节下蛋（湖南）。

【植物名】 雷丸 *Omphalia lapidescens* Schroet.

异名：雷丸菌（《中药志》）。

【性味与归经】味微苦，性寒。归胃、大肠经。

【功能与主治】杀虫消积。用于绦虫病、钩虫病、蛔虫病，虫积腹痛，小儿疳积。

释名考订

《本草纲目》曰："雷斧、雷楔，皆霹雳击物精气所化。此物生土中，无苗叶，而杀虫逐邪，犹雷之丸也。"殆为望文生训之说。本品多生于竹林中，生长在竹根上或老竹兜下，通常为不规则球状或卵状物，故有铁线吊蛋、竹节下蛋诸名。不规则块状又如屎状，因称雷矢、竹矢、竹苓。按"苓"有猪屎之义。元方回《瀛奎律髓》云："马矢为通，猪矢为苓。""雷实"，当为雷矢音近之讹。雷丸，"丸"者，亦以其形似而名之，《本草经集注》云："今出建平、宜都间，累累相连如丸。""雷"，或言其杀虫速效也。

854 雷公藤 leigongteng 《本草纲目拾遗》

【来源】为卫矛科植物雷公藤根的木质部。

【异名】震龙根、蒸龙草（汪连仕《草药方》），莽草、水莽子、水莽兜、黄藤、大茶叶、水莽（《植物名实图考》），菜虫药、蝗虫药、红药、红柴根、断肠草（《中国树木分类学》），黄藤草（《中国药用植物志》），水莽藤、山花色（《中国经济植物志》），水莽草、黄藤根、黄药、水脑子根、南蛇根、三棱花、旱禾花（《湖南药物志》），黄藤木（《广西药用植物名录》），红紫根（江西《草药手册》），黄腊藤（《全国中草药汇编》），土砒霜草（《中药鉴别手册》），山砒霜（《福建药物志》），小黄藤根（广西），山莽苊（江西），红毛山藤（四川），南蛇杆子（湖北）。

【植物名】雷公藤 *Tripterygium wilfordii* Hook. f.

异名：刺蓬（《中国种子植物分类学》），山海棠（《中国土农药志》），菜仔草（福建），菜子龙草（浙江）。

【性味与归经】味苦，性寒；有毒。归肝、肾经。

【功能与主治】祛风除湿，活血通络，消肿定痛。用于风湿痹痛，关节僵硬，屈伸不利，腰膝疼痛，皮肤瘙痒。

释名考订

雷公藤始载于《本草纲目拾遗》，曰："出江西者力大，土人采之毒鱼，凡蚌螺之属亦死，其性暴烈。"雷公，为古代神话中的司雷之神，本品以此为名，示其毒性之烈。震龙根亦雷公之义。土砒霜、山砒霜者，皆以其毒性剧烈而得名。雷公藤的毒副作用以胃肠道反应最为多见，可出现恶心、剧烈呕吐、食道下部烧灼感、腹绞痛、腹泻等，故有断肠草之名。园圃中溃以杀虫，因称蝗虫药、菜虫药。根圆柱形，韧皮部红棕色，红药、红柴根、红紫根等因以得名。《植物名实图考》曰："江右产者其叶如茶，故俗云大茶叶。"

855 路路通 lulutong 《本草纲目拾遗》

【来源】为金缕梅科植物枫香树的果序。

【异名】枫实（《南方草木状》），枫木上球（《德胜堂经验方》），枫香果（《槐西杂志》），枫莶子（《说文解字约注》），枫果、橺子（《本草纲目拾遗》），九空子（《中国药学大辞典》），狼目（《药材资料汇编》），枫球子（《中药志》），狼眼（《中药材手册》），枫树球、九孔子（《药材学》），枫香树果（《四川中药志》），风饭仔、风香仔（广东），路通子（福建），枫树果（四川），鬼鼓狼眼（河南），枫仔（台湾），六六通（江苏），六路通（山西）。

【植物名】枫香树 *Liquidambar formosana* Hance

【性味与归经】味苦，性平。归肝、肾经。

【功能与主治】祛风活络，利水，通经。用于关节痹痛，麻木拘挛，水肿胀满，乳少，经闭。

释名考订

枫香树蒴果集生成的头状果序除去宿萼和花柱后呈球形，故名枫木上球、枫球子、枫树球。蒴果表面有多数蜂窝状小孔，并相互交通，因称路路通、路通子、九空子、九孔子。狼目、狼眼、鬼鼓狼眼者，以形似而得名。《尔雅》因言风至时此树櫪櫪而鸣而称其树为"櫪櫪"，本品为"櫪櫪"之果序，故有櫪子之名。参见"枫香脂"条。

856 蜈蚣 wugong 《神农本草经》

【来源】为蜈蚣科动物少棘巨蜈蚣的全体。

【异名】蝍蛆（《庄子》），吴蚣（《神农本草经》），吴公（《广雅》），赤足蜈蚣（《太平圣惠方》），金头蜈蚣（《济生方》），大蜈蚣（《奇效良方》），赤蜈蚣（《婴童百问》），天龙（《本草纲目》），大赤头蜈蚣（《增补万病回春》），百脚（《药材学》），黄腿蜈蚣（《中药鉴别手册》），少棘蜈蚣（《中国药用动物志》），万脚（《常见药用动物》），百足虫（《山东药用动物》），百足、金蜈蚣、川蜈蚣（《常用中药名辨》），千足虫（陕西、山东），草鞋板（贵州）。

【动物名】少棘巨蜈蚣 *Scolopendra subspinipes mutilans* L. Koch

【性味与归经】味辛，性温；有毒。归肝经。

【功能与主治】息风镇痉，通络止痛，攻毒散结。用于肝风内动，痉挛抽搐，小儿惊风，中风口喎，半身不遂，破伤风，风湿顽痹，偏正头痛，疮疡，瘰疬，蛇虫咬伤。

释名考订

蜈蚣始载于《神农本草经》，原名吴蚣，列为下品。古称蝍蛆。《庄子·齐物论》云："蝍且甘带。"陆德明《经典释文》："且，字或作蛆……带，司马（彪）云：'小蛇也，蝍蛆好食其眼。'"又名吴公。《广雅·释虫》："蝍蛆，吴公也。"王念孙《疏证》："吴公一作蜈蚣。"《医学入门》曰："（蜈蚣）大吴川谷中最广，江南亦有之。背绿腹黄，头足赤而大者为公，黄细者为母，故曰吴公。"其形似龙而多足，故有天龙、百脚、千足虫诸名。头板和第一背板金黄色，步足淡黄色，因称金头蜈蚣、黄腿蜈蚣。

857 蜂房 fengfang 《千金要方》

【来源】为胡蜂科昆虫果马蜂、日本长脚胡蜂或异腹胡蜂的巢。

【异名】露蜂房、蜂肠（《神农本草经》），蜂窠（《金匮要略方论》），百穿、蜂勒（《名医别录》），革蜂窠（《雷公炮炙论》），露蜂房子（《备急方》），大黄蜂窠（《蜀本草》），九孔蜂房（《丹溪心法》），马蜂窝（《良朋汇集》），马蜂包（《贵州民间方药集》），虎头蜂房、野蜂房（《民间常用草药汇编》），蜂巢（《中药材手册》），蜂窝、蜂子窝（《药材学》），马蜂房、胡蜂窝（《中药志》），纸蜂房（《河北药材》），长脚蜂窝、草蜂子窝（《山东中药》），野蜂窝、百穿之巢、黄蜂窝（《全国中草药汇编》），胡蜂壳（南药《中草药学》），草蜂窠、黄蜂窠（《本草药名集成》），大黄蜂窝（贵州）。

【动物名】（1）果马蜂 *Polistes olivaceous*（De Geer）

（2）日本长脚胡蜂 *Polistes japonicus* Saussure

（3）异腹胡蜂 *Parapolybia varia* Fabricius

【性味与归经】味甘，性平。归胃经。

【功能与主治】攻毒杀虫，祛风止痛。用于疮疡肿毒，乳痈，瘰疬，皮肤顽癣，鹅掌风，牙痛，风湿痹痛。

释名考订

蜂居之室为蜂房。《新修本草》曰："此蜂房用树上悬得风露者。"故名露蜂房。"窝"、"窠"、"巢"、"包"，名义竝与"房"同。百穿、九孔者，言蜂巢多房孔。质韧似革而有弹性，因称草蜂窠。纸蜂房者，言其巢壁薄如纸，故名。

858 蜂蜡 fengla 《现代实用中药》

【来源】 为蜜蜂科昆虫中华蜜蜂等分泌的蜡。

【异名】 蜜蜡（《神农本草经》），黄蜡（《金匮要略》），蜡（《肘后方》），白蜡（《名医别录》），蜜跗（《本草经集注》），黄占（《种福堂公选良方》），蜂白蜡（《中药大辞典》），白占（《简明中医辞典》），黄蜂蜡、白蜂蜡（《上海市中药饮片炮制规范》），黄蜜蜡（陕西）。

【动物名】 中华蜜蜂 *Apis cerana* Fabricius

【性味与归经】 味甘，性微温。归脾经。

【功能与主治】 解毒，敛疮，生肌，止痛。外用于溃疡不敛，臁疮糜烂，外伤破溃，烧烫伤。

释名考订

本品始载于《神农本草经》，原名蜜蜡，列为上品。《本草经集注》曰："生于蜜中，故谓蜜蜡。蜂皆先以此为蜜跗。""跗"，《说文解字·足部》云："跗，足下也。"徐锴《系传》："足底也。"《本草纲目》谓："蜡乃蜜脾底也。"故蜜跗者，即蜜蜡。蜂蜡色黄，故名黄蜡。黄蜡再经熬炼脱色而至色白，即为白蜡。白蜡多呼作蜂白蜡，以与虫白蜡相区别。黄占，即黄蜡；白占，即白蜡。"蜡"，字本作"蠟"。因字文繁，处方遂书"占"以代"蠟"字。"占"字在药名中无本义，仅为医家与药肆约定俗成之省写字。

859 蜂蜜 fengmi 《本草纲目》

【来源】 为蜜蜂科昆虫中华蜜蜂或意大利蜂所酿的蜜。

【异名】 石蜜、石饴（《神农本草经》），食蜜（《伤寒论》），蜜（《金匮要略方论》），白蜜（《药性论》），腊蜜（《外台秘要》），白沙蜜（《本草衍义》），白砂蜜（《普济方》），蜜糖（《本草蒙筌》），沙蜜、蜂糖（《本草纲目》）。

【动物名】（1）中华蜜蜂 *Apis cerana* Fabricius

异名：范（《礼记》），蠭（《玉篇》），𧑓（《集韵·范韵》），蠮螉（《广雅》），蜡蜂（《本草纲目》），东方蜜蜂（蔡邦华《昆虫分类学》），中蜂（《中国药用动物志》），家蜂（广西）。

（2）意大利蜂 *Apis mellifera* Linnaeus

异名：西方蜜蜂（蔡邦华《昆虫分类学》），意蜂（《中国药用动物志》）。

【性味与归经】 味甘，性平。归肺、脾、大肠经。

【功能与主治】 补中，润燥，止痛，解毒；外用生肌敛疮。用于脘腹虚痛，肺燥干咳，肠燥便秘，解乌头类药毒；外治疮疡不敛，水火烫伤。

释名考订

自古以来对"蜂"字有不同的训释。蜂，《广雅》名蠮螉。王念孙《疏证》云："按蠮螉之合声为蜂，蜂古读如蓬。"此训以蜂"嗡嗡"之拟声为名。《本草纲目》则曰："蜂尾垂锋，故谓之蜂。"按"蜂"，古作"蠭"。《说文解字·虫部》云："蠭，飞虫螫人者。从虫，逢声。"邵瑛《群经正字》："按：此字俗作蜂。"《玉篇·虫部》："蠭，今作蜂。""蠭"，字又通"锋"，作锋利、锐气释。朱骏声《说文通训定声·丰部》云："蠭，叚借为鏠（锋）。"《赵广汉传》颜师古注："蠭与锋同，言锋锐之气。"按蜂之尾端有毒腺和螯针，锋利伤人。据此，以"锋"训"蜂"，其义亦通。"蜂"，《礼记》又名"范"，《集韵》引作"蛬"。《本草纲目》曰："蜂有礼范，故谓之蛬。《礼记》云：范则冠而蝉有緌。《化书》云：蜂有君臣之礼。是矣。""蜜"，古字作"蠠"。《说文解字·虫部》："蠠，蠭甘饴也。"蜂酿之甘饴盛于鼎中加盖密藏，会意也。《本草纲目》曰："蜜以密成，故谓之蜜。"

860 蜣螂 qianglang 《神农本草经》

【来源】为金龟子科昆虫蜣螂虫的全虫。

【异名】蛣蜣（《尔雅》），蜣蜋（《神农本草经》），渠蜣（《说文解字》），天社（《广雅》），转丸、弄丸（崔豹《古今注》），黑甲虫（《尔雅》郭璞注），推丸（《本草经集注》），胡蜣螂（《蜀本草》），推车客（《本事方》），天水牛（《宝庆本草折衷》），推屎虫（《孙天仁集效方》），黑牛儿、铁甲将军（《李延寿方》），大乌壳硬虫（《普济方》），夜游将军（《本草纲目》），屎蜣螂（《本草原始》），滚屎虫、车屎客（《医林纂要·药性》），牛屎虫（《苏州本产药材》），推车虫（《药材资料汇编》），大将军、触角牛（《河北药材》），铁角牛（《山西中药志》），推粪虫、粪球虫、屎格螂（《中药志》），独角仙、推屎爬、独角蜣螂（《药材学》），牛屎拱拱（《玉溪中草药》），屎壳螂（《简明中医辞典》），屎蛒螂（《拉汉英动物药名称》），独角牛（《中国动物药》），粪爬牛、屎克螂（内蒙古），铁将军（湖北），铁大将军（山东青岛）。

【动物名】蜣螂虫 Catharsius molossus L.

【性味与归经】味咸，性寒；有毒。归肝、胃、大肠经。

【功能与主治】定惊，破瘀，通便，攻毒。用于惊痫，癫狂，癥瘕，噎膈反胃，腹胀便结，淋病，疳积，血痢，痔漏，疔肿，恶疮。

释名考订

蜣螂入药始载于《神农本草经》，列为下品。《本草经集注》云："《庄子》云：蛣蜣之智，在于转丸。其喜入人粪中，取屎丸而却推之，俗名为推丸。"《本草纲目》曰："崔豹《古今注》谓之转丸、弄丸，俗呼推车客，皆取此义也。其虫深目高鼻，状如羌胡，背负黑甲，状如武士，故有蜣螂、将军之称。"《说文解字》名渠蜣，"渠"，通"巨"。《书·胤征》孔传："渠，大。""蜣"，《玉篇》云："蜣与蜣同。"蜣螂虫体硕大，故得渠蜣之名。头部有一基部粗大的角突，独角仙、独角牛乃因以得名。"触角牛"，疑为"独角牛"之讹。

861 蜀漆 shuqi 《神农本草经》

【来源】为虎耳草科植物常山的嫩枝叶。

【异名】蜀漆叶、七叶（《吴普本草》），鸡屎草、鸭屎草（《日华子本草》），常山竹七、蜀七（广西），对叶生（贵州）。

【植物名】常山 Dichroa febrifuga Lour.

【性味与归经】味苦、辛，性温；有毒。

【功能与主治】祛痰，截疟。用于癥瘕积聚，疟疾。

释名考订

蜀漆，为常山的嫩枝叶，因形与漆叶相似且主产蜀地，故名。"漆"，用同"柒"。《墨子·贵义》孙诒让《间诂》引毕沅注："漆，'七'字假音，今俗作'柒'。"故蜀漆（叶）省作七叶。以其味恶，《日华子本草》有名鸡屎草、鸭屎草。然鸡、鸭无尿，疑是"尿"、"屎"字形近而误，《本草纲目》因作鸡屎草、鸭屎草。另据刘宝善教授考证，此作鸡、鸭屎臭者应是芸香科植物臭常山（日本常山）Orixa japonica Thunb.，因这种植物的叶子在春夏之交常发出特别的气味，鸡屎草、鸭屎草之名，或即由此而来。今记之，存此供参。

862 蜀羊泉 shuyangquan 《神农本草经》

【来源】　为茄科植物青杞的全草或果实。

【异名】　羊泉、羊饴（《名医别录》），漆姑（《新修本草》），青杞（《救荒本草》），野茄、小孩拳（《河南中草药手册》），红葵（《内蒙古中草药》），野辣子、药人豆（《中国沙漠地区药用植物》），野苏子（《全国中草药汇编》），裂叶龙葵（《中药大辞典》），野枸杞（东北、河北、内蒙古），药鸡豆（东北），野茄子（陕西、内蒙古），野辣椒（江苏）。

【植物名】　青杞 *Solanum septemlobum* Bunge

【性味与归经】　味苦，性寒；有小毒。

【功能与主治】　清热解毒。用于咽喉肿痛，目昏目赤，乳腺炎，腮腺炎，疥癣瘙痒。

释名考订

蜀羊泉始载于《神农本草经》。《名医别录》云："生蜀郡川谷。"《本草经考注》曰："羊泉为羊涎之假借……作蜀羊泉者，谓生蜀郡也。""此物茎叶有黏液如漆，故有羊涎及漆姑之名也。"羊饴者，或谓其汁液黏稠如饴。《救荒本草》谓其"子类枸杞子，生青熟红"，故有青杞之名。野茄子、小孩拳、野枸杞、野辣椒等，皆以其果实形似而名之。本品有小毒，大剂量服用能引起烧灼感及恶心、呕吐、眩晕、瞳孔散大甚至惊厥，药鸡豆、药人豆等因以得名。

863 蜀葵花 shukuihua 《千金·食治》

【来源】　为锦葵科植物蜀葵的花。

【异名】　吴葵华（《名医别录》），白淑气花（《滇南本草》），葵花（《植物名实图考》），棋盘花（《分类草药性》），舌其花（《中国植物图鉴》），蜀其花（《本草推陈》），蜀季花、麻杆花、大蜀季花、果木花、木槿花（《中国经济植物志》），水芙蓉（《湖南药物志》），熟季花（《北京中草药手册》），秫秸花、端午花（《河北中药手册》），大秫花、饼子花（《安徽中草药》），寿其花（《北方常用中草药手册》），紫花（《甘肃中草药手册》），栽秧花（《贵州草药》），公鸡花（《滇南本草》整理本），光光花、饽饽花（《全国中草药汇编》），暑气花、树茄花（《云南种子植物名录》），镲钹花、撑杖花（《陕西中药名录》），大收旧花（东北），黍秸花、牛柿饼花、麻析花、钗婆花（河南），蜀菊花、熟曲花、大季花（河北），暑季花、单片花、斗蓬花（陕西），树旗花（四川）。

【植物名】　蜀葵 *Althaea rosea* （L.） Cav.

异名：菺、戎葵（《尔雅》），吴葵（《名医别录》），胡葵（《千金要方》），侧金盏（《尔雅翼》），一丈红（《草木记》），白蜀葵、小蜀芪（《滇南本草》），阳草、卫足葵（《花镜》），大熟钱（《东北草本植物志》），步步高（《北方常用中草药手册》），大蜀季（《中国民族药志》），端午锦（华北）。

【性味与归经】　味甘、咸，性凉。

【功能与主治】　和血止血，解毒散结。用于吐血，衄血，月经过多，赤白带下，二便不通，小儿风疹，疟疾，痈疽疔肿，蜂蝎螫伤，烫火伤。

释名考订

蜀葵，《本草纲目》谓其"叶似葵菜而大"，故得"葵"之名。为高大直立草本，花沿茎开放，形如木槿花，有红、紫、白、粉红、黄和黑紫等色。因色紫，而称紫花；色红，呼作一丈红。诸色皆艳丽，唯白色之花以其清纯而显淑然之气，故名白淑气花。此名见于明《滇南本草》，其后所出之名如舌其花、蜀其花、蜀季花、熟季花、秫秸花、寿其花、暑气花、树茄花、暑季花、树旗花、蜀菊花、熟曲花、黍秸花等，皆为"淑气花"语声之谬。在端午节前后花开最盛，因称端午花。果实盘状，以形似而有棋盘花、镲钹花、饼子花诸名。《千金·食治》称蜀葵，《尔雅》称戎葵，《千金要方》称胡葵，《名医别录》称吴葵。陈藏器曰："戎、蜀其所自来。"即以产地得名。《尔雅义疏》则曰："蜀葵似葵而高大，戎、蜀皆大之名，非自戎、蜀来也。或名吴葵、胡葵，胡、吴亦皆谓大也。

今蜀葵叶如葵而大，茎高丈许。"经检，"戎"、"蜀"、"吴"、"胡"皆有"大"之义。如："戎"，《诗·周颂·烈文》："念兹戎功。""戎功"犹大功。"蜀"，《尔雅·释畜》云："鸡，大者蜀。"郭璞注："今蜀鸡。""蜀鸡"犹大鸡。"吴"，吴地方言称大而平的盾为"吴魁"，大棹（划船工具）为"吴榜"。"胡"，称寿高者为"胡考"，大福为"胡福"。

⁸⁶⁴ 锦葵 jinkui 《嘉祐本草》

【来源】 为锦葵科植物锦葵的花、叶和茎。

【异名】 荍（《诗经》），蚍衃（《尔雅》），荆葵（陆玑《诗疏》），钱葵（《草花谱》），金钱紫花葵（《研经堂葵考》），旌节花（《植物名实图考》），小白淑气花（《滇南本草》），小黍菊花（《盛京通志》），淑气花、棋盘花（《云南植物志》），小熟季花（《陕西中药名录》），茄花、冬苋菜（《贵州中草药名录》），冬寒菜（《广东药用植物简编》），麦秸花（《江苏植物志》），抽筋草（陕西、甘肃、宁夏），小钱花（江苏），俗气花（云南），小季花（河北），小蜀葵花（内蒙古），小麦熟（天津）。

【植物名】 锦葵 *Malva sinensis* Cav.

【性味与归经】 味咸，性寒。

【功能与主治】 利尿通便，清热解毒。用于大小便不畅，带下，淋巴结结核，咽喉肿痛。

释名考订

锦葵，古名"荍"，始见于《诗·国风·陈风》，云："视尔如荍，贻我握椒。"《尔雅翼》："荍，荆葵也……一名锦葵。"花多紫红色，《植物名实图考》谓"似葵紫色"，故有锦葵之名。又云："花亦有白色者，逐节舒葩，人或谓之旌节花。""旌节"之名义参见本书"小通草"条。果扁圆形，以形似而称钱葵、棋盘花。本种与蜀葵同为锦葵科植物。蜀葵花有名熟季花、白淑气花，锦葵之花形似蜀葵花而小，乃呼小蜀葵花、小熟季花、小白淑气花。

⁸⁶⁵ 锦灯笼 jindenglong 《山西中药志》

【来源】 为茄科植物酸浆的宿萼或带果实的宿萼。

【异名】 酸浆实（《神农本草经》），挂金灯、灯笼儿（《救荒本草》），王母珠、洛神珠（《本草纲目》），红娘子（《柳边纪略》），天泡草铃儿（《卫生杂兴》），金灯笼、天灯笼（汪连仕《采药书》），豆姑娘（《植物名实图考长编》），灯笼果（《铁岭县志》），天泡果（《贵州民间方药集》），鬼灯笼、天泡灯（《浙江民间草药》），包铃子（《安徽药材》），端浆果、野胡椒（《江苏省植物药材志》），水辣子、浆水罐、勒马回（《陕西中药志》），金灯（《全国中草药汇编》），红灯笼（南药《中草药学》），红娘果、红瓜囊（东北），红姑娘（黑龙江、吉林、辽宁、河北、天津、北京），天泡（陕西、四川），灯笼泡（福建、江苏），蛇落灯、家牛屎落灯、蛇屎落灯、野辣茄姆、柏柏子（上海），叶下灯、小酸浆、灯笼罩（福建），红姑娘子、红娘、红娘娘（山东），水灯笼、酸瓜瓜（陕西），天茄子（云南），姑娘花（四川），狗辣子（甘肃），红灯笼泡（广西）。

【植物名】 酸浆 *Physalis alkekengi* L. var. *franchetii*（Mast.）Makino

异名：蒛、寒浆（《尔雅》），酸浆、醋浆（《神农本草经》），酢浆（《吴普本草》），苦蒛、苦蘵、皮弁草（崔豹《古今注》），酸浆草（《尔雅》郭璞注），灯笼草（《新修本草》），苦耽（《嘉祐本草》），金灯草（《履巉岩本草》），姑娘菜（《救荒本草》），天泡草（《本草纲目》），苦精（《尔雅义疏》），洛神（《花镜》），珊瑚架（汪连仕《采药书》），天灯笼草、山瑚柳（《本草纲目拾遗》），九古牛（《植物名实图考》），泡子草、扑子草（《中国农土药志》），打扑草（《闽南民间草药》），野木瓜、蓝花天仙子（《云南中药药选》），泡泡草（《全国中草药汇编》），朴朴草、拍拍子草、爆子草、炮仔草、铃儿草、蚕茧草（福建），打拍草、消泡草（广西）。

【性味与归经】 味苦，性寒。归肺经。

【功能与主治】 清热解毒，利咽化痰，利尿通淋。用于咽痛音哑，痰热咳嗽，小便不利，热淋涩痛；外治天疱疮，湿疹。

释名考订

本品之原植物古名"葴"。《尔雅·释草》："葴，寒浆。"郭璞注："今酸浆草，江东呼曰苦葴。"《本草纲目》曰："酸浆，以子之味名也。苦葴、苦耽，以苗之味名也。灯笼、皮弁，以角之形名也。王母、洛神珠，以子之形名也。"《尔雅义疏》云："苦葴，今呼苦精，声相转也……苦蘵、苦耽，皆苦葴声之转。寒浆，亦为酸浆之声转，且药性亦寒。"本品色红，民间多以"红姑娘"为名。《本草纲目》引杨慎《卮言》云："燕京野果名红姑娘……盖'姑娘'乃'瓜囊'之讹，古者瓜、姑同音，娘、囊之音亦相近耳。"红姑娘，又衍为红娘、红娘娘。《植物名实图考》云："俗呼九古牛，亦红姑娘之讹也。"宿萼膨大而薄似泡状，故名天泡草，也名泡子草，讹为朴子草、爆子草、炮仔草；又名泡泡草，讹为朴朴草、拍拍子草。

866 矮地茶 aidicha 《中国药典》

【来源】为紫金牛科植物紫金牛的全草。

【异名】紫金牛（《图经本草》），平地木、叶下红（《李氏草秘》），叶底红、矮脚樟（《杨春涯经验方》），小青、矮茶、短脚三郎（《植物名实图考》），雪里珠、矮脚草、地茶（《植物名实图考长编》），矮茶荷、矮茶风（《草木便方》），矮茶子（《天宝本草》），地青杠（《分类草药性》），老勿大（《草药新纂》），千年不大（《中国药用植物志》），叶下珍珠（《江西民间草药》），老不大（《浙江民间草药》），金牛草（《中国树木分类学》），凉伞盖金株（《中国植物志》），铺地凉伞、矮郎伞（《广西药用植物名录》），地桔子、山桔子、矮脚铜盘、珍珠凉伞、青果藤（《浙江民间常用草药》），矮脚茶、野枇杷叶（《上海常用中草药》），小五托、小凉伞（《中草药通讯》），四五托香、火炭酸、四叶茶、千年矮（《全国中草药汇编》），矮脚樟茶（陕西、浙江、江西、福建、云南），凉伞盖珍珠、地枇杷（广东、湖南），不出林（湖北、广西），矮脚凉伞、地山茶、金牛茶、矮山茶、矮茶盘、矮枇杷、矮茶参、矮矮朵、扑地虎、开口箭、海参茶、凉伞遮珍珠、小青花、一点珠、铁菜盆、三两金、千心包、珠子贵、鸡鸭兰（湖南），平瓜木、百两金、五爪金龙、矮凿子、千年茶（江西），山红茶、地桔、矮脚平盘、矮爪、矮茶儿（浙江），艾山茶、三抬草、小羊伞、矮婆茶（广西），矮青杠、毛青杠、山枇杷（四川），小接骨茶、地红消、大地风消（贵州），细叶过山龙、火屎炭（广东），石楠叶（河北），破血珠（河南），地竹（上海）。

【植物名】紫金牛 *Ardisia japonica*（Thunb.）Blume

【性味与归经】味辛、微苦，性平。归肺、肝经。

【功能与主治】化痰止咳，清利湿热，活血化瘀。用于新久咳嗽，喘满痰多，湿热黄疸，经闭瘀阻，风湿痹痛，跌打损伤。

释名考订

本品为常绿小灌木，植株矮小，基部常匍匐状横生，故有平地木、矮地茶、矮脚草、短脚三郎诸名。老勿大、千年矮、千年不大等，名义并同。多生于林下、谷地或溪旁阴湿地，在空旷地上则难以成活，故名不出林。叶对生或聚生于枝梢呈轮生状，以其形似而多有"伞"之名。《本草纲目拾遗》云："俗呼矮脚樟，以其似樟叶而本短也。"其叶之形又似茶叶，故又多以"茶"为名。叶片上面绿色，下面淡紫色，因呼紫金牛。核果球形，熟时色鲜红，生于叶下，乃名叶下珍珠、叶下红、叶底红等。其果经久不落，凌冬不凋，因称雪里珠。

867 鼠曲草 shuqucao 《本草拾遗》

【来源】为菊科植物鼠麴草的全草。

【异名】鼠耳、无心草（《名医别录》），鼠耳草、香茅（《本草拾遗》），蚍蜉酒草（《酉阳杂俎》），黄花白艾（《履巉岩本草》），佛耳草（《脾胃论》），茸母（《雪舟脞语》），黄蒿（《本草会编》），米曲、毛耳朵（《本草纲目》），水菊（《质问本草》），绵絮头草、金沸草、地莲、黄花子草（《本草纲目拾遗》），水蚊草（《植物名实图考》），清明香（《天宝本草》），追骨风、清明菜（《南京民间药草》），棉花菜（《贵州民间方药集》），清明蒿、一面青（《民间常用草药汇编》），菠菠草（《福建民间草药》），宽紧草（《浙江中药手册》），软雀（《四川中药志》），鼠密艾、粑菜、水蒿、白头草、水曲（《湖南药物志》），棉絮头（《本草推陈》），绒毛草、丝棉草、羊耳朵草、猫耳朵草、毛毛头草、孩儿草、猫脚药草、花佛草（《上海常用中草药》），黄花曲草、白芒草（《福建中草药》），鼠米花（《丽江中草药》），菠菠菜（《福州中草药》），打火草（《河南中草药》），田艾、毛毡草（《广东医药卫生科技资料选编》），土茵陈、酒曲绒（《全国中草药汇编》），清明草、黄花（《云南种子植物名录》），醉蚁草、碎米花（广西、江西），棉花草（安徽、四川），棉茧头（浙江、江苏），老花衣草、糯米饭青、黄花头青、黄花棉青、艾棱头草、棉蓬青、棉紫头、田棉茵、黄花青、花絮青、细白毛菜、青蓬（浙江），小白头翁、白花山鼠壳、山薯壳棉、老鼠艾、鼠曲棉、黄花艾（广东），野艾、白蒿、大练草（山东），黄招曲、爪老鼠、香茅黄蒿（福建），水蚊子、社蒿、棉絮草（湖南），凤尾草、绵鸡头、棉见头（江苏），棉花团、白毛头、棉线头（安徽），小耳朵草、天青地白、老棉絮草（上海），白面风、棉艾（江西），本白头翁、鼠曲（台湾），黑蒿蒿（四川），白头艾（广西），火母（河南），火草（陕西）。

【植物名】鼠麹草 *Gnaphalium affine* D. Don

【性味与归经】味甘、微酸，性平。归肺经。

【功能与主治】化痰止咳，祛风除湿，解毒。用于咳喘痰多，风湿痹痛，泄泻，水肿，蚕豆病，赤白带下，痈肿疔疮，阴囊湿痒，荨麻疹，高血压。

释名考订

本品首载于《名医别录》，原名鼠耳。《本草拾遗》始载"鼠曲草"之名。《本草纲目》曰："曲言其花黄如曲色，又可和米粉食也。鼠耳言其叶形如鼠耳，又有白毛蒙茸似之，故北人呼为茸母。佛耳，则鼠耳之讹也。今淮人呼为毛耳朵，则香茅之茅，似当作毛。按段成式《杂俎》云：蚍蜉酒草，鼠耳也……岂蚍蜉食此，故有是名耶？"《植物名实图考》云："今江西、湖南皆呼为水蚊草，或即蚍蜉酒之意。"又云："零娄农曰：鼠曲染糯作糍，色深绿，湘中春时粥于市，五溪峒中尤重之。清明时必采制，以祀其先。"清明香、清明菜、糯米饭青等因以得名。全草密被灰白色绵毛，质柔软，故有棉花团、棉絮头、棉絮草、老花衣草诸名。

868 腹水草 fushuicao 《浙江中药手册》

【来源】为玄参科植物爬岩红或毛叶腹水草的全草。

【异名】疔疮草（汪连仕《采药书》），仙桥草（《李氏草秘》），翠梅草、毛叶仙桥（《本草纲目拾遗》），两头蛇、三节两梗（《中华医学杂志》5：421，1956），霜里红、两头根（《浙江中药手册》），钓鱼竿（《中国药用植物图鉴》），吊线风、金鸡尾、倒地龙（《湖南药物志》），惊天雷、万里云（《江西民间草药验方》），叶下红、双头黏（《闽东本草》），穿山鞭（江西《草药手册》），多穗草（《中药大辞典》），仙人搭桥（浙江、安徽、江西、湖北），两头爬（江西、浙江），吊杆风（湖南、广西），散血丹（福建、浙江），蟹珠草、过山龙、二头马兰、两头牢、两头打、两头龙、两头吊、二头生根、天桥草、过天桥（浙江），两头绷、仙人探桥（江西），仙人桥（福建）。

爬岩红：腋生腹水草（《江苏南部种子植物手册》），姜公钓鱼（《广西药用植物名录》），狗尾巴、汤生草、金桑鸟草、秋草、一条筋（《浙江民间常用草药》），吊杆草（《甘肃中草药》），两头芽、八仙过桥（《新中医药》），毛脉腹水草（《中草药通讯》），两头黏、两头镇、钓竿藤、两头生根（《全国中草药汇编》），两头拉（南药《中草药学》），腋生多穗草、虎尾悬铃草（《中药大辞典》），目水草（《新华本草纲要》），两头拔、两头拖、双头镇（江西、福建），梅叶伸筋（广东、湖南），十三花兜、夜壶耳、七厘丹、田暗青、旱青绿、虎桃草、御风草、二条龙（福建），倒挂风、吊杆龙、吊杆尾、钓鱼藤、老君丹（湖南），双头藤、双头拿、仙人过桥、见地活、两头攀（江西），一串鱼、鱼串草、金钓莲（四川），见毒消、红冬草（湖北），姜公钓鱼杆（广西）。

毛叶腹水草：毛腹水草（《浙江民间常用草药》），狗尾巴（《中国高等植物图鉴》），爬崖红、悬铃草（《中药大辞典》），两头柱、两头拦（江西）。

【植物名】（1）爬岩红 *Veronicastrum axillare*（Sieb. et Zncc.）Yamazaki

（2）毛叶腹水草 *Veronicastrum villosulum*（Miq.）Yamazaki

【性味与归经】味苦，性微寒。归肝、脾、肾经。

【功能与主治】行水，散瘀，消肿，解毒。用于水肿，小便不利，肝炎，月经不调，疔疮痈肿，跌打损伤，烫火伤。

释名考订

本品为多年生草本，茎弓曲蔓延，顶端着地生根，两头如桥，故有"仙桥"诸名。两头蛇、两头根、双头粘、姜公钓鱼等，并名异而义同。疔疮草以功能为名。临床多用于治疗腹水，故名腹水草。

869 梗米 jingmi 《名医别录》

【来源】为禾本科植物稻（粳稻）的种仁。

【异名】白米（《千金要方》），粳粟米、稻米、大米（《滇南本草》），硬米（《本草求原》）。

【植物名】稻 *Oryza sativa* L.

异名：稌（《诗经》），嘉蔬（《礼记》），粳稻（《史记·滑稽列传》），秔（《说文解字》），水稻（华东、西南、中南）。

【性味与归经】味甘，性平。归脾、胃、肺经。

【功能与主治】补气健脾，除烦渴，止泻痢。用于脾胃气虚，食少纳呆，倦怠乏力，心烦口渴，泻下痢疾。

释名考订

据浙江余姚河姆渡遗址考古出土的炭化稻谷分析，我国栽培水稻至少已有 7000 年以上的历史。本草入药则始载于《名医别录》。《说文解字·禾部》云："稻，稌也。从禾，舀声。"林义光《文源》：稻之古字"象获稻在臽中将舂之形，（后）变作象米禾在臽旁。爪，手持之"。稻分为水稻和旱稻，通常指水稻。子实叫谷子，碾制去壳后叫大米。根据不同的性质特征，稻有粳稻、糯稻、籼稻之分，米则有粳米、糯米、籼米之别。《玉篇·米部》云："粳，不黏稻。""粳"，亦作"秔"。《说文解字·禾部》："秔，稻属。"段玉裁注："稻有至黏者，稬是也；有次黏者，稉是也；有不黏者，秏是也。"（注："稬"字同"糯"；"秔"、"稉"字皆同"粳"；《说文解字·禾部》段玉裁注："盖'秏'即'籼'字，音变而字异耳。"）粳言其硬，糯言其奭也，籼则似粳而粒小。《本草纲目》曰："粳乃谷稻之总名也，有早、中、晚三收。诸本草独以晚稻为粳者，非矣。黏者为糯，不黏者为粳。糯者懦也，粳者硬也。但入解热药，以晚粳为良尔。"按"稌"为"稻"之声转，故为稻属之总称，但亦有为不黏之粳米专名，或为黏米之名。朱骏声《说文通训定声》云："古专谓黏者为稌，吾苏所云糯米也。或以称不黏者，亦通语耳。"

870 慈姑 cigu 《本草纲目》

【来源】为泽泻科植物慈姑的球茎。

【异名】藉姑（《名医别录》），茨菇（《药性论》），槎牙、茨菰（《新修本草》），白地栗（《本草图经》）。

【植物名】慈姑 *Sagittaria trifolia* L. var. *sinensis*（Sims）Makino

异名：水萍（《名医别录》），燕尾草（《日华子本草》），河凫茨、剪刀草（《本草图经》），水慈菇、剪搭草（《救荒本草》），槎丫草、河凫茈（《本草新注》），华夏慈姑（《中国植物志》），水慈姑（陕西、四川、贵州、浙江、广西），野慈姑（四川、湖南）。

【性味与归经】 味甘、微苦、微辛，性微寒。归肝、肺、脾、膀胱经。

【功能与主治】 活血凉血，止咳通淋，散结解毒。用于产后血闷，胎衣不下，带下，崩漏，衄血，呕血、咳嗽痰血，淋浊，疮肿，目赤肿痛，角膜白斑，瘰疬，睾丸炎，骨膜炎，毒蛇咬伤。

释名考订

慈姑始载于《名医别录》"乌芋"条下，原名藉姑。《本草纲目》曰："慈姑，一根岁生十二子，如慈姑之乳诸子，故以名之，作茨菰者，非矣。河凫茈、白地栗，所以别乌芋之凫茈、地栗也。剪刀、箭搭、槎丫、燕尾，并象叶形也。"槎丫音转而作槎牙。《本草图经》名河凫茨，《本草新注》称河凫茈，"茨"、"茈"音、义具近，如荸荠《尔雅》有名凫茈、凫茨。

871 **溪黄草** xihuangcao 《粤北草药》

【来源】 为唇形科植物溪黄草或线纹香茶菜的全草。

【异名】 香茶菜（江西《草药手册》），熊胆草、风血草（广州部队《常用中草药手册》），土黄连（《广西中草药》），四方蒿（《全国中草药新医疗法展览会技术资料选编》），山熊胆、黄汁草（《全国中草药汇编》），溪沟草、山羊面、台湾延胡索（《常用中草药彩色图谱》），土茵陈（广西）。

溪黄草：毛果香茶菜（《东北草本植物志》），蓝花柴胡（《中草药》），白升麻（四川），大叶蛇总管（广西）。

线纹香茶菜：涩疙瘩、黑疙瘩、小癞疙瘩、草三七、黑节草（《云南种子植物名录》），黄药仔、水边黄（广东），小疙瘩（四川），碎米花（贵州），黄泥草（广西）。

【植物名】（1）溪黄草 *Rabdosia serra*（Maxim.）Hara

（2）线纹香茶菜 *Rabdosia lophanthoides*（Buch. – Ham. ex D. Don）Hara

【性味与归经】 味苦，性寒。归肝、胆、大肠经。

【功能与主治】 清热利湿，凉血散瘀。用于湿热黄疸，胆胀胁痛，痢疾，泄泻，跌打损伤。

释名考订

喜生溪边沟旁；叶片两面脉上被淡黄色腺点，揉之有黄色汁液，故有溪沟草、溪黄草、黄汁草诸名。茎四棱，而呼四方蒿。味极苦，熊胆草、山熊胆、土黄连等因以得名。土茵陈者，因其功擅利湿退黄，故名。

十四画

872 **碧桃干** bitaogan 《饮片新参》

【来源】 为蔷薇科植物桃或山桃的未成熟果实。

【异名】 桃枭（《神农本草经》），鬼髑髅（《雷公炮炙论》），桃奴、枭景（《名医别录》），干桃（《太平圣惠方》），气桃（《草木便方》），阴桃子（《分类草药性》），桃干（《现代实用中药》），瘪桃干（《中药志》），气桃子（《全国中草药汇编》），碧桃奴（江苏）。

【植物名】（1）桃 *Prunus persica*（L.）Batsch

（2）山桃 *Prunus davidiana*（Carr.）Franch.

【性味与归经】味酸、苦，性平。归肺、肝经。

【功能与主治】敛汗涩精，活血止血，止痛。用于盗汗，遗精，心腹痛，吐血，妊娠下血。

释名考订

本品为桃或山桃未成熟的幼果。李时珍云：桃枭者，"桃子干悬如枭首磔木之状，故名；奴者，言其不能成实也；《家宝方》谓之神桃，言其辟恶也；千叶桃花结子在树不落者，名鬼髑髅。"枭景，义同桃枭，谓桃子干悬在树如悬首之景。瘪桃干者言其外表干瘪；碧桃干者言其果色绿黄；气桃当是"弃桃"同声之讹。在药市中，分别将瘪桃干和桃奴作为本品的商品规格名：核未硬化者习称桃奴，核已硬化者则称瘪桃干。

873 蔷薇花 qiangweihua 《名医别录》

【来源】为蔷薇科植物野蔷薇的花。

【异名】刺花（《救荒本草》），野蔷薇花（《群芳谱》），白残花（《药材资料汇编》），柴米米花（《江苏省植物药材志》），刺玫花、刺梅花、棘子花（山东）。

【植物名】野蔷薇 *Rosa multiflora* Thunb.

异名：墙麻、牛棘、墙薇（《神农本草经》），牛勒、山枣（《吴普本草》），蔷蘼、山棘（《名医别录》），蔷薇（《葛洪方》），刺红（《群芳谱》），雪客（《花镜》），石珊瑚（《本草纲目拾遗》），营实墙蘼（《植物名实图考》），白玉棠（《华北树木志》），多花蔷薇（《华北习见观赏植物》），荷花蔷薇（《中国经济植物志》），小金樱（《全国中草药汇编》），七姊妹（《云南种子植物名录》），七星梅、钩嘴簕、细叶金樱、赤簕仔（广东），刺麦苔、野月季、四月梅（安徽），和尚头、倒钩刺（云南），梅蕨簕、毛毛蕨（江西），野棘蓬、刺玫塔（山东），降龙草、山玫瑰（湖北），小金英（台湾），白玫瑰（上海）。

【性味与归经】味苦、涩，性凉。归胃、肝经。

【功能与主治】清暑解渴，和胃，止血。用于暑热胸闷，口渴，吐血，泻痢，疟疾，刀伤出血。

释名考订

蔷薇为攀援灌木，始载于《神农本草经》，名墙麻、牛棘、墙薇。《名医别录》名墙蘼，李时珍曰："此草蔓柔蘼，依墙援而生，故名墙蘼。其茎多棘刺勒人，牛喜食之，故有山棘、牛勒诸名。""薇"、"蘼"叠韵，"蔷蘼"声转而为"蔷薇"。多为野生，因称野蔷薇。刺花、棘子花，亦以其茎多棘刺而得名。农家伐作柴薪，花小，乃呼柴米米花。蔷薇花商品药材大多破碎不全，花瓣黄白色，多数萎落皱缩卷曲，遂有白残花之名。

874 蔓荆子 manjingzi 《本草经集注》

【来源】为马鞭草科植物单叶蔓荆或蔓荆的果实。

【异名】蔓荆实（《神农本草经》），荆子（《本草经集注》），蔓青子（《外台秘要》），万荆子（《浙江中药手册》），万金子（《中国药用植物图鉴》），荆条子（南药《中草药学》），万京子（浙江、台湾、广东、江苏、湖北），京子（河南、广东、湖南、江苏）。

单叶蔓荆：沙荆子、灰枣（山东），蔓金子（江苏）。

蔓荆：水稔子（云南、广东）。

【植物名】（1）单叶蔓荆 *Vitex trifolia* L. var. *simplicifolia* Cham.

异名：沙荆（《山东经济植物》），白布荆、苏白背、白木耳、倒埋树（广东），海埔姜、白埔姜、山串藤、埔荆（台湾），荆条、芥条（山东），晕草（福建）。

（2）蔓荆 *Vitex trifolia* L.

异名：白背木耳（《岭南采药录》），白背草（《广西中药志》），白背杨（广州部队《常用中草药手册》），海风柳（《中国高等植物图鉴》），小刀豆藤、白背风（《中药大辞典》），三叶蔓荆（《云南植物志》），苏白背、倒埋树、倒插树、圆叶布惊（广东），白黏木、白窍木、白背药、单边救主（广西），番仔埔姜（福建），云生麻（云南）。

【性味与归经】味辛、苦，性微寒。归膀胱、肝、胃经。

【功能与主治】疏散风热，清利头目。用于风热感冒头痛，牙龈肿痛，目赤多泪，目暗不明，头晕目眩。

释名考订

本品始载于《神农本草经》，原名"蔓荆实"，列为上品。古代蔓荆子与牡荆子两者常混淆，"误以小荆为蔓荆，遂将蔓荆子为牡荆子也"（《新修本草》）。对它们的命名亦每以两者植物的外形特征互作比照。《新修本草》释"牡荆"曰："茎劲作树，不为蔓生，故称之为牡。"释"蔓荆"则曰："苗蔓生，故名蔓荆。"然蔓荆为小灌木，并非蔓生。《本草纲目》释曰："其枝小弱如蔓，故曰蔓生。"按本品与牡荆同属而形似，但细枝柔弱，近于蔓生，故有其名。"蔓荆"因字文繁，处方中多作万荆子、万金子、万京子，省写之谬也。

875 蔊菜 hancai 《本草纲目》

【来源】为十字花科植物蔊菜或无瓣蔊菜的全草。

【异名】獐菜（《本草拾遗》），蔊菜、辣米菜（《本草纲目》），野油菜（《分类草药性》），塘葛菜（《岭南采药录》），干油菜（《民间常用草药汇编》），石豇豆（《贵阳民间草药》），野菜子（《四川中药志》），田葛菜（广州部队《常用中草药手册》），江剪刀草、野雪里蕻、野芥菜、野菜花（《上海常用中草药》），独根菜、山萝卜、金丝荠（《福建中草药》），鸡肉菜（云南、广东、广西），山芥菜（福建、台湾），地豇豆、野萝卜菜、野青菜、惊解豆、地平豆、小青豆、惊豆（云南），大叶香荠菜（浙江）。

蔊菜：水萝卜（《救荒本草》），葶苈（《植物名实图考》），印度蔊菜（《江苏南部种子植物手册》），山蔊菜、鸡油菜（云南），刚板菜、铁苋菜（湖北），天菜子（四川），香荠菜（江苏），清蓝菜（海南），水辣辣（甘肃），白骨山葛菜（台湾）。

无瓣蔊菜：南蔊菜（《云南种子植物名录》），铁菜子（云南、贵州），天葛菜、天荠菜、天芥菜、野葛菜、绿豆草（广东），山油菜、大叶鸡心菜、黄花子（福建），狗屎菜、小荠菜、小青菜（云南），铁油菜、黑鱼草（湖南），清明菜、地菜子（四川），野辣菜、银银菜（安徽），水辣辣、辣辣菜（陕西）。

【植物名】（1）蔊菜 *Rorippa indica*（L.）Hieron
（2）无瓣蔊菜 *Rorippa dubia*（Persf）Hara

【性味与归经】味辛、苦，性微温。归肺、肝经。

【功能与主治】祛痰止咳，解表散寒，活血解毒，利湿退黄。用于咳嗽痰喘，感冒发热，麻疹透发不畅，风湿痹痛，咽喉肿痛，疔疮痈肿，漆疮，经闭，跌打损伤，黄疸，水肿。

释名考订

蔊菜之名始见于《本草纲目》，曰："蔊味辛辣，如火焊人，故名。""味极辛辣，呼为辣米菜。"《本草拾遗》有獐菜之名，《本草纲目》作獐菜，曰："今考《唐韵》、《玉篇》无獐字，止有蔊字，云辛菜也。则獐乃蔊字之讹尔。"可供菜蔬，《植物名实图考》谓"乡人摘而腌之为菹"，故有诸"菜"名。多为野生，因称野菜。形似油菜者名野油菜，味似芥菜者名野芥菜。野青菜、野辣菜、野雪里蕻、野萝卜菜等，或形，或色，或气，或味，各依比附而得其名。本品长角果线状圆柱形，以形似而称石豇豆、地豇豆。成熟时相邻的"豇豆"（角果）常相互交叉致呈剪刀状，因得"豇剪刀草"之名，讹为"江剪刀草"。

876 蓼大青叶 liaodaqingye 《中药材品种论述》

【来源】 为蓼科植物蓼蓝的叶。

【异名】 靛青叶、蓝靛叶（《中药材手册》），蓝叶（《中国药用植物图鉴》），大青叶（东北、北京、天津、河北、山东、山西、江苏），蓼蓝叶（东北），山蓝根叶、水红花叶（山西），靛叶（河北）。

【植物名】 蓼蓝 *Polygonum tinctorium* Ait.

异名：蓝（《神农本草经》），染青草（《唐韵》），大青（《本经逢原》），青板水辣蓼（《浙江药用植物志》），红茎蓼（《中国民族药志》），靛草、蓝草、小蓝（东北），红辣蓼、粗辣蓼、辣蓼、辣叶蓼、红脚辣蓼（湖南），小青（江苏）。

【性味与归经】 味苦，性寒。归心、胃经。

【功能与主治】 清热解毒，凉血消斑。用于温病发热，发斑发疹，肺热喘咳，喉痹，痄腮，丹毒，痈肿。

释名考订

本品为蓼科植物蓼蓝 *Polygonum tinctorium* Ait. 的叶。李时珍曰："蓝凡五种，各有所治。"蓼蓝为"五蓝"之一，故有诸"蓝"之名。其叶如蓼，因称蓼蓝。蓝，在古代并不是一种颜色的名称。从广义上说，蓝是指能作靛蓝、堪染青碧的一类植物；从狭义上说，蓝之所指就是蓼蓝。

蓼蓝始载于《神农本草经》，以果实入药称"蓝实"，为清热、凉血、解毒药，《本草衍义》称其"解诸药毒不可阙也"。至唐代，蓼蓝入药已扩大到用草。《新修本草》称"此草汁疗热毒，诸蓝非比"；陈藏器亦谓蓝有数种，蓼蓝最堪入药。

蓼蓝为制造青黛的原料之一，故有"靛青"、"蓝靛"诸名。《名医别录》云："蓝，其茎叶可以染青。"染青草因以得名。

本品为商品大青叶来源之一，在东北和华北地区作大青叶入药。为与其他"大青叶"相区别，《中国药典》（一部，1977 年版）在收载本品时将其命名为"蓼大青叶"。参见"大青叶"条。

877 榧子 feizi 《新修本草》

【来源】 为红豆杉科植物榧的种子。

【异名】 彼子、柀子（《神农本草经》），榧实（《名医别录》），罴子（《本草经集注》），玉山果（《东坡诗集》），赤果、玉榧（《日用本草》），香榧（《现代实用中药》），野杉子（南药《中草药学》），香榧子（浙江、湖南），圆榧、芝麻榧、米榧、细圆榧、大圆榧、小果榧、青果（浙江），药榧（安徽黄山）。

【植物名】 榧 *Torreya grandis* Fort.

异名：柀（《尔雅》），柀（《说文解字》），野杉、棑（《本草纲目》），钝叶榧树、小果榧树（《中国树木分类学》），凹叶榧、小果榧（《中国裸子植物志》），榧树（《中国药用植物图鉴》），榧子树（浙江、福建），木榧、了木榧、水榧、臭榧、大榧、南榧（浙江），苏榧（安徽黄山）。

【性味与归经】 味甘，性平。归肺、胃、大肠经。

【功能与主治】 杀虫消积，润肺止咳，润肠通便。用于钩虫病，蛔虫病，绦虫病，虫积腹痛，小儿疳积，肺燥咳嗽，大便秘结。

释名考订

榧子入药始载于《神农本草经》，原名彼子，列为下品。按"彼"与"匪"通，释作"非"。朱骏声《说文通训定声·随部》云："彼，叚借为匪，实为非。"《广雅》："匪，非也。"后经字形分化，"彼"字易"彳"从"木"旁而为"柀"；"匪"从"木"旁而为"榧"；"非"从"木"旁而为"棑"。《本草纲目》曰："榧亦作棑，其木名文木，斐然章采，故谓之榧。"意为榧树因其木材肌理有纹彩而得名。生深山中，似杉而异于杉，故名野杉。"信州玉山县者为佳"，因称玉山果。"黑子"，当为"彼子"音近讹字。种皮紫褐色，乃名赤果。种仁黄白如玉，而有玉榧之名。本品堪为佳果，其仁炒食味极香，呼为香榧子。也可供药用，遂得药榧之称。

878 榼藤子 ketengzi 《开宝本草》

【来源】为豆科植物榼藤子的种子。

【异名】象豆（《南方草木状》），合子（《本草拾遗》），榼子（《日华子本草》），藏腰子（《本草新注》），眼镜豆（《南方主要有毒植物》），眼睛豆（福建、海南、云南），腊盒子、饭盒豆（云南），牛眼睛（海南），老鸦肾（广西），猪腰子（广东）。

【植物名】榼藤子 *Entada phaseoloides* (L.) Merr.

异名：过江龙（广东、广西、云南），榼子藤（云南、广西、海南），过岗扁龙、扭骨风（广东、广西），镰刀风、南蛇风、钩龙藤、过山枫（广西），扁藤、大歪柄、大扁藤、过江藤（云南），扭龙、背龙（广东），牛肠麻（海南），鸭腱藤（台湾）。

【性味与归经】味微苦，性凉；有小毒。归肝、脾、胃、肾经。

【功能与主治】补气补血，健胃消食，除风止痛，强筋硬骨。用于水血不足，面色苍白，四肢无力，脘腹疼痛，纳呆食少；风湿肢体关节痿软疼痛，性冷淡。

释名考订

榼为古时盛酒的容器。《说文解字·木部》云："榼，酒器也。"《本草纲目》曰："其子象榼形，故名之。"为藤本植物，故名榼藤子，省称作榼子，音转而称合子、"盒子"，衍为腊盒子、饭盒豆。象豆、眼睛豆、牛眼睛者，皆言其豆粒硕大。《本草纲目》曰："子紫黑色，微光，大一二寸，圆而扁。人多剔去肉作药囊，垂于腰间也。"故有藏腰子之名。

879 槟榔 binglang（李当之《药录》）

【来源】为棕榈科植物槟榔的种子。

【异名】仁频（《上林赋》），宾门（李当之《药录》），宾门药饯（《南方草木状》），白槟榔（《药性论》），橄榄子（《食疗本草》），槟榔仁（《外台秘要》），洗瘴丹（侯宁极《药谱》），大腹子（《岭表录异》），大腹槟榔（《本草图经》），锦郎（《清异录》），鸡心槟榔（《斗门方》），槟榔子（《本草纲目》），尖槟榔（《外科启玄》），马金南（《花镜》），青仔（《中国树木分类学》），槟榔玉、榔玉（《中药志》），大白（《中药材手册》），花槟榔、大白槟、台槟、吕宋槟、槟玉（《药材学》），槟楠、尖槟（《中国药用植物图鉴》），海南槟榔、海南子（《常用中药名辨》），海南槟、槟榔尖（《上海市中药饮片炮制规范》），槟榔果、鸡心槟、花大白（《本草药名集成》）。

【植物名】槟榔 *Areca catechu* L.

【性味与归经】味苦、辛，性温。归胃、大肠经。

【功能与主治】杀虫，消积，行气，利水，截疟。用于绦虫病，蛔虫病，姜片虫病，虫积腹痛，积滞泻痢，里急后重，水肿脚气，疟疾。

释名考订

《本草纲目》曰："宾与郎皆贵客之称，嵇含《南方草木状》言：交广人凡贵胜族客，必先呈此果。若邂逅不设，用相嫌恨。则槟榔名义，盖取于此。"当属附会之言。"槟榔"为马来语或印尼语 Pinang 的音译。本品为棕榈科植物槟榔的种子，质坚实，纵剖面可见外缘的棕色种皮向内褶入，与乳白色的胚乳交错，形成大理石样花纹，因称花槟榔。又《本草纲目》引罗大经《鹤林玉露》云："岭南人以槟榔代茶御瘴。"清陈士铎《本草新编》亦云："岭南烟瘴之地，其蛇虫毒气，借炎蒸势氛，吞吐于山巅水溪，而山岚水瘴之气，合而侵人，有立时而饱闷眩晕者，非槟榔口噬，又何以迅解乎？"

据此，"洗瘴丹"之名乃典出有据。

880 楔楂 mingzha 《本草经集注》

【来源】为蔷薇科植物光皮木瓜的果实。

【异名】木李（《诗经》），蛮楂、瘙楂（《本草拾遗》），木梨（《埤雅》），铁脚梨（《群芳谱》），木瓜（《中国植物志》），香木瓜（湖南），沙木瓜（广西），木梨瓜（山东）。

【植物名】光皮木瓜 *Chaenomeles sinensis* (Thouin) Koehne

异名：海棠（《广州植物志》），土木瓜（《药材资料汇编》）。

【性味与归经】味酸、涩平。归胃、肝、肺经。

【功能与主治】和胃舒筋，祛风湿，消痰止咳。用于吐泻转筋，风湿痹痛，咳嗽痰多，泄泻，痢疾，跌仆伤痛，脚气水肿。

释名考订

楂者，酢也。《说文解字·木部》云："楂，果似梨而酢。从木，虗声。"字亦作"柤"，作"楂"。本品为木瓜属植物，李时珍称与木瓜"一类各种"，遂有诸"木瓜"之名。果实木质，外表面红棕色或棕褐色，光滑无皱纹，故名光皮木瓜。气味芳香，因称香木瓜。剖面果肉粗糙，显颗粒性，乃呼沙木瓜。《本草纲目》云："木李生于吴越，故郑樵《通志》谓之蛮楂。云俗呼为木梨，则楔楂盖蛮楂之讹也。"

881 酸枣仁 suanzaoren 《雷公炮炙论》

【来源】为鼠李科植物酸枣的种子。

【异名】枣仁（《药品化义》），酸枣核（《江苏省植物药材志》），小酸枣仁（《药材学》），山枣核（《青岛中草药手册》），淮枣仁（南方地区）。

【植物名】酸枣 *Ziziphus jujube* Mill. var. *spinosa* (Bunge) Hu ex H. F. Chou

异名：棘（《诗经》），樲、樲枣（《尔雅》），白棘、棘针（《神农本草经》），山枣（《本草经集注》），樲棘（《孟子》），野枣（任昉《述异记》），酸枣树（《中国树木分类学》），山酸枣（《全国中草药汇编》），山枣树（河南、安徽），棘酸枣、刺酸枣（山西），刺枣（四川）。

【性味与归经】味甘、酸，性平。归肝、胆、心经。

【功能与主治】养心补肝，宁心安神，敛汗，生津。用于虚烦不眠，惊悸多梦，体虚多汗，津伤口渴。

释名考订

本品为酸枣的种子。酸枣，《诗经》称"棘"。《诗·魏风·园有桃》："园有棘，其实之食。"《急就篇》第三章："棘，酸枣之树也。""棘"由两个"朿"字组成。"朿"，为"刺"之古字。《说文解字》云："朿，木芒也。象形。读若刺。"徐锴《系传》："朿"，"从木形，左右象刺生之形也"。酸枣于分枝基部处具刺一对，故其名义以"朿"为训，《神农本草经》因以有"棘针"之名。王筠《句读》云："棘卑且丛生，故并之。"酸枣（棘）植株低矮且丛生，故二"朿"并立而为"棘"字，会意也。《尔雅·释木》作"樲"。"贰"，次一等之谓也。《玉篇·贝部》云："贰，副也。"本品形小，次于大枣，故曰"贰"，从木而为"樲"。形似枣而味酸，因呼酸枣。多生于山野，故亦称山枣、野枣。

882 磁石 cishi 《神农本草经》

【来源】为氧化物类尖晶石族矿物磁铁矿的矿石，主含四氧化三铁（Fe_3O_4）。

【异名】玄石、慈石（《神农本草经》），磁君（《吴普本草》），处石（《名医别录》），延年沙、续采石（《雷公炮炙论》），玄武石、拾针（《石药尔雅》），瓷石（《太平圣惠方》），燸铁石（《本草衍义》），吸铁石（《乾坤生意秘韫》），吸针石（《本草纲目》），灵磁石、活磁石（《外科大成》），雄磁石（《幼幼集成》），摄石（《药物出产辨》），铁石、戏铁石（《中药志》），磁铁石、指南石（《四川中药志》），磁铁、母慈石（《本草药名集成》）。

【矿物名】磁铁矿 Magnetitum

【性味与归经】味咸，性寒。归肝、心、肾经。

【功能与主治】镇惊安神，平肝潜阳，聪耳明目，纳气平喘。用于惊悸失眠，头晕目眩，视物昏花，耳鸣耳聋，肾虚气喘。

释名考订

磁石有吸铁之性，俗称吸铁石。《集韵·之韵》云："磁，石名。可以引针。"《篇海类编·地理类·石部》："磁，石似铁也。又石可引铁。"陈藏器曰："慈石取铁，如慈母之招子，故名。"本名慈石，后从"石"作"磁"。磁君、吸铁石、吸针石、拾针、摄石、戏铁石等皆因其吸铁之性而得名。有谓此石因主产于慈州故名慈石。盖恐不然。按慈州治所在河北省磁县。辖境相当今河北省邯郸、磁县、武安等市、县地。隋置慈州，唐改"慈"为"磁"。磁石入药最早见于汉《神农本草经》，而"磁石"之名则早在汉代以前就已见诸于文献。《管子·地数》云："上有磁石者，其下有铜金。"《吕氏春秋》："慈石招铁，或引之也。"它们都是战国时期的著作。所以，应该是先有慈石，后有慈州。慈州因盛产磁铁而得其名。

磁石入药以磁性强者为佳，称为活磁石或灵磁石。磁石若放置日久，磁性会减退或消失，失去吸铁能力，这种磁石习称为呆磁石或死磁石。"瓷"通"磁"，《中华大字典·石部》云："磁，瓷俗字。"故瓷石，即磁石。燸铁石、处石，盖为吸铁石、磁石音近讹字。又名玄石。"玄"为黑色。《广雅·释器》："玄，黑也。"寇宗奭曰："其玄石，即慈石之黑色者。"《本草纲目》则云："石之不慈者，不能引铁，谓之玄石。"未明义出何典。玄武石者，玄武为我国古代神话中的北方之神，在五行中与五色相对应的颜色是黑色，故玄武石亦黑色之义。

883 豨莶草 xixiancao 《乾坤秘韫》

【来源】为菊科植物豨莶、腺梗豨莶或毛梗豨莶的地上部分。

【异名】豨莶草（《海上方》），豨莶、火莶、猪膏莓、虎膏、狗膏、火枚草（《新修本草》），猪膏草（《本草拾遗》），皱面地葱花（《百一选方》），黏糊菜（《救荒本草》），希仙、虎莶、猪膏（《本草纲目》），黄猪母（《医林纂要·药性》），猪膏母（《植物名实图考》），肥猪苗（《分类草药性》），正豨莶草（《祁州药志》），母猪油（《现代实用中药》），亚婆针（《国药的药理学》），黄花草、猪母菜（《福建民间草药》），棉黍棵（《山东中药》），棉苍狼、黏强子（《江苏植物药志》），绿莶草（《中药志》），土伏虱、金耳钩、冇骨消（《闽南民间草药》），猪冠麻叶、四棱麻、大接骨（《湖南药物志》），铜锤草（《广西中药志》），老奶补补丁、野芝麻、毛擦拉子、大叶草（《江苏药材志》），风湿草（《上海常用中草药》），老陈婆、油草子（《江西草药》），棉苍子（《青岛中草药手册》），粘身草（《中药鉴别手册》），黄花仔（《全国中草药汇编》），黏不扎（东北、河北、山西），肥猪草（四川、陕西、甘肃、云南），虾蚶草（广东、广西），面苍子、黏猪子（山东），野葵花（江苏），豨莶果（浙江）。

豨莶：光豨莶（《四川中药志》），黏糊草（《江西草药》），珠草（广州部队《常用中草药手册》），感冒草（《全国中草药汇编》），猪屎草（福建、台湾），油夹草、黄花油夹草、黄花豨莶草、大本黄花草、低山黄花草、胡椒草、金耳钩草、乌丁草、狗屎黏、黏糊叶、野茄子、猴母梯（福建），小豨莶、黄蜂草、榄角草（广东），鸡屙黏、猪屎糊（浙江），破布叶、烂帕布叶（云南），虾钳草、五星花（广西），肥猪菜（贵州），猪屎菜（台湾）。

腺梗豨莶：毛豨莶（《东北植物检索表》），柔毛豨莶（《拉汉种子植物名称》），黏苍子（《北方常用中草药手册》），黏珠草（《烟台中草药》），黏不沾（东北），珠草（福建、广东），黏米糖、猪耳朵边、黏桃子棵、野菜姜、野洋姜（安徽），黄毛豨莶草、老前婆、野向日葵、牛人参（浙江），婆婆丁、黏金强子（江苏），肥猪菜、皱皮葱（四川），黏蚊草（湖北），黏叶子（山东），猪母娘（湖南），猪屎药（台湾），黏糊草（吉林），贴贴果（云南昆明）。

毛梗豨莶：光豨莶（《东北植物检索表》），少毛豨莶（《中药志》），毛梗豨莶草（《四川中药志》），热黏泥（《河南中草药》），毛豨莶（《云南红河中草药》），稀毛豨莶（南药《中草药学》），红痴头婆（广西），山豨莶（浙江），棉苍狼（江苏），黏黏草（江西）。

【植物名】（1）豨莶 *Siegesbeckia orientalis* L.

（2）腺梗豨莶 *Siegesbeckia pubescens* Makino

（3）毛梗豨莶 *Siegesbeckia glabrescens* Makino

【性味与归经】味辛、苦，性寒。归肝、肾经。

【功能与主治】祛风湿，利关节，解毒。用于风湿痹痛，筋骨无力，腰膝酸软，四肢麻痹，半身不遂，风疹湿疮。

释名考订

豨莶，以草之气味为名。"豨"，《方言》卷八："猪……南楚谓之豨。"《尔雅·释兽》"豕子，猪"郭璞注："江东呼豨，皆通名。""莶"，《集韵·沾韵》云："莶，辛毒之味。"气如猪臭而味辛恶，故名豨莶。《本草纲目》曰："《韵书》：楚人呼猪为豨，呼草之气味辛毒为莶。此草气臭如猪而味莶螫，故谓之豨莶。猪膏，虎膏，狗膏，皆因其气，以及治虎狗伤也。火杴当作虎莶，俗音讹尔，近人复讹豨莶为希仙矣。《救荒本草》言其嫩苗炸熟，浸出苦味，油盐调食，故俗谓之黏糊菜。"叶对生，边缘有不规则的浅裂或粗齿，两面被毛，易黏附人衣，故有粘身草、粘不扎、老奶补补丁诸名。

884 雌黄 cihuang 《神农本草经》

【来源】为硫化物类矿物雌黄族雌黄的矿石。

【异名】武都仇池黄、昆仑黄（《本草经集注》），石黄（《新修本草》），黄安（《石药尔雅》），黄石（《本草品汇精要》），鸡冠石（《石雅》），砒黄（《矿物药与丹药》）。

【矿物名】雌黄 Orpimentum

【性味与归经】味辛，性平；有毒。

【功能与主治】燥湿，杀虫，解毒。用于疥癣，恶疮，蛇虫咬伤，寒痰咳喘，癫痫，虫积腹痛。

释名考订

雌黄矿的形成条件与雄黄基本相同，并与雄黄紧密共生。《名医别录》云："生武都山谷，与雄黄同山，生其阴。"本品色黄，《本草纲目》曰："生山之阴，故曰雌黄。"为含砷矿石，乃名砒黄。武都仇池黄以产地名。《本草经集注》云："今雌黄出武都仇池者，谓之武都仇池黄。"武都，故地在今甘肃成县西，汉置，为武都郡治。仇池，山名，又名百顷山；据辛氏《三秦记》记述，本名"仇维"，其上有池，故名"仇池"。《本草经集注》又云："色小赤，出扶南、林邑者，谓昆仑黄。"扶南、林邑均为古国名。扶南辖境约当今柬埔寨、老挝南部、越南南部和泰国东南部一带；林邑故地在今越南中部。我国在唐代前后泛称今中南半岛南部及南洋诸岛为"昆仑"。雌黄产地扶南、林邑正属古之昆仑之地，故有昆仑黄之名。

885 蜡梅花 lameihua 《本草纲目》

【来源】为蜡梅科植物蜡梅的花蕾。

【异名】腊梅花（《救荒本草》），黄梅花（《本草纲目》），铁筷子花、雪里花（《贵阳民间药草》），巴豆花（《江苏药材志》），蜡花（《浙江药用植物志》），素心蜡梅、狗心蜡梅（《本草药名集·成》），荷花蜡梅（江西），暗梅花（云南）。

【植物名】蜡梅 *Chimonanthus praecox*（L.）Link

异名：黄梅、狗蝇梅（《花镜》），盘口蜡梅（《广群芳谱》），狗矢蜡梅（《经济植物手册》），九英蜡梅（《中国种子植物分类学》），铁钢叉（《中国药用植物图鉴》），黄腊梅（《全国中草药汇编》），铁筷子（贵州），大叶蜡梅（广西）。

【性味与归经】味辛、甘、微苦，性凉；有小毒。归肺、胃经。

【功能与主治】解暑生津，开胃散郁，止咳。用于暑热头晕，呕吐，气郁胃闷，麻疹，百日咳；外治烫火伤，中耳炎。

释名考订

宋赵彦卫《云麓漫钞》卷四："按山谷诗后云：京洛间有一种花，香气似梅花，亦五出，而不能晶明，类女工捻蜡所成，京洛人因谓蜡梅。"《本草纲目》云："此物本非梅类，因其与梅同时，香又相近，色似蜜蜡，故得此名。"一说以冬季腊月开花，因作腊梅，亦称雪里花。色淡黄，而名黄梅花。为落叶灌木，老枝近圆柱形，灰褐色，以形、色皆似而称铁筷子、铁钢叉。暗香原为蔷薇科梅花的代称。宋林逋《山园小梅》诗："疏影横斜水清浅，暗香浮动月黄昏。"本品"香气似梅花"，乃称暗梅花，隐含"暗香"之意。商品因品种不同分为素心蜡梅和狗心蜡梅两种，前者花心黄色，重瓣，花瓣圆而大，朵大，质较佳；后者花心红色，单瓣，花瓣狭而尖，朵小，质较次。

886 **蜘蛛** zhizhu 《本草经集注》

【来源】为圆网蛛科动物大腹圆蛛等的全虫。

【异名】鼅鼄、次蟗、鼅鼄（《尔雅》），蠾蝓、蟏蛸、蝭蛁（《方言》），网工（《广雅》），蝃蝥（《尔雅》郭璞注），社公（《方言》郭璞注），蚰蚳（《名医别录》），网虫、扁蛛（《现代实用中药》），大腹圆网珠（《中药大辞典》），檐蛛（《中国动物药》），草蜘蛛（《虫类药的应用》），圆蛛、癞癞蛛、蛛蛛（吉林），家蜘蛛、老妈妈、蛛蛛子（山东），网蛛、圆网蛛（广西），花蜘蛛（上海），蜘蛛蛴（陕西）。

【动物名】大腹圆蛛 *Aranea ventricosa*（L. Koch）

【性味与归经】味苦，性寒；有毒。归肝经。

【功能与主治】祛风，消炎，解毒。用于中风口㖞，小儿慢惊，淋巴结结核，慢性睾丸炎，疝气，小儿疳积，疔疮，蜂蝎螫伤，蛇虫咬伤，鼻瘜肉。

释名考订

蜘蛛，《尔雅·释虫》原名"鼅鼄"，《方言》作"鼅鼄"。"鼅"同"鼅"。金文"鼄"字象蜘蛛之形。《尔雅·释虫》郭璞注："今江东呼蝃蝥。"《方言》卷十一："自关而西，秦晋之间，谓之鼄蝥；自关而东，赵魏之郊，谓之鼅鼄，或谓之蠾蝓；北燕、朝鲜、洌水之间，谓之蟏蛸。"尽皆以方言为名也。《本草纲目》曰："鼅鼄，从鼄，鼄者大腹也。"鼄，蟾蜍的一种，引申为大腹。蝃蝥，"蝃"之言"裰"也。《淮南子·人间训》："圣人之思脩，愚人之思裰。"高诱注："裰，短也。"蜘蛛腹部近圆形而较大，头胸部短于腹部，故名蝃蝥。鼅鼄、蚰蚳、蟏蛸，俱为蝃蝥语声之转。此虫能抽丝结网，因称网工、网蛛、网虫。多生活于屋檐下或草木稠密处，乃呼檐蛛。旧称土地神为社公，《礼记·郊特牲》孔颖达疏引许慎曰："今人谓社神为社公。"在蛛网所及范围内，蜘蛛犹如司职一方的土地神，因得"社公"之名，会意也。

887 **蜘蛛香** zhizhuxiang 《本草纲目》

【来源】为败酱科植物蜘蛛香的根茎和根。

【异名】马蹄香、鬼见愁（《滇南本草图说》），豆豉菜根、九转香、雷公七（《贵州民间方药集》），小马蹄香（《广西中药志》），臭狗药、磨脚花（《云南中草药》），香草子（《陕西中草药》），养血莲、臭药、乌参（成都《常用草药治疗手册》），猫儿屎、老虎七（《全国中草药汇编》），大救驾（陕西、四川）。

【植物名】蜘蛛香 *Valeriana jatamansi* Jones

异名：心叶缬草（《四川中药志》），连香草（《陕西中草药》），豆豉菜（广西），白花细辛（四川）。

【性味与归经】味微苦、辛，性温。归心、脾、胃经。

【功能与主治】理气止痛，消食止泻，祛风除湿，镇惊安神。用于脘腹胀痛，食积不化，腹泻痢疾，风湿痹痛，腰膝酸软，失眠。

释名考订

本品始载于《滇南本草图说》，原名马蹄香、鬼见愁。根状茎肥厚粗大，色黑，须根布于周围，形似蜘蛛，气特异芳香，故名蜘蛛香。属缬草属植物，基生叶发达，叶片心状圆形至卵状心形，因称心叶缬草。香气极浓，又称连香草、九转香。反言之，则有臭药、臭狗药、猫儿屎诸名。

888 蝉花 chanhua 《本草图经》

【来源】为麦角菌科真菌蝉棒束孢菌的孢梗束、大蝉草的子座及其寄主山蝉 *Cicada flammata* Dist. 幼虫的干燥体。

【异名】蝉冠（《本草纲目》引《礼记》注），虫花（《四川中药志》），蝉生虫草（《真菌名词及名称》），蝉虫草菌（《真菌鉴定手册》），蟪花（《新华本草纲要》）。

【植物名】（1）蝉棒束孢菌 *Isaria cicadae* Miq.

（2）大蝉草 *Cordyceps cicadae* Shing

【性味与归经】味甘，性寒。归肺、肝经。

【功能与主治】疏散风热，透疹，熄风止痉，明目退翳。用于外感风热、发热、头昏、咽痛，麻疹初期、疹出不畅，小儿惊风、夜啼，目赤肿痛、翳膜遮睛。

释名考订

蝉属虫类，蝉花因称虫花。又名蝉冠，《本草纲目》云："花、冠，以象名也。"物性与冬虫夏草相类，寄主为山蝉，故名蝉生虫草。蟪花，即蝉花。蟪，蝉也，又名蟪蛄。《尔雅·释虫》"蟪蛄"郭璞注引《夏小正传》曰："蟪蛄者蟪。"

889 蝉蜕 chantui 《药性论》

【来源】为蝉科昆虫黑蚱的若虫羽化时脱落的皮壳。

【异名】蜩甲（《庄子》），蝮蜟（《尔雅》），蚤（《说文解字》），蝉壳、伏蜟、枯蝉、伏壳（《名医别录》），蝉甲（《千金翼方》），蜩蟟退皮（《本草拾遗》），蝉退壳（《太平圣惠方》），金牛儿（《卫生易简方》），蝉退（《眼科龙木论》），蝉脱（《校正集验背疽方》），蝉衣（《临证指南》），腹蜟、毛蝉壳（《本草纲目》），催米虫壳（《贵州民间方药集》），唧唧猴皮、唧唧皮、唧了皮（《山东中药》），知了皮、热皮、麻儿鸟皮（《中药志》），土蝉衣、知了壳（《中药材手册》），蜘蟟皮（《北方常用中草药手册》），虫蜕、蚱蟟皮（《全国中草药汇编》），虫衣、金蝉衣、净蝉衣（《常用中药名辨》），虫退（河南、山东、四川），蝍猴皮、节潦猴皮、仙衣（山东），蚱蝉壳、蜘鳑皮（云南），仙人衣、蝍蟟皮（河北），蝉皮（甘肃）。

【动物名】黑蚱 *Cryptotympana pustulata* Fabricius

【性味与归经】味甘，性寒。归肺、肝经。

【功能与主治】疏散风热，利咽，透疹，明目退翳，解痉。用于风热感冒，咽痛音哑，麻疹不透，风疹瘙痒，目赤翳障，惊风抽搐，破伤风。

释名考订

"蝉"之名义参见本书"蚱蝉"条。"蜕"，《广雅·释虫》王念孙《疏证》："蜕之言脱也。《说文》：'蜕，蛇蝉所解皮也。'"蝉退、蝉脱，为蝉蜕之声转。蚻，《说文解字·虫部》："秦谓蝉蜕曰蚻。"盖以方言为名也。《尔雅》有蝮蜟之称。蝮蜟，又作复蜟、复育。《众经音义》卷十三引《字林》云："蝮蜟，蝉皮也。"伏蜟，即复蜟。"伏"，用同"复"，《敦煌变文集·妙法莲华经讲经文》云："难逢难遇伏难闻。"知了为黑蚱鸣叫之拟声，因称知了壳。

890 罂粟壳 yingsuqiao 《本草发挥》

【来源】为罂粟科植物罂粟的果壳。

【异名】御米壳（《医学启源》），米囊皮、米罂皮（《鸡峰普济方》），粟壳（《易简方》），米壳（《脾胃论》），象壳（《中国药用植物志》），烟斗斗、鸦片烟果果（《中药志》），罂子粟壳、米囊子壳（《全国中草药汇编》）。

【植物名】罂粟 *Papaver somniferum* L.

异名：莺粟（《滇南本草》），米谷花、米囊花、御米花（《花镜》），米壳花（《中国药用植物志》），莴苣莲、生菜莲（东北），乌烟花（台湾）。

【性味与归经】味酸、涩，性微寒；有毒。归肺、大肠、肾经。

【功能与主治】敛肺，涩肠，止痛。用于久咳，久泻，脱肛，脘腹疼痛。

释名考订

本品为罂粟的果壳。"罂"，或作"甖"，为古代一种盛酒的瓦器，口小腹大。《说文解字·缶部》："罂，缶也。"段玉裁注："罂，缶器之大者。"《广雅·释器》："罂，瓶也。"按罂粟的蒴果呈椭圆形或瓶状卵形，大如马兜铃，上有"盖"（顶端有柱头辐射状排列成盘状），下有蒂（残存果柄），宛然如酒罂。《本草纲目》曰："其实状如罂子，其米（指种子）如粟，乃象乎谷，而可以供御，故有诸名。"

891 辣椒 lajiao 《植物名实图考》

【来源】为茄科植物辣椒的果实。

【异名】番椒（《群芳谱》），辣茄（《花镜》），辣虎（《食物考》），地辣子（《道光南川县志》），腊茄（《药检》），海椒、辣角（《遵义府志》），番姜（《台湾府志》），鸡心椒、羊角椒（《建昌府志》），番茄（《连江县志》），麻椒（《沙县志》），胡椒鼻（《永安县续志》），辣火（《思州府志》），赛胡椒（《房县志抄》），广椒（《鹤峰州志》），斑椒（《湘潭县志》），芃（《慈利县志》），鸡嘴椒（《广州植物志》），唐辛（《中国药用植物图鉴》），长形辣椒、印度尼西亚辣椒（《药学学报》），红海椒（《中国高等植物图鉴》），牛角椒、大椒（《全国中草药汇编》），长辣椒（《新华本草纲要》），尖嘴椒（《本草药名集成》），辣子（四川、云南、湖北），青椒（河北、甘肃），红辣椒（四川），尖头辣椒（上海），香椒（广西），七姐妹（湖南）。

【植物名】辣椒 *Capsicum annuum* L.

【性味与归经】味辛，性热。归脾、胃经。

【功能与主治】温中散寒，开胃消食。用于寒滞腹痛，呕吐，泻痢，冻疮。

释名考订

本品之味辛辣似花椒，故得"椒"之名。在已知的辛辣之品中，本品辣味最重，因呼辣椒、赛胡椒。辣虎者，示其辣味之甚。本品于明末从美洲传入，因称番椒、海椒。形体硕大，乃称大椒。长指状，先端渐尖而稍弯曲，其形似角，故有辣角、牛角椒、羊角椒诸名。花叶俱似茄，故称辣茄、椒茄。腊茄者，《本草纲目拾遗》引《药检》曰："腊月熟，故名。"形体尖细者，以形似而称鸡嘴椒，声转而呼尖嘴椒；上海呼作尖头辣椒。

892 漏芦 loulu 《神农本草经》

【来源】 为菊科植物祁州漏芦的根。

【异名】 野兰（《神农本草经》），鹿骊（《本草经集注》），鬼油麻（《日华子本草》），漏卢（《本草纲目》），秃老婆顶（《中国药用植物图鉴》），和尚头（《吉林中草药》），大头翁（《东北中草药》），白头翁（山东、内蒙古、江苏、河南、湖南、陕西宝鸡），牛馒头（河北、内蒙古、陕西、甘肃），秃疮头、出墙头（山东），老牛疙瘩根、牛馒头根（河北），毛头（江苏）。

【植物名】 祁州漏芦 Rhaponticum uniflorum （L.） DC.

异名：莱蒿（《新修本草》），蒜疙瘩花（《北方常用中草药手册》），牛馒头花（《陕西中草药》），榔头花（《陕甘宁青中草药选》），馒头花（《西藏常用中草药》），大花蓟（《中国高等植物图鉴》），和尚头花（南药《中草药学》），火球花、野红花、大脑袋花（东北），郎头花（河北、内蒙古、山东、陕西、甘肃），独花山牛蒡（陕西、甘肃、宁夏），驴粪蛋子花、狼头花、正馒头子花（河北、北京），大口袋花（河北、内蒙古），见肿消、马毯鞭（陕西），秧草（安徽），打锣锤（河南）。

【性味与归经】 味苦，性寒。归胃经。

【功能与主治】 清热解毒，消痈，下乳，舒筋通脉。用于乳痈肿痛，痈疽发背，瘰疬疮毒，乳汁不通，湿痹拘挛。

释名考订

本品始载于《神农本草经》，列为上品。漏芦，亦作漏卢。《本草纲目》曰："屋之西北黑处谓之漏。凡物黑色谓之卢。此草秋后即黑，异于众草，故有漏卢之称。"以"黑"训"卢"，可谓语出有典，释义也是符合漏卢特征的。但《本草纲目》对"漏"字的诠释却无的当。据《诗经》毛传："西北隅谓之屋漏。"孙炎注："当屋之白日光所漏入。"古人设床在屋的北边，西北角上开有天窗，日光由此照射入室，故称屋子的西北角为"屋漏"。《诗·大雅·抑》："相在尔室，尚不愧于屋漏。"《疏》："屋漏者，室内处所之名，可以施小帐而漏隐之处，正谓西北隅也。"可见，"屋漏"是一个方位词，并无黑或暗的意思，《本草纲目》引据有误。今按，"漏"，通作"蝼"，原指马身上发出的一种如蝼蛄样的臭味。朱骏声《说文通训定声·需部》："漏，叚借为蝼。"《礼记·内则》云："马黑脊而般臂，漏。"郑玄注："漏，当为蝼，如蝼蛄臭也。"本种之根干燥后表面黑棕色，并有一股特异气味，故名漏卢。《本草经集注》有名鹿骊，《说文解字·马部》云："骊，马深黑色。"后引申为黑色。《尔雅·释畜》郭璞注："骊，黑色。"本品之名"骊"，亦以漏芦之根色黑为说。为多年生草本，基生叶有长柄，羽状全裂，裂片常再深裂或羽状深裂，形似鹿角。鹿骊者，叶形似鹿角而根色黑，故名。茎直立，不分枝，头状花序单生于茎顶，以形似而有和尚头、毛头、大头翁诸称。可用作牲畜饲料，因呼牛馒头。

893 熊胆 xiongdan 《药性论》

【来源】 为熊科动物黑熊或棕熊的胆囊。

【异名】 黑瞎子胆、熊瞎子胆（《药材学》），狗熊胆（《全国中草药汇编》）。

【动物名】 （1）黑熊 Selenarctos thibetanus G. Cuvier

异名：熊（《诗经》），猪熊（《尔雅翼》），狗熊（《广东新语》），狗驼子（《中药志》），黑瞎子（《中药大辞典》），月牙熊（《中国药用动物志》）。

（2）棕熊 Ursus arctos L.

异名：黑（《诗经》），黄熊（陆玑《诗疏》），貑黑（《尔雅》郭璞注），马熊（《尔雅翼》），人熊（《本草纲目》）。

【性味与归经】味苦，性寒。归肝、胆、心、胃经。

【功能与主治】清热解毒，平肝明目，杀虫止血。用于湿热黄疸，暑湿泻痢，热病惊痫，目赤翳障，喉痹，鼻蚀，疔疮，痔漏，疳疾，蛔虫，多种出血。

释名考订

熊胆入药始载于《药性论》。《说文解字》曰："熊，兽，似豕，山居，冬蛰。"吴大澂《古籀补》云："古熊字象形。"林义光《文源》："象头、背、足之形。""似豕"，故名猪熊。与棕熊相比，黑熊的体形较小，因呼狗熊。棕熊称马熊；能直立行走，又称人熊。熊的视力较差，因称黑瞎子。黑熊胸前有一月牙形白斑，乃名月牙熊。

十五画

894 **赭石** zheshi 《普济方》

【来源】为氧化物类刚玉族矿物赤铁矿，主含三氧化二铁（Fe_2O_3）。

【异名】代赭、须丸（《神农本草经》），赤土（《说文解字》），血师（《名医别录》），赤石（《新修本草》），丁头代赭（《本草图经》），紫朱（《普济方》），土朱（《仁斋直指方》），代赭石、铁朱（《本草纲目》），红石头（《河北药材》），钉头赭石、钉赭石、老式赭石、新式赭石、卵状赭石（《中药志》），赤赭石（《四川中药志》），老式钉赭石、新式钉赭石（《本草药名集成》），丁赭石（湖北），丁头赭石（湖南）。

【矿物名】赤铁矿 Haematitum

【性味与归经】味苦，性寒。归肝、心经。

【功能与主治】平肝潜阳，重镇降逆，凉血止血。用于眩晕耳鸣，呕吐，噫气，呃逆，喘息，吐血，衄血，崩漏下血。

释名考订

本品始载于《神农本草经》，原名"代赭"，列为下品。李时珍曰："赭，赤色也。代，即雁门也。"《山海经·西山经》郭璞注："赭，紫赤色。"据此，本品诸名中凡含"紫"、"朱"、"红"、"赤"、"血"者皆言其色。"代"，古州名。治所在今山西省代县。《隋书·地理志中》云："雁门郡，后周置肆州。开皇五年改为代州。"本品出代州，其色赭，故名代赭。血师，疑为"血石"之音讹。李时珍又曰："今俗呼为土朱、铁朱。《管子》云：'山上有赭，其下有铁。'铁朱之名或缘此，不独因其形色也。"此释或通。"山上有赭，其下有铁。"此赭犹类现代地球化学中指示元素的作用。《本草图经》云："今医家所用，多择取大块，其上文头有如浮沤丁者为胜，谓之丁头代赭。"按赭石为氧化物类刚玉族矿物赤铁矿，晶体结构属三方晶系，其中作为药用的赤铁矿系沉积作用的产物，为鲕（鱼卵）状、豆状、肾状集合体。这些鲕状、豆状、肾状的结构表现在矿石上，就是乳头状的"钉头"。《神农本草经》中有"须丸"之名，或因其矿石结构似丸状而名之。商品药材以色棕红、断面层叠状、有显明钉齿、松脆易剥下者为佳，称为老式钉赭石；色红黑、钉齿极少且不显明、坚硬不易击碎者为生块，质次，称为新式钉赭石。

895 蕤仁 ruiren 《雷公炮炙论》

【来源】为蔷薇科植物单花扁核木或齿叶扁核木的果核。

【异名】蕤核（《神农本草经》），蕤子（《本草拾遗》），蕤核仁、蕤人（《外台秘要》），蕤李仁（《救荒本草》），白蕤仁（《医林纂要·药性》），白桵仁、桵仁、美仁子（《药材资料汇编》），美人子（《中药材手册》），小马茹子（《中国药用植物图鉴》），马茹子（《全国中草药汇编》），扁核子（《简明中医辞典》），马力子（西北），打枪子、狗奶子（贵州）。

【植物名】（1）单花扁核木 *Prinsepia uniflora* Batal.

异名：桵、白桵（《尔雅》），桵（《说文解字》），棫（《药性论》），桵朴（《霍州志》），蕤李子（《救荒本草》），扁核木（《中国树木分类学》），蕤棫（《中国药用植物图鉴》），山桃、马茹（《中国高等植物图鉴》）。

（2）齿叶扁核木 *Prinsepia uniflora* Batal. var. *serrata* Rehd.

【性味与归经】味甘，性微寒。归肝经。

【功能与主治】疏风散热，养肝明目。用于目赤肿痛，睑弦赤烂，目暗羞明。

释名考订

蕤仁始载于《神农本草经》，原名蕤核。《说文解字·艸部》云："蕤，草木花垂貌。"《本草纲目》曰："其花实蕤蕤下垂"，故谓之"蕤"。又名"桵"。《诗·大雅·緜》："柞棫拔矣，行道兑矣。"郑玄注："棫，白桵也。""桵"，从"木"，从"妥"。"妥"亦下垂之义。宋胡仔《苕溪渔隐丛话》前集卷十引《三山老人语录》云："西北方言以堕为妥。"宋石孝友《点绛唇》词："日薄风迟，柳眠无力花枝妥。"生于山坡、河谷等处稀疏灌丛中，马喜食之，故名马茹。按"茹"有饲养牲畜之义。《说文解字·艸部》曰："茹，饲马也。"本品的果实与李相似，故名蕤李仁。果核扁卵形，因称扁核子。

896 蕲蛇 qishe 《本草纲目》

【来源】为蝰科动物尖吻蝮的全体。

【异名】白花蛇、白蛇、棋盘蛇、褰鼻蛇（《开宝本草》），花蛇（《普济本事方》），蕲州白花蛇（《绍兴本草》），祈蛇（《中药志》），百步蛇（《药材学》），大白花蛇（《中药鉴别手册》），盘蛇、五步跳、龙蛇（《中药大辞典》），翘鼻蛇（湖南、江西、浙江、贵州），五步蛇（安徽、浙江、广西），翻身花、犁头蛇（湖南、江西），五步龙（安徽、江西），五步倒、睡草黄（湖南），五棒蛇、岩蛟（重庆），瞎子蛇、懒蛇（江西），棋盘格、袈裟蛇（福建），饭匙倩、聋婆蛇（广西），放丝蛇（浙江），犁头匠（贵州）。

【动物名】尖吻蝮 *Agkistrodon acutus*（Güenther）

【性味与归经】味甘、咸，性温；有毒。归肝经。

【功能与主治】祛风，通络，止痉。用于风湿顽痹，麻木拘挛，中风口眼㖞斜，半身不遂，抽搐痉挛，破伤风，麻风疥癣。

释名考订

古称此蛇以产于蕲州者擅名，故名蕲蛇，省写作祈蛇。体背黑质白花，胁有二十四个方胜纹，腹有念珠斑，因称白花蛇，省称作花蛇。棋盘蛇亦以其方胜纹似棋盘而得名。李时珍谓此蛇"龙头虎口"，故有龙蛇之称。旧时商品白花蛇包括蕲蛇和金钱白花蛇。金钱白花蛇体形明显较蕲蛇为小，药市统称小白花蛇，蕲蛇乃得大白花蛇之名。蕲蛇吻端尖，与蝮蛇为同科动物，故名尖吻蝮。其头呈三角形如犁头状，乃呼犁头匠。《本草衍义》有谓"诸蛇鼻向下，独此鼻向上"，故称褰鼻蛇、翘鼻蛇。多盘居于山区、丘陵林木茂盛的阴湿地或路边草丛中，因呼盘蛇、睡草黄。有剧毒，一旦被咬，毒发急速，故有五步蛇、五步倒、百步蛇等令人惊悚的名称。参见"蛇蜕"条。

897 樗白皮 chubaipi 《药性论》

【来源】为苦木科植物臭椿的根皮或干皮。

【异名】椿樗白皮、椿樗根皮（《新修本草》），樗根皮、樗木皮（《本草拾遗》），樗根白皮（《近效方》），樗皮（《日华子本草》），椿白皮（《政和本草》），臭椿皮（《滇南本草》），椿根白皮（《普济本事方》），椿树白皮（《万氏女科》），椿根皮（《增补万病回春》），椿樗皮（《中药材手册》），苦椿皮（《陕西中药志》），臭椿根皮（《药材学》），椿皮（《中国药典》），椿树根皮（江苏），雪白皮（甘肃），野臭椿皮（浙江）。

【植物名】臭椿 *Ailanthus altissima*（Mill.）Swingle

异名：樗（《诗经》），樗木（《名医别录》），樗树、椿樗（《新修本草》），臭椿（《食疗本草》），山椿、虎目（《本草拾遗》），鬼目（《本草图经》），虎眼、虎目树、大眼桐（《本草纲目》），田樗、鬼眼（《诗草木今释》），恶木、山桴、木砻树（《中国药用植物志》），红椿（《中国药用植物图鉴》），臭椿（《浙江民间常用草药》），臭椿树（《北方常用中草药手册》），白椿（《中药大辞典》），大果臭椿、龙树（《云南种子植物名录》），苦木松、臭根树、臭香椿、臭木桐、野红椿、椿花榔头（浙江），婆子树、水椿、木椿（福建），马椿（甘肃），凤眼树（广西），臭树（上海），毛椿树（四川）。

【性味与归经】味苦、涩，性寒。归大肠、胃、肝经。

【功能与主治】清热燥湿，收涩止带，止泻，止血。用于赤白带下，湿热泻痢，久泻久痢，便血，崩漏。

释名考订

樗白皮之名始载于唐《药性论》。《说文解字·木部》："樗，木也。"段玉裁注："樗，樗木也，今之臭椿树是也。"古人常椿樗并称，以其形相似故也。《新修本草》谓："二树形相似，樗木疏、椿木实为别也。"《本草图经》曰："椿木实而叶香可啖，樗木疏而气臭。"今按，樗之叶为奇数羽状复叶，在小叶背面近基部处左右各有一耳状突起，其上各生一小而圆的腺体，具臭气，后人因呼樗为臭椿。《食疗本草》称臭楮，恐误，"楮"殆"樗"之音近讹字。《本草纲目》据《说文解字》误本称"樗，亦作檴"。段玉裁又注："各本樗与檴二篆互讹，今正。《毛诗音义》、《尔雅音义》、《五经文字》可证也。"古人认为臭椿其木疏、其气臭，故被称作恶木，只能当柴烧。《诗·豳风·七月》"采荼薪樗"孔颖达疏："樗，唯堪为薪，故云恶木。"陈藏器云："江东呼为虎目树，亦名虎眼，谓叶脱处有痕，如虎之眼目。又如樗蒲子，故得此名。"语中所称"樗蒲"，又名樗蒲。据《唐国史补》所记，樗蒲为古代一种类似于掷骰子的博戏，后世亦以指赌博。《太平御览》七百二十六引《博物志》曰："老子入西戎，造樗蒲。"唐岑参《送费子归武昌》诗："知君开馆常爱客，樗蒲百金每一掷。"樗为落叶乔木，秋后落叶，叶脱处有痕如樗蒲子，因称此树为"樗"。

898 樱桃核 yingtaohe 《滇南本草图谱》

【来源】为蔷薇科植物樱桃的果核。

【异名】山樱桃核、英桃核（《药材学》），樱桃米（《四川中药志》），樱桃骨（《青岛中草药手册》）。

【植物名】樱桃 *Cerasus pseudocerasus*（Lindl.）G. Don

异名：含桃（《礼记》），楔、荆桃（《尔雅》），楔桃（《广雅》），朱樱（《蜀都赋》），朱桃（《吴普本草》），牛桃、英桃（《博物志》），家樱桃（《中国树木分类学》），中国樱桃（《中药志》），会桃、半桃（《福建经济植物志》），恩桃树（湖北）。

【性味与归经】味辛，性温。归肺经。

【功能与主治】发表透疹，消瘤去瘢，行气止痛。用于痘疹初起透发不畅，皮肤瘢痕，瘿瘤，疝气疼痛。

释名考订

本品为蔷薇科植物樱桃的果核，故名樱桃核。粒小，因称樱桃米；色白质硬，乃呼樱桃骨。《说文新附》："樱，果也。从木，婴声。"声符兼表意。郑珍《新附考》云："王氏念孙别为说云：婴者，小之称。如小儿名'婴儿'。'樱桃'，桃之小者也。"李时珍另有一说："其颗粒如璎珠，故谓之樱。"含桃、莺桃者，《淮南子·时则训》云："羞以含桃。"高诱注："含桃，莺所含食，故言含桃。"所释似嫌牵强。郝懿行认为，"莺"、"英"俱为"樱"之同音假借字，此说义近。"荆"与"樱"古音双声，故称荆桃。苏颂曰："其实熟时深红色者，谓之朱樱。"

899 槲皮 hupi 《新修本草》

【来源】为壳斗科植物槲树的树皮。

【异名】赤龙皮、槲木皮（《肘后方》），槲白皮（《崔氏纂要方》）。

【植物名】槲树 *Quercus dentate* Thunb.

异名：朴樕（《诗经》），槲樕（《尔雅》郭璞注），大叶栎、金鸡树（《本草纲目》），枹（《本草新注》），槲栎（《中国树木分类学》），柞栎（《中国高等植物图鉴》），波罗栎（《中国树木志》）。

【性味与归经】味苦、涩，性平。

【功能与主治】解毒消肿，涩肠，止血。用于疮痈肿痛，溃破不敛，瘰疬，痔疮，痢疾，肠风下血。

释名考订

《本草纲目》曰："槲樕，犹觳觫也。槲叶摇动，有觳觫之态，故曰槲樕也。朴樕者，婆娑、蓬然之貌，其树偃蹇，其叶芃芃故也。"此以树叶茂密为说。按槲树为落叶乔木，其果实有碗状之壳斗，形如斛（为古代的一种量器），故从木而以"槲"名。本品以树皮入药，因称槲皮、槲木皮。树皮粗糙，有深沟，故名赤龙皮，会意也。《本草纲目》曰："史言武后挂敕书于槲树，人遂呼为金鸡树云。"

900 槲寄生 hujisheng 《蜀本草》

【来源】为桑寄生科植物槲寄生的带叶茎枝。

【异名】桑上寄生（《新修本草》），冬青（《东北药用植物志》），柳寄生（《中药志》），北桑寄生（《药材学》），槲寄、寄生（《陕西中药名录》），黄寄生、寄生子（《全国中草药汇编》），螃蟹夹（西南），北寄生（河南、河北、辽宁、山东、山西、陕西），杜寄生（浙江、江西、安徽），冻青、桑寄生、冬青条、杂寄生（河北），借气生、替生枝、借母怀胎（湖南）。

【植物名】槲寄生 *Viscum coloratum*（Komar.）Nakai

异名：有色槲寄生（叶三多《生药学》），飞来草（安徽），台湾槲寄生（台湾），倒吊草（河北）。

【性味与归经】味苦，性平。归肝、肾经。

【功能与主治】祛风湿，补肝肾，强筋骨，安胎元。用于风湿痹痛，腰膝酸软，筋骨无力，崩漏经多，妊娠漏血，胎动不安，头晕目眩。

释名考订

据本草考证，古代所用桑寄生包括桑寄生科多种植物。陶弘景谓："寄生松上、杨上、枫上皆有，形类是一般，但根津所因处为异，则各随其树名之。"据《新修本草》记载，本品"多生槲、榉、柳、水杨、枫等树上"，随柳树名之，称为柳寄生；随槲树名之，则称槲寄生。四季常青，故名冬青、冻青。干则表面金黄色、黄绿色或黄棕色，因称黄寄生。茎作叉状分枝，叶对生于枝梢，以形似而称螃蟹夹。多生于北方，商品称为"北寄生"；南方产区仅以浙、赣、皖为限，商品称作"杜寄生"。参见"桑寄生"条。

901 樟木 zhangmu 《本草拾遗》

【来源】为樟科植物樟的木材。

【异名】樟材（《本草拾遗》），香樟木（《药材资料汇编》），吹风散（《广西中药志》），红樟木（湖南、广西），猴樟木（湖南），樟树木（山东）。

【植物名】樟 *Cinnamomum camphora*（L.）Presl

异名：豫樟（《山海经》），彭候（《搜神记》），乌樟（《本草经集注》），樟公（《花木考》），香樟（《分类草药性》），樟树（《中药志》），樟脑树（《湖南农村常用中草药手册》），香通（《全国中草药汇编》），油樟（江西、湖南、山东、广东、广西、安徽），香樟树（江苏、浙江、湖南、四川），芳樟（四川、湖南、贵州），栳樟、臭樟、花樟、山乌樟（台湾），香叶树、樟木树（四川），山樟树、瑶人柴（广西），小叶樟（湖南）。

【性味与归经】味辛，性温。归肝、脾经。

【功能与主治】祛风湿，行气血，利关节。用于心腹胀痛，脚气，痛风，疥癣，跌打损伤。

释名考订

《广韵·阳韵》云："樟，豫樟，木名。""樟"，古字通作"章"。《字汇补·立部》："章，与樟同。"《史记·司马相如列传》云："其北则有阴林巨树，楩枏豫章。"又：大木材谓之章。《史记·货殖列传》裴骃《集解》引如淳曰："章，大材也。"宋李诫《营造法式·大木作制度一·材》云："材，其名有三：一曰章，二曰材，三曰方桁。"樟为常绿大乔木，树龄可逾千年，高可达30m，"木大者数抱"（《本草纲目》），正可谓"大材"。《本草拾遗》有名"樟材"，以此可为佐证。樟材外表红棕色至暗棕色，纹理顺直；横断面可见年轮。《本草纲目》曰："其木理多文章，故谓之樟。"夏纬瑛则列举动物之麝有香气的例子，谓"樟取香义，动物互证可明"。两家之说均嫌牵强。

902 樟脑 zhangnao 《本草品汇精要》

【来源】为樟科植物樟的根、干、枝、叶经提炼制成的颗粒状结晶。

【异名】韶脑（《神效方》），潮脑（《本草品汇精要》），脑子（《本经逢原》），樟冰（《医宗金鉴》），油脑、树脑（《药材资料汇编》），洋冰（《药材学》），台冰（《中药大辞典》）。

【植物名】樟 *Cinnamomum camphora*（L.）Presl

【性味与归经】味辛，性热；有小毒。归心、脾经。

【功能与主治】通窍，杀虫，止痛，辟秽。用于心腹胀痛，脚气，疮疡疥癣，牙痛，跌打损伤。

释名考订

"脑"，据《汉语大词典》："指白色如脑状或脑髓的物质。"另据《现代汉语辞典》："指从物体中提炼出的精华部分。"概言之，"脑"为物质的精髓部分，多指从物体中提炼而成的白色结晶物质。本品为樟木经蒸馏制成的白色结晶，故名樟脑、树脑。晶莹如冰，因得诸"冰"之名。商品以台湾产量为最大，质量亦佳，称为"台冰"。古代主产于韶州、潮州，故又名韶脑、潮脑。

903 樟梨子 zhanglizi 《浙江药用植物志》

【来源】为樟科植物樟的变异果实。

【异名】樟树子、香樟子、樟梨、樟瘤（《本草纲目拾遗》），大木姜子（《贵州民间方药集》），樟木子（《中药志》），樟扣（《广西中药志》），樟子、樟木蔻（《广东中药》），樟树梨（《浙江药用植物志》）。

【植物名】樟 *Cinnamomum camphora*（L.）Presl

【性味与归经】味辛，性温。归胃、肝经。

【功能与主治】健胃温中，理气止痛。用于胃寒脘腹疼痛，食滞腹胀，呕吐腹泻；外治疮肿。

释名考订

樟梨，《本草纲目拾遗》曰："即樟树子也……云可治心胃脘疼，服之立效，即香樟子也……据云，此非子，乃千年樟树所结于枝桠间者，如瘤然，土人以形似梨，故名之，然则此乃樟瘤也。"樟正常的成熟果实呈圆球形，直径约 5～8mm，棕黑色至紫黑色，内含 1 粒大而黑色的种子。本品为樟的病态果实，已变异成不规则圆球形，颇似梨形，直径 5～14mm，表面土黄色，无种子及核。

904 醉鱼草 zuiyucao 《本草纲目》

【来源】为马钱科植物醉鱼草的茎叶。

【异名】鱼尾草、醉鱼儿草（《履巉岩本草》），檧木（《普济方》），闹鱼花（《本草纲目》），茶条树（《植物名实图考》），痒见消（《植物名实图考长编》），七里香（《天宝本草》），五霸蔷（《中国树木分类学》），四方麻、阳包树（《中国药用植物志》），驴尾草、羊尾巴、防痛树、鸡公尾（《广西中兽医药用植物》），毒鱼藤、鲤鱼花草、药鳗老醋（《中国土农药志》），鱼鳞子（《安徽药材》），野巴豆、老阳花、萝卜树子、药鱼子（《除害灭病爱国卫生运动手册》），铁线尾、四季青、白袍花、糖茶、水泡木、雉尾花、楼梅草（《南方主要有毒植物》），波叶醉鱼草（《中国高等植物图鉴》），鱼泡草、鱼藤草、红鱼波、鱼背子花、鱼目草、鱼柴花、鱼柴子樵、老崖草（福建），野刚子、鱼尾子、鱼花草、毒鱼草、没落子、六麻子、禾木霜（浙江），四棱麻、金鸡尾、铁帚尾、洞庭草、羊脑髓、羊尾泡（湖南），鱼门子、狗头鹰、鱼尾雪、鱼尾花（江西），土蒙花、钓鱼杆、满山香（四川），鱼迷子、洋泡子（安徽），紫阳花（上海），吊伤药（广东）。

【植物名】醉鱼草 *Buddleja lindleyana* Fort.

【性味与归经】味辛、苦，性温；有毒。

【功能与主治】祛风解毒，驱虫，化骨鲠。用于疟腮，痈肿，瘰疬，蛔虫病，钩虫病，诸鱼骨鲠。

释名考订

本品始载于《履巉岩本草》，原名醉鱼儿草。《本草纲目》曰："渔人采花及叶以毒鱼，尽圉圉而死，呼为醉鱼儿草。"闹鱼花、毒鱼藤、毒鱼草等，诸名义同。中药巴豆为剧毒药，民间有作毒鱼之用，本品名为野巴豆、野刚子，喻其毒性之甚。刚子为巴豆的别称。为落叶灌木，多分枝，小枝四棱形，故名四方麻、四棱麻。穗状花序顶生，长达 18～40cm，以形似而有驴尾草、羊尾巴、金鸡尾、雉尾花诸称。花冠细长管状，紫色，外面具白色光亮的细鳞片，因呼鱼鳞子。

905 蝼蛄 lougu 《神农本草经》

【来源】为蝼蛄科昆虫非洲蝼蛄或华北蝼蛄的全虫。

【异名】梧鼠（《荀子》），蝼蝈（《吕氏春秋》），螜、天蝼、蟪（《尔雅》），蟪蛄（《神农本草经》），蝼螲、蝼蟈蛉、杜狗、蛞蝼（《方言》），炙鼠、津姑、蝼蟥（《广雅》），仙姑、石鼠、硕鼠（崔豹《古今注》），蝲蛄（《广志》），土狗（《本事方》），地狗、地虎（《滇南本草》），拉拉古（《广雅疏证》），土狗崽、地牯牛（《贵州民间方药集》），拉拉狗（《河北药材》），拉蛄（《山东中药》），土狗儿（《四川中药志》），地喇蛄（《中药志》），蝲蝲蛄（《汉语大字典》）。

非洲蝼蛄：水狗、南方蝼蛄（《中药志》），地蛄（《中国药用动物志》），土叫花（四川），地老虎（山东），土土狗（江苏）。

华北蝼蛄：北方蝼蛄、大蝼蛄（《中药志》），土狗子、拉拉蛄（《北方常用中草药手册》），大头蝎子（《甘肃中草药手册》）。

【动物名】（1）非洲蝼蛄 *Gryllotalpa africana* Palisot et Beauvois

（2）华北蝼蛄 *Gryllotalpa unispina* Saussure

【性味与归经】味咸，性寒；有小毒。归膀胱、小肠、大肠经。

【功能与主治】利水消肿，通淋，解毒。用于水肿，淋证，小便不利，瘰疬，痈肿恶疮。

释名考订

本品始载于《神农本草经》，列为下品。《广雅疏证》曰："蝼蛄叠韵字，声转而为蝼蝈，倒言之则为蛞蝼矣……今人谓此虫为土狗，即杜狗也。顺天人谓之拉拉古，其蝼蛄之转声也。"据此，蝼蛄、蝼蝈、蠹蛄、拉蛄、蝲蝲蛄、拉拉古、拉拉狗等，俱声相转也。《广雅》有称"炙鼠"，《广雅疏证》云："炙鼠，苏颂《本草图经》引作硕鼠，炙、硕声相近也。"

906 墨 mo

墨《本草拾遗》

【来源】为松烟和入胶汁、香料等加工制成。

【异名】金墨（《集简方》），香墨（《梅师集验方》），松烟墨（《本草衍义》），乌金、陈玄、玄香、乌玉玦（《本草纲目》），陈京墨（《四科简效方》），京墨（《中国药学杂志》），黑墨、陈香墨（华东）。

【性味与归经】味辛，性平。归心、肝、肾经。

【功能与主治】止血，消肿。用于吐血，衄血，崩中漏下，血痢，痈肿发背。

释名考订

《说文解字》云："书墨也，从土，从黑，黑亦声。"李时珍曰："古者以黑土为墨，故字从黑土。许慎《说文》云：'墨，烟煤所成，土之类也，故从黑土。'刘熙《释名》云：'墨者，晦也。'"陈玄、玄香者，"玄"为黑色，犹墨之隐名。气清香，乃称玄香。断面有光泽，因呼乌玉玦。以陈久者为良，故多有"陈"之缀。

907 墨旱莲 mohanlian

墨旱莲《饮片新参》

【来源】为菊科植物鳢肠的地上部分。

【异名】金陵草（《千金·月令》），莲子草、鳢肠（《新修本草》），旱莲草、旱莲子（《本草图经》），白旱莲（《履巉岩本草》），猪牙草、旱莲蓬（《简便单方》），猢孙头（《居家必用事类全集》），莲草（《滇南本草》），墨斗草（《医学正传》），墨烟草、墨菜、墨头草（《本草纲目》），鸡肠草（《草药性》），白花草、白花蟛蜞菊（《岭南采药录》），墨记菜（《现代实用中药》），野水凤仙（《药材资料汇编》），摘头乌、滴落乌（《浙江中药手册》），水凤仙草（《江苏省植物药材志》），黑墨草（《广西药用植物图志》），水旱莲、冰冻草（《湖南药物志》），节节乌、跳鱼草、假日头花仔、绕莲花、火炭草（《闽东本草》），黑头草、古城墨（《广西中药志》），金丝麻（《贵州植物药调查》），墨汁草（《江西民间草药验方》），莲蓬草（广州部队《常用中草药手册》），金钩麻、地葵花（《贵州草药》），墨水草、野向日葵（《全国中草药汇编》），白田乌草（《福建药物志》），摘落乌（《浙江药用植物志》），墨墨草、白花蟛蜞草（广东、广西），墨草（福建、浙江），墨汁旱莲草（上海、广东），水葵花（贵州、浙江），乌墨菜（福建、广东），大粪草（河北、江西），黄牛麦、墨汁菜、白花断血草、土旱莲、白花蟛蜞菜、白菜旗草、白花棕草、白花蟛草、磨其草、墨汁旱莲、来防草、白花蛆草、白花墨草、乌墨草、执鼠草、乌目菜、白墨草、白花墨菜（广东），镰刀草、摘断乌草、水石榴、稻劫草、野日头花、墨点水草、乌心草、田乌草（浙江），白花冬节草、索血草、扭莲乌、对面乌、乌莲乌、龙舌草、疗草（福建），烂脚草、水杨树、旱莲姆、旱蓼姆、米凉头草、野老姜、水马兰（上海），烂丫菜、烂安菜、臭脚桠、臭脚把子草、野葵花、野水仙（江苏），黑骨草、黑口草、污口草、密菜、老鼠靛、黑旋风（广西），止血草、壮猪草、烂脚丫草、田塍草、七七草（安徽），田黑草、乌田草、田乌仔草、黄花密菜（台湾），野西番莲、水向葵、小铜锤（云南），八角草、墨苋、墨斗苋（湖南），长鸡草、打斗菜（四川），炭煤草、墨药子（江西），黑旱莲、片蒿（山东），胖婆娘腿（河南），麦兜草（贵州），退血草（湖北）。

【植物名】鳢肠 *Eclipta prostrate* L.

【性味与归经】味甘、酸，性寒。归肾、肝经。

【功能与主治】滋补肝肾，凉血止血。用于肝肾阴虚，牙齿松动，须发早白，眩晕耳鸣，腰膝酸软，阴虚血热吐血，衄血，尿血，血痢，崩漏下血，外伤出血。

释名考订

本品入药首载于《千金·月令》，原名金陵草。《新修本草》名鳢肠，《本草图经》名旱莲草，近世多称墨旱莲。《本草纲目》曰："鳢，乌鱼也，其肠亦乌。此草柔茎，断之有墨汁出，故名，俗呼墨菜是也。细实颇如莲房状，故得莲名。"莲为水生，此为陆生，故名旱莲。喜生下湿地，所在坑渠间多有之，乃名水旱莲。形与鳢蜞菊颇相似，惟鳢蜞菊开黄花，本品开白花，因呼白花鳢蜞菊，以别之。古人多用作乌髭发药，因称黑头草。功能凉血止血，遂有止血草、退血草、白花断血草诸名。外治可用于稻田性皮炎，故称烂脚草、烂丫菜、烂脚丫草。亦可作饲料用，壮猪草、长鸡草、黄牛麦等因以得名。

908 稻芽 daoya 《中国药典》

【来源】为禾本科植物稻的发芽颖果。

【异名】蘖米（《名医别录》），谷蘖（《谵寮集验方》），稻蘖、谷芽（《本草纲目》），长须谷芽（《常用中药名辨》）。

【植物名】稻 *Oryza sativa* L.

【性味与归经】味甘，性温。归脾、胃经。

【功能与主治】和中消食，健脾开胃。用于食积不消，腹胀口臭，脾胃虚弱，不饥食少。

释名考订

芽是植物最初生长出来的可以发育成茎、叶或花的部分。《说文解字·艸部》："芽，萌芽也。从艸，牙声。"粟、黍、谷、麦、豆类之芽，古称"蘖"。《说文解字·米部》："蘖，牙米也。"段玉裁注："古多以牙为芽。"又注："芽米谓之蘖。"《名医别录》始载"蘖米"，列为中品。据本草考证，古之"蘖米"，应是稻、粟、黍等数种植物的果实生芽，但以稻芽为主，"其功皆主消导"。蘖米的制法，据《本草纲目》云："粟、黍、谷、麦、豆诸蘖，皆水浸胀，候生芽曝干"即得。显然，这样的蘖芽是不可能再发育成茎、叶或花的。苏恭曰："蘖犹孽也，生不以理之名也，皆当以可生之物为之。"《本草纲目》谷部卷二十五"蘖米"条将蘖米分为三种：粟蘖一名粟芽，气味苦温无毒；稻蘖一名谷芽，气味甘温无毒；穬麦蘖一名麦芽，气味咸温无毒。三者性味互有不同，功能相近而各有侧重。至近代，麦芽已从"蘖米"中分出，独立成为一种药材。惟谷芽的使用，南方与北方习惯不同：南方各地将稻芽称作谷芽，北方各地则将粟芽称作谷芽。《中国药典》从北方说，即以后者作为谷芽的正品。为避免混淆，建议将两种谷芽分别称作稻芽和粟芽。

909 僵蚕 jiangcan 《千金要方》

【来源】为蚕蛾科昆虫家蚕蛾 4～5 龄的幼虫感染（或人工接种）白僵菌 *Beauveria bassiana* (Bals.) Vuill. 而致死的全体。

【异名】白僵蚕（《神农本草经》），明僵蚕（《疮疡经验全书》），直僵蚕（《世医得效方》），天虫（《药材资料汇编》），僵虫（《河北药材》），白僵虫（《四川中药志》），瘟蚕（南药《中草药学》），姜虫（《常用中药名辨》），姜蚕（江苏、浙江、贵州、四川）。

【动物名】家蚕蛾 *Bombyx mori* L.

【性味与归经】味咸、辛，性平。归肝、肺、胃经。

【功能与主治】息风止痉，祛风止痛，化痰散结。用于肝风夹痰，惊痫抽搐，小儿急惊，破伤风，中风口㖞，风热头痛，目赤咽痛，风疹瘙痒，发颐痄腮。

释名考订

《说文解字注·人部》云："僵，今人语言乃谓不动不朽为僵。"蚕感染白僵菌后死而不腐，故名僵蚕。又作僵虫。姜蚕、姜虫者，"姜"为"僵"字省写之谬。《新修本草》曰："蚕自僵死，其色自白。"僵死的虫体表面灰黄色，被有白色粉霜状的气生菌丝和分生孢子，故名白僵蚕。本品质硬而脆，易折断，断面呈亮棕色或亮黑色，习称"胶口镜面"，因称明僵蚕。天虫者，为"蚕"之拆字。

910 鹤虱 heshi 《新修本草》

【来源】为菊科植物天名精的果实。

【异名】鹤虱（《新修本草》），白栗柴子（《本草纲目》），鬼虱（《本草崇原》），北鹤虱（《中药志》），天名精实（《药材学》），鹤虱子（山西），大鹤虱（天津）。

【植物名】天名精 *Carpesium abrotanoides* L.

【性味与归经】味苦、辛，性平；有小毒。归脾、胃经。

【功能与主治】杀虫消积。用于蛔虫病，蛲虫病，绦虫病，虫积腹痛，小儿疳积。

释名考订

鹤虱之名始见于唐《新修本草》，云："出西戎。"唐代所称"西戎"，当是对西部边裔诸国的泛称。鹤虱经波斯商人之手由西戎传入中国，故又称西戎鹤虱、波斯鹤虱。据赵燏黄氏考证，《新修本草》所载鹤虱，其原植物为菊科植物山道年蒿（即蛔蒿）*Seriphidium cinum*（Berg et Poljak.）Poljak.，以未开放的花序入药。功能驱虫，用于蛔虫病、蛲虫病。山道年蒿为多年生亚灌木，叶互生，小形，羽状深裂，小叶片窄线形，被覆毛茸，形似鹤羽。其花序细小，呈长卵圆形或椭圆形，如虱，故名鹤虱。后由于五代战乱，交通阻隔，此种鹤虱已不再输入。至宋，本草中见我国中原亦生有此草的记述。《开宝本草》曰："出波斯者为胜。今上党亦有，力势薄于波斯者。"《本草图经》曰："鹤虱生西戎，今江淮、衡湘皆有之。春生苗。叶皱似紫苏，大而尖长，不光。茎高二尺许。七月生黄白花，似菊。八月结实，子极尖细，干则黄黑色。"所述产地、植物形态、花果期及所附描图均非山道年蒿，而与现代的菊科植物天名精相符。宋代以后的鹤虱是天名精的果实当属无疑。沈括《梦溪笔谈》亦云："地菘即天名精……鹤虱即其实也。"遂得进一步印证。由于天名精的瘦果细小暗褐如虱，又同样具有杀虫消积功能，故就自然地沿用了《新修本草》中"鹤虱"的名称。

911 鹤草芽 hecaoya 《中国药典》

【来源】为蔷薇科植物龙芽草带短小根茎的冬芽。

【异名】牙子、狼牙（《神农本草经》），支兰、狼齿、犬牙、抱子（《吴普本草》），狼子（《名医别录》），狼牙子（《本草图经》），狼牙草根芽（《中草药通讯》1：32，1972），仙鹤草根芽（《中华医学杂志》6：436，1974）。

【植物名】龙芽草 *Agrimonia pilosa* Ledeb.

【性味与归经】味苦、涩，性凉。归胃经。

【功能与主治】杀虫。用于绦虫病。

释名考订

本品始载于《神农本草经》，原名牙子。《本草经集注》云："近道处处有之，其根亦似兽之牙齿也。"狼牙、狼齿、犬牙等因以得名。狼子，殆为"狼齿"之讹。"抱子"，疑为"豹齿"。狼牙的全草称狼牙草，药材名为仙鹤草，故本品又称狼牙草根芽、仙鹤草根芽，简作"鹤草芽"。参见"仙鹤草"条。

十六画

912 燕窝 yanwo 《本经逢原》

【来源】 为雨燕科动物金丝燕或同属多种燕类的唾液与绒羽等混合凝结所筑成的巢窝。

【异名】 燕窝菜（《闽部疏》），燕蔬菜（《本草纲目拾遗》），燕菜（《现代实用中药》），燕根（《药材学》），白燕、毛燕、血燕、官燕（《中药大辞典》），燕球、散燕（《中药鉴别手册》），白燕根、血燕根、燕屑、燕角（《上海市中药饮片炮制规范》）。

【动物名】 金丝燕 *Collocalia esculenta* L.

异名：白腹金丝燕（《世界鸟类名称》）。

【性味与归经】 味甘，性平。归肺、胃、肾经。

【功能与主治】 养阴润燥，益气补中。用于虚损，痨瘵，咳嗽痰喘，咯血，吐血，久痢，久疟，噎膈反胃，体弱遗精，小便频数。

释名考订

本品入药始载于《本经逢原》。为金丝燕或同属多种燕类的唾液与绒羽等混合凝结所筑成的巢窝，故名燕窝。金丝燕在每年4月间产卵，产卵前必先营筑新巢，此时其喉部黏液腺非常发达，所筑之巢为黏液凝固而成，色白洁净，称为"白燕"，又称"官燕"；此时所筑之巢如被采去，金丝燕会立即进行第二次筑巢，巢窝则往往带一些绒羽，颜色较暗，称为"毛燕"；有时也可见有赤褐色血丝，称为"血燕"。《岭南杂记》云："春取者白，夏取者黄，秋、冬不可取，取之则燕无所栖，冻死，次年无窝矣。"燕窝为燕栖身之根著，故名燕根。本品为珍贵食品，可供菜肴，因称燕蔬菜。清周亮工《闽小记·燕窝》云："南人但呼曰燕窝，北人加以'菜'字。"乃谓燕窝菜。

913 薤白 xiebai 《本草图经》

【来源】 为百合科植物小根蒜或薤的鳞茎。

【异名】 薤根（《肘后方》），山蒜、泽蒜（《本草拾遗》），野薤、天薤（王祯《农书》），小蒜（《救荒本草》），蕌子、荄子（《本草纲目》），野蒜、小独蒜（《中药形性经验鉴别法》），苦蒜果、野葱果（《贵州民间方药集》），蕌头（《陆川本草》），宅蒜（《河北药材》），大头菜子（《新疆药材》），薤白头、大薤白（《药材学》），野白头（《全国中草药汇编》），南薤白（《常用中药名辨》），小蒜头、野大蒜（上海、江苏），野小蒜（安徽、甘肃），苦蒜（贵州、江苏），苦薤（四川、贵州）。

小根蒜：圆蕌头、圆叫头、苦蕌、野薤子（四川），鬼蒜、鬼大蒜、野葱头（上海），山择蒜、薤子（河北），野蒜果（贵州），小野蒜（北京），小薤白（湖北）。

薤：九白头（《药材学》），独蒜、野蕌头子（《本草药名集成》），野大蒜头（江苏、上海），贼蒜、小白头、小鬼头（安徽），韭里蒜、熟也白头（江苏），小毒蒜、野蕌头（云南），野薤白（广西），酸荞头（广东）。

【植物名】 (1) 小根蒜 *Allium macrostemon* Bge.

异名：蠚、蒚（《尔雅》），薤（《神农本草经》），菜芝（《名医别录》），荞子（《本草图经》），泽韭（《本草纲目》），祥谷菜（《铁岭县志》），子根蒜（《中药志》），团葱（《中国植物志》），密花小根蒜、野葱（《全国中草药汇编》），小根菜（东北、华北），野地葱、地葱（上海），山韭菜（山东），大蕊葱（广西），野韭菜（湖北）。

（2）薤 *Allium chinense* G. Don

异名：薤韭、石韭（《救荒本草》），乔葱、火葱、鸿荟（《本草纲目》），荞头（《中国植物志》），华薤白（南药《中草药学》），野葱（陕西、甘肃、宁夏、上海），荞菜（广东、广西），团葱（贵州），胡葱（湖南），芦菖（福建），荞子（广东）。

【性味与归经】味辛、苦，性温。归心、肺、胃、大肠经。

【功能与主治】通阳散结，行气导滞。用于胸痹心痛，脘腹痞满胀痛，泻痢后重。

释名考订

"薤"，字本作"䪥"（xiè）。《尔雅·释草》邢昺疏："䪥，叶似韭之菜也。一名鸿荟。本草谓之菜芝是也。"《玉篇·韭部》："䪥，俗作薤。"《本草纲目》曰："薤本文作䪥，韭类也，故字从韭，从叡（音概），谐音也。今人因其根白，呼为藠子，江南人讹为莜子。""藠"，音jiào。《正字通·艸部》云："藠，俗呼薤曰藠子。以薤根白如皛（皛）也。"按"藠"从"皛"声。"皛"，洁白之义。《广雅·释器》："皛，白也。"《本草纲目》以"藠"字训薤根之白，义通，但犹嫌不足。按薤白鳞茎的旁侧常有1～3个小鳞茎附着，外有白色的膜质鳞被，肖似"皛"字之形。近人翁辉东《潮汕方言·释菜本·酪皛》云："薤之为物，豆白如葱，三片成束，古制字藠，肖其形也。"《本草纲目》曰："（薤）收种宜火熏，故俗人称为火葱。罗愿云：物莫美于芝，故薤为菜芝。"又曰："其叶类葱而根类蒜。"故有地葱、团葱、野葱、胡葱及山蒜、小蒜、野蒜、泽蒜诸名。

914 薏苡仁 yiyiren 《神农本草经》

【来源】为禾本科植物薏苡的种仁。

【异名】菩苢、菩苡（《说文解字》），解蠡（《神农本草经》），屋菼、起实、赣米（《名医别录》），薢珠（《本草经集注》），糯米、粳糯（《雷公炮炙论》），感米（《千金·食治》），薏珠子（《本草图经》），回回米、草珠儿、赣珠（《救荒本草》），玉秫（《杨氏经验方》），芑实（《本草纲目》），薏米（《药品化义》），苡米仁（《幼幼集成》），米仁（《本草崇原》），薏仁（《本草新编》），苡仁（《临证指南》），苡米（《本草求原》），珠珠米（《贵州民间方药集》），药玉米、水玉米、沟子米（《东北药用植物志》），天谷、苡茹仁（《药材学》），益米（《闽东本草》），胶念珠（《福建民间草药》），裕米（《广西中药志》），薏仁米（《全国中草药汇编》），关米仁、祁薏米、浦米仁（《本草药名集成》），罗米珠子（福建）。

【植物名】薏苡 *Coix lacryma – jobi* L. var. *ma – yuen*（Roman.）Stapf

【性味与归经】味甘、淡，性凉。归脾、胃、肺经。

【功能与主治】利水渗湿，健脾止泻，除痹，排脓，解毒散结。用于水肿，脚气，小便不利，脾虚泄泻，湿痹拘挛，肺痈，肠痈，赘疣，癌肿。

释名考订

薏苡，《说文解字》作"菩苢"。"菩"，字同"薏"。《说文解字·艸部》："菩，薏苢……一曰菩英。"邵瑛《群经正字》云："今经典作'薏'。""苢"，为"苡"之古字。《康熙字典》："苡本字。"如"芣苢"，即车前，亦作"芣苡"。薏苡，为叠韵联绵词。《本草纲目》曰："名义未详。"又曰："其叶似蠡实叶而解散。"因呼解蠡。《名医别录》有"起实"之名，《本草纲目》作"芑实"，谓其"又似芑黍之苗"，故名。《本草图经》云："五六月结实，青白色，形如珠子而稍长，故人呼为薏珠子。小儿多以线穿如贯珠为戏。"草珠儿、胶念珠、珠珠米诸名义同。种仁色白如糯米，可作粥饭及磨面食，故有米仁、薏米、薏仁米诸名。《本草纲目》又曰："赣米乃其坚硬者，有赣强之意。""糯"，同"赣"。朱骏声《说文通训定声·谦部》："赣，字亦作糯。""感米"，为"糯"字之拆写。

"薛"，为"赣"字之音转；从"艹"，从"幹"。《玉篇·干部》云："幹，强也。"薛珠，义同赣米，亦谓其实之坚硬也。旧时商品以产地不同分为如下规格：产辽宁营口者名关米仁，产河北安国者名祁薏米，产福建浦城者名浦米仁。

915 薄荷 bohe 《雷公炮炙论》

【来源】 为唇形科植物薄荷的地上部分。

【异名】 茇菇（《甘泉赋》），茇苦（《千金要方》），蕃荷、蕃荷菜（《千金·食治》），菝荷、吴菝荷（《食性本草》），南薄荷（《本草衍义》），猫儿薄苛（《履巉岩本草》），升阳菜（《滇南本草》），薄苛（《本草品汇精要》），薆荷（《本草蒙筌》），吴菝兰（《广西中兽医药用植物》），人丹草（《药材学》），太仓薄荷、苏薄荷、杭薄荷（《本草药名集成》），仁丹草（四川、江苏），水薄荷（四川、云南），野薄荷（云南、广西），眼药草、夜息香、紫薄荷、山薄荷（山东），土薄荷、鱼香草、香薷草、禾荷（四川），见肿消、野仁丹草、苏荷（江苏），凉喉草、臭香草（湖北），接骨草、水益母（云南），香薄荷、家薄荷（江西），蕃荷叶（福建），苏苏叶（上海），小薄荷（安徽）。

【植物名】 薄荷 *Mentha haplocalyx* Briq.

【性味与归经】 味辛，性凉。归肺、肝经。

【功能与主治】 疏散风热，清利头目，利咽，透疹，疏肝行气。用于风热感冒，风温初起，头痛，目赤，喉痹，口疮，风疹，麻疹，胸胁胀闷。

释名考订

薄荷，古作菝菇。"菝菇"，为叠韵连绵词。《本草纲目》曰："薄荷，俗称也。陈士良《食性本草》作菝荷，扬雄《甘泉赋》作茇菇，吕忱《字林》作茇苦，则薄荷之为讹称可知矣。孙思邈《千金方》作蕃荷，又方音之讹也。今人药用，多以苏州者为胜，故陈士良谓之吴菝荷，以别胡菝荷也。"《本草衍义》云："世谓之南薄荷，为有一种龙脑薄荷，故言南以别之。"本品有特殊香气，味辛而性凉，气味似人丹，因呼人丹草、仁丹草。擅治头痛目赤、咽喉肿痛，故有眼药草、凉喉草诸名。旧时商品以产地不同分为如下规格：产江苏太仓者名太仓薄荷，产苏州者名苏薄荷，产杭州者名杭薄荷。

916 薜荔 bili 《本草拾遗》

【来源】 为桑科植物薜荔的茎、叶。

【异名】 薜、牡赞（《说文解字》），木莲藤（《日华子本草》），过水龙（《解围元薮》），辟蕚（《质问本草》），木瓜藤、膨泡树、饼泡树、壁石虎（《中国树木分类学》），彭蜂藤（《福建民间草药》），爬墙虎、风不动（《中国药用植物志》），石龙藤（《中药志》），补血王、追骨风、爬岩风（《湖南药物志》），石莲（《广西中药志》），墙脚柱、红墙套、烟筒丕（《闽东本草》），田螺掩、大鼓藤（《广东中药》），抬络藤（《浙江天目山药用植物志》），石绷藤（《江西民间草药验方》），薜荔络石藤（广州部队《常用中草药手册》），牛屎藤（《江西草药》），木隆谷、木隆冬、邦邦老虎藤（《上海常用中草药》），班子藤（《福建中草药》），黑骨藤、吊岩榕（《贵州草药》），巴山虎（《广西本草选编》），墙壁藤、冇蜂藤、小薜荔（《福建药物志》），凉粉藤（江西、浙江、福建），爬山虎（广东、广西），络石藤（江苏、浙江），老鸦馒头藤（浙江、广东），乒抛藤、泊壁藤、乒乓抛藤、壁系藤、红墙络、仙对坐、墙落藤、石班子藤（福建），贴壁藤、秤砣子树、上树蜈蚣、搭壁藤、细叶馒头罗、磨盆草（广东），常春藤、秤锤藤、爬墙草、大薜荔、大巴山虎、过墙风（广西），薜荔藤、膨莲、岩络、石络（浙江），爬壁藤、岩风藤、石藤草（湖北），石壁藤、凉粉子藤（湖南），爬壁虎、爬石虎（四川），大凉粉藤、抱树莲（贵州），木壁莲（台湾），珍珠凉粉藤（安徽），爬壁草（上海），爬墙藤（江西）。

【植物名】 薜荔 *Ficus pumila* L.

【性味与归经】 味酸，性凉。

【功能与主治】祛风，利湿，活血，解毒。用于风湿痹痛，泻痢，淋病，跌打损伤，痈肿疮疖。

释名考订

"薜荔"，为梵文 Preta 之译写，或译为"薜荔多"，语义为"饿鬼"。唐玄应《一切经音义》卷九："薜荔，蒲细，来计反，此译言饿鬼也。"宋《云笈七籤》卷十："薜荔者，饿鬼名也。"

薜荔为隐花植物。古人不知，以为其"不花而实"。《说文解字·艸部》云："薜，牡赞也。"植物不开花者谓之"牡"。《周礼·秋官·蝈氏》郑玄注："牡蘜，蘜不华者。""赞"，《说文解字·贝部》："赞，见也。"未开花而见结实，故曰"牡赞"。为常绿攀援或匍匐灌木，其果实形似莲蓬，因称木莲藤。《本草纲目》谓其"延树木垣墙而生，四时不凋"，故有抱树莲、爬墙虎、搭壁藤、常春藤诸名。果实富胶汁，民间多以此果制凉粉，云能解暑，遂有凉粉藤之称。

917 橘 ju《神农本草经》

【来源】为芸香科植物橘及其栽培变种的成熟果实。

【异名】橘柚（《神农本草经》），黄橘（《本草图经》），绿橘（《本草纲目》），柑橘（《经济植物学》），蜜橘、南橘（湖南），红橘（四川），橘子（通称）。

【植物名】橘 *Citrus reticulate* Blanco

【性味与归经】味甘、酸，性平。归肺、胃经。

【功能与主治】润肺生津，理气和胃。用于消渴，呃逆，胸膈结气。

释名考订

《说文解字》云："橘，果。出江南。从木，矞声。"橘，"橘"之言"矞"也。矞（yù），古指象征祥瑞的彩云。《文选·左思〈魏都赋〉》云："矞云翔龙，泽马于阜。"《埤雅·释天》："二色为矞，外赤内青谓之矞云。"橘自结实至成熟，青黄橙红诸色相间，绚丽多彩，囊瓣则如朵朵矞云。《本草纲目》云："橘实外赤内黄，剖之香雾纷郁，有似乎矞云。橘之从矞，又取此意也。"

918 橘叶 juye《本草纲目》

【来源】为芸香科植物橘及其栽培变种的叶。

【异名】橘子叶（《滇南本草》），柑叶（《本草纲目》），绿橘叶（《经验良方》），青橘叶、南橘叶（《常用中药名辨》），橘柑叶（四川），金橘叶（湖北）。

【植物名】橘 *Citrus reticulata* Blanco

【性味与归经】味辛、苦，性平。归肝经。

【功能与主治】疏肝行气，散结消肿。用于胸胁作痛，乳痈，乳癖。

释名考订

叶为维管植物营养或光合作用的器官。《说文解字·艸部》云："叶，艸木之叶也。"按"叶"，繁体字作"葉"，金文象木上多叶。本品为橘之叶，故名橘叶。

919 橘红 juhong《本草纲目》

【来源】为芸香科植物橘及其栽培变种的外层果皮。

【异名】陈橘红（《世医得效方》），广橘红（《证治准绳》），橘红衣（《增广验方新编》），芸皮、芸红（《药材资料汇编》），云皮（《中药材手册》），云红皮、建云皮、温橘红、江云皮（《中药志》），川芸皮（《新华本草纲要》），薄橘红（《中药材商品知识》）。

【植物名】橘 *Citrus reticulata* Blanco

【性味与归经】味辛、苦，性温。归肺、脾经。

【功能与主治】理气宽中，燥湿化痰。用于咳嗽痰多，食积伤酒，呕恶痞闷。

释名考订

本品为橘及其栽培变种的外层果皮，色橙红，故名橘红。橘红的商品药材有两种：一种为橘类橘红，即本品；另一种为柚类橘红，即化州柚或柚的外层果皮。为便于区别，商品将前者称作广橘红或芸皮、芸红，将后者称作化橘红或毛橘红。"芸"，芸芸，原为众多的意思。芸皮、芸红者，意为"普通橘红"。

920 橘络 juluo 《本草求原》

【来源】为芸香科植物橘及其栽培变种的果皮内层筋络。

【异名】橘瓤上筋膜（《本草纲目》），橘瓤上丝、橘丝（《本草纲目拾遗》），橘筋（《中药材手册》），橘皮筋（《药材学》），橘子筋（《四川中药志》），凤尾橘络、金丝橘络、铲络、川橘络、台橘络、衢橘络（《本草药名集成》）。

【植物名】橘 *Citrus reticulata* Blanco

【性味与归经】味甘、苦，性平。归肝、肺经。

【功能与主治】行气通络，化痰止咳。用于痰滞经络之胸痛、咳嗽、痰多。

释名考订

"络"，李善注引薛综曰："络，网也。"经引申，也泛指网状的物品。本品为橘果皮的内层筋络，多呈松散或散乱的网络状，故名橘络。亦作丝状，因称橘丝、橘瓤上丝。旧时橘络商品以重庆加工者为上品，称川橘络；其中色黄者称"金丝"，色白者称"银丝"。现时商品分为3个规格：较完整而理顺成束者称凤尾橘络；多数断裂、散乱不整者称金丝橘络；用刀自橘皮内侧铲下者称铲络。

921 橘核 juhe 《日华子本草》

【来源】为芸香科植物橘及其栽培变种的种子。

【异名】橘子仁（《姚僧坦集验方》），柑核（《本草图经》），橘子核（《本草衍义》），金橘子仁（《本草蒙筌》），广橘核（《幼幼集成》），橘柑米、橘米（《四川中药志》），橘仁（《药材学》），南橘核（《常用中药名辨》），柑桔米（四川）。

【植物名】橘 *Citrus reticulata* Blanco

【性味与归经】味苦，性平。归肝、肾经。

【功能与主治】理气，散结，止痛。用于疝气疼痛，睾丸肿痛，乳痈乳癖。

释名考订

核为果实中心坚硬并包含果仁的部分。《尔雅·释木》云："桃李丑，核。"郝懿行《义疏》："《初学记》引孙炎曰：'桃李之类，实皆有核。'"本品为橘之种子，故名橘核。《字汇·人部》云："果实中核曰仁。"因称橘仁。粒小，乃呼橘米。

922 壁虎 bihu 《本草纲目》

【来源】为壁虎科动物无蹼壁虎、多疣壁虎、蹼趾壁虎等的全体。

【异名】守宫、蝘蜓（《尔雅》），蝎虎、壁宫（《新修本草》），辟宫子（《太平圣惠方》），地塘虫（《摘元方》），天龙（《饮片新参》），爬壁虎（《四川中药志》），蛇蛉子、蝎虎子（《甘肃中草药手册》）。

【动物名】（1）无蹼壁虎 *Gekko swinhonis* Günther

异名：爬墙虎（陕西西安）。

（2）多疣壁虎 *Gekko japonicus* Dumeril et Bibron

异名：多痣壁虎（《中国药用动物志》），蛤蚧娃（《中草药》），盐蛇（《中国药典》），天虎（《本草药名集成》），檐蛇（湖北）。

（3）蹼趾壁虎 *Gekko subpalmatus* Günther

异名：无疣壁虎（《全国中草药汇编》）。

【性味与归经】味咸，性寒；有小毒。归肝经。

【功能与主治】祛风定惊，解毒散结。用于中风不遂，惊痫抽搐，瘰疬，恶疮，噎膈反胃。

释名考订

壁虎，原名守宫。《尔雅·释鱼》云："蝘蜓，守宫也。"《新修本草》曰："蝘蜓……又名蝎虎，以其常在屋壁，故名守宫，亦名壁宫。"《方言笺疏》则云："今俗呼为辟宫，辟亦御扞之义耳……壁宫疑即辟宫之讹，是守宫以用为名也。"《本草纲目》曰："守宫善捕蝎、蝇，故得虎名。"头形似蛇首，多栖于壁间、檐下等隐僻处，夜出觅食，故有檐蛇之称。盐蛇者，"盐"为"檐"语声之谬。形似蛤蚧而小，因称蛤蚧娃。

十七画

923 藏菖蒲 zangchangpu 《中国药典》

【来源】为天南星科植物菖蒲的根茎。

【异名】昌本（《周礼》），昌阳、昌蒲（《神农本草经》），水昌、水宿、茎蒲、白昌、水菖蒲（《名医别录》），溪荪、兰荪（《本草经集注》），昌羊（《淮南子》），泥昌（《雷公炮炙论》），臭蒲（《新修本草》），苍蒲、尧韭（《救荒本草》），泥菖蒲（《本草纲目》），蒲剑（《草木便方》），水菖蒲根（《贵州民间方药集》），臭菖蒲、建菖蒲（《中药材手册》），铁蜈蚣（《安徽中草药》），臭菖（《全国中草药汇编》），白菖蒲（西南、内蒙古、河南、安徽、江苏、广东），臭蒲子根（东北、河南、甘肃），臭蒲根（河北、山东、安徽），水蒲根子（北京），臭蒲棒根子（河北）。

【植物名】菖蒲 *Acorus calamus* L.

异名：水剑草、白菖（《本草纲目》），水八角草、家菖蒲（《广西中兽医药用植物》），剑叶菖蒲、土菖蒲（《四川中药志》），臭草（《北方常用中草药手册》），臭蒲子（《中药材品种论述》），香蒲（上海、江苏、福建），大叶菖蒲（四川、湖北），剑菖蒲（陕西、湖北），溪菖蒲（福建），大菖蒲（陕西），臭蒲草（山西），野菖蒲（浙江）。

【性味与归经】味苦、辛，性温、燥、锐。

【功能与主治】温胃，消炎止痛。用于补胃阳，消化不良，食物积滞，白喉，炭疽等。

释名考订

菖蒲始载于《神农本草经》，原名昌蒲，列为上品。"一名昌阳，生池泽。"《本草纲目》曰："菖蒲，乃蒲类之昌盛者，故曰菖蒲。又《吕氏春秋》云：冬至后五十七日，菖始生。菖者百草之先生者，于是始耕。则菖蒲、昌阳又取此义也。"生于沼泽、沟溪、池塘等低湿地，故多有"水"之名。生溪涧者名溪荪。叶长而宽，其状如剑，故有剑菖蒲、剑叶菖蒲诸名。建菖蒲者，"建"为"剑"之音讹。本品根茎肥白，故名白昌。气特异浓烈，好之者名其为兰荪、香蒲；恶之者呼其作臭菖、臭蒲。本品为藏医习用药材，故又称藏菖蒲。

924 藁本 ^{gaoben} 《神农本草经》

【来源】 为伞形科植物藁本的根茎及根。

【异名】 藁茇（《山海经》），鬼卿、地新（《神农本草经》），山茝、蔚香（《广雅》），微茎（《名医别录》），水藁本、川藁本（《洪氏集验方》），藁本香（《本草纲目》），藁板（《山东中药》），茶芎（《药材学》），香头子、川香、西芎藁本（《中药材品种论述》），川芎苓子、香藁本（《中药鉴别手册》），西芎（四川、湖北、湖南、江西、广西、陕西），西野芎、土川芎、辛香、香草根（湖南），香本、秦芎、小芭茅根（四川），土芎（陕西），野川芎（广西）。

【植物名】 藁本 *Ligusticum sinense* Oliv.

异名：山园荽（《救荒本草》），南郑藁本、山荽（《药材学》），野芹菜（《简明中医辞典》）。

【性味与归经】 味辛，性温。归膀胱经。

【功能与主治】 祛风，散寒，除湿，止痛。用于风寒感冒，巅顶疼痛，风湿痹痛。

释名考订

藁本始载于《神农本草经》，列为中品。"藁"，同"稾"。《广韵·晧韵》："稾，禾杆。"本，根也。《说文解字·木部》："本，木下曰本。"《新修本草》曰："以其根上苗下似藁根，故名藁本。"《山海经》有名藁茇。《广雅疏证》云："本、茇声之转，皆训为根。"则藁茇、藁本义同。植株喜生于沟边草丛中或湿润的水滩边，因称水藁本。《山东中药》有名藁板，盖因山东方言"本"、"板"音近而致讹。本品味辛气香，故名辛香。地新，当作地辛，"新"、"辛"一声之转，亦以其根味辛而名之。蔚香，则以其气香而得名。《本草纲目》曰："古人香料用之，呼为藁本香。"山茝者，古时"茝"、"芷"同字，本品与白芷相类，生于山野，故有其名。形气又与芎蒻相类，故有诸"芎"名。

925 檀香 ^{tanxiang} 《名医别录》

【来源】 为檀香科植物檀香树干的心材。

【异名】 栴檀（竺法真《罗浮山疏》），白檀（《本草经集注》），檀香木、白檀香、黄檀香（《本草图经》），真檀、浴香（《本草纲目》），白檀木（《药材学》）。

【植物名】 檀香 *Santalum album* L.

【性味与归经】 味辛，性温。归脾、胃、心、肺经。

【功能与主治】 行气温中，开胃止痛。用于寒凝气滞，胸膈不舒，胸痹心痛，脘腹疼痛，呕吐食少。

释名考订

《说文解字·木部》："檀，木也。"但在古代，以"檀"为木名者不在少数。宋叶廷珪《名香谱》云："皮实而色黄者为黄檀，皮洁而色白者为白檀，皮腐而色紫者为紫檀，其木并坚重清香，而白檀尤良。"本品之原植物即为白檀。《本草拾遗》曰："白檀出南海，树如檀。"李时珍曰："檀，善木也，故字从亶。亶，善也。"其木极香，故名檀香。栴檀，或作栴檀，为梵文 Candana 之译写，语义为"与乐"。《慧苑音义》云："栴檀，此云与乐，谓白檀能治热病，赤檀能去风肿，皆是除疾身安之乐，故名与乐。"《玉篇·木部》："栴檀，香木。"简称作檀。释家以为汤沐，因称浴香。《本草纲目》曰："番人讹为真檀。"

926 蟋蟀 ^{xishuai} 《本草纲目》

【来源】 为蟋蟀科昆虫蟋蟀的干燥成虫。

【异名】蜇（《尔雅》），悉蟀（《说文解字》），蜻蛚、蚟孙（《方言》），促织（《广雅》），吟蛩（崔豹《古今注》），将军（《本草纲目拾遗》），屈屈、蛆蛆（《方言笺疏》），叫鸡、唧唧（《贵州民间方药集》），斗鸡（《药材资料汇编》），蛐蛐（《河北药材》），夜鸣虫（《中药志》），将军虫、秋虫（《药材学》），长颚蟋（《拉英汉昆虫名称》），灶鸡、灶鸡虫、促鸡（《广西药用动物》），叫咕子（湖北），土吱吱（山东）。

【动物名】蟋蟀 *Scapsipedes aspersus*（Walker）

【性味与归经】味辛、咸，性温；有小毒。归膀胱、小肠经。

【功能与主治】利尿消肿，通淋。用于尿少，尿闭，水肿臌胀，淋证涩痛，白浊。

释名考订

蟋蟀，《尔雅》作蜇，《说文解字》作悉蟀。《说文新附》云："蟋，蟋蟀也。从虫，悉声。"钮树玉《新附考》："《说文》蟀训悉蟀，知悉古无虫旁。然《隶释》载《石经·鲁诗》残碑已作蟋蟀。"邵瑛《群经正字》云："《诗·唐风》：'蟋蟀在堂。'《七月》：'十月，蟋蟀入我床下。'《尔雅·释虫》：'蟋蟀，蜇。'正字当作此。"乃名蟋蟀。《方言笺疏》云："蟋蟀，古音'率'读如'律'，蜻蛚、蟋蟀，一声之转也。"又《尔雅翼》云："其声如急织，故幽州谓之促织。""急"、"促"字义并同。"蜇"与"蛩"同，《方言笺疏》谓："蜇，又音邛"，"淮扬人谓之屈屈，顺天人谓之蛆蛆，皆蜇之转声也"。据此，屈屈、蛆蛆、唧唧、蛐蛐，皆以其鸣叫之拟声为名。叫鸡、斗鸡，言其如鸡之擅鸣好斗。《本草纲目拾遗》引赵际昌云："斗虫之戏，蟋蟀最盛，其百战百胜者，俗呼为将军。"陆玑《诗疏》云：蟋蟀"善跳好斗，立秋后则夜鸣"。秋虫、夜鸣虫因以得名。

927 爵床 juechuang 《神农本草经》

【来源】为爵床科植物爵床的全草。

【异名】爵卿（《吴普本草》），香苏（《名医别录》），赤眼老母草（《新修本草》），鲫鱼鳞（《救荒本草》），赤眼（《本草品汇精要》），小青草（《百草镜》），蜻蜓草、苍蝇翅（《本草纲目拾遗》），五累草（《南京民间药草》），瓦子草（《中国药用植物志》），六角仙（《福建民间草药》），四季青、蚱蜢腿（《浙江民间草药》），观音草、肝火草、倒花草（《江西民间草药》），山苏麻（《贵州民间药物》），野万年青、癞子草、毛泽兰（《四川中药志》），爵麻（《中国药用植物图鉴》），屈胶仔、麦穗红（《闽东本草》），阴牛郎（《江苏药材志》），六方疳积草（《江西草药》），大鸭草（广州部队《常用中草药手册》），蛇食草、水竹笋（《上海常用中草药》），节节寒草（《云南中草药》），麦穗癀、鼠尾癀（《福建中草药》），野辣子叶、棒头草（《贵州草药》），鸡骨香（《湖南农村常用中草药手册》），孩儿草（《全国中草药汇编》），六棱草（南药《中草药学》），鼠尾红（《台湾植物名录》），焦梅术、假辣椒、狗尾草、细路边青（《广西药用植物名录》），白夏枯草（《中药材品种论述》），六角英（广东、安徽、湖南、湖北、云南、广西、山东），疳积草（江西、湖南、湖北、上海、安徽、浙江），小青（四川、广西、浙江、福建），接骨草（江西、广西），节节草（安徽、云南），节节红（湖南、广西），番椒草（浙江、福建），黑节草（广西、云南），夏枯草（福建、贵州），假夏枯草（广东、福建），疳积药、奶杨草、奶疲草、小青儿、辣椒草、心火草、奶疳草、野蕃椒、小叶青、奶痨草（浙江），野辣椒树、辣椒子草、风寒草、九头狮、蒙心草、生葡仔菜、山蟑螂草、小号夏枯草、薄椒草、六角金（福建），化痰青、原子草、青泽兰、拐子草、伤寒草、二季花（四川），黄蜂草、蓝色草、甲由草、山甲由草、狐狸尾（广东），鸡骨草、小黑节草、隐定草、小寒药（云南），土麦枯草、细叶狗肝菜、节节红花、六轴草（广西），野川椒草、青蛇子、大蛇花草、轮草（江西），野辣子、巴骨癀、小夏枯草（贵州），蛇含草、断克膝（湖北），凤尾癀、鼠筋癀（台湾），五罗草（上海），状元草（湖南）。

【植物名】爵床 *Rostellularia procumbens*（L.）Nees

【性味与归经】味苦，性寒。归肺、脾经。

【功能与主治】清热解毒，利湿，消疳积。用于感冒发热，咳嗽咽痛，目赤肿痛，湿热泻痢，黄疸尿赤，热淋，水肿，小儿疳积，痈肿疔疮。

释名考订

爵床始载于《神农本草经》，列为中品。《本草纲目》云："爵床不可解。按《吴氏本草》作爵麻，甚通。"《孟子·离娄上》朱熹集注："爵，与雀同。"据此，爵麻即"雀麻"。本品种子细小，色黑有如脂麻，雀喜啄食，或以此得名欤？爵床，则为爵麻形近讹字。《本草经考注》云："揉叶嗅之始有微香"，"开花如苏穗"，故名香苏。穗状花序顶生或生于上部叶腋，圆柱形，密生多数小花，花淡红色或紫色，因形、色皆似而称鼠尾红。萼4深裂，裂片线状披针形或线形，边缘白色，薄膜状，因呼苍蝇翅、蜻蜓草，象形也。茎多具纵棱6条，六角英、六棱草、六角仙等因以为名。茎曲折，节稍膨大，以形似而称蚱蜢腿。《本草纲目拾遗》云："与大青（按即水蓑衣）同，但细小耳。"故又名小青草。能治小儿疳积，乃呼疳积药、疳积草。外治跌打损伤有效，接骨草是以得名。

十八画

928 **藕** ou 《神农本草经》

【来源】为睡莲科植物莲的肥大根茎。

【异名】藕实茎（《神农本草经》），芙渠根（《说文解字》），光旁（陆玑《诗疏》），莲藕（《本草汇纂》）。

【植物名】莲 *Nelumbo nucifera* Gaertn.

【性味与归经】味甘，性寒。归心、肝、脾、胃经。

【功能与主治】凉血散瘀，止渴除烦。用于热病烦渴，咳血，衄血，吐血，便血，尿血。

释名考订

《赵辟公杂记》曰："（根茎）节生一叶一华，华叶相偶。""藕"之言"耦"也。"耦"，古作两人并耕解。《论语·微子》云："长沮、桀溺耦而耕。"后引申为两人、两个，也作成双、配偶、双数解，通作"偶"。莲有花、叶两柄，皆从藕出。《本草纲目》曰："花叶常偶生，不偶不生，故根曰藕。"

另有一释。《本草纲目》曰："或云藕善耕泥，故字从耦，耦者耕也。"按古有"耦耕"一词，亦作两人并耕解，后泛指耕种。《吕氏春秋·季冬记》云："命司农计耦耕事，修耒耜，具农器。"藕以其肥厚根茎横走于淤泥之中，如犁耕田，"故字从耦"，取其耦耕之意。

陆玑《诗疏》云："荷，芙蕖……其根为藕，幽州谓之光旁，光如牛角。"《广雅·释诂一》："旁，大也。"本品根茎肥大，表皮光洁，故有光旁之名。

929 **藕节** Oujie 《药性论》

【来源】为睡莲科植物莲的根茎节部。

【异名】光藕节（《江苏省植物药材志》），藕节疤（《中药志》），藕节巴（《全国中草药汇编》），南藕节、老藕节、雪藕节（《常用中药名辨》），光旁节（《本草药名集成》），藕蒂巴（山东青岛）。

【植物名】莲 *Nelumbo nucifera* Gaertn.

【性味与归经】味甘、涩，性平。归肝、肺、胃经。

【功能与主治】收敛止血，化瘀。用于吐血，咯血，衄血，尿血，崩漏。

释名考订

“藕”之名义参见本书“藕”条。

节为植物茎（根茎）上生叶或分枝的部分。《易·说卦》云：“其于木也，为坚多节。”本品为藕的节部，叶柄与花梗皆从此出，故名藕节。

930 藜li《本草拾遗》

【来源】为藜科植物藜的幼嫩全草。

【异名】莱（《诗经》），厘、蔓华（《尔雅》），蒙华（《尔雅》郭璞注），灰藋（《嘉祐本草》），鹤顶草（《土宿本草》），红落藜、舜芒谷、灰藜、灰菜（《救荒本草》），红心灰藋（《庚辛玉册》），灰条银粉菜、灰挑叶、灰汞草（《滇南本草》），灰涤菜、落藜、胭脂菜（《本草纲目》），白藜（《中国沙漠地区药用植物》），灰条菜（东北、江苏、云南），灰帚菜、回回菜（东北），烟灰草（华中），灰苋菜（上海、浙江、湖南、湖北、四川），灰灰菜（山东、四川、云南、河南），野灰菜（云南、上海），灰蓼头草、猪灰头草、野脱灰草、灰滩头草、咸蒿子草、灰堆头（上海），灰菜子、灰藋子、灰条头（江苏），粉菜、沙苋菜（广西），飞扬草、粉仔菜（广东），灰藋吊、灰吊子（山西），灰灰条（陕西），灰条（青海），灰料草（甘肃），野灰草（山东），灰斗苋菜（湖北），灰甜菜（云南）。

【植物名】藜 *Chenopodium album* L.

【性味与归经】味甘，性平；有小毒。

【功能与主治】清热祛湿，解毒消肿，杀虫止痒。用于发热，咳嗽，痢疾，腹泻，腹痛，疝气，龋齿痛，湿疹，疥癣，白癜风，疮疡肿痛，蛇虫咬伤。

释名考订

《诗·小雅·南山有台》：“南山有台，北山有莱。”《毛诗传笺通释》云：“莱、厘、藜三字，古同声通用。《尔雅》：‘厘，蔓华。’《说文》：‘莱，蔓华。’莱即为厘，犹來牟一作厘牟也。”据此，莱、厘、藜同为一物也。后世以藜专指本品。“蒙”与“蔓”双声音近，故有蒙华之名。《本草纲目》曰：“（藜）即灰藋之红心者……河朔人名落藜，南人名胭脂菜，亦曰鹤顶草，皆因形色名也。”红落藜、红心灰藋者，名义并同。本品的植物形态与灰藋近似，叶片的上面或下面常被粉粒，故有诸“灰”名。

931 藜芦lilu《神农本草经》

【来源】为百合科植物藜芦、牯岭藜芦、毛穗藜芦、兴安藜芦或毛叶藜芦的根及根茎。

【异名】葱苒（《神农本草经》），葱葵、山葱、丰芦、蕙葵、公苒（《吴普本草》），葱蕑（《广雅》），葱荻（《名医别录》），梨卢（《本草经集注》），葱白藜芦、鹿葱（《本草图经》），憨葱（《儒门事亲》），葱芦、丰卢、葱管藜芦（《本草纲目》），旱葱（《山东中药》），黑藜芦（《东北药用植物图志》），山棕榈（《农药植物手册》），山白菜、芦莲、药蝇子草、山苞米（《辽宁经济植物志》），人头发、毒药草（《四川中药志》），七厘丹（《南方主要有毒植物》），棕包头（陕西、江西、四川），翻天印（陕西、安徽、四川），铁扁担（浙江、广西），千年棕、棕山兜（江西），棕毛根（浙江）。

藜芦：黑假藜芦、观音帚（《药材学》），老汉葱（《北方常用中草药手册》），一摸光（《陕甘宁青中草药选》），大藜芦（东北），鹿苏、鹿葵（河北），小棕根（贵州），棕榈三七（浙江），棕包脚（江西），寒葱（山东），老旱葱（吉林），仙人帚（安徽），搜山虎（陕西）。

牯岭藜芦：寸金丹、山棕衣、小棕榈、七厘散、千里马、大野山棕（《浙江民间常用草药》），一蔸棕（湖南）。

【植物名】（1）藜芦 *Veratrum nigrum* L.

异名：大叶藜芦（《全国中草药汇编》），长叶藜芦（《神农架中药资源名录》）。

（2）牯岭藜芦 *Veratrum schindleri* Loes. f.

异名：邢氏藜芦（《中国药用植物志》），天目藜芦（《中药志》），闽浙藜芦（《浙江药用植物志》）。

（3）毛穗藜芦 *Veratrum maackii* Regel

异名：马氏藜芦（《中国药用植物志》）。

（4）兴安藜芦 *Veratrum dahuricum*（Turcz.）Loes. f.

异名：毛叶藜芦（《东北植物药志》）。

（5）毛叶藜芦 *Veratrum grandiflorum*（Maxim.）Loes. f.

异名：蒜藜芦（《中药志》），大花藜芦（《云南种子植物名录》）。

【性味与归经】味辛、苦，性寒；有毒。归肝、肺、胃经。

【功能与主治】吐风痰，杀虫毒。用于中风痰涌，风痫癫疾，黄疸，久疟，泄痢，头痛，喉痹，鼻瘜，疥癣，恶疮。

释名考订

藜芦始载于《神农本草经》，列为下品。"藜"，从"黎"；"黎"，通"骊"，义为黑色。《说文解字·黑部》："黔，黎也。秦谓民为黔首，谓黑色。"段玉裁注："'黎'与'骊'字同音，故借为黑义。""芦"，吴善述《广义校订》云："药之近根者曰芦。"藜芦为多年生草本，植株粗壮，基部的鞘枯死后残留为有网眼的黑色纤维网。《本草纲目》曰："黑色曰藜，其芦有黑皮裹之，故名。"又曰："根际似葱，俗名葱管藜芦是矣，北人谓之憨葱，南人谓之鹿葱。"《医学入门》则曰："芦，虚也。芦中虚如葱管，故名鹿葱。"本品全株有毒，尤以根部毒性为甚，故有毒药草、七厘丹诸名。

932 藤黄 tenghuang 《海药本草》

【来源】为藤黄科植物藤黄的胶质树脂。

【异名】玉黄、月黄（《药材学》），海藤（《全国中草药汇编》）。

【植物名】藤黄 *Garcinia hanburyi* Hook. f.

异名：藤黄树（《全国中草药汇编》），桑藤黄树（南药《中草药学》）。

【性味与归经】味酸、涩，性凉；有毒。

【功能与主治】攻毒，消肿，祛腐敛疮，止血，杀虫。用于痈疽肿毒，溃疡，湿疮，肿瘤，顽癣，跌打肿痛，创伤出血，烫伤。

释名考订

藤黄之名始见于前蜀《海药本草》，曰："按郭义恭《广志》云：出岳、鄂等州诸山崖。树名海藤。花有蕊，散落石上，彼人收之，谓之沙黄。就树采者轻妙，谓之腊黄。今人讹为铜黄，铜、藤音谬也。此与石泪采之无异。画家及丹灶家时用之。"明《本草纲目》云："今画家所用藤黄，皆经煎炼成者，舐之麻人。按周达观《真腊记》云：国有画黄，乃树脂。番人以刀斫树枝滴下，次年收之。似与郭氏说微不同，不知即一物否也？"至清，《本草纲目拾遗》云："《百草镜》：藤黄出外洋及粤中，乃藤脂也，以形似笔管者良……"据考证，《本草纲目》及《本草纲目拾遗》所记之藤黄即为藤黄科植物藤黄，亦即本种。而《海药本草》所云则可能是另一种植物。藤黄色红黄，断面似蜡质、半透明类玉，故名玉黄，讹为"月黄"。也有谓多产于越南，"越"、"月"语声相讹，因得"月黄"之名。

933 檵花 jihua 《植物名实图考》

【来源】为金缕梅科植物檵木的花。

【异名】纸末花（《植物名实图考》），白清明花（《福建民间草药》），土墙花（《湖南药物志》），锯木花（《贵州草药》），波丝花（《浙江民间常用草药》），刺木花（《全国中草药汇编》），清明花、石蓝丁花、老婆婆花、雪丁花、四丁花（福建），支钱花、狗牙花（广东），檵木花（湖北），碎米花（安徽）。

【植物名】檵木 *Loropetalum chinense*（R. Br.）Oliv.

异名：茧漆（《广群芳谱》），鸡寄（《植物名实图考》），鸡寄木（《广西中兽医药用植物》），锯木桠（《四川中药志》），螺砚木（《广西药用植物名录》），刀烟木（《贵州草药》），桎木柴（广州部队《常用中草药手册》），坚漆、檵宿、山见儿、山漆柴、千金笔、枯漆、金梨漆、金钱漆、刺漆（《浙江民间常用草药》），檵漆、石榴楸、雪里抽、金漆渣（《浙南本草新编》），鱼骨柴、檵树（《全国中草药汇编》），鸟檵柴（《浙江药用植物志》），檵柴（江西、山东、浙江、湖南），白花树（广东、广西、山东、安徽），知微木（广东、广西、山东），檵木柴（浙江、江西、湖南），满山白（浙江、安徽、福建），石柳楸（浙江、安徽），锯木条（四川、贵州），米碎柴、公牛柴、铁柴、铁树子、牛根草、闪目木、铁屎仔、婆奶柴、柴刺骨、契曲柴、四蕊丁、白花仔、七利柴、易柴、米萝灿（福建），鸡油树、罗胭木、罗胭脂、螺厣木、羊角树、鸡麦树、臭骨柴（广西），土墙树、桎木树、志木树、栳木树、杨甬树、檵木刹（湖南），鱼骨勒、檵家老、桄枧柴、米檵林（江西），地里爬、腰子树、结结满（安徽），狗牙柴、杆漆、鱼鳞叉（广东），锯子条、檵木条（四川），小米柴（贵州），土降香（湖北），扁担条（重庆）。

【性味与归经】味甘、涩，性平。归肺、脾、大肠经。

【功能与主治】清暑解热，止咳，止血。用于咳嗽，咯血，遗精，烦渴，鼻衄，血痢，泄泻，妇女血崩。

释名考订

檵花始载于《植物名实图考》，曰："檵花一名纸末花……春开细白花，长寸余，如剪素纸，一朵数十条，纷披下垂，凡有映山红处即有之，红白齐炫，如火如荼。"锯木花、刺木花等，皆为"纸末花"语声之讹。清明前后采收，因称清明花、白清明花。《说文解字·木部》云："檵，监木也。"段玉裁注："一曰坚木也。'坚'各本作'监'，误，今正。此别一义，谓坚木称檵，坚、檵双声。"檵木木质紧密，不易折断，木材坚实耐用，故有其名。

934 覆盆子 ^fupenzi^《本草经集注》

【来源】为蔷薇科植物华东覆盆子的果实。

【异名】覆盆（《名医别录》），乌藨子（《本草纲目》），笃藨子（《江西中药》），藨子（《简明中医辞典》），牛奶莓、槭叶莓、牛奶果、牛奶糖（浙江），大麦泡、山泡（湖北），大头莓、头莲果子（安徽），小托盘（吉林），刺葫芦（福建）。

【植物名】华东覆盆子 *Rubus chingii* Hu

异名：西国草（《海上集验方》），秦氏悬钩子（《中国植物图鉴》），掌叶覆盆子、大号角公、牛奶母（《中国植物志》），种田泡、翁扭、细叶角公丑、细叶角公、百公丑、牛奶蒙（浙江），耘田草（安徽），馒头菠（福建）。

【性味与归经】味甘、酸，性温。归肝、肾、膀胱经。

【功能与主治】益肾固精缩尿，养肝明目。用于遗精滑精，遗尿尿频，阳痿早泄，目暗昏花。

释名考订

本品由众多核果聚合而成，略呈圆锥形或类球形。《本草纲目》引李当之曰："子似覆盆之形，故名之。"所释与本品实际果形相去甚远。《本草纲目》记有本品古之炮制方法，曰："采得捣作薄饼，晒干蜜贮，临时以酒拌蒸尤妙。"若以"薄饼"作"覆盆之形"，似亦不妥。《本草衍义》云："益肾脏，缩小便，服之当覆其溺器，如此取名也。"此释较为合理，可以为据。本品亦属莓一类植物，故有诸"莓"之名。李时珍曰："五月子熟，其色乌赤，故俗名乌藨。""藨"，《尔雅·释草》："藨，麃。"郭璞注："麃，即莓也。"本品的果期与大麦正合，因称大麦泡。"泡"，通"苞"；"苞"，同"藨"。《集韵·小韵》："藨……或作苞。"故"大麦泡"亦即"大麦藨"。叶掌状5深裂，基部近心形，与槭树之叶颇相似，因呼槭叶莓。茎枝有刺，乃称笋藨子。"笋"原指竹上的刺，两广一带有一种长刺的竹，叫"笋竹"。聚合果下有花萼承托，因有"小托盘"之名。

935 瞿麦 qūmài 《神农本草经》

【来源】 为石竹科植物瞿麦或石竹的地上部分。

【异名】 巨句麦（《神农本草经》），大兰（《名医别录》），山瞿麦（《千金要方》），瞿麦穗（《和剂局方》），南天竺草（《圣济总录》），剪绒花（《医林纂要·药性》），竹节草（《山东中药》），巨麦（《药材学》），十样景花（《北方常用中草药手册》），石竹草（《常用中药名辨》），石竹花（东北、山东），石竹茶、野麦、山竹子、山竹、山茶叶、山石竹子、石帚花（山东），竹叶梅（四川），瞿麦子（台湾）。

瞿麦：大菊、蘧麦（《尔雅》），麦句姜（《尔雅》郭璞注），地面（《齐民要术》），落阳花（《吉林外记》），红花瞿麦（《中药大辞典》），南天竺（东北、河北），碟子花、剪红纱花、木碟花、剪刀花（河北），竹节梅（贵州），竹节器（湖南），五彩石竹（安徽），石竹儿（青海），淋症草（湖北），接骨丹（陕西），白石竹（福建），大石竹（江苏）。

石竹：鹅毛石竹、绣竹（《洛阳花木记》），洛阳花（《本草纲目》），石菊（《秘传花镜》），中国石竹（《中国植物图鉴》），黑水石竹（《东北药用植物志》），石竹子、石竹子花（《东北草本植物志》），石柱子花（《北方常用中草药手册》），东北石竹（《中国高等植物图鉴》），绸子花（《陕甘宁青中草药选》），石柱花（东北、江苏），山石竹、野石竹、红接骨丹（陕西），竹子花、石板花（甘肃），洋丁香、青水红（广西），十样锦（山东），石柱子（吉林），白花石竹（安徽），石竹梅（北京），石留节花（辽宁）。

【植物名】（1）瞿麦 *Dianthus superbus* L.

（2）石竹 *Dianthus chinensis* L.

【性味与归经】 味苦，性寒。归心、小肠经。

【功能与主治】 利尿通淋，活血通经。用于热淋，血淋，石淋，小便不通，淋沥涩痛，经闭瘀阻。

释名考订

瞿麦始载于《神农本草经》，列为中品。本品的植物来源自古以来就有两种。《本草经集注》云："子颇似麦，故名瞿麦。"李时珍亦谓石竹"结实如燕麦"。《尔雅》有名"蘧麦"。《集韵·鱼韵》云："蘧，《说文》：'蘧麦也。'或作遽。"《直音篇·辵部》："遽，稼也。""稼"，泛指田中作物。《说文解字·禾部》："稼，在野曰稼。"又指粮食谷物。《吕氏春秋·审己》云："稼生于野而藏于仓。"瞿麦"子颇似麦"，其苗叶亦似稼禾，故名遽麦，从"艹"，而为蘧麦。《尔雅》又名"大菊"，《神农本草经》有名"巨句麦"、"瞿麦"。"蘧"、"瞿"、"句"、"菊"古音相近，语声相转而用字多变。

另有一说。"瞿"，同"戵"，是古代一种属戟一类的兵器。《字汇·目部》云："瞿，又与戵同，戟属。"《尚书·顾命》孔颖达疏："瞿，盖今三锋戟，锐矛属。"瞿麦为多年生草本，茎直立；叶对生，线状披针形，先端渐尖。若以茎、叶并观之，形肖三锋矛，故以"瞿"名之，象形也。

936 翻白草 fanbaicao 《救荒本草》

【来源】 为蔷薇科植物翻白草的带根全草。

【异名】 鸡腿根（《救荒本草》），天藕儿（《野菜谱》），湖鸡腿、天藕（《本草纲目》），鸡脚草、鸡距草（《草木便方》），土菜、茯苓草（《现代实用中药》），天生藕、鸡腿子、鸡眼儿（《中国药用植物志》），郁苏参、土人参（《福建民间草药》），独脚草、天青地白（《南京地区常用中草药》），鸡爪参、翻白委陵菜（《四川中药志》），鸡爪儿（《中国药用植物图鉴》），野鸡坝、兰溪白头翁、黄花地丁、千锤打（《湖南药物志》），鸭脚参、细沙扭（《广西中药志》），金线吊葫芦（《广西药用植物名录》），老鸹枕头（山东《中药学》），土西洋参、白龙芽肾、三脚皮（《浙南本草新编》），白头翁（广西、福建、浙江、江苏南京），叶下白、地丁（江西、湖南），野鸡腿（陕西、湖南），鸡脚爪（江西、广东），天青地白草（贵州、湖北），大叶侧草（江苏、浙江），小鸡头（山东、安徽），一粒金、鸡脚子、白鸡爪草、长乐参、鸡脚仔、地人参、龙根、飞天蜈蚣、白毛鸡脚莲（福建），老鸦爪、反白蒿子、老婆爪子、鸡刨吃、老鸦翎、山萝卜、鸡根、小地榆（山东），白鸡腿、带绒羊舌参、土高丽、山鸡腿、山栀榴、山胡萝卜、结梨根、结连根（江苏），鸡大腿、白背艾、粉白草、老鼠婆、鸡爪风、瘄纽药、鸡爪根（广西），上青下白、天雷番薯、地栗、反白草、结梨、白五叶蛇莓（浙江），鸡爪仙、鸡脚板、鸡公脑、土洋参、鸡脚腿子、鸡脚（湖南），鸡爪子、鸡爪爪、鸡爪菜、毛鸡腿、红地榆（四川），鸡腿菜、牛鸡斗、鸡拐、大鸡骨、野党参（安徽），鸡脚叶、白漂莲、砂柳草（广东），鸡脚七、翻白菜（贵州），翻白叶、补鸡腿（河南），野鸡尾、鸡爪莲（江西），鸡脚莲（湖北），鸡爪腿（陕西）。

【植物名】翻白草 *Potentilla discolor* Bunge

【性味与归经】味甘、微苦，性平。归肝、胃、大肠经。

【功能与主治】清热解毒，止痢，止血。用于湿热泻痢，痈肿疮毒，血热吐衄，便血，崩漏。

释名考订

本品的花茎及叶柄密被白色绵毛，故名白头翁。叶面青，叶背白，叶下白、上青下白、天青地白等因以得名。翻白草者，叶面青，翻转即见白，故名。基生叶丛生，单数羽状复叶，小叶 5～9；茎生叶小，为三出复叶，以其形似鸡爪，而有鸡脚草、鸡脚爪、鸡距草诸名。根粗壮，下部常肥厚呈纺锤状，剥去赤皮后，色白如鸡腿，故多"鸡腿"之称。《本草纲目》谓"鸡腿……以根之味名"，此言恐过。旧时遇荒年人掘其根以充饥，谓"食之有粉"，盖因其根之薄壁细胞中含淀粉粒之故。以其味似，而有"天藕"、"地栗"、"结梨""天雷番薯"诸称。

十九画

937 藿香 huoxiang 《植物名实图考》

【来源】为唇形科植物藿香的地上部分。

【异名】土藿香（《滇南本草》），川藿香、苏藿香、野藿香（《中药志》），排香草（《中国药用植物图鉴》），猫把（《吉林中草药》），青茎薄荷（《广西本草选编》），猫地虎（南药《中草药学》），绿荷荷（《福建药物志》），大叶薄荷（《浙江药用植物志》），兜娄婆香（《中药材品种论述》），杜藿香（《常用中药名辨》），大薄荷、小薄荷、野薄荷、山薄荷（四川、湖北、江西、浙江），叶藿香（四川、贵州、浙江），猫尾巴香、仁丹草、猫巴虎、拉拉香、山猫巴、野苏子、猫把蒿、把蒿（辽宁），鱼香、鸡苏、水麻叶、银马鞭、白薄荷（四川），山茴香、红花小茴香、香荆芥花（河北），节节红、尖尾风（台湾），大藿香（江苏），鱼子苏（湖北），山藿香（山东）。

【植物名】藿香 *Agastache rugosa* （Fisch. et Mey.） O. Ktze.

【性味与归经】味辛，性微温。归肺、脾、胃经。

【功能与主治】祛暑解表，化湿和胃。用于暑湿感冒，胸闷，腹痛吐泻。

释名考订

藿香之名始载于《名医别录》，但因无植物形态的描述，难以考究其种。其后《嘉祐本草》、《图经本草》、《本草纲目》等都有记载，但所指者均为今之广藿香。《滇南本草》始见"土藿香"之名，经考证，即为本品。"藿"，古为豆叶之称。《广雅·释草》云："豆角谓之荚，其叶谓之藿。"《本草纲目》曰："豆叶曰藿，其叶似之，而草味芳香，故曰藿香。"土藿香者，应是相对于广藿香而得名。直至清初《本草述》引卢之颐对藿香的描述，才将广藿香和土藿香明确区分。后《植物名实图考》载："今江西、湖南人家多种之，为辟暑良药。"从其所附藿香图来看，可确认为本种无疑。参见"广藿香"条。

938 蘋 pin
《本草纲目》

【来源】为蘋科植物蘋的全草。

【异名】蘋草（《山海经》），蘋（《诗经》），田字草、芣菜（《吴普本草》），大萍（《本草经集注》），水连绵（《本草拾遗》），四叶菜（杨慎《卮言》），破铜钱、白蘋（《本草纲目》），四眼菜（《分类草药性》），四叶草、田子草（《天宝本草》），四叶蘋（《中国蕨类植物志属》），四肾菜（《诗草木今释》），水上浮（《民间药与验方》），四叶莲（安徽、江西、湖南、广东），四瓣草（安徽、河南、四川、云南），十字草（上海、安徽、福建、广西），水铜钱（浙江、江苏、湖南），四叶萍（江西、福建），破铜钱草（浙江、上海），水浮钱、四蝶草、四片金钱草、四片金、四叶珠（福建），四叶对、四叶破铜钱、大叶破铜钱（江西），四瓣莲船、月字草、田浆味酸酸（浙江），水草头、野草头、水金花头（上海），夜关门、烂毛钱（四川），田山芝、水四片瓦（湖南），夜合草、四瓣梅（广东），水对草、浮水莲（广西），浮萍草、钱凿草（安徽），水夜关门（贵州）。

【植物名】蘋 *Marsilea quadrifolia* L.

【性味与归经】味甘，性寒。归肺、肝、肾经。

【功能与主治】利水消肿，清热解毒，止血，除烦安神。用于水肿，热淋，小便不利，黄疸，吐血，衄血，尿血，崩漏白带，月经量多，心烦不眠，消渴，感冒，小儿夏季热，痈肿疮毒，瘰疬，乳腺炎，咽喉肿痛，急性结膜炎，蛇虫咬伤。

释名考订

蘋首见于《山海经》。《本草纲目》将之列入水草类，曰："蘋本作薲。《左传》：蘋蘩蕴藻之菜，可荐于鬼神，可羞于王公。则薲有'宾之'之义，故字从宾。其草四叶相合，中折十字，故俗呼为四叶菜、田字草、破铜钱，皆象形也。诸家本草皆以蘋注水萍，盖由蘋、萍二字音相近也。""四眼"、"四肾"、"四蝶"、四瓣梅、四片金等，皆以叶柄顶端4片小叶象形而名之。《诗·召南·采蘋》："于以采蘋，南涧之滨。"蘋多生于静止浅水里，常见于水塘、沟边或水田中。小叶浮于水面，故称水上浮、水浮钱、四瓣莲船。《吴普本草》有名"芣菜"。"芣"，音 fú。《说文解字·艸部》段玉裁注："《诗》言：'江汉浮浮'、'雨雪浮浮'，皆盛貌。芣与浮声相近。"据此，"芣菜"当作"浮菜"，"芣"为"浮"语声之转。《本草纲目》又曰："夏秋开白小花，故称白蘋。"叶片会在夜间褶迭、下垂，因呼夜关门、夜合草。

939 蟾皮 chanpi
《本经逢原》

【来源】为蟾蜍科动物中华大蟾蜍或黑眶蟾蜍去除内脏后的干燥体。

【异名】蛤蚆皮（《医方约说》），癞蟆皮（《中药材手册》），蟾蜍皮（《全国中草药汇编》），蛤蟆皮（南药《中草药学》），干蟾（《上海市中药饮片炮制规范》），干蟾皮（《本草药名集成》）。

【动物名】(1) 中华大蟾蜍 *Bufo bufo gargarizans* Cantor
异名：鼀齫、蟾诸（《尔雅》），圥鼀、齫黽、詹诸、蜪鼀（《说文解字》），虾蟆（《神农本草经》），去蚁（《尔雅》郭璞注），去甫、苦蠪（《名医别录》），蟾（《药性论》），蚵蚾（《全婴方论》），癞虾蟆、石蚌（《本草蒙筌》），癞蛤蟆（《本草纲目》），鼀黽（《说文解字注》），癞鼀、癞黽格博（《蕲春语》），癞格宝（《贵州民间方药集》），癞蛤蚆（《药材资料汇编》），癞巴子（《吉林中药手册》），蚧蛤蟆、蚧巴子（山东）。

（2）黑眶蟾蜍 *Bufo melanostictus* Schneider

【性味与归经】味辛，性凉；有毒。归心、肺、脾、大肠经。

【功能与主治】清热解毒，杀虫疗疳，利水消肿。用于痈疽疮毒，小儿疳积，腹水胀满，瘰疬，癌肿。

释名考订

蟾蜍除去内脏后的体腔呈扁平板状，质薄似皮，故名蟾皮。

蟾，蟾蜍。《尔雅·释鱼》："鼀䗐，蟾诸。"郭璞注："似虾蟆，居陆地，《淮南（子）》谓之去蚁。"《说文解字·黾部》云："鼀，先鼀，詹诸也。其鸣詹诸，其皮鼀鼀，其行先先。"段玉裁注："虾蟆能作呷呷声，蟾蜍不能作声，詹诸象其塞吃之音，此言所以名詹诸也。"詹诸，从虫而作蟾蜍；"蜍"，声转而为"蜍"，故詹诸即蟾蜍。"鼀鼀"，犹蹙蹙也，言其形大、背黑、多痱磊、不能解鸣诸窘迫状。《说文解字》又云："䗐，䗐鼀，詹诸也。《诗》曰：'得此䗐鼀。'言其行䗐䗐。""䗐"，音shī。段玉裁注："《邶风·新台》文，今《诗》作戚施……䗐鼀犹施施也。""施施"，徐徐而行貌。《诗·王风·丘中有麻》："彼留子嗟，将其来施施。"《毛传》："施施，难进之意。"按蟾蜍行动极迟缓，不能跳跃，因称䗐鼀。形与蛤蟆相似，故俗以蛤蟆相称。今人黄侃《蕲春语》云："案今《诗》作'施'，海宁语谓癫鼀，亦曰癫鼀格博，格博即虾蟆音转也。""癫"，章炳麟《新方言·释动物》云："癫者以（皮）多痱瘰。"故蟾蜍又称癫蛤蟆，音转而为癫格宝。《本草纲目》云："后世名苦蠪，其声也。蚵蚾，其皮礧砢也。"

940 蟾酥 chansu 《本草衍义》

【来源】为蟾蜍科动物中华大蟾蜍或黑眶蟾蜍的干燥分泌物。

【异名】蟾蜍眉脂（《药性论》），蟾蜍眉酥（《日华子本草》），癫蛤蚂浆（《新疆药材》），蛤蟆酥（《山东中药》），蛤蟆浆（《中药材手册》），癫蛤蟆浆（《药材学》），癫蛤蟆酥（《北方常用中草药手册》），虫酥、团蟾酥、棋子酥、片蟾酥（《本草药名集成》）。

【动物名】（1）中华大蟾蜍 *Bufo bufo gargarizans* Cantor

（2）黑眶蟾蜍 *Bufo melanostictus* Schneider

【性味与归经】味辛，性温；有毒。归心经。

【功能与主治】解毒，止痛，开窍醒神。用于痈疽疔疮，咽喉肿痛，中暑神昏，痧胀腹痛吐泻。

释名考订

"蟾"之名义参见本书"蟾皮"条。

酥，原指牛、羊乳经提炼而成的酥油。蟾酥取自蟾，为乳白色浆液，其状似酥，故名。为蟾蜍耳后腺分泌物，古人不识此腺，讹此腺为眉，因有蟾蜍眉脂、蟾蜍眉酥诸称。

941 鳖甲 biejia 《神农本草经》

【来源】为鳖科动物鳖的背甲。

【异名】上甲（《证治要诀》），鳖壳（《医林纂要·药性》），九肋鳖甲（《叶天士秘方大全》），团鱼甲（《河北药材》），鳖盖子（《山西中药志》），团鱼壳、团鱼盖（《药材学》），甲鱼壳（南京中医学院《中药学》），脚鱼壳（《四川中药志》），水鱼壳、王八盖（《本草药名集成》），鳖盖、甲鱼盖（山东）。

【动物名】鳖 *Trionyx sinensis* Wiegmann

异名：团鱼（《宝庆本草折衷》），神守（《本草纲目》），甲鱼（《随息居饮食谱》），中华鳖（《中药大辞典》），圆鱼（《中国药用动物志》），脚鱼、水鱼、王八（《常见药用动物》）。

【性味与归经】味咸，性微寒。归肝、肾经。

【功能与主治】滋阴潜阳，退热除蒸，软坚散结。用于阴虚发热，骨蒸劳热，阴虚阳亢，头晕目眩，虚风内动，手足瘈疭，经闭，癥瘕，久疟疟母。

释名考订

《本草纲目》曰："鳖行蹩躠，故谓之鳖。"按"蹩"、"躠"均作足跛解。《说文解字·足部》云："蹩，跛也。"《玉篇·足部》："躠，跛甚者。"鳖爬行时步态笨拙，行若蹩躠，故以鳖名。"甲"，清俞樾《儿笘录·甲》云："甲之本义谓何？麟甲字其本义也。"本品是鳖的背甲，故名鳖甲。背甲在上，因称上甲。古有谓"甲有九肋者为胜"，故又称九肋鳖甲。甲鱼、团鱼者，以其有硬甲而形圆，故名。脚鱼，当为甲鱼语声之讹。《本草纲目》又云："《淮南子》曰：鳖无耳而守神。神守之名以此。"

二十画

942 魔芋 moyu 《四川中药志》

【来源】为天南星科植物磨芋、疏毛磨芋、野磨芋、东川磨芋的块茎。

【异名】蒟蒻、蒻头（《开宝本草》），白蒟蒻、鬼芋（《本草图经》），鬼头（《本草纲目》），磨芋（《植物名实图考》），黑芋头、茉芋（《民间常用草药汇编》），虎掌、蛇头草根（《江西草药》），雷星、蛇头子、天六谷、星芋（《浙江民间常用草药》），麻芋子（《陕西中草药》），蛇六谷、鬼蜡烛（上海、浙江），土南星（江西）。

磨芋：地南星、天南星、南星（浙江），山鬼、土南星头（福建），野魔芋（云南），蛇苞谷（湖北），蛇包谷（上海）。

疏毛磨芋：土半夏（浙江）。

【植物名】（1）磨芋 Amorphophallus rivieri Durieu

异名：由跋（《本草拾遗》），花杆莲（《南京民间药草》），蛇棒棍（《广西药用植物名录》），花梗莲、花伞把（《江西草药》），独叶一枝花、花梗天南星（《浙江民间常用草药》），花杆南星（《全国中草药汇编》），花把伞（安徽、江西），蛇头草（上海、安徽），独脚莲、青龙把柱、白龙造柱（福建），魔芋花、花麻蛇（云南），独立一枝枪（浙江），驴肾草（陕西）。

（2）疏毛磨芋 Amorphophallus sinensis Belval

异名：蛇头草（《全国中草药汇编》），华东蒟蒻（《中药大辞典》），华东磨芋（《浙江药用植物志》），伍花莲（浙江）。

（3）野磨芋 Amorphophallus variabilis Blume

（4）东川磨芋 Amorphophallus mairei Lévl.

【性味与归经】味辛、苦，性寒；有毒。

【功能与主治】化痰消积，解毒散结，行瘀止痛。用于痰嗽，积滞，疟疾，瘰疬，癥瘕，跌打损伤，痈肿，疔疮，丹毒，烫火伤，蛇咬伤，癌肿。

释名考订

本品地下块茎硕大，因得"魔"、"鬼"之名；似芋，故有鬼芋、魔芋诸称。《本草纲目拾遗》云："……可食令饱，一芋所煮，可充数十人之腹，故称鬼芋焉。"所云亦是以大为说。茎和叶柄表面均有绿褐色或白色斑块，故名花杆莲、花梗莲、花伞把。花穗膨大呈棒状，以形似而称鬼蜡烛。玉米俗称"六谷"，本品雌花序之形似之，因呼天六谷、蛇六谷。《本草图经》云："根都似天南星，生下平泽极多。皆难采。人采以为天南星，了不可辨。"故有"南星"、虎掌诸名。

943 糯稻根 nuodaogen 《江苏省植物药材志》

【来源】为禾木科植物糯稻的根及根茎。

【异名】糯稻根须（《本草再新》），稻根须（《药材资料汇编》），糯谷根、糯稻草根（《全国中草药汇编》），糯谷草根须（四川），稻根（山东）。

【植物名】糯稻 Oryza sariva L. var. glutinosa Matsum.

异名：黏稻（江苏）。

【性味与归经】味甘，性平。归肺、胃、肾经。

【功能与主治】固表止汗，退虚热，益胃生津。用于自汗，盗汗，阴虚发热，病后虚热，咽干口渴。

释名考订

糯稻根为禾木科植物糯稻的根及根茎，故名。《类篇·米部》："糯，稻名。"又作稬。《集韵·换韵》云："稬，《说文》：'沛国谓稻曰稬。'或作糯。"糯为黏性稻。《说文解字·禾部》段玉裁注："稻有至黏者，稬是也。""稬"，从"禾"从"耎"。"耎"，软也。《汉书·王吉传》颜师古注："耎，柔也。""粳"言其硬，"糯"言其耎也。《本草纲目》曰："粳乃谷稻之总名也……黏者为糯，不黏者为粳。糯者懦也，粳者硬也。""懦"亦软之义。

二十一画

944 麝香 shexiang 《神农本草经》

【来源】为鹿科动物林麝、马麝或原麝成熟雄体香囊中的分泌物。

【异名】射香（《续博物志》），生香（《本草经集注》），遗香、心结香、当门子、脐香（《雷公炮炙论》），麝脐香（《本草纲目》），四味臭（《东医宝鉴》），臭子、腊子（《中药志》），香脐子（《中药材手册》），元寸香（《药材学》），原麝香、寸香（《全国中草药汇编》），元寸（《简明中医辞典》），麝香仁（《中国药典》）。

【动物名】（1）林麝 Moschus berezovskii Flerov

异名：香獐、獐子（《中药志》），林獐、灵獐（《中药通报》），獐、麝鹿、香獐子（《中国药用动物志》）。

（2）马麝 Moschus sifanicus Przewalski

异名：獐（《中药志》），马獐、草遍獐（《中药通报》），香獐子（《中国药用动物志》），獐子（甘肃）。

（3）原麝 Moschus moschiferus Linnaeus

异名：麝父（《尔雅》），麝（《神农本草经》），香獐（《本草纲目》），土獐（《本草述》），拉石子（《中药大辞典》），獐、香獐子（《中国药用动物志》），獐鹿、獐子、山驴子（山东）。

【性味与归经】味辛，性温。归心、肝、脾经。

【功能与主治】开窍醒神，活血通经，消肿止痛。用于热病神昏，中风痰厥，气郁暴厥，中恶昏迷，经闭，癥瘕，难产死胎，胸痹心痛，心腹暴痛，跌扑伤痛，痹痛麻木，痈肿瘰疬，咽喉肿痛。

释名考订

麝，又名香獐，为鹿科动物。《山海经·西山经》郭璞注："麝似獐而小，有香。"在雄麝的腹下有一个腺体囊，能分泌麝香。麝香有浓烈而特异的香气，《本草纲目》曰："麝之香气远射，故谓之麝。或云麝父之香来射，故名，亦通。"古称一指宽为寸，《大戴礼记·主言》云："布指知寸，布手知尺。"分泌麝香的腺体囊开口于生殖孔相近的前面约一指许，此处为生命本元之所在，故名元寸、元寸香，简作寸香。古人讹此囊为脐，因有脐香、麝脐香、香脐子诸名。商品麝香有毛壳麝香和麝香仁之分。麝香仁中呈颗粒状者名当门子，品质最优。因其团块较大，几能堵住香囊孔，似作挡门之状，故有其名。又"麝"与"射"古字相通，晋李石《续博物志》卷二："以射香、朱砂涂之，愈。"故麝香又名射香。

二十二画

945 **蘼芜** ^miwu^《神农本草经》

【来源】为伞形科植物川芎的幼嫩茎叶。

【异名】蕲茝、蘪芜（《尔雅》），薇芜（《神农本草经》），江蓠（《上林赋》），芎䓖苗（《名医别录》），川芎苗（《履巉岩本草》）。

【植物名】川芎 *Ligusticum chuanxiong* Hort.

【性味与归经】味辛，性温。归肝、胆、心经。

【功能与主治】疏风，平肝。用于风眩，惊风，风眼流泪，头风头痛。

释名考订

《尔雅·释草》云："蕲茝，蘼芜。"郭璞注："香草，叶小如萎状。"邢昺疏："芎䓖苗也。"故蘪芜即蘼芜。《本草纲目》曰："蘼芜，一作蘪芜，其茎叶靡弱而繁芜，故以名之。当归名蕲，白芷名蓠。其叶似当归，其香似白芷，故有蕲茝、江蓠之名。"薇芜者，"薇"从"微"，"微"亦靡弱之义。

中文名索引

一、本索引由首字检字表及笔画索引两个部分组成。

二、笔画索引按药名笔画及字数的多少为序排列。①药名首字笔画少的排列在前，笔画多的排列在后；②首字笔画数相同者，按首字起笔一、丨、丿、丶、㇕为序排列；③首字字形相同的药名，按药名字数多少为序排列，字数少的排列在前，字数多的排列在后；④首字字形及药名字数均相同者，比较药名的第二个字，比较方法同上，以此类推。

三、索引所列名称，只限于本书中所收药物的正名、异名和植（动、矿）物名。释名考订项中所出现的中文名未列入本索引。

四、索引中每一个中文名后面的数码均为相应中药正名的顺序号而非页码。

五、索引中凡异物同名者以相应的顺序号归在同一药名下，其中如含中药正名，则该名的顺序号以粗黑体标出，以方便检索。一物的同一名称分见于多处者，则以主要的一处编入索引。

首字检字表

一画

［一］一

二画

［一］二十丁七

［丨］卜

［丿］人入八几九

［㇕］刁刀乃了

三画

［一］三干于土下大万寸

［丨］上口山

［丿］千乞川个久勺么夕及

［丶］广门丫

［㇕］弓卫女小飞叉子孑马

四画

［一］丰王开井天夫元无韦云廿木五支不劝太犬车巨扎比互牙瓦

［丨］止少日中内贝见

［丿］午牛手毛气升长仁什片仆化爪反刘介从父分公乏月风丹勻鸟印凤勾

［丶］六文方火斗户订心

［㇕］尺引丑卍巴邓双孔书水

五画

［一］玉击末示正丼邛功去甘艾芄节古本术可左右石布戊龙平打扑扒东

［丨］卡北卢旧帅归目叶叮甲旦申号田由只叭史央叽叼叩叫凹四

［丿］生失禾丘付代仙白卮瓜丛印氏卯处外冬鸟包乐尔

［丶］主立玄闪兰半汀头汉宁礼必永

［㇕］弗出奶奴加召皮边发圣对台矛母辽丝

六画

［一］邦邢戎吉老地耳芋节共芊芄芍芨芒芝芭芎亚朴机机再西压有百夺灰达列死夹扛扣扦托执扫夷尧毕至过

［丨］朱此贞师尖光当早吐虫曲同吕吊吃因吸团帆回刚网肉

［丿］年朱先舌竹迁乔乒休伍伏优臼延仲伤华仿伙伊自血向似后行全会杀合企众爷伞创伞朵杂负狐多凫争色伤

［丶］壮冲刘齐交次衣产决亥充冰闭问羊并关米灯汗污江汜池汤兴守宅安祁讷

［㇕］寻尽异阳收阶阴防如好妈戏羽观牟红纤约孖孙巡

七画

［一］寿弄麦玛形进戒吞远运走贡坝坎赤均孝坑壳志却耒芫芜芜苇芸芰苿苣芽芷芮苋苌花芹芥苁芩苍芪苈芡苘芳苎芦劳芭苏苡苊严克杄杜杠杏杉巫杓杞杨权李字甫更豆两丽医辰还豕歼来扶抚拒扯折抓抛投护扭把报拟连求

［丨］步卤坚旱呈吴时里呆园旷足男串员岗吟吻吹吧别岑岊

［丿］针钉钊牡牤乱利秃秀何伸伯低佗皂佛伽近返余希坐谷含肝肚龟狆狄角鸠条卵灸岛迎饭饮系

遍裕禄谢
［乛］犀属强疏隔絮毵编骚

十三画

［一］瑟瑇瑞塌鼓塘碁蒜蓍葸蒚蓐蒝蓫蓝墓蒨蓓蒠蓖蒳蓟蓬蓑蒿蒺蓠蓎菰蒟蒡蓄蒚蒲蒤蓉蓎蒙蒻蓪蒸勤靴鹊献楔椿椹楠禁楂楚楝榄榅楸椴槐榆楤椋槎楼椕蜃赖酪感硼碎碗碌鹌雷零雾雹摄摆搬摇摊
［丨］频虞睡睢愚暖暗暇照跳路跤跟蛁蜈蜗蛾蜂蛲蝍嗅署蜀
［丿］锡锣锥锦锯矮雉稌稞稔筠筷鼠催躲魃魁微遥腻腰腥腹腺鹏詹鲇鲊鲍触解雏馍
［丶］酱痱痹痴廉麂靖新意粳慈煤煅煔满滇滥溪滚滂滨溺粱滩慎鲎塞窟谨裸福
［乛］群殿辟障媳叠缙缚缠缫彙

十四画

［一］静碧瑶髦墙嘉截榖蔷蓷蔓蔑菰蔹蔗蒳蔡蓭蔁蓴蒌萤蔶蓿蔚蓼榧榼槠模榇槚榎榭榹榝榴槟榨榠歌竖蟧酸碟碱磁豨摘
［丨］蜚裴雌颗嗽鹗蜻蜞蜡蜘蜱蜩蜊蜷蝉蜿蝃罴罂骷鹘
［丿］锻稳熏箸箬箍算箩管僧鼻銗膜膀蜚鲑鲔鲀鲐鲛鲜鲟獐馒
［丶］銮裹豪膏腐瘟瘦瘙辣彰竭韶端旗精粽膂熁漆漂漫漳滴漏慢寨赛蜜寥肇褐
［乛］嫩翠熊鹜嫙缩

十五画

［一］赭觐鞋蕙蕈蕀蕨蕤蕺蕾蔄蔫蔸蕧蕃蕂蒈蕲蒍蕸蔃蔬槿横槽槭樗樝槵樱樊橡槲樜樟橄樐敷醋醉碨震撒撮播撞
［丨］瞌瞒瞎暹影踯踏螭蟦蝶蝴蝘蝲蝒蝭蝎蝌蝮蝗蝼蝙蝚幢墨
［丿］镇靠稻黎箭僵德虢䴗膝鲤鲫獠
［丶］熟摩瘪瘤瘟羯糊糅潮潭澳潘潼潺澄寮鹤
［乛］憨劈豫

十六画

［一］耩靛璚螯縠燕蕹蕹蕗薯蔹薇蒼薏薄蒿蔽薜薅颠檱椅橙橘橐瓢醒豭霍擀擂
［丨］冀龄磋噤螬蟷螗螃鹦
［丿］镜篦篱衡歙盘豭膨雕鲮鲸
［丶］鹧磨凝糙糖燔潞濂懒褰褶
［乛］壁避犟

十七画

［一］戴螯鼋鼋藉薹蕻藏薷薐藋藊薰藐薛蕖藻蕡鞠檬椴斲檜檀檠翳磷鹈霜擦
［丨］蹋蟥螵螳螺蟋蟑螾
［丿］黏穞魏簕簇黛徽爵臌鳆鳇鰕
［丶］廅辫糠螯膋鋈濮
［乛］檗翼

十八画

［一］鬃藕藚藘藜藟藤藰藨蔹藫藩鞭檽檦檵覆礞
［丨］瞿鹭蟪蟠黟
［丿］镰鼍馥簪翻鳀鳑
［丶］鹰癞簝

十九画

藿蘋蘧蘅蘑蘁攀麸醮曝蹼蟷蹲蠓蟾镲穬簸鳔蟹靡癣麒羹糯鳖爆

二十画

瓒蘠蘩蘖蘆蘠櫰鼯鳟鳞鷟魔糯灌鳖

二十一画

鬘蘵蘹蘼櫾霸露霹躐鳢鳔鳣癫麝醺蠡

二十二画及以上

驎懿蘗蘼蘱欇囊蘹虈欓欏蠹虉鼪蠵蠭罐鼍衢蠲戆鹰

笔画索引

	730	白头艾	867	白龙粉	270	白纸玉	134

515	对面乌　907	母丁子　277	丝连皮　379
对口红　116	对海马　680	母丁香　**277**	丝茅七　229
对口茶　116	对莲草　116	母防风　343	丝茅草　250
对口草　116	对蛤蚧　818	母齐头　452	丝茅根　229
496	对嘴果　118	母鸡卵　500	250
525	对嘴泡　057	母鸡草　111	丝绵皮　379
720	对嘴蔍　057	母狗藤　427	丝棉木　379
737	对叶百部　301	母炮草　444	丝棉皮　379
对口莲　116	对叶景天　815	母猪耳　508	丝棉树　379
对月草　116	对节草根　147	母猪芥　108	丝棉草　867
225	对叶寸节草　720	母猪油　883	丝棱线　066
263	对叶金钱草　389	母猪藤　163	丝葛藤　759
351	对叶钳壁虎　614	母慈石　882	丝楝树　379
496	台乌　160	母子半夏　112	丝毛飞廉　091
664	台术　235	母鸡抱蛋　241	丝毛草根　250
675	台冰　902	母鸡带仔　241	丝棉吊梅　475
对月莲　116	台芎　070	辽杏　448	丝棉树皮　379
664	台泻　520	辽参　006	丝楝树皮　379
对叶生　861	台参　649	辽桃　642	丝石竹繁缕　746
对叶肾　386	台树　400	辽五味　138	丝线吊芙蓉　475
427	台药　160	辽东参　006	丝线吊金钟　475
对叶草　116	台椒　367	辽沙参　222	丝线吊铜钟　647
225	台槟　879	辽细辛　524	
274	台乌药　160	辽堇菜　813	**六画**
351	台白术　235	辽五味子　138	**【一一】**
496	台椒红　367	辽东苍术　370	邦邦老虎藤　916
664	台橘络　920	辽东赤松　459	邢氏藜芦　931
对叶莲　525	台湾白芷　237	辽宁苍术　370	戎叔　821
664	台湾地榆　282	辽西乌头　535	戎盐　049
对叶基　225	台湾当归　237	辽东黑皮赤松　459	戎硇　726
对叶蒿　082	台湾肉桂　638	丝冬　103	戎菽　191
对叶藤　614	台湾赤松　463	丝瓜　278	戎葵　863
对对草　116	台湾独活　237	丝仲　379	戎州骨碎补　586
对生草　496	台湾钩藤　589	丝茅　250	
对节连　664	台湾鬼白　013	丝柳　298	**【一丨】**
对节树　351	台湾千金藤　253	丝通　694	吉茶　508
对节草　147	台湾石决明　206	丝毛根　250	吉贝茶　505
对节莲　664	台湾如意草　813	丝丝草　475	吉吉麻　481
对节菜　147	台湾延胡索　871	丝瓜布　278	吉耳菜　508
对耳草　116	台湾槲寄生　900	丝瓜网　278	吉利草　842
对坐草　116	台湾地瓜儿苗　519	丝瓜壳　278	吉固子　415
496	矛盾草　671	丝瓜络　**278**	吉祥草　491
对经草　116	母丁　277	丝瓜渣　278	吉祥菌　416
351	母姜　227	丝瓜筋　278	吉盖草　529
对肾藤　614	母蛎　394	丝瓜瓤　278	老虎　472

老贼骨	505		654		572	老虎刺叶	572
老鸭蛋	582	老鼠瓜	101	老鼠藤	130	老虎刺草	851
老鸭碗	660		262	老鼠鳞	654	老虎垫坐	399
老鸭嘴	799	老鼠艾	867	老管草	279	老虎斑毛	781
老婆虫	038	老鼠米	654	老糠菜	513	老虎棒子	268
老婆花	245	老鼠耳	095	老藕节	929	老虎獠子	465
老婆筋	706		099	老鹰爪	233		851
老婆罐	097		383		589	老虎瓢根	242
老崖草	804		654	老鹰尾	075	老闹羊花	516
老梅片	725		825		470	老鸢丝草	349
老猫爪	517	老鼠芋	719	老鹰株	223	老鸦芋头	272
老萝卜	289	老鼠尾	315	老蟹叉	668	老鸦枕头	446
老蛇果	738		383	老蟹夹	515	老鸦眼藤	163
老蛇泡	738	老鼠花	364	老蟹眼	804	老鸦棉藤	047
老蛇草	428	老鼠乳	654	老鹳草	**279**	老鸦腌菜	799
老蛇莲	054	老鼠刺	027	老鹳眼	272	老鸦酸草	799
老蛇婆	738		192	老鹳嘴	233	老婆子花	245
老蛇筋	175		560		279	老婆爪子	936
老鸹爪	486		572	老人发根	245	老婆乱织	689
老鸹头	272		613	老公担盐	622	老婆指甲	144
老鸹草	279	老鼠怕	149	老少年叶	211	老婆扇子	663
老鸹食	427		572	老牛扁口	045	老婆婆花	933
老鸹眼	163	老鼠屎	114	老牛挫口	045	老婆绩线	142
	272		654	老布袋花	245	老密蒙花	774
老鸹翅	486		738	老母鸡肉	541	老猫须子	336
老鸹筋	279	老鼠树	572	老母鸡窝	652	老萝卜头	289
老鸹蒜	272	老鼠草	654	老母猪花	245	老蛇包谷	112
老鸹瓢	113	老鼠屙	114	老母猪哼	814	老蛇刺占	738
老鸹嘴	279	老鼠盐	622	老母猪鬃	336	老鸹芋头	112
老鸹瓢	113	老鼠勒	192	老瓜瓢根	242		272
	242	老鼠啃	151	老石楪子	557	老鸹枕头	936
老麻子	840	老鼠婆	936	老式冰片	725	老鸹蕊脐	702
老黄蒿	434	老鼠捻	149	老式赭石	894	老鸹眼睛	216
老黄嘴	272	老鼠脚	825	老观花根	245	老鸹瓢根	242
老猴毛	509	老鼠蛋	241	老花衣草	867	老棉絮草	867
老紫草	803		364	老苍子草	371	老犍子角	242
老缅瓜	554	老鼠黄	192	老和尚头	245	老犍甲根	242
老雅蒜	305	老鼠愁	149		272	老鼠子刺	192
老蒙花	774		610	老和尚扣	272	老鼠子屎	114
老鼓草	703	老鼠稔	654	老姑子花	245	老鼠奶树	553
老鼠子	114	老鼠粮	675	老虎中计	689	老鼠布袋	749
老鼠乌	654	老鼠蔗	175	老虎爪子	308	老鼠瓜薯	241
老鼠木	192	老鼠靛	907	老虎爪草	150	老鼠耳朵	496
老鼠牙	001	老鼠篼	045	老虎尖刺	123	老鼠耳藤	130
老鼠奶	114		184	老虎尾巴	851	老鼠乳头	654

	714	黄耆	713	黄山吊	037		799

黄卷　052　　黄莓　057　　黄山刺　715　　黄瓜蒌　262
黄参　006　　黄梅　885　　黄山枝　569　　黄瓜楼　278
　　　649　　黄菊　734　　黄山姜　674　　黄甘菊　708
　　　816　　黄蛇　613　　黄山栀　569　　黄甘遂　195
黄实　372　　黄梨　751　　黄山药　674　　黄生姜　674
黄昏　329　　黄麻　174　　黄山薯　674　　黄白药　253
黄松　460　　　　721　　黄干蓼　471　　黄皮子　021
黄果　566　　黄棘　497　　黄升丹　347　　黄皮树　021
黄枝　569　　黄猴　830　　黄升药　347　　　　715
黄英　801　　黄翘　388　　黄天竹　192　　黄目子　119
黄茄　454　　黄葵　721　　黄巴吉　563　　黄目树　119
黄茅　250　　黄蒜　444　　黄月石　852　　黄石砂　587
黄郁　468　　黄蛤　817　　黄木子　119　　黄龙牙　233
黄金　490　　黄楝　442　　黄木树　119　　黄龙尾　233
黄鱼　506　　黄榄　432　　黄木草　675　　黄龙肝　657
　　　507　　黄榆　365　　黄木香　339　　黄龙芽　483
黄姜　606　　黄槐　849　　黄毛狗　509　　黄龙草　233
　　　663　　黄蒿　285　　黄毛茸　762　　黄龙袍　851
　　　674　　　　434　　黄毛草　491　　黄地榆　471
　　　716　　　　538　　黄水茄　454　　黄网子　707
黄柏　087　　　　790　　黄爪草　205　　黄老虎　720
　　　715　　　867　　黄牙党　478　　黄色葵　721
黄栀　569　　黄蓝　345　　黄牛尾　233　　黄衣鱼　507
黄独　719　　黄熊　893　　黄牛麦　907　　黄防己　072
黄砂　726　　黄精　**716**　　黄牛刺　123　　黄防风　343
黄结　059　　黄蜞　182　　黄牛泡　455　　黄阳花　364
黄荆　397　　黄蜡　858　　黄牛藤　349　　黄乱丝　707
　　　718　　黄螱　073　　黄长虫　739　　黄寿丹　388
黄草　197　　黄橘　420　　黄风蛇　162　　黄尾草　710
　　　200　　　　917　　黄丝子　707　　黄杜鹃　516
　　　544　　黄薯　674　　黄丝草　707　　黄条香　221
　　　656　　黄檗　027　　黄丝藤　707　　黄杨木　192
黄药　477　　　　715　　　　752　　黄杨杆　471
　　　719　　黄藤　047　　黄仔薳　425　　黄芙蓉　721
　　　854　　　　557　　黄仙竹　263　　黄芥子　369
黄钟　777　　　　588　　黄叶杆　471　　黄芦木　087
黄香　461　　　　707　　黄头草　425　　黄芩茶　712
黄根　011　　　　**717**　　黄头翁　502　　黄花儿　002
　　　221　　　　854　　黄母鸡　613　　　　765
黄党　649　　黄糯　659　　黄汁草　871　　黄花女　516
黄桑　563　　黄三七　716　　黄瓜鱼　507　　黄花子　875
　　　696　　黄土铁　598　　黄瓜草　799　　黄花丹　515
黄流　468　　黄大沙　717　　黄瓜香　282　　黄花仔　002
黄浪　707　　黄子草　263　　　　532　　　　067

	225		492	黄炉贝	073	黄荆子	397
	233		793	黄狗子	719		**718**
	883		816	黄狗头	509	黄荆木	718
黄花母	002		845		719	黄荆条	397
	067	黄花蒿	067		845		718
	225		434	黄狗脊	509	黄荆树	397
	515	黄花雾	225	黄狗蕨	509		718
黄花艾	734		515		510	黄荆毒	397
	867	黄花演	067	黄知母	663	黄荆柴	397
黄花杆	388	黄花箭	002	黄肿木	687		718
黄花条	388	黄花篮	845	黄苜蓿	452	黄荆棓	397
黄花花	516	黄花藤	496	黄茅参	229	黄荆樵	397
黄花刺	123	黄花瓣	388	黄茅草	250	黄草片	200
黄花参	483	黄豆泡	455	黄茅根	250	黄草节	200
黄花苗	845	黄豆鞭	355	黄金子	397	黄荚子	569
黄花虎	002	黄豆瓣	557		718	黄药儿	225
黄花郎	845	黄连七	341		719	黄药子	398
黄花青	867	黄连丝	707	黄金古	493		471
黄花鱼	507	黄连刺	192	黄金瓜	554		**719**
黄花剑	502	黄连树	192		748	黄药仔	871
黄花树	388	黄连祖	770	黄金石	802	黄药根	719
	774	黄连翘	388	黄金条	397	黄药脂	719
黄花草	002	黄连藤	717	黄金刺	613	黄虾蟆	719
	067	黄饭花	774	黄金茶	712	黄蚀草	425
	150	黄鸡子	569	黄金屑	490	黄须子	707
	225	黄鸡菜	716	黄金桂	016	黄食石	802
	233	黄鸡薯	348		613	黄食草	099
	308	黄鸡藤	047	黄金塔	689		425
	483	黄京子	718	黄金萱	492	黄香绳	047
	512	黄刺皮	027	黄金藤	719	黄香蒿	434
	734	黄刺果	500	黄金鞭	233	黄骨狼	823
	758	黄卷皮	052	黄鱼肚	506	黄唇肚	506
	793	黄奇丹	388	黄南姜	845	黄唇胶	506
	799	黄姑娘	444	黄哈蟆	585	黄射干	663
	845	黄屈花	483	黄带子	221	黄柴胡	002
	883	黄招曲	867	黄柏刺	192	黄栝楼	262
黄花香	483	黄松节	459	黄柏树	192	黄株标	516
黄花莲	233	黄果仔	569		715	黄根子	282
	721	黄果树	569	黄栀子	569	黄根仔	471
黄花蚊	002	黄果藤	557	黄独根	719	黄根贡	397
黄花梅	799	黄枝子	569	黄玻罗	715	黄根莉	563
黄花菜	002	黄油丝	707	黄省藤	047	黄根癀	563
	031	黄波罗	715	黄秋葵	721	黄桑木	613
	150	黄泥草	871	黄胆草	099	黄桑勒	613
	205	黄泽兰	175	黄茶瓶	500	黄海棠	351

拉丁学名索引

一、学名索引按中药基原植、动、矿物三部分分别建立，各按字母顺序排列。

二、矿物药以拉丁名、英文名混合排列，凡无合适拉丁名者，则以英文名为正名。英文名右上角加注"＊"号。

三、拉丁学名、拉丁名（英文名）后面的数字为相应中药正名的顺序号而非页码。

四、仅在释名考订项中出现的拉丁名未列入本索引。

植物拉丁学名索引

U

V

W

动物拉丁学名索引

矿物拉丁名（英文名）索引

分类索引

一、本索引限于检索本书所载中药的正名，药名后的数字为相应药名的顺序号而非页码。

二、索引中的植物药根据自然分类系统按科归类排列，科内及动物类、矿物类以及加工制成品类按药名首字笔画从小到大的顺序排列，首字同笔画者按起笔笔形一丨丿丶一的顺序排列。

八、矿物类

九、加工制成品类

主要参考文献

【三画】

大观本草（宋） 唐慎微，安徽科学技术出版社，2004

上海常用中草药 《上海常用中草药》编写组，上海市出版，1970

山东中草药手册 《山东中草药手册》编写组，山东人民出版社，1970

山西中草药 山西省卫生局，山西人民出版社，1979

广东中草药 《广东中草药》选编小组编印，1969

广西中草药 广西壮族自治区卫生局，广西人民出版社，1970

广西中药志 广西卫生厅，广西人民出版社，1959

广西中兽医药用植物 陈立卿，科学出版社，1959

广西药用植物名录 广西壮族自治区中医药研究所，广西人民出版社，1986

广西药用植物图志（第一辑） 广西壮族自治区中医研究所编印，1959

广西植物名录（1～3） 广西植物研究所编印，1970～1973

广州空军《常用中草药手册》 广州军区空军后勤部卫生部，人民卫生出版社，1969

广州部队《常用中草药手册》 广州部队后勤部卫生部，人民卫生出版社，1969

广州植物志 侯宽昭，科学出版社，1959

广雅诂林 徐复，江苏古籍出版社，1992

广雅疏证 （清）王念孙，上海古籍出版社影印，1983

【四画】

开宝本草 （宋）刘翰、马志等，尚志钧辑校，安徽科学技术出版社，1998

天工开物 （明）宋应星，上海古籍出版社，2008

天津中草药 天津市卫生局、天津医药公司药材场合编，天津医药公司药材场出版，1970

云南中草药 云南省卫生局，云南人民出版社，1971

云南中草药选 昆明部队后勤部卫生部编印，1970

云南中药资源名录 云南省药材公司，科学出版社，1993

云南药用植物名录 云南省药物研究所编印，1975

云南种子植物名录 中国科学院昆明植物研究所，云南人民出版社，1984

云南植物志 云南省植物研究所，科学出版社，1977～2005

历代中药文献精华 尚志钧等，科学技术文献出版社，1989

中华人民共和国药典（2010版，一部） 国家药典委员会，中国医药科技出版社，2010

中华本草 国家中医药管理局《中华本草》编委会，上海科学技术出版社，1998

《中医大辞典》中药分册 《中医大辞典》编委会，人民卫生出版社，1982

中国土农药志 《中国土农药志》编委会，科学出版社，1959

中国主要植物图说·禾本科 耿以礼主编，科学出版社，1959

中国主要植物图说·豆科 中国科学院植物研究所，科学出版社，1955

中国主要植物图说·蕨类植物门 傅书遐，科学出版社，1957

中国古今地名大辞典 臧励龢等，商务印书馆，1931

中国民族药志（1、2） 卫生部药品生物制品检验所等，人民卫生出版社，1984～2000

中国动物图谱（甲壳动物） 沈嘉瑞等，科学出版社，1962～1982

中国动物图谱（鸟类）　郑作新等，科学出版社，1959～1966

中国动物图谱（两栖动物）　刘承钊等，科学出版社，1959

中国动物图谱（软体动物）　张玺等，科学出版社，1964～1983

中国动物图谱（鱼类）（第二版）　郑藻珊等，科学出版社，1987

中国动物图谱（兽类）（第二版）　夏武平等，科学出版社，1988

中国动物图谱（棘皮动物）　张凤瀛等，科学出版社，1964

中国动物药　邓鲁明等，吉林人民出版社，1981

中国竹类植物志略　耿伯介，中央林业实验所出版，1948

中国沙漠地区药用植物　中国科学院甘肃省冰川冻土沙漠研究所沙漠研究室，甘肃人民出版社，1973

中国沙漠植物志　刘媖心主编，科学出版社，1985～1987

中国矿物药　李鸿超，地质出版社，1988

中国经济植物志　中国科学院植物研究所，科学出版社，1961

中国药用动物志　《中国药用动物志》协作组，天津科技出版社，1979～1983

中国药用孢子植物　丁恒山，上海科学技术出版社，1980

中国药用海洋生物　海军后勤部卫生部等，上海人民出版社，1977

中国药用真菌　杨云鹏，黑龙江科学技术出版社，1981

中国药用植物志（1～9）　裴鉴、周太炎等，科学出版社，1951～1985

中国药用植物图鉴　第二军医大学药学系，上海教育出版社，1960

中国药学大辞典　陈存仁，人民卫生出版社（修订本），1956

中国树木分类学　陈嵘，上海科学技术出版社，1959

中国种子植物分类学　郑勉，科学技术出版社，1957

中国真菌总汇　戴芳澜，科学出版社，1979

中国高等植物图鉴　中国科学院植物研究所，科学出版社，1972

中国高等植物图鉴补编（二册）　中国科学院植物研究所，科学出版社，1982、1983

中国植物志　中国科学院《中国植物志》编委会，科学出版社，1959～2004

中国森林植物志　钱崇澍，中国科学社生物研究所出版，1937

中国蕨类植物志属　傅书遐，中国科学院出版，1954

中草药学（中、下）　南京药学院，江苏科学技术出版社，1976～1980

中药大辞典　南京中医药大学，上海科学技术出版社（修订本），2006

中药形性经验鉴别法　云南省药品检验所等，云南人民出版社，1965

中药志　中国医学科学院药物研究所，人民卫生出版社，1959

中药材手册　中国药品生物制品检定所，人民卫生出版社，1959

中药材品种论述（上册、中册）（第二版）　谢宗万，上海科学技术出版社，1990～1994

中药鉴别手册　卫生部药品鉴定所等，科学出版社，1972～1994

内蒙古中草药　内蒙古自治区卫生局，内蒙古人民出版社，1972

毛诗正义　（汉）毛公傅，郑玄笺（唐）孔颖达等正义，上海古籍出版社，1990

毛诗传笺通释　（清）马瑞辰，上海古籍出版社影印，1995

毛诗草木鸟兽虫鱼疏　（吴）陆玑，商务印书馆影印本，1936

长白山植物药志　吉林省中医中药研究所等，吉林人民出版社，1982

【五画】

玉篇　（梁）顾野王，商务印书馆，1936

正字通　（明）张自烈、（清）廖文英，中国工人出版社，1996

甘肃中草药手册　甘肃省卫生局编印，1970

世界鸟类名称　郑作新，科学出版社，2002

古今注　（晋）崔豹，辽宁教育出版社，1998

本草纲目　（明）李时珍，人民卫生出版社（校点本），1975

本草纲目拾遗　（清）赵学敏，人民出版社，1957

本草图经　（宋）苏颂，胡乃长辑注，福建科学技术出版社，1988

本草经考注　（日）森立之，吉文辉等点校，上海科学技术出版社，2005

本草经集注　（梁）陶弘景，尚志钧辑，芜湖医学专科学校油印本，1961

本草拾遗　（唐）陈藏器，尚志钧辑校，安徽科学技术出版社，2002

本草衍义　（宋）寇宗奭，中国医药科技出版社，2012

本草推陈　叶觉诠，江苏人民出版社，1960

本草推陈续编　叶觉诠，江苏人民出版社，1963

本草蒙筌　（明）陈嘉谟，中医古籍出版社，2009

东北木本植物图志　刘慎谔主编，科学出版社，1955

东北草木植物志　刘慎谔主编，科学出版社，1958～1977

东北药用植物志　刘慎谔等，科学出版社，1959

东北药用植物原色图志　米景森、郭允珍，科学出版社，1964

东北常用中草药手册　沈阳部队后勤部卫生部，辽宁省新华书店出版，1970

东北植物药图志　萧培根等，人民卫生出版社，1959

东北植物检索表　刘慎谔主编，科学出版社，1959

北方常用中草药手册　北京、沈阳、兰州、新疆部队后勤部卫生部合编，人民卫生出版社，1970

北京植物志　北京师范大学生物系，北京出版社（修订版），1984

四川中药志　《四川中药志》协作编写组，四川人民出版社，1979～1982

生药学　叶三多，浙江省立医药专科学校发行，1937

生药学　李承祜，中国科学图书仪器公司，1953

生药学　楼之岑，人民卫生出版社，1955、1956.

尔雅　（晋）郭璞注，浙江古籍出版社，2011

尔雅义疏　（清）郝懿行，上海古籍出版社，1983

尔雅翼　（宋）罗愿，吉林出版社，2005

汉语大字典　徐中舒主编，四川辞书出版社、湖北辞书出版社，1990

汉语大词典简编　罗竹风主编，汉语大词典出版社，1998

礼记正义　（汉）郑玄注，（唐）孔颖达疏，北京大学出版社，2000.

台湾药用植物志　甘伟松，（台北）中国医药出版社，1967

台湾植物志　李惠林等，现代出版社，1975～1980

辽宁经济植物志　中国科学院林业土壤研究所，辽宁人民出版社，1960

辽宁常用中草药手册　辽宁中医学院，辽宁省新华书店出版，1970

【六画】

吉林中草药　长春中医学院，吉林人民出版社，1970

西双版纳植物名录　中国科学院热带植物研究所，云南民族出版社，1984

西藏常用中草药　西藏自治区卫生局，西藏人民出版社，1971

华北经济植物志要　崔友文，科学出版社，1958

全国中草药汇编　谢宗万主编，人民卫生出版社，1975～1978

全国中草药新医疗法展览会资料选编　全国中草药新医疗法展览会，安徽，1972

名医别录　（梁）陶弘景，尚志钧辑校，人民卫生出版社，1986

齐民要术　（北魏）贾思勰，缪启愉、缪桂龙译注，上海古籍出版社，2009

江西中药　江西省中医药研究所，江西人民出版社，1959

江西草药　江西省卫生局，江西省新华书店，1970

江苏药材志　南京药学院，江苏人民出版社，1965

江苏南部种子植物手册　中国科学院植物研究所，科学出版社，1959

江苏省植物药材志　中科院植物所南京中山植物园药用植物组，科学出版社，1959

江苏植物志　江苏省植物研究所，江苏科学技术出版社，1977～1982

安徽中草药　《安徽中草药》编写组，安徽人民出版社，1975

【七画】

医学衷中参西录　张锡纯，河北人民出版社，1974

吴普本草　（三国魏）吴普，尚志钧辑校/尤荣辑等辑校，人民卫生出版社，1987

陆川本草　陆川县中医研究所编印，1959

陆氏诗疏广要　（三国吴）陆玑，（明）毛晋注，上海古籍出版社，1987

驱虫生药古今鹤虱的研究　赵燏黄等，药学学报，1957，5：59－71，

【八画】

青岛中草药手册　《青岛中草药手册》编写组，青岛出版社，1975

青海药材　青海省药材公司，青海人民出版社，1958

青藏高原药物图鉴　青海省生物研究所，青海人民出版社，1972

现代实用中药　叶橘泉，上海卫生出版社，1956

英汉矿物种名称　新矿物及矿物命名委员会审订，科学出版社，1984

苔藓名词及名称　吴鹏程等，科学出版社，1984

杭州药用植物志　上海第一医学院，上海科学技术出版社，1961

矿物药及其应用　高天爱，中国中医药出版社，1997

抱朴子　（晋）葛洪，上海古籍出版社，1990

拉汉无脊椎动物名称　科学出版社编印，1988

拉汉英种子植物名称（第二版）　朱家楠等，科学出版社，2001

拉汉种子植物名称（第二版）　中国科学院，科学出版社，1974

拉汉兽类名称　中国科学院动物研究所，科学出版社，1973

拉汉藻类名称　施浒，海洋出版社，2004

拉英汉昆虫名称　中国科学院动物研究所业务处，科学出版社，1983

昆明民间常用草药　昆明市卫生局编印，1970

岭表录异　（唐）刘恂，广东人民出版社，1983

岭南采药录　萧步丹，广东科技出版社，2009

岭南草药志　广东省中医研究所、华南植物研究所合编，上海科学技术出版社，1961

周礼正义　孙诒让，中华书局，1987

河北药材　河北省卫生厅商业厅医药局，河北人民出版社，1959

河南中草药手册　河南省文教卫生局中草药调查组，河南省文教卫生局出版，1970

陕甘宁青中草药选　兰州军区后勤部卫生部编印，1971

陕西中草药　陕西省卫生局商业局，科学出版社，1971

陕西中药名录　张志英，陕西科学技术出版社，1989

陕西中药志　《陕西中药志》编委会，陕西人民出版社，1961

孢子植物名称　中国科学院自然科学名词编订室，科学出版社，1964

经典释文　（唐）陆德明，上海古籍出版社影印，1984

经济植物手册（上、下）　胡先骕，科学出版社，1955～1957

【九画】

药用植物学　李承祜，中国科学图书仪器公司，1950，

药材学　南京药学院药材学教研组，人民卫生出版社，1960

药材资料汇编　中国药学会上海分会，上海科学技术出版社，1959

南方主要有毒植物　广东省农林经济作物队，科学出版社，1970

南宁市药物志　南宁市中医药研究所编印，1960

南京民间药草　周太炎、丁志遵，科学出版社，1956

贵州中草药名录　贵州省中医研究所，贵州人民出版社，1988

贵州民间方药集　杨济秋等，贵州科学技术出版社，1958

贵州草药　贵州省中医研究所，贵州人民出版社，1970

贵州植物志　陈谦海，贵州科学技术出版社，2004

贵阳民间药草　贵阳市卫生局，贵州人民出版社，1959

泉州本草　泉州市科学技术委员会等，泉州市卫生局出版，1961～1963

闽东本草　福建省《闽东本草》编委会编印，1962

类篇　（宋）司马光，上海古籍出版社，1988

神农本草经　（清）孙星衍、孙冯翼辑，商务印书馆，1955

说文通训定声　（清）朱骏声，中华书局，1984

说文释例　（清）王筠，中华书局，1998

说文解字　（东汉）许慎，中华书局，2006

说文解字义证　（清）桂馥，中华书局，1987

说文解字句读　（清）王筠，中华书局，1988

说文解字系传　（南唐）徐锴，中华书局，1998

说文解字注　（清）段玉裁，上海古籍出版社影印，1981

说文解字注笺　（清）徐灏，上海古籍出版社，1995

【十画】

秦岭植物志　《秦岭植物志》编委会，科学出版社，1976

真菌名词及名称　科学出版社编印，1976

浙江天目山药用植物志（上）　浙江省卫生厅，浙江人民出版社，1965

浙江中药手册　浙江省卫生厅，浙江人民出版社，1959

浙江民间常用草药　浙江省卫生局，浙江人民出版社，1969～1972

浙江药用植物志　《浙江药用植物志》编写组，浙江科学技术出版社，1980

浙南本草新编　《浙南本草新编》编写组，浙江温州地区卫生局出版，1975

海南植物志（1～4）　陈焕镛等，科学出版社，1960～1977

通典　（唐）杜佑，浙江古籍出版社，2000

【十一画】

埤雅　（宋）陆佃，浙江大学出版社，2008

盛京通志　（清）董秉忠等修，孙成等纂，辽海出版社，1997

救荒本草校注　（明）朱橚，中国农业出版社，2008

常见药用动物　高士贤等，上海科学技术出版社，1984

常用中草药植物简编　中山大学生物系药用植物专业，中山大学出版，1972

淮南子　（西汉）刘安，广西师范大学出版社，2010

【十二画】

植物名实图考　（清）吴其濬，商务印书馆，1957

植物名实图考长编　（清）吴其濬，商务印书馆，1959

集韵　（宋）丁度，北京中国书店，1983

湖北植物志（1～2）　湖北植物研究所，湖北人民出版社，1976～1979

湖南农村常用中草药手册　湖南人民出版社编印，1970

湖南药物志　湖南中医药研究所编，湖南科学技术出版社，1962～1979

【十三画】

雷公炮炙论　（刘宋）雷敩，上海中医学院出版社，1986

辞源（修订本）　《辞源》修订组，商务印书馆，1988

简明中医辞典　《中医辞典》编委会，人民卫生出版社，1979

新华本草纲要　吴征镒主编，上海科学技术出版社，1988～1991

新修本草　（唐）苏敬等著，尚志钧辑校，安徽科学技术出版社，1981

新疆中草药　新疆维吾尔自治区卫生局、新疆生物土壤沙漠研究所，新疆人民出版社，1975

滇南本草（整理本）　（1～3）（明）兰茂，《滇南本草》整理组，云南人民出版社，1975～1978

福建中草药　福建省医药研究所，福建省医药公司出版，1970

福建药物志　福建中医研究所，福建科学技术出版社，1979～1983

福建植物志（1～3）　《福建植物志》编写组，福建科学技术出版社，1982

【十四画】

嘉祐本草（辑复本）　（宋）掌禹锡，中医古籍出版社，2009

【十五画】

蕨类名词及名称　邢公侠，科学出版社，1982

篇海类编　（明）宋濂，山东齐鲁书社影印，1997